当代 儿科学 新理论新技术

DANGDAI ERKEXUE XINLILUNXINJISHU

（下册）

胡仪吉 申昆玲 沈 颖 **主编**

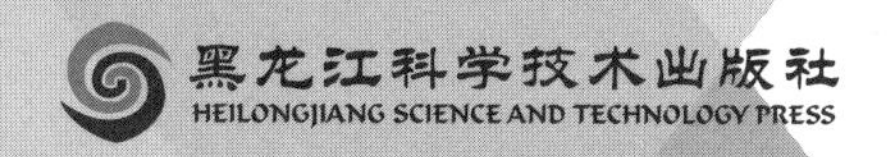

第八章　神经系统疾病的诊治进展

第一节　儿童癫痫病

一、儿童癫痫综合征临床表现及脑电图特征

癫痫综合征是一组具有特定发病年龄、临床表现及脑电图特征，并具有相对特征性的预后和治疗的癫痫。儿童期发病的癫痫综合征占癫痫综合征的绝大部分，提高对儿童癫痫综合征的不同表现的认识对临床治疗及预后判断具有重要的意义。

（一）早发性肌阵挛脑病

早发性肌阵挛脑病（early myoclonic encephalopathy，EME）临床罕见，为发病最早的癫痫综合征及癫痫性脑病之一。在新生儿期至生后3个月内起病，男女患病率相似，常见家族性发病病例。临床表现最突出的发作形式是多发性游走性或节段性肌阵挛，患儿眼睑、颜面肌肉、手指或肢体频繁快速的闪电样抽动，可局限在一个部位或游走到其他部位。患病后期可出现强直性痉挛[1-3]。

脑电图（electro encephalo gram，EEG）特点为反复出现爆发-抑制（suppression-bursts，S-B）波形，在睡眠期增强（图8-1-1）。有关S-B爆发段和抑制段的持续时间尚无严格界定，常见为爆发段持续2～6 s，表现为高波幅慢波复合棘波、尖波及快波，爆发间隔5～10s，抑制段持续3～5s，表现为波幅低于5～10μV的低电压或电抑制期。引起本病的病因多为先天性代谢异常或遗传导致的脑发育畸形，如非酮症性高甘氨酸血症、甲基丙二酸血症等。临床上患儿常有严重的神经功能发育停止或发育不全，呼吸异常，肌张力降低。本病缺乏有效的治疗，用抗癫痫药物、肾上腺皮质激素及促肾上腺皮质激素（adrenocorticotropic hormone，ACTH）常治疗无效，约半数病例在发病数月内夭折，出生后1年内多见[1-4]。

（二）大田原综合征

大田原综合征（ohtahara syndrome，OS）又称癫痫性脑病伴爆发-抑制（early infantile epileptic encepphalopathy with suppression-bursts，EIEE），由日本学者大田原（Ohtahara）于1976年首次报道，故称为大田原综合征。1989年国际抗癫痫联盟（International League Against Epilepsy，ILAE）在癫痫和癫痫综合征国际分类中将OS列入症状性、非特异性病因组中，2001年新的癫痫综合征分类将其列入癫痫性脑病组中，是该组8个年龄依赖性癫痫性脑病中起病年龄最早、最难治疗的一种。本综合征在新生儿期至出生后3个月内起病，男性发生率较女性高，具明显的男性易感性。典型表现为发作频繁的强直性痉挛，单次或丛集性发作，对称或非对称性出现，清醒和睡眠期均可发作，多数病例在清醒期特别是觉醒后成串发作。部分病例可出现多灶性部分性发作或偏身抽搐，且部分性发作及痉挛发作在一次发作性事件中可以不同顺序共存。临床上患儿大多存在严重神经系统异常表现，包括精神运动发育明显迟缓、肌肉松软、喂养困难等。脑影像学检查常发现严重脑发育异常，如脑穿通畸形、巨脑回或无脑回等，提示脑器质性病变是大田原综合征的重要原因之一。

本综合征最典型的发作间期EEG表现为S-B波形，一般强调，OS中S-B在清醒及睡眠应持续存在（图8-1-2），同时由于本病常见脑结构发育异常，因此可见不对称或不同步图形。我国1992年由北

京儿童医院首先报道该综合征，因其强直痉挛的临床发作形式和脑电图爆发-抑制模式比较有特征性，故国内外对其的识别和报道逐渐增多[2-5]。

（三）婴儿痉挛

婴儿痉挛（infantile spasms，IS，又称 West syndrome）为临床上最常见的癫痫性脑病。90%的患儿在 3～12 月龄发病。本病典型三联征包括：癫痫性痉挛、精神运动发育迟滞和脑电图高度失律。癫痫性痉挛是指肢体和躯干突发短促的强直性收缩，以屈肌痉挛多见，临床常形象地描述为点头状或鞠躬状痉挛，也可表现为角弓反张样发作（伸展型）及混合型发作（头、躯干及下肢屈曲状，上肢外展或上举），每日成簇或成串状发作，每一串发作的次数为数次至几十次不等，在入睡或睡眠觉醒阶段容易发作，在清醒阶段也可发作，大多数发作无明确诱因。少数患儿可同时具有局灶性发作。

发作间期典型 EEG：①典型高度节律紊乱波形（图 8-1-3）：脑电图各导联出现杂乱的 1～3Hz 高波幅慢波，阵发性爆发极高波幅的棘波、尖波、棘（尖）慢综合波、多棘慢综合波及棘节律，表现为不对称、不同步。②变异型高度节律紊乱波形：除可见爆发性不对称不同步高波幅的痫性放电外，还可出现同步性弥漫性棘慢波综合和尖慢波综合。③不对称性（或局灶性）：此型特点为两半球波幅始终对称或一侧性异常，可为高波幅非同步慢波为主，间有少量棘波、尖波或棘慢波综合和尖慢波综合。

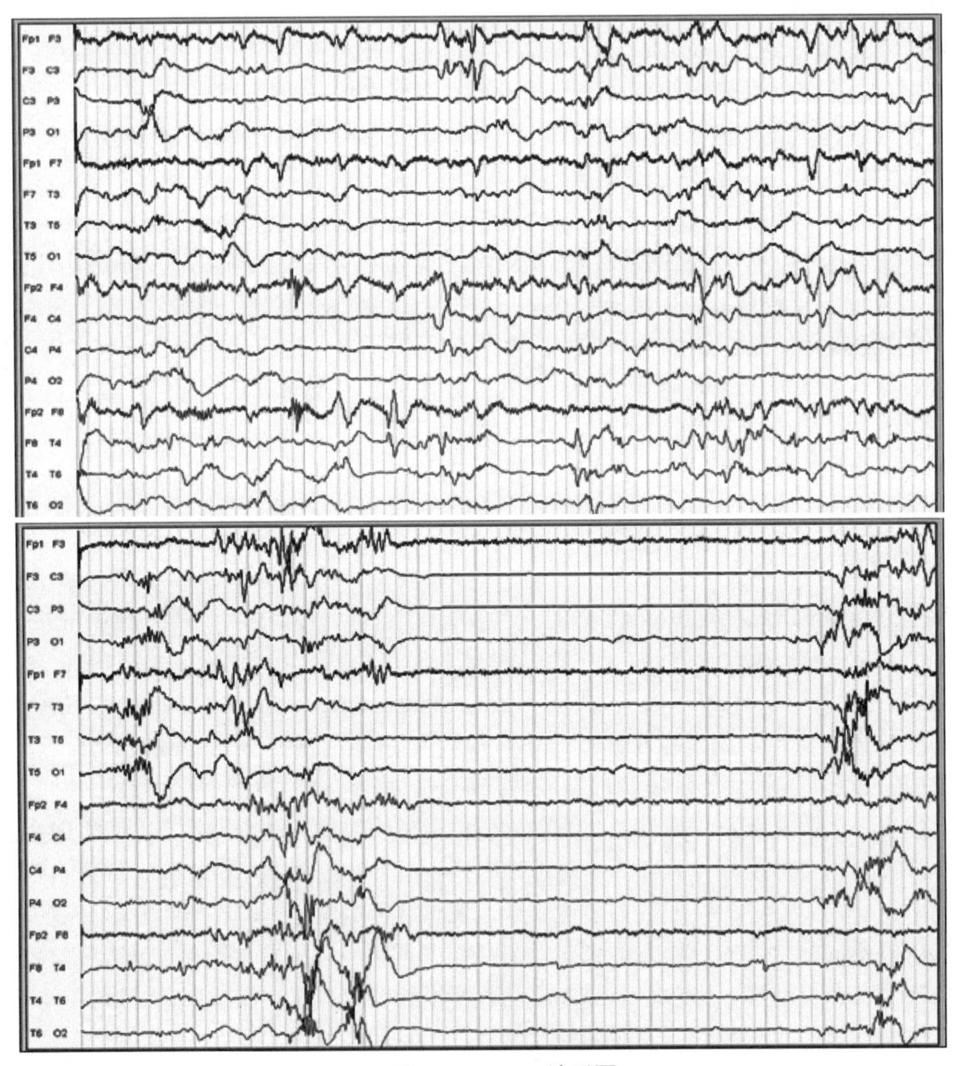

图 8-1-1　EME 波形图

临床诊断缺血缺氧性脑病，男性患儿，受孕龄 41 周+2 天，安静睁眼状态图（上图），安静睡眠状态图（下图）

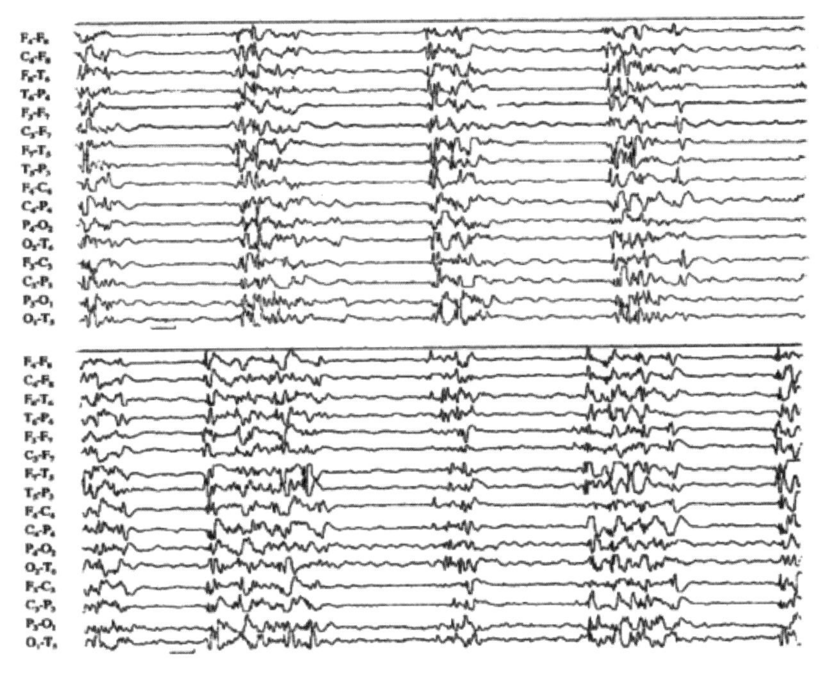

图 8-1-2　大田原综合征波形

2 个月男婴，清醒期记录（上图），睡眠期记录（下图）

约 1/3 婴儿痉挛不出现 EEG 高度失节律，而表现为其他异常。高度失律波形在睡眠时易出现同步化倾向及周期性改变。IS 发作期 EEG 主要为棘波、高波幅慢波群爆发，低电压抑制图形或各导广泛性低电压快活动，也可为多种形式发作时 EEG 改变。绝大多数婴儿痉挛发病时存在脑损害，属于症状性或隐源性，在首次痉挛发作时或发作后较短时间就出现精神运动发育迟滞或倒退；仅 5%～10%患儿属于特发性病例，神经发育相对较好。本病目前首选治疗仍为 ACTH 治疗，但剂量及疗程尚不统一，其次为抗癫痫药物，部分难治患者应用生酮饮食治疗亦有明显疗效[2-3,6-9]。

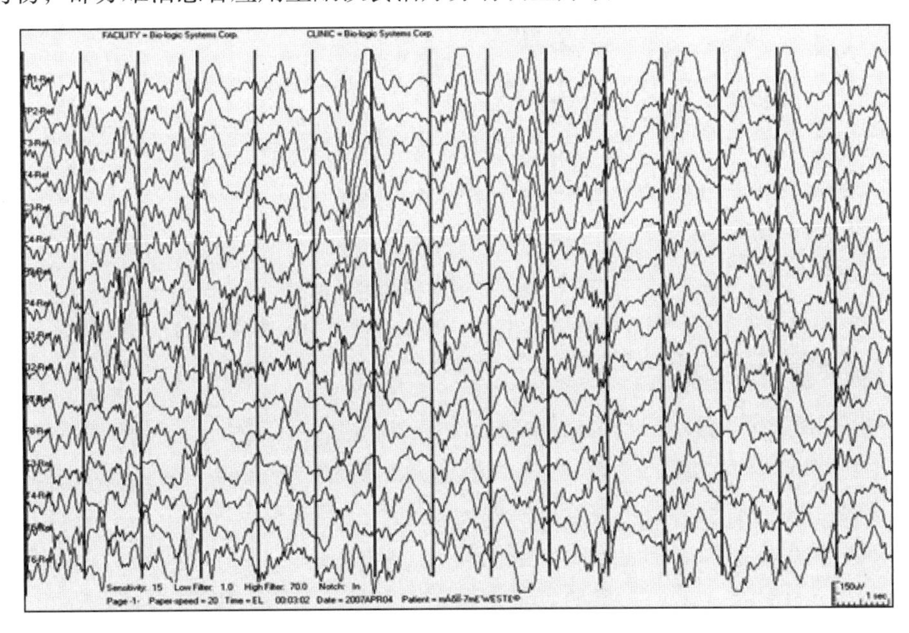

图 8-1-3　高度失律波形图

7 个月女婴，睡眠期脑电图显示波形图

（四）Lennox-Gastaut 综合征

Lennox-Gastaut 综合征（Lennox-Gastaut syndrome，LGS）在 19 世纪 30～50 年代被广泛关注，在

1965 年被以 Lennox 和 Gastaut 两位学者名字命名。该综合征为 1 ~ 14 岁小儿发病，高峰年龄为 3 ~ 5 岁，少数可延迟至成年早期发病。多为继发性癫痫综合征，约 1/3 患儿起病前发育正常，属于隐源性或特发性。如对患儿进行颅脑磁分辨率成像（magnetic resolution imaging，MRI）或正电子发射断层扫描（positron emission tomography，PET）检查，则几乎全部患儿均可发现结构性或代谢异常。

Lennox-Gastaut 综合征具有以下临床特征：①多种癫痫发作形式，以强直、失张力、不典型失神发作为主，也可有肌阵挛发作，较少见的发作有复杂部分性发作、痉挛发作、简单部分性运动性发作、阵挛发作；半数患儿可发生非惊厥性持续状态，表现为强直发作和行为异常交替，可持续数小时乃至数天，需进行脑电图监测才能发现或证实。②精神发育迟滞，约 85%患儿出现严重的智能与行为障碍，需特殊照顾。③治疗困难。目前，国内外对该综合征尽管可采取多种治疗手段，但很难完全控制发作。

EEG 异常是 LGS 的重要诊断标准：①清醒时背景节律变慢，发作间期弥漫的、双侧同步的 1.5 ~ 2.5Hz 慢的棘慢复合波，在额、颞区波幅最高（典型的 LGS 波形），慢的棘慢复合波可单独散在出现，更多见的是短程或长程爆发，甚至持续出现。②广泛性棘波节律或快节律爆发是 LGS 最具特性的脑电图改变（图 8-1-4），见于 97%的 LGS 患儿，而很少见于其他癫痫综合征。常出现在非快眼动期（non-rapid eye movement，NREM）睡眠期，为广泛性 10 ~ 20Hz 的低-高波幅快节律爆发，持续 0.5 ~ 10s 不等，一般持续 6s 以上的快节律爆发多伴有强直发作，但程度可能很轻，不易被察觉，此快节律在快速眼动期消失。典型的 LGS 预后不良，药物治疗效果不佳[2-3,10-12]。

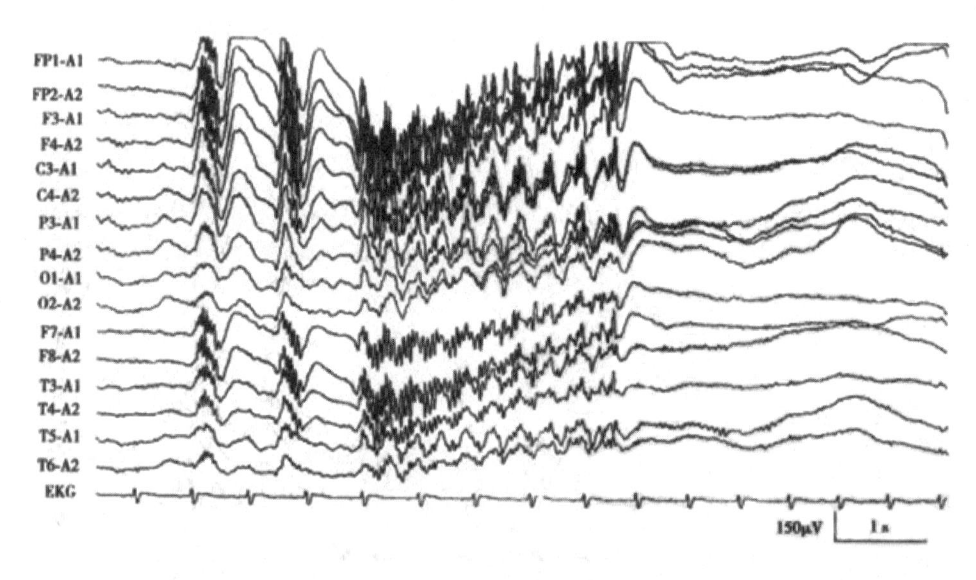

图 8-1-4　棘波节律爆发波形图

10 岁女性患儿，LGS 睡眠期全导 15 ~ 20Hz 棘波节律爆发伴有强直发作波形图

（五）婴儿期严重肌阵挛癫痫

婴儿期严重肌阵挛癫痫（severe myoclonic epilepsy in infarlcy ，SMEI ，又称 Dravet 综合征）发病率为 1/40 000 ~ 1/20 000，男女比例 2 : 1，是一类临床少见的癫痫性脑病。本病患儿神经影像和代谢通常无异常发现，64%的患儿有癫痫或热性惊厥家族史，并有同胞共患及单卵双胎共患癫痫的病例报道。目前研究认为，80%的患者病因为钠通道 α 亚单位基因（*SCN1A*）突变，致神经元兴奋性增高。患儿多在 1 岁内发病，分为 3 个演变阶段：①早期表现为热性惊厥，可发生热性惊厥持续状态。②中期表现为多种形式的难治性癫痫发作，如肌阵挛、不典型失神、复杂局灶性发作，但强直发作罕见。③后期癫痫发作改善，但遗留较严重的精神运动发育迟滞。本病早期应注意与经典的热性惊厥相鉴别。

EEG 随着疾病的进展逐渐变化，由正常发展为异常，背景活动变慢，有全面性、局灶或多灶性尖波、棘波或（尖）棘慢波、慢波，这些波形可以全面性、对称性、非对称性、散在或短程爆发形式出现，可进行性加重；额、中央、顶区可有 4～5Hz 阵发性 θ 节律；20%～40%患者存在光敏感性增高，此现象随年龄增长逐渐减少。该综合征药物治疗效果不佳，预后不良，患者除癫痫反复发作外还伴有严重的认知功能障碍[2-3,13-14]。

（六）肌阵挛-失张力癫痫

肌阵挛-失张力癫痫（epilepsy with myoclonic-atonic seizures，EMAS）过去称为肌阵挛-站立不能性癫痫（myoclonic-astatic epilepsy，MAE），于 1970 年由德国医生 Hermann Doose 首次报道，故又称 Doose 综合征。ILAE 2001 年将其归入特发性全面性癫痫综合征，2010 年更名为肌阵挛-失张力性癫痫。EMAS 占 1～10 岁儿童癫痫的 1%～2%。EMAS 的病因主要与遗传因素有关，多数为散发病例，30%～40%的患儿有热性惊厥或癫痫家族史，其家族中特发性癫痫的发生率较一般人群高。EMAS 的发病年龄为 7 个月～6 岁，其中 2～4 岁为发病高峰年龄，患儿中约 74%为男性。多数患儿病前智力、运动发育正常，神经系统无异常。少数有以语言为主的轻度智力运动发育落后。

EMAS 常见的临床发作类型为：①肌阵挛-失张力发作：是 EMAS 最具特征性的发作类型。100%患儿出现，为对称性肌阵挛后随即出现肌张力丧失。患儿常表现为点头、弯腰或双上肢上抬一下，随即跌倒。②肌阵挛发作：亦见于 100%的患儿，可单次或连续发作，对称性累及近端肌肉，表现为颜面部尤其口周、眼外肌肌阵挛（单次或成簇快速眼睑眨动），或表现为快速点头、弯腰甚至跌倒，部分患儿伴因膈肌突然收缩引起的发声或尖叫。③GTCS：约 2/3EMAS 患者以 GTCS 起病，且约 1/3 为热性惊厥。④其他形式发作，包括不典型失神发作、失张力发作、强直发作及非惊厥持续状态发作。

EMAS 脑电图特点为全导异常放电，而无多灶性或固定的局灶性放电，少数可有少量不固定的局灶性放电。发作间期脑电图在疾病不同阶段表现不同，初期背景正常或偏慢，出现顶区为主的 4～7Hz θ 节律，在出现肌阵挛-失张力发作后，发作间期可见频繁的 2～3 Hz 全导棘慢波、多棘慢波发放。发作期 EEG 则按发作类型而各有不同，肌阵挛发作时表现为全导不规则棘慢波、多棘慢波短暂爆发；肌阵挛-失张力发作时棘慢波活动（肌阵挛）突然转为高波幅慢波活动（失张力），同时肌电减弱/静息（图 8-1-5）。不典型失神发作时可见广泛性 1.5～2.5 Hz 棘慢波节律。本症多数对抗癫痫药物治疗有效，发作频繁者可加用肾上腺皮质激素或生酮饮食治疗。多数 EMAS 预后良好[2-3,14-15]。

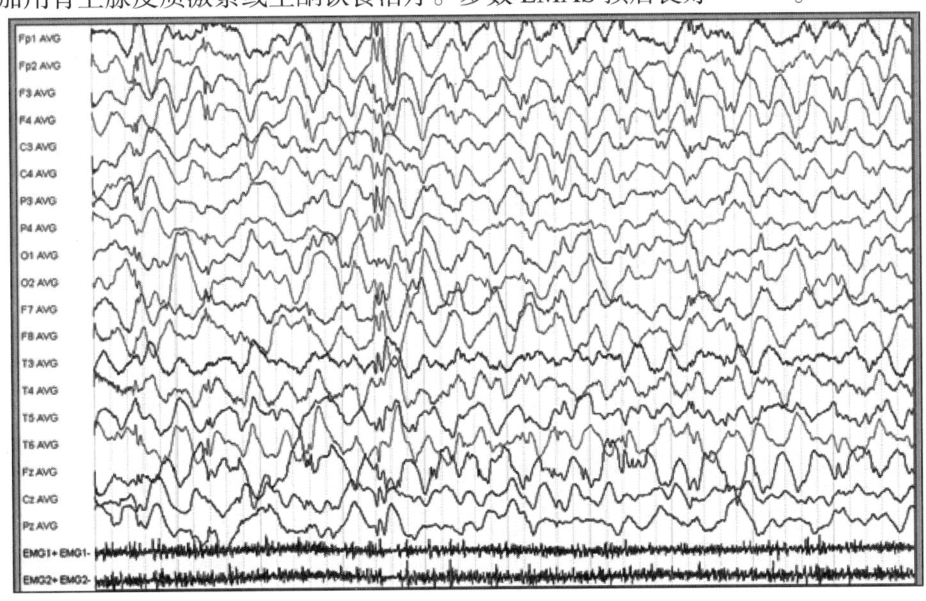

图 8-1-5　EMAS 波形图

5 岁男性患儿，清醒状态脑电图显示前额等处的全导慢波、棘慢波发放，并记录到轻微失张力发作

（七）Landau-Kleffner 综合征

Landau-Kleffner 综合征（Landau-Kleffner syndrome，LKS）也称获得性癫痫性失语（acquired epileptic aphasia，AEA），是一种少见的年龄依赖性癫痫综合征，约占儿童癫痫的 0.2%。1957 年由 Landau 和 Kleffner 首次描述。LKS 病因不清楚，推测可能与免疫、脑神经元损伤、遗传等因素有关，但均未得到证实。LKS 多发生于 3～9 岁儿童，男性多于女性，发病前患儿生长发育正常，临床以失语、癫痫发作和 EEG 异常为特征。获得性失语是 LKS 的必备症状，失语的特点为听觉失认，即对他人的口语丧失理解能力，但对非言语性声音的理解保留，可理解别人的手语，患儿失去口头语言表达能力，但仍可用阅读和书写的方式来交流。失语可突然发生，也可逐渐发生，有逐渐缓解和复发趋势，症状可持续 2 周至数年，如持续时间较长，发病年龄较小，则很难恢复，常致终生语言障碍。癫痫发作是本综合征的另一重要临床表现，以惊厥为首发症状者占 50%，病程中有癫痫发作者占 70%，癫痫发作可发生于失语前后，或同时发生，部分患儿可始终无癫痫发作。发作形式包括全身性强直阵挛性发作及局限性运动性发作，可由全身性强直阵挛性发作逐渐变为部分性发作。

EEG 在本征的诊断中有重要的价值，表现为背景节律正常，清醒时可见中、后颞区为主的 1.5～2.5Hz 阵发性棘慢复合波发放，可波及到顶和中央区，亦可见于额区（图 8-1-6）。部分患儿出现睡眠中癫痫性脑电持续状态（electrical status epilepticus during sleep，ESES），即慢波睡眠中广泛性或局限性棘慢波持续发放[2-3, 16]。

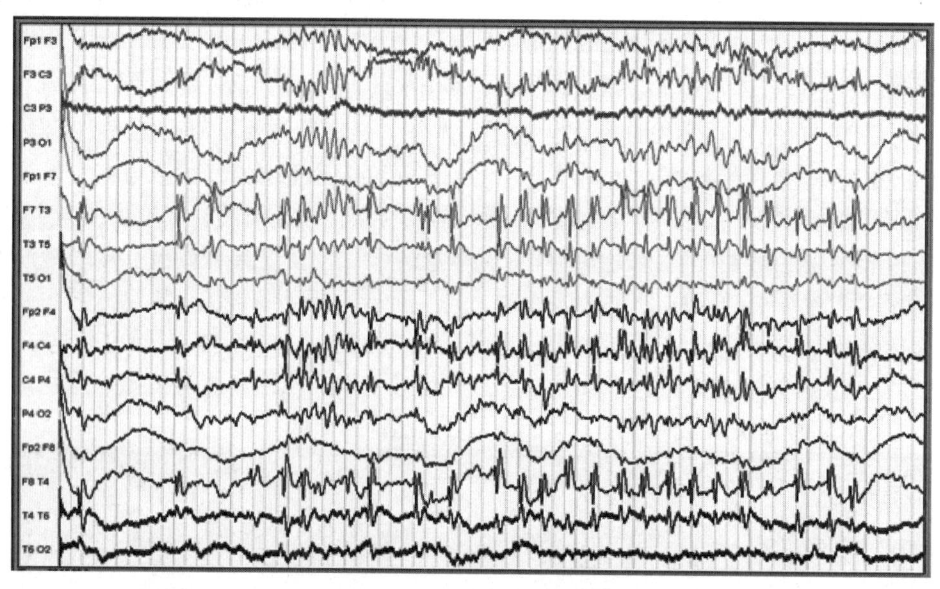

图 8-1-6　诊断 LKS 脑电图

5 岁 7 个月女性患儿，睡眠期图形显示双侧中央、中颞及右侧额区痫样放电

（八）儿童良性癫痫伴中央颞区棘波

儿童良性癫痫伴中央颞区棘波（benign childhood epilepsy with central-temporal spikes，BCECTS）属特发性部分性癫痫，是儿童期最常见的部分性癫痫综合征，占儿童癫痫的 15%～24%，远期预后良好。起病年龄 2～14 岁；起病前无神经系统异常或智力缺陷；癫痫发作表现为睡眠期为主的部分运动性发作，常伴有口咽部症状（流涎、咽喉发声等）、面肌痉挛及言语不能，可继发全身性泛化。多数到青春期发作自然消失。

脑电图特点为发作间期背景活动正常，棘波位于一侧或双侧中颞区或中央-中颞区，可波及顶、后颞区；波形为较宽的双相高波幅棘波，其后常跟随慢波，散发或成簇假节律性出现，出现棘波的部位偶有局灶性慢波活动；睁闭眼、过度换气或闪光刺激对异常放电无明显影响，思睡期及睡眠期明显增多，1/3 仅见于睡眠期；少数有全导棘慢波或其他部位的局灶性棘波（图 8-1-7）。发作期脑电图的报告较少，且不具有特异性，表现为局灶性发作性放电。首先累及发作躯体对侧大脑半球的中央颞区。典型异常放电表现为低波幅快波，在数秒种内扩散到同侧或对侧皮质，伴或不伴发作后背景活动的抑制。

BCECTS 变异型：患儿起病早期符合 BCECTS 的临床特点，但病程中可出现一些不典型的发作形式和演变过程，睡眠中脑电图出现 ESES 现象，称之为不典型 BCECTS 或 BCECTS 变异型。常见为不典型儿童良性部分性癫痫（atypical benign partial epilepsy，ABPE）和儿童良性 Rolandic 癫痫伴语言及口部运动障碍（speech and oromotor deficits of epileptic origin in benign partial epilepsy of childhood with rolandic spikes）。①ABPE 临床特点为：睡眠中局部运动性发作频率增加，日间出现不典型失神、负性肌阵挛等新的发作类型，常出现在癫痫起病后 6 个月～4 年之间，并伴有 EEG 恶化和认知功能倒退，EEG 出现 ESES 现象，预后不如 BCECTS。ABPE 由于在病程中出现多种发作类型，容易被误诊为 Lennox-Gastaut 综合征（LGS），故在有些文献中将其称为"假性 LGS"。但病程中 ABPE 无全面强直发作，EEG 无广泛性快节律爆发，两者在病因和发作的预后方面也不相同。②儿童良性 Rolandic 癫痫伴语言及口部运动障碍。Rolandic 区指中央前回运动皮层，脑电图对应区域为中央、中颞导联。本型临床特点为言语障碍和口咽部失用，表现为构音障碍、失语和经常流涎，进食时失去搅拌功能，严重时舌不能伸出口外，并可有吞咽困难及饮水呛咳等岛盖综合征表现，但患儿智力基本正常，对语言的理解无障碍。病情严重导致失语时，可用手势回答问题或表达自己的愿望。症状轻重可有波动，可持续数周至数月。EEG 表现为清醒期 Rolandic 区频繁棘慢波发放，常伴睡眠期 ESES 现象。持续大量的癫痫样放电损伤低位 Rolandic 区及外侧裂周围口、面部代表区，引起岛盖功能障碍导致口咽部失用。有学者将这种现象称为获得性癫痫性岛盖综合征（acquired epileptic opercular syndrome，AEOS）。BCECTS 变异型预后总体较典型 BCECTS 差，患者可留有认知功能受损，且约半数患者单一抗癫痫药物治疗不佳，常需肾上腺皮质激素及糖皮质激素治疗。

与 BCECTS 变异型相关的脑电图特征可帮助临床医生提高对该病的认识，这些特征包括：发作间期间歇性局灶性慢波，多灶性不同步的棘慢复合波，长程成簇发放的棘慢复合波，全面性失神样 3Hz 棘慢复合波阵发，失张力、肌阵挛或与 EEG 电爆发相关的短暂意识改变，发作间期清醒或睡眠期异常波的泛化和睡眠期棘波的严重活化[2-3,17-19]。

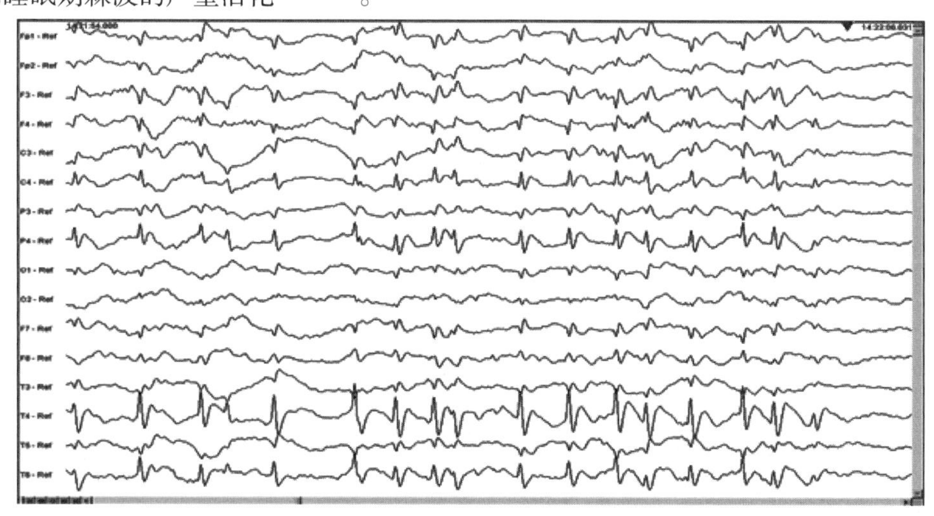

图 8-1-7　BCECTS 睡眠期脑电图

8 岁女性患儿，睡眠期脑电图显示左侧中颞高波幅棘慢波发放及同侧后颞、中央及顶区

（九）儿童良性枕叶癫痫

良性儿童枕叶癫痫分为：早发型良性儿童枕叶癫痫（early-onset benign childhood occipital epilepsy，EOBCOE）或帕纳约托普洛斯综合征（Panayiotopoulos sydrome，PS）、晚发型儿童枕叶癫痫（late-onset childhood occipital epilepsy Gastaut type）或特发性儿童枕叶癫痫 Gastaut 型。

其临床特征：①PS 发病年龄为 1～14 岁，高峰年龄 3～6 岁，男女比例无明显差异。PS 临床表现为突出的自主神经症状，患者可先出现面色发白和发作性呕吐，可伴瞳孔改变、干咳、发热、腹痛及头痛、头晕症状，然后出现眼斜视、头旋转，继发偏身或全面性发作，部分性或自主神经性癫痫持续状态，入睡和睡眠将醒时易发。PS 典型发作间期脑电图为反复出现的多灶性棘（尖）慢复合波，可以在一侧或双侧半球的不同脑区反复出现，常见部位为枕、额、中央颞区；2/3 病例可见至少一次枕叶脑电图发作，但有 1/3 病例从未发现枕叶棘波，可仅表现为限局性枕区慢波活动（图 8-1-8）。发作期放电主要为节律性 θ 或 δ 活动，常带有小棘波。PS 多数预后良好，一般起病 2～3 年后病情可自然缓解，也有个别报道病情顽固，甚至因自主神经性发作，出现心脏、呼吸功能障碍引起呼吸暂停或心律失常而猝死。②Gastaut 型发病年龄 3～15 岁，平均发病年龄 8 岁，男女受累机会相等。视觉症状为最典型和最常见的首发症状，表现为单纯性和复杂性视幻觉、视错觉、失明、不完全视力丧失、眼球运动和眼球疼痛幻觉。视觉症状以白天发作为主，一般持续 5～30s，个别可持续 10～20min。视觉发作后常有头痛。眼球偏斜为最常见的非视觉症状，见于 70%的病例，多在夜间睡眠中发作，有不同程度的意识障碍，发作开始时双眼睁开，眼睛强直性偏转向一侧，伴或不伴有头的偏转，随之而来的是阵挛性的眼球活动，常伴发作性呕吐，然后半身抽搐或有自动症的复杂部分性发作或全身性发作。

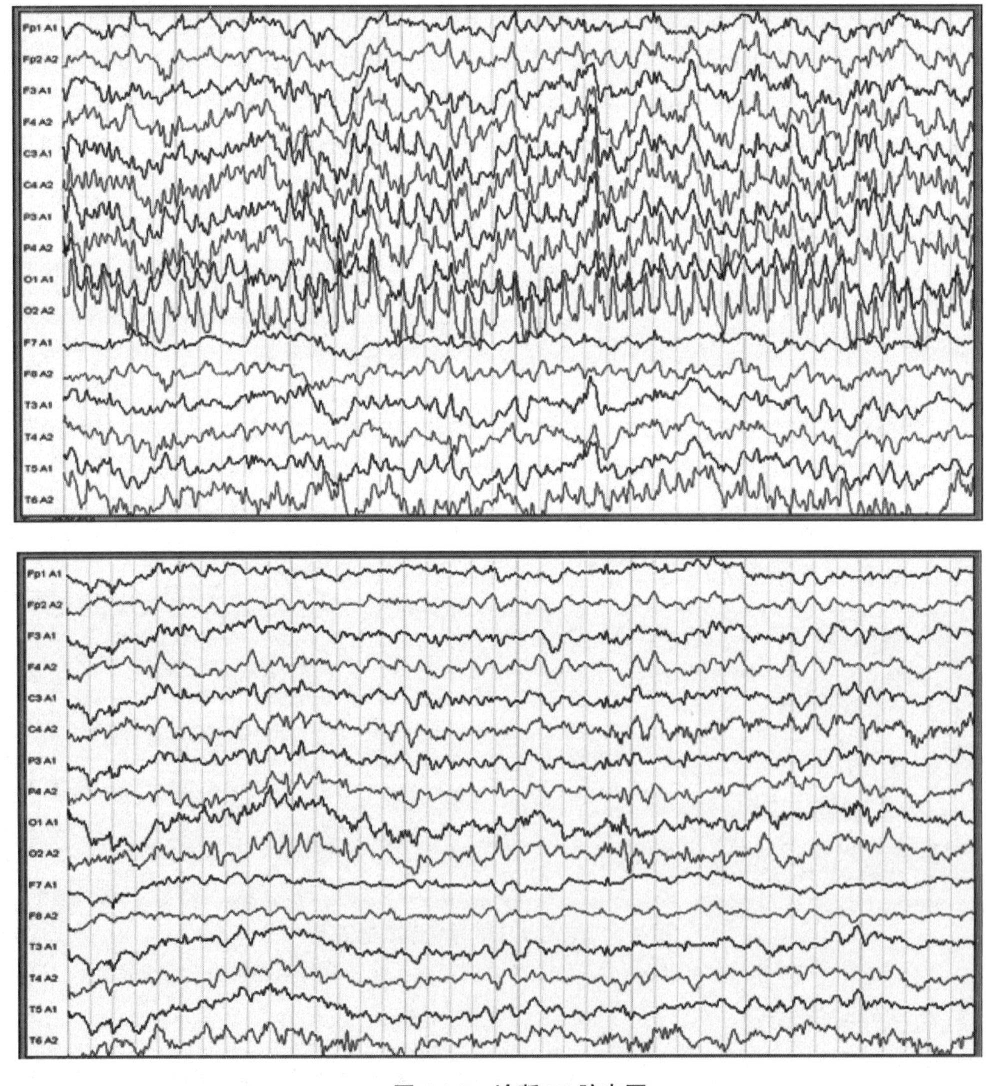

图 8-1-8　诊断 PS 脑电图

3 岁女性患儿，清醒期脑电图显示右侧枕、顶为主中低波幅棘波发放（上图），
发作期睡眠脑电图显示双侧中央、顶、枕棘波节律发放（下图）

1/3 的患儿出现包括视觉发作后的头痛，或成为唯一的症状。其他临床发作还包括发作性恶心呕吐、意识障碍等，无论是否伴有偏身及全身抽搐，持续时间较长的发作均多见于睡眠中。脑电图特征为背景

活动正常，枕区反复阵发假节律性的高波幅棘波、棘慢波、尖波、尖慢波或慢的双相尖波成簇活动，一侧为著，也可双侧，同步或不同步，从一侧移向另一侧或从枕区移行至中央中颞区。间断闪光刺激可诱发枕部或弥漫性放电，但高频闪光刺激则有抑制放电的作用。非快速眼动期睡眠对枕叶放电有活化，可诱发更广泛和更持续的放电。在发作期，枕区棘慢波消失，代之以 10Hz 左右的棘波发放，这种强直性放电持续 10～20s 后转为一侧或双侧枕区的单一形态的棘慢波。预后不太明朗。平均 12.6 岁停止发作，少数患儿可有轻度精神发育迟滞，极个别患儿有轻偏瘫[2-3,20-22]。

二、癫痫治疗进展

癫痫是一种常见的神经系统慢性疾病，具有反复性、发作性的特点，频繁的癫痫发作以及脑电图呈现的持续临床下痫样放电都会导致不同程度的脑损伤，特别是对于处在生长发育期的儿童，这种脑损伤如不及时治疗，对儿童神经精神发育会造成严重损害，因此控制癫痫发作，维持神经精神功能正常是癫痫治疗的目的。癫痫的治疗是一个复杂的过程，包括药物治疗和非药物治疗，但是，目前仍然是以抗癫痫药物治疗为主的综合治疗过程。

（一）抗癫痫药物治疗

癫痫的治疗仍然是以药物治疗为首选，迄今为止抗癫痫药物治疗原则并没有实质性的改变，治疗仍然是以抑制症状为主而不是病因治疗，药物的重点仍然是抑制放电和镇静。近 30 年来，随着临床药理学的发展以及研发能力的提高，临床上可选择的抗癫痫药物数量有很大增长，药物的治疗谱趋向广谱，药物疗效逐渐提高，药物不良反应逐渐减少，患者对药物的依从性越来越好。理想的抗癫痫药物应当具备以下特点：广谱、高效、不良反应小、无耐受性、药物相互作用小或无、药物呈一级药物代谢动力学过程、半衰期长、无或少有体内代谢产物、血浆蛋白结合率低、服用方便且价格低廉等，目前研制的新型抗癫痫药物越来越向理想抗癫痫药物特点靠近。抗癫痫药物的选择仍然是根据临床癫痫发作类型或不同的癫痫综合征而选择不同的药物，目前癫痫和癫痫综合征主要分为部分性发作和全面性发作两大类，部分性发作常用一线抗癫痫药物有苯巴比妥、苯妥英钠、丙戊酸钠等；新型抗癫痫药物主要有拉莫三嗪、托吡酯、奥卡西平、唑尼沙胺等。全面性发作常用的一线抗癫痫药物有丙戊酸钠，新型抗癫痫药物主要有拉莫三嗪、托吡酯等。对于每个患者来说，究竟选择哪个抗癫痫药物还要根据患者的具体情况而定，包括癫痫的病因、患者的年龄、发育状况、变态反应史、有无其他疾病等。目前癫痫的治疗还是首先提倡单药治疗，对于单药治疗效果不好的患者选择合理的联合用药治疗方法，即将具有协同作用的不同作用机制的药物联合使用，而不仅仅是相同效应的药物联合使用。联合治疗的药物数量也不是越多越好，一般以不超过三种抗癫痫药物为宜。在抗癫痫药物治疗过程中，适时测定药物血浓度也是非常重要的，尤其对癫痫发作严重以及多药联合治疗仍不能控制发作的患者，应监测血液中抗癫痫药物浓度，以了解个体的稳态血浓度，寻找药量不足、药酶诱导、药物耐受或中毒等原因，以便及时调整药物剂量，达到最佳治疗效果。服用抗癫痫药物的疗程与患者的发作类型、病因、发作严重程度以及脑电图异常程度等密切相关。一般认为，临床无发作至少 3 年以上，脑电图未见异常放电是开始减药的指征，但有些患者临床已多年不发作，可脑电图仍然有癫痫样放电，是否仍不能减药也不是绝对的，需根据不同的病因或不同的癫痫综合征等具体情况而定[1-4]。

（二）非药物治疗

1.生酮饮食治疗

生酮饮食是一种有效的、非药物治疗难治性癫痫的方法。开始于 19 世纪 20 年代，之后由于抗癫痫药物的不断涌现，此种治疗方法曾一度不被重视，但临床上经过多种抗癫痫药物治疗，甚至予癫痫手术治疗后仍然有一部分难治性癫痫不能控制，故自 20 世纪 70 年代后生酮饮食疗法重新获得人们的认可，并且经临床实践证明，这种疗法确实可以使一部分难治性癫痫得到控制[5-6]。

（1）生酮饮食疗法。主要的适应证：为症状性全面性癫痫，一般认为若应用两种或三种抗癫痫药物治疗失败的患者，可以选择生酮饮食疗法，如婴儿痉挛症、Dravet综合征、Doose综合征、Lennox-Gastaut综合征以及结节性硬化、皮质发育不良、拉福拉（Lafora）病并发症状性癫痫，其对儿童癫痫患者的疗效优于成年患者。此外生酮饮食疗法也用于治疗一些代谢性疾病，如葡萄糖转运体Ⅰ缺陷、丙酮酸脱氢酶复合体缺陷。生酮饮食的禁忌证包括丙酮酸羧化酶缺陷、卟啉病、脂肪酸β氧化障碍、脂肪酸转运的线粒体疾病以及干扰葡萄糖和酮体稳态的肝脏和代谢性疾病，如糖尿病、肉碱缺乏症、线粒体病、酮症性低血糖等[5]。

（2）生酮饮食的作用机制。目前不是十分清楚，现有研究显示生酮饮食的抗惊厥作用很可能与它引起的体内代谢改变有关，它不仅仅限于引起酮症、低葡萄糖、高脂肪酸水平和增高的生物能源储备；生酮饮食还引起的直接神经元效应包括调节三磷酸腺苷敏感的钾离子通道，增强嘌呤活动（如腺苷）和γ-氨基丁酸活动的神经传递，增加脑源性神经营养因子表达，这些作用的结果是限制糖酵解，减弱神经炎性反应，并且通过改善线粒体功能以扩大生物能源储备和稳定神经元细胞膜电位。此外生酮饮食除了抗惊厥作用外，还有神经保护作用、可抑制致癫痫作用以及提高机体疾病调节的潜在能力[7-9]。

（3）生酮饮食有三种类型。①经典型生酮饮食，即脂肪与（蛋白质+碳水化合物）的质量比为4∶1。此为传统生酮饮食，脂肪为长链三酰甘油。临床上一般多用此种配方。②应用中链三酰甘油的生酮饮食，其余均与传统生酮饮食相同。③改良的低碳（Atkins）饮食，脂肪与（蛋白质+碳水化合物）的质量比为0.9∶1组合的饮食[5]。

开始生酮饮食治疗前要先对患者的病情进行评估，包括癫痫类型、发作频率以及是否伴随代谢性疾病，是否存在肾结石、血脂异常、心肌病和慢性代谢性酸中毒等。如果评估正常则营养师根据患者的能量需求和饮食习惯制定其生酮饮食食谱。治疗开始时要禁食，为了防止禁食过程中出现不良反应，如低血糖、酸中毒和呕吐等，需要住院完成禁食。经禁食后先给一部分生酮饮食，之后逐渐增加至足量。应用生酮饮食开始时抗癫痫药物先不调整，当饮食疗法起作用后逐渐减少抗癫痫药物。饮食治疗过程中注意补充多种维生素和矿物质，鼓励患者多饮水，增加液体摄入。治疗中注意定期评估患者的神经生理状况、营养状况，检查血液，如肝功能、血糖、酮体、血三酰甘油、血胆固醇、高密度脂蛋白及低密度脂蛋白等[5,10-11]。

（4）生酮饮食不良反应。最常见的是胃肠道功能紊乱，如便秘、呕吐、腹泻、腹痛，少见的有肾结石、高胆固醇血症和生长减慢。一般来说生酮饮食发生不良反应的风险是很低的[5,10-11]。

（5）生酮饮食的疗程。服用生酮饮食维持临床无癫痫发作至少3年后可以停止治疗。但约有20%的患者停止治疗后出现癫痫复发，多见于脑电图和神经影像学有明显异常的患者[5]。

2.外科治疗

虽然新型抗癫痫药物不断涌现，但仍有约 20%的患者发作不能完全控制，成为难治性癫痫。目前普遍认可的难治性癫痫的定义是“采用正规的药物治疗，至少观察两年仍未能有效控制的癫痫”。难治性癫痫患者中有相当一部分可考虑手术治疗。癫痫手术治疗是指通过手术消除致痫病灶，阻断癫痫发作异常放电途径，并降低大脑皮质兴奋性，以达到治愈或控制癫痫发作的目的。近年来，随着致痫灶定位技术以及神经影像技术的不断发展，功能神经外科在治疗难治性癫痫方面取得了可喜的成果，目前外科手术治疗难治性癫痫的有效性已得到世界公认。对于一部分儿童难治性癫痫患者若早期予以手术治疗，不但可减少或控制癫痫发作，并且有助于儿童神经系统的正常发育，这一点也逐渐得到世界的公认[12-15]。

（1）癫痫外科手术适应证[12]：①必须是药物难治性癫痫，用1～2种甚至3种一线抗癫痫药物正规治疗仍然不能控制发作。②是部分性症状性或继发性癫痫，有确定的癫痫发作起源灶。③癫痫发作频繁，每月3～4次以上，严重影响患者的生活质量。④手术前病程超过2年（除外结构性病变或早期诊断的内侧颞叶癫痫）。⑤对于婴幼儿和儿童，特别是顽固性癫痫会影响脑发育。⑥手术治疗不致引起重要功能缺失。

（2）癫痫外科手术禁忌证[12]：①有神经系统进行性疾病者。②伴有严重器质性疾病，如肝肾功能不全、心脏病、血液病、精神障碍和重度智力低下者。

（3）癫痫手术原则是去除致痫区和（或）阻断癫痫发作传播途径，并尽可能保留正常神经功能。致痫区包括病理学意义上的癫痫病灶和神经生理学意义上的癫痫性放电区，通常后者比前者的范围更大。癫痫手术的成败取决于癫痫病灶的准确定位，而癫痫术前评估的主要目的是确定致痫灶。目前还没有一种特异的临床检查方法来确定癫痫致痫灶，因而需要通过多种检查手段进行综合评估，包括详细的癫痫病史、癫痫发作的症状特征，长程视频脑电图监测、头颅磁共振、功能磁共振、正电子发射断层显像、单光子发射计算机化断层显像（single-photon emission computerized tomography，SPECT）、脑磁图以及神经心理学检查等，有时还需做颅内电极脑电图监测和术中皮层脑电图检查，只有通过多种检查手段综合评估确定致痫灶，才能提高术前评估的准确性，为癫痫手术的成功奠定基础。

（4）目前癫痫外科手术治疗的方法分为两大类，一类是切除手术，包括局部皮质切除，半球切除，选择性颞叶杏仁核海马切除术等；另一类是功能性手术，主要有传导通路的毁损，如胼胝体切开术和软脑膜下横切术等。癫痫手术后发作频率减少 50%以上视为有效，目前癫痫手术的有效率因不同的手术类型而异，根据不同作者的报道，颞叶手术后无发作率为 50%～93%，平均 68%，额叶手术报道平均 60%的患者达到术后无发作。顶叶和枕叶手术后疗效的报道很少。半球切除手术最多见于儿童患者，报道 60%的患者术后无发作，80%的患者发作有好转并且认知行为得到改善。胼胝体切开术后 65%～85%的患者发作频率显著减少，其中效果最明显的癫痫发作类型是失张力发作。软膜下横切术后发作获得改善的占 50%～70%。总之，颞叶切除手术是目前为止最有效的经过科学验证的治疗难治性颞叶癫痫的方法，其他颞叶外病区切除手术、半球切除术等手术方法常常可以用来治疗癫痫或减少发作频率，但这些外科手术方法的前瞻性研究还需进一步加强和完善[16]。

3.脑刺激术治疗难治性癫痫

对于那些既不能用抗癫痫药物又不能经外科手术切除癫痫灶的难治性癫痫，脑刺激术作为一种另类治疗难治性癫痫的方法越来越引起神经科医生的关注。刺激方式包括经颅磁刺激（transcranial magnetic stimulation，TMS）、迷走神经刺激术（vagus nerve stimulation，VNS）及深部脑结构刺激（deep brain stimulation，DBS）[17-18]。

（1）经颅磁刺激是最简单、创伤程度最小的方法，但是如果致痫灶距离颅骨表面较远，则刺激达不到致痫灶而不能起效，故有其局限性。

（2）迷走神经刺激术是目前治疗难治性癫痫应用较多、疗效较好的方法，适用于无法确定致痫病灶或多病灶，药物治疗无效的难治性癫痫。迷走神经传入纤维直接经过孤束核和上行网状系统所形成的广泛分布是迷走神经刺激疗法的生理基础。迷走神经的抗癫痫作用主要与调剂脑电活动和睡眠状态有关。其操作方法是将一产生持续电脉冲的刺激器埋植于左锁骨皮下组织内，并将电极经皮下达颈部，缠绕在迷走神经上，此后可在体外经过计算机来调节刺激参数以达到良好的疗效。研究显示有 1/3 的患者经治疗后发作频率减少至少 50%，1/3 的患者发作频率减少 30%～50%，另 1/3 的患者发作减少很少或无减少，并且随着治疗时间的延长，治疗有效率有增长趋势。迷走神经刺激术不良反应较少，主要有声音嘶哑、咳嗽、感觉异常等，但停止刺激后便消失[19]。

（3）深部脑刺激治疗难治性癫痫，如刺激丘脑、苍白球、海马等部位，有报道部分获得满意疗效，但此种方法还需临床大样本长期观察[20]。

4.基因治疗

随着在细胞分子水平上对癫痫发病机制的深入研究以及对癫痫遗传特性认识的提高，基因治疗癫痫成为目前分子生物学领域研究的热点。基因治疗是指通过在特定靶细胞中表达该细胞本来不表达的基因，或采用特定方式关闭、抑制异常表达基因，达到治疗目的的治疗方法。目前基因治疗还处在实验阶段，初步研究显示，病毒载体的基因治疗和细胞移植能抑制痫性发作和癫痫的发生，基因转移的高表达能为癫痫发作所引起的细胞死亡提供神经保护，进一步的深入研究对根治癫痫充满希望，前景广阔，但是基因治疗目前仍处在探索阶段[21-22]。

参考文献

[1] Zupanc M L.Clinical evaluation and diagnosis of severe epilepsy syndromes of early childhood[J].J Child Neurol，2009，24：6-14.

[2] Roger J，Dravet C，Bureau M，et al. Epileptic syndromes in infancy，childhood and adolescence[M].London：John Libbey，2005.

[3] 刘晓燕.临床脑电图学[M]. 北京：人民卫生出版社，2005.

[4] Yamatogi Y，Ohtahara S.Early-infantile epileptic encephalopathy with suppression-buests.Ohtahara syndrome：its overview referring to 16 cases[J].Brain Dev，2002，24：13-23.

[5] Ohtahara S，Yamatogi Y. Ohtahara syndrome：with special reference to its developmental aspects for differentiating from early myoclonic encephalopathy[J]. Epilepsy Res，2006，70 Suppl.：S58-S67.

[6] Kalra V, Gulati S，Pandey R M，et al.West syndrome and other infantile epileptic encephalopathies-India hospital experience[J]. Brain Dev，2001，23（7）：593-602.

[7] Mohamed B P，Scott R C，Desai N，et al. Seizure outcome in infantile spasms-a retrospective study[J]. Epilepsia，2011，52：746-752.

[8] Metsahon K L，Gaily E，Rantala H，et al. Focal and globalcortical hypometabolism in patients with newly diagnosed infantile spasms [J].Neurology，2002，58：1646-1651.

[9] Lux A L，Osborne J P. A proposal for case definitions and outcome measures in studies of infantile spasms and West syndrome：consensus statement of the West Delphi Group [J]. Epilepsia，2004，45（11）：1416-1428.

[10] Arzimanoglou A，French J，Blume W T，et al.Lennox-Gastaut syndrome：a consensus approach on diagnosis，assessment，management，and trial methodology[J]. Lancet Neurol，2009，8：82-93.

[11] Galanopoulou A S，Bojko A，Lado F，et al.The spectrum of neuropsychiatric abnormalities associated with electrical status epilepticus in sleep[J].Brain Dev，2000，22：279.

[12] Trevathan E.Infantile spasm and Lennox-Gastaut syndrome[J].J Child Neurol，2002，17 Suppl. 2：S2-S9.

[13] Fujiwara T.Clinical spectrum of mutations in SCN1A gene：severe myoclonic epilepsy in infancy and related epilepsies[J].Epilepsy Res，2006，70 Suppl.1：S223-S230.

[14] Kilaru S.Current treatment of myoclonic astatic epilepsy：clinical experience at the Children's Hospital of Philadelphia[J].Epilepsia，2007，48（9）：1703-1707.

[15] Kelly S A，Kossoff E H.Doose syndrome（myoclonic-astatic epilepsy）：40 years of progress[J].Dev Med Child Neurol，2010，52（11）：988-993.

[16] Robinson R O，Baird G，Robinson G，et al.Landau-Kleffner syndrome：course and correlates with outcome[J].Dev Med Child Neurol，2001，43（4）：243-247.

[17] Chahine L M，Mikati M A.Benign pediatric liocalization related epilepsies[J].Epileptic Disord，2006，8（4）：243-258.

[18] Doose H，Hahn A，Neubauer B A，et al.Atypical “benign” partial epilepsy of childhood or pseudo-lennox syndrome，part Ⅱ：family study[J].Neuropediatrics，2001，32：9-13.

[19] Kramer U.Clinical spectrum and medical treatment of children with electrical status epilepticus in sleep（ESES）[J].Epilepsia，2009，50：1517-1524.

[20] Ferrie C D，Caraballo R，Covanis A，et al.Autonomic status epilepticus in panayiotopoulos syndrome and other childhood and adult epilepsies：a consensus view[J]. Epilepsia，2007，48（6）：1165-1172.

[21] Koutroumanidis M.Panayiotopoulos syndrome：an important electro-clinical example of benign childhood system epilepsy[J].Epilepsia，2007，48（6）：1044-1053.

[22] Martin S M A，Sousa V M T，Ruiz E C，et al.Benign childhood occipital epilepsy：evolution of the occipital spikes[J].Neurologia，2002，17（7）：161-165.

第二节 儿童颅内静脉窦血栓早期诊断及治疗

颅内静脉窦血栓形成（cerebral venous sinus thrombosis，CVST）是缺血性脑血管疾病的特殊类型，近年来，由于神经影像学的发展、新溶栓药物应用及神经介入放射学技术的飞速发展，CVST 的早期诊断率明显提高，预后也明显改善。本病多见于 50 岁以下人群，儿童发病率约为 0.67/100 000 ，其中 43% 为新生儿，目前尚无该病患病率的报道[1]。

一、病因

CVST 的诱因是多方面的。其危险因素通常被归类为感染性和非感染性危险因素，同一患儿可同时存在多种危险因素。尚有超 10%的患儿找不到明确的危险因素。

1.感染性危险因素

①颜面部化脓性病灶。②耳部病灶，中耳炎、乳突炎。③副鼻窦炎。④颈深部或扁桃体周围脓肿。⑤化脓性脑膜炎、脑脓肿、败血症等。由于解剖特点，海绵窦以及横窦是感染诱发血栓最常见的部位。

2.非感染性危险因素

①血栓前状态：抗凝血酶Ⅲ缺乏、蛋白 C 缺乏、蛋白 S 缺乏、抗磷脂及抗心磷脂抗体阳性、凝血因子 V Leiden 基因突变和活化蛋白 C 抵抗、凝血酶原 G20210A 基因突变、高同型半胱氨酸血症。血栓前疾患在新生儿和儿童 CVST 中占 33%～66% 且当有其他 CVST 危险因素时也经常出现。②颅脑外伤和外科手术。③严重脱水和营养不良，糖尿病性高渗性昏迷，婴儿腹泻等。④血液病：如真性红细胞增多、缺铁性贫血、弥散性血管内凝血、血小板增多、血小板减少、输血等。缺铁性贫血是一个已确定的危险因素。⑤心脏病：心肌梗死、心瓣膜疾病、充血性心力衰竭。⑥脑血管病：血管畸形、脑梗死、脑出血。⑦肿瘤、脑膜瘤、脑膜转移瘤等。⑧系统性疾病，如系统性红斑狼疮、白塞病、炎症性肠病、甲状腺疾病、结节病等。⑨颅内动静脉瘘、自发性低颅压、腰穿。⑩药物：如雄激素达那唑、维生素 A、免疫球蛋白、迷幻剂、抗肿瘤药物[2-5]。

3.新生儿患病危险性增加的可能原因

①出生过程中婴儿头部受到明显的机械性力的作用。②循环性母亲的抗磷脂抗体经胎盘转运到胎儿。③新生儿循环性抗凝蛋白（包括蛋白C，蛋白S 及抗凝血酶）水平下降。④而相对于成年人的血球压积较高。⑤随着正常体液丢失和出生后生活第一周内相对性新生儿脱水而发生血液浓缩。⑥母亲怀孕和分娩的并发症可增加新生儿CVST 的危险。半数以上的新生儿CVST 有多种危险因素[6]。

二、病理

脑水肿和出血性梗死是颅内静脉窦血栓常见的病理改变。由于静脉窦血栓形成，血液回流受阻，使小静脉和毛细血管内压力升高；同时缺氧造成血管内壁损伤，使管壁通透性增加，血液中的成分漏出形成脑水肿；另一方面，由于静脉窦血栓的高凝状态，大量的凝血酶可以通过对脑细胞的毒性作用和对血脑屏障的影响造成脑水肿。出血性梗死是静脉窦血栓的另一常见病理改变，特别是上矢状窦血栓并发大脑浅静脉血栓时易出现出血性梗死。当并发脑深静脉血栓时，由于深静脉引流双侧基底节区血流，可造成双侧基底节区水肿、软化、梗死及出血等，也有单侧病变者，以左侧多见[7]。

静脉窦血栓最常影响上矢状窦（70%～80%）、横窦和乙状窦（70%）；其次是海绵窦和直窦。大约 1/3 的患者出现 1 个以上的静脉窦血栓，并且 30%～40%的患者伴有小脑和皮质静脉血栓[8]。

三、临床表现

1.症状、体征

CVST 的起病形式呈急性（30%）、亚急性（40%）或慢性（30%），其临床表现无特异性，具体表现取决于血栓形成的部位、范围、进展速度、静脉侧支循环情况以及继发的脑实质损害的范围和程度，主要有两大主症，即颅内压增高和局灶性神经功能受损的症状、体征。

颅内压增高表现为头痛、喷射性呕吐、视物不清、复视等，严重者出现惊厥、意识障碍、视乳头水肿及双眼外展神经不完全麻痹，婴幼儿可出现前囟饱满、颅缝分离、头皮静脉怒张等体征。文献报道头痛是颅内静脉窦血栓最常见的症状，常常为首发，也可是颅内静脉窦血栓唯一的症状。局灶性神经功能受损表现多样，依受损的部位不同而不同，如偏瘫、失语及癫痫等。其中，癫痫的发生率大约为40%，超过一半的癫痫为部分性发作，但少部分癫痫有威胁生命的全身性发作，多见于上矢状窦及皮质静脉血栓患者[9-12]。

不同部位的静脉窦血栓形成临床表现各异：上矢状窦血栓可仅表现为头痛、喷射性呕吐、复视、视力减退等颅压增高症状，视乳头水肿是重要体征，严重者出现嗜睡或昏迷；当其伴有皮质静脉血栓时，通常会因引起脑实质的静脉性梗死或出血，而临床上表现为典型的癫痫、瘫痪或感觉障碍、失语。乙状窦血栓除上述表现外，如岩窦受累，可出现三叉神经、外展神经麻痹；若颈静脉受累，可出现舌咽、迷走神经、副神经麻痹。海绵窦血栓常累及动眼神经、滑车神经、外展神经、三叉神经眼支，出现患侧眼睑下垂、眼球各方向活动受限或固定，角膜反射消失；由于眼眶内瘀血、渗出，造成眼球突出，眼睑、球结膜、额部头皮水肿。直窦和大脑大静脉等脑深部静脉血栓常导致双侧丘脑受损，临床上多表现为意识障碍、精神行为异常甚至木僵，有时出现去大脑强直。单纯横窦血栓多仅表现为颅内压升高而不伴有局灶神经系统定位体征，个别左侧的横窦血栓可引起失语。单纯皮层静脉血栓少见，主要表现为对侧偏身的运动和感觉障碍。

2.辅助检查

（1）实验室检查。①血液学检查：对临床怀疑CVST的患儿有必要做全血细胞计数、血生化、血沉以及凝血酶原时间和部分活化的凝血活酶时间测定。这些检查可发现一些异常，提示潜在高凝状态、感染过程或炎症状态。D-二聚体水平正常并不能排除CVST[13-14]。②脑脊液检查：对急性头痛就诊的患儿，腰穿测压增高可能是诊断CVST的一个线索，但压力正常亦不能排除该病。脑脊液检查大多正常，无特征性。近20年来，诊断性影像学检查在CVST的诊断和处理方面所起的作用越来越大[15-16]。

（2）影像学检查。CVST的诊断性成像可被分为两类：无创检查和有创检查。其中CT，MRI及超声检查是无创的。而脑血管造影、直接脑静脉造影及灌注成像方法属于有创检查，因此在儿童中的应用受到了很大的限制。即使在成人，也只有在MRV或CTV的结果没有定论或考虑行血管内治疗的情况下方才进行有创检查。部分病例仅能靠脑血管数字减影做出诊断。①头颅CT及CTV。头部CT平扫是诊断CVST的首选检查，但对静脉窦解剖变异者不具敏感性，大约仅有30% 的CVST患儿在CT上有异常表现。急性期CVST在平扫CT上的主要征象是某一皮质静脉或硬脑膜窦呈高密度改变。上矢状窦后部血栓可以看似一个高密度三角，即高密度或实心的δ（delta）征。在亚急性期或慢性期，血栓可以呈等密度、低密度或混杂密度。横跨常见动脉分界的（特别是有出血成分的）或紧邻某一静脉窦的缺血性梗死常提示CVST。增强CT扫描可以显示静脉窦的硬膜强化伴静脉或静脉窦内的充盈缺损，呈典型的“空三角”征（empty delta sign）。这种征象在临床症状出现后数日后可能才会出现，一旦出现，可持续数周。CT静脉成像（CT venography, CTV）显示为静脉窦的缺损，空间分辨力高，无血流相关伪影，对脑静脉（尤其是小静脉）和静脉窦的显示优于磁共振静脉成像（magnetic resonance venography, MRV），尤其适用于不合作和MR检查禁忌的患者。缺点是存在背景骨抑制问题，并需要精确地定时采集以避免动脉与静脉重叠[17-18]。②头颅MRI及MRV。通常，MRI对CVST的显示在脑静脉血栓形成的每个阶段都比CT敏感[18]。通过在MRI上发现某一静脉窦内有血栓可做出CVST的诊断。血栓的磁共振信号强度随成像检查时间距血栓形成的发生时间长短而变化。急性血栓可以是低信号。在第1周，由于脱氧血红蛋白含量的增加，静脉血栓通常在T1加权像上呈与脑组织相等的等信号而在T2加权像上呈低信号。到第2周，血栓含有氧化血红蛋白，导致其在T1和T2加权像上均呈高信号。随着血栓的演变，静脉窦内出现脱氧血红蛋白和氧化血红蛋白的顺磁性代谢产物。此时硬膜窦或静脉内血栓在梯度回波和磁敏感加权磁共振成像上呈低信号。CVST 在平扫 MRI 上的主要早期征象是硬膜窦内流空影消失和信号强度改变。这一征象是 CT“空三角”征的等位征。MRI 的次要征象与 CT 显示的类型可能相似，包括脑肿胀、水肿和（或） 出血。CVST 脑实质病变在 MRI 上比在 CT 上更直观更清晰。MRV 是一种无创、可靠的脑静脉成像技术，主要的脑静脉和静脉窦都可做到良好显示。静脉窦血栓 MRV 显示受累静脉窦高血流信号缺失、狭窄、边缘模糊和充盈缺损，以及侧支循环的情况。最常用的 MRV 技术是时间飞跃（TOF）MRV 和造影剂增强磁共振。二维 TOF 比三维 TOF 对缓慢血流的敏感性好。静脉窦发育不良在梯度回波或磁敏感加权成像上不会有窦内异常低信号。在新生儿，二维 TOF 的 MRV 有几个缺点，包括仰卧位时枕骨挤压上矢状窦后部处局部区域没有血流。这种情况见于部分没有 CVST 的新生儿。因此，经常需要 CTV 进一步明确。虽然 MRV 可很好地显示脑静脉窦和静脉，但单纯使用 MRV 不能区别是静脉血栓还是脑静脉发育不良，特别是一侧横窦和乙状窦发育不良很常见。因此，MRI 与 MRV 联合使用被认为是目前诊断 CVST 的金标准。常规 MRI 很难区别细胞毒性水肿和血管源性水肿，弥散加权成像（diffusion-weighted imaging，DWI）可以避免这种不足，进一步区分血管源性水肿（ADC 值升高）与细胞毒性水肿（ADC 值下降），表观弥散系数（apparent diffusion coefficient，ADC）值下降的脑实质改变常为不可逆性，ADC 值正常或升高的脑实质预后较好[19-23]。③超声检查。经囟门超声可被用于评估儿童病人，包括前后囟门未闭合的新生儿或婴幼儿。超声和经颅多普勒可能有助于支持 CVST 的诊断和连续监测血栓和脑实质的改变[24]。④数字减影血管造影（digital subtraction angiography，DSA）。DSA 检查准确率高于 MRI 及 MRV，达 75% ~ 100%，主要改变为静脉和静脉窦部分或完全不显影，充盈缺损，静脉窦壁不规则、皮质侧支静脉扩张呈螺线状，脑循环通过时间延长，闭塞的静脉窦或静脉反流，过去很长一段时间被认为是诊断 CVST 的金标准，但有创、需用碘造影剂、不能直接观察血栓情况是其弱点。由于 MR 技术发展很快，绝大多数情况不需要 DSA 就可诊断，仅在常规 MRI 联合 MRV 还存在诊断困难时行 DSA 检查。

四、诊断

当出现反复的头痛、呈现卒中样症状又无常见的血管病的危险因素、脑 CT 出现多发性脑梗死、脑梗死不符合动脉闭塞的分布、出血性脑梗死时，应考虑 CVST 的可能。单靠临床表现不能诊断 CVST，确诊必须是建立在影像学基础上，必须有脑静脉窦或脑静脉血栓的证据[25]。

五、治疗

1.抗凝治疗

抗凝治疗可以预防血栓增长、促进血管再通以及预防深静脉血栓或肺栓塞。因为在 CVST 诊断时常存在颅内出血，因此对抗凝治疗一直存在争议。有人认为 CVST 抗凝治疗后脑出血的发生率低。在患儿有抗凝治疗主要禁忌证（如近期严重出血）的特殊情况下，临床医生必须依据临床情况权衡抗凝治疗的利弊。20 世纪 90 年代以后，大部分 CVST 儿童接受了抗凝治疗，这些治疗措施大多基于成人的治疗规范，将来有可能需要改进。当然，具体方案还得结合实际情况而定。最常用的方案为：急性期注射普通肝素[以部分凝血致活酶时间（partial thromboplastin time，PTT）达到 60 ~ 85s 为目标值]或注射低分子肝素（以血清抗因子 Xa 水平 0.4 ~ 1.0 IU/mL 为目标值），后续抗凝治疗 3 ~ 6 个月，可以使用维生素 K 拮抗剂华法林[以国际标准化比值（International normalized radio，INR），即 INR 达到 2 ~ 3 为目标值]或者低分子肝素。新生儿抗凝时间可短些。华法林主要是通过抑制维生素 K 依赖性凝血因子（Ⅱ，Ⅶ，Ⅸ，Ⅹ）的合成而起到抗凝血作用的。华法林的起效时间较长，通常将未分离肝素（unfractionated heparin，UFH）或低分子量肝素（low molecular weight heparin，LMWH）作为短期替代治疗或华法林开始前的抗凝治疗。对有明确病因且病因能被控制的患者，建议口服华法林等抗凝药物至少 3 个月；如果病因为先天性因素或不能被控制者，一般口服抗凝药物 6 ~ 12 个月。在治疗的过程中，若发生出血风险，可通过维生素 K 进行拮抗。抗凝治疗的个体化差异很大，这要结合患儿的年龄、危险因素、血栓再通的时间、有无复发及其他部位血栓而定，部分患儿需长期、甚至终生抗凝治疗。如果管理得当，大多患儿不会继发明显的颅内或全身性出血[26-29]。

2.溶栓治疗

尽管 CVST 病人接受抗凝治疗可以恢复，但是在抗凝治疗下仍有 9%~13% 的病人预后不良。单纯抗凝治疗下 CVST 部分或完全再通率为 47%~100%。接受溶栓治疗的病人再通率可能更高。通常，如果在抗凝治疗下仍有临床恶化或如果某一病人在其他处理方法下仍有进行性颅内压增高，则采用溶栓治疗。但该方法因有创伤性，在儿童中不易开展。溶栓治疗能够溶解已经形成的血栓，静脉系统溶栓治疗与动脉溶栓不同，溶栓时间长，药剂量调整灵活，取决于栓子溶解和病情转归。溶栓治疗途径可选择静脉滴注或局部溶栓，经颈静脉或股静脉介导达颅内静脉窦，或经颅内静脉窦穿刺进行局部溶栓，局部溶栓过程直观、针对性强、疗效迅速，但对技术、设备、经济条件要求高，介导操作感染风险大，有发生出血性梗死的危险。应用尿激酶（urokinase，UK）进行静脉或局部溶栓治疗均有较好的疗效，溶栓效果与血栓范围有关，广泛血栓形成时，无论溶栓或抗凝都将取得满意疗效[30]。

3.碎栓和支架治疗

机械性碎栓是利用微导丝、微圈套器或者球囊机械性破坏血栓，增加血栓与尿激酶或重组组织型纤维蛋白溶酶原激活剂（recombinant tissue plasminogen activator，rTPA）等溶栓药物的接触面积及局部药物浓度，提高溶栓效率，增加静脉窦主干的再通率的方法。多用于血栓形成时间较长，单纯溶栓效果不显著或因伴有颅内出血而严格限制溶栓药物使用的患者。但机械碎栓对手术者操作技术要求较高，否则容易造成静脉血管的损伤[31]。

4.支架治疗

对颅脑外伤、手术、血栓机化所致的局限性静脉窦狭窄的患者，抗凝治疗 3~6 个月以上症状不缓解，局部狭窄两侧的压力差 > 1.5kPa，可行静脉窦内支架置入术。支架置入直接增加了静脉窦的内腔直径，使静脉血液迅速回流而获良好的效果。但目前尚缺少支架治疗的长期随访和疗效评估的研究。

5.其他治疗

（1）抗感染治疗。局部（如中耳炎、中耳乳突炎）和全身性（脑膜炎，败血症）感染可以并发附近或远隔静脉窦血栓形成。怀疑感染和 CVST 病人的处理应包括应用适当的抗生素和感染灶（如硬膜下积脓或副鼻窦化脓性积液）的手术引流。

（2）抗癫痫治疗。抽搐发作见于 48%的儿童和 71%的新生儿 CVST 患儿。因为抽搐发作可加重缺氧性脑损害，所以有人建议即使一次抽搐发作之后就可应用抗药物癫痫治疗。在没有抽搐发作的情况下，不建议应用抗癫痫药物。

（3）降颅内压。高达 40%的 CVT 病人表现为单纯颅内压增高，以弥漫性脑水肿为特征。需采用多种治疗方法相结合进行处理。除抗凝和溶栓治疗，可通过腰穿放脑脊液至末压达到正常，可即刻减轻颅内压增高。但需注意，腰穿需要临时中断抗凝治疗，有血栓扩大的危险。甘露醇仍然是一线脱水剂，也可与速尿、白蛋白及醋氮酰胺联合应用。目前认为皮质激素类并没有效果，且能带来对缺血脑组织有害的高血糖和高乳酸的危险。

如果有持续的颅内压增高，可能需要多次腰穿。对顽固性颅内压增高的病例，可能需要做腰大池腹膜腔分流术。因为视神经长期受压可以导致永久性失明，所以在患儿有颅内压增高期间应密切监测视野和视乳头水肿的严重程度。必要时行视神经开窗术以阻止进行性视力丧失。

六、预后

预后取决于患儿的年龄、病情严重程度、治疗是否及时、并发症情况、溶栓效果、血管是否再通等。对新生儿，需要长期随访确定预后，因为神经缺失症状仅会随着历时数年的脑发育才会变得明显。一项研究显示，长期随访中 18%的儿童 CVST 遗留有视力障碍。经过治疗，38%患儿有神经系统缺陷，8%~

50%死亡。目前尚无复发率的确切报道[32]。

（金洪　李久伟）

参考文献

[1] S é bire G，Tabarki B，Saunders D E，et al.Cerebral venous sinus thrombosis in children：risk factors，presentation，diagnosis and outcome [J].Brain，2005，128：477-489.

[2] Canha O P，Ferro J M，Lindgren A G，et al. Causes and predictors of death in cerebral venous thrombosis[J].Stroke，2005，36：1720-1725.

[3] Saposnik G，Barinagarrementeria F，Brown R D Jr，et al. Diagnosis and management of cerebral venous thrombosis：a statement for healthcartroe professionals from the American Heart Association/American Stroke Association[J].Stroke，2011，42（4）：1158-1192.

[4] Maguire J L，de Veber G，Parkin P C. Association between irondeficiency anemia and stroke in young children[J].Pediatrics，2007，120：1053-1057.

[5] Simchen M J，Goldstein G，Lubetsky A，et al.Factor V leiden and antiphospholipid antibodies in either mothers or infants increase the risk for perinatal arterial ischemic stroke[J]. Stroke，2009，40：65-70.

[6] Wu Y W，Miller S P，Chin K，et al. Multiple risk factors in neonatal sinovenous thrombosis[J]. Neurology，2002，59：438-440.

[7] Kuker W，Schmidt F，Friese S，et al.Unilateral thalamic edema in internal cerebral venous thrombosis： is it mostly left? [J]. Cerebrovasc Dis，2001，12（4）：341-345.

[8] Renowden S. Cerebral venous sinus thrombosis[J]. Eur Radiol，2004，14（2）：215-226.

[9] Crassard I，Bousser M G. Headache in patients with cerebral venous thrombosis [J]. Rev Neurol（Paris），2005，161：706-708.

[10] Cumurciuc R，Crassard I，Sarov M，et al.Headache as the only neurological sign of cerebral venous thrombosis：a series of 17 cases [J].Neurol Neurosurg Psychiatry，2005, 76（8）：1084-1087.

[11] Ferro J M，Canh O P，Bousser M G，et al.Early seizures in cerebral vein and dural sinus thrombosis：risk factors and role of antiepileptics [J].Stroke，2008，39：1152-1158.

[12] Masuhr F，Busch M，Amberger N，et al.Risk and predictors of early epileptic seizures in acute cerebral venous and sinus thrombosis[J].Eur J Neurol，2006，13：852-856.

[13] Selvi A，Diakou M，Giannopoulos S，et al.Cerebral venous thrombosis in a patient with sarcoidosis[J].Intern Med，2009，48：723-725.

[14] Misra U K，Kalita J，Bansal V.D-dimer is useful in the diagnosis of cortical venous sinus thrombosis[J].Neurol India，2009，57：50-54.

[15] Cumurciuc R，Crassard I，Sarov M，et al.Headache as the only neurological sign of cerebral venous thrombosis：a series of 17 cases [J].Neurol Neurosurg Psychiatry，2005，76（8）：1084-1087.

[16] Forbes K P，Pipe J G，Heiserman J E.Evidence for cytotoxic edema in the pathogenesis of cerebral venous infarction [J].AJNR，2001，22（3）：450-455.

[17] Rodallec M H，Krainik A，Feydy A，et al.Cerebral venous thrombosis and multidetector CT angiography：tips and tricks[J].Radiographics，2006，26 Suppl.1：S5-S18.

[18] 方方，邹丽萍.颅内静脉窦血栓[J].中国当代儿科杂志，2006，8（3）：211-215.

[19] Ducreux D，Oppenheim C，Vandamme X，et al.Diffusion-weighted imaging patterns of brain damage associated with cerebral venous thrombosis [J].AJNR，2001，22（2）：261-268.

[20] Cohen J E，Boitsova S，Itshayek E.Cerebral venous sinus thrombosis[J].Isr Med Assoc J，2009，11（11）：685-688.

[21] Oppenheim C，Domigo V，Gauvrit J Y，et al.Subarachnoid hemorrhage as the initial presentation of dural sinus thrombosis[J].AJNR，2005，26：614-617.

[22] Poon C S，Chang J K，Swarnkar A，et al.Radiologic diagnosis of cerebral venous thrombosis：pictorial review[J].AJNR，2007，189 Suppl.1：S64-S75.

[23] Widjaja E，Shroff M，Blaser S，et al.2D time-off light MR venography in neonates：anatomy and pitfalls[J].AJNR，2006，27：1913-1918.
[24] Schwartz N，Monteagudo A，Bornstein E，et al.Thrombosis of an ectatic torcular herophili：anatomic localization using fetal neurosonography[J].J Ultrasound Med，2008，27：989-991.
[25] Leys D，Cordonnier C.Cerebral venous thrombosis：update on clinical manifestations，diagnosis and management[J].An Indian Acad Neurol，2008，Suppl.11：S79-S87.
[26] Coutinho J M，Ferro J M，Canhao P，et al.Unfractionated or low-molecular weight heparin for the treatment of cerebral venous thrombosis [J].Stroke，2010，41（11）：2575-2580.
[27] Einhaupl K，Stam J，Bousser M G，et al.EFNS guideline on the treatment of cerebral venous and sinus thrombosis in adult patients [J].Eur J Neurol，2010，17（10）：1229-1235.
[28] Van Nuenen B F，Munneke M，Bloem B R.Cerebral venous sinus thrombosis：prevention of recurrent thromboembolism [J].Stroke，2005，36（9）：1822-1823.
[29] Lebas A，Chabrier S，Fluss J，et al.EPNS/SFNP guideline on the anticoagulant treatment of cerebral sinovenous thrombosis in children and neonates[J].Eur J Paediatr Neurol，2012，16（3）：219-228.
[30] Ehtisham A，Stern B J.Cerebral venous thrombosis：a review [J].Neurologist，2006，12（1）：32-38.
[31] 吉训明，凌锋，贾建平，等.多途径联合血管内治疗颅内静脉窦血栓形成 [J].中华放射学杂志，2005，39（1）：5.
[32] 王华.儿童静脉窦血栓形成[J].国际儿科学杂志，2006，33（4）：287-289.

第三节　烟雾病的研究进展

烟雾病（moyamoya disease）是一种以双侧颈内动脉末端和大脑前或中动脉近端狭窄或闭塞伴脑底部异常血管网形成为特点的慢性进行性闭塞性脑血管病，最早由 Takeuchi 和 Shimizu 于 1957 年描述，数年后日本官方将其命名为“特发性脑底动脉环闭塞症”，1967 年，Suzuki 和 Takaku 又根据脑血管造影时，脑底部异常增生的血管网形如吸烟时喷出的一股烟雾而将该病形象地称为“烟雾病”[1]。数十年来，随着神经影像学技术的发展和人们认识的提高，世界各地关于该病的报道逐渐增多。

一、病因学

尽管各国学者进行了大量研究，烟雾病的病因至今未明，概括起来主要有以下几种观点：

1.遗传因素

流行病学调查研究发现，该病的发病与人种密切相关，日本、中国、韩国等东亚地区多发，而欧美人种少发；日本学者的研究显示，家族性病例约占 10%，患者的同胞和后代发生烟雾病的风险分别是普通人群的 42 倍和 34 倍，而同卵双生子共患该病的概率则约为 80%，这些流行病学特点均提示该病可能是一种多基因遗传性疾病。另外，自从 1995 年，Aoyagi 等首先发现人类白细胞抗原（human leukocyte antigen，HLA）B51 与烟雾病有明显相关性以来，人们又发现了染色体 3p24.2 ~ 3p26，8q23，17q25 等在内的多个基因位点与烟雾病相关，且部分基因的相关度很强，这也从另一方面说明了烟雾病可能是一种多基因遗传性疾病。

2.炎症与免疫反应

国内外的研究表明，免疫介导的炎症反应可能参与了烟雾病的发病过程。虽然有学者认为某些病原体（如 *EB* 病毒、钩端螺旋体等） 感染可能与烟雾病的发病密切相关，但迄今为止还未见到感染直接引起发病的病理依据，更多的观点倾向于免疫性血管炎可能是该病的潜在病因。Ogawa 等[2]发现烟雾病患者血清中常见（72%）抗 α -胞衬蛋白自身抗体；有人[3]通过向猴的颈内动脉或前肢浅表静脉注射胞壁酰二肽的方法，使其颅内动脉甚至颅外动脉诱发出部分与烟雾病颈内动脉相似的病变（弹力膜增生分层）；更有学者[4]已通过向家兔耳缘静脉或颈动脉末端周围区域局部注射马血清的方法成功建立了烟雾病的动物模型；另外，近年来国内有学者[5]应用自身免疫和炎性反应的分类基因芯片分析了烟雾病患者和健康者外周血液淋巴细胞的基因表达情况，发现其中32个基因发生了差异表达，其中与细胞免疫相关的基因有23个，与体液免疫相关的基因有9个。这些均表明免疫介导的炎性反应在烟雾病的发病机制中可能具有重要作用。

二、发病机制

目前学者们普遍认为，平滑肌细胞的增殖和迁移是导致该病动脉内膜增厚的主要机制；颅底异常血管网并非该病的原发病变，而是对狭窄闭塞性病变代偿形成的侧支血管[6]，因此各种生长因子、细胞因子及其受体在烟雾病发病机制中的作用成为目前各国学者的研究热点。研究发现，碱性纤维母细胞生长因子（basic fibroblast growth factor，bFGF）、肝细胞生长因子、转化生长因子-β_1、血小板源性生长因子、白细胞介素-1β、前列腺素 E2、一氧化氮代谢产物、可溶性黏附分子及细胞视黄酸结合蛋白-I 等都直接或间接地参与了该病的发病过程。另外，由于在烟雾病的进展中，平滑肌细胞的异常增生和细胞外基质的过度堆积发挥了重要作用，基质金属蛋白酶（matrix metalloproteinase，MMPs）及其抑制物（tissue inhibitor of metalloproteinase，TIMPs） 这两种平滑肌细胞和细胞外基质产生过程中最重要的调节酶近年来成为新的研究热点，两者之间平衡的失调可导致血管平滑肌细胞过度增殖，从而使血管内膜增厚，这可能是烟雾病的病理生理学基础之一。2006年，Kang等[7]对韩国家族性烟雾病患者的 *TIMP*-4，*TIMP*-2基因行单核苷酸多态性标记基因组扫描研究后，发现 *TIMP* -2基因启动子418位点的G/C 杂合子与家族性烟雾病相关；随后有研究发现 *MMP*-9的过表达，*MMP*-3，*TIMP* -1和 *TIMP* -2的低表达可能与烟雾病的发病相关[8-9]；最近，国内学者 Li 等[10]进行了汉族烟雾病患者易感基因的定位及易感人群的筛查工作，同样发现 *MMP*-3 基因-1171 位点的多态性与烟雾病密切相关。另外，还有多项研究观察到内皮祖细胞可能与烟雾状血管形成密切相关[11-12]。

三、病理学

由于该病的儿童患者病死率较低，故病理研究的标本大多来源于因该病而死于脑出血的成人患者。其病理改变主要发生于颅底动脉环的前半部分，表现为狭窄段大动脉的内膜呈偏心性纤维细胞性增厚（其中的细胞成分主要是由中膜移行而来的平滑肌细胞），内弹力膜增生分层，中膜平滑肌层变薄，常见附壁血栓，少见脂质沉积，一般没有炎性细胞浸润；狭窄闭塞段动脉的远端部分则常表现为管腔萎陷、内弹力膜过度屈曲、中膜平滑肌层亦萎缩变薄。颅底及软脑膜可见代偿增生的异常血管网形成，多表现管壁菲薄、管腔扩张、中膜纤维化，有时伴内弹力膜断裂、微动脉瘤形成，也可表现内膜水肿增厚、微血栓形成而致管腔狭窄闭塞；随着年龄的增大，扩张的小血管亦可出现进行性内膜增厚，从而使狭窄动脉的数量增加。近年来颅内后循环受累的报道逐渐增多。此外，有人在烟雾病患者尸检标本的肺动脉、肾动脉、胰腺动脉等颅外动脉中也发现了与颅内动脉相同的狭窄性病变，这提示烟雾病很可能是一种以颈内动脉分叉处为主要受累部位的系统性血管疾病，而并非独立的中枢神经系统疾病。

四、临床表现

日本学者研究显示，该病在10岁以下和30～40岁有两个发病高峰，男、女患者的比例约为1∶1.7。该病在临床上主要有脑缺血和出血两类表现。儿童患者常以暂时性（脑局部）缺血性发作（temporary ischemic attack，TIA）、缺血性卒中为主要表现，出血较少见。脑缺血表现主要有发作性肢体无力、偏瘫（常为左右交替性）或单瘫、运动性失语、感觉障碍、头痛、癫痫发作、不自主运动、视觉障碍、精神异常等，其中运动障碍最为常见，可见于约80.5%的患儿；上述症状常可由过度通气（哭闹、吹奏乐器等）引起脑血管收缩，局部脑血流量下降而诱发。多数患儿以 TIA 首发，经过反复数次发作后，出现缺血性卒中而遗留长久的神经系统功能障碍和智力障碍。Imaizumi 等对38例烟雾病患儿分别在发病当时、5年和10年时进行了系列智商测试，结果发现烟雾病患儿的智商从有症状时就开始降低，直至发病10年时渐趋平稳。成年患者虽也可以上述脑缺血症状为主要表现，但其颅内出血（脑出血、脑室内出血、蛛网膜下腔出血）的发生率却明显高于儿童患者。在日本，烟雾病成人患者甚至常以颅内出血为首发表现或主要表现。出血的病理生理学基础主要有三种情况：一是烟雾状血管在长期承受血流压力的情况下扩张破裂出血或形成微小动脉瘤而破裂出血；二是大脑动脉环附近大动脉动脉瘤破裂出血，形成动脉瘤的原因可能与血流的改变有关，例如后循环的血流向前循环引流，可出现基底动脉尖端动脉瘤、后交通动脉瘤和脉络膜动脉动脉瘤等；三是大脑表层扩张的侧支动脉破裂，这种情况非常罕见[13]。

值得注意的是，近年来随着 MRI 和磁共振血管造影（magnetic resonance angiography，MRA）技术在临床的广泛应用，人们逐渐发现了一些无症状的烟雾病患者，且其数量远远超出人们的预料[14]。

五、神经影像学与脑血流动力学

1.神经影像学

头颅 CT 平扫主要可显示脑梗死、颅内出血、脑萎缩等非特异性征象；增强 CT 扫描虽可发现颅底大血管形态异常和异常侧支血管增多的征象，但它为二维图像，无法显示病变的确切部位和程度；螺旋 CT 血管造影可较为精确地显示颅内的狭窄动脉，并能发现脑底部异常血管网，但其空间分辨率较低，对特征性的烟雾血管不能全部显示，且对动脉狭窄细节的显示亦有待提高，一般可作为本病的筛查手段。

头颅 MRI 除可显示脑梗死、颅内出血、脑萎缩等脑实质病变外，还可显示颅内大动脉的狭窄闭塞性病变，表现为 T1，T2 加权像上的病变大血管管腔变细、血管流空现象减弱或消失；另外它还能显示颅底异常血管网，表现为从鞍上池至基底节区的点状、弧线状黑色低信号，但它难以显示脑膜侧支循环。与传统脑血管造影相比，头颅 MRA 对烟雾病动脉狭窄闭塞性病变的敏感度为 100%、特异度为 93%，对脑底异常血管网的敏感度为 81%、特异度为 100%。三维时间飞跃法 MRA 是利用快血流成像，血管狭窄部位血流减慢引起的信号部分丢失，往往可造成对动脉狭窄程度的高估，而因其空间分辨率低，对脑底异常血管网和小血管的狭窄有时又会漏诊。但若将头颅 MRI 与 MRA 结合起来诊断本病，则其总敏感度和总特异度将分别提高至 92%和 100%，总准确度则为 94%；静脉注射造影剂后行 MRA 也能改善动脉显像，部分弥补 MRA 成像的不足；而高分辨涡轮 MRA 技术则可将该病诊断的准确度进一步提高至 98%[15]。头颅 MRI 和 MRA 已成为目前诊断该病首选的无创性检查手段和有效的随访手段。

数字减影血管造影虽是有创性检查，但仍是目前国际公认的诊断烟雾病的金标准。它可以直观显示脑底动脉环狭窄闭塞的病变范围、程度和脑底异常血管网的分布，并可显示全部侧支循环血管及 MRA 无法显示的侧支循环的血流方向和灌注情况。

2.脑血流动力学

正电子发射断层摄影（positron emission tomography，PET）、单光子发射计算机 X 线断层摄影（single photon emission CT，SPECT）是评估脑灌注和脑代谢状况、确定外科手术指征并监测手术疗效的重要手段。烟雾病患者的血流动力学改变主要包括局部脑血流下降、局部氧摄取分数升高、局部脑氧代谢率下降、局部脑血容量增大、局部通过时间延长、对乙酰唑胺或 CO_2 负荷的反应能力受损等，表明该病的局部脑灌注水平及其储备力下降；而血管重建手术后，上述指标常可改善[16-17]。

灌注 MRI 可通过测定局部脑血容量、达峰时间等参数评估脑血流动力学状况，其敏感度介于基础和乙酰唑胺负荷 SPECT 之间，且它在对脑白质血流的评估方面优于 SPECT，又避免了接受电离辐射的弊端，虽其空间分辨率还有待提高，但仍不失为监测手术疗效的好方法[18]。弥散加权成像简便易行，由于对脑缺血引起的细胞外水自由扩散受限高度敏感，而可以清晰显示脑缺血病灶，特别是对新鲜梗死灶的病变范围和病变时间长短的确定具有普通 MRI 和 SPECT 无法比拟的独特优势[19]。

彩色多普勒因能提供血管狭窄部位和程度的信息，并能实时观察血流的代偿情况，而被逐渐应用于该病的临床诊断和长期随访，而能量多普勒技术因能更好地显示低速血流，观测到脑底异常血管网呈现的散在点状血流信号，而使烟雾病的诊断率得到进一步提高[20]。

六、诊断的标准化

对于该病的诊断名称，各国学者存在一些分歧，多数学者采用日本厚生省 1996 年制定的烟雾病诊断标准[21]，即烟雾病的确诊依据为脑血管造影显示：①颈内动脉末端和（或）大脑前或中动脉近端狭窄或闭塞。②脑底可见烟雾状异常血管网。③病变为双侧性。而当 MRI 和 MRA 明确显示以下征象时，则不必依赖脑血管造影：①颈内动脉末端和大脑前及中动脉近端狭窄或闭塞。②基底节区可见烟雾状异常血管网。③病变为双侧性，完全符合上述标准且找不到特异性病因或诱因的患者确诊为烟雾病。而那些具有明确伴发病或诱因（如唐氏综合征、神经纤维瘤病、结核性脑膜炎、系统性红斑狼疮、头部外伤或放疗后等）的患者则被多数学者称为“烟雾综合征”；上述影像学改变仅出现在单侧者，应考虑为“疑似病例”。过去一般认为，儿童单侧病变者很可能在 1～2 年发展为双侧病变而转为确诊患者，而成年人单侧病变者的病变往往不再进展，也就很少会升级为确诊病例[1]。但近年来 Kuroda 及其同事[14]通过延长随访时间却发现，单侧病变的成年人疑似病例也可以发展为双侧病变的确诊病例。

七、治疗

因烟雾病的病因不明，内科治疗仅限于针对脑缺血和颅内出血的对症治疗，各国学者普遍认为血管重建手术是目前该病的主要治疗方法。由于该病患者的脑血流量会随着年龄的增长进行性下降，从而导致其智力和神经功能进行性受损，而处于发育期的儿童患者的病变进展尤快，术前已发生过梗死的患者的预后往往较差，故尽早施行外科手术治疗对改善患者的脑循环状况、减缓脑缺血的进展至关重要[22]。

但外科手术不宜盲目进行。当患者出现 TIA 等脑缺血症状时，应尽快进行 PET，SPECT 等检查，以评估其脑灌注储备情况，从而协助确定手术指征。当脑灌注储备尚属正常范围时，只宜暂时内科保守治疗，若此时过于积极地进行血管重建手术，则可因脑组织过高灌注而促进侧支血管的异常生长和颅内压升高，进而导致颅内出血的概率增高，甚至会引起不可逆的神经系统损害；而当脑灌注储备已下降时，则应尽早进行手术治疗[23-24]。

外科手术的目的是建立新的吻合支以改善缺血脑组织的血供，对于出血型烟雾病患者，预防其再出血则至关重要。手术主要分为直接和间接血管重建术，直接血管重建术以颞浅动脉-大脑中动脉吻合术最常用，术后可立即改善受血区域的血液供应，但该手术技术要求高、创伤大，小儿大脑中动脉分支纤细导致吻合困难，故该术式基本上仅适用于成年人；间接血管重建术包括脑-硬膜-动脉血管融合术、脑-肌-血管融合术、脑-硬膜-动脉-肌-血管融合术、脑-大网膜-血管融合术等，主要用于儿童患者和不宜行直接血管吻合术的成人患者；由于间接血管重建术改善血供的范围比较局限，近年来越来越多的医生主张采用两种甚至两种以上手术方式联合的方法治疗该病，认为这有助于扩大有效供血面积，改善智力状况，提高手术疗效[25]。尽管外科手术对出血型烟雾病的治疗效果仍存在争议，但目前仍是阻止脑缺血临床症状进展的最有效的方法，而早期诊断、全面评估脑血流的储备能力以及个体化的治疗，是取得良好手术效果的关键。

近年来，有关脑缺血性疾病基因治疗的报道逐渐增多，但大多数还仅限于动物实验研究阶段。对于烟雾病，人们一方面希望通过基因治疗延缓颈内动脉的狭窄，促进缺血脑组织的血管生成，另一方面更希望找到病理基因以进行对因治疗。

（金洪）

参考文献

[1] Fukui M，Kono S，Sueishi K，et al.Moyamoya disease[J].Neuropathology，2000，20 Suppl.：S61-S64.

[2] Ogawa K，Nagahiro S，Arakaki R，et al.Anti- α -fodrin autoantibodies in moyamoya disease[J].Stroke，2003，34（12）：244-246.

[3] Terai Y，Kamata I，Ohmoto T.Experimental study of the pathogenesis of moyamoya disease：histological changes in the arterial wall caused by immunological reaction in monkeys [J].Acta Med Okayama，2003，57（5）：241-248.

[4] Rao M, Zhang H, Liu Q, et al.Clinical and experimental pathology of Moyamoya disease[J].Chin Med J (Engl), 2003, 116 (12): 1845-1849.

[5] 陈赞, 菅凤增, 王伊鹏, 等.烟雾病免疫相关基因研究[J].中国脑血管病杂志, 2005, 2 (5): 198-201.

[6] Takekawa Y, Umezawa T, Ueno Y, et al.Pathological and immunohistochemical findings of an autopsy case of adult moyamoya disease [J].Neuropathology, 2004, 24 (3): 236-242.

[7] Kang H S, Kim S K, Cho B K, et al.Single nucleotide polymorphisms of tissue inhibitor of metalloproteinase genes in familial moyamoya disease[J].Neurosurgery, 2006, 58 (6): 1074-1080.

[8] Kang H S, Kim J H, Phi J H, et al.Plasma matrix metalloproteinases, cytokines, and angiogenic factors in moyamoya disease[J].J Neurol Neurosurg Psychiatry, 2010, 81 (6): 673-678.

[9] Fujimura M, Watanabe M, Narisawa A, et al.Increased expression of serum matrix metalloproteinase-9 in patients with moyamoya disease[J].Surg Neurol, 2009, 72 (5): 476-480.

[10] Li H, Zhang Z, Liu W, et al.Association of a functional polymorphism in the MMP-3 gene with moyamoya disease in the Chinese Han population [J].Cerebrovasc Dis, 2010, 30 (6): 618-625.

[11] Ni G, Liu W, Huang X, et al.Increased levels of circulating SDF-1 alpha and $CD34^+$ $CXCR4^+$ cells in patients with moyamoya disease [J].Eur J Neurol, 2011, 18 (11): 1304-1309.

[12] Rafat N, Beck G, Pena–Tapia P G, et al.Increased levels of circulating endothelial progenitor cells in patients with Moyamoya disease [J].Stroke, 2009, 40 (2): 432-438.

[13] Osanai T, Kuroda S, Nakayama N, et al.Moyamoya disease presenting with subarachnoid hemorrhage localized over the frontal cortex: case report[J].Surg Neurol, 2008, 69: 197-200.

[14] Kuroda S, Ishikawa T, Houkin K, et al.Incidence and clinical features of disease progression in adult moyamoya disease[J].Stroke, 2005, 36 (10): 2148-2153.

[15] Yamada I, Nakagawa T, Matsushima Y, et al.High-resolution turbo magnetic resonance angiography for diagnosis of moyamoya disease[J].Stroke, 2001, 32 (8): 1825-1831.

[16] Nariai T, Matsushima Y, Imae S, et al.Severe haemodynamic stress in selected subtypes of patients with moyamoya disease: a positron emission tomography study[J].J Neurol Neurosurg Psychiatry, 2005, 76 (5): 663-669.

[17] So Y, Lee H Y, Kim S K, et al.Prediction of the clinical outcome of pediatric moyamoya disease with postoperative basal/acetazolamide stress brain perfusion SPECT after revascularization surgery[J].Stroke, 2005, 36 (7): 1485-1489.

[18] Kim S K, Wang K C, Oh C W, et al.Evaluation of cerebral hemodynamics with perfusion MRI in childhood moyamoya disease[J].Pediatr Neurosurg, 2003, 38 (2): 68-75.

[19] Soman T B, Takeoka M, Dooling E C, et al.Diffusion-weighted imaging in moyamoya disease[J].J Child Neurol, 2001, 16 (7): 526-530.

[20] Ruan L, Duan Y, Cao T, et al.Color and power Doppler sonography of extracranial and intracranial arteries in Moyamoya disease [J].J Clin Ultrasound, 2006, 34 (2): 60-69.

[21] Fukui M.Members of the research committee on spontaneous occlusion of the circle of willis (moyamoya disease) of the ministry of health and welfare, Japan, guidelines for the diagnosis and treatment of spontaneous occlusion of the circle of willis (moyamoya disease) [J].Clin Neurol Neurosurg, 1997, 99 Suppl.2: S238-S240.

[22] Kim S K, Seol H J, Cho B K, et al.Moyamoya disease among young patients: its aggressive clinical course and the role of active surgical treatment [J].Neurosurgery, 2004, 54 (4): 840-846.

[23] Ikezaki K.Rational approach to treatment of moyamoya disease in childhood[J].J Child Neurol, 2000, 15 (5): 350-356.

[24] Ogasawara K, Komoribayashi N, Kobayashi M, et al.Neural damage caused by cerebral hyperperfusion after arterial bypass surgery in a patient with moyamoya disease: case report [J].Neurosurgery, 2005, 56 (6): e1380-e1381.

[25] Kuroda S, Houkin K, Ishikawa T, et al.Determinants of intellectual outcome after surgical revascularization in pediatric moyamoya disease: a multivariate analysis[J].Childs Nerv Syst, 2004, 20 (5): 302-308.

第四节　多发性硬化早期诊断策略及治疗新进展

多发性硬化（multiple sclerosis，MS）是中枢神经系统（central nervous system，CNS）的自身免疫性、慢性炎性脱髓鞘性疾病，其临床特点为病变具有时间和空间上的多发性，常有缓解和复发。MS 主要发生于 20 ~ 40 岁，但有研究发现其中 2% ~ 10%的患者起病于 18 周岁以前，12 岁以前的患者占 0.3% ~ 0.4%。儿童 MS 患病率为 1. 25 /100 000 ~ 2. 50 /100 000，在婴幼儿是 0.04/10 000 ~ 0.14/10 000。女性与男性患病的比例在成人约为 2∶1，在儿童和青少年中高达（5 ~ 10）∶1。[1]

一、多发性硬化的诊断

（一）McDonald 诊断标准

MS 的诊断标准包括临床表现和辅助检查的证据，证明病灶具有时空多发性，并且排除其他诊断。自 1983 年 Poser 诊断标准提出至今，随着影像技术的发展，人们对该病的全面深入研究，以及早期诊治的必要性，MS 的诊断标准不断得到更新。从 MS 诊断标准的发展过程来看，发展趋势是早期诊断，在不降低特异性的同时提高诊断的敏感性，明确诊断概念，简化诊断过程。2010 年多发性硬化诊断国际专家小组第二次修订了多发性硬化的 McDonald 诊断标准（表 8-4-1）[2]。

表 8-4-1　2010 版多发性硬化 McDonald 诊断标准

临床表现	诊断 MS 必需的进一步证据
≥2 次临床发作；≥2 个病灶的客观临床证据或 1 个病灶的客观临床证据并有 1 次先前发作的合理证据	无
≥2 次临床发作；1 个病灶的客观临床证据	空间的多发性需具备下列 2 项中的任何一项： （1）MS 4 个 CNS 典型病灶区域（脑室旁、近皮质、幕下和脊髓）中至少 2 个区域有≥1 个 T2 病灶； （2）等待累及 CNS 不同部位的再次临床发作
1 次临床发作；≥2 个病灶的客观临床证据	时间的多发性需具备下列 3 项中的任何一项： （1）任何时间 MRI 检查同时存在无症状的钆增强和非增强病灶； （2）随访 MRI 检查有新发 T2 病灶和/或钆增强病灶，不管与基线 MRI 扫描的间隔时间长短； （3）等待再次临床发作
1 次临床发作；1 个病灶的客观临床证据（临床孤立综合征）	空间的多发性需具备下列 2 项中的任何一项： （1）MS 4 个 CNS 典型病灶区域（脑室旁、近皮质、幕下和脊髓）[d] 中至少 2 个区域有≥1 个 T2 病灶； （2）等待累及 CNS 不同部位的再次临床发作 时间的多发性需符合以下 3 项中的任何一项： （3）任何时间 MRI 检查同时存在无症状的钆增强和非增强病灶； （4）随访 MRI 检查有新发 T2 病灶和/或钆增强病灶，不管与基线 MRI 扫描的间隔时间长短； （5）等待再次临床发作
提示 MS 的隐袭进展性神经功能障碍	回顾性或前瞻性调查表明疾病进展持续 1 年并具备下列 3 项中的 2 项： （1）MS 特征病灶区域（脑室旁、近皮质或幕下）有≥1 个 T2 病灶以证明脑内病灶的空间多发性； （2）脊髓内有≥2 个 T2 病灶以证明脊髓病灶的空间多发性； （3）氰化物敏感因子检查呈阳性结果（等电聚焦电泳证据表明有寡克隆区带和/或 IgG 指数增高）

约 80%的儿童患者和几乎全部青少年患者会出现典型成人患者的临床孤立综合征的表现，具有数量相当甚至更多的 T2 病灶，容易满足 4 个 MS 典型病灶区域中出现 2 个病灶的要求，因此国际专家小组认为 2010 修订版对对于儿童 MS 的诊断同样有意义[3-5]。

（二）实验室检查

脑脊液检查非常有用，脑脊液免疫球蛋白 G（immunoglobulin G，IgG）寡克隆区带（oligoclonal bands，OCB）常作为判定鞘内 IgG 自身合成的定性指标。青少年起病的多发性硬化，脑脊液寡克隆区带阳性率超过 90%，但仅有 2/3 年龄小于 10 岁的患者脑脊液的寡克隆区带阳性。诱发电位是神经系统相应部位对某种特定刺激产生的反应性电位，包括视觉诱发电位、脑干听觉诱发电位、躯体感觉诱发电位。诱发电位检查对于发现临床下受累非常有用，特别是视觉诱发电位。一项研究发现，超过 60%的 MS 儿童在第一次临床发作时就有视觉诱发电位的异常[6]。

（三）鉴别诊断

1.急性播散性脑脊髓炎[7-8]

15%～20%的儿童 MS 患者常常表现为脑病和多灶的神经功能缺损，很难与急性播散性脑脊髓炎（acute disseminated encephalomyelitis，ADEM）鉴别，而这些患者年龄大多小于 11 岁。ADEM 常常发生在感染和疫苗接种以后，临床表现常常包括非局灶性的脑病症状，如昏睡或木僵。病灶常常较大且边界不清，有时有肿瘤样病灶。对于首次发作表现类似于 ADEM 的儿童 MS，目前国际上的共识是需要≥2 次非 ADEM 样的发作，或者 1 次非 ADEM 样发作并伴有增加的无临床症状病灶来诊断。此外，首次发作类似 ADEM 的儿童 MS 患者常常缺少弥漫病灶，且较 ADEM 单向病程的患者在 MRI 上更易出现≥1 个的非强化 T1 低信号病灶，以及≥2 个的脑室旁 T2 病灶，可助鉴别。由于具有单向 ADEM 病程的儿童患者 MRI 扫描容易发现多发的强化病灶位于近皮质白质、幕下、脊髓等典型 MS 部位，因此将修订版 MRI 空间多发性 MS 诊断标准应用于首次 MRI 扫描的患者可能并不合理，还需要临床随访及 MRI 观察才能诊断 MS。

2.视神经脊髓炎[9-12]

儿童视神经脊髓炎的典型病灶包括视神经和脊髓，水通道蛋白 4（Aquaporin 4，AQP4）的发现，扩展了该病的疾病谱，现在逐渐认识到该病还有视神经及脊髓以外的中枢神经系统的受累，其特征性的脑部受累包括下丘脑、脑干、小脑和脑室旁区域。儿童视神经脊髓炎脑部出现病灶的频率据报道为 43%～100%，而且与成人相比，儿童视神经脊髓炎的脑部病灶常常是有症状的。

临床表现符合上述诊断标准且无其他更合理的解释时，可明确诊断为 MS；疑似 MS，但不完全符合上述诊断标准时，诊断为“可能的 MS”；用其他诊断能更合理解释临床表现时，诊断为“非 MS”。

（1）一次发作（复发、恶化）被定义为：①具有 CNS 急性炎性脱髓鞘病变特征的当前或既往事件。②由患者主观叙述或客观检查发现。③持续至少 24 h。④无发热或感染征象。临床发作需由同期的客观检查证实；即使在缺乏 CNS 客观证据时，某些具有 MS 典型症状和进展的既往事件亦可为先前的脱髓鞘病变提供合理支持。患者主观叙述的发作性症状（既往或当前）应是持续至少 24 h 的多次发作。确诊 MS 前需确定：①至少有 1 次发作必须由客观检查证实。②既往有视觉障碍的患者视觉诱发电位阳性。③MRI 检查发现与既往神经系统症状相符的 CNS 区域有脱髓鞘改变。

（2）根据 2 次发作的客观证据所做出的临床诊断最为可靠。在缺乏神经系统受累的客观证据时，对 1 次先前发作的合理证据包括：①具有炎性脱髓鞘病变典型症状和进展的既往事件。②至少有 1 次被客观证据支持的临床发作。

（3）不需要进一步证据。但仍需借助影像学资料并依据上述诊断标准做出 MS 相关诊断。当影像学或其他检查（如氰化物敏感因子检查）结果为阴性时，应慎重诊断 MS 或考虑其他可能的诊断。诊断 MS 前必须满足：①所有临床表现无其他更合理的解释。②有支持 MS 的客观证据。

（4）不需要钆增强病灶。对有脑干或脊髓综合征的患者，其责任病灶不在 MS 病灶数统计之列。

3.可逆性后部白质脑病综合征

本病是一组由多种原因引起的以神经系统异常为主要表现的综合征，临床表现以迅速进展的颅高压症状、癫痫发作、视觉障碍、意识障碍、精神异常为特征，神经影像学上显示以双侧大脑后部白质为主的水肿区，经及时有效治疗后临床表现和神经影像学改变可以完全恢复，一般不遗留有神经系统后遗症。常见病因有高血压脑病和应用免疫抑制药物。经过及时有效的治疗后，1～2 周上述神经影像学改变可以完全恢复或恢复至病前水平。明确的病因及典型的完全可逆性病程特点可与 MS 鉴别。

其他需要与 MS 鉴别的疾病包括中枢神经系统感染、脑脓肿、血管炎、肿瘤、线粒体病和亚急性硬化性全脑炎。在确定多发性硬化诊断之前，特别是在免疫调节治疗之前，必须排除上述疾病。

二、多发性硬化的治疗进展

多发性硬化的治疗进展[13-19]包括以下两种。

1.MS 急性期的治疗

（1）急性期大剂量激素冲击疗法：糖皮质激素可有效地抑制毛细血管扩张及白细胞浸润，减少渗出，减轻组织粘连，还可诱导脂皮素，血管紧张素转换酶，白介素-10，血管紧张素Ⅱ等抗炎因子的合成，大剂量应用可抑制浆细胞和抗体的生成、抑制体液免疫过程。该药可促进急性期恢复、缩短病程。但是尚无证据证明该药对预防多发性硬化的再次复发及慢性进展的残疾有效，故治疗原则为大剂量，短疗程，不主张小剂量长时间应用激素。常用甲基泼尼松龙冲击治疗 15～30mg/（kg・d），应用 3～5d，继之口服甲基泼尼松，总疗程 4 周左右。

（2）静点免疫球蛋白（IVIG）。静点免疫球蛋白能改变辅助型 T 细胞细胞因子的平衡，下调炎性因子。总体疗效仍不明确，仅作为一个可选择的治疗手段，没有充足的证据证实长期治疗对患者有益。免疫球蛋白 0.4g/（kg・d），3～5d 为 1 疗程。

（3）血浆置换疗法。其治疗多发性硬化的确切机制、疗效的持续时间及对复发的影响尚不明确。推测其可能的作用机制与清除自身抗体有关，一些小样本人群临床研究证实其有效，主要用于治疗对糖皮质激素无反应的急性复发患者。由于 MS 发病机制是以细胞免疫异常为主，故疗效有限。

2.MS 缓解期的治疗

迄今为止，基于针对成人进行的大型临床试验的结果，已有 6 种 MS 的修正治疗药物被美国 FDA 批准用于成人复发-缓解型的 MS 治疗。它们包括：3 种 β 干扰素、醋酸格拉替雷、那他珠单抗和米托蒽醌。由于缺乏随机对照的临床试验，这些药物尚未批准用于儿童。但是，对于复发缓解型的儿童患者，应用这些一线的用于成人的修正治疗药物已达成共识。但尚需积累经验，故目前不宜推广。

（1）干扰素-β（IFN-β）。目前临床常用类型包括干扰素-β1a（Avonex）肌内注射，30μg/周；干扰素-β1a（Rebif）22μg 或 44μg 皮下注射，3 次/周；干扰素-β1b（Betaferon）250μg 皮下注射，3 次/周。多项研究证据证实，与安慰剂组比较，干扰素-β 可降低年复发率、减少 MRI 新发活动病灶、缓解疾病进展，且差异具有统计学意义，推荐为 A 级证据。IFN-β 尽管本身不能穿过血脑屏障，但它可以降低血脑屏障对炎性细胞的通透性、并抑制 T 细胞的激活。最常见的系统不良反应包括流感样症状，经常在开始治疗的 2～3 个月中消失。这些不良反应可通过低起始量、逐渐增加 IFN-β 剂量，晚上使用，以及预防性使用非类固醇抗炎药得到减轻。IFN-β 也可导致肝功能异常和轻度的淋巴细胞减少，所以需要定期的血液和肝功能检测。国外多项研究表明 IFN-β 对儿童多发性硬化患者的有效性和不良反应与成人类似。但是迄今为止，尚无评估 IFN-β 对儿童和青少年患者有效性的随机对照研究，故对其对儿童患者有效性报道的数据需谨慎看待。

（2）格拉默醋酸盐（glatiramer acetate，GA）是由 4 种氨基酸（谷氨酸、赖氨酸、丙氨酸、酪氨酸）合成的、用以模拟髓鞘基础蛋白质的高分子化合物。该药可以模拟 MS 的自身抗原-MBP 肽段，阻断 T 细胞激活或者可通过抑制 MBP-反应性 T 淋巴细胞和诱导 Th2 淋巴细胞起抗炎作用。该药已于 1997 年通过美国食品与药品管理局（Food and Drug Administration，FDA）审核批准在临床应用，剂量为 20mg/d 皮下注射。许多随机双盲对照临床试验业已证实，醋酸格拉替雷可明显降低多发性硬化年复发率、MRI 检查中新发活动病灶数量减少、延缓疾病进展，推荐为 A 级证据。醋酸格拉替雷有良好的耐受性，仅

10%～15%的患者出现注射部位反应（疼痛、红肿、痒），部分患者于注射后出现面红、胸闷等不良反应，一般数分钟内即可缓解。现有的 GA 治疗儿童 MS 的报道显示其安全性和耐受性良好。

（3）米托蒽醌（mitoxantrone，MX）。MX 是一种合成的蒽环类抗肿瘤药物，已于 2000 年经美国 FDA 批准临床应用治疗多发性硬化，但由于该药的心脏毒性较大被定为二线治疗药物。患者在接受治疗前、治疗中和治疗后需要做超声心动图检查。MX 是一个有着免疫抑制特性的细胞毒药物，它可抑制 T 细胞激活、T 细胞和 B 细胞的增殖、抗体的产生和巨噬细胞激活。MX 是在随机、双盲、安慰剂对照的 3 期临床试验中唯一一个被证实可以减慢进展并减少复发率的细胞毒性药物。但该药有一个令人担忧但很少见的不良反应是会导致白血病。目前国际上该药已广泛应用于恶化的复发缓解型 MS、继发进展型 MS 和进展复发型 MS，而我国尚无应用报告。在国外一项对 12 名儿童进行的多中心研究中，没有发现主要的短期不良反应。但现在还没有该药用于儿童的结论性数据，由于该药在成人患者中的高风险也阻止了其在儿童患者中的应用。

（4）那他珠单抗（natalizumab）。是第一个在欧洲和美国被批准用于复发缓解型 MS 治疗的单克隆抗体（monoclonal antibody，MAb）。那他珠单抗是一个针对 α4β1 整合素 α4 链的重组人 MAb，它还与 α4β7 整合素结合。α4β1 整合素也称作极晚期抗原-4（very late antigen-4，VLA4），表达于除中性粒细胞外的所有淋巴细胞。那他珠单抗是 VLA4 的拮抗剂，阻止 VLA4 与血管内皮细胞黏附分子（vascular cell adhesion molecule，VCAM）结合，VCAM 炎症状态下在内皮的表达上调。这个药物主要的不良反应是进行性多灶性脑白质病（progressive multifocal leukoencephalopathy，PML）。2004 年因有两例合并使用那他珠单抗和 IFNβ-1α 的患者引起 PML 不良反应的报道，导致该药暂停使用。对那他珠单抗治疗效果的进一步观察和评估，使美国 FDA2006 年再次批准该药为二线单药治疗药物，主要针对那些对其他免疫调节治疗无效的复发型 MS 患者。自从那他珠单抗再次被批准使用以来，在全世界接受那他珠单抗治疗的 60 000 多个患者中，已有 43 例患有 PML 的报道。该药用于儿童的报道仍较少，所有应用该药的患儿都对初始的免疫调节治疗反应较差或耐受性不好。在这些对儿童的报道中，平均为 12 个月的用药期间，该药的耐受性较好并对减轻疾病的活动程度有效。但该药对儿童患者长期的耐受性和安全性需要进一步研究。

多发性硬化以复发-缓解型药物选择范围最为广泛，急性发作期可选用甲泼尼龙、血浆置换疗法、静脉注射免疫球蛋白；缓解期一线治疗药物为干扰素、醋酸格拉替雷，二线药物为那他珠单抗、米托恩醌；临床孤立综合征主要选择干扰素、醋酸格拉替雷。继发进展型患者则以干扰素、那他珠单抗、米托恩醌作为首选药物。原发进展型目前尚无特效药物，其退行性病变的机制尚待研究，以利于对该类型多发性硬化患者进行药物选择治疗。当上述药物均无效时可考虑应用之前临床应用的、因不良反应显著和疗效欠佳而无法在临床推广应用的免疫抑制药物，如环孢素、氨甲蝶呤、硫唑嘌呤等。

（伍妘）

参考文献

[1] Chitnis T.Pediatric multip le sclerosis [J].Neurologist，2006，12（6）：299-310.

[2] Polman C H，Reingold S C，Banwell B，et al.Diagnostic vriteria for multiple sclerosis：2010 revisions to the McDonald criteria[J].Ann Neurol，2011，69：292-302.

[3] Ghassemi R，Antel S B，Narayanan S，et al.Lesion distribution in children with clinically isolated syndromes.[J].Ann Neurol，2008，63：401-405.

[4] Waubant E，Chabas D，Okuda D T，et al.Difference in disease burden and activity in pediatric patients on brain magnetic resonance imaging at time of multiple sclerosis onset vs adults[J].Arch Neurol，2009，66：967-971.

[5] Yeh E A，Weinstock-Guttman B，Ramanathan M，et al.Magnetic resonance imaging characteristics of children and adults with paediatriconset multiple sclerosis[J].Brain，2009，132：3392-3400.

[6] Pohl D，Rostasy K，Reiber H，et al.CSF characteristics in early-onset multiple sclerosis[J].Neurology，2004，63（10）：1966-1967.

[7] Tenembaum S N.Disseminated encephalomyelitis in children[J].Clin Neurol Neurosurg，2008，110（9）：928-938.

[8] Waubant E，Chabas D.Pediatric multiple sclerosis[J].Curr Treat Options Neurol，2009，11（3）：203-210.

[9] Wingerchuk D M，Lennon V A，Pittock S J，et al.Revised diagnostic criteria for neuromyelitis optica[J].Neurology，2006，66（10）：1485-1489.

[10] Banwell B，Tenembaum S，Lennon V A，et al.Neuromyelitis optica-IgG in childhood inflammatory demyelinating CNS disorder s[J].Neurology，2008，70（5）：344-352.

[11] McKeon A，Lennon V A，Lotze T，et al. CNS aquaporin-4 autoimmunity in children[J]. Neurology，2008，71（2）：93-100.

[12] Lotze T E，Northrop J L，Hutton G J，et al.Rpectrum of pediatric neuromyelitis optica[J].Pediatrics，2008，122（5）：1039-1047.

[13] Ghezzi A，Amato M P，Annovazzi P，et al.Long-term results of immunomodulatory treatment in children and adolescents with multiple sclerosis：the Italian experience[J]. Neurol Sci，2009，30：193-199.

[14] Banwell B,Reder A T，Krupp L,et al.Safety and tolerability of interferon beta-1b in pediatric multiple sclerosis[J].Neurology，2006，66：472-476.

[15] Ghezzi A.Immunomodulatory treatment of early onset MS：results of an Italian co-operative study[J].Neurol Sci，2005，26 Suppl.4：S183-S186.

[16] Kuntz N L，Chabas D，Weinstock-Guttman B，et al.Treatment of multiple sclerosis in children and adolescents[J].Expert Opin Pharmacother，2010，11（4）：505-520.

[17] Huppke P，StarkW，Z ü rcher C，et al.Natalizumab use in pediatric multiple sclerosis[J]. Arch Neurol，2008，65：1655-2168.

[18] Borriello G，Prosperini L，Luchetti A，et al.Natalizumab treatment in pediatric multiple sclerosis：a case report[J].Eur J Paediatr Neurol，2009，13：67-71.

[19] Ghezzi A，Pozzilli C，Brescia-Morra V，et al.Safety and effectiveness of natalizumab in paediatric multiple sclerosis：results of 17 patients[J].Mult Scler，2009，15 Suppl.2：S234.

第五节　重症肌无力诊治进展

重症肌无力（myasthenia gravis，MG）是由抗乙酰胆碱受体抗体（anti-acetylcholine receptor antibodies，AChRAb）介导、细胞免疫依赖、补体参与，累及神经-肌肉接头处突触后膜上的乙酰胆碱受体的自身免疫性疾病。随着研究的不断深入，学者们对 MG 的发病机制、诊断及治疗方法有了更深刻的认识。

一、流行病学及诊断

MG 在各个年龄阶段均可发病，平均年发病率约为 0.074/万人，患病率约为 1/5000。刘卫彬通过分析我国 1520 例 MG 患者资料发现其有以下流行病学特征[1]：①性别差异较小：男女发病比例为 1.00∶1.18，低于国外报道的 1.00∶1.44。②发病年龄以儿童期为主，发病率随年龄增长而逐渐降低，其中 0.5～14 岁占 47.0%，15～44 岁占 36.8%，45 岁以上占 16.2%。中国儿童发病率明显高于西方儿童。③单纯眼外肌受累多见，其中Ⅰ型为主占 67.1%，Ⅱa 型占 9.3%，Ⅱb 型占 18.8%，Ⅲ型占 3.2%，Ⅳ型占 1.6%。

二、临床分型

1958 年 Osserman 首次对 MG 提出分型，在临床上得到广泛应用，但由于缺乏客观的评定指标，不利于对病情的病程和严重程度进行观察和比较。因此，2000 年美国重症肌无力协会（Myasthenia Gravis Foundation of America，MGFA）提出新的临床分型与定量重症肌无力评分（quantitive MG score，QMG），较 Osserman 分型更能客观、细致地反映出病人病情以及治疗前后的变化与波动[2]。

美国重症肌无力协会临床分型（2000 年）：

Ⅰ型：任何眼肌无力，可伴有眼闭合无力，其他肌群肌力正常；

Ⅱ型：除眼肌无力有不同程度外，其他肌群轻度无力；

Ⅱa 型：主要累及四肢肌或（和）躯干肌，部分可有同等程度以下的咽喉肌受累；

Ⅱb 型：主要咽喉肌或（和）呼吸肌，部分可有同等程度以下的四肢或（和）躯干肌受累；

Ⅲ型：除眼肌无力有不同程度外，其他肌群有中度无力；

Ⅲa 型：主要累及四肢肌或（和）躯干肌，部分可有同等程度以下的咽喉肌受累；

Ⅲb 型：主要咽喉肌或（和）呼吸肌，部分可有同等程度以下的四肢或（和）躯干肌受累；

Ⅳ型：无论眼肌无力的程度，其他肌群重度无力；

Ⅳa 型：主要累及四肢肌或（和）躯干肌，部分可有同等程度以下的咽喉肌受累；

Ⅳb 型：主要咽喉肌或（和）呼吸肌，部分可有同等程度以下的四肢或（和）躯干肌受累；

Ⅴ型：有气管插管，伴或不伴机械通气（除外术后常规使用）；无插管的鼻饲病例为Ⅳb 型。

MG：根据受累肌无力的情况分为眼肌型和全身型，临床上常以眼外肌无力起病。需特别指出如无力主要局限在眼肌，即使存在面肌和肢体肌肉无力的神经电生理证据，亦将之称为眼肌型 MG。

三、发病机制

多年的研究发现自身免疫因素、遗传因素以及环境因素的相互作用导致重症肌无力发生。

1.免疫因素

（1）AchR-Ab 介导。1971 年，Lennon 和 Carnegie 提出 MG 是 AChRAb 与存在于神经肌肉接头的突触后膜、部分前膜、神经节细胞突触表面以及胸腺肌样上皮细胞上的抗乙酰胆碱受体（anti-acetylcholine receptor，AChR）结合，导致 AChR 数量减少，最终导致神经肌肉接头传递功能障碍。研究显示，80%～90%的全身型 MG 和 30%～50%的眼肌型 MG 患者 AChRAb 检测阳性，但 MG 病情严重程度与 AChRAb 滴度的高低无明显相关性。MG 患者切除胸腺后其细胞免疫和体液免疫均受抑制，AChRAb 减少，提示胸腺能诱导和维持 MG 自身抗体产生[3]。

（2）肌肉特异性酪氨酸激酶抗体（muscle specific receptor tyrosine kinase autoantibody，MuSKAb）介导。研究发现有 10%～20%MG 患者为血清 AChRAb 阴性重症肌无力（seronegative myasthenia gravis，SNMG），他们中 40%～70%可检测出抗肌肉特异性受体酪氨酸激酶（muscle-specific receptor tyrosine kinase，MuSK）抗体。MuSK 为突触后膜蛋白，是焦聚蛋白（Agrin）的受体，Agrin 可以诱导 AChR 聚合成束，其抗体可抑制 Agrin-MuSK 信号，使神经肌肉接头不稳定， 导致 AchR 的半衰期及聚集的浓度降低而致病[4]。

（3）横纹肌抗体介导。包括 3 种横纹肌抗体即抗肌联蛋白自身抗体（TitinAb）、抗枸橼酸抗原抗体（CA-Ab）和抗理阿诺碱受体抗体（anti-ryanodine receptor antibodies，RyRAb），它们能与骨骼肌交叉横纹处的受体结合产生免疫反应。研究发现 RyRAb 和 Titin-Ab 阳性多见于并发胸腺瘤的 MG 和晚发型 MG 患者。

（4）突触前膜抗体（presynaptic membrane antibody，PsMAb）介导。研究显示 PsMAb 与 AChRAb 有高度相关性，PsMAb 在重症并发胸腺肿瘤的 MG 患者血清中含量较高。

（5）抗乙酰胆碱酯酶抗体（anti-acetylcholine sterase antibodies，AChEAb）介导。乙酰胆碱酯酶（acetylcholinesterase，AChE）是位于突触间隙内的一种糖蛋白，能水解乙酰胆碱（acetylcholine，ACh），避免 AChR 被激活。Carlo 等发现眼肌型 MG 患者血清中 AChEAb 阳性[5]。

（6）叉头翼状螺旋转录因子（forkhead-winged helix ranscription factor p3，Foxp3）、自身免疫调节基因编码蛋白（autoimmune regulator gene，AIRE）、胸腺调节性 T 细胞（Treg）和滤泡辅助性 T 细胞（T follicular helper，Tfh）。Foxp3 是 Treg 产生、发展以及获得免疫抑制功能所必需的重要因子，可作为 Treg 免疫抑制功能的标志性分子[6]。AIRE 作为促凋亡因子，影响胸腺髓质上皮细胞成熟的最后阶段，从而在胸腺免疫耐受方面发挥作用。AIRE 可能引导胸腺细胞进入 Treg 序列，通过 T 细胞受体信号分子，与基质细胞相互作用，最终激活 Foxp3 的表达。有学者发现 MG 患者胸腺 Foxp3 蛋白及 mRNA 表达均显著低于健康人，而 MG 患者外周血 Treg 细胞改变以及与肌无力程度的相关性，表明 Treg 细胞在 MG 的发病过程中具有一定作用[7-8]。

2.遗传因素

研究显示 MG 患者的亲属发病危险率为 2%～4%，明显高于正常人群。近来发现不同 HLA 基因型与 MG 的发生相关，包括 *HLA-DR*3，*B*8，*DR*7，*DR*9，*BW*46，*DR*14-*DQ*5，*DRB*l 等基因。其中抗肌联蛋白抗体阳性的 MG 患者显示 *HLA-DR*7 阳性增高；*HLA-DR*3 和 *B*8 与伴胸腺增生的早发型 MG 具有相关性；中国的 MG 患者 *HLA-DR*9，*BW*46 阳性率较高[9]。

四、治疗

1.胆碱酯酶抑制剂（Anticholinsterase，AChEI）

通过抑制胆碱酯酶活性，增加神经肌肉接点（neuromuscular junction，NMJ）突触间隙胆碱酯酶含量，改善神经肌肉接头传递，改善临床症状，是 MG 治疗的一线药物，但此药不能影响疾病进展。目前这类药临床不主张长期大剂量使用。常用药物是溴吡斯的明，剂量：儿童小于 5 岁时 2 mg/（kg·d），大于 5 岁时 1 mg/（kg·d），每日 3～4 次。

2.免疫治疗

通过长期的免疫抑制治疗，达到维持和缓解 MG 的目的，方法包括糖皮质激素和非糖皮质激素免疫抑制剂治疗。

（1）糖皮质激素（Glucocorticoid，GC）。通过抑制 AChR 与 $CD4^+$T 细胞反应，减少特异性 AChRAb 合成，增加突触后膜 AChR 数量，对免疫系统有广泛抑制作用。GC 适用于胆碱酯酶抑制剂不能改善的 MG、中重型 MG、病情进展迅速的 MG 以及胸腺切除术前的免疫抑制治疗，是目前治疗 MG 最安全、有效、起效最快的一线药物，50%～80%MG 病情改善。研究显示泼尼松可降低眼肌型患者发展为全身型的风险；但大剂量 GC 治疗有时可导致 MG 症状一过性加重甚至胆碱能危象，尤其感染时更易出现，原因是大剂量激素可抑制乙酰胆碱的释放。可通过增加溴吡啶斯的明的剂量和次数或补充钾剂和钙剂改善。

（2）非激素免疫抑制治疗。此类药物起效慢，多在激素的减量期使用，可增强激素疗效，减少激素耐药性，延长缓解期，避免 MG 的复发或恶化。常用药物有：①硫唑嘌呤（azathioprine，Az）：通过干扰 T，B 细胞的增殖，从而抑制细胞和体液免疫。主要用于激素疗效不佳者或与激素合用作为激素减量的替代治疗，是目前最常用的辅助激素治疗及减量时的首选药物，有效率 70%～80%。剂量 1～3 mg/（kg·d），分 2 次服用，疗程 1～3 年。常见不良反应包括中性粒细胞减少、肝功能异常，增加肿瘤风险等，近年来有逐渐被麦考酚酸酯取代的趋势。②麦考酚酸酯（mycophenolate mofetil，MMF）：又名骁悉，是新型的免疫抑制剂，可选择性阻断嘌呤合成而抑制 T，B 淋巴细胞增殖。资料显示 MMF 具有起效快、疗效好、安全性好等特点，有效率在 66%以上。剂量 1.0～1.5 g/d，每日分 2 次口服。常见不良反应是骨髓抑制。目前仅作为对传统免疫抑制剂无效或不能耐受时的三线药物[10-11]。③环孢素：是非细胞毒性的免疫抑制剂，选择性抑制辅助 T 细胞功能。其疗效不如 Az，可作为二线药物用于对 Az 和 MMF 治疗不耐受或无反应的 MG 患者，对某些难治性病例亦可能有效。推荐起始剂量 4～6 mg/(kg·d)，维持量 3～4 mg/（kg·d），每日分 2 次口服。常见不良反应包括肾毒性、高血压、恶性肿瘤、多毛、震颤等。④他克莫司（tacrolimus，FK506）：作用机制与环孢素类似，效力为环孢素的 10～100 倍。适用于对硫唑嘌呤，MMF，环孢素不能耐受或无反应的 MG 患者。剂量为 0.1mg/（kg·d），每日分 2 次口服。常见不良反应同环孢素，但肾毒性较小。⑤环磷酰胺（cyclophosphamide，CTX）：是强效细胞毒性免疫抑制剂，可通过破坏 DNA 的结构和功能、抑制 RNA 合成而抑制免疫细胞的分化和增殖。仅限于对激素无效、难以耐受者，或对大剂量激素效果不佳者使用。剂量：4 mg/kg，每日 1 次，静脉给药。常见不良反应较激素更重、更多，主要不良反应是肾毒性，对儿童发育中的性腺有抑制作用，尤其是对睾丸发育的影响更大，此外还包括骨髓抑制、出血性膀胱炎、感染和增加恶变风险等。⑥利妥昔单抗

（rituximab）：是一种抗 CD20 的单克隆抗体，可有效减少血循环中 B 细胞数量。目前仅适用于治疗难治性 MG 患者，治疗剂量一疗程 2000 mg，分 2 次静脉注射，间隔 14 d。不良反应发生率低，常见发热、寒战、恶心以及心律失常、肾毒性和致瘤性等[12]。⑦依那西普（etanercept）：即抗肿瘤坏死因子的单克隆抗体，是重组人肿瘤坏死因子（tumor necrosis factor，TNF）的 p75 受体蛋白，它能竞争性抑制 TNF 的致炎作用。对部分慢性激素依赖及多数难治性 MG 可能有效[13]。

3.其他治疗

（1）静脉内注射免疫球蛋白(intravenous immune globulin，IVIG)。通过竞争自身抗体，干扰 AChRAb 与 ACh 结合、干扰 T 细胞的抗原识别而发挥作用。适用于 MG 各类肌无力危象、MG 病情较重、急性进展的 MG 以及胸腺切除的术前准备等。400mg/（kg・d），连用 5d，用药后 3 ~ 5 d 起效，疗效可维持数至 4 月，总有效率约为 73%。

（2）血浆置换（plasmapheresis，PE）。PE 可以有效的去除 AChRAb，迅速缓解 MG 患者的肌无力症状，疗效与适应证均与 IVIG 相似。PE 起效更快、疗效更强，但疗效持续时间短暂，不能阻断自身抗体的产生及疾病进展。常见不良反应包括钙丢失、变态反应、感染、出血倾向等。剂量每次约置换血浆 50ml/kg，通常治疗 24 ~ 48 h 起效，最大疗效约 2 周，疗效持续 4 ~ 6 周，置换的次数和总量取决于病人的状况。

（3）免疫吸附（immuneadsorption）。为特异性清除 AChRAb 的免疫吸附治疗。适用于全身型 MG 和 MG 各类危象者，可快速明显缓解肌无力症状，疗效维持时间段 1 ~ 3 周，通常需联合应用免疫抑制剂，以达到起效迅速、疗效持久的目的。

（4）胸腺手术。胸腺是产生 AChRAb 的原发部位，胸腺切除术可去除产生自身免疫的始动抗原、免疫活性 T 淋巴细胞的生成地和 AChRAb 的合成场所，清除参与自身免疫的胸腺激素，临床效果肯定。鉴于儿童 MG 和眼肌型 MG 有药物治疗缓解或自行缓解的可能性，手术需谨慎。目前胸腺手术仅对病情重、长期药物治疗效果不佳、有或疑有胸腺瘤患者使用。

（5）造血干细胞移植（hematopoietic stem cell transplantation，HSCT）。HSCT 治疗 MG 机制是重建患者的造血和免疫功能，在免疫重建的过程中有可能清除自身反应性 T 细胞，或诱导产生对 AChR 的免疫耐受，从而达到纠正免疫功能紊乱的目的。目前国内外治疗病例较少，只有当患者病情严重且常规治疗无效，并可能导致死亡时，才考虑进行 HSCT。HSCT 治疗并发症有感染、复发、肝功能损害等。另外，也要考虑移植医院的技术条件和资质。

综上所述，随着人们对 MG 发病机制研究的不断深入，寻找一种最佳的治疗药物或方法、有效预防和彻底治愈 MG 仍是当前研究的课题及方向。

（丁昌红）

参考文献

[1] 刘卫彬.眼肌型重症肌无力研究进展及临床问题[J].中国神经免疫学和神经病学杂志，2007，18（5）：314-316.

[2] Linda L，Kusner A，Puwanant M D.Ocular myasthenia diagnosis，treatment，and pathogenesis[J].Neurologist，2006，12（5）：231.

[3] Emes-Troche J M，Tellez-Zenteno J F，Estanol B，et al.Thymectomy in myasthenia gravis：response，complications，and associated conditions[J].Arch Med Res，2002，33：545-551.

[4] Hoch W，McConville J，Helms S，et al.Auto-antibodies to the receptor tyrosine kinase MuSK in patients with myasthenia gravis without acetylcholine receptor antibodies[J].Nat Med，2001，7：365-368.

[5] Carlo P.Anti-acetylcholinesterase antibodies associate with ocular myasthenia gravis[J].Journal of Neuroimmunology，2010，21（8）：102.

[6] Matsumoto M.Contrasting models for the roles of aire in the differentiation program of epithelial cells in the thymic medul [J].Eur J Immunol，2011，41：12-17.
[7] Nomura T.Foxp3 and aire in thymus-generated treg cells：a link in self-tolerance[J].Nat Immunol，2007，8：333-334.
[8] Sun Y，Qiao J，Lu C，et al.Increase of circulating $CIM^{+}CD25^{+}T$ cells in myasthenia gravis patients with stability and thymectomy[J].Clin Immunol，2004，112：284-289.
[9] Giraud M，van Diedonck C，Garchon H J.Genetic factors in autoimmune myasthenia gravis [J].Ann NY Acad Sci，2008，11（32）：180.
[10] Skeie G O，Apostolski S，Evoli A.Guidelines for treatment of autoimmune neuromuscular transmission disorders[J].Eur J Neurol，2010，17：893-902.
[11] Ciafaloni E，Sanders D B.Advances in myasthenia gravis[J].Curr Neurol Neurosci Rep，2002，2：89-95.
[12] Tandan R，Potter C，Bradshaw D Y.Pilot trial of rituximab in myasthenia gravis[J].Neurology，2008，70 Suppl. 1：S301.
[13] Rowin J.Etanercept treatment in myasthenia gravis[J].Ann NY Acad Sci，2008，1132：300-304.

第六节 偏头痛的研究进展

头痛是小儿神经内科门诊最常见的主诉，偏头痛是头痛中最常见的病因，约占头痛患者的 40%。偏头痛属原发性头痛，表现为急性复发性头痛。随着社会经济发展及人才竞争的日益激烈，在世界范围内儿童偏头痛的发病率有增高趋势，患儿频繁的头痛严重影响了儿童的生活质量，也加重了家长的心理负担。探求偏头痛的发病机制、寻求更佳的治疗方法是目前学者们的研究方向之一。

一、流行病学特征

据流行病学调查显示，近年世界偏头痛的总发病率为 8.4%～28%，日本偏头痛的发病率为 8.4%～12%，我国偏头痛总体发病率约为 9.3%。目前有关儿童偏头痛确切的流行病学资料尚缺乏，国际比较公认的儿童期偏头痛发病率为 2%～5%，随着年龄增长发病率逐渐增加，14 岁左右发病率约为 10%。

儿童偏头痛的发病年龄多在 6 岁左右，10 岁以前男孩略多于女孩，10 岁以后女孩多于男孩。儿童偏头痛有自然“痊愈”的倾向，约 23%的患者在 25 岁左右头痛消失，而多数患儿发作可至成人期。成年后随着年龄的增长，头痛逐渐减轻，恶心、呕吐倾向减少。

偏头痛发病与遗传因素有关。34%～90%有家族史，母亲的遗传因素强于父亲。双亲患偏头痛，子女发病率为 75%，近亲有偏头痛则发病率为 50%，远亲有偏头痛则发病率为 20%。

二、病因及发病机制

迄今为止偏头痛确切的病因及发病机制尚不清楚。

1.血管源学说[1-2]

血管源学说认为偏头痛发作与颅内外血管收缩舒张功能障碍有关。20 世纪 30 年代 Wolff 首先提出血管学说，认为偏头痛先兆期颅内血管收缩，因血管痉挛缺血引起视觉先兆；头痛期为颅内外血管扩张，使血管周围组织产生血管活性多肽，导致无菌性炎症而诱发头痛，此观点一直为众多学者接受。此后有学者研究发现偏头痛先兆期虽有脑血流量减少，但头痛期脑血流量并不增加，或头痛期脑血流量仍继续下降以及无先兆期患者脑血流量始终无变化。1987 年，Olesen 等提出先兆型和无先兆型偏头痛可能是血管痉挛程度不同的同一疾病。他们认为先兆症状是脑血流量降低的结果，因视觉皮质的神经元对缺血最敏感，因此最先出现视觉先兆，以后逐渐出现神经系统症状。偏头痛发作期脑血流可表现减少、增多或先减少后增多，而这些变化与头痛类型、有无先兆并无对应关系。部分患者头痛间歇期亦存在局部低灌注区或脑血流速度增快。总之，关于偏头痛与脑血管功能异常之间的确切关系尚不确定，有待进一步探明。

2.神经源学说

神经源学说认为偏头痛发作是原发性中枢神经系统功能紊乱导致继发性内分泌改变及血管舒缩功能障碍。Milner 等应用皮质扩散性抑制现象解释偏头痛先兆，皮质扩散性抑制（cortical spreading depression，CSD）是指各种因素刺激大脑皮质出现由刺激部位向周围组织扩展的皮层电活动的抑制。脑干蓝斑的去甲肾上腺能神经元和中缝核的5-羟色胺（5-hydroxy tryptamine，5-HT）神经元是偏头痛发作的关键和起始部位。传入刺激通过皮质和下丘脑使脑干的蓝斑被激活，去甲肾上腺能递质增加，引起脑皮质血流量减少出现先兆症状；缺血、精神紧张、焦虑、疲劳或其他因素使脑干的5-HT能神经元也被激活，引起脑血管扩张，同时也刺激三叉神经传入纤维末梢释放血管活性物质增加，如降钙素基因相关肽（calcitonin gene-related peptide，CGRP），P物质，神经肽激肽A（neurokinin A，NKA），前列腺素（prostaglandin，PG）等，作为血管扩张及神经源性介质，导致血管更加扩张及神经元无菌性炎症，刺激血管内三叉神经末梢感受器，传入脑内产生痛觉。

Marziniak 等发现有先兆偏头痛（migraine with aura，MA）患者中5-*HT*转运体基因启动子中低活性等位基因频率增加，提示5-*HT*与MA发病有关[3]。匈牙利一项关于儿童偏头痛的基因研究表明，5-*HT*基因中*Stin*2位点分布的多态性与MA也具有相关性[4]。日本的一项研究发现，5-HT基因型中S/S基因型在偏头痛患者中头痛发生频率明显高于L/S型和L/L型，认为多态性可能影响偏头痛的发作频率[5]。

近年来，NO作为偏头痛发生的关键因子，在偏头痛发病机制中的作用越来越受到学者的关注。它可能介导谷氨酸等兴奋性氨基酸的细胞毒性作用，舒张脑血管，造成硬脑膜无菌性炎症和颅内外血管舒缩功能障碍而导致头痛；也可通过诱导环磷鸟苷而激活三叉神经节，使局部神经肽释放导致无菌性炎症；还可通过NMDAR-NO-cGMP通路参与神经系统损害信息的传递；并可介导降钙素基因相关肽等相关活性物质的合成与释放，触发神经源性炎症，引起偏头痛发作[6]。

总之，偏头痛发作是大脑皮质功能紊乱的结果，是由不同神经递质介导的脑内不同区域神经元活动所致。

3.三叉神经血管学说[7]

三叉神经血管学说是目前研究偏头痛发病机制的主流学说，它是将神经、血管、递质三者相结合。该学说认为偏头痛的发病涉及3种机制，即供应脑膜的颅内外血管扩张，血管周围神经释放血管活性肽引起神经源性炎症以及中枢痛觉传导的抑制降低。

偏头痛患者存在高度可兴奋性大脑皮质，多种因素影响大脑皮质神经元的离子通道，使神经元对内外因素更加敏感，诱发皮质扩布抑制。皮质扩布抑制启动了偏头痛先兆，同时也激活三叉神经血管系统。偏头痛先兆是由于局部神经元去极化和（或）伴随皮质扩布抑制的局部缺血导致。除皮质缺血外，皮质扩布抑制还伴有硬膜血管血浆蛋白渗出和脑膜传入刺激。偏头痛的疼痛发作就是由于上述过程导致脑膜血管的神经源性炎症以及三叉神经传入的敏感化，此反应包括逆行性三叉神经的激活和顺行性面-岩浅大神经血管扩张系统的激活，提示偏头痛发生为三叉神经-血管系统被激活。此过程中神经源性炎症是偏头痛发作的关键环节，它是以脑膜血管扩张、血浆外渗、血小板活化及肥大细胞脱颗粒为特征；CGRP，P物质和神经肽激肽A等神经肽的释放及其所导致的神经源性炎症是偏头痛的病理生理基础。目前研究最多的是5-HT和CGRP。另外，B-转化生长因子，白介素-8，组胺等炎症因子的释放及血小板激活增加也参与偏头痛发作。但是，有少数临床和动物实验的研究结果表明，神经源性炎症并不是偏头痛的主要因素。

4.偏头痛与遗传

偏头痛与遗传因素相关，60%～80%偏头痛患者有家族史。研究发现，与普通人群相比，无先兆偏头痛（migraine without aura，MO）的先证者的一级亲属患MO的危险性增加2倍，MA危险性增加1.4倍；若先证者是MA患者，其一级亲属患MA的危险性将会增加4倍。一项通过对同卵双生和异卵双生子对的研究发现偏头痛发生的一致率同卵双生较异卵双生高 1.5～2.0 倍[8]。Russel 等发现，MA 和

MO 为多基因遗传，MA 更多的是由遗传因素决定，而 MO 则是由遗传和环境因素共同作用的结果[9]。

对于 MO，已经发现染色体 4q21，14q21.2 ~ 14q22.3，lq，4q24，xq24 ~ xq 28，19p13 为易患基因位点[10-14]。Lea 等对 92 个澳大利亚有 MA 和 MO 独立家系全基因扫描分析发现染色体 18p11 与偏头痛某些亚型有密切联系，此外与 3*q-tel* 基因[15]也有关系。

家族性偏瘫性偏头痛（familial hemiplegic migraine，FHM）为常染色体显性遗传，现已确定 3 个致病基因 *CACNAIA* 基因（FHM1），*ATPlA2* 基因（FHM2），*SCN1A* 基因（FHM3）。1996 年 Ophoff 等发现位于 19p13 上的基因位点 *CACNAIA*，为脑特异性电压门控 P/Q 通道 α 亚单位基因，其改变可导致神经元的过度兴奋和持续去极化，使激发 CSD 的阈值降低，成为偏头痛易感性的内在基础[16]。2003 年 De Fusco 等报道染色体 lq21 ~ 1q23 的基因位点 *ATPlA2*，为编码 Na^+/K^+泵 α2 亚单位的基因，其改变可导致钠钾泵功能受到抑制，导致细胞清除脑细胞内 k^+功能障碍，使细胞内 K^+增多，产生广泛皮质去极化从而易化 CSD 的产生，同时也引起细胞内 Na^+/Ca^{2+}交换，使细胞内 Ca^{2+}增多，产生类似于 FHM1 中 *CACNAIA* 基因突变的效应[17]；最近 Todt 等发现于 2q24 上的 *SCN1A* 基因，是编码神经系统内的电压依赖性钠离子通道的 α 1 亚单位，在皮层神经元动作电位的产生和扩布过程中起关键作用。这些电压依赖性离子通道异常是皮层及皮质下结构兴奋性改变的分子基础，它们作用于三叉神经血管系统，使这些结构处于高度兴奋状态，在多因素作用下产生头痛。由此，推测偏头痛是一种神经元性离子通道病[18]。此外，Gardner 还发现在染色体 1q31 上有易感基因 *MGR*6，Uencaleon 发现位于染色体 14q32 易感基因均与家族性偏瘫性偏头痛有关，提示有更多的与偏头痛相关的易感基因有待进一步发现研究[19-20]。

另外，Dichgans 等研究中发现[21]FHM 患者中 *SCN1A* 基因的第 23 号外显子存在突变，是离子通道快速失活的关键，同时也是引起癫痫的原因之一。他发现有在 3 例 FHM 患者在儿时有癫痫发作。FHM 与小儿癫痫同时存在在 FHM1 和 FHM2 中早有报道[22]。

通常遗传因素在有先兆的偏头痛比无先兆偏头痛更常见。研究显示有先兆偏头痛患者中有多巴胺受体（*DRD*2）基因 C/C 型突变，部分患者有血管紧张素转化酶基因的插入/缺失，以及患者中亚甲基四氢叶酸还原酶基因 T/T 型呈高出现率等，这些研究显示偏头痛具有遗传学基础，为偏头痛的治疗提供分子生物学基础。

5.其他

（1）低镁学说。研究证明偏头痛患者脑细胞内外镁水平在偏头痛发作期及发作间期均降低。低镁能促使中枢神经递质 5- HT，去甲肾上腺素释放，血小板过度激活，引起谷氨酸的释放，诱导皮质扩散抑制。低镁血症还可提高天门冬氨酸受体的敏感性而诱发皮质扩散抑制，增强中枢神经兴奋性。

（2）高钾诱导的血管痉挛学说。1992，Young 等提出高钾诱导痉挛假说，认为先兆性偏头痛既有扩散皮质抑制，又有局部缺血，两者共同作用于高钾诱导血管痉挛的恶性循环中。此学说试图将血管学说与神经源学说统一。

（3）脑胶质细胞功能障碍假说。该学说认为偏头痛是脑胶质细胞功能障碍的结果。由于胶质细胞功能障碍，神经细胞回收 K^+障碍，使细胞间隙 K^+增多，胶质细胞缓冲作用丧失，胶质细胞去极化，使抑制性电位缓慢扩展，水分进入胶质细胞，Na^+，Ca^{2+}，Cl^-进入神经细胞，从而引发典型偏头痛及神经障碍。

（4）偏头痛与幽门螺杆菌。研究显示幽门螺杆菌感染可引起外周血单核细胞前列腺素生成增加，从而使脑血管收缩或扩张，产生偏头痛前驱期或头痛期特征性改变。

（5）其他。此外还有植物神经功能紊乱学说、线粒体功能假说以及免疫学说等。

三、治疗

随着对偏头痛病因及发病机制认识的不断深入，有关偏头痛的治疗也逐渐发展，现将主要治疗简要概述如下：

1.偏头痛发作期治疗[23-31]

Lipton 等研究发现针对残障程度选择治疗策略是治疗偏头痛急性期的最佳方法。如果伤残严重，患者无心血管系统禁忌证，曲坦类或麦角胺类药物应作为起始的一线药物。

（1）选择性 5-HT 受体激动剂——曲坦类药物。在人类的三叉神经感觉纤维、三叉神经节细胞和三叉神经-脑血管系统均有 5-HT1B/1D 受体分布，并有 CGRP 相伴存在。在偏头痛期间，曲坦类药物作为选择性 5-HT 受体激动剂可激活扩张的颅内血管上的 5-HT 受体而使扩张的脑血管趋于正常，同时也抑制 CGRP 从血管周围的神经末梢和三叉神经节细胞的释放，使扩张的血管收缩。因此，5-HT1B/1D 受体的活化作用是在中枢水平上中止疼痛的进程。由于冠状动脉及其他动脉也有 5-HT1B 受体分布，因此曲坦类药物可引起冠状动脉收缩等心血管系统不良反应，有心血管疾病的患者应禁用。它对脑血管的收缩作用至少是冠状动脉作用的 3 倍。有证据显示早期使用曲坦类药物可避免头痛产生，减少以后偏头痛的复发。曲坦类药物在偏头痛发作期的任何时间应用都有效，且越早应用疗效越好，但在头痛发生之前的先兆期内使用则无效。目前上市的 5-HT1B/1D 受体激动药，即曲坦类药物有舒马曲坦（sumatriptan）、佐米曲坦（zolmitriptan）、那拉曲坦（naratriptan）、利扎曲坦（rizatriptan）、阿莫曲坦（almotriptan）、依立曲坦（eletriptan）和夫罗曲坦（frozatriptan），它们是治疗偏头痛的特效药。一般急性期的治疗天数应小于 9d/月，以避免转化成药物过度使用性头痛。另外，非类固醇抗炎药（non-steroidal anti-inflammatory drugs，NSAIDs）与曲坦类药物，如萘普生与舒马曲坦联合应用能减少头痛复发。

试验表明，舒马曲坦鼻腔喷雾剂 5 ~ 20 mg 是唯一对儿童和青少年偏头痛急性期治疗有效的曲坦类药物，12 岁以上青少年的推荐剂量为 10 mg。

（2）CGRP 受体拮抗剂。偏头痛的病理生理机制目前被认为是神经血管失调，CGRP 在偏头痛的病理生理中起着关键作用。CGRP 浓度与头痛发生的强度有明显的相关性，为 CGRP 受体拮抗剂用于治疗偏头痛提供了有力的理论基础。曲坦类药物虽然可有效缓解偏头痛的发作，但其对心血管系统的不良反应不容忽视。Olcegepant（BIBN-4096）是一种对人类 CGRP 受体有很高的亲和力的拮抗剂，可有效抑制 CGRP 引起的血管扩张，但无血管收缩作用。研究显示 Olcegepant 剂量在 10mg 以下时不会引起重要生命体征的改变，对外周动脉如肠系膜动脉、冠状动脉的详细研究表明，这些动脉对 CGRP 仅有很微弱的反应，可能是由于这些动脉的 CGRP 受体数量较少有关。Olcegepant 需血管外给药才能发挥其抗 CGRP 诱导的血管扩张作用，血管内给药，动脉内皮可阻止其到达 CGRP 受体。

MK-0974 是一种小分子 CGRP 拮抗剂，最近被研发用于治疗偏头痛的急性发作。它具备 Olcegepant 的所有优点，但在控制偏头痛的伴随症状如畏光和畏声、恶心和呕吐方面则优于 Olcegepant。

上述两种药物目前只在文献中报道，处于试验阶段，尚未投入临床使用。

（3）麦角类药物。酒石酸麦角胺（ergotaminetartrate）和双氢麦角胺（dihydroergotamine）是疗效证据充分的治疗发作期偏头痛的药物。对于某些患者，麦角生物碱具有复发率较低的优势。研究显示，曲坦类药物的疗效优于麦角生物碱。由于极小剂量的麦角生物碱即能非常迅速地导致药物过度使用性头痛，因此这类药物限定在那些偏头痛发作期非常长或定期复发的患者中使用。

（4）非特异性治疗。NSAIDs，阿司匹林，对乙酰氨基酚，含及不含咖啡因的止痛药复合物，类罂粟碱，异丁巴比妥，三甲己烯胺，抗组胺药，抗癫痫药和肌松剂等也是有效治疗发作期偏头痛的对症药物。

2.偏头痛预防性治疗

目前关于预防性治疗的指征尚无共识。根据特别工作组共识，在下列情况下考虑预防性药物治疗：①生活质量、工作和学习受到严重影响。②发作频繁，每月发作≥2 次。③偏头痛急性发作期药物治疗无效。④出现频繁的、长时间的或不舒服的先兆。

现今疗效和耐受性良好并且证据充分的偏头痛预防性治疗药物包括 β-受体阻滞药、钙通道阻滞药、抗癫痫药、抗抑郁药、NSAIDs 和其他药物。其中 β-受体阻滞药（美托洛尔、普萘洛尔）、钙通道阻滞药（氟桂利嗪）、抗癫痫药（丙戊酸、托吡酯）作为预防性治疗的首选推荐药物。对于儿童和青少年期偏头痛的预防性治疗，氟桂利嗪 10 mg/d 和普萘洛尔 40 ~ 80 mg/d 疗效证据最佳。托吡酯 15 ~ 200 mg 应用于儿童和青少年同样有效。

随着各方面研究的不断深入，学者对偏头痛的流行病学特征、可能的发病机制有了初步的认识。为了更好地防治偏头痛的发生，其发病机制及药物治疗还有待进一步探究。

（丁昌红）

参考文献

[1] Olesen J.The tschemic hypotheses of migraine[J].Arch Neurol，1987，44（3）：321-322.

[2] Ganji S，Hellman S，Stagg S，et a1.Episodic coma due to acute basilar artery migraine：correlation of EEG and brainstem auditory evoked potential patterns[J].Clin Electroencephalogy，1993，24（1）：44.

[3] Marziniak M，Mossner R，Sehmitt A，et al.A functional serotonin transporter is gene associated with migraine with aura[J].Neurology，2005，64（1）：157-159.

[4] Szilagyi A，Boor K，Orosz I，et al.Contribution of serotonin transporter gene polymorphisms to paciatric migraine[J].Headache，2006，46（3）：478-485.

[5] Kotani K，Shimomura F，Shimomura T，et al.A polymorphism in the serotonin transporter gene regulatory region and frequency of migraine attacks[J].Headache，2002，42（9）：893-895.

[6] Moskowitz M A.Basic mechanisms in vascular headache[J].Neurol Clin，1990，8：801-815.

[7] Sarchielli P，Alberti A，Codini M，et al.Nitric oxide metabolites，prostaglandins and trigemnal vasoactive peptides in intemal jugular vein blood during spontaneous migraine attacks[J].Cephalalgia，2000，20：907-918.

[8] De Vries B，Frants R R，Ferrari M D，et al.Molecular genetics of migraine[J].Hum Genet，2009，126（1）：115-132.

[9] Russell M B，Iselius L，Olesen J，et al.Inheritance of migraine investigate by complex segregation analysis[J].Hum Genet，1995，96（6）：726-730.

[10] Russell M B，Iselius L，Olesen J，et al.Inheritance of migraine investigate by complex segregation analysis[J].Hum Genet，1995，96（6）：726-730.

[11] BjOrnsson A，Gudmundsson G，Gudfinnsson E，et al.Localization of a gene for migraine without aura to chromosome 4q21[J].Am J Hum Genet，2003，73（5）：968-993.

[12] Soragna D，Vettori A，Carraro G，et al.A locus for migraine without aura maps on chromosome 14q21.2-q22.3[J]. Am J Hum Genet，2003，72（1）：161-167.

[13] Ligthart L，Nyholt D R，Hottenga J J，et al.A genome-wide linkage scan provides evidence for both new and previously reported loci influencing common migraine[J].Am J Med Genet BNeuropsy-chiatr Genet，2008，147B（7）：1186-1195.

[14] WessmalI M，Kalleal M，Kaunisto M A，et al.A susceptibility locus for migraine with aura，on chromosome [J].Am J Hum Genet，2002，70：652-662.

[15] May A，Ophoff R，Terwindt G，et al.Familail hemiplegic migraine locus on 19p13 is involved in the common forms of migraine with and without aura[J].Human Genetics，1995，96（5）：604-608.

[16] Lea R，Nyholt D，Curtain R，et al.A genome-wide scan provides evidence for loci influencing a severe heritable form of common migraine[J].Neurogenetics，2005，6（2）：67-72.

[17] Ophoff R A，Terwindt G M，Vergouwe M N，et al.Familial hemiplegic migraine episodic ataxia type-2are caused by mutations in the Ca^{2+} channel gene CACNLIA4 [J].Cell，1996，87（3）：543-552.

[18] De Fusco M，Marconi R，Silverstri L，et al.Haploinsufficiency of ATP1A2 encoding the Na^{+}/K^{+} pump alpha2 subunit associated with familiail hemiplegic migraine type 2 [J].Nat Genet，2003，33（2）：192-196.

[19] Todt U，Dichgans M，Jurkat-Rott K，et al.Rare missense variants in ATP1 A2 in families with clustering of common forms of migraine [J].Hum Mutat，2005，226（4）：315-321.

[20] Thomsen L L，Ostergaard E，Olesen J，et al.Evidence for a separate type of migraine with aura：sporadic hemiplegic migraine[J].Neurology，2003，60（4）：595-601.

[21] Ulrich V，Gervil M，Kyvik K O，et al.Evidence of a genetic factor in migraine with aura：a population-based Danish twin study [J].Ann Neurol，1999，45（2）：242-246.
[22] Dichgans M，Freilinger T，Eckstein G，et al.Mutation in the neuronal voltage-gated sodium channel SCN1A in familial hemiplegic migraine [J].The Lancet，2005，366（9483）：371-377.
[23] Bussone G.Pathophysiology of migraine[J].Neurol Sci，2004，25 Suppl.3：S237-S241.
[24] Lipton R B，Stewart W F.Acute migraine therapy：Do doctors understand what patients with mgraine want from therapy? [J] Headache，1999，39：20-26.
[25] Capuano A，de Corato A，Lisi L，et al.Proinflammatory -activated trigeminal satellite cells promote neuronal sensitization：relevance for migraine pathology[J].Mol Pain，2009，5：43.
[26] Hamza M A，Higgins D M，Ruyechan W T.Two alphaherpesvirus latency-associated gene products influence calcitonin gene-related peptide levels in rat trigeminal neurons[J].Neurobiol Dis，2007，25（3）：553-560.
[27] Goadsby P J，Zanchin G，Geraud G，et al.Early versus non-early intervention in acute migraine-act when Mild-AwM A double-blind placebo-controlled trail of almotriptan[J]. Cephalalgia，2008，28：383-391.
[28] Brandes J L，Kudrow D，Stark S R，et al.Sumatriptan-naproxen for acute treatment of migraine：a randmomized trial[J].JAMA，2007，297：1443-1454.
[29] Li D，Ren Y，Xu X，et al.Sensitization of primary afferent nociceptors induced by intradermal capsaicin involves the peripheral release of calcitonin gene-related peptide driven by dorsal root reflexes[J].Pain，2008，9（12）：1155-1168.
[30] Zeller J，Poulsen K T，Sutton J E，et al.CGRP function-blocking antibodies inhibit neurogenic vasodilatation without affecting heart rate or arterial blood pressure in the rat[J].Br Pharmacol，2008，I55（7）：1093-1103.
[31] Kalra A A，Elliott D.Acute migraine：Current treatment and emerging therapies[J].Ther Clin Risk Manag，2007，3（3）：449-459.

第七节　发作性睡病

发作性睡病（narcolepsy）是一种以白天发作性不可抗拒的睡眠增多、猝倒发作、睡眠瘫痪以及睡眠幻觉为四大主要症状的睡眠障碍性疾病，是一种并不少见的慢性神经系统疾病。本病常在青少年期起病并持续终生，受疾病的长期困扰，严重影响了患儿的学习生活以及身心健康。近年来，随着人民生活条件改善和社会知识水平的提高，人们对自我生活质量的要求不断提升，以睡眠增多前来就诊的患者有逐渐增多的趋势，临床医生了解和掌握发作性睡病的临床特征、病因、诊断方法及远期预后，是正确认识和诊治本病的前提。

一、流行病学特征

研究显示本病的患病率在不同种族及地区报道不同，一般在 0.02%～0.16%。其中以色列患病率少见，为 0.02%，日本较常见，为 0.16%，中国的香港地区为 0.034%[1-2]。本病起病年龄以 10~30 岁多见，5 岁前发病少见。男女发生率未发现明显差异。

二、病因及发病机制

迄今为止发作性睡病确切的病因不明。

研究发现在受累的个体中一级亲属的患病风险较正常人群高 10～40 倍，提示发作性睡病具有极强的遗传易感性。目前已经发现人类白细胞抗原 HLA-DR2，HLA-DQB1，HLA-TCRA，肉碱脂酰转移酶 1B（carnitine palmitoyl transferase 1B，CPT1B），胆碱激酶（choline kinase beta，CHKB）等是发作性睡病的易感位点区域。

多项研究发现下丘脑产生的下丘脑分泌素又称食欲素（hypocretin/ orexin）不仅影响摄食行为、调节能量代谢，还参与睡眠-觉醒周期的调控。Orexin 是通过影响中枢神经系统的去甲肾上腺素、5-羟色胺、多巴胺能神经元以及与胆碱能神经元构成的上行网状激活系统而抑制快速眼球运动期睡眠，增强皮质觉醒功能。在对狗及小鼠的发作性睡病模型研究发现，调节 hypocretin 系统中神经肽合成的食欲素 B 受体的基因（*hcrtr2*）发生突变可导致食欲素系统功能低下，但目前尚未确定这一基因与人类发作性睡病有关。研究表明脑脊液中 orexin 含量明显降低，可能是发作性睡病一项敏感而特异性指标[3-4]。

部分发作性睡病患者可继发于其他疾病，如各种感染、头颅外伤后导致中枢神经系统损伤、颅内占位（尤其是第三脑室、后部丘脑以及脑干区域的肿瘤）、脱髓鞘病变等疾病。

三、临床特征

发作性睡病典型的临床症状为白天过度嗜睡、发作性猝倒、睡眠瘫痪及睡眠幻觉四联征，但并非所有患者都存在这四种症状，约 1/3 成人患者存在四联征，儿童则少见。

1.白天过度睡眠

白天不可抗拒的过度嗜睡是发作性睡病最主要的症状，是诊断本病的必要条件。睡眠可发生在任何场合，尤其在环境比较枯燥的情况下更易出现，严重者可在行走、进食、交谈时发生睡眠。每天睡眠发作次数从数次到数十次不等，持续时间短暂，易被唤醒，睡后患者多感觉精神恢复。由于白天的过度睡眠，常常导致不良后果出现，如学习问题、注意力受损和意外事故等。通常儿童患者白天小睡的发作时间比成人患者长，且小睡后精神恢复程度也不及成人明显。年龄较小的患儿睡眠过多有时被认为正常，故初期不易引起家长重视，多在出现明显猝倒后或在发病数年后才就诊[5-7]。

2.猝倒[8]

猝倒是发作性睡病的特征性症状，在诊断中具有重要作用。60%～70%的发作性睡病患者有猝倒发作，尤其在强烈情绪诱导下更易出现骨骼肌的肌张力消失。大笑是最常见的诱发因素，其他情绪如受惊、生气、悲伤等也可诱发猝倒发作。患者可表现为面部肌肉的张力消失如眼睑下垂、下颌下垂、视物模糊，也可表现为膝关节突然屈曲，甚至全身肌张力消失导致的跌倒。发作时患者意识清醒，持续时间可为几秒至几分钟不等，发作后可完全恢复，发作频率每天几次至 1 年几次不等。猝倒通常在睡眠增多数月至数年后出现，常随着年龄增长而改善，甚至完全消失。

3.睡眠瘫痪

睡眠瘫痪是指在睡眠开始或结束时突然出现的持续数秒或数分钟的肢体无法活动或无法说话的状态。文献报道在发作性睡病的患者中，40%～65%有睡眠瘫痪，通常与入睡前幻觉伴随[9]。此症状可自发结束，也可在感受外界刺激后终止。儿童睡眠瘫痪的发生率较低，可能与患者年龄小，对此症状的感受描述不确切有关。

4.睡眠幻觉

睡眠幻觉多发生在觉醒—睡眠交替阶段，在成人发作性睡病患者中，50%～70%有幻觉症状[10]。睡眠幻觉的发生经常是视幻觉和听幻觉，这些视、听幻觉经历往往是不愉快的，常伴有恐惧感和威胁感，如听到恐吓话语或粗鲁的谩骂等。此外，还可出现本体感觉错位，如部分身体位置的变化或有飘浮感。睡眠幻觉可与睡眠瘫痪同时存在，也可独立存在。

5.其他症状

夜间睡眠紊乱是发作性睡病患者常存在的夜间睡眠状态，患者很难保持正常的夜间优质睡眠。年长儿童常诉夜间睡眠多梦、易醒及睡眠不安。部分患者表现失眠，患者在很短时间的小睡后醒来，很难再入睡。此外，还可有自动症样行为、抑郁症状、贪吃、肥胖、学习困难、性格改变及心理问题如自卑感较重、脾气古怪、执拗等。

四、实验室检查

（1）平均睡眠潜伏期试验（mean sleep latency test，MSLT）和多导睡眠描记法（polysomnography，PSG）是诊断发作性睡病的必备检查，表现平均睡眠潜伏期≤8 min，且 2 次以上出现睡眠开始时 REM 睡眠（sleep onset rapid eye movement period，SOREM）。MSLT 是目前公认的最为客观的评估方法[11]。

（2）HLA 分型中 HLA-DR2 和 HLA-DQB1* 0602 检测[12]。

（3）脑脊液食欲素的检测成为诊断发作性睡病-猝倒患者的主要有效手段，脑脊液食欲素水平减低，小于 110ng/L 或小于正常参考值的 1/3[13]。

（4）940 头颅核磁共振检查：用于可能存在继发性睡眠增多患者的检查。

五、诊断标准

根据 ICSD-2 诊断标准[14-15]，发作性睡病可分为伴猝倒发作性睡病、无猝倒发作性睡病和继发性发作性睡病。伴猝倒发作性睡病：

（1）几乎每天发生的白天过度嗜睡，至少持续 3 个月。

（2）有明确的猝倒史，猝倒为由情感诱发的、突然发作的短暂性（小于 2 min）肌张力丧失。

（3）多次小睡潜伏期试验检测平均睡眠潜伏期≤8min，且经充足的睡眠（≥6 h）后，次日试验可见≥2 次 SOREMPs，或脑脊液中食欲素≤110ng/L 或为正常值的 1/ 3。

（4）白天过度嗜睡难以通过其他类型睡眠障碍、精神神经疾病、药物滥用或药物依赖来解释。

六、鉴别诊断

需与特发性过度嗜睡症如 Kleine-Levin 综合征、睡眠呼吸暂停综合征、肥胖、甲状腺功能低下、精神疾病、癫痫及继发性发作性睡病鉴别。需特别指出需与特发性嗜睡症鉴别。特发性嗜睡症表现睡眠深且长，白天小睡无精力恢复作用，无猝倒发作，有自发缓解病例，可能出现在感染或头部外伤后；PSG 检测示睡眠潜伏期短、正常 REM 潜伏期、夜间睡眠周期长；MSLT 示睡眠潜伏期小于 10min，小于 2 次 SOREM 发作[16]。

七、治疗

1.非药物治疗

加强体育锻炼、建立良好的夜间睡眠习惯、保证白天适当的小憩、避免情绪波动等，对减轻发作性睡病白天嗜睡症状非常重要。同时，对周围人群包括家长、老师等进行必要的健康宣教，有利于减少对患者造成不必要的心理创伤和不良的社会影响。

2.药物治疗

（1）白天过度嗜睡的药物治疗。传统中枢兴奋剂包括苯丙胺、哌甲酯能增加儿茶酚胺（多巴胺、5-羟色胺和去甲肾上腺素）的释放，减少它们的再摄取，同时增强食欲素对的上行网状激活系的兴奋作用，提高觉醒程度。对发作性睡病的日间过度睡眠有较好的疗效，能恢复正常的睡眠潜伏期。①哌甲酯：其半衰期短，作用迅速，疗效明显且持久，其作用呈剂量相关性，可使平均睡眠潜伏期延长。常用剂量为每日 10～30mg，分 2～3 次口服。常见不良反应有头痛、口干、胃部不适、多汗和排尿困难等。②苯丙胺：通常剂量 20mg/d 以上，分 3～5 次服用。可出现耐药性和药物依赖性。常见不良反应包括头痛、兴奋、焦虑、静坐不能、夜间睡眠障碍、心动过速、高血压、恶心和呕吐等。大剂量可能对单胺能神经元产生毒性作用。③莫达芬尼：半衰期时间长，作用持久。1998 年美国 FDA 批准用于治疗发作性睡病，现已广泛应用于欧美，是目前首选的一线治疗药物。其作用机制尚不清楚，可能与抑制多巴胺再摄取有关。推荐的口服剂量为 100～400mg/d。本品耐受性和安全性好，无潜在成瘾性。主要不良反应有恶心、神经变态反应和焦虑，加量过快可出现头痛。

（2）猝倒的药物治疗。丙咪嗪和氯丙咪嗪是传统的三环类抗抑郁药，是最早用于治疗发作性猝倒的药物。其疗效肯定，它通过抑制单胺的再摄取从而抑制异常 REM 的发生，改善猝倒症状。丙米嗪，常用剂量 25～200mg/d；氯丙咪嗪 10～50mg/d，睡前服用。不良反应明显，原因是因其具有抗胆碱能效应，可导致目干、视物模糊、心慌及性功能下降；抗组胺效应，易导致镇静及体位性低血压。

氟西汀、帕罗西汀为新型的抗抑郁药，为 5-羟色胺再摄取抑制剂，也用于治疗发作性睡病。其特点是不良反应轻，疗效弱于三环类抗抑郁药。常用剂量氟西汀 10～40 mg，帕罗西汀 20～50mg，晨服。

万法拉新具有抑制肾上腺能及 5-羟色胺再摄取的双重作用，具有抗猝倒和轻微的促醒作用。不良反应小，美国的部分睡眠中心已将该药作为治疗发作性睡病的一线药物。常用剂量 75 ~ 150 mg，晨服。

（3）其他。羟丁酸钠是一种传统的麻醉药，是唯一对嗜睡及猝倒均有较强疗效的药物，已于 2002 年获美国 FDA 批准，用于治疗发作性睡病。该药通过兴奋 GABA-B（氨基丁酸-B）受体发挥中枢神经系统抑制作用，显著提高慢波睡眠以及快速动眼睡眠的比例，改善夜间睡眠和猝倒[17]。

研究显示[18-19]，大约 90%的伴有猝倒发作的发作性睡病病人均有 orexin 缺乏。因此，理论上讲 orexin 替代疗法是最有前景的治疗发作性睡病的方法。但是，目前此法仅在动物模型中取得明显疗效，还不能应用于临床，有待更长时间的研究和探讨。

发作性睡病是一种伴随终生的慢性神经系统疾病。正确识别本病，早期诊断、及时合理的治疗，对改善患儿的生长发育和身心健康，提高的孩子生活质量，具有非常深远的意义。

（丁昌红）

参考文献

[1] Wing Y K，Li R，Lam C W，et al.The prevalence of narcolepsy among Chinese in Hong-Kong [J].Ann Neurol，2002，51：578-584.

[2] Honda Y.Census of narcolepsy，cataplexy and sleep life among teen-agers in Fujisawa city[J].Sleep Res，1979，8：191.

[3] Nishino S，Okuro M.Emerging treatments fornarcolepsy and its related disorders[J]. Expert Opin Emerg Drugs，2010，15（1）：139-158.

[4] Nishino S.Clinical and neurobiological aspects of narcolepsy [J].Sleep Med，2007，8 ：373-399.

[5] Black J E，Brooks S N，Nishino S.Narcolepsy and sydromes of primary excessive daytime somnolence[J].Semin Neuro1，2004，24：271-282.

[6] Rogers A E，Rosenberg R S.Test of memory in narcoleptics[J].Sleep，1990，13：42-52.

[7] serral L，Montagna P，Mignot E，et al.Cataplexy features in childhood narcolepsy [J].Mov Disord，2008，23：858-865.

[8] Overeem S，Reijntjjes R，Huyser W，et a1.Corticospinal excitability during laughter：implications for cataplexy and the comparison with REM sleep atonia[J].J Sleep Res，2004，13：257-264.

[9] Dahlitz M，Parkes J D.Sleep paralysis[J].Lancet，1993，341：406-407.

[10] Ohayon M M.Prevalence of hallucinations and their pathological associations in the general population[J].Psychiatry Res，2000，97：153-164.

[11] American Sleep Disorders Association.The clinical use of the multiple sleep lateney test[J].Sleep，1992，15：268-276.

[12] Hohjoh H，Terada N，Nakayama T，et al.Case-control study with narcoleptic patients and healthy controls who，like the patients，possess both HLA-DRB1*1501 and-DQB1*0602[J].Tissue Antigens，2001，57：230-235.

[13] Mignot E，Lammers G J，Ripley B，et al.The role of cerebrospinal fluid hypocretin measrement in the diagnosis of narcolepsy and other hypersomnias[J].Arch Neurol，2002，59：1553-1562.

[14] American Academy of Sleep Medicine.International Classification of Sleep Disorders：diagnostic and coding manual[M].2nd ed.Westchester，IL：American Academy of Sleep Medicine，2005：79-94.

[15] Dauvilliers Y，Arnulf I，Mignot E.Narcolepsy with cataplexy [J].Lancet，2007，369：499-511.

[16] Morgenthaler T I，Kapur V K，Brown T，et al.Practice parameters for the treatment of narcolepsy and other hypersomnia of central origin[J].Sleep，2007，30：1705-1711.

[17] Mignot E.An update on the pharmacotherapy of excessive day-time sleepiness and cataplexy [J].Sleep Med Rev，2004，8：333-338.

[18] Kroeger D，de Lecea L.The hypocretins and their role in narcolepsy[J].CNS Neurol Disord Drug Targets，2009，8（4）：271-280.

[19] Arias-Carrin O，Murillo-Rodriguez E.Guez E. Cell transplantation：a future therapy for narcolepsy? [J].CNS Neurol Disord Drug Targets，2009，8（4）：309-314.

第八节 线粒体脂肪酸氧化障碍的临床表现

脂肪是重要的能量来源，因其高能量密度而成为身体的主要能量储备。脂肪酸在心肌中优先于葡萄糖被使用，在持续运动时脂肪酸也是骨骼肌的主要能量来源。当长期禁食时，储存在脂肪细胞中的脂肪，被脂肪酶逐步水解为游离脂酸（free fatty acid，FFA）和甘油，脂肪酸在供氧充足的条件下，氧化分解生成 CO_2 和水，并释放出大量能量供机体利用，这个过程称为脂肪酸氧化，脂肪酸氧化在线粒体和过氧化酶体内完成。除了脑组织外大多数组织能从脂肪酸获得能量，而酮体的产生可以代替葡萄糖，成为脑组织及肌肉的重要能源。肝和肌肉是进行脂肪酸氧化最活跃的组织，其最主要的氧化形式是 β-氧化，主要在线粒体内进行，又称线粒体脂肪酸 β-氧化。过氧化酶体内的氧化为 ω-氧化。线粒体脂肪酸氧化在能量产生的过程中起着重要的作用，尤其是在空腹时通过线粒体脂肪酸氧化来提供能量的主要器官为肝脏、心肌和骨骼肌。

一、线粒体脂肪酸 β-氧化过程

线粒体脂肪酸的 β-氧化涉及以下三个过程：

1.脂肪酸进入线粒体

实验证明，长链脂肪酸不能直接透过线粒体内膜，它进入线粒体需肉碱（carnitine）的协助转运，中链和短链脂肪酸可不依赖于肉碱，独立进入线粒体。脂肪酸进行氧化前必须活化，脂肪酸活化后不仅含有高能硫酯键，而且增加了水溶性，从而提高了脂酸的代谢活性。长链脂肪酸活化在线粒体外进行，内质网及线粒体外膜上脂酰辅酶 A（coenzyme A，CoA）合成酶（acyl CoA synthetase）催化脂肪酸活化，生成脂酰 CoA。长链脂酰 CoA 利用肉碱为转运载体进入线粒体，中链和短链脂肪酸能直接透过线粒体内膜进入线粒体，并且在线粒体基质中被脂酰 CoA 合成酶活化，生成脂酰 CoA。

2.通过螺旋途径的 β-氧化

脂酰 CoA 进入线粒体基质，成为脂肪酸 β-氧化酶系的底物，在线粒体基质中进入 β 氧化要经过四步反应，即脱氢、加水、再脱氢和硫解，生成一分子乙酰 CoA 和一个少两个碳的新的脂酰 CoA。脂肪酸 β-氧化也是脂肪酸的改造过程，机体所需要的脂肪酸链的长短不同，通过 β-氧化可将长链脂肪酸改造成长度适宜的脂肪酸，供机体代谢所需。脂肪酸 β-氧化过程中生成的乙酰 CoA 是一种十分重要的中间化合物，乙酰 CoA 除能进入三羧酸循环氧化供能外，还是许多重要化合物合成的原料，如酮体、胆固醇和类固醇化合物。

3.电子转移

电子通过直接（从烟酰胺腺嘌呤二核苷酸到复合物 I）或通过两个转移蛋白（从黄素腺嘌呤二核苷酸到泛醌）被传递到呼吸链。β-氧化释放出的乙酰 CoA 可以在三羧酸循环中氧化，或在肝脏中用于合成酮体。脂肪酸氧化时释放出来的能量约有 40%为机体利用，合成高能化合物，其余 60%以热的形式释出，热效率为 40%，说明机体能很有效地利用脂肪酸氧化所提供的能量。

二、线粒体脂肪酸氧化障碍临床表现

脂肪酸氧化障碍（fatty acid oxidation disorder，FAOD）：脂肪酸氧化障碍在欧洲血统的人群中有很高的发病率，但在亚洲人群中发病率很低。现在许多国家已经建立了对这些疾病的新生儿筛查。脂肪酸氧化异常多数患者在缓解期无症状，以间歇性发作为特征。本病有三个特征性的临床表现：①急性低酮症性低血糖和肝性脑病，伴有肝肿大和肝功能障碍，很少出现黄疸。急性脑病时可因禁食或感染伴呕吐而快速进展，或由于一个轻微的疾病而发生意外死亡。②心肌病（通常是肥厚性心肌病），心律失常或传导异常[1]。③肌病表现，肌肉无力或伴随急性横纹肌溶解，可能在运动或感染后加重。一些缺陷仅出现其中一个临床症状，另一些可能三个症状都存在（表 8-8-1），这取决于残余酶的活性和病人的年龄。因此，患者可能在婴儿期表现为低血糖，成年后表现横纹肌溶解症。也有许多 FAOD 患者从来没有症状，因为他们缺陷轻微或者是因为他们没有暴露于环境因素，如感染或长时间禁食，这些病人在新生儿期筛查时被发现，但目前尚不清楚有多少人会终生不出现症状。文献报道曾对 39 例脂肪酸氧化异常患者进行统计，发现 30 例均在 2 岁前发病，首发症状为急性脑病 21 例，肌张力低下、肌肉痛等骨骼肌症状 23 例，肝功能异常 34 例，低血糖 14 例，高氨血症 18 例。根据线粒体脂肪酸氧化的过程分为：脂肪酸转运缺陷、肉碱循环缺陷、β-氧化缺陷和电子传送缺陷，临床表现简述见表 8-8-1。

表 8-8-1 遗传性线粒体脂肪酸氧化障碍

缺陷类型	临床表现				
	低血糖和急性肝功能不良	心肌病	急性横纹肌溶解	慢性肌无力	其他问题
CT	+	+		+	
CPT I	+				RTA
CACT	+	+	+	+	畸形
CPT II	+	+		+	
VLCAD	+				
MCAD	+	+	+	+	视网膜病，神经系统疾病
LCHAD/MTP	+	+	+	+	高胰岛素血症
SCHAD	+				
MAD	+	+		+	畸形

CT：肉碱转运酶；CPT Ⅰ：肉毒碱棕榈酰基转移酶 Ⅰ；CACT：肉碱/酰基肉碱移位酶；CPT II：肉毒碱棕榈酰基转移酶 II；VLCAD：极长链酰基辅酶 A 脱氢酶；MCAD：中链酰基辅酶 A 脱氢酶；LCHAD：长链 3-羟酰辅酶 A 脱氢酶；MTP：线粒体三功能蛋白；SCHAD：短链 3-羟酰辅酶 A 脱氢酶；MAD：多乙酰辅酶 A 脱氢酶； RTA：肾小管性酸中毒。

（一）脂肪酸转运缺陷

脂肪酸跨越细胞膜的运输机制尚不清楚，此部分研究甚少[2]。文献报道了两个脂肪酸摄取障碍的男孩，伴有低血糖和高氨血症，表现复发性及爆发性肝功能衰竭，但潜在的缺陷仍然不明确[3]。

（二）肉碱循环缺陷

1.肉碱转运缺陷

肉碱转运（carnitine transport，CT）又称原发性肉碱缺陷，肉碱转运体（*OCTN2* 基因）异常所致疾病，由于细胞膜上的肉碱转运障碍导致肉碱不能正常的转运到骨骼肌、心肌和肾脏。因此，血液中的肉碱不能转运到细胞中，肾脏回吸收受损，肉碱浓度降低。但是，肝脏中的肉碱仍然可能转运到细胞中。本病肉碱治疗有效，最常见的临床表现是心功能不全，年龄通常在 1 ~ 7 岁，逐渐出现进行性扩张性心肌病，超声心动图提示“心室壁增厚和收缩功能下降”，患者可因心功能的迅速恶化而死亡。心肌病者常伴骨骼肌无力，其他表现有低酮性低血糖发作和急性脑病发作或猝死，空腹或感染可迅速加重病情，常发生在 2 岁之前。肝活检表现为脂肪变性，误诊为瑞氏综合征的病例较多。血中肉碱浓度多在正常值的 10%以下，口服肉碱可以明显改善症状。新生儿筛查发现本病要高于临床所见，也可以发现无症状的母亲。尽管血浆肉碱浓度非常低，部分患者在成年期依旧表现得很健康[4]。

2.肉毒碱棕榈酰基转移酶 I 缺陷

目前，肉毒碱棕榈酰基转移酶 I（carnitine palmotoyl transferase I，CPT I）缺陷已经在肝脏和肾脏（CPT Ia）、肌肉和心脏（CPT Ib）及脑（CPT Ic）发现不同亚型，只有 CPT Ia 缺乏已被确认。首发症状一般在 8 ~ 18 个月，患者通常在 2 岁时出现低酮性低血糖，可由禁食或疾病引发，出现昏迷、惊厥，伴肝肿大、肝功能异常和偶发的胆汁淤积，持续数周后缓解。也有一过性脂血症和肾小管性酸中毒的报道，一些患者表现有心脏的问题或血肌酸激酶（creatine kinase，CK）升高。CPT I 缺乏在加拿大和格陵兰岛的因纽特人中十分常见，这些患者中部分人在新生儿或幼年表现为低血糖，但大多数没有症状[5-6]。

3.肉碱-酰基肉碱转运酶缺陷

肉碱-酰基肉碱转运酶（carnitine-acylcarnitine translocase，CACT）缺陷在已报道过的30余名有这种疾病的患者中，大多数患儿在新生儿期发病，于3个月时死亡。临床表现包括有低血糖、高氨血症、心肌病、房室传导阻滞和室性心律失常等原因导致的昏迷。目前也有几例相对轻症的报道，表现为由禁食或感染导致的低血糖脑病[7-9]。

4.肉毒碱棕榈酰基转移酶II缺陷

肉毒碱棕榈酰基转移酶Ⅱ（carnitine palmotoyl transferase II，CPT II）基因位于1号染色体，属常染色体隐性遗传，男性多见。CPT II缺陷有两种临床类型，一种是最常见的预后较好的轻微缺陷型，表现为反复发作的横纹肌溶解症，多在青少年和成年人起病，常由较长时间的运动所促发，尤其是寒冷或禁食后，儿童期发作多可由感染导致。患者可在运动中或运动后出现肌肉疼痛，在中度或严重的横纹肌溶解发作时，出现肌红蛋白尿，有时导致急性肾功能衰竭时需要透析治疗。急性发作时，血CK明显升高，在发作间期往往正常。发作间期的血CK增高，往往提示可能与慢性肌无力有关。另一种是较严重的婴儿型，此型在新生儿期发病往往都是致命的。由于低酮性低血糖和高氨血症，患者在出生后几天之内陷入昏迷伴有惊厥、肝脏增大、肌张力低下及呼吸障碍等。此型可有心肌病、心律失常和先天畸形，先天畸形主要为肾囊肿和神经细胞移行缺陷，通常在婴儿期或数年内死亡。除这两种类型外，文献还报道了中间类型的CPT II缺陷，表现为低血糖发作和肝功能异常，有时可伴心肌病和心律失常[10-12]。

（三）β-氧化缺陷

1.极长链酰基辅酶A脱氢酶缺陷

极长链酰基辅酶A脱氢酶（very long-chain acyl coenzyme A dehydrogenase，VLCAD）缺陷具有广泛的临床表型，轻症表现为青少年或成人，由运动诱发的横纹肌溶解症，或在儿童期出现低血糖脑病发作。随年龄增长，这些病人会发生由运动或疾病诱发的横纹肌溶解症或出现慢性肌无力症状。重症患者除了有轻症的表现之外，在婴儿早期表现为心肌病。新生儿筛查显示VLCAD缺陷在欧洲和美国是第二常见的脂肪酸氧化障碍，患病率在1∶50 000 到1∶100 000，远远高于临床检测的结果。毫无疑问，由于诊断技术和临床医生方面的原因，对于已出现症状的患者，特别是那些表现为横纹肌溶解症的成年人，很可能造成漏诊[13-16]。

2.长链3-羟酰辅酶A脱氢酶和线粒体三功能蛋白缺陷

线粒体三功能蛋白（mitochondrial trifunctional protein，MTP）是由四个α-亚基和四个β-亚基组成，α-亚单位具有长链烯酰辅酶A水合酶和长链3-羟酰辅酶A脱氢酶（long-chain 3-hydroxyacyl- CoA dehydrogenase，LCHAD）活性，β-亚单位具有长链酮脂酰辅酶A硫解酶活性。患者可仅有LCHAD活性缺乏或上述三种酶活性同时缺乏。LCHAD活性缺乏的患者表现为急性低血糖发作，大多出现在生后1～6个月，常伴随肝功能异常、乳酸酸中毒及心肌病。其症状有发育迟滞、肌张力减退等，极少数患者出现的胆汁淤积或肝硬化。随后几年内，出现喂养困难、反复出现的体内代谢紊乱、横纹肌溶解症或偶发的甲状旁腺功能减退。大多数患者在童年期开始出现视网膜病变，尤其是在黄斑中心区域的颗粒状色素沉着；其次是伴随中央视力和暗适应恶化的脉络膜视网膜萎缩，有些病人发生白内障。周围神经病变是罕见的长期并发症。MTP缺陷三种酶活性均缺乏。MTP缺陷重型表现为新生儿期的低血糖、肝功能异常和心肌病变，本型治疗效果差，均在数月内死亡，其他病人表现类似LCHAD缺陷症。此外，MTP缺陷的另一种表型为神经肌肉病，主要是运动诱发横纹肌溶解和周围神经病变，它可以发生在婴儿到成年的任何阶段。母亲是LCHAD或MTP缺陷症的杂合子，在怀孕过程中，可以出现HELLP（hemolysis,elecated liver enzymes,and low platelets，HELLP）综合征（溶血、肝酶升高和血小板降低）和妊娠急性脂肪肝（acute fatty liver of pregnancy，AFLP）[17-21]。

3.中链酰基辅酶A脱氢酶缺陷

中链酰基辅酶A脱氢酶（medium chain acyl coenzyme A dehydrogenase，MCAD）缺陷在欧洲西北

部常见，英国、美国和澳大利亚的发病率为 1∶（12 000 ~ 20 000）[22-24]。MCAD 缺陷通常在 4 个月 ~ 4 岁出现急性低血糖脑病和肝功能障碍，病情会因长时间的禁食或伴呕吐的感染而加重或诱发。一些 MCAD 缺陷患者则表现为毫无预兆的猝死，在此之前，可有进食不好和嗜睡的病史。也有一些 MCAD 缺陷患者只有在暴露于一定条件的环境压力下才表现出临床症状，30% ~ 50%的患者无症状。在实行新生儿筛查和预防措施后，低血糖的发生已很罕见，患者不发展为心肌病或肌病，而且很少在成人发病。文献报道，超过 1 岁身体健康的 MCAD 缺陷患儿，可以禁食 12 ~ 14h 而不出现问题，无低血糖脑病，可能与游离脂肪酸、肉碱和 CoA 酯在体内的积累有关[22,24-25]。

4.中链 3 -酮酯酰辅酶 A 硫解酶缺陷

文献报道过一例中链 3 -酮酯酰辅酶 A 硫解酶（medium chain 3-ketoacyl CoA thiolase deficiency，MCKAT）缺陷患儿，生后 2d 即出现低血糖、高氨血症，酸中毒和肌红蛋白尿，13d 死亡[26]。

5.短链酰基辅酶 A 脱氢酶缺陷

多种症状已在短链酰基辅酶 A 脱氢酶（short-chain acyl-coenzyme A dehydrogenase，SCAD）缺陷中报道过，最常见的症状为发育迟缓。几乎所有的患者都是在筛查时或相对无症状的状态时诊断的。SCAD 缺陷的病理意义仍不清楚，它可能导致对疾病的易感性，更可能是一个症状相关的非疾病状态。这表明 SCAD 缺乏者应不包括在新生儿筛查方案中[27]。

6.短链 3 -羟酰辅酶 A 脱氢酶缺陷

与其他 FAODs 相比，短链 3 -羟酰辅酶 A 脱氢酶（short-chain 3-hydroxyacyl-CoA dehydrogenase，*SCHAD*）缺陷与高胰岛素血症导致的低血糖有关，这已在婴儿早期对二氮嗪治疗有反应的 5 个家系中报道。成纤维细胞 *SCHAD* 活性减低和检测 *SCHAD* 基因突变，对 *SCHAD* 缺陷诊断有帮助。*SCHAD* 的突变通过抑制谷氨酸脱氢酶（glutamate dehydrogenase，GDH）的结合，导致 GDH 活性增加和胰岛素的分泌，特别是对亮氨酸的反应。文献曾报道过一个 10 个月发病的 *SCHAD* 缺陷患者，出现无低血糖的急性脑病，该患者被证实 *SCHAD* 基因错义突变，成纤维细胞 *SCHAD* 活性残留 35%[28-30]。

7.酰基辅酶 A 脱氢酶 9 缺陷

酰基辅酶 A 脱氢酶 9（acyl-CoA dehydrogenase 9，ACAD9）与 VLCAD 是同源并且其脱氢酶在体外对长链酰基辅酶 A 酯有活性。持续禁食在几小时之内病情将恶化，出现低血糖和不适当的低酮体浓度。在婴儿期短时间的空腹可能会导致症状。伴呼吸链复合物 Ⅰ 缺乏的 ACAD9 缺陷已在 5 个家系被鉴定，所有的患者都表现为肥厚性心肌病和乳酸血症[31-32]。

（四）电子转移的缺陷

1.多乙酰辅酶 A 脱氢酶缺陷

多乙酰辅酶 A 脱氢酶（multiple acyl-CoA dehydrogenase，MAD）缺陷又被称为戊二酸尿症 II 型，是电子转移黄素蛋白（electron transfer flavoprotein，ETF）或 ETF 辅酶 Q 氧化还原酶（ETF Q oxidordeuctase，ETFQO）缺陷所导致的。ETF 和 ETFQO 从多个脱氢酶联系的黄素腺嘌呤二核苷酸（flavin adenine dinucleotide，FAD）将电子传递至呼吸链。这些包括氨基酸酶和除 β -氧化相关的酰基-CoA 脱氢酶之外的胆碱代谢。MAD 缺陷临床程度轻重不一。严重者在生后几天内出现肌张力低下、肝大、低血糖、高氨血症和酸中毒，常伴有类似异戊酸血症的汗脚气味。一部分患者有先天性异常，包括大型囊性肾、尿道下裂、神经元移行异常和面部畸形，如耳位低、前额高及面中部发育不良等。 这些畸形类似于 CPT II 缺陷，其发病机制尚不清楚。大多数在新生儿发病的 MAD 缺陷患者在生后一周内死亡，幸存者逐渐发展为心肌病，数月内死亡。轻型患者可以从婴儿到成人的任何阶段出现低血糖、肝功能障碍和肌无力，常常因感染而加重上述症状。心肌病在患有本病的婴幼儿常见，脑白质营养不良罕见。轻度受影响的患儿可有反复发作的呕吐。肌肉无力是青少年和成年中最常见的表现，它主要影响近端肌肉，并可能导致脊柱侧凸[33]。

2.维生素 B_2 运输障碍

维生素 B_2 转运蛋白被认为是主要的肠道维生素 B_2 转运体。维生素 B_2 转运蛋白的缺陷导致 Brown-Vialetto-van Laere 征，一种常染色体隐性遗传病，表现为婴儿期出现肌无力和呼吸衰竭，之后出现耳聋和脑桥延髓的麻痹；不伴耳聋者，则被称为 Fazio-Londe 病。血酰基肉碱和尿有机酸提示 MAD 缺乏，并且维生素 B_2 治疗会使临床症状和生化指标有所改善。新生儿 MAD 缺乏可引起一过性维生素 B_2 运输障碍，患者表现为出生后 24h 内出现低血糖、高氨血症和有机酸尿症，表现为典型的 MAD 缺陷的症状。维生素 B_2 治疗有效，以后症状不会重现。

（方方）

参考文献

[1] Bonnet D，Martin D，de Pascale L，et al.Arrhythmias and conduction defects as presenting symptoms of fatty acid oxida-tion disorders in children[J].Circulation，1999，100：2248-2253.

[2] Jia Z，Pei Z，Maiguel D，et al.The fatty acid transport pro-tein（FATP）family：very long chain acyl-CoA synthetases or solute carriers? [J].J Mol Neurosci，2007，33：25-31.

[3] Odaib A A，Shneider B L，Bennett M J，et al.A defect in the transport of long-chain fatty acids associated with acute liver failure[J].N Engl J Med，1998，339：1752-1757.

[4] Vijay S，Patterson A，Olpin S，et al.Carnitine transporter defec：diagnosis in asymptomatic adult women following analysis of acylcarnitines in their newborn infants[J].J Inherit Metab Dis，2006，29：627-630.

[5] Olpin S E，Allen J，Bonham J R，et al.Features of carnitine palmitoyltransferase type I deficiency[J].J Inherit Metab Dis，2001，24：35-42.

[6] Greenberg C R，Dilling L A，Thompson G R，et al.The paradox of the carnitine palmitoyltransferase type Ia P479L variant in Canadian Aboriginal populations[J].Mol Genet Metab，2009，96：201-207.

[7] Stanley C A，Hale D E，Berry G T，et al.Brief report：a deficiency of carnitine-acylcarnitine translocase in the inner mitochondrial membrane[J].N Engl J Med，1992，327：19-23.

[8] Pande S V，Brivet M，Slama A，et al.Carnitine-acylcarnitine translocase deficiency with severe hypoglycemia and auriculo ventricular block.Translocase assay in permeabilized fibroblasts[J].J Clin Invest，1993，91：1247-1252.

[9] Morris A A，Olpin S E，Brivet M，et al.A patient with carnitine-acylcarnitine translocase deficiency with a mild phenotype[J].J Pediatr，1998，132：514-516.

[10] Sufrie K R S，Karunanidhi A K，Mohsen W M，et al.Long chain acyl-CoA dehydrogenase deficiency：a new inborn of metabolism manifesting as congenital surfactant deficiency. [J].S Inherit Metab Dis，2011，34 Suppl. 3：S149.

[11] North K N，Hoppel C L，de Girolami U，et al.Lethal neonatal deficiency of carnitine palmitoyltransferase Ⅱ associated with dysgenesis of the brain and kidneys[J].J Pediatr，1995，127：414-420.

[12] Demaugre F，Bonnefont J P，Colonna M，et al.Infantile form of carnitine palmitoyltransferase Ⅱ deficiency with hepatomuscular symptoms and sudden death. Physiopathological approach to carnitine palmitoyltransferase Ⅱ deficiencie s [J].J Clin Invest，1991，87：859-864.

[13] Andresen B S，Olpin S，Poorthuis B J，et al.Clear correlation of genotype with disease phenotype in very long-chain acyl-CoA dehydrogenase deficiency[J].Am J Hum Genet，1999，64：479-494.

[14] Ogilvie I，Pourfarzam M，Jackson S，et al.Very long-chain acyl coenzyme A dehydrogenase deficiency presenting with exercise-induced myoglobinuria[J].Neurology，1994，44：467-473.

[15] Brown-Harrison M C，Nada M A，Sprecher H，et al.Very long chain acyl-CoA dehydrogenase deficiency：successful treatment of acute cardiomyopathy[J].Biochem Mol Med，1996，58：59-65.

[16] Spiekerkoetter U，Haussmann U，Mueller M，et al.Tandem mass spectrometry screening for very long-chain acyl-CoA dehydrogenase deficiency：the value of second-tier enzyme testing[J].J Pediatr，2010，157：668-673.

[17] De Boer M E，Wanders R J，Morris A A，et al.Long-chain 3-hydroxyacyl-CoA dehydrogenase deficiency：clinical

presentation and follow-up of 50 patients[J].Pediatrics，2002，109：99-104.

[18] Tyni T，Rapola J，Palotie A，et al.Hypoparathyroidism in a patient with long-chain 3-hydroxyacyl-coenzyme a dehydrogenase deficiency caused by the G1528C mutation[J].J Pediatr，1997，131：766-768.

[19] Tyni T，Kivela T，Lappi M，et al.Ophthalmologic findings in long-chain 3-hydroxyacyl-CoA dehydrogenase deficiency caused by the G1528C mutation：a new type of hereditary metabolic chorioretinopathy[J].Ophthalmology，1998，105：810-824.

[20] Spiekerkoetter U，Khuchua Z，Yue Z，et al.General mito-chondrial trifunctional protein（TFP）deficiency as a result of either alpha-or beta-subunit mutations exhibits similar pheno-types because mutations in either subunit alter TFP complex expression and subunit turnover[J].Pediatr Res，2004，55：190-196.

[21] Schaefer J，Jackson S，Dick D J，et al.Trifunctional enzyme deficiency：adult presentation of a usually fatal beta-oxidation defect[J].Ann Neurol，1996，40：597-602.

[22] Pourfarzam M，Morris A，Appleton M，et al.Neonatal screening for medium-chain acyl-CoA dehydrogenase deficiency[J].Lancet，2001，358：1063-1064.

[23] Andresen B S，Dobrowolski S F，O’Reilly L，et al.Medium-chain acyl-CoA dehydrogenase（MCAD）mutations identified by MS/MS-based prospective screening of newborns differ from those observed in patients with clinical symptoms：identification and characterization of a new，prevalent mutation that results in mild MCAD deficiency[J].Am J Hum Genet，2001，68：1408-1418.

[24] Wilcken B，Haas M，Joy P，et al.Outcome of neonatal screening for medium-chain acyl-CoA dehydrogenase deficiency in Australia：a cohort study[J].Lancet，2007，369：37-42.

[25] Mayell S J，Edwards L，Reynolds F E，et al.Late presenta-tion of medium-chain acyl-CoA dehydrogenase deficiency[J].J Inherit Metab Dis，2007，30：104.

[26] Kamijo T，Indo Y，Souri M，et al.Medium chain 3-ketoa-cyl-coenzyme a thiolase deficiency：a new disorder of mitochondrial fatty acid beta-oxidation[J].Pediatr Res，1997，42：569-576.

[27] Maldegem V B T，Duran M，Wanders R J，et al.Clinical，biochemical，and genetic heterogeneity in short-chain acyl-coenzyme A dehydrogenase deficiency[J].JAMA，2006，296：943-952.

[28] Clayton P T，Eaton S，Aynsley-Green A，et al.Hyperin-sulinism in short-chain L-3-hydroxyacyl-CoA dehydrogenase deficiency reveals the importance of beta-oxidation in insulin secretion[J].J Clin Invest，2001，108：457-465.

[29] Li C，Chen P，Palladino A，et al.Mechanism of hyperinsulinism in short-chain 3-hydroxyacyl-CoA dehydrogenase deficiency involves activation of glutamate dehydrogenase[J].J Biol Chem，2010，285：31806-31818.

[30] Bennett M J，Russell L K，Tokunaga C，et al.Reye-like syndrome resulting from novel missense mutations in mitochondrial medium-and short-chain l-3-hydroxy-acyl-CoA dehydrogenase[J].Mol Genet Metab，2006，89：74-79.

[31] Nouws J，Nijtmans L，Houten S M，et al.Acyl-CoA dehydrogenase 9 is required for the biogenesis of oxidative phosphorylation complex I[J].Cell Metab，2010，12：283-294.

[32] Haack T B，Danhauser K，Haberberger B，et al.Exome sequencing identifies ACAD9 mutations as a cause of complex deficiency[J].Nat Genet，2010，42：1131-1134.

[33] Olsen R K，Olpin S E，Andresen B S，et al.ETFDH mutations as a major cause of riboflavin-responsive multiple acyl-CoA dehydrogenation deficiency[J].Brain，2007，130：2045-2054.

第九节　常见线粒体脑肌病综合征临床表现及基因突变

线粒体是真核细胞重要的细胞器，是生物氧化与能量转换的场所，人体所需能量的 90%在线粒体产生，所以人们称之为“能量加工厂”。线粒体不同于其他细胞器，它拥有自己的遗传物质即线粒体 DNA（mtDNA），也是唯一在细胞核以外存在的遗传物质。线粒体病（mitochondrial disease，MD）是指原发于线粒体能量合成系统功能异常所引起的一组特定的疾病类型。其中最常见的原因是线粒体呼吸链（mitochondrial respiratory chain，MRC）功能障碍。即由于核基因（*nDNA*）或线粒体 DNA（mtDNA）异常，影响了线粒体蛋白质的合成，导致线粒体呼吸链酶活性缺陷，ATP 生成不足，影响体内正常能量代谢，从而造成全身多系统、多器官能量供应障碍，产生一系列的临床症状[1-2]。

线粒体病的临床表型复杂多样，可在任何年龄起病，一般来说，儿童期起病者以 *nDNA* 缺陷多见，而 *mtDNA* 突变的患者发病年龄多在青春期甚至在成年。目前，已公认的典型综合征有以下几种。

一、Leigh 综合征

Leigh 综合征（maternally inherited Leigh syndrome，MILS）又称为亚急性坏死性脑脊髓病（sub-acute necrotizing encephalopathy）是一种进行性神经退行性疾病，主要病理特点为基底节、被盖部灰质、脑干、小脑、脊髓后柱对称性局灶性坏死。1951 年，英国科学家 Leigh 首次报道，近年来国内外关于本症在病因、发病机制、临床诊断以及治疗方面有了新的认识。据估计发病率为 1∶40 000 活产儿，男孩多于女孩。根据发病年龄可分为新生儿型、经典婴儿型、少年型及成人型，起病越早进展越快。①新生儿及婴儿型常常表现为呼吸异常如不规则的呼吸运动、呼吸暂停、叹息和过度换气；其次为眼部异常如眼震、视神经萎缩、视力丧失、视网膜色素变性、斜视、眼球的异常运动、眼外肌麻痹、眼睑下垂；常伴有肌张力减退、肌无力或痉挛性瘫痪及锥体束征，多数患儿存在喂养困难如厌食、吞咽或吸吮无力、呕吐、体重不增和生长缓慢，部分有癫痫发作。②迟发型（少年型和成人型）表现为精神运动发育迟滞或倒退、锥体外系表现如强直、运动减少、舞蹈、手足徐动、肌阵挛、震颤、肌张力不全及小脑共济失调等[3]。

本病除中枢神经系统受累外，常并发周围神经系统受累表现；其他非神经系统的异常包括内分泌异常（多毛、身材矮小）、耳聋、肾小管功能失调、腹泻和心肌病（肥厚或扩张性心肌病）、心律失常及周期性心动过速或过缓。

日本近期曾经报道 *SURF*1 突变导致的本病具有面部特征：前额突出、眼内斜、上颌骨发育不全、朝天鼻及体毛过多等。头颅 MRI 提示双侧基底节、丘脑、脑干、脑白质，或脊髓 T2 相对称性高信号，为较具有特征性的改变（图 8-9-1）。

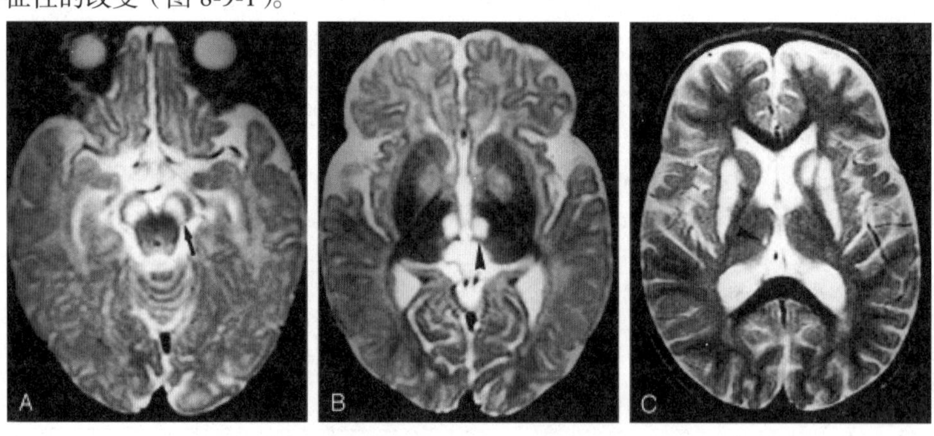

图 8-9-1　双侧对称性脑干、丘脑和基底节区长 T1 长 T2 信号

病因方面，迄今为止已发现多种酶缺陷可导致本病，如呼吸链酶复合体Ⅰ，Ⅱ，Ⅲ，Ⅳ，Ⅴ，丙酮酸脱氢酶，丙酮酸羧化酶，泛醌等，其中以复合体Ⅰ，Ⅳ缺陷最多见。本病遗传方式多样，既有母系遗传也有孟德尔遗传，约 18%为母系遗传被称为母系遗传的 Leigh 综合征，由线粒体 DNA（*mtDNA*）点突变、缺失或自身耗竭所致。可以引起本病的 *mtDNA* 基因有：编码呼吸链酶复合体Ⅰ的 *MTND*2，*MTND*3，*MTND*5，*MTND*6；编码呼吸链酶复合体Ⅳ的 *MTCO*3；编码呼吸链酶复合体Ⅴ的 *MTATP*6；编码线粒体 tRNA 的 *MTTV*，*MTTK*，*MTTW*，*MTTL*1；编码丙酮酸脱氢酶的 *DLD*，*PDHA*1。其中由 *mtDNA T*8993G/C 突变所致 *MTATP*6 缺陷是引起本病的最常见类型，常为母系遗传的 Leigh 综合征；其他突变包括 *T*10158*C*，*T*10191*C*，*T*12706*C*，*G*13513*A*，*G*14459*A*，*mtDNA A*3243*G* 突变可导致 Leigh 综合征和线粒体性脑肌病伴乳酸性酸中毒及卒中样发作（mitochondrial encephalomyopathy，lactic acidosis and strokelike-episodes，MELAS）重叠。大部分 Leigh 综合征由核 DNA（*nDNA*）突变所致，如 *NDUFS*1，*NDUFS*3，*NDUFS*4，*NDUFS*7，*NDUFS*8，*NDUFA*2，*NDUFA*9，*NDUFA*10，*NDUFA*12，*C*8*ORF*38，*C*20*ORF*7，

NDUFAF2（装配子）突变可见于呼吸链酶复合体Ⅰ缺陷患者；*SDHA*，*BCS1L* 突变分别见于复合体Ⅱ和Ⅲ缺陷患者；而复合体Ⅳ缺陷所致 Leigh 综合征则是由于 *COX10*，*COX15*，*SCO2*，*SURF1*，*TACO1* 或其他装配基因突变所致，其中 *SURF1* 被认为是 Leigh 病最常见的 *nDNA* 基因缺陷。目前对于本病尚无根本的治疗方法，一般来说，发病越早，预后越差，婴幼儿期死亡率极高。

二、线粒体性脑肌病伴乳酸性酸中毒及卒中样发作

本病为线粒体脑肌病中最常见的一种类型，各个年龄均可发病，儿童多见，好发年龄为 5 ~ 15 岁。MELAS 临床表现非常广泛，典型 MELAS 表现为早期发育正常，典型表现为反复发作的头痛、恶心、呕吐、四肢乏力、运动不耐受，可伴有视听障碍、智能落后可有或无，在局灶性神经功能损害时出现急性脑病表现如惊厥、昏迷、卒中样发作，常伴发热，首诊常常诊断为脑炎或脑梗死，儿童偏瘫偏盲少见。其他症状包括恶性偏头痛、周期性脑病、共济失调、眼睑下垂、眼外肌麻痹和肌无力等，常伴心脏、肾脏、内分泌系统异常。外周血和脑脊液乳酸水平升高。

头颅 MRI 提示病变主要累及单侧或双侧大脑半球后部，即颞、顶、枕区近皮质区呈长 T1，长 T2 信号的梗死样改变（图 8-9-2），但不按血管支配区分布，为本病 MRI 特点。病灶具有反复出现和消退的动态变化特点，并与临床表现发作间歇期一致，慢性期出现皮质萎缩及小脑萎缩。头颅 CT 可出现对称性进行性基底节钙化，最常见于苍白球（图 8-9-3），是本病另一影像学特征。磁共振波谱（magnetic resonance sialography，MRS）可见病灶区典型的乳酸双峰，对于诊断 MELAS 敏感性高，较常规 MRI 更早期显示线粒体代谢障碍的病灶。肌活检光镜可见破碎红纤维（ragged red fibers，RRF）和酵母氨酸脱氢酶（saccharopine dehydrogenase，SDH）深染肌纤维（图 8-9-4，8-9-5），及环氧化酶（cyclooxygenase，COX）染色阴性纤维（图 8-9-6）。电镜下观察到线粒体内结晶样包涵体对确定诊断更有诊断意义（图 8-9-7）。

自 1990 年首先报道了 *mtDNA A3243G* 点突变引起 MELAS 后，国外研究发现 80%的 MELAS 由 *A3243G* 突变引起，10%由 *T3271C* 引起，其他突变占 10%。*A3243G* 位于 *tRNA* 编码区，是由 *mtDNA* 亮氨酸 *tRNA* 基因上 3243 位点

由正常的 A 碱基突变为 G 碱基，致转录终止，阻碍 16S 和 12S rRNA 的正确表达，影响了线粒体蛋白质的合成，导致呼吸链酶复合体Ⅰ和Ⅳ缺陷，从而产生一系列临床症状。*mtDNA A3243G* 点突变主要以母系遗传为主，由于线粒体分布存在组织特异性，研究发现外周血 *mtDNA A3243G* 突变随着年龄的增长，血中的突变会消失。而在其他组织如尿液、毛囊、皮肤和口腔黏膜的研究，发现尿液中脱落的上皮细胞和毛囊中 *A3243G* 突变比例高于外周血，而且不会随着年龄的增长而消失。并具有易采集和存储的优点，还可以用于无症状家庭成员的筛查和遗传咨询。虽然目前认为外周血标本不是 *A3243G* 突变最敏感的组织，但国内研究认为外周血标本仍是目前儿童 MELAS 主要无创性诊断手段，母亲外周血 *A3243G* 突变若阴性则不能排除假阴性的可能。其他致病突变包括 *T3271C*，*A3252G*，*G3244A*，*G1642A*，*G12147C*，*T9957C*，*A12779*，*A13045C*，*G13513A*，*A13514*，*A3260G* 等[4-12]。

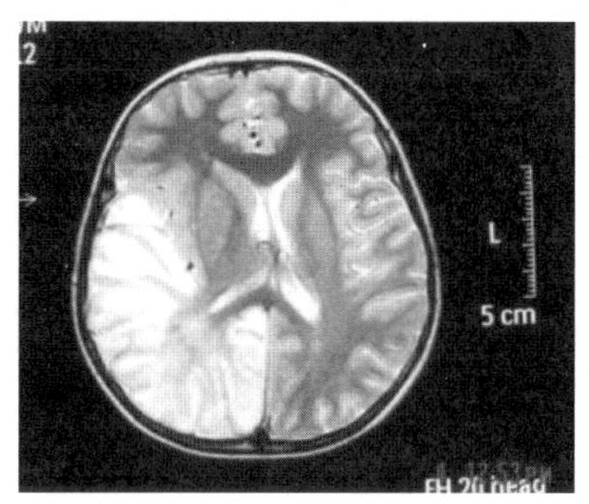

图 8-9-2　头颅 MRI（T2）显示
右侧顶枕部脑梗死信号伴占位效应

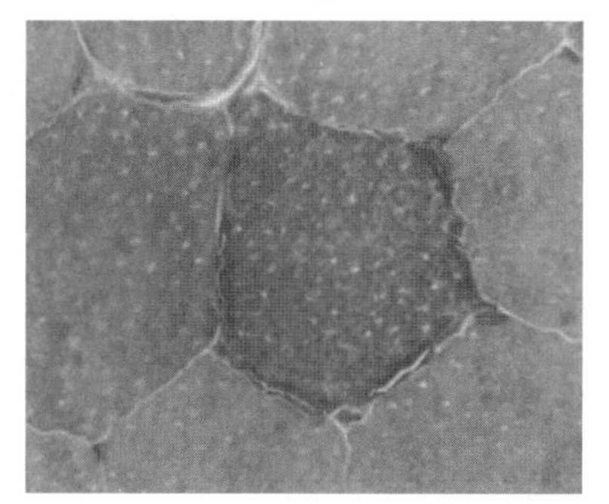

图 8-9-3　头颅 CT 显示
双侧基底节区对称性苍白球钙化

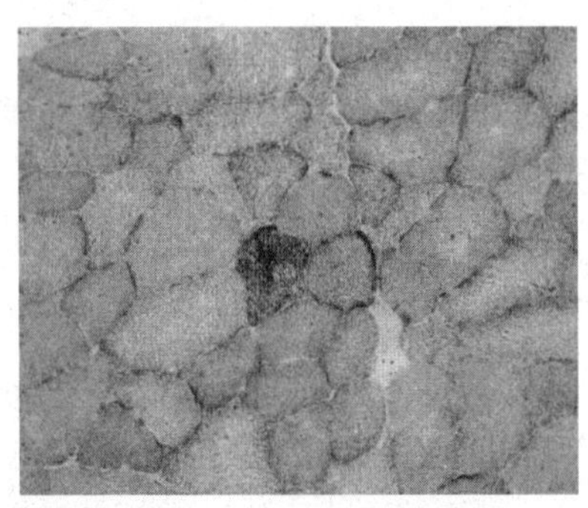

图 8-9-4 肌肉活检（1）

肌束内出现 RRF（肌活检光镜染色 ×400）

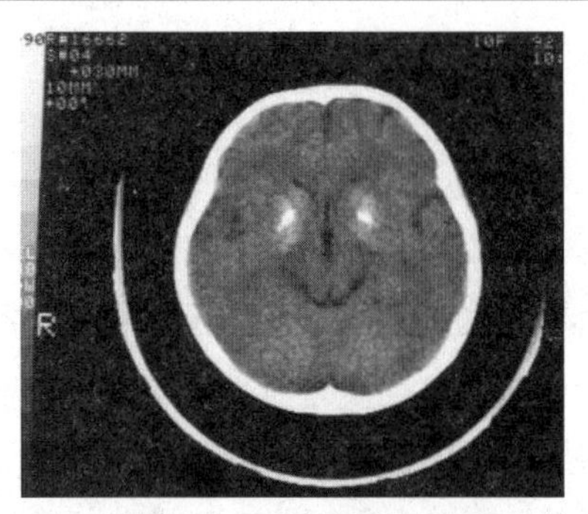

图 8-9-5 肌肉活检（2）

肌束内出现深染的肌纤维（SDH 染色 ×400）

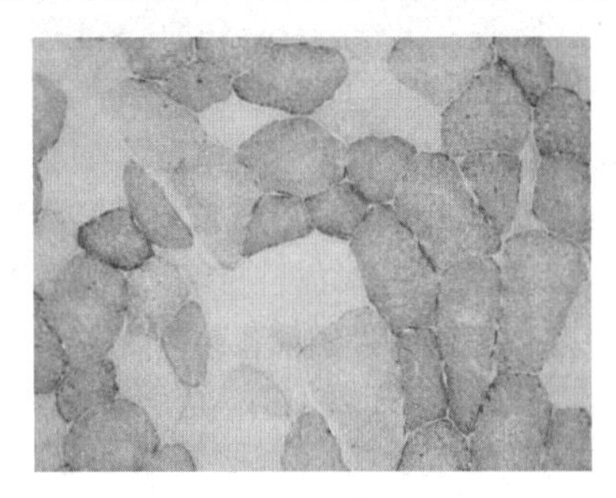

图 8-9-6 肌肉活检（3）

肌束内出现 COX 阴性纤维(COX 染色 ×400)

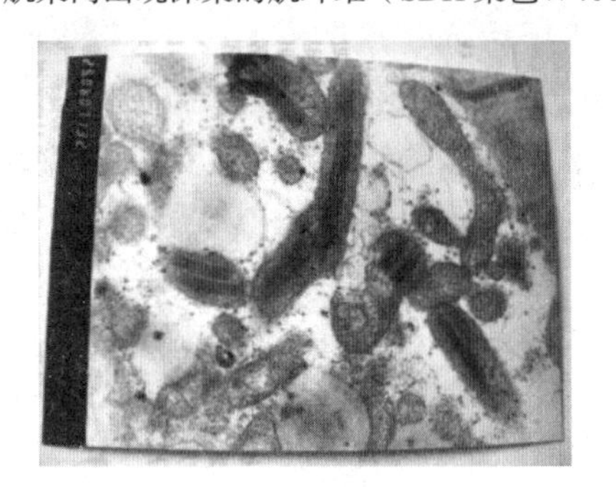

图 8-9-7 肌肉活检（4）

可见异型线粒体堆积及结晶样包涵体铅铀双染色 ×20 000

三、肌阵挛性癫痫伴破碎红肌纤维病

肌阵挛性癫痫伴破碎红肌纤维病（myoclonic epilepsy associated with ragged red fibers，MERRF）为一种进行性神经退行性变，儿童期或成年早期起病，几乎所有患者的首发症状为肌阵挛发作。肌阵挛发作、癫痫和肌活检有破碎红肌纤维为本病的三大特征。此外常见症状包括肌病、共济失调、视神经萎缩和听力下降。非神经系统症状可出现心动过速或脂肪瘤。本病的临床表型常与 MELAS 重叠，两者鉴别较为困难。

头颅 MRI 无特异改变，乳酸增高，线粒体酶活性测定多提示呼吸链酶复合体 Ⅰ 和Ⅳ功能缺陷。

MERRF 多为母系遗传，80%～90%MERRF 患者的致病突变为 *mtDNA A8344G*，*T8356C*，*G8363A*，*G8361A*，其他突变位点包括 *G611A*，*G3255A*，*A8296G*，*G8361A*，*G12147A*[13-15]。

四、线粒体缺失综合征

线粒体缺失综合征：包括 Kearns-Sayre 综合征（Kearns-Sayre syndrome， KSS）、进行性眼外肌麻痹（progressive external ophthalmoplegia，PEO）和 Pearson 综合征均与 *mtDNA* 缺失与重复有关，统称为线粒体缺失综合征（mitochondrial DNA deletion syndromes）。虽然这三个综合征基因突变相同，但临床表现各有不同，文献总结了 67 例线粒体缺失综合征，其临床表现如下：Person 综合征发生在 5 岁以下， 婴儿起病为主，也被称为婴儿致命性的线粒体病，常以铁幼粒细胞性贫血、全血细胞减低、肝病、胰腺分泌和肾小管功能障碍为主要表现，与 *mtDNA* 大片段缺失有关，幸存者可以演变为 KSS。Kane 曾报道 1 例男婴，4 个月时诊断“Person 综合征”；4 岁时诊断“范可尼综合征”；5 岁时诊断“阿狄森病”；9 岁时诊断“KSS”。PEO 既是一种症状也是一种常见的线粒体肌病，任何年龄均可发病，成人较儿童多见，病变仅累肌肉，表现为进行性眼外肌麻痹、眼睑下垂和四肢近端肌无力。KSS 症状与 PEO 有重叠，被认为是一种较严重的 PEO[16-17]。

KSS 于 1958 年 Kearns 和 Sayre 首先报道，是一种以累及中枢和肌肉为主，多系统受损的线粒体脑肌病，因本病罕见，发病率尚无确切统计。20 世纪 80 年代发现 KSS 与 *mtDNA* 大片段缺失有关，个别

为 *mtDNA* 点突变致病。虽与 *mtDNA* 突变有关，但 KSS 多为散发，个别为线粒体母系遗传、常染色体显性或隐性遗传。

本病临床诊断标准为：20 岁以前起病，进行性眼外肌麻痹（PEO）和视网膜色素变性，并至少出现下列症状之一：心脏传导阻滞、小脑共济失调、脑脊液蛋白增高（ >1000mg/L）可临床诊断 KSS。本病常以眼睑下垂及眼外肌麻痹为首发，行新斯的明实验阳性或可疑，易误诊为“重症肌无力”，但治疗无效，且进行性加重为与重症肌无力鉴别要点。进一步出现小脑共济失调或心脏传导阻滞时，应考虑 KSS 可能，需行血和脑脊液乳酸测定、脑脊液检查和头颅 MRI 等。对于眼睑下垂和眼外肌麻痹病人应常规进行眼底检查，眼底出现视网膜色素变性为 KSS 眼部另一主要表现，也是诊断 KSS 必备条件之一。典型的色素改变为“椒盐状”（salt and pepper）或骨样色素改变（图 8-9-8），可有脉络膜毛细血管萎缩，这种改变随年龄会变得越来越典型，但也有作者认为视网膜色素变性并不一定出现在每个病人中。

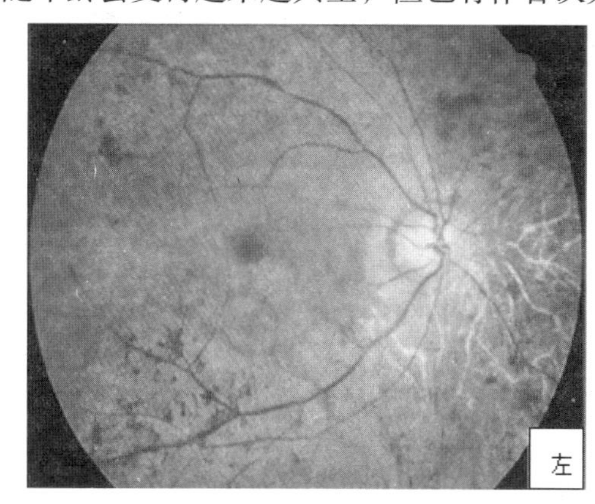

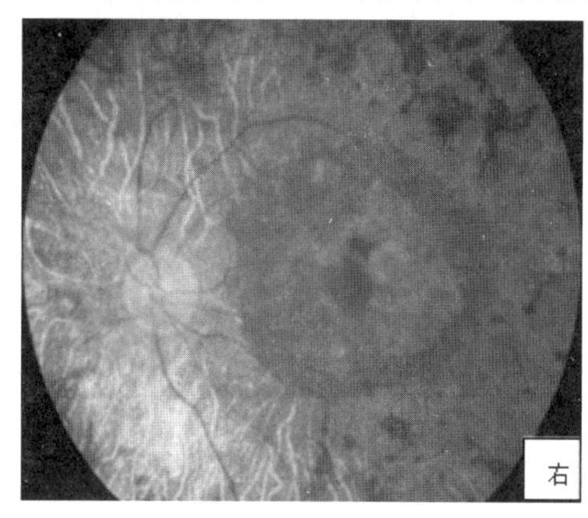

图 8-9-8　KSS 患儿视网膜色素变性眼底

本病除眼外肌受累外，还可累及面肌、咽喉肌、躯干和四肢，表现肌无力和运动不耐受，肌无力以近端为主。心肌受累也是本病特征之一，心脏传导阻滞最常见，可从无到有，从轻至重发展而来，Ⅲ度房室传导阻滞是决定本病预后的关键。还可表现为心肌病、心功能衰竭、晕厥和心脏猝死等，占 KSS 患者的 57%。故每 6～12 个月监测心电图和心脏超声、早期发现心脏受累非常必要，心脏传导阻滞和心肌病引起心功能衰竭，病死率达 20%，当出现Ⅲ度房室传导阻滞安装心脏起搏器可降低病死率[18-20]。

其他症状包括感音性神经耳聋、视力障碍、进行性痴呆及内分泌系统受累等。本病多并发内分泌系统障碍，如性发育迟滞、身材矮小、糖尿病、甲状腺功能及甲状旁腺功能减退等。因此应相应进行生长因子、甲状腺和甲状旁腺、性腺功能等检查，以便提早发现异常给予对症治疗。文献报道本病也可累及肾小管引起范可尼综合征，当范可尼综合征患者出现难以解释的临床症状时，应常规进行线粒体 DNA 分析。

头颅 MRI 表现为皮层下白质受累并累及一个或以上脑干、丘脑和基底节时，应首先考虑 KSS。本病易累及皮质下白质、深部灰质核团和脑干，常见到弓形纤维、小脑白质受累及脑萎缩改变。另外、头颅 CT 可见基底节区钙化，MRS 可见乳酸峰，但 MRI 正常不能排除 KSS。

肌肉病理检查对 KSS/PEO 可提供诊断依据，一般将破碎红肌纤维（ragged red fibers，RRFs）作为线粒体脑肌病的病理诊断标准之一。光镜下 RRFs 在 Gomori 染色中被红染、SDH 染色中呈深染。以及可见 COX 阴性纤维，表明细胞色素氧化酶活性缺失，不同 COX 活性的纤维间隔排列，COX 染色呈“马赛克”样排列（图 8-9-9）。电镜下可见异常线粒体和脂滴堆积等改变[21-23]。

1988 年 Lestienne 和 Ponsot 首先在 KSS 病人的肌肉标本中发现 5kb mtDNA 缺失，以后国外出现许多类似研究，发现 KSS 最常见的缺失位于 8470～13446 之间 4977bp 的缺失，也称普通缺失（common deletion）。在进行 *mtDNA* 基因突变分析时应特别注意标本的选取，由于线粒体分布存在组织异质性，即不同的组织线粒体分布数量不同，KSS 应选取骨骼肌进行基因分析阳性率更高。由于 *mtDNA* 突变有累积效应，应用长度-PCR（Long-PCR）的方法对普通缺失或多点缺失进行检测，会出现假阴性结果。

而 Southern 印迹法（Southern-blot）优于 PCR，是首选的方法。KSS 与 PEO 的发病机制相似，其临床症状取决于 *mtDNA* 缺失在不同组织中的分布，缺失的片段多合成复合体 I，IV，V[24-25]。

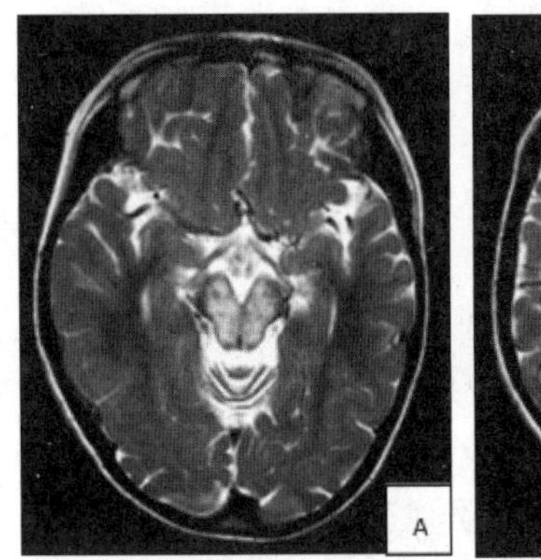

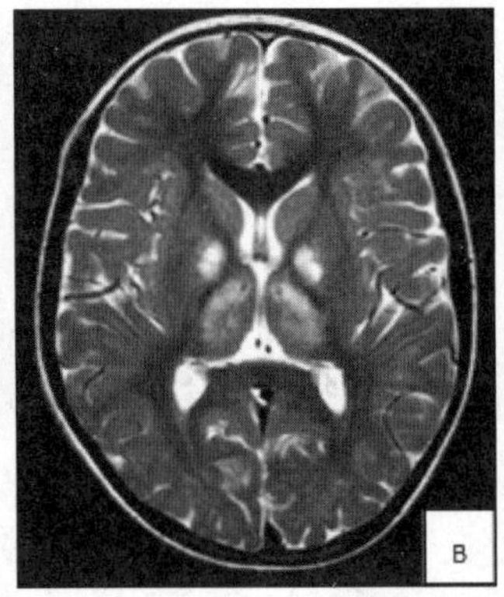

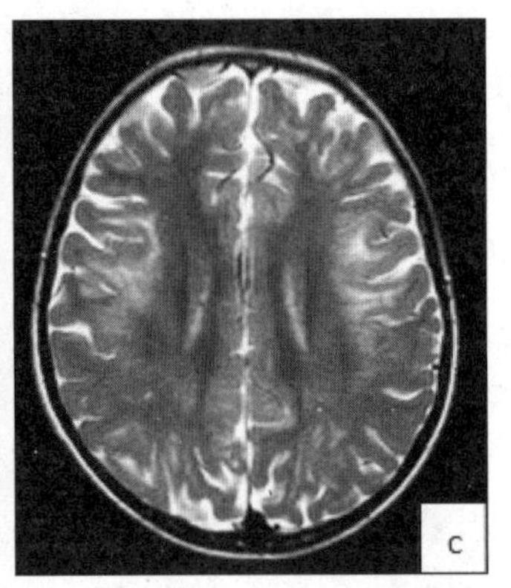

图 8-9-9　KSS 患者双侧中脑、丘脑和苍白球、皮质下白质及 U 型纤维长 T2 信号

五、Leber 遗传性视神经病

Leber 遗传性视神经病（leber hereditary optic neuropathy，LHON）为母系遗传的线粒体病，呈急性或亚急性起病，病前体健，以双眼无痛性中央视力减退为主要表现，可伴色觉障碍（视网膜神经节 P 细胞丧失），文献报道双侧同时发病占 25%，双眼先后发病者占 75%，间隔平均 8 周。男性多于女性，但女性患病者病情往往较重。1988 年 Wallace 首次报道此病与线粒体基因位点突变 *G11778A* 有关，后陆续发现 10 多个位点，其中 *G11778A*，*T14884C*，*G3460A* 致病突变被认为是原发性的，占 95%以上，*G11778A* 也是国内 LHON 患者最常见的致病突变，且 3 个突变位点均导致复合体 I 功能缺陷，故 LHON 为复合体 I 缺陷常见表型之一。

六、视网膜色素变性共济失调性周围神经病

视网膜色素变性共济失调性周围神经病（neuropathy weakness，ataxia and retinitis pigmentosa，NARP）的主要临床表现为色素性视网膜炎、共济失调、发育落后、惊厥、痴呆、近端肢体无力和感觉神经病，与 LS 具有相同的发病机制，在一个家族中可同时存在。本病主要与呼吸链酶复合体 V 功能缺陷相关，其中以 *mtDNA T*8993G/C 致病突变最常见。Akagi 等还发现 *mtDNA T*9176*G* 突变导致复合体 V（ATP 合成酶）缺陷，患者的遗传异质性决定了临床症状的严重性，当 *mtDNA T*8993G/C 突变率 < 70%临床表型为女性携带者或症状较轻的女患者；突变率为 70%～90%时表现为 NARP；突变率 > 90%时，则以 Leigh 病为临床表型。

七、线粒体神经消化道脑肌病

线粒体神经消化道脑肌病（mitochondrial neurogastrointestinal encephalopathy，MNGIE）又称多发性神经病、眼肌麻痹、白质脑病、假性肠麻痹，通常在 20 岁之前发病，临床表现有肌病、严重胃肠蠕动不良如腹泻、恶心、呕吐、假性肠梗阻和胃轻瘫、多发性神经病、恶病质和脑白质营养不良。

实验室检查示高乳酸血症和丙酮酸升高，白细胞的胸腺嘧啶磷酸化酶活性小于正常值的 5%，MRI 可见广泛脑白质营养不良，肌电图为神经源性或神经源性及肌源性损害共存。肌活检可见 RRF 和 COX 阴性肌纤维，部分患者出现 SDH 深染纤维，周围神经活检可见轴索变性和脱髓鞘。本病预后不良，平均死亡年龄为 38 岁。胸腺嘧啶脱氧核苷磷酸化酶（thymidine phosphorylase，TP）为 MNGIE 的致病基因，该基因突变可通过改变核苷酸代谢而导致线粒体 DNA 复制紊乱而使 *mtDNA* 发生丢失、缺失突变和点突变。

八、Alpers-Huttenloche 综合征

Alpers-Huttenloche 综合征（Alpers-Huttenloche syndrome，AHS）又称 Alpers 综合征是一种常染色

体隐性遗传的肝脑综合征，本病少见，文献报道发病年龄为 1 个月 ~ 25 岁，以 2 ~ 4 岁好发。本病无特效治疗方法，常在 3 岁以内死亡。典型的临床特征为难治性癫痫、进行性肝功能异常、皮质盲和精神运动倒退。MRI 示皮质萎缩变薄，髓鞘化延迟，以枕叶皮质受累为主。婴幼儿使用丙戊酸后发生急性肝功能衰竭，应注意本病可能。研究者观察了同患 Alpers 综合征的使用和未使用丙戊酸的同胞患者，应用丙戊酸的患者很快出现肝功能衰竭，并且迅速进展至死亡，未使用丙戊酸的患者则死于癫痫持续状态，但二者肝脏尸检均显示结节形成。研究结果表明肝硬化和肝功能衰竭，是 Alpers 综合征的显著临床特征之一，丙戊酸能加速肝功能衰竭的病程。Alpers 综合征以婴幼儿多见，目前研究证实，Alpers 综合征与 *POLG*1，*MPV*17，*DGOUK* 基因突变有关，*POLG* 基因位于 15q25，编码线粒体 DNA 多聚酶 γ，POLG1 基因突变后线粒体 DNA 多聚酶 γ 和线粒体呼吸链复合体 Ⅰ，Ⅱ/Ⅲ，Ⅳ活性降低，同时，肝脏中线粒体呼吸链复合体 Ⅰ 和Ⅳ活性降低[26-27]。

（方方）

参考文献

[1] Patrick F C.Mitochondrial disorders overview[J].Gene Reviews，2008，11：1-20.

[2] 梁承玮，王桂芬.遗传性线粒体病的诊断与治疗[J].实用儿科杂志，2008，23（8）：634-640.

[3] 孙芳，戚豫，王丽.Leigh 综合征的临床和分子遗传学研究进展[J].中国当代儿科杂志，2005（02-20）：186-204.

[4] Maassen J A，Janssen G M，Hart L M.Molecular mechanisms of mitochondrial diabetes（MIDD）[J].Ann Med，2005，37：213-221.

[5] Manwaring N，Michael M J，Wang J J，et al.Population prevalence of the MELAS A3243G mutation[J].Mitochondrion，2007，7：230-233.

[6] CDonnell M T，Schaefer A M，Blakely E L，et al.Noninvasive diagnosis of the 3243A-G mitochondrial DNA mutation using urinary epithelial cells[J].Eur J Hum Genet，2004，12：778-781.

[7] Hanske S，Pancrudo J，Kaufmann P，et al.Varying lpads of the mitochondrial DNA A3243G mutation in different tissues：implications for diagnossis[J].A m J Med Genet，2004，130：134-137.

[8] 方方，马祎楠，王晓慧.线粒体脑肌病伴乳酸血症和卒中样发作综合征的临床特征及遗传学研究[J].中国循证儿科杂志，2008，3（20）：169-208 .

[9] 马祎楠，方方，杨艳玲，等.MELAS 综合征无创性基因突变分析方法研究[J].中华医学杂志，2008，88（46）：3250-3253.

[10] 马祎楠，方方，曹延延，等.42 个携带线粒体基因组 A3243G 突变核心家系临床表型分析[J].中华医学杂志，2010，90（45）：3184-3187.

[11] Ma Y，Fang F，Yang Y，et al.The study of mitochondrial A3243G mutation in different samples[J].Mitochondrion. 2009，9：139-143.

[12] Ma Y，Fang F，Cao Y，et al.Clinical features of mitochondrial DNA A3243G mutation in 47 Chinese families [J].J of Neurological Sciences，2010，29（1）：17-21.

[13] Michelangelo M，Lucia P，Massimiliano F.MERRF syndrome without ragged-red fibers：the need for molecular diagnosis[J].Biochemical and Biophysical Research Communications，2007，354：1058-1060 .

[14] Servidei S. Mitochondrial encephalomyopathies：gene mutation[J].Neuromuscul Disord，2001，11：774-779.

[15] Shoffner J M.Mitochondrial myopathy diagnosis[J].Neurol Clin，2000，18：105-123.

[16] Welzing L，von Kleist-Retzow J C，Kribs A，et al. Rapid development of life-threatening complete atrioventricular block in Kearns-Sayre syndrome[J].Eur J Pediatr，2009，168：757-759.

[17] Ashizawa T，Subramony S H.What is Kearns-Sayre syndrome after all? [J].Arch Neurol，2001，58：1053-1054.

[18]Bau V，Deschauer M，Zierz S，et al.Chronic progressive external ophthalmoplegia-symptom or syndrome? [J].Klin Monbl Augenheilkd，2009，226（10）：822-828.

[19] Enezi M A，Saleh H A，Nasser M.Mitochondrial disorders with significant ophthalmic manifestations[J].Middle East Afr J Ophthalmol，2008，15（2）：81-86.

[20] Kane J M，Rossi J，Tsao S，et al.Metabolic cardiomyopathy and mitochondrial disorders in the pediatric intensive care unit [J].J Pediatr，2007，151（5）：538-541.
[21] Chawla S，Coku J，Forbes T，et al. Kearns-Sayre syndrome presenting as complete heart block[J]. Pediatr Cardiol，2008，29：659-662.
[22] Gobu P，Karthikeyan B，Arun P，et al.Kearns Sayre Syndrome（KSS）—a rare cause for cardiac pacing[J].Indian Pacing and Electrophysiology，2010，10（12）：547-550.
[23] Gregoratos G，Abrams J，Epstein A E.ACC/AHA/NASPE 2002 guideline update for implantation of cardiac pacemakers and antiarrhythmia devices：a report of the ACC/AHA task force guidelines[J].Circulation，2002，106：2145-2151.
[24] 方方，丁昌红，肖静，等.儿童 Kearns-Sayre 综合征 8 例临床分析[J].中国循证儿科杂志，2011，6（6）：431-438.
[25] 吕秋，方方.线粒体病的诊断与治疗研究进展[J].中国循证儿科杂志，2011 Vol，6（6）： 460-466.
[26] Schwabe M J，Doyyns W B，Burke B，et al.Valproate-induce liver failure in one of two siblings with Alpers disease[J].Pediatr Neurol，1997，16：337-343.
[27] McFarland R，Hudson G，Taylor R W，et al.Reversible valproate hepatotoxicity due to mutations in mitochondrial DNA polymerase gamma（POLG1）[J].Arch Dis Child，2008，93（2）：151-153.

第十节　嘧啶代谢异常疾病

一、总论

嘧啶核苷酸是生物学进程的基础，如合成核糖核酸（ribonucleic acid，RNA）、脱氧核糖核酸（deoxyribonucleic acid，DNA）、磷脂类、肝糖原、唾液酸化作用以及糖基化蛋白等[1]，RNA，DNA 是人类遗传信息储存、转录、翻译的重要物质基础。嘧啶碱基形成具有代谢活性的核苷酸，对中枢神经系统（central nervous system，CNS）的调控作用弥足重要，一些代谢改变会影响嘧啶的水平从而导致神经系统活动异常[2]。

嘧啶的新陈代谢分为两种生物合成途径和一种分解代谢途径。第一种生物合成途径是从前体物质开始的多阶段生物合成的从头合成途径，即嘧啶碱基的合成，合成的胞嘧啶、尿嘧啶、胸腺嘧啶通过添加1-磷酸核糖形成胞嘧啶核苷、尿嘧啶核苷、胸腺嘧啶核苷，这些核苷酸磷酸化后形成一磷酸盐、二磷酸盐和三磷酸盐核苷酸；第二种合成方式是补救合成途径，即通过摄入的食物或分解代谢产物直接获得嘧啶碱基，正常情况下补救合成途径占优势。在人类嘧啶的降解分为三步：二氢嘧啶脱氢酶（dihydropyrimidine dehydrogenase，DPD）（enzyme commission1.3.1.2，EC 1.3.1.2）是起始的限速酶，催化胸腺嘧啶、尿嘧啶降解为 5，6-二氢胸腺嘧啶、5，6-二氢尿嘧啶；第二步是二氢嘧啶酶（dihydropyrimidinase，DHP）（EC 3.5.2.2）催化二氢嘧啶环打开，水解为 N-氨甲酰基-β-丙氨酸盐（β-脲基丙酸盐）和 N-氨甲酰基-β-氨基异丁酸盐（β-脲基异丁酸盐）；第三步是在 β-脲基丙酸酶（β-ureidopropionase，β-UP）（EC 3.5.1.6）作用下 N-氨甲酰基-β-丙氨酸和 N-氨甲酰基-β-氨基异丁酸分解为 β-丙氨酸，β-氨基异丁酸，NH_3，CO_2。

对于 β-丙氨酸和 β-氨基异丁酸的合成而言，嘧啶降解通路极其重要[3]。β-丙氨酸与 CNS 的主要抑制性递质甘氨酸和 γ-氨基异丁酸的结构类似。近来，已经证实存在于脊髓背根神经节中的 G 蛋白偶联受体是一种特殊的丙氨酸[4]。而且，β-氨基异丁酸被认为是部分甘氨酸受体激动剂[5]。因此，虽然目前这一类疾病的发病机制尚不明确，但是推断在嘧啶代谢障碍疾病患者中监测到的 β-丙氨酸和 β-氨基异丁酸的自身动态平衡出现的改变，与临床异常症状相关。

迄今为止，在世界范围内，已经有超过 75 名患者确诊为二氢嘧啶脱氢酶缺乏症（dihydropyrimidine dehydrogenase deficiency，DPDD）（MIM 274270）、28 位二氢嘧啶酶缺乏症（dihydropyrimidinase deficiency，DHPD）（MIM 222748）患者被诊断，20 名 β-脲基丙酸酶缺乏症（β-ureidopropionase deficiency，β-UPD）（MIM 606673）患者的症状被描述。患者临床变现多样，症状累及多系统但集中于神经系统[6-8]。

二、二氢嘧啶脱氢酶缺乏症

二氢嘧啶脱氢酶缺乏症（dihydropyrimidine dehydrogenase deficiency，DPDD）（MIM 274270）是嘧啶降解通路的先天出生缺陷。是一种常染色体隐性遗传病。致病基因 *DPYD* 定位在染色体 1p22。DPD 活性在体内多个组织表达，其中肝脏中含量最高。

1.病因及发病机制

本病为常染色体隐性遗传病，致病基因 *DPYD* 定位在染色体 1p22[9]，基因全长约 950KB 编码序列 3KB，包含 23 个外显子，迄今已经报道的发现突变或基因多态性 118 种[9]。致病基因 DPYD 在生物种群以及进化中具有高度的保守性。目前发病机制尚未明确。

2.临床表现

在儿童 DPDD 患者临床表型变异很大[10]，包括：全面发育落后（运动发育落后、精神发育迟滞、生长迟缓）症状出现早、程度重，视神经发育不良和视觉障碍常见，惊厥、孤独症、小头畸形等神经系统异常亦有报道[9]。在北欧患者中惊厥发生率高。

目前有 2 例无症状患者的报道，虽与家族中先症者有相同的基因突变但临床表型差异巨大，因此基因变异型可能不是决定临床表型的唯一因素。

3.实验室检查

生化检测：血浆、尿、脑脊液等体液中尿嘧啶、胸腺嘧啶浓度增高[9]。基因分析：应用聚合酶链反应（polymerase chain reaction，PCR）扩增以及 DNA 测序方法对于生化代谢异常患者进行 *DPYD* 基因测序[9]，不仅对于患者的诊断有重要意义，而且可以对于携带者筛查甚至为产前诊断以及遗传咨询提供可靠依据。

4.诊断

以发育落后、惊厥等神经系统受累为主的临床表现结合体液代谢异常（血浆、尿、脑脊液等体液中尿嘧啶、胸腺嘧啶浓度增高）以及基因突变分析进行诊断。其中体液代谢异常是诊断线索。

5.治疗

本病目前无有效治疗方法。

自 1989 年以来，已经有大量文献报道了部分癌症患者在应用化疗药物 5-氟尿嘧啶后会出现非常严重的甚至是致死性不良反应。研究显示，相关不良反应的严重程度与 DPD 活性降低水平有关（酶活性完全缺失患者可表现为严重的脑病、乳酸酸中毒、植物神经功能紊乱、经典的维生素 B_1 缺乏症等症状，而酶活性部分缺失患者可仅有中性粒细胞减少等相对较轻的不良反应）[11]。因此，对准备应用化疗药物 5-氟尿嘧啶治疗的癌症患者进行血、尿中尿嘧啶、胸腺嘧啶浓度检测筛查是避免临床出现意外不良事件的有效手段。也有越来越多的研究关注 *DPYD* 突变与严重 5-氟尿嘧啶不良反应之间的关系，目前已经明确的相关突变有 11 种[12]。

三、二氢嘧啶酶缺乏症

二氢嘧啶酶缺乏症（dihydropyrimidinase deficiency，DHPD）（MIM 222748）是嘧啶降解通路的先天出生缺陷。是一种常染色体隐性遗传病[6]。致病基因 *DPYS* 定位在染色体 8q22。DHPD 在肝脏、肾脏中含量最高。

1.病因及发病机制

本病为常染色体隐性遗传病，致病基因 *DPYS* 定位在染色体 8q22，基因全长大于 80KB，编码序列 1.5KB，包含 10 个外显子，迄今已经报道的突变 21 种（错义突变 15 种、无义突变 2 种、2 个片段缺失、1 个插入突变、1 个剪切位点突变）[13]。

发病机制尚未明确，但是基因突变功能分析显示突变导致 DHP 的晶体结构发生改变，即二倍体中心区域以及底物结合部位酶的聚合反应降低并且蛋白质折叠能力降低，显示 *DHPD* 基因突变导致 *DHPD*

亚单位结构改变造成了继发的 *DHPD* 的功能缺陷。

2.临床表现

迄今为止文献报道 28 名患者，包括 5 名无症状患者[6,13]。以神经系统异常为主[13]。包括精神运动发育迟滞、肌张力减低、惊厥、孤独症、小头畸形等；胃肠道不适在 DHPD 患者中出现率高达 45%，包括喂养困难、周期性呕吐、胃食管反流、胃绒毛萎缩吸收障碍；一名患者有视神经发育不良、视觉障碍、视网膜色素变性、眼震、眼裂外观异常；生长迟缓、发育停滞也被描述。

北京儿童医院已经确诊了 2 例 DHPD，例 1 为 10 岁女童，仅有惊厥表现，临床诊断为癫痫（限局性发作泛化全身），智力测试提示智力发育边缘状态（发育商 75）；例 2 为 1 岁 6 个月女童，以惊厥来诊，诊断为癫痫（限局性发作），精神运动发育迟滞（发育商 56），双侧髋关节半脱位。两名患者均因进行了常规血尿串联质谱分析发现异常并进而行基因检测确诊。

3.实验室检查

生化检测：血浆、尿、脑脊液等体液标本中二氢胸腺嘧啶、二氢尿嘧啶异常增高[13]。基因分析：应用 PCR 扩增以及 DNA 测序方法对于生化代谢异常患者进行 *DPYS* 基因测序[13]，有助于患者确诊、携带者筛查并进行遗传咨询。

4.诊断

临床表现结合体液生化代谢异常以及基因突变分析。

5.治疗

目前无有效治疗方案。同样在应用化疗药物 5-氟尿嘧啶时会出现非常严重的不良反应[14]，因此提倡进行用药前筛查。

四、β-脲基丙酸酶缺乏症

β-脲基丙酸酶缺乏症（β-ureidopropionase deficiency，β-UPD）（MIM 606673）是嘧啶降解通路的先天出生缺陷。是一种常染色体隐性遗传病。致病基因 *UPB*1 定位在染色体 22q11.2[15]。β-UP 仅在肝脏和肾脏表达。

1.病因及发病机制

本病为常染色体隐性遗传病，致病基因 *UPB*1 定位在染色体 22q11.2，基因蛋白产物是由 384 个氨基酸构成的 *β-UP*，*β-UP* 基因全长约 20KB，包含 11 个外显子[15]。迄今在其第 1～第 10 号外显子上共发现 11 种突变，8 个错义突变、3 个剪接受体位点突变[16]。

研究发现，人类β-脲基丙酸酶氨基酸序列与 D.黑腹果蝇的 *β-UP*（Drosophila melanogaster *β-UP*，DmβUP）有 63%的相似性，其晶体结构也是迄今为止所知的与人类 *β-UP* 最为接近的结构[17]。应用 DmβUP 的晶体结构重组得到的同源性模型研究证实，虽然物种间 *β-UP* 晶体结构差异性很大，但是其功能上具有密切的相关性。上述突变造成了 DmβUP 蛋白水平的功能和结构变化，从而导致 DmβUP 活性下降[16]，使得 β-丙氨酸和 β-氨基异丁酸的合成出现障碍。推测可能与 β-UPD 临床症状产生具有相关性。

β-氨基异丁酸不仅仅是甘氨酸受体部分激动剂[5]，它同样可促进瘦素分泌并且加速脂肪酸氧化[18]，瘦素不仅具有神经保护作用并且能够提高认知能力和抗惊厥能力[19]。因此可以推论，β-UPD 患者稳定的β-氨基异丁酸动态平衡被打乱后，瘦素分泌下降、脂肪酸氧化过程受累，导致精神运动发育迟滞以及肌张力减低的发生。尽管如此，β-UPD 患者的临床表现与 DPDD 以及 DHPD 并不相似，因此还是应该考虑更多的因素。

有人认为 *β-UP* 的缺乏导致 N-氨甲酰胺-β-丙氨酸作为底物不断蓄积，充当内源性神经毒素作用[20]，抑制线粒体能量代谢及其相伴的氧化应激过程。但是目前在神经病理学上尚未能发现 N-氨甲酰胺-β-丙氨酸作为神经毒素的直接证据[21]。

2.临床表现

目前观察到的临床特点是以神经系统症状为主[16]：头颅 MRI 异常、惊厥、生长迟缓、精神运动发育迟滞、小头畸形、肌张力异常、共济失调，以及视神经萎缩和视力障碍为主。

目前已经报道的 16 位 β-UPD 患者的临床资料显示：患者性别比率相当。多数诊断年龄在 2 岁以内（11/16），有两个成人患者是在其亲属被确诊后诊断。

最常见的临床表现是惊厥、精神运动发育迟滞、肌张力减低或增高（比率分别是 60%，57%，53%）。头颅 MRI 检查异常发生率高达 85%，分别为胼胝体发育不良、小脑蚓部发育不良、脑干发育不良、髓鞘化延迟、脑萎缩、皮质发育不良。

有 10 例患者有惊厥发作，其中 8 例为癫痫发作，4 例为婴儿痉挛症，其中 1 例发作形式转变为限局性发作和强直-阵挛发作；2 例为限局性发作；1 例为限局性发作和强直-阵挛发作；1 例为失张力发作；2 例患儿仅在病程中有一过性惊厥发作。生长迟缓（4/15）、小头畸形（5/15）、孤独症（2/9）病例也有出现。3 名病人有视神经萎缩和视力减低，1 名患者有双侧小眼畸形并发视神经萎缩。2 名患者神经系统症状进行性进展。颅面发育畸形 1 例，反复呼吸道感染、腹泻脱水夭折 1 例，并发肾病综合征 1 例，脊柱侧凸、尿道下裂、肠重复畸形 1 例。此组病例中临床表型变异非常大，特别是一位 β-UPD 患者的母亲，其基因变异与家族中先症者相同，却无临床异常表现。

在我国首例患者诊断后，北京儿童医院至今共发现了 19 例相关代谢筛查异常的患儿，目前已经有 6 例（其中例 1 已经在上述 16 例患者中被描述）患者经基因检测确诊。其中小头畸形患者 4 例，头围减小范围为 2～3 个标准差；全部 6 例患儿均有智力发育落后，程度为中重度（发育商低于 50）；肌张力改变 4 例，2 例增高，2 例减低；仅有 1 例患儿病程中有一过性惊厥表现，就诊时脑电图正常；仅 2 例患儿有头颅 MRI 异常，分别为髓鞘化延迟和侧脑室周围白质软化；1 例有视神经萎缩；这些与文献报道相符。

同时也该注意，在这些患儿中有 1 例患儿家族史中有一名同胞哥哥在 8 个月时夭折，1 名患儿同时共患脊髓性肌萎缩症Ⅱ型（经基因检测确诊），1 名患儿围产期有缺氧缺血脑病病史，1 名患儿母系成员有耳聋。随着临床确诊病例的增加，临床表型的特点有望进一步明确。同时我们也有理由相信 β-UPD 的发病率可能远远高于目前的报道。

日本报道了通过新生儿筛查诊断了 4 例新生儿[16,22]，已确诊的这些患儿没有临床症状，目前经生化诊断为完全 β-UPD，尚未得到分子生物学证实，而且家族中临床表型差异很大，因此应该注意遗传和环境因素的影响。

因此，当患者出现发育落后、神经系统异常（肌张力异常或共济失调）、肝脾增大、齿龈增生以及骨骼发育异常时应常规进行代谢筛查；如有不能用原发病解释或持续时间较长的血液、免疫、眼科或胃肠道症状时也建议进行代谢筛查[16]。

3.实验室检查

生化：完全 β-UPD 患者血浆和尿中 N-氨甲酰基-β-丙氨酸和 N-氨甲酰基-β-氨基异丁酸浓度明显增高；二氢尿嘧啶、二氢胸腺嘧啶浓度中等程度增高[16]。基因分析：应用 PCR 扩增以及 DNA 测序方法对于生化代谢异常患者进行 *UBP*1 基因测序[16]，不仅对于患者的诊断有重要意义，而且可以对于携带者筛查甚至为产前诊断以及遗传咨询提供可靠依据。

4.诊断

β-UPD 诊断需临床与生化以及基因突变分析相结合。

5.治疗

目前尚未有切实有效的治疗方案。曾经有报道一名病人应用 β-丙氨酸治疗 1.5 年，但临床症状未得到有效改善[23-24]。

β-UPD 患者和 *UBP*1 基因杂合突变导致的尿嘧啶代谢异常但表型健康的个体在应用 5-氟尿嘧啶时都可能会出现严重的不良反应，因此建议在用药前进行筛查确认。

（王旭）

参考文献

[1] Huang M，Graves L M.De novo synthesis of pyrimidine nucleotides：emerging interfaces with signal transduction pathways[J].Cell. Mol. Life Sci.，2003，60：321-336.

[2] Connolly G P，Simmonds H A，Duley J A.Pyrimidines and CNS regulation[J].Trends Pharmacol. Sci.，1996，17：106-107.

[3] Van Kuilenburg A B P，Stroomer A E M，van Lenthe H，et al.New insights in dihydropyrimidine dehydrogenase deficiency：a pivotal role for b-aminoisobutyric acid? [J]. Biochem. J.，2004，379：119-124.

[4] Shinohara T，Harada M，Ogi K，et al.Identification of a G protein-coupled receptor specifically responsive to beta-alanine[J].J. Biol. Chem.，2004，279：23559-23564.

[5] Schmieden V，Kuhse J，Betz H.A novel domain of the inhibitory glycine receptor determining antagonist efficacies：further evidence for partial agonism resulting from self-inhibition[J].Mol. Pharmacol.，1999，56：464-472.

[6] Hamajima N，Kouwaki M，Vreken P，et al.Dihydropyrimidinase deficiency：structural organization，chromosomal localization，and mutation analysis of the human dihydropyrimidinase gene[J].Am. J. Hum. Genet，1998，63：717-726.

[7] Bakker H D，Meinsma J R，Kayserili H，et al.Genotype and phenotype in patients with dihydropyrimidine dehydrogenase deficienc y [J].Hum. Genet，1999，10：41-49.

[8] Ohse M，Matsuo M，Ishida A，et al.Screening and diagnosis of beta-ureidopropionase deficiency by gas chromatographic/mass spectrometric analysis of urine[J].J. Mass Spectrom，2002，37：954-962.

[9] Dobritzsch D，Meinsma J R，Haasjes J，et al.Novel diseasecausing mutations in the dihydropyrimidine dehydrogenase gene interpreted by analysis of the three-dimensional protein structure[J].Biochem. J，2002，364：157-163.

[10] Andre B P，Patricia C J，Gennip H.Pitfalls in the diagnosis of patients with a partial dihydropyrimidine dehydrogenase deficiency[J].Clinical Chemistry，2000，46（1）：9-17.

[11] Van Kuilenburg A B P. Dihydropyrimidine dehydrogenase and the efficacy and toxicity of 5-fluorouracil[J].Eur. J. Cancer，2004，40：939-950.

[12] Morel A，Fey L，Soulie P，et al.Clinical relevance of different dihydropyrimidine dehydrogenase gene single nucleotide polymorphisms on 5-fluorouracil tolerance[J].Mol Cancer Ther，2006，5（11）：2895-2904.

[13] Dobritzsch D，Meijer J，Meinsma R，et al.Dihydropyrimidinase deficiency：phenotype，genotype and structural consequences in 17 patients. [J].Biochimica et Biophysica Acta，2010，1802：639-648.

[14] Meinsma J R，Zonnenberg B A，Zoetekouw L，et al.Dihydropyrimidinase deficiency and severe 5-fluorouracil toxicity[J].Clin. Cancer Res.，2003，9：4363-4367.

[15] Vreken P，Hamajima N，Meinsma J R，et al.cDNA cloning，genomic structure and chromosomal localization of the human BUP-1 gene encoding betaureidopropionase[J]. Biochim et Biophys Acta，1999，1447：251-257.

[16] Zhang C，Wang X，Raoul C，et al.M β -Ureidopropionase deficiency：phenotype，genotype and protein structural consequences in 16 Patients[J].Biochimica et Biophysica Acta，2012，1822：1096-1108.

[17] Lundgren S，Lohkamp B，Andersen B，et al.The crystal structure of beta-alanine synthase from drosophila melanogaster reveals a homooctameric helical turn-like assembly[J]. J. Mol. Biol.，2008，377：1544-1559.

[18] Begriche K，Massart J，Fromenty B.Effects of beta-aminoisobutyric acid on leptin production and lipid homeostasis：mechanisms and possible relevance for the prevention of obesity[J].Fundam. Clin. Pharmacol.，2010，24：269-282.

[19] Signore A P，Zhang F，Weng Z，et al.Leptin neuroprotection in the CNS：mechanisms and therapeutic potentials[J].J. Neurochem.，2008，106：1977-1990.

[20] Kolker S，Okun J G，Horster F，et al.3-ureidopropionate contributes to the neuropathology of 3-ureidopropionase deficiency and severe propionic aciduria：a hypothesis[J].J. Neurosci. Res，2001，66：666-673.

[21] Meinsma R，Beke E，Assmann B，et al. β -ureidopropionase deficiency：an inborn error of pyrimidine degradation associated with neurological abnormalities[J].Hum. Mol. Genet. 2004，13：2793-2801.

[22] Kuhara T，Ohse M，Inoue Y，et al.Five cases of β -ureidopropionase deficiency detected by GC/MS analysis of urine metabolome[J].J. Mass. Spectrom，2009，44：214-221.

[23] Assmann B，Gohlich G，Baethmann M，et al.Clinical findings and a therapeutic trial in the first patient with beta-ureidopropionase deficiency[J].Neuropediatrics，2006，37：20-25.
[24] Thomas H R，Ezzeldin H H，Guarcello V，et al.Genetic regulation of beta-ureidopropionase and its possible implication in altered uracil catabolism[J]. Pharmacogenet. Genomics，2008，18：25-35.

第十一节　肌酸缺乏综合征临床表现及诊治进展

肌酸缺乏综合征（creatine deficiency syndromes，CDS）是一组影响肌酸合成及转运的先天代谢性病，其影像学特点为质子磁共振波谱（proton magnetic resonance spectroscopy，H-MRS）成像显示脑肌酸缺乏。临床表现为智力缺损、语言发育迟缓、孤独症、癫痫发作、肌张力减退，以及运动障碍（主要是锥体外系）及行为问题。CDS 可能是相当多不明原因的精神发育迟滞儿童的致病原因。早期诊断，给予肌酸治疗，可以改善预后。影响肌酸合成或转运的三种相关酶缺陷，均可导致脑肌酸几乎完全缺乏。由于脑肌酸缺乏，使脑的能量储存和运输出现障碍，表现出中枢神经系统明显受累的临床症状。

L-精氨酸：甘氨酸脒基转移酶缺陷[L-arginine：glycineamidinotransferase（AGAT）deficiency]和胍基乙酸甲基转移酶缺陷 [Guanidinoacetatemethyltransferase（GAMT）deficiency]导致肌酸不能在肾脏、胰腺和肝脏合成，致病基因分别为 *GATM* 和 *GAMT*，为常染色体隐性遗传。而肌酸转运障碍，是由 SLC6A8 缺陷所致钠和氯依赖性肌酸转运体缺陷（sodium-and chloride-dependent creatine transporter，CRTR），使得肌酸合成后无法转运到大脑被利用，为 X 连锁遗传。

继发性肌酸代谢异常，主要与精氨酸和鸟氨酸代谢障碍有关，例如鸟氨酸氨基转移酶（ornithine aminotransferase，OAT）缺陷，精氨酸琥珀酸合成酶和精氨酸琥珀酸裂解酶缺陷，均可导致继发性肌酸代谢障碍。

一、肌酸的合成与转运

肌酸主要由肾脏、胰腺和肝脏合成，肌酸合成通过 2 个酶促反应完成：①L-精氨酸：甘氨酸脒基转移酶（L-arginine：glycineamidinotransferase，AGAT）催化精氨酸和甘氨酸，生成胍基乙酸。②S-腺苷-L-甲硫氨酸：N-胍基乙酸甲基转移酶（S-adenosyl-L-methionine：Nguanidinoacetatemethyltransferase，GAMT）催化胍基乙酸脒基团甲基化生成肌酸和 S-腺苷高半胱氨酸（图 8-11-1）。在肾脏和胰腺中 AGAT 活性较高，肝脏中 GAMT 酶活性较高，通过上述途径内源性合成的肌酸及来源于食物中的外源性肌酸通过血液运输到达各组织器官被利用，主要是肌肉和脑。通常内源性合成的肌酸占肌酸储存量的 50%。到达脑和肌肉后，由钠和氯依赖性肌酸转运体（sodium-and chloride-dependent creatine transporter，CRTR）介导进入细胞。细胞内部分肌酸在肌酸激酶（creatine kinase，CK）的催化下逆转化为一种高能量化合物磷酸肌酸。肌酸激酶共有 3 种细胞质亚型和 2 种线粒体亚型，3 种亚型分别为脑型 CK-BB，肌型 CK-MM 和 CK-MB 同工酶。肌酸和磷酸肌酸可通过非酶促反应转化为肌酐，主要通过尿液排泄。每日体内均有恒定的 1.5%的肌酸被转化，肌酐每日排泄量与体内肌酸总量成正比。

二、发病机制

三种肌酸合成或转运相关的基因缺陷导致 CDS，这 3 种缺陷均可导致脑肌酸几乎完全缺乏（图 8-11-2），表现出中枢神经系统明显受累，提示肌酸在维持脑的正常功能中必不可少。肌酸除了具有能量储存和传输的功能，还可能是一种神经调节物质。虽然它在肌肉组织代谢中具有重要作用，但 CDS 患者骨骼肌中肌酸仅有轻度减少。心肌中的水平虽还未检测过，但是至今没有 CDS 患者出现心肌病的报道。营养状况能显著影响血浆肌酸水平，因此，其水平正常并不能排除 CDS 的可能。在肌酸合成缺陷的患者中尿肌酸排泄降低，但在 SLC6A8 缺陷患者中，肾小管细胞功能障碍和肾小管重吸收肌酸减少，尿肌酸可正常或升高，但尿肌酸/肌酐比升高；此外，细胞内肌酸和磷酸肌酸含量减少导致肌酐合成减少。因此，在 CDS 患者中，血浆肌酐和尿肌酐均降低。

胍基乙酸在 CDS 的第二步代谢反应中具有重要作用。GAMT 缺陷不能催化胍基乙酸脒基团甲基化生成肌酸，导致患者的组织和体液中胍基乙酸的异常堆积，其脑脊液中的含量可升至正常值的 100 倍以上。但在 AGAT 缺陷患者中，由于 AGAT 缺陷，不能催化脒基团生成胍基乙酸，使胍基乙酸浓度降低。SLC6A8 缺陷影响肌酸的转运，故胍基乙酸的浓度正常。

继发性（脑）肌酸缺乏可见于精氨酸琥珀酸裂解酶缺陷（精氨酸-琥珀酸尿），精氨酸琥珀酸合成酶缺陷（瓜氨酸血症 1 型），和鸟氨酸氨基转移酶（ornithine aminotransferase，OAT）缺陷。此外，肌酸代谢的继发性改变还可由甲基化异常引起，如钴胺素 C 缺乏。

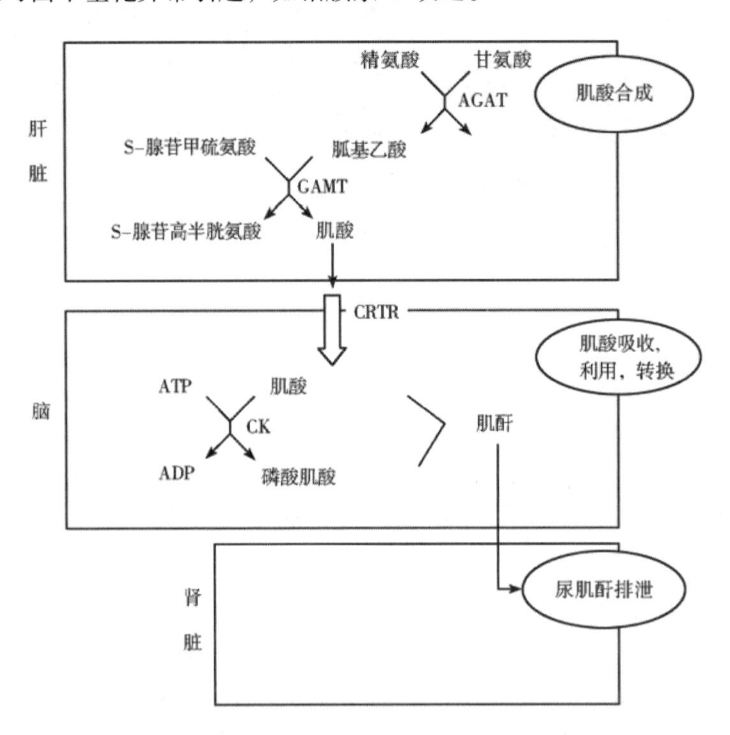

图 8-11-1　肌酸/磷酸肌酸代谢通路（主要存在于图中所标注的器官）

AGAT：甘氨酸脒基转移酶；GAMT：胍基乙酸甲基转移酶；CRTR：肌酸转运体（SLC6A8）；ADP：二磷酸腺苷；ATP：三磷酸腺苷；CK：肌酸激酶

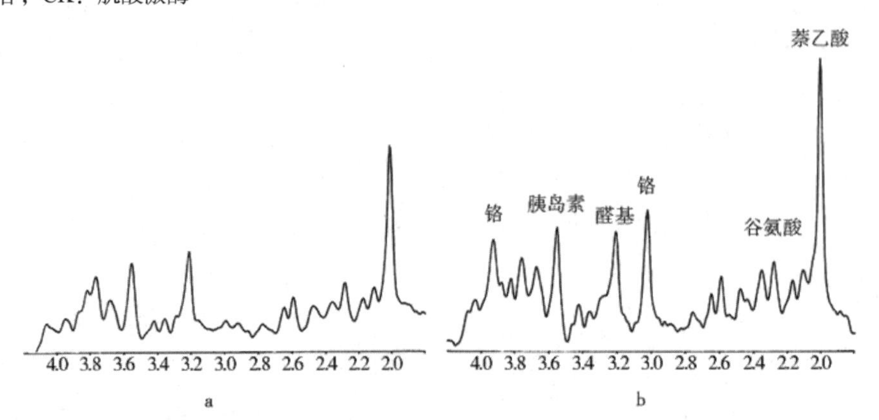

图 8-11-2　GAMT 缺陷致脑肌酸缺乏患者脑质子磁共振波谱

a：肌酸完全缺乏；b：口服 6 个月肌酸后，“肌酸波谱”部分正常

三、临床表现

CDS 临床表现有精神发育迟滞，语音发育迟缓和癫痫。精神发育迟滞的程度可轻可重，以并发多

动和孤独症为特征，运动障碍主要累及锥体外系[1]。

1.胍基乙酸甲基转移酶缺陷

首例胍基乙酸甲基转移酶（GAMT）缺陷病人于1994年被报道。该男婴生后大致正常，4月龄时出现发育迟滞、肌张力减退、运动过多的椎体外系表现和点头发作。脑电图显示慢波的背景活动和多灶性棘慢波。头颅MRI显示双侧苍白球异常，呈T1相低信号和T2相高信号。

迄今为止，已有超过50例的报道，本病具有广泛的临床表现，从轻度到重度的精神发育迟滞、药物难治性癫痫，大部分重症患者常伴有锥体外系的运动障碍和基底节异常信号。也有临床表现类似Leigh样综合征和线粒体病的报道，或迟发型折刀样肌强直和肌张力异常运动障碍的报道[2-5]。

2. L-精氨酸：甘氨酸脒基转移酶缺陷

2001年首次报道本病，目前有三个不同家系的报道。首例家系报道了3个兄弟姐妹，临床表现发育迟缓或智力障碍，语言发育延迟，孤独症行为，偶发癫痫和脑肌酸缺乏，在补充肌酸治疗后病情恢复。该家系中一人出生时即被确诊，在生后几周内开始服用肌酸治疗，随访至18月龄时，仍未出现临床症状。另一报道为14月龄具有中国血统的美国女孩，临床表现为精神运动发育迟缓，重度语言障碍，生长发育迟滞和孤独行为。2010年报道一例21岁和14岁也门犹太家族的兄弟姐妹患有甘氨酸脒基转移酶（AGAT）缺陷，两人均表现为发育迟缓，易疲劳和体重增加缓慢，分别有重度和轻度智力障碍（智商47和60），近端肌肉无力，CK中度升高（500～600IU/L）和肌电图肌病样改变，肌肉活检可见管状聚集和线粒体编码的呼吸链酶活性降低[6-8]。

3. *SLC6A8* 缺陷

2001年Salimins等首先报道了一例精神发育迟滞伴肌张力减低一男性患儿，脑MRS显示肌酸缺乏，血及尿液中肌酸增加及胍基乙酸正常，皮肤成纤维细胞中发现*SLC6A8*存在突变。自此，至少有78个家系总共约170位患者（包括男性患者/女性杂合子）已被确诊为该病。*SLC6A8*缺陷主要临床表现为精神发育迟滞、语音发育迟缓、自闭行为和注意缺陷多动障碍；次要特征包括肌张力减退、关节过伸、运动障碍、身材矮小、脑萎缩、面部畸形和肠道症状。心律失常（包括多发性室性早搏）也可与*SLC6A8*缺陷并发出现。除此以外，本病常并发癫痫，包括从偶发药物敏感性癫痫到频发全面强直阵挛性癫痫和难治性额叶癫痫。

*SLC6A8*缺陷家系中的女性杂合子可出现学习障碍、轻度精神发育迟滞，严重者表现出智力缺陷，行为障碍和难治性癫痫。*SLC6A8*缺陷的患病率相对较高，可能占X连锁精神发育迟滞男性患者的2%，男性散发智力障碍患者的1.4%[9-18]。

四、实验室检查

1.脑MRS

先天性肌酸代谢缺陷患者脑H-MRS成像显示肌酸信号明显降低，但是，仍需进行代谢筛查和分子遗传学分析。H-MRS在儿童及婴儿中应用时需全身麻醉，一般不作为常规检查。即便它日渐成为检测精神发育迟滞和神经系统疾病的常用检查，H-MRS仍不提倡作为首选筛查手段。

2.代谢筛查

进行尿液中胍基乙酸和肌酸/肌酐比值测定，可用于所有类型的CDS筛查。稳定同位素的气相色谱-质谱法（stable isotope gas chromatography-mass spectrometry，SID GC-MS）具有高度的灵敏性；液相色谱串联质谱法（liquid chromatography tandem mass spectrometry，LC-MS-MS）可快速多种化合物的测定。

GAMT缺陷患者在尿、血浆、脑脊液、干血纸片样本中出现胍基乙酸浓度增高，肌酸和肌酐减低，应用干血纸片样本测定胍基乙酸可进行GAMT缺陷的新生儿筛查工作。AGAT缺陷患者尿、血浆、脑脊液、干血纸片样本中出现胍基乙酸浓度降低，肌酸和肌酐减低。*SLC6A8*缺陷患者胍基乙酸浓度正常，尿肌酸可正常或升高，但尿肌酸/肌酐比值升高。这种标志性变化对男性*SLC6A8*缺陷患者有重要的诊断价值，但对于女性杂合子，此项指标不够灵敏，有症状患者该比值仍能处于参考范围内，因此，尿肌酸/肌酐比升高不能作为女性 *SLC6A8* 缺陷杂合子筛查依据[19-20]。

尿液中上述化合物的含量在一天内无明显变化，随机尿样本即可用于 CDS 的筛查。此外，富含蛋白质的饮食可影响筛查试验出现假阳性结果，应值得关注[21]。

3.DNA 诊断

进行与 CDS 相关的 GAMT，*GAMT* 及 *SLC6A8* 基因突变分析可用于本病的基因诊断。*GAMT* 和 *GAMT* 的编码基因分别定位于常染色体 19p13.3 和 15q15.3，两种基因缺陷均属常染色体隐性遗传。*SLC6A8* 基因定位于 Xq28，属 X 性连锁遗传，患者主要为男性，由于 X 染色体失活模式不同，女性杂合子可有多种临床表型。需要注意的是，在新突变的患者家系中，没有 X 性连锁遗传的证据，因此，诊断散发型精神发育迟滞的男性患者和女性患者应常规行 *SLC6A8* 缺陷的筛查。已发现 *GAMT* 和 *SLC6A8* 基因有多种突变类型，包括：无义突变、错义突变、拼接错误、插入、缺失和移码突变，其基因型与表现型间无明显关联。已在 3 个不相关的家系中发现了 *GAMT* 基因的 3 种突变：无义突变、拼接错误和单核苷酸插入，多数病人可通过基因直接测序进行诊断。高通量测序可作为一种筛查工具直接检测基因，对于部分缺乏灵敏生化标志性指标的 AGAT 和 *SLC6A8* 缺陷，该项技术有助于诊断出更多的患者，尤其适用于 *SLC6A8* 缺陷的杂合子女性[15]。

4.功能试验和酶学诊断法

利用成纤维细胞和/或淋巴母细胞或表达系统进行功能试验和/或酶学诊断法有助于在功能范畴内确定诊断，特别是在检测到新突变致病性未知的情况下，更有指导意义[22-24]。

5.产前诊断

高危产妇可通过产前诊断和胚胎植入前遗传学诊断法测定 3 种肌酸缺乏综合征的致病突变。此外，在未检测到潜在致病突变时，还可通过高危产妇的羊水胍基乙酸测定进行 GAMT 缺陷的产前诊断[25]。

五、治疗与预后

1.胍基乙酸甲基转移酶缺陷

口服肌酸替代治疗可有效补充脑肌酸，约 70%的患者可恢复正常[26]。肌酸的用量为 300 ~ 400 mg/（kg・d），分 3 ~ 6 次服用。该方法单独应用可解除锥体外系症状，显著改善癫痫的发作。合并限制精氨酸饮食治疗可帮助减少胍基乙酸的积累，减少高浓度胍基乙酸神经毒性作用。一般精氨酸限制在 15 ~ 25 mg/（kg・d）摄入量，相当于蛋白质 0.4 ~ 0.7 g/（kg・d）摄入量，另外需补充无精氨酸的氨基酸混合剂以满足机体营养和氨基酸的需求。体外试验显示补充大剂量鸟氨酸可竞争性抑制 AGAT 活性，有助于减少胍基乙酸的合成，但临床报道在病人应用时未见成效，提示可能在限制精氨酸和补充鸟氨酸联合应用才能有效。据报道，此方法可显著改善成年重症患者的癫痫发作和智力水平，为防止必需氨基酸-精氨酸缺乏影响尿素循环，可给予苯甲酸钠防止氨的累积。

早期联合治疗可显著改善远期预后，最好从新生儿期开始。文献报道一先证者的同胞，新生儿期 *GAMT* 基因突变测定阳性，自生后 3 周未出现临床症状时即开始联合治疗，14 个月随访时神经系统发育正常，而先证者此时已出现临床症状。测定胍基乙酸技术简单、经济，应列为常规新生儿筛查项目。

2.L-精氨酸：甘氨酸脒基转移酶缺陷

口服补充肌酸 300 ~ 400 mg/（kg・d），可有效恢复脑肌酸库，提高异常的发育评分，早期诊断与治疗可显著改善预后。文献报道一个 16 个月伴有全面发育迟缓的 AGAT 缺陷患儿，在肌酸治疗 23 个月后，患儿发育评分可达正常水平。然而，在另一家庭中的两名患儿分别于 7 岁和 5 岁时开始治疗，在 13 岁和 11 岁时仍遗留中度智力缺陷。该家庭中的另一个孩子产前明确诊断，于生后 4 个月开始肌酸补充治疗，18 个月随访发育一切正常，其两个年长的兄弟姐妹在此年龄时均已出现精神发育迟滞。

3. *SLC6A8* 缺陷

口服补充肌酸治疗不适用于 *SLC6A8* 缺陷，本病的男性患者及女性杂合子应用肌酸治疗均无效。文献报道 1 例女性杂合子 *SLC6A8* 缺陷患者，表现为学习障碍，脑 MRS 提示肌酸浓度轻度下降，在应用水肌酸治疗 18 周后，神经心理测试仅有轻度提高。L-精氨酸和 L-甘氨酸是肌酸合成第一步反应的两个重要底物，基于补充脑内两种氨基酸含量，促进脑内肌酸合成的原理，应用这两种物质与肌酸联合大剂量补充疗法目前正在研究当中。文献报道单独补充 L-精氨酸治疗可观察到一男患者出现发育改善现象，但对于其他四名男患者未见到智商提高，附加补充 L-甘氨酸可提高治疗效果。曾有 1 例 *SLC6A8* 缺陷女患者在应用水肌酸、精氨酸和甘氨酸联合治疗后，著改善难治性癫痫的报道。此外，尚有一些通过修改载体多肽或分子改变转运，促进肌酸向脑内转运的不同策略正在研究当中。

（方方）

参考文献

[1] StOckler S，Schutz P W，Salomons G S.Cerebralcreatine deficiency syndromes：clinical aspects，treatment and pathophysiology[J].Subcell Biochem，2007，46：149-166.

[2] Mercimek-Mahmutoglu S，Stockler-Ipsiroglu S，Adami A，et al.Clinical，biochemical and molecular features of guanidine acetate methyl transferase deficiency[J]. Neurology，2006，67：480-484.

[3] Dhar S U，Scaglia F，Li F，et al.Expanded clinical and molecular spectrum of guanidine acetate methyl transferase（GAMT）deficiency[J].Mol Genet Metab，2009，96：38-43.

[4] Morris A A，Appleton R E，Power B，et al.Guanidine acetate methyl transferase deficiency masquerading as a mitochondrial encephalopathy[J].J Inherit MetabDis，2007，30：100.

[5] O'Rourke D J，Ryan S，Salomons G，et al.Guanidine acetate methyl transferase（GAMT）deficiency：late onset of movement disorder and preserved expressive language[J]. Dev Med Child Neurol，2009，51：404-407.

[6] Battini R，Leuzzi V，Carducci C，et al.Creatine depletion in a new case with AGAT deficiency：clinical and genetic study in a large pedigree[J].Mol Genet Metab，2002，77：326-331.

[7] Battini R，Alessandri M G，Leuzzi V，et al.Arginine：glycineamidinotransferase （AGAT） deficiency in a newborn：early treatment can prevent phenotypic expression of the disease[J].J Pediatr，2006，148：828-830.

[8] Edvardson S，Korman S H，Livne A，et al. l-arginine：glycine amidino transferase （AGAT）deficiency：clinical presentation and response to treatment in two patients with a novel mutation[J].Mol Genet Metab，2010，101：228-232.

[9] Betsalel O T，Rosenberg E H，Almeida L S，et al.Characterization of novel SLC6A8 variants with the use of splice-site analysis tools and implementation of a newly developed LOVD database[J].Eur J Hum Genet，2011，19：56-63.

[10] Kleefstra T，Rosenberg E H，Salomons G S，et al.Progressive intestinal，neurological and psychiatric problems in two adult males with cerebral creatine deficiency caused by an SLC6A8 mutation[J].Clin Genet，2005，68：379-381.

[11] Anselm I A，Coulter D L，Darras B T .Cardiac manifestations in a child with a novel mutation in creatine transporter gene SLC6A8[J].Neurology，2008，29（70）：1642-1644.

[12] Fons C，Sempere A，Arias A，et al.Arginine supplementation in four patients with X-linked creatine transporter defect[J].J Inherit Metab Dis，2008，31：724-728.

[13] Mancardi M M，Caruso U，Schiaffino M C，et al.Severe epilepsy in X-linked creatine transporter defect（CRTR-D）[J].Epilepsia ，2007，48：1211-1213.

[14] Mercimek-Mahmutoglu S，Connolly M B，Poskitt K，et al.Treatment of intractable epilepsy in a female with SLC6A8 deficiency[J].Mol Genet Metab，2010，101：409-412.

[15] Kamp J M，Mancini G M，Pouwels P J，et al.Clinical features and X-inactivation in females heterozygous for creatine transporter defect[J].Clin Genet，2011，79：264-272.

[16] Clark A J，Rosenberg E H，Almeida L S，et al.X-Linked creatine transporter（SLC6A8）mutations in about 1% of males with mental retardation of unknown etiology[J]. Hum Genet，2006，119：604-610.

[17] Lion-Francois L，Cheillan D，Pitelet G，et al.High frequency of creatine deficiency syndromes in patients with unexplained mental retardation[J].Neurology，2006，67：1713-1714.

[18] Arias A，Corbella M，Fons C，et al. Creatine transporter deficiency：prevalence among patients with mental retardation and pitfalls in metabolite screening[J].Clin Biochem，2007，40：1328-1331.

[19] Carling R S，Hogg S L，Wood T C，et al.Simultaneous determination of guanidinoacetate，creatine and creatinine in urine and plasma by underivatized liquid chromatography-tandem mass spectrometry[J].Ann Clin Biochem，2008，45：575-584.
[20] Mercimek-Mahmutoglu S，Connolly M B，Poskitt K，et al.Treatment of intractable epilepsy in a female with SLC6A8 deficiency[J].Mol Genet Metab，2010，101：409-412.
[21] Arias A，Corbella M，Fons C，et al.Creatine transporter deficiency：prevalence among patients with mental retardation and pitfalls in metabolite screening[J].Clin Biochem，2007，40：1328-1331.
[22] Verhoeven N M，Schor D S，Roos B，et al.Diagnostic enzyme assay that uses stable-isotope-labeled substrates to detect l-arginine：glycineamidinotransferase deficiency[J]. Clin Chem，2003，49：803-805.
[23] Verhoeven N M，Roos B，Struys E A，et al.Enzyme assay for diagnosis of guanidine acetate methyl transferase deficiency[J].Clin Chem，2004，50：441-443.
[24] Rosenberg E H，Almeida L S，Kleefstra T，et al. High prevalence of SLC6A8 deficiency in X-linked mental retardation[J]. Am J Hum Genet，2004，75：97-105.
[25] Cheillan D，Salomons G S，Acquaviva C，et al.Prenatal diagnosis of guanidine acetate methyl transferase deficiency：increased guanidinoacetate concentrations in amniotic fluid[J].Clin Chem，2006，52：775-777.
[26] Mercimek-Mahmutoglu S，Muehl A，Salomons G S，et al.Screening for X-linked creatine transporter（SLC6A8）deficiency via simultaneous determination of urinary creatine to creatinine ratio by tandem mass-spectrometry[J].Mol Genet Metab，2009，96：273-275.

第十二节　抗 N-甲基-D-天冬氨酸受体脑炎临床特征及治疗

20 世纪 60 年代，Brierley 等和 Corsellis 等首先报道了选择性累及边缘性结构（海马、杏仁核、下丘脑等）的一类中枢神经系统炎性疾病，称为边缘性脑炎（limbic encephalitis，LE）[1]。由于最初的病例多伴有小细胞肺癌、乳腺癌以及淋巴瘤等，通常认为 LE 与肿瘤相关，或称之为副肿瘤性边缘性脑炎（paraneoplastic limbic encephalitis，PLE）[2]。2005 年，Vitaliani[3]等发现可能存在一种新的边缘叶副肿瘤性脑炎，其受累患者均为伴有良性畸胎瘤的年轻女性，患者体内存在一种主要表达于海马神经元细胞膜的不明抗原，这种脑炎症状严重，具有潜在致死性。2007 年 Dalmau 等[1]在此类患者体内发现了抗海马和前额叶神经元细胞膜的抗 NMDA 受体抗体，并提出了抗 N-甲基-D-天冬氨酸（N-methyl-D-aspartate，NMDA）脑炎受体脑炎的诊断。抗 NMDA 受体脑炎的具体发病率不详，Granerod[4]报道在英国该病约占脑炎病因的 4%，在急性免疫介导性脑炎中仅次于急性播散性脑脊髓膜炎位居第二。

一、发病机制

NMDA 受体是中枢神经系统内一类重要的兴奋性氨基酸-谷氨酸受体。NMDA 受体在调节神经元的存活、参与突触信号传导及可塑性形成等方面发挥重要作用。该受体的过度激活导致的细胞不良反应可能是癫痫、痴呆及卒中等的潜在发病机制[5]，而其活性降低则可导致精神分裂症样表现。NMDA 受体包括连接甘氨酸的 NRl 及连接谷氨酸的 NR2（A，B，C，D）亚单位，研究表明 NRI 亚单位是导致 NMDAR 脑炎的主要分子靶位[6]。

抗 NMDA 受体抗体脑炎发病机制尚未完全阐明，既往研究显示，因肿瘤抗原与神经系统细胞表达的抗原有相似性，攻击肿瘤抗原的抗体可以导致中枢神经系统炎症反应而致病[7]。非副肿瘤性患者因多数有前驱流感样症状，脑脊液内淋巴细胞增生，提示病原感染可能，但患者脑脊液、活体组织检查或尸检脑组织均无病原证据。故病原体可能参与了免疫激活或作为非特异性感染通过改变血脑屏障通透性而使免疫反应物质进入脑组织中。此外，一些患者在接种疫苗后患该病。亦有文献报道 1 例 3 岁的患儿染色体中发现了 6p21.32 微缺失，缺失部分包括编码人白细胞抗原（human leukocyte antigen，HLA）的基因，可能导致了其具有的自身免疫倾向[8]。

Dalmau 等[5]研究，从抗 NMDA 受体脑炎患者脑脊液或血清中分离出 IgG，并与大鼠的海马神经元共培养，发现神经元上NMDA受体的表达降低，而培养液中去除了患者的抗体后，NMDA受体又得以恢复。NMDA受体抗体可以选择性减少NMDA受体表面蛋白与抗原决定簇，而不影响其他谷氨酸受体或突触蛋白的定位及表达。体内试验将患者的抗体输入大鼠海马可降低其NMDA受体表达；注入啮齿类动物的前额区，可促进皮质运动反应系统的传入，提示了谷氨酸能通路被过度激活。研究表明，抗NMDA受体脑炎是一类由于神经元表面NMDA受体可逆性减少所致的神经元功能障碍性疾病，而非不可逆的退行性变。临床证据也表明抗NMDA受体抗体为该病的致病原，脑脊液或血清抗体滴度与临床表现相关。

二、临床特点

本病多见于年轻女性，男性少见。59%患者伴有畸胎瘤，大部分位于卵巢，偶尔也可发生于纵隔、睾丸。本病的临床表现具有一定特征性，多数患者病前有发热、头痛及非特异性类病毒感染样症状。约77%患者以精神症状为首发症状，包括焦虑、易激惹、怪异行为、妄想或偏执、幻视或幻听等，并以此首诊于精神科医生；部分患者出现短时记忆丧失。多数患者（约2/3）发病3周内出现惊厥发作，以全身强直阵挛发作最常见；约88%的患者出现意识水平降低，病情进展出现类似紧张型精神分裂症样状态，激惹兴奋与运动不能交替出现，对刺激反应减弱或矛盾反应（如对疼痛刺激无反应，抵制睁眼）；一些患者表现喃喃自语、模仿语言或缄默。在此阶段，多数患者出现运动障碍、自主神经功能紊乱及中枢性通气不足。口面部不自主运动是最常见的运动障碍，表现为怪相、强制性的下颌张开或闭合，严重者可导致口唇、舌体受伤或牙齿断裂，还可出现手足徐动或舞蹈样动作、四肢强直扭转等。约69%患者出现自主神经功能紊乱包括心律失常、各种心动过速或心动过缓、瞳孔散大、呼吸急促、出汗、血压升高或降低等。约66%患者出现中枢性通气不足，需要机械通气辅助呼吸[5]。患者常出现持续较长时间的睡眠障碍如失眠[9]。多数患者临床症状比较严重，有潜在致命的可能性[10]。

近期该病在儿童和青少年中逐渐被认识，但目前国内关于儿童抗NMDA受体脑炎的相关文献很少。有学者总结≤18岁儿童和青少年抗NMDA受体脑炎患儿约占病例总数40%，儿童患者在临床表现方面与成人相似。但由于儿童精神症状难于被发现，故儿童患者多以一侧肢体肌张力障碍、语言障碍或惊厥而就诊；儿童患者出现运动障碍约占84%，严重者可出现发作性角弓反张、肌张力障碍性姿势异常和眼动危象。儿童患者常发生自主神经功能障碍，但多不严重，常见唾液分泌亢进和尿失禁，很少有患儿因心律失常而需安装心脏起搏器。中枢性通气不足在儿童患者中发生率低，报道约23%患儿需机械通气呼吸支持。失眠亦为常见显著症状，严重患儿尽管使用多种镇静剂仍数天不睡[11]；另外有因吞咽功能障碍引起进食困难的儿童个例报道[12]。

三、实验室检查

本病血清学检查通常无特异性，肿瘤标志物亦无明显异常，极少数患者可有癌胚抗原（carcinoembryonic antigen，CEA）、癌抗原125（cancer antigen 125，CAl25）和抗α-胎球蛋白（anti-alpha-fetoprotein，AFP）水平升高。脑脊液检查一般无特异性，可出现非特异性炎性改变[5]，60%左右患者可见寡克隆区带[13]。血清和脑脊液相关病原学、风湿免疫性疾病、甲状腺自身抗体以及副肿瘤综合征的相关检查均阴性。本病特异性检查为血清和脑脊液抗NMDA受体抗体检测。伴有肿瘤的患者抗体滴度较无肿瘤者高，且与症状严重程度相关，症状改善后抗体滴度平行降低，而未改善者抗体滴度持续增高；如诊断延迟，或患者接受血浆置换或免疫球蛋白治疗后抗体可能仅在脑脊液中测得[5,13]。

头颅MRI检查多无特异性，约55%的患者可有液体衰减反转恢复（fluid attenuated inversion recovery，FLAIR）或T2W信号异常，主要出现于颞叶中部、大脑皮质，部分患者可出现大脑皮质、脑膜或基底节轻度或暂时性强化。脑电图可见广泛或局限于额颞慢波或δ波，但无特异性。胸腹部、盆腔CT和超声检查用于查找肿瘤，以女性卵巢畸胎瘤最常见[5]。儿童患者肿瘤发生率低，≤18岁患儿肿瘤发生率约占31%，而≤14岁发生率仅为9%[14]。

四、诊断和鉴别诊断

对于抗 NMDA 受体脑炎目前尚无统一诊断标准；年龄小于 50 岁，尤其是儿童或少年，出现急性精神行为异常、异常姿势或运动（主要是口面部及四肢运动异常），惊厥发作，自主神经功能紊乱、通气障碍；常伴有脑脊液淋巴细胞增多或寡克隆区带阳性；脑电图罕见痫样放电，但常为慢波、无规律活动，多数与异常运动无关；头颅 MRI 正常或 FLAIR 增强相短暂异常信号；在排除其他疾病后均应考虑本病的可能。血或脑脊液中检出 NMDA 受体抗体则可确诊[2,13,15]。多数患者在神经症状出现 3 周～4 个月期间发现肿瘤。因潜在肿瘤的持续存在可导致病情反复恶化，所有患者均应检测并寻找潜在的肿瘤，特别是卵巢畸胎瘤或睾丸生殖细胞瘤。尤其对复发或仍残留症状的患者[13]。Florance 等[15]提出尽管儿童患者肿瘤发生率低于成人，仍建议至少在患病 2 年内定期进行腹部、盆腔超声或 MRI/CT 扫描。

抗 NMDA 受体脑炎的临床经过比较具有特征性，但早期仍然需要与单纯疱疹病毒性脑炎、其他自身免疫性脑炎及精神障碍等[16]进行鉴别。单纯疱疹病毒性脑炎起病更急，常有发热、局灶性神经功能缺损以及进行性意识水平下降，头颅 MRI 显示颞叶病变范围更广并可有出血性改变，脑脊液中可发现病毒学的相关证据。其他自身免疫性脑炎如抗神经元内抗体脑炎、桥本脑病等，在临床表现上难以与抗 NMDA 受体脑炎鉴别，需进行血清和脑脊液相关特异性抗体确诊；具有精神行为异常，尤其以此症状起病的患儿，须与精神障碍鉴别。

五、治疗及预后

该病尚未建立标准化治疗方案，治疗尚处于积累经验阶段，主要为免疫治疗和肿瘤切除。目前把皮质醇激素、静脉注射免疫球蛋白和血浆置换作为一线免疫治疗。有肿瘤患者经一线免疫治疗和肿瘤切除后，80%的症状有显著改善[13]。但上述免疫治疗对于 30%～40%患者疗效差。临床无缓解的患者需要使用二线免疫治疗如环磷酰胺或利妥昔单抗。关于利妥昔单抗治疗有效的报道越来越多，该药多与皮质醇激素、免疫球蛋白联合使用或在一线免疫治疗后使用[17]。同时还需对症治疗，如抗癫痫、抗精神病、机械辅助通气等[13]。

本病临床恢复慢，常需数月[9-10]。Iizuka 等[18]通过对抗 NMDA 受体脑炎患者头颅核磁的长期研究观察提出该病所致的脑损伤是可逆转的。文献报道报道约 75%的患者完全康复或仅遗留轻微残障，其中约 85%的患者存在额叶功能失调的表现，包括注意力涣散、计划性降低、冲动和行为失控；约 27%的患者有明显的睡眠障碍，如睡眠过度和睡眠颠倒。20%～25%的患者可能会复发[5, 13]。有学者建议患者在病情稳定后仍需激素或免疫抑制剂治疗 1 年左右以防复发[13]。

抗 NMDA 受体脑炎作为一种新的免疫介导的脑炎，其发病机制尚未完全阐明。随着对该病的认识，儿童发病率比想象的高，并且该病在男童亦可见。临床表现与成人患者相似，但少见肿瘤，自主神经功能紊乱及低通气在儿童患者中发生率低，且程度轻[11]。所以对于出现急性行为改变、惊厥、意识水平下降、肌张力障碍或运动失调的患儿，应想到该疾病的可能，并尽快查找肿瘤以及检测抗 NMDA 受体抗体以尽早明确诊断；一旦明确诊断后应及时予以免疫治疗，如发现肿瘤即使良性也应尽早切除，多数患儿预后良好。

（王晓慧）

参考文献

[1] Dalmau J，Tfizfin E，Wu H Y，et a1.Paraneoplastic anti-N-Methyl-D-aspartate receptor encephalitis associated with ovarian teratoma[J].Ann Neurol，2007，61：25-36.

[2] 刘蕾，任连坤，焦劲松. 边缘性脑炎与相关抗体的研究现状[J].中华神经科杂志，2011，44：719-721.

[3] Vitaliani R，Mason W，Anees B，et a1.Paraneoplastic encephalitis，psychiatric symptoms，and hypoventilation in ovarian

teratoma[J]. Ann Neurol，2005，58：594-604.
[4] Granerod J，Ambrose H E，Davies N W，et al.Causes of encephalitis and differences in their clinical presentations in England：a multi-center，population-based prospective study[J].Lancet Infect Dis，2010，10（12）：835-844.
[5] Dalmau J，Gleichman A J，Hughes E G，et al.Anti-NMDA-receptor encephalitis：case series and analysis of the effects of antibodies[J].Lancet Neurol，2008，7：1091-1098.
[6] Waxman E A，Lynch D R.N-methyl-D-asparate receptor subtypes：multiple rides in excitotoxicity and neurological disease[J].Neurolscientist，2005，11：37-49.
[7] 周晶，秦新月.抗 NMDAR 抗体脑炎研究进展[J].中国实用神经疾病杂志，2011，14：84-86.
[8] Verhelst H，Verloo P，Dhondt K，et al.Anti-NMDA-receptor encephalitis in a 3 year old patient with chromosome 6p21.32 microdeletion including the HLA cluster [J].Eur J Paediatr Neurol，2011，15：163-166.
[9] Poloni C，Korff C M，Ricotti V，et al.Severe childhood encephalopathy with dyskinesia and prolonged cognitive disturbances：evidence for anti-N-methyl-D-aspartate receptor encephalitis[J].Developmental medicine and child neurology，2010，52：78-82.
[10] Hughes E G，Peng X，Gleichman A J，et al.Cellular and synaptic mechanisms of anti-NMDA-receptor encephalitis[J].J Neurosci，2010，30：5866-5875.
[11] Florance R N，Dalmau J.Update on anti-N-methyl-D-aspartate receptor encephalitis in children and adolescents[J].Curr Opin Pediatr，2010，22：739-744.
[12] Schimmel M，Bien C G，Vincent A，et al.Successful treatment of anti-N-methyl-D-aspartate receptor encephalitis presenting with catatonia[J].Arch Dis Child.，2009，94：314-316.
[13] Dalmau J，Lancaster E，Martinez H E，et al.Clinical experience and laboratory investigations in patients with anti-NMDAR encephalitis[J].Lancet Neural，2011，10：63-74.
[14] Cyril G,Hina S,Monika E,et al.Early electro-clinical features may contribute to diagnosis of the anti-NMDA receptor encephalitis in children[J].Clin Neurophysiol，2013，124(12)：2354-2361.
[15] Florance N R，Davis R L，Lain C，et al.Anti-N-methyl-D-aspartate receptor (NMDAR) encephalitis in children and adolescents[J].Ann Neural, 2009, 66：11-18.
[16] 童晶晶，陈贵海.抗 N-甲基-D-天冬氨酸受体脑炎[J].中华神经科杂志，2011，44：504-506.
[17] Kashyape P，Taylor E，Ng J，et al.Successful treatment of two paediatric cases of anti-NMDA receptor encephalitis with cyclophosphamide：the need for early aggressive immunotherapy in tumour negative paediatric patients[J].Eur J Paediatr Neurol，2012，16：74-78.
[18] Iizuka T，Yoshii S，Kan S，et al.Reversible brain atrophy in anti-NMDA receptor encephalitis：a long-term observational study[J].J Neurol，2010，257：1686-1691.

第十三节　注意缺陷多动障碍诊治进展

一、注意缺陷多动障碍

注意缺陷多动障碍（attention deficit hyperactivity disorder，ADHD），是一种儿童期常见的心理行为障碍，主要表现为与年龄不相符的注意力易分散、注意广度缩小、不分场合的过度活动和情绪冲动，并伴有认知障碍和学习困难，智力正常或接近正常[1]。目前学者普遍认为 ADHD 是一种影响终身的慢性疾病。该病的患病率一般报告为 3%~6%，我国多项研究显示现患率在 3%~10%[2]。

ADHD 病因及发病机制至今仍未明了，普遍的观点认为其致病因素并不是单一的，而是生物、心理、社会等多重因素共同作用的结果。

（一）关于 ADHD 的病因及危险因素

1.生物学因素

（1）遗传因素。对 ADHD 的家系研究显示，ADHD 患儿的一级亲属有 2~8 倍的危险率患 ADHD[3]，双生子研究发现 ADHD 的遗传率为 0.6%~0.9%，平均遗传率为 0.77%[4]，而领养家庭的亲属并没有较高的比率出现 ADHD 症状。一些研究显示，同卵双生子的同病率可达 65%，而异卵双生子仅为 30%，提示 ADHD 具有显著的遗传倾向[5]。而也有学者质疑其家族聚集性是基于基因还是共同家庭环境因素的影响[6]。其遗传方式目前也未能明确，多项研究显示多巴胺 D4 受体、多巴胺 D5 受体、多巴胺转运蛋白、5-羟色胺受体 、转运体等多个基因可能是 ADHD 的易感基因，但并未得出一致性结论[7-9]。

（2）神经解剖因素。部分研究显示，ADHD 患儿存在脑结构异常[10-12]，如前额叶区、扣带回、胼胝体、基底核、小脑蚓部等区域体积减小。近年来，随着脑功能影像技术的发展，更多研究显示出 ADHD 患儿脑功能的异常，其异常主要集中在大脑背外侧前额叶、腹外侧前额叶、前扣带皮质背侧、纹状体等，主要影响到注意力、认知、执行功能、记忆、反应抑制、奖励/动机系统等，是 ADHD 核心缺陷的主要相关结构。

（3）神经生化因素。神经生化相关研究显示，ADHD 的发生与单胺类中枢神经递质有关，其中关系最为密切的为多巴胺（dopamine，DA）和去甲肾上腺素（norepinephrine，NE）。但目前研究尚不能以某一单一递质缺陷解释，亦可能是多递质系统的异常。对于药物治疗的相关研究显示，能够改善上述神经递质活性的治疗，可以显著改善 ADHD 注意缺陷、多动及冲动等核心症状[13-14]。DA 和 NE 是执行功能神经通路的主要神经递质，ADHD 患儿的主要问题并不是上述递质的绝对缺乏，而是在关键脑区的释放和再摄取异常，导致突触间隙递质释放量不足或在摄取过快，导致信息无法在执行功能网络中及时而有效地传递。

（4）其他生物学因素。如脑发育异常、孕产期异常、重金属暴露、母孕期物质滥用及烟酒暴露等，均为 ADHD 患病危险因素[15]。

2.心理社会因素

心理社会因素对 ADHD 的发生机预后有着不可忽视的作用。已有国外研究显示，严重的家庭不和、低社会阶层、大家庭、父母犯罪、母亲的精神障碍、不良养育环境等是 ADHD 患病的重要危险因素。ADHD 儿童父母较正常儿童父母存在更多精神问题，如歇斯底里、抑郁、物质依赖或精神病性症状。如父母表现出易怒、情绪及行为冲动等特点，不仅可以通过行为的示范作用直接影响孩子，也可通过不良养育方式间接影响孩子的行为。儿童生活于不和睦的家庭，精神处于紧张、担忧、不安的状态，导致神经兴奋性异常，易出现多动、冲动等表现，不良的家庭环境也使儿童难于集中注意力。对 ADHD 儿童的研究发现，其家庭亲密度、情感表达及组织性等方面均低于正常儿童，提示不和谐的家庭环境是导致儿童各种不良行为的重要因素。其他如家庭经济收入低、住房拥挤、学习环境差都对 ADHD 症状产生影响。近年来，社会发展迅速，包括父母、教师等在内的人群都面临巨大生活和工作压力，儿童不仅也面临越来越大的学习压力，也承载着父母及老师等压力的传递和影响，从而使精神长期处于紧张状态，都是 ADHD 的潜在危险因素。

（二）关于 ADHD 的神经心理机制

ADHD 的神经心理机制，近年来成为研究的热点，目前尚未得到一致的结论。

1.执行功能缺损理论

执行功能缺陷的理论最早由 Barkely 在 1997 年提出[16]，大量研究显示，ADHD 患儿存在认知缺陷，其认知缺陷的核心为执行功能障碍。大部分研究者认为，执行功能（executive function，EF）是指区分优先次序，整合、调整其他认知功能的大脑环路，它管理大脑的认知功能，提供“自我调节机制”[17]。与 ADHD 最有关联的执行功能包括：抑制功能、规则转换、工作记忆、计划与流畅性等。Barkely 认为抑制不能是最根本缺损，抑制能力缺陷和不适当的行为控制导致多动和冲动的症状。Brown 则将执行功能描述为大脑的管理系统[17]。他将执行功能分解为六个群组：工作的组织、排序及激活；任务的集中、维持及转移注意；调节警觉水平、维持努力及处理速度；管理挫折情绪以及调节情感；利用工作记忆及获取回忆；行动的监控及自我调节。这六个群组损害的表现可以解释 ADHD 患者的全部症状，如启动任务困难；无法将注意力集中于一件任务以及在一定时间内在该任务上维持注意力；调节警觉水平及维持努力的困难；情绪的不稳定性；记忆的慢性困难；抑制能力损害及不能有效监控等。他认为这些群组以一个整合的方式运作，相互依赖又相互作用，六个群组的症状往往同时出现，在得到有效治疗时也会同时得到改善。Castellanos 等的研究则认为[18]，导致 ADHD 有 4 个主要原因：反应抑制、厌恶延迟、时间知觉和工作记忆，而工作记忆尤为重要。他强调 ADHD 儿童视觉空间工作记忆存在缺陷，因而不能够维持和熟练地操作视觉空间信息。

2.认知能量模型

Sergeant 提出认知能量模型[19]。将认知过程分为三个水平，底层为编码、中央加工和反应结构。第二级由唤醒、激活和努力三个能量库组成，第三级为管理及执行功能系统。该模型认为 ADHD 患儿的主要缺陷为能量因素，认知能量不足导致不能抑制行为的症状。

3.延迟嫌恶及双通道理论

Sonuga-Barke 等提出以延迟嫌恶（delay aversion）为核心概念的理论[20]。该理论认为 ADHD 的核心症状都是因为个体想要逃离与躲避时间延迟所产生的不适感而出现的适应环境的功能性行为。当患儿面临工作或学习任务时，为减少时间延迟的嫌恶感，自发创造出一些与任务无关的活动，，从而改变对时间长度的知觉，而这些行为往往与任务要求不相符，因而被称之为注意力不集中和多动。

双通道理论则认为单一的抑制缺损理论或延迟嫌恶理论都不充分，而需要从抑制控制和动机机制 2 个通道来解释 ADHD 症状。该理论将 ADHD 区分为执行功能障碍的 ADHD 和延迟嫌恶动机风格的 ADHD，提示构成 ADHD 不同亚型的神经机制可能不同[21]。

二、ADHD 早期识别及治疗进展

ADHD 是儿童期最常见的行为障碍。是一种慢性神经精神疾病。全球范围的患病率报道，因年代、地区、诊断标准不统一有很大的差异，其范围儿童 6%～12%，成人 1%～6%[22-24]。约 70%的儿童 ADHD 可持续到青春期，有 50%ADHD 症状可持续到成人[25-26]，仅有 10%的患者可以有症状和功能的缓解[27]。ADHD 的核心症状包括注意力缺陷、多动和冲动，这些症状可以严重损害儿童健康发展、生活质量和社会功能[27-29]。不仅对患者个人，也对家庭和社会造成巨大危害。随着近年来发病率上升，患者数量众多，ADHD 已成为严重危害的公共卫生问题，有待全社会高度关注。

虽然 ADHD 如此常见，病人数量众多，却很难在早期被家长和医生识别，据作者临床观察，ADHD 儿童就诊时，其平均病程都在 3～5 年，作者见到最晚的是上初中才来就诊，病程已 6～7 年，孩子因学习跟不上，引起父母重视方来就诊，由于延误诊断，往往对孩子身心健康、社会功能等方面造成严重损害并且治疗效果也较差。这种现象值得儿科医生，尤其是儿保、神经及心理精神科医生的深思。

（一）对 ADHD 儿童进行早期识别和早期诊断，可以从以下三方面入手

1.根据年龄划分

根据目前 ADHD 诊断标准[《精神障碍诊断和统计手册》（第 4 版），*DSM-Ⅳ*]，起病多在 7 岁以前，有些研究发现 7 岁前与 7 岁后发病的 ADHD 无差异性，约半数注意缺陷型儿童，在 7 岁后才显示出异常。以 7 岁划分只是人为标准。由于不同年龄、不同性别 ADHD 儿童可以有不同的表现，其差异可能在孩子出生前就有所不同，如在母孕期，胎动特别明显；在婴幼期孩子表现为难养气质或启动缓慢类型，如好动，脾气大，易怒，易兴奋，易哭闹，难安抚，反应性强或弱，喂养困难，睡眠少，不规律，特别难带，经常刚会走，就要跑，以跑代步，出现外伤、意外事故多见。目前我们仍无法确定 3 岁前 ADHD 的表现形式，原因有二，一些早年的研究表明，3～4 岁出现显著的注意力不集中和多动，仅有 48%到学龄期或青少年期可以诊断，至少有半数不会持续到青少年期[30]；其次美国儿科学会（American Academy of Pediatrics，AAP）于 2011 年 10 月发布 ADHD 诊断、评估和治疗新临床指南。一项重要的变化为 ADHD 诊断、治疗年龄的扩展，由原指南（2000 年和 2001 年）6～12 岁扩展到 4～18 岁。对于

4岁以下儿童，尚不能确诊，可以观察随诊，进行早期行为干预。学龄前儿童进入托幼机构，更多被幼儿园老师发现异常情况。与正常儿童相比，他们精力旺盛，多动不宁，一刻不停，自控力差，干事无长性，情绪不稳定，伙伴关系差，自尊心低下。但多数家长并不重视，认为孩子小，大点就好了。进入学龄期，症状非但没有减轻，可以表现的更明显，更严重。对家长最大的挑战是除了经常被老师告状外，每天最困难的事就是督促做事拖拉、马虎的孩子写作业，经常要做到深夜，常出现一幅疲惫的家长催着疲惫的孩子挑灯夜战的景象。由于持续注意力不集中，孩子学习成绩不稳定，至小学3～4年级可以出现学习退步，至初中大部分成绩跟不上，与孩子的智力水平不相称。对于青春期的孩子，ADHD的症状变得隐匿起来，但注意力缺陷仍是这个年龄的突出特征，表现为不能过滤无关刺激，易分心，注意力的选择和维持有困难，做事不能坚持，虎头蛇尾，不能按要求做事，经常半途而废，学业往往受挫，可以出现一门或多门功课不及格，甚至厌学，上课注意力更加不集中，与学习成绩差形成恶性循环。孩子情绪也更加不稳定，亲子关系恶化，此时就诊已太晚了。

2.根据症状划分

ADHD是一种行为障碍，其主要临床表现为三大核心症状——注意力不集中、多动和冲动。临床分为三个亚型：①注意力缺陷为主型；②多动冲动为主型；③混合型。可以简单按症状划分为有多动的和无多动的ADHD。对于伴有多动的ADHD早期诊断相对容易，因为这类孩子往往有明显的，与年龄不相称的、难以控制的行为紊乱，而对于没有多动的ADHD，早期诊断相对困难，ADHD不一定就有多动行为，有多动行为的也不一定都是ADHD。尤其要警惕母亲有分娩异常，语言发育迟缓，感觉统合统失调的儿童，对于有注意力缺陷的女孩，有学习问题的儿童更需要警惕。由于ADHD的性别差异，男孩患病远多于女孩，男女之比为（4～9）∶1，加之女孩的ADHD往往以注意力缺陷为主。她们表面看上去安静，但是学习成绩不佳，即安静型的ADHD，症状比较隐匿。女孩的ADHD不易被发现和诊断，因为老师可能无法发现和报告其注意分散的行为。造成女孩往往比男孩晚就诊3年左右，多因学习成绩退步方来诊。

而对于多动行为明显的儿童需要鉴别以下情况：正常儿童的活泼好动；长期不良环境引起的多动；精神发育迟滞；孤独障碍；抑郁障碍；抽动障碍等。ADHD儿童的多动是过度的、盲目的、不恰当的，甚至是有破坏性的、不分场合的、难以控制的、与其年龄不相称的多动，与正常儿童的贪玩、淘气、好动是有本质上的区别。其他疾病伴发的多动往往具有原发病的表现。为了能早期诊断ADHD，除了需要家庭、学校、医院密切配合外，老师（幼儿园、小学）的作用至关重要，他们可以对行为异常的儿童做出观察、比较和判断，将孩子的情况反馈给家长，也可以通过让老师填写ADHD筛查量表，如Conners教师问卷，将结果反馈给医生，通过病史，症状，相关检查也可以早期做出诊断。在诊断ADHD时，我们需要了解一下情况：

（1）孩子的异常行为是否在7岁之前出现？

（2）这些行为是否比其他同年龄、同性别的儿童发生的更频繁、更严重？

（3）这些行为是否持续6个月以上？

（4）这些行为是否在多场合，而不是一个地方发生？

（5）这些行为是否明显导致儿童的社会功能受损？

（6）孩子的智力是否正常？

3.根据共患病划分

ADHD是儿童期常见的神经精神疾病，其共患其他精神疾病的可能性较其他人群高6倍。单纯ADHD仅占1/3，有2/3的ADHD共患其他精神障碍[31]。常见的如对立违抗障碍、品行障碍、焦虑障碍、心境障碍、抽动障碍、睡眠障碍、特定的学习障碍。由于共患病的存在，往往使得病情严重而复杂，而以某一共患病来就诊的患儿，需要考虑有无ADHD，因为ADHD太常见了，使得我们更多时候要警惕它的存在。这样可以及早发现和诊断ADHD。

（二）ADHD 的治疗

ADHD 如此常见，对儿童青少年身心健康发展危害如此之大，早期诊断和治疗却很困难，治疗过程则更困难，这与公众目前对 ADHD 还不了解，不认识，不重视有很大关系。治疗 ADHD 的关键，包括药物治疗，依从性，疗效及随访等，很大程度在于家长而不在于医生，虽然医生的作用也很大，但是却很有限。我们迫切需要做的是让广大公众和患儿家长了解 ADHD；重视 ADHD，要让家长知道 ADHD 是一种慢性危害极大的疾病，而不是孩子的坏习惯、坏毛病，也要让家长知道多动、分心不是孩子的错，而是疾病的表现。目前对于 ADHD 的治疗有了很多方法，治疗药物品种繁多，疗效也有了明显的提高，给患儿和家长带来了希望，这是可喜的一面，但是要改变家长对 ADHD 的科学认知，提高治疗的依从性，我们面临的工作任重而道远。

早在 1937 年，美国医生 Charles Bradley 首次用中枢兴奋剂苯丙胺治疗儿童行为问题和学习问题取得惊人效果，也开创了 ADHD 的治疗先河。从那时起，中枢兴奋剂类药物（包括哌甲酯、苯丙胺和匹莫林）一直是治疗 ADHD 的首选和最常用的药物。在许多临床试验和前瞻性社区研究报告显示，兴奋剂治疗能迅速改善 ADHD 患儿的核心症状，有 69%~ 81% 的患儿在短期内对兴奋剂治疗产生有效的反应[32-33]。二线药物包括可乐定（Clondine）、三环类抗抑郁剂等，也有一定的治疗效果，但不良反应较为明显，主要是心血管系统方面的，需要监测血压、脉搏和心电图。主要用于对兴奋剂效果不佳或有其他禁忌证的患儿。

1.药物治疗

目前治疗 ADHD 的药物种类多，大致可以分为中枢兴奋剂和非中枢兴奋剂两大类。中枢兴奋剂国外有 15 种之多，而我国仅有哌甲酯及其缓释剂（专注达）；非中枢兴奋剂有托莫西汀（择思达）、三环类抗抑郁剂、安非他酮、单胺氧化酶抑制剂、5-HT 再摄取抑制剂（5-HT serotonin reuptake inhibitor，SSRI）和 5-HT 及 NE 再摄取抑制剂（5-HT and NE serotonin reuptake inhibitor ，SNRI）、中枢去甲肾上腺素调节药物（可乐定）等。

尽管国外有许多治疗 ADHD 的新药。长效兴奋剂（包括 adderall、metadate、ritalin LA、vyvanse 和 concerta 等）。新一代的中枢兴奋剂主要是长效制剂。一些国家，如加拿大治疗 ADHD 指南中，已将长效兴奋剂哌甲酯和安非他明作为一线用药，传统的短效制剂作用时间 4 ~ 6 h，中效制剂 6 ~ 8 h，长效制剂 10 ~ 14 h。迄今为止的研究结果显示，长效兴奋剂在诱导缓解方面优于短效兴奋剂[34]。且只需每日服用 1 次，增加了依从性，减少了多次服药的麻烦。

国内目前在临床中，应用广泛的长效制剂分别是中枢兴奋剂——哌甲酯缓释片（Concerta）和非中枢兴奋剂——盐酸托莫西汀（Atomoxitine）。两种药物是我国 ADHD 防治指南推荐的主要一线用药[35]。

（1）哌甲酯缓释片（Concerta）是长效的哌甲酯制剂，通过使用独特的口腔渗透系统中的释放泵，使胶囊中的哌甲酯缓慢释放，作用时间可达 12h。其作用机制是阻断突触前膜上的多巴胺转运体（dopamine transporter，DAT），减少突触间隙 DA 和 NE 的回吸收，促进 DA 和 NE 的释放，进而提高了突触间隙 DA 和 NE 的水平，增加了对突触后膜受体的作用。与速释哌甲酯相比，Concerta 具有效果好、维持时间长、作用平稳、不良反应轻及使用方便等优点。有一项服用 Concerta 12 个月治疗 ADHD 的研究显示：服用 Concerta 治疗 ADHD 患儿的效果明显优于使用速释哌甲酯者，家长/ 看护者更喜欢使用 Concerta，也提高了依从性。Concerta 常见的不良反应为食欲下降、入睡困难、腹痛、头痛和抽动等。

（2）盐酸托莫西汀（Atomoxitine），是第一个被美国 FDA 批准用于治疗 ADHD 的非兴奋型药物，治疗作用持续 24 h。其作用机制是可以有效减缓突触前膜 NE 的回吸收，增加突触间隙 NE 的浓度。7 项儿童青少年 ADHD 患者临床研究的荟萃分析，为双盲随机对照研究，805 例应用托莫西汀，558 例应用哌甲酯，接受 6 周治疗。结果显示托莫西汀治疗 ADHD 的疗效与哌甲酯相当（有效率分别为 49%和 53%），两种药物对于注意缺陷的有效率无明显差异。择思达的治疗优势，对于 ADHD 共患病，包括焦虑、抑郁、对立违抗性障碍和抽动障碍等也有较好的疗效，服药后症状改善，生活质量显著提高，且不诱发抽动、无成瘾风险，未来有着良好、广泛的应用前景。常见不良反应为头痛、食欲下降、腹痛、恶心、发力等，往往是轻微的、一过性的、可以耐受的。长期用药未见严重不良事件的报告。

2.非药物治疗

由于 ADHD 是一种复杂的，多因素所引起的综合征。临床表现多样化，治疗的单一化，对于疾病的恢复往往难以达到显著、持久的效果。需要寻找综合的，多维的，多模式治疗。多维治疗（multimodal treatment）指的是同时进行几种不同的治疗方案来针对一种缺陷或一种障碍的综合治疗方案。对 ADHD 的多模式治疗研究是 ADHD 治疗领域里程碑式的，经典的多方位研究计划。其结果证实：药物治疗，行为治疗，联合治疗，一般的社区治疗均对 ADHD 的症状改善有作用，但作用的有区别，药物治疗和联合治疗优于行为治疗和一般社区治疗[36]。

（1）行为治疗。针对 ADHD 的心理行为问题进行心理治疗和行为训练，行为治疗是一种特异性的干预，经循征医学研究显示与兴奋剂同属 ADHD 的一线治疗。尤其对于轻症患儿，有良好的效果。医生、家长和教师对患儿的家庭和学校环境进行一系列的干预，提供更有序的活动，使儿童能更专心，避免精力分散。并应用学习原则，逐渐改善患儿的非功能或非适应性行为。常用的方法包括正性强化法、暂时隔离法、消退法、示范法等。

（2）父母培训。通过父母培训，教给家长如何管理子女行为的方法。解释 ADHD 儿童产生对抗行为的原因，指导如何关注、表扬儿童，如何纠正儿童的不良行为。使父母能更加理解患儿的需要，更好地对其行为做出适当反馈。父母培训可创造一种长期、持续、有利于康复的环境，使儿童能减少的对抗行为，逐渐展示他们具有良好行为的能力。

（3）社会能力训练。包括社交技能、认知技能和躯体技能训练。帮助 ADHD 儿童学会一些实际社会技巧、正确对待他人、解决好人际关系、相互学习、接受奖励或批评，处理挫折和恼怒等方法。该方法对 ADHD 的远期疗效较好。

（4）学校干预。这是 ADHD 儿童进入社会，融入集体的重要一环。学校老师可以通过课堂管理和策略，提高学生行为控制的能力。老师可根据 ADHD 患儿的具体情况，对不同类型 ADHD 儿童进行特殊干预，进行个别和团体辅导，并配合药物治疗，提高治疗效果。

（5）假期强化治疗。ADHD 的治疗，假期不能停，因为疾病和损害没有“假期”之分。假期除了坚持服药外，还可以进行强化行为训练，让孩子们在营地进行训练，娱乐和心理课程学习，能在短期内有效地培养孩子的良好生活和学习习惯，消除不良行为模式。临床实践证明，配合药物治疗效果良好且持久。

（6）其他方法。特殊教育项目，根据 ADHD 儿童发育延迟，行为较幼稚，学习有困难的特点，可以采取蹲班或安排接受 1~ 2 年的特殊教育，老师根据 ADHD 儿童的特点，制定合适的教育方案，采用特殊的教育方法，而教育内容与学生所在学校相同。

比较药物治疗和非药物治疗，哪种类型的治疗对 ADHD 更有效。通过 ADHD 儿童多模式治疗协作组的为期 14 个月的随机、多中心的临床试验，回答了这一问题。参加该研究的对象为 7 ~ 9 岁在校 1 ~ 4 年级儿童，符合 *DSM-Ⅳ*中 ADHD 混合型的诊断标准。共入组 579 例，随机分为 4 组：单独药物治疗组，单独行为治疗组，药物行为联合治疗组，单独社区治疗组。在治疗的 3 个月、9 个月、14 个月进行随访和评估。结果显示 4 组的 ADHD 症状比治疗前均有改善，获得最佳疗效儿童的百分比：联合治疗组 68%，单独药物治疗组 56%，单独行为治疗组 34%，社区治疗组 25%，药物治疗明显优于行为治疗，联合治疗与单独药物治疗疗效相比差异不大，这个经典的临床试验也验证了 ADHD 的损害是神经递质的失衡，因此可以单独选用恰当药物治疗使之缓解。

总之，对 ADHD 儿童要采取多维的、综合的治疗模式。以药物治疗为主，配合行为治疗。目前，治疗过程中强调按中国《儿童注意缺陷多动障碍防治指南》规范化治疗；坚持长期治疗；连续药物治疗；

个体化治疗。既要对 ADHD 治疗，也要对共患病治疗；既要最大限度地改善症状，也要促进社会功能的提高。我们——家长、老师、医生及全社会一起来关注儿童多动症这个病及患多动症的儿童，才能让 ADHD 儿童及其家庭最大程度获益，减少疾病带来的各种危害。

（陆小彦　王爱华）

参考文献

[1] 郑毅.儿童注意缺陷多动障碍防治指南[M].北京：北京大学医学出版社，2007：1.

[2] 静进.儿童注意缺陷多动障碍诊疗进展[J].实用儿科临床杂志，2012：965-970.

[3] Banerjee T D, Middleton F, Faranone S V.Environmental risk factors for attention-deficit hyperacticity disorder[J].ActaPaediatr，2007，96（9）：1269-1274.

[4] 陶国泰，郑毅，宋维村.儿童少年精神医学[M].2 版.南京：江苏科学技术出版社，2008：207.

[5] 邹小兵，静进.发育行为儿科学[M].北京：人民卫生出版社，2005：237-238.

[6] Lydia M F.Attention-deficit hyperactivity disorder（ADHD）: Does new research support old concepts[J].Child Neurol，2008，23（7）：775-784.

[7] Bhadurin N，Das M，Sinha S，et al.Association of dopamine D4 receptor（DRD4）polymorphisms with attention deficit hyperactivity disorder in Indian population[J].Am J Med Genet B Neuropsychiatr Genet，2006，141（1）：61-66.

[8] Nyman E S，Ogdiemn，Loukola A，et al.ADHD candidate gene study in a population-based birth cohort association with DBH and DRD2[J].J Am Acad Child Adolesc Psychaitry，2007，46（12）：1614-1621.

[9] Lid，Sham P C，Owen M J，et al.Meta-analysis shows significant association between dopamine system genes and attention deficit hyperactivity disorder（ADHD）[J].Hum Mol Genet，2006，15（14）：2276-2284.

[10] Camona S，Vilarroya O，Bielsa A，et al.Global and reginal gray matter reductions in ADHD：a voxel–based morphometric study [J].Neurosci Lett，2005，389（2）：88-93.

[11] Wang J，Jiang T，Cao Q，et al.Characterizing anatomic differences in boys with attention -deficit hyperactivity disorder with the use of defomation-based morphometry[J].Am J Neuroradio，2007，28（3）：543-547.

[12] Emond V，Joyal C.Structural and functional neuroanatomy of attention-deficit hyperactivity disorder（ADHD）[J].Encephale，2009，35（2）：107-114.

[13] Noorbala A A，Akhondzadeh S.Attention-deficit hyperactivity disorder etiology and phamacotherapy[J].Arch Iran Med，2006，9（4）：374-380.

[14] Berridge C W，Devilbiss D M，Andrzejewski M E，et al.Methylphenidate preferentially increases catecholamine neurotran-smission with in the prefrontal cortex at low doses that enhance cognitive function [J].Biol Psychaitry，2006，60（10）：1111-1120.

[15] Braun J M，Kahn R S，FroehlichT，et al.Exposures to environmentaltoxicansand attention deficit hyperactivity disorder in U.S. children[J].Environ Health Perspect，2006，114（12）：1904-1909.

[16] Barkley R A.Behavioralinhibition，sustainedattention，and executive functions：constructing a unifying theory of ADHD[J].Psychological Bull，1997，121（1）：65-94.

[17] 布朗 T E.注意缺陷障碍[M].王玉凤 主译.北京：北京大学医学出版社，2007：19-50.

[18] CastellanosF X，Tannock R.Neuroscience of attention deficit/hyperactivity disorder.The search for endophenotypes[J].Nat Rev Neurosci，2002，3（8）：617-628.

[19] Sergeant J.The cognitive-engergeticmodle：anempirical approach to attention -deficit hyperactivity disorder[J].NeurosoiBiobeh Rev，2000，24（1）：7-12.

[20] Sonuga-Barke E J，Sergeant J A，Nigg J，et al.Executive dysfunction and delay aversion in attention deficit hyperactivity disorder.Nosologic and diagnostic implications[J].Child Adolesc Psychiatr Clin N Am，2008，17（2）：367-384.

[21] Sonuga-Barke E J.Psychological heterogeneity in AD/HD-a dual pathway model of behavior and cognition[J].Behavioural Brain Res，2002，130（1/2）：29-36.

[22] Faraone S V，Sergeant J，Gillberg C，et al.The worldwide prevalence of ADHD：is it an American condition? [J].World Psychiatry，2003，2（2）：104-113.

[23] Kessler R C，Adler L，Ames M，et al.The prevalence and effects of adult attention deficit/hyperactivity disorder on work performance in a nationally representative sample of workers[J].J Occup Environ Med，2005，47（6）：565-572.

[24] Biederman J，Faraone S V.Attention-deficit hyperactivity disorder[J].Lancet，2005，366（9481）：237-248.

[25] Langley K，Fowler T，Ford T，et al.Adolescent clinical outcomes for young people with attention-deficit hyperactivity disorder[J].Br J Psychiatry，2010，196（3）：235-240.

[26] Kessler R C，Adler L，Barkley R，et al. The prevalence and correlates of adult ADHD in the United States：results from the National Comorbidity Survey Replication[J]. Am J Psychiatry，2006，163（4）：716-723.

[27] Gigi H H，Nanda R，Jan K. To stop or not to stop? How long should medication treatment of attention-deficit hyperactivity disorder be extended?[J].European Neuropsychopharmacology，2011，（21）：584-599.

[28] Barkley R A. Global issues related to the impact of untreated attention-deficit/hyperactivity disorder from childhood to young adulthood[J].Postgrad Med，2008，120（3）：48-59.

[29] Adler L，Cohen J.Diagnosis and evaluation of adults with attention-deficit/hyperactivity disorder[J].Psychiatr Clin North Am，2004，27（2）：187-201.

[30] 苏林雁.儿童多动症[M].北京：人民军医出版社，2004：134-142.

[31] 王玉凤.注意缺陷障碍[M].北京：北京大学医学出版社，2007：171-172.

[32] Spencer T，Biederman J，Wilens T，et al.A large，double-blind，randomized clinical trial of methylphenidate in the treatment of adults with attention-deficit/hyperactivity disorder[J].Biol Psychiatry，2005，57（5）：456-463.

[33] Kemner J E，Starr H L，Ciccone P E，et al.Outcomes of OROS methylphenidate compared with atomoxetine in children with ADHD：a multicenter，randomized prospective study[J].Adv Ther，2005，22（5）：498-512.

[34] Hosenbocus S，Chahal R.A review of long-acting medications for ADHD in Canada[J].J Can Acad Child Adolesc Psychiatry，2009，18（4）： 331-339.

[35] 郑毅.儿童注意缺陷多动障碍防治指南[M].北京：北京大学医学出版社，2007：66-67.

[36] Conners C K，Epstein J N，March J S，et al.Multimodal treatment of ADHD in the MTA：an alternative outcome analysis[J].J Am Acad Child Adolesc Psychiatry，2001，（2）：159-167.

第九章　内分泌系统疾病诊治进展

第一节　儿童糖尿病的诊治进展

一、儿童糖尿病的流行病学研究现状

糖尿病（diabetic mellitus，DM）是一种严重的代谢性疾病，是儿科内分泌最常见最重要的慢性疾病之一。随着人民生活水平的提高，全球儿童糖尿病发病率迅速增加，严重增加了社会和家庭的负担。了解儿童糖尿病的发病现状及积极采取相关防治策略具有重要临床意义。

（一）儿童和青少年 1 型糖尿病

1 型糖尿病（type 1 diabetic mellitus，T1DM）是儿童及青少年糖尿病的主要类型，全球 20 岁以下的糖尿病患儿大约 85%为 1 型糖尿病。1 型糖尿病的症状和诊断明确，发病时必需住院抢救治疗并使用胰岛素，因此针对 1 型糖尿病的流行病学研究是大多是以发病率调查为主。从调查方法看，目前发病率的研究多数采用“捕获-再捕获”方法，其病例数据有 2 个不同来源，再通过公式计算而得出发病率。第一来源是主要来源，一般是以医院为基础的病例。第二来源在不同国家略有不同，如可能是青少年糖尿病基金会的会员记录、胰岛素使用记录、城市糖尿病登记、医疗保险登记、学校或幼儿园记录等。迄今为止大部分的 1 型糖尿病发病率数据来源于中高发病率地区，例如欧洲和北美地区，他们自从 19 世纪 80 年代就建立了完善的糖尿病登记系统和调查位点，来自亚洲、北美和非洲的数据较少。

1.1 型糖尿病发病率现况

1 型糖尿病的发病率在世界范围内变化很大，根据已报告的资料，发病率最高相差 350 倍。根据国际糖尿病联盟（International Diabetes Federation，IDF）发布的资料，按发病率从小于 4/10 万到大于 20/10 万，共划分为 6 个级别：非常低（＜4/10 万）、低[(4～8)/10 万]、中等[(8～12)/10 万]、较高[(12～16)/10 万]、高[(16～20)/10 万]和非常高（＞20/10 万）。大洋洲、北欧、北美洲的发病率处于高级别，其中 T1DM 发病率最高的是欧洲的芬兰（42.9/10 万），其周边国家瑞典（30.0/10 万）及挪威（20.8/10 万）同样处于非常高的级别。美国和加拿大也属于非常高级别，分别为 27.92/10 万和 35.08/10 万。澳大利亚和新西兰也处于非常高级别：1997 年至 2002 年为 20.9/10 万。中欧国家（如奥地利、瑞士）的发病率处于 16～20/10 万等级，南欧国家 1 型糖尿病发病率（如意大利、希腊）的级别相对较低。亚洲、中美洲、南美洲 T1DM 的发病率处于较低级别。亚洲发病率最高的是塞浦路斯为 11.9/10 万，其次为以色列（10.7/10 万）。其他亚洲国家和地区均处于低级别：日本 2.37/10 万，韩国 1.89/10 万，新加坡 2.46/10 万，泰国 1.65/10 万。我国 T1DM 的平均发病率低（0.59/10 万）；我国香港地区为 1.2～1.7/10 万，我国台湾地区为 3.75/10 万。中美洲的夏威夷发病率 7.61/10 万。南美洲 2 个中等发达的国家智利和阿根廷，其发病率分别为 6.58/10 万和（6.3～10.3）/10 万。而非洲 T1DM 的发病率及流行病学情况报道相对较少。根据现有资料显示非洲各地区发病率差异较大：（1.5～20）/10 万[1-2]。

绝大多数的发病率调查结果显示儿童期 1 型糖尿病有 2 个年龄发病高峰，分别是 5~7 岁和青春发育期。另外，低发病率地区（如亚洲、南美及南欧）女童发病率高，而大多数欧洲国家男童发病率高，但也有研究未发现两性别之间的差异。

2.1 **型糖尿病发病率的变化趋势**

纵观几十年来儿童及青少年 1 型糖尿病的发病情况，世界范围内 1 型糖尿病发病率多呈上升趋势。世界卫生组织 DIAMOND 项目的 1 型糖尿病发病率调查结果显示，1990 ~ 1999 年 57 个参与国家的发病率平均每年增长 2.8%，其中 1995 ~ 1999 增长率为 3.4%，高于 1990 ~ 1994 年 2.4%的增长率。另一项基于欧洲多中心的大型 1 型糖尿病发病率的调查结果表明，1989 ~ 2003 年每年发病率增幅为 3.4% ~ 3.9%，其中最年幼儿童组（5 岁以下儿童）发病率增加最高。澳大利亚 2000 ~ 2006 年 1 型糖尿病 0 ~ 14 岁发病率平均年增长 2.8%。在美国科罗拉多州，T1DM 由 1978 年至 1988 年的 14.8/10 万增至 2002 ~ 2004 年间的 23.9/10 万。1990 ~ 2009 年新西兰奥克兰市儿童 1 型糖尿病发病率有上升趋势。亚洲国家的发病率研究较少，日本的流行病学调查相对完善，2006 年的发病率研究报道年增长 5.9%，1997 ~ 2003 年以色列儿童 1 型糖尿病发病率由 8.0/10 万增至 10.7/10 万，平均年增长率为 3.4%。我国全国性的儿童糖尿病发病调查较少。20 世纪 80 年代末期针对全国儿童 1 型糖尿病进行过发病率的调查显示，我国 1988 ~ 1996 年儿童 1 型糖尿病的发病率在逐年上升。对比欧洲各国区域性的发病率报道，北欧糖尿病发病率相对稳定，但是欧洲中部及东部大多数城市糖尿病发病率增长显著。如波兰的西里西亚地区平均年发病率增长为 9.3%，奥地利年增长率为 9.2%，罗马尼亚平均增长 8.4%，捷克平均增长 6.7%，斯洛伐克平均增长 5.1%。相反，传统的高发病率北欧国家，如芬兰、瑞典和挪威的发病率增长不大，仅仅为 2.7%，3.3% 和 1.3%。虽然全球各国相继报道 1 型糖尿病发病率增长趋势明显，但也有部分地区发病率调查未发现 1 型糖尿病的上升，如加拿大魁北克市、美国芝加哥市、西班牙的亚拉贡市等[3]。

此外，无论是高发病率国家（如芬兰、瑞典、美国、加拿大、澳大利亚）还是相对低发病率国家（如奥地利、波兰、丹麦、匈牙利）的调查都发现小于 5 岁年龄段患儿发病率增长最快，体现了儿童 1 型糖尿病流行的新趋势，即未来儿童 1 型糖尿病的发病有进一步低龄化的倾向。

3.**影响 1 型糖尿病发病率的相关因素**

1 型糖尿病发病是遗传因素和环境因素共同作用的结果，因此 1 型糖尿病发病率的变化要从遗传和环境两方面来解释。

（1）遗传因素。不同国家、地区的 1 型糖尿病发病率差异显著说明 1 型糖尿病的易感性很大程度上取决于遗传因素。白种人的发病率相对高，热带及亚热带地区的发病率也相对高。虽然 1 型糖尿病与某些基因标志的相关性有家族倾向性，但遗传方式依然不清。尽管有 10%的 1 型糖尿病存在家族聚集性，但是儿童糖尿病遗传方式依然不清。同卵双胎之一为 1 型糖尿病，另一患病危险率约为 36%；异卵同胞之一患 1 型糖尿病，其他孩子 20 岁之前患病危险率约为 4%，60 岁之前患病危险率约为 9.6%；一般有 1 型糖尿病家族史的家庭成员的危险性约为 0.5%，双胞胎中先出生者危险性更高。

（2）环境因素。短期内儿童 1 型糖尿病发病率的快速上升表明遗传对 T1DM 增加的作用远小于环境因素的影响，因此研究环境危险因素是近年来研究流行病学最重要的方面之一。①地理因素：对不同地球纬度国家的发病率调查发现 1 型发病率有随距赤道距离的增加而逐渐增加的趋势。如以色列、科威特位于北纬 30° ~ 33°，其发病率呈低水平，而挪威、瑞典和芬兰分别位于北纬 60°，56° 和 65°，其发病率居非常高级别。我国大陆儿童 1 型糖尿病的发生呈现明显的南低北高的变化规律，如北纬 30° 以南地区发病率较低，北纬 45° 以北地区发病率较高，相差达四倍。②季节因素：最近一项发病率研究表明在许多地区（40%的调查国家）冬天和夏天的 1 型糖尿病发病率有显著差别（发病率最高的季节为冬天，最低的为夏天），这一结果在远离赤道，高发病率的国家和年长儿人群中更为明显。此外，关于 1 型糖尿病患儿出生季节的调查结果显示，春天及夏天出生的儿童发病率高，秋天出生的低。季节因素对发病率的影响支持出生前后病毒感染促发自身免疫反应的假说。③感染因素：感染是儿童 1 型糖尿病环境危险因素中的第一候选因素，目前对于感染因素影响作用的研究存在着争议。EURODIAB 多中心研究组分析了 900 名 1 型糖尿病患儿和 2302 名正常儿童的母孕期和新生儿期感染、儿童期普通感染、免疫的信息，发现儿童时期有医疗记录的感染与 1 型糖尿病发病相关。芬兰大型糖尿病高危人群前瞻性调查结果证实肠道病毒感染与儿童1型糖尿病的发病有关。相关的病例对照研究报道胎儿期及发病前病毒感染可增加1型糖尿病的发病风险。另有研究认为感染具有保护作用，能减少儿童1型糖尿病的发病。④出生体重和体重增长：在许多大型病例对照研究调查显示出生体重过重可增加儿童患1型糖尿病的风险，瑞典的研究认为宫内过度喂养导致的高出生体重是1型糖尿病的独立危险因素，挪威1型糖尿病发病率研究报道发病率的增长和出生体重的增长呈线性关系。但也有研究不支持这一结论。随着社会经济的发展及人民生活水平的提高，越来越多的学者将对1型糖尿病流行病学研究的注意力放在了与体重增长相关的因素上。近年来儿童及青少年的饮食习惯呈现高脂肪、高热量的趋势，再加上以“坐”为主的生活方式的影响（如交通工具以公交车、汽车为主，休闲娱乐以玩电脑、看电视为主），全球超重及肥胖儿童的人数大幅上升。有研究发现儿童期的体重过度增长是T1DM发病的危险因素，且儿童1型糖尿病发病率的增长与体重指数增长相关。“促发假说”认为肥胖和超重增加了胰岛素抵抗，加重了胰岛β细胞的负荷，加速了自身免疫攻击和细胞凋亡，从而推动了发病。有些研究认为“体重加速器学说”还与儿童1型糖尿病低龄化有关。⑤饮食因素：在饮食因素中报道最多的是牛奶喂养与1型糖尿病发病的关系。对于有1型糖尿病基因易感性的婴儿进行的观察性研究结果指出，1型糖尿病与母乳喂养减少和过早喂养牛奶有关。芬兰的流行病学调查显示，非母乳喂养婴儿比母乳喂养婴儿患病风险高。立陶宛的一项研究也支持早期喂牛奶是患1型糖尿病的环境危险因素。但是也有研究不支持上述观点。在意大利撒丁岛的一项研究中显示，与对照组相比，更多患病儿童是母乳喂养，此项研究既不支持母乳喂养具有保护作用，也不支持牛奶喂养能增加发病风险的观点。Svensson等的研究也显示母乳喂养并未降低1型糖尿病发生的危险性。因此婴儿出生后过牛奶喂养与1型糖尿病的发生之间关系的有待进一步研究。另有一些前瞻性的研究提示婴儿早期谷类或其他辅食的添加与β细胞自身抗体的产生及1型糖尿病发病相关。⑥疫苗接种：关于疫苗对1型糖尿病发病的流行病学研究少，疫苗对糖尿病发病的影响作用还有争议，但目前的报道结论是疫苗接种并不影响1型糖尿病的发病风险。⑦母亲妊娠年龄和分娩次序：研究中还发现分娩次序是影响儿童1型糖尿病发生的危险因素之一。EURODIAB病例对照研究发现，产妇年龄大于25岁，子女未来患1型糖尿病的危险性显著增加。Bingley等前瞻性的人群调查结果为孕母年龄每增加5岁则发病风险增长25%，且患病风险随胎次的增长而减低，每胎间降低15%，故作者认为母亲妊娠年龄不断上升可能是儿童1型糖尿病发病率上升的原因之一。挪威一项前瞻性的研究发现第一胎的妊娠年龄和糖尿病发病无关，而第四胎的妊娠年龄与发病率相关，每增长5岁则发病率增长43.2%；当孕母年龄介于20～24岁之间时，1型糖尿病的发病率随分娩次序的增长而下降，每胎间降低17.9%。但30岁以上的孕母所生后代未呈现此相关性。

（二）儿童和青少年2型糖尿病

自从1979年首次报道美国Pima族印第安儿童发生2型糖尿病（type 2 diabetic mellitus，T2DM）以来，有关2型糖尿病的报道迅速增加。2型糖尿病仅是成人疾病的观念正不断转变。近年来，由于社会经济的发展、饮食结构改变、体力活动减少肥胖儿童增多等多方面原因导致儿童2型糖尿病的发病率呈上升趋势。由于成人2型糖尿病并发心血管疾病、终末肾病、视力减退及肢体坏死等成为伤残及死亡的主要病因，因此儿童2型糖尿病的急剧增多引起医学界高度重视。

与1型糖尿病相比，有关儿童青少年2型糖尿病的流行病学研究很少，随着对2型糖尿病的不断关注及认识，世界各国相继进行了糖尿病及糖调节异常的流行病学调查。由于2型糖尿病的症状和诊断不像1型糖尿病那么明确，且考虑到成本效益问题，基于人群开展的儿童青少年2型糖尿病流行病学调查较少，而以住院临床病例为研究对象的调查开展较容易。但是住院病人属于特殊医疗关怀群体，必须住院的情况是有危及生命的情况如合并糖尿病酮症酸中毒或严重高血压、肝肾功能异常等。而无并发症者不住院的情况是占大多数，因此以医院为基础的针对2型糖尿病的发病率调查实际意义有限。针对2型糖尿病起病隐匿、早期症状不明显等特点，其患病率调查开展较多，且大部分的资料是来源于基于医院的临床病例和对肥胖儿童及青少年的2型糖尿病及糖调节异常的筛查。

1.2 型糖尿病的发病率调查

目前 2 型糖尿病的发病率调查结果来看，儿童 2 型糖尿病发病数量的升高趋势首先在发达国家表现出来。根据美国辛辛那提和俄亥俄州的资料，10 ~ 19 岁儿童 2 型糖尿病的发病率由 1982 年的 0.7/10 万上升到 1994 年的 7.2/10 万，0 ~ 19 岁儿童 2 型糖尿病在新诊断糖尿病患儿中的比例从 1982 年的 2%增加到 1994 年的 16%。美国蒙大拿州和怀俄明州对 1999 ~ 2001 年住院的小于 20 岁的糖尿病病例进行回顾性调查，1 型糖尿病和 2 型糖尿病的发病率分别为每年 5.8/10 万和每年 23.3/10 万，2 型糖尿病的发病率为 1 型糖尿病的 4 倍。2001 ~ 2006 年在澳大利亚 10 ~ 18 岁的人群中，2 型糖尿病登记发病率为每年 2.5/10 万，5 年期间发病率增加 11%。在对日本东京地区 1976 ~ 1980 年初中年龄段学生采用先行尿糖筛查而后行糖耐量试验的调查结果显示 2 型糖尿病发病率为每年 7.3/10 万，而 1981 ~ 1985 年增至每年 12.1/10 万，至 1991 ~ 1995 年增加到每年 13.9/10 万；同期小学年龄段的 2 型糖尿病发病率则由每年 0.2/10 万增至每年 1.6/10 万后增至每年 2.0/10 万。欧洲与北美、澳大利亚、日本的高发病率、高增长不同，来自英国、奥地利、瑞典的资料提示，儿童青少年 2 型糖尿病发病率低于 1/10 万。1999-2007 年奥地利 10 ~ 19 岁儿童 2 型糖尿病的发病率为 0.26/10 万，8 年中发病率虽有大幅度的增长，从 1999 年的 0.14/10 万升高至 2007 年的 0.34/10 万，但仍处于低发病率的级别。Ehtisham 等根据 2000 年英国所有儿童糖尿病中心的登记结果进行的调查也显示类似的结果：16 岁以下儿童 2 型糖尿病的发病率是 0.21/10 万，而 2005 年的发病率增长至 0.35/10 万。因此，欧洲儿童青少年 T2DM 的总发病率还是明显低于北美、澳大利亚和日本。随着对儿童 2 型糖尿病发病率的报道增多，发展中国家儿童 2 型糖尿病发病率也表现出上升趋势。泰国曼谷新诊断儿童青少年糖尿病人群中，2 型糖尿病的比例从 1986 ~ 1995 年间的 5%增加到 1997 ~ 1999 年的 17.9%。中国内地目前还无基于普通人群的大范围儿童青少年 2 型糖尿病发生率的报道，但陆续出现了基于医院进行的发病情况的统计。天津市儿童医院统计资料显示，1991 年 2 型糖尿病占糖尿病总数的 2%，到 2001 年高达 8.8%。浙江儿童医院 2000 至 2010 年新诊断糖尿病患儿 503 例，其中 2 型糖尿病 31 例（6.2%），2 型糖尿病患儿数量上升 4.2 倍，占糖尿病的构成比从 3.2%上升到 7.5%。北京儿童医院糖尿病 1995 ~ 2011 年共登记 192 例新诊断 2 型糖尿病住院病例，与 1 型糖尿病的比例为 1∶5.9，平均增长趋势高达每年 27%，明显高于 1 型糖尿病每年 14%的增长率[4-6]。

2.2 型糖尿病的患病率调查

在北美，患 2 型糖尿病的儿童占全部糖尿病儿童的 8% ~ 45%，有文献报道 2001 年北美 10 ~ 19 岁 2 型糖尿病的患病率约为 0.42/1000。以 1967 ~ 1976 年与 1987 ~ 1996 年两个十年相比，北美 Pima 族印第安青少年的 2 型糖尿病患病率从增长 4 ~ 6 倍。与北美儿童青少年 2 型糖尿病患儿数量猛增，并有成为糖尿病主导类型的趋势不同，欧洲国家中德国、奥地利、法国、英国的资料提示，儿童 2 型糖尿病的患病比例仅占所有糖尿病病例的 1% ~ 2%，但患病数量上有明显增长。目前亚洲国家的患病率调查资料仍十分匮乏，在日本 20 岁以下的糖尿病患儿约占全部糖尿病儿童的 10%。我国台湾地区采用日本的调查方法，于 1992 ~ 1999 年间对约 286 万 6 ~ 18 岁儿童青少年的 2 型糖尿病大型筛查研究显示，新诊断 2 型糖尿病发病率为 6.5/10 万，是 1 型糖尿病发病率的 4.3 倍，2 型糖尿病在新诊断糖尿病中占 54.2%，居各型糖尿病之首位。2004 年，北京儿童医院对北京市 19593 例中小学进行空腹手指末梢血糖筛查，对血糖异常人群（≥5.6mmol/L）进行口服葡萄糖耐量实验（oral glucose tolerance test，OGTT）确定诊断及糖尿病分型，得出的 2 型糖尿病患病率为 0.6/1000。2003 ~ 2004 年上海市卢湾区 12 所中学的 11 ~ 19 岁 10442 名在校学生采用尿筛查并进行空腹血糖及 OGTT 检查的调查结果显示患病率为 0.479/1000。因此，就目前的儿童青少年 2 型糖尿病患病率的调查同样显示了北美、澳大利亚和日本的患病率高于欧洲，亚洲地区包括中国在内呈现高发态势。

多数研究显示 2 型糖尿病多发于青少年期，且青春期女性患病率明显高于男性。美国的文献报道提示 2 型糖尿病患儿中 10 ~ 14 岁年龄组患病率最高，男女比在 1∶（1.5 ~ 1.7）。日本等地调查均显示，2 型糖尿病患病率总体趋势为青春期女性患病率明显高于男性，男性与女性比例波动于 1∶（1.2 ~ 6.0）。

而有部分调查结果为2型糖尿病患儿中男性占多数。上海市卢湾区的2型糖尿病患儿男女比例为1.4∶1，随年龄增大患病率呈增高趋势。基于北京儿童医院住院数据表明，1995～2011年192例新诊断2型糖尿病患儿中男孩比例明显高于女孩（男女比例为1.7∶1.0），其中10～14岁年龄段的患儿占84.4%[7]。

3.2 型糖尿病的危险因素

2型糖尿病是一种多因素疾病，其病因及发病机制尚未完全阐明，目前认为是遗传易感性和环境因素共同作用的结果。

（1）遗传因素。2型糖尿病发病有强烈的遗传倾向，不同种族儿童2型糖尿病发病及患病相差悬殊，在少数族裔发病率高。众所周知，美国Pima族印第安人的2型糖尿病患病率在全世界最高，1996年时10～14岁及15～19岁年龄组2型糖尿病患病率分别高达2.23%和5.09%，而所有美国印第安人的患病率仅为0.41%。在美国，儿童青少年2型糖尿病患者中69%～75%为非洲裔美国人，而他们仅占美国人口总数的14.5%，而患有2型糖尿病的欧洲血统儿童还不到5%，数量甚至低于欧洲本土的患病率。1994年澳大利亚7～18岁土著儿童中2型糖尿病的患病率调查结果为1.31%。此外，太平洋群岛、高加索、亚洲的印度和日本儿童亦为患2型糖尿病高发人群。同时研究人员还发现：儿童2型糖尿病主要发生于有色人种，1988～1995年美国阿肯色州共发现儿童2型糖尿病50例，其中白人占24%，非洲种族占74%，其他种族占2%，且女性多于男性。从以上的研究结果可得出，原居住于太平洋地区及环太平洋区域的种族是易患T2DM的种族。

儿童和青少年2型糖尿病具有明显的家族遗传倾向性，以往报道74%～87%的T2DM患儿有家族史， 其Ⅰ级、Ⅱ级亲属的2型糖尿病的发病率为74%～100%，并且在几代中有多人患病，父母双方都患糖尿病的儿童比只有父母一方患糖尿病的有更高的患糖尿病危险性，父母均患 T2DM，子女中将有50%患病。有研究发现，同卵双生子T2DM的同患率为100%，单卵双生的同患率为70%～80%。

（2）环境因素。肥胖或超重是饮食结构变化、能量摄入过多、体力活动不足的后果，是T2DM 发病的高危因素。众多国家及地区对儿童青少年2型糖尿病流行的相关因素研究均发现儿童2型糖尿病的增长与肥胖率升高趋势一致。对2型糖尿病的高危人群及种族的报道也提示儿童及青少年患有2型糖尿病的人数增加与肥胖人群数量的不断增加相关。2002年，167例美国肥胖儿童及青少年行口服糖耐量实验试验后，18%青少年肥胖者患有空腹血糖受损，25%青少年肥胖者患有糖耐量受损，4%青少年肥胖者有轻度糖尿病表现。

与美国肥胖儿童调查结果不同，2003～2006年欧洲一项大规模的儿童2型糖尿病及糖尿病前期的患病率研究显示，肥胖儿童的空腹血糖受损和糖耐量受损的检出率分别为1%～3.7%，2.1%～4.5%，其2型糖尿病的检出率为1%，但未涉及儿童糖尿病高发病率的地区（例如芬兰、撒丁岛等）。同期在意大利的撒丁岛的肥胖儿童数量也有所上升。在中国，医生对在浙江省儿童医院住院的1301例肥胖儿童进行口服糖耐量实验，但是未显示该群组患儿肥胖的程度，结果显示该组2型糖尿病的检出率为2.23%，糖尿病前期包括糖耐量异常（impaired glucose tolerance，IGT）和空腹血糖调节受损（impaired fasting glucose，IFG），在肥胖儿童中检出率已达19.60%，其中空腹血糖受损为10.45%，糖耐量受损为5.69%，稍低于美国的检出率，但高于欧洲的检出率。上述研究均表明，儿童及青少年肥胖人群中糖尿病前期及2型糖尿病患病率较高。

因此，肥胖（尤其是中心型肥胖）既是代谢综合征的重要组分之一，也是致胰岛素抵抗、2型糖尿病和其他心血管疾病的独立危险因素。随着现代饮食结构的不合理及静坐生活方式的增加，肥胖已成为21世纪全球最常见的健康问题之一，亚洲地区肥胖的患病率较西方国家低，但倾向于发生中心型肥胖。

（3）其他危险因素。近年来越来越多的研究发现青春期多囊卵巢综合征（polycystic ovary syndrome，PCOS）患者存在糖代谢的紊乱，是青少年T2DM发病的危险因素之一。Palmert等对27例青春期PCOS患者进行研究， 结果发现9例患者存在糖代谢异常（发生率为33.0 %），其中1例T2DM，8例IGT。

有报道提示患妊娠期糖尿病的母亲或妊娠期间的血糖偏高的母亲所生的后代易发生肥胖和T2DM。

此外，关于低体重出生儿及宫内营养不良多项研究显示，胎儿营养不良及低出生体重与胰岛素抵抗及2型糖尿病患病风险增长相关。

（巩纯秀　孟曦）

二、儿童1型糖尿病的强化治疗

1型糖尿病是儿童期常见的慢性疾病，世界各地1型糖尿病患儿在显著增多，50%T1DM患者在15岁之前确诊。由于儿童带病生存的时间长于成人糖尿病患者，长期持续高血糖与微血管、大血管的并发症密切相关，因此治疗的目标是达到最佳的血糖控制，以延缓或防止血管并发症。儿童还必须保证正常的生长发育和生活质量，为了维持血糖接近正常，需要时时面对挑战。如何实现良好的血糖控制，使之可行并行之有效是我们探索的主题，强化治疗即为策略之一。

（一）强化治疗的必要性和实效性

强化治疗这一名词始于DCCT研究。自从1993年美国糖尿病控制与并发症研究（the diabetes control and complications trial，DCCT）证明强化治疗能减少糖尿病长期并发症之后，通过强化治疗长期降低血糖已被全世界推广。DCCT试验及其后续的糖尿病干预和并发症流行病学研究（epidemiology of diabetes intervention and complications study，EDIC）一项长达30年的调查表明[8]：糖尿病患者增殖性视网膜病、肾病和心血管疾病等并发症的发病率在强化治疗组分别为21%，9%和9%，而在对照组（未强化治疗组）则分别为50%，25%和14%，证实通过强化治疗可以带来良好的血糖控制，从而减少或延缓1型糖尿病患者并发症的发生。因此糖尿病患者实行强化治疗很有必要。

DCCT（1983～1993年）把糖尿病患者分成常规治疗组和强化治疗组。强化治疗的定义为：胰岛素注射每日≥3次（multiple daily injection ，MDI）或持续皮下输注胰岛素（continuous subcutaneous insulin infusion，CSII）治疗、每日自我监测血糖（self-monitoring blood glucose，SMBG）至少≥4次，以及根据饮食、运动酌情调整胰岛素剂量，在安全的前提下使血糖长期尽可能达到或接近正常。而常规治疗组是接受每日1～2次胰岛素注射，对血糖控制目标无特殊要求。

在1994年DCCT结束后，1375例参加DCCT的患者（占1441例患者的96%）继续进入随后的EDIC（1994～2005年）研究[9]，其中688例来自于DCCT常规治疗组，687例来自于强化治疗组。在EDIC之初即对来自于常规治疗组的患者进行强化治疗的教育、糖化血红蛋白（HbA1c）每3个月检查1次、每年进行1次并发症的筛查。DCCT/EDIC共随访18.5年，曾经的DCCT常规治疗组，HbA1c的平均水平为9.1%，只有4.3%的患者HbA1c值≤7.0%。他们在随后的EDIC中，经过强化治疗，平均HbA1c值降为7.7%，其中有13.1%的患者HbA1c值≤7.0%。而在曾经的DCCT强化治疗组，平均HbA1c值为7.4%，有44.3%的患者HbA1c值≤7.0%。DCCT结束后，EDIC的12年随访中，他们的HbA1c值的平均水平为7.8%，有18.8%的患者HbA1c值≤7.0%，与先在DCCT常规治疗组后在EDIC研究中进行强化治疗的患者相比无明显差异。说明强化治疗不论早晚，只要有目标要求，都能够达到血糖控制目标。DCCT/EDIC进一步为强化治疗所带来的益处提供客观依据。

DCCT/EDIC强化治疗提出了T1DM病人所期待的效果。与以往的常规治疗相比，可减少50%的并发症，是糖尿病最有效的治疗。而且，“代谢记忆”可使强化治疗的效应进一步扩大。除了DCCT/EDIC研究，Braun[10]等对105例儿童青少年1型糖尿病患者应用地特胰岛素治疗的观察，发现用长效地特胰岛素（Detemir）作为基础胰岛素的基础-餐时MDI代替常规治疗后，HbA1c显著下降，[(8.5 ± 0.8)%∶（7.6 ± 0.6）%]，夜间严重低血糖明显减少[7.6/(100病人·年)∶4.8/1(00病人·年)]，且清晨空腹血糖更为平稳。Masao Toyoda报告了血液透析的2型糖尿病患者，将1日2次常规胰岛素改为基础-餐时的强化治疗后[用甘精胰岛素（Glargine）作为基础胰岛素]，每日胰岛素总量从(20.1 ± 15.2)IU/d 降为(18.1 ± 15.1)IU/d，空腹血糖显著降低，从（1.7 ± 0.6）g/L降为（1.3 ± 0.3）g/L，而体块指数（body mass index，BMI）及HbA1c无明显变化。上述资料表明，相对于常规治疗，强化治疗可以带来良好的血糖控制、减少低血糖发生，并且减少胰岛素的用量。

（二）强化治疗的实施

强化治疗的胰岛素输注方式为 CSII 与 MDI。CSII 因其能模拟人体胰岛素的生理分泌，理论上是最理想的控制糖尿病的方法。它按照预设的胰岛素输注程序进行工作，包括基础胰岛素用量、餐前泵入大剂量，等等。自 20 世纪 80 年代开始在儿童青少年中使用胰岛素泵以来，胰岛素泵的治疗为糖尿病患儿提供了一个改善血糖控制效果的手段。与国外不同，出于经济方面的考虑，我国胰岛素泵的使用最早是在住院糖尿病患儿的急性代谢紊乱期的短期强化治疗，疗效明显优于传统的每日 2 次或多次皮下注射方法。随着社会经济的发展和人们意识的提高，越来越多的家长和患儿选择长期使用 CSII 治疗。目前从胰岛素常规注射改为胰岛素泵的最常见原因为：经常发生低血糖或严重低血糖、黎明现象、血糖控制不佳、期待更自如的生活及减少针头恐惧。另外，婴幼儿饮食相对不固定也不适应常规治疗，用胰岛素泵后对小婴幼儿尤其可以减少因注射而产生的焦虑、并且减少低血糖的反复发生。

虽然都是强化治疗的方法，但是两种方法还是否有差异的。Shalitin[11]等对用胰岛素泵 6 年的观察显示，T1DM 用胰岛素泵 6 年来，HbA1c 显著持久的位于较低水平，且在用胰岛素泵期间，严重低血糖的发生率也是明显降低的。且年龄越小、糖尿病病程越短，SMBG 越频繁，就能获得越低的 HbA1c。用泵期间达到目标血糖的人群是小年龄儿童最多，原因是小幼儿家长监管力度大而依从性良好。多个中心横断面的调查显示，相对于 MDI，胰岛素泵可以改善血糖控制，同时伴发更少的低血糖事件。近期的一些研究提示胰岛素泵与连续动态血糖监测（continue glucose monitoring system，CGMS）的联合应用进一步降低了 HbA1c 的血糖水平而没有增加低血糖的频率。Bergenstal[11]的一项多中心随机化研究显示血糖控制不佳的儿童 1 型糖尿病，在接受胰岛素泵与 CGM 的联合治疗后，有接近半数的儿童达到了美国糖尿病协会（American Diabetes Association，ADA）根据年龄分层的 HbA1c 目标值。胰岛素泵与 CGM 的联合使用优于分别两个独立系统的应用。Jakisch 等[12]的一项有关 CSII 与 MDI 为期 3 年的德国和奥地利多中心配对研究（共 434 例患者）比较了 MDI 与 CSII 在血糖控制、减少低血糖等方面的作用。结果显示 CSII 在对血糖控制及减少低血糖、糖尿病酮症酸中毒（diabetic ketoacidosis，DKA）发生率等方面优于 MDI，且胰岛素用量更少。

CSII 的短期研究结果是肯定的，但是长期效果仍需进一步的研究验证。多项研究表明，从 MDI 变为 CSII，最初几个月，HbA1c 快速下降，之后有个反弹，最终二者 HbA1c 基本相同。DCCT/EDIC 研究也证实了此点。Nimri[13]的一项回顾性配对研究中，HbA1c 值≥10%的 T1DM 患者，从 MDI 改为 CSII 后，HbA1c 下降了 1.7%，而原来 HbA1c 值≤7%组，HbA1c 下降不明显。他们发现对于血糖控制良好的患者，从 MDI 改为 CSII 主要是减少了低血糖的发生，增加了生活舒适度。而对于血糖控制不佳的 T1DM 患者，改为胰岛素泵后主要是改善了血糖。

除了关注疗效，临床医生还需要考虑到患者的费用效益。在美国，2007 年有 1740 亿美元用于糖尿患者的治疗，其中 580 亿美元是用于糖尿病并发症的治疗。胰岛素泵是良好的治疗手段，但如果缺乏医疗保险，对于大多数家庭而言负担不起。尽管胰岛素泵治疗的直接花费要多于 MDI，但在一些卫生经济学研究中提示，到了成人，CSII 的费用效益比率可能会比 MDI 更好。因为血糖控制良好，将减少并发症的发生从而减少看病费用。到目前为止，对于儿童青少年尚缺乏客观地指标评价应用胰岛素泵所带来的费用效益比。

CSII 的使用在技术上也有一定的要求。CSII 的安装、胰岛素基础率及餐前大剂量的设置和调节，等等，都需要糖尿病患儿或家长有一定的知识水平及具有主观能动性，愿意主动接受这一外在的、迷你的“生命支持装置”。胰岛素泵治疗的成功与否具有高选择性：高质量和高主观能动性的患者用 CSII 后容易达到目标血糖。总之，对于强化治疗的方法选择 MDI 还是 CSII，二者各有优势。

（三）强化治疗良好结果的根本，在于改善行为的综合管理

由于 DCCT 试验对于胰岛素治疗作用有一个明确的要求，使很多人误认为胰岛素的作用远远大于包括糖尿病教育在内的糖尿病治疗的其他方面。现在很多人存在一个错误的理念，即强化治疗等同于 MDI 或 CSII，而很少有人注意到糖尿病教育所起到的作用。而且随着胰岛素类似物及一系列输注装置的出现，患者和医生们很容易接受这种高端的药物或设备所带来的益处，从而更为关注胰岛素的治疗作用而忽视慢性疾病的教育、行为及心理支持所起到的作用。

在儿童青少年糖尿病的治疗中，不能单独过分地强调强化治疗中胰岛素的作用以及仪器注射装置的作用而忽略其他方面，如目标血糖的设定、糖尿病教育等，这是对强化治疗的曲解。反而在临床实践中，强化治疗的核心应该是强化目标血糖，即通过多次注射或者胰岛素泵治疗达到目标血糖。在 DCCT 中，糖尿病医生与患者接触极为密切，有时甚至胜似亲人。这种频繁的接触包括至少每月一次的面谈、每周一次的通话等，如果发现血糖异常，更要加强沟通以利于血糖控制，但当试验结束后，因为密切接触所带来的促进血糖控制的效应也随即消失了。

DCCT 共包括 195 例高度选择的儿童青少年 T1DM 患者，其中 92 例接受强化治疗。这 92 人试验前经过了严格筛选，并排除了依从性差的患者。这一点值得关注，即使这种高度选择的青少年患者，HbA1c 的平均值仅为 8.06%，低于目标值。DCCT 的患者具有高度选择性，很少有研究来评估非选择性儿童青少年 T1DM 长期治疗的疗效。在 2003 年，Wysocki 等[14]报道了 142 例年轻的糖尿病患者，随机分成常规治疗组（每日 2 次胰岛素注射）和强化治疗组，进行 18 个月的观察研究。两组患者都设定治疗目标并且尽全力给予健康支持，糖尿病患者每周至少与糖尿病医生通话一次汇报血糖控制情况，每月还需与糖尿病医生面对面地交谈。除每年 4 次常规检查外，还有糖尿病心理医生及营养师随时指导。结果两组中所有患者的 HbA1c 都明显改进，在基线期自律性最差的患者 HbA1c 改善最明显。

由此引出的问题是：在糖尿病强化治疗中究竟哪一环节最重要？是胰岛素治疗还是糖尿病教育和支持？笔者认为在自律性差的患者身上仅仅将胰岛素的治疗方法复杂化是达不到预期目的的，而加强糖尿病教育、改善患者行为及心理支持等方面的治疗反而能促进血糖控制。

尽管 DCCT 之后儿童青少年 T1DM 患者应用 MDI 及 CSII 大大增加了，但很多儿童仍然接受每日 2 次的非预混型胰岛素注射。实践经验及横断面的资料显示，随着注射次数的增加，HbA1c 并没有明显的改善。在 DCCT 之后美国 Joslin 糖尿病中心及 2 个意大利中心的研究资料显示，每日胰岛素注射次数与 HbA1c 无明显关系。其后一项来自美国佛罗里达的研究结果也是如此。而丹麦儿童青少年糖尿病中心的登记资料显示，每日 2 次胰岛素注射，血糖控制要优于每日 3 ~ 4 次血糖控制。当然这不除外因为血糖控制不佳而增加胰岛素注射次数的可能。最近来自 21 个国际多中心的 Hvidoere 儿童糖尿病研究显示，青少年每日 2 次非预混型的胰岛素注射，HbA1c 平均水平 7.9%，基础-餐时胰岛素注射组的 HbA1c 平均水平 8.2%，胰岛素泵治疗组 8.1%，三者相比前者最低。也有一些纵向研究观察从每日 2 次改为 MDI 的效果。Hvidoere 团队报告了儿童青少年糖尿病为期 3 年多中心的纵向观察[15]，在基线 MDI 的患者数为 42%，而试验结束时增加到 71%，每日 2 次常规注射人数从 58%降为 29%，HbA1c 从 8.7 变成 8.9%，并且单独分析了从每日 2 次改为 MDI 的亚组人群，HbA1c 无明显变化，而 BMI 及严重低血糖频率显著增加。北京儿童医院内分泌科（内部资料，尚未发表）：2004 ~ 2009 年长期门诊随诊的使用胰岛素泵达 1 年以上的患儿 28 例，其中男孩 12 例，女孩 16 例。比较了胰岛素泵治疗前后的 HbA1c 水平，显示两者差异无统计学意义（8.18 ± 1.38）%∶（8.43 ± 1.51）% =0.40。

以上这些资料提示 CSII 及 MDI 在儿童青少年糖尿病治疗中的重要性但不是唯一的因素。所有的胰岛素治疗方式都存在潜在的不利因素，胰岛素泵也不例外。美国食品药物管理局记录显示，过去的十年中，随着胰岛素泵应用的增加，胰岛素泵所带来的不良事件成倍增加，而青少年的风险最高。

总之，强化治疗，强化是治疗理念和目标。方法可以多种多样，根据患者实际情况去选择方法是最实际的。我们建议强化治疗的基础首先建立在对患者的教育及目标设置上，对于儿童青少年患者而言，

糖尿病治疗一定以教育为中心，综合管理为主要内容，以患者认知度的提升为目的，而不是盲目夸大单纯药物治疗的作用。糖尿病最终是否获得理想治疗取决于“五驾马车”（包括：①药物治疗；②饮食控制；③积极运动；④血糖监测与定期复查；⑤糖尿病心理支持）的概念和行动运用成功与否。良好的血糖控制是通过每日严格的自我血糖监测，1 日多次胰岛素注射或胰岛素泵，规律监测 HbA1c，积极地锻炼，良好的饮食控制，定期复查，以及对糖尿病教育的良好依从性而获得的。强化治疗的目的是使血糖达到最理想状态，减少并发症，提高生活质量。

（吴迪 巩纯秀）

三、新生儿糖尿病的临床及分子生物学研究进展

2011 年，国际糖尿病联盟/国际儿童糖尿病联盟（International Diabetes Federation/International Society for Pediatric and Adolescent Diabetes，IDF/ISPAD）制定的儿童及青少年糖尿病统一指南中将新生儿糖尿病（neonatal diabetes mellitus，NDM）归为特殊类型糖尿病，为一组 β 细胞功能缺陷的异质性单基因遗传病。NDM 通常指生后 6 个月内发生的糖尿病，早在 2000 年，文献报道的活产婴儿中 NDM 发生率为 1∶400 000~1∶500 000，但是其将 NDM 限定为生后 6 周内发病、足月且至少需要胰岛素治疗 2 周的患儿。后来发现生后 6 个月发病的糖尿病均应考虑 NDM，最近，欧洲国家报道的 NDM 的发生率为 1∶210 000~1∶260 000，报道的发病率的增高与限定的发病年龄不同有关。最近意大利的一项研究表明，NDM 在活产婴儿中的发生率为 1∶90 000[16]。NDM 根据临床转归不同，临床上分为两个亚型：暂时性新生儿糖尿病（transcient neonatal diabetes mellitus，TNDM）和永久性新生儿糖尿病（permanent neonatal diabetes mellitus，PNDM）。TNDM 是较早被认识到的新生儿糖尿病类型，占新生儿糖尿病的 50%~60%。平均在发病 12 周自然缓解，但大约 50%病人最终会复发。复发后需要终身胰岛素维持治疗。与 PNDM 相比，TNDM 患儿具有糖尿病发病年龄较小（多于出生后 1 个月内诊断，诊断年龄中位数为出生后 6d）、通常伴有宫内发育迟缓（intrauterine growth retardation，IUGR）、较少发生糖尿病酮症酸中毒、所需胰岛素起始治疗剂量较低等特点，1 型糖尿病相关自身抗体均为阴性。PNDM 在发病后无缓解过程，往往需要终身维持治疗。相较于 TNDM，PNDM 患者的诊断年龄稍大，平均诊断年龄为 27d；在 PNDM 患者中，IUGR 的发生率相对较低，发病时往往伴有酮症酸中毒表现。但由于 TNDM 和 PNDM 在临床表现上存在很多的交叉重叠，故分型依据于后期随访是否有临床缓解期，以及进行分子诊断。

（一）TNDM 的分子生物学发病机制

研究表明，多数 TNDM 是由 6 号染色体长臂（6q24）异常所致，目前已发现的 6q24 异常包括以下 3 种：①6 号染色体的父源性单亲二体型（uniparental disomy 6，UPD6），即患儿一对染色体上的两个等位基因均来自父亲。②父源性 6 号染色体的异常复制。当家系中出现这种不平衡复制时，仅有来自父亲的异常复制才会导致 TNDM，提示这一缺陷可能存在于印迹区。③6q24 母系染色体的低甲基化。这些研究结果均表明，TNDM 可能是源于染色体 6q24 区域的某些父源性印迹基因的过度表达。目前，已发现两个位于这一染色体区域的父源性表达基因与 TNDM 的发病有关，分别是调控细胞周期停止和凋亡的基因 *ZAC* 以及基因 *HYMAI*，但这些遗传学异常与胰岛素分泌细胞功能异常之间的确切联系还有待进一步研究阐明。此外，也有少数 TNDM 病例是由编码胰岛 β 细胞 KATP 通道 Kir6.2 亚单位和 SUR1 亚单位的 *KCNJ*11 基因和 *ABCC*8 基因突变所致，还有极少数是 *INS* 基因和 *HNF*1 *β* 基因突变所致。

（二）PNDM 的分子生物学发病机制

KATP 通道是将细胞膜活动与物质代谢联系在一起的重要通道，分布于胰岛 β 细胞、脑、骨骼肌、心肌、平滑肌、肾脏等多种组织细胞中。该通道是由两种亚单位形成的异构 8 聚体，包括 4 个内向整流的 Kir6.x（Kir 6.1 和 Kir 6.2）亚单位和 4 个磺脲类受体（sulphanylureas receptor，SUR）亚单位（SUR1，SUR2A，SUR2B 或 SUR2 的其他剪切变异体）。Kir6.x 组成 KATP 通道的中心孔道，SUR 是通道的整合部分，是必要的调节亚基，对通道调节剂敏感。胰岛 β 细胞膜上的 KATP 通道通过影响胰岛素的分泌调

节血糖。在生理情况下，血糖升高后，葡萄糖被转运人胰岛β细胞，在葡萄糖激酶（glucokinase，GCK）等关键酶作用下经过三羧酸循环，细胞内ATP浓度升高，刺激KATP通道关闭，细胞膜去极化，胞膜上电压依赖性Ca^{2+}通道开放，Ca^{2+}内流，从而引起胰岛素分泌。当编码胰岛β细胞KATP通道的Kir6.2亚单位的*KCNJ*11基因或SUR1亚单位的*ABCC*8基因发生杂合子激活突变时，KATP通道与细胞内ATP亲和力下降，KATP通道无法正常关闭，细胞膜持续处于超极化状态，细胞外Ca^{2+}无法内流，从而导致β细胞内胰岛素无法正常释放。

*KCNJ*11基因杂合子激活突变是PNDM的主要的致病原因。其突变导致的PNDM，占38%~60%；其次是由*ABCC*8基因突变导致的，占20%~30%。部分PNDM患儿在糖尿病的同时伴有发育迟缓、肌无力、癫痫，称为DEND综合征[17]。也有部分患儿仅表现为发育迟缓和肌无力，而无癫痫表现，称为intermediate DEND（iDEND）综合征。这是由于除分布于胰岛β细胞外，Kir6.2亚单位在脑组织、心肌、骨骼肌中均有分布，SUR1亚单位在神经细胞中也有分布，SUR2A主要分布于心肌细胞和骨骼肌细胞上，SUR2B亚单位则主要位于平滑肌细胞。正是由于这两种亚单位在不同组织的广泛分布，导致其编码基因突变后，临床上往往不仅表现为高血糖，而且同时伴有其他临床症状和体征。遗传学分析显示，PNDM患者存在较明显的基因型-表型关系。单纯糖尿病、iDEND和DEND综合征等临床表型均有与之相对应的较高频率突变位点[18]。对编码Kir6.2亚单位的*KCNJ*11基因的研究显示，大多数位于ATP结合区域的突变（如R201H等）仅导致单纯的糖尿病，而伴有DEND综合征的患儿其突变位点往往距ATP结合区较远（如V59M）。对于基因型与表型关系的深入研究有助于通过PNDM患儿特异的临床症状和体征推断其可能的致病基因与致病位点。

胰岛素（Insulin，INS）基因突变是PNDM的又一常见致病基因。由*INS*基因突变所致者约占12%，这些患者通常表现为酮症酸中毒或明显的高血糖，其临床表现与由*KCNJ*11和*ABCC*8基因突变所致的PNDM相似，但发病年龄略晚，平均发病年龄为9周，且有部分患者是在6月龄后才发病。分子生物学研究显示，PNDM中*INS*基因的突变位点常位于前胰岛素原的关键区域，影响前胰岛素原的正常折叠。异常折叠的前胰岛素原分子可能引起蛋白质空间构象异常并在内质网中降解，进而导致β细胞凋亡。

另外有一些较少见的与PNDM相关的临床综合征。如表9-1-1所述。

*GCK*基因是胰岛β细胞中糖代谢的关键调节因子，控制胰岛素分泌水平。*GCK*基因杂合突变会导致青年发病的成年型糖尿病（maturity-onset diabetes of the young，MODY）2的发生，且通常仅表现为轻微的高血糖；但*GCK*基因纯合突变则会导致PNDM的发生[19]。在挪威和意大利的两个糖尿病家系中发现了两个PNDM患儿，在出生后1 d即发病，其基因分析均显示为*GCK*基因的纯合错义突变，而其父母均为轻至中度糖耐量减低的*GCK*杂合突变携带。英国和法国研究也显示*GCK*纯合突变是PNDM的重要发病机制之一。

*FOXP*3基因编码带有锌指结合区域的转录因子叉头因子（fox head gene，FKH）家族的DNA结合蛋白，这一区域的突变（如P367L）常导致较为严重的临床综合征，也就是IPEX（immunodeficiency polyendocrinopathy and enteropathy，x-linked syndrome，IPEX）综合征。IPEX综合征为X染色体相关联的疾病。胰岛素启动因子1（*IPF*1）基因是胰腺内分泌和外分泌发育的主要调控因子，也是胰岛素和生长抑素基因表达的调控因子之一，IPF1异常可能导致胰腺功能发育不全。*IPF*1基因的杂合突变是青年发病的成年型糖尿病（MODY）4型的致病基因。

而新近研究发现，*IPF*1基因的纯合突变会导致PNDM[20]。*PTF*1*A*转录因子是参与胰腺发育的重要基因之一，同时表达于小脑。新近研究发现这一基因突变会导致NDM，同时伴有胰腺发育不全以及小脑发育不全引起的小头畸形，为常染色体隐性遗传病[21]。*EIF*2*AK*3（eukaryotic translation initiation factor 2-alpha kinase 3）基因突变可引起Wolcott-Rallison综合征。常染色体隐性遗传，表现为NDM伴有骨骺发育不良，同时与其他临床特征如肝大、精神发育迟缓、肾功能衰竭和早期死亡等有关[22]。

北京儿童医院共诊断13例NDM，并对患儿的临床及随访资料进行了总结分析，随访时间最长者

11 年。其中 4 例 TNDM，8 例 PNDM，1 例因失访而未分型。1 例为 DEND 综合征，发现了 *KCNJ*11 基因中 V59M 杂合激活突变，1 例为 Wolcott-Rallison 综合征，突变基因为 *EIF2AK*3，其他的基因研究仍在继续进行。

表 9-1-1　新生儿糖尿病基因型和表现型的相关性

基因 临床综合征 遗传	PNDM TNDM	在近亲或孤立人口中的%	出生体重 中位数（SD）	诊断的年龄 中位数（范围）	胰腺的 表现	其他的特点
6q24 ZAC/HYAMI 印迹的缺陷	TNDM	罕见	2100g （-2.7）	0.5 （0～4）	正常	巨舌症（23%）
Kir6.2 （*KCNJ*11）	PNDM TNDM （10%）	罕见	2580g （-1.73）	6 （0～260）	正常	发育延迟（20%） 癫痫症（6%） DKA（30%）
SUR1 （ABCC8）	PNDM TNDM （78%）	罕见	2600g （-1.7）	6 （0～17）	正常	发育延迟（20%）
HNF-1 显性（60%） 自发的	TNDM	罕见	1900g （-3.0）		萎缩	肾脏发育障碍
*EIF2AK*3 Wolcott-Rallison 综合征 隐性	PNDM	90%	3000g （-1.0）	13 （6～65）	外分泌异常（25%）	骨骺发育异常（90%） 骨量减少（50%） 急性肝功能衰竭（75%） 发育延迟（80%） 甲状腺功能减退（25%）
*FOXP*3 IPEX 综合征 X 连锁	PNDM	罕见	2860g （-1.2）	6 （0～30）	正常	只累及男孩 绒毛萎缩性慢性腹泻（95%） 存在胰腺和甲状腺自身抗体（75%） 甲状腺炎（20%） 湿疹（50%） 贫血（30%） 经常在青年时死亡
INS	PNDM	罕见	2600g （-1.7）	9 （0～26）	正常	无
GCK 隐性	PNDM	85%	2050g （-2.6）		正常	父母是杂合子且空腹血糖高
*IPF*1 隐性	PNDM	50%	2140g （-2.97）		发育不全	父母是杂合子，可能有早期发病的糖尿病
*PTF*1*A* 隐性	PNDM	100%	1390g （-3.8）		发育不全	严重神经功能障碍和小脑发育不全

（三）NDM 的治疗进展

目前多项临床研究结果显示，绝大多数由 *KCNJ*11 基因和 *ABCC*8 基因突变导致的 NDM 患者，可使用磺脲类口服降糖药物成功替代胰岛素进行治疗，而且疗效确切，未见明显不良反应。由于这类患者均存在 KATP 通道关闭障碍，而磺脲类降糖药物可以直接作用于 SUR，关闭 KATP 通道，从而使胰岛素得以正常释放；同时，由于 SUR 广泛分布于神经细胞、骨骼肌细胞等胰外组织，磺脲类药物对基因缺陷所导致的其他伴随症状如精神运动发育迟缓、癫痫等也有明显的改善作用。因此，磺脲类降糖药物比外源性胰岛素注射更加符合这类 NDM 患者的生理需要。

也有少数例外，如 Tammaro 等[23]新近报道，*KCNJ*11 基因 *L*164*P* 杂合或纯合突变所导致的 NDM 对磺脲类药物无反应，仍需使用胰岛素治疗，体外电生理学研究也证实存在这一位点突变的 KATP 通道不受磺脲类药物影响。对于由其他分子异常导致的 NDM，目前胰岛素仍是唯一的治疗选择。因此，临床上建议使用磺脲类口服降糖药物在分子诊断后进行。

（曹冰燕　巩纯秀）

四、肥胖儿童的糖调节异常及2型糖尿病的诊断治疗

近年来，由于社会经济的发展、饮食结构改变、体力活动的减少及肥胖儿童增多等多方面原因导致儿童2型糖尿病的发病率呈上升趋势。自从1979年首次报道美国Pima族印第安儿童发生2型糖尿病以来[24]，有关2型糖尿病的报道迅速增加。2型糖尿病是成人疾病的观念已经转变。由于成人2型糖尿病并发心血管疾病、终末肾病、视力减退及肢体坏死等成为伤残及死亡的主要病因，因此儿童2型糖尿病的急剧增多引起医学界高度重视。为达到对儿童2型糖尿病的早期诊治及预防，对发生在儿童时期的糖代谢异常应该积极加以识别和控制。

（一）糖代谢异常

糖代谢异常指的是2型糖尿病（type 2 diabetes mellitus，T2DM）和葡萄糖调节受损（impaired glucose regulation，IGR）。2型糖尿病是指胰岛素抵抗为主伴胰岛素分泌不足，或胰岛素分泌不足为主，伴有或不伴有胰岛素抵抗所致的糖尿病。IGR是处于正常糖耐量（normal glucose tolerance，NGT）及DM之间的异常代谢时期，包括糖耐量受损（impaired glucose tolerance，IGT）及空腹血糖受损（impaired fasting glucose，IFG）。IGR为血糖超过正常值，是正常糖代谢到糖尿病的过渡阶段，而IFG与IGT分别反映基础状态下及糖负荷后的血糖调节功能受损[25]。IGR首次由美国糖尿病协会1997年提出，IGT及IFG二者可单独或合并出现。1999年世界卫生组织（WHO）采纳IGT及IFG这两个糖调节受损概念。2003年ADA统称葡萄糖调节受损为糖尿病前期[26]。国际糖尿病联盟及美国糖尿病协会的研究证明，2型糖尿病患儿在发病前几乎都要经历IGR阶段。

众多国家及地区对儿童、青少年2型糖尿病流行的相关因素研究均发现，儿童2型糖尿病的增长与肥胖率升高趋势一致。对2型糖尿病的高危人群及种族的报道也提示，儿童及青少年患有2型糖尿病的人数增加与肥胖人群数量的不断增加相关。2002年，对美国167例肥胖儿童及青少年进行OGTT后提示18%青少年肥胖者患有空腹血糖受损，25%青少年肥胖者患有糖耐量受损，4%青少年肥胖者有轻度糖尿病表现。类似的流行病学研究有很多，它们均表明，儿童及青少年肥胖人群中糖尿病前期及2型糖尿病患病率较高。因此，肥胖（尤其是腹型肥胖）既是代谢综合征的重要组成部分之一，也是致胰岛素抵抗和胰岛素相对缺乏而导致糖代谢异常的重要因素。随着现代饮食结构的不合理及静坐生活方式的增加，肥胖已成为21世纪全球最常见的健康问题之一，亚洲地区肥胖的患病率较西方国家低，但倾向于发生腹型肥胖。

（二）临床表现

2型糖尿病多发于青少年期，但是随着发病人数日益增多，出现患病年龄越来越小的趋势，Pima印第安儿童中最小的T2DM者仅4岁，北京儿童医院诊断的T2DM最小年龄是8岁。2型糖尿病多见于青春期，即10~14岁占73%，家族遗传史阳性者占45%~80%，多见于双方家族患病且有多人患病者。

T2DM比T1DM具更强的家族遗传倾向，如对单卵双胞胎长期追踪发现，患T1DM的双生一致率小于50%，而患T2DM的一致率为90%。从父母到子女的垂直传递率T1DM也明显低于T2DM，如双亲中1位罹患T1DM，其子女T1DM风险率仅为2%~5%；而双亲中1位患T2DM，子女患T2DM风险率为40%，父母皆患T2DM，子女患病风险高达70%。近年来国内外的报道显示糖尿病受母亲家族史的影响高于父亲[27-28]，如Bruce等的研究显示糖尿病母亲的子代患病率多于父亲的子代（20.4%对8.3%），Papazafiropoulou等研究也显示类似结果（27.7%对11.0%）。

所有种族都可能患2型糖尿病，但是以下人群更常见：非洲黑人、北美本地人、南美、亚洲、南亚（印第安半岛）、太平洋岛本地人。2型糖尿病多见于肥胖儿童，北美和欧洲的青少年患2型糖尿病与体重指数（body mass index，BMI）大于85%。但是，在日本，30%的2型糖尿病患儿没有肥胖症；在

印度，一半的 2 型糖尿病患儿体重是正常的；中国台湾 2 型糖尿病患儿中也有一半没有肥胖症，与 1 型糖尿病一样。

2 型糖尿病发病缓慢、隐匿，35%患者可无症状，25%有多尿、夜尿或尿路感染等，体重减轻不明显，因此易误诊及漏诊。病情严重时出现体重减轻、多饮、多尿甚至尿酮体阳性。1/3 或更多的患儿有典型的糖尿病症状和酮症/酮症酸中毒。有时若存在严重的脱水（高渗性高血糖昏迷、低血钾）则会是致命的。2 型糖尿病的发生是由于胰岛素分泌量不足以满足胰岛素抵抗所造成的需求量的增加。因此，2 型糖尿病经常和胰岛素抵抗综合征的其他特点同时存在，如高脂血症、高血压、黑棘皮、卵巢雄激素过多症、非酒精性脂肪肝。黑棘皮是在颈部、腋下、腹股沟及肘关节等处的皮肤粗糙、色素沉着、有小的突起、呈小刺儿样的密集，触摸皮肤时似有绒毛样感，无痛或痒的感觉。在 T2DM 中黑棘皮体征高达 90%，多见于颈背、腋下、皮褶或肘窝处。有黑棘皮体征的肥胖儿童往往伴有高胰岛素血症及胰岛素抵抗。一些青少年初诊断为 2 型糖尿病时（10%～15%）就有蛋白尿（微量的或大量的），随着病程延长发病率会增加。蛋白尿和局灶性节段性肾小球硬化也见于严重肥胖、没有糖尿病的青少年。20%～30%患者在诊断糖尿病时就有高血压，占糖尿病并发症（包括微血管和大血管）的 35%～75%。2 型糖尿病患者血脂障碍的标志是高三酰甘油血症和高密度脂蛋白的降低，20%～25%患者诊断糖尿病时有血脂紊乱，50%～65%患者病程中会出现血脂紊乱。25%～45%的 2 型糖尿病患者有脂肪肝，非酒精性脂肪性肝炎也常见，且与肝硬化的进展有关。

（三）诊断标准

1.血糖是一种连续的变量

用一个时间点的血糖水平作为疾病诊断的切割点显然是不合理的。因此，糖尿病和糖尿病前期血糖诊断标准的确立是一种相对水平，即此切割点以上的血糖状态引发的高血糖特征性病变开始出现具有统计学意义的升高。糖尿病诊断应尽可能依据静脉血浆血糖，而不是毛细血管血的血糖检测结果。

目前对糖尿病前期的诊断切点和标准仍有争议：2003 年，ADA 将正常空腹血糖切点由 6.1mmol/L 下调至 5.6mmol/L，WHO 和 IDF 并不认同 ADA 的标准，而且强调了口服糖耐量试验对于糖尿病的诊断价值[29]。IFG 下限切点下调，扩大了糖尿病的高危人群，对糖尿病及心血管并发症的防治可能具有意义。但目前对空腹血糖在≥5.6～6.0mmol/L 人群发生大血管病变的危险性是否明显增加尚缺乏充分的证据。我国 IFG 切点仍用 WHO 的标准，ISPAD 采用 ADA 的 5.6mol/L 作为儿童 IFG 的切点值。我们推荐使用。我国资料显示仅查空腹血糖，糖尿病的漏诊率较高，理想的调查是同时检查空腹及 OGTT 后 2h 血糖值。但人体的血糖浓度容易波动，且只代表某一个时间“点”上的血糖水平，而且不同的医院检测有时也会出现差别，特别对于血糖值处于临界点的人，很难明确诊断。而糖化血红蛋白（HbA1c）却不同，这项指标检测方法简便易行，结果稳定，不受进食时间及短期生活方式改变的影响，变异性小，检查不受时间限制，患者依从性好。近年来人们越来越倾向将糖化血红蛋白作为筛查糖尿病高危人群和诊断糖尿病的一种方法。2010 年，ADA 指南已将 HbA1c 值≥6.5%作为糖尿病诊断标准之一[30]。但 HbA1c 值＜6.5% 也不能除外糖尿病，需进一步行糖耐量检查。我国 HbA1c 检测方法的标准化程度不够，HbA1c 测定的仪器和质量控制尚不能符合目前糖尿病诊断标准的要求。期待在我国逐步完善糖化血红蛋白测定的规范化工作。

表 9-1-2　糖尿病的诊断标准

1.糖尿病的症状加上随机血浆葡萄糖浓度大于 11.1mmol/L（“随机”定义为：一天中的任意时刻，不考虑最后一餐的时间）

2.空腹血浆葡萄糖 7.0mmol/L（“空腹”定义为：至少 8h 没有能量摄入）

3.OGTT 试验中，2h 负荷葡萄糖 11.1mmol/L。（依据 WHO 描述的试验方法：应用葡萄糖负荷的方法，将相当于 75g 无水葡萄糖的糖负荷溶解到

水中，或者按 1.75g/kg 计算，最大量 75g）

4.HbA1c 值为 6.5%，但是试验方法缺乏标准化，血糖和 HbA1c 的相关性存在个体变异，这些比试验的方便性更重要

（静脉全血的相应值为 10.0mmol/L，毛细血管全血的值为 11.1mmol/L。静脉和毛细血管的值均为 6.3mmol/L。引自：国际糖尿病联盟/国际儿童糖尿病联盟）

2.糖调节异常包括糖耐量异常（IGT）、空腹血糖调节受损（IFG）

（1）IGT：2h 负荷后血浆葡萄糖 7.8～11.1mmol/L。

（2）IFG：血浆葡萄糖 5.6～6.9mmol/L。

对于一个无症状的患者进行 2 型糖尿病的临床诊断需要至少两个异常的、有诊断价值的、在单独两天测量的葡萄糖值。

3.下列情况不能立即诊断为 2 型糖尿病

（1）在急性感染、外伤、循环或其他应激情况下测定出的严重高血糖可能是暂时性的，不能因此而立即诊断为 DM。

（2）无症状者不能依据 1 次血糖结果诊断，必须还有另一日的血糖值达到诊断标准。

（3）有糖尿病症状无论是空腹或任何时候的血糖或 OGTT 结果若未达诊断标准，应定期复查，直到明确诊断。

（4）儿童 DM：通过临床实践，儿童 2 型糖尿病症状严重程度两极分化，一类因为家长的糖尿病警觉意识较强，很早发现糖尿病，症状不典型，一类病人发病急且凶险，发现时血糖极高，伴大量尿糖或尿酮症，伴高渗状态，这类病人诊断清楚，一般不需做 OGTT。对症状不典型早期就诊者则需测空腹血糖及/或 OGTT 进行诊断。

（四）鉴别诊断

儿童青少年糖尿病的诊断首先应该鉴别的是 1 型，还是 2 型糖尿病，单基因遗传病也需要鉴别。由于儿童 T2DM 的临床表现多样，仅从临床表现区分 T1DM 与 T2DM 已经显得越来越缺乏可靠性。原因有:

（1）酮症酸中毒不是 T1DM 特有的表现，T2DM 以酮症酸中毒起病不罕见， 有相当数量的 2 型糖尿病儿科患者在诊断时表现为酮尿或酮症酸中毒，导致误诊为 1 型糖尿病。另一方面随着大众健康意识的增加和医疗诊断水平的提高，家族史阳性、无症状就诊的特殊类型糖尿病患者增多。而且无论 T1DM 还是 T2DM 患者都可能在早期就诊而不发生酮症酸中毒，因此酮症酸中毒不是分型的可靠指标。

（2）青春期的肥胖儿童增多，肥胖或超重患者也可患自身免疫性 T1DM。15%～25%新诊断的 1 型糖尿病（或单基因糖尿病）患儿可能有肥胖症，被误诊为 2 型糖尿病。

（3）1 型、2 型和青年期发病的成人型糖尿病（maturity-onset diabetes of the young，MODY）在发病时和诊断后 1 年余，胰岛素或 C 肽的检测会有相当大的重叠。这个重叠是由于 1 型糖尿病胰岛 β 细胞功能的恢复（蜜月期），还因为在检测 1 型和 2 型糖尿病时对葡萄糖毒性和脂毒性的程度损伤了胰岛素分泌功能。1 型糖尿病的肥胖青少年因合并肥胖引起的胰岛素抵抗，增加了 C 肽水平最初的残留量。因此，急性期进行 C 肽检测意义不大。

（4）2 型糖尿病家族史在一般人群中的随机阳性率可达 15%甚至更高，因此降低了家族史对 2 型糖尿病和 MODY 诊断的特异性。

（5）理论上，T1DM 患者大部分血浆中存在谷氨酸脱羧酶抗体 65（glutamate decarboxylase 65，GAD65）、胰岛细胞抗体 512（islet cell antibody 512，ICA-512）和酪氨酸磷酸酶抗体（anti tyrosine phosphatase antibody，IA-2）等。但是中国人 T1DM 的抗体检测阳性率也明显低于欧美国家的白种人，而部分 T2DM 患儿也可有胰岛的免疫损伤而出现部分抗体阳性。

（五）预防

全世界肥胖发生率均呈现出一种上升趋势。预防 2 型糖尿病要防止正常体重人群发展为肥胖，治疗 BMI 超过 85%（在非欧洲人群中这个数值可能更小）的人群。但是无论对儿童还是成年人群的治疗，均显示了改变生活方式和饮食习惯的难度。改变社会的现状，需要公众和政府措施的强化实施。

IGT 及 IFG 人群有很高的风险发展为 T2DM，因此要对这些人群进行预防。发展为 T2DM 的危险因素包括糖尿病家族式、BMI 较高、久坐的生活方式、高血压、血脂障碍、妊娠糖尿病的病史或大于胎龄儿、多囊性卵巢综合征。在 A Korner 的研究中，11156 个肥胖儿童中，有 12.6%儿童有葡萄糖代谢异常（其中 5.99% IFG，5.51% IGT，1.07% T2DM），经过专门的治疗，尽管 BMI 降低的较少，但葡萄糖代谢状态明显好转（糖代谢异常的人数从 18.7%降至 14.2%，70.6%的 IGT 儿童糖耐量恢复正常）。

（六）高危人群的筛查

对高危人群进行 2 型糖尿病及糖尿病前期的筛选，具有依从性好、简便易行性和低成本高效益的优势。筛查具有 2 型糖尿病发病危险因素的儿童及青少年对于预防糖耐量受损和/或空腹血糖受损，早期发现、早诊断和早治疗糖尿病有极其重要的意义。因此，尽早筛检出糖调节受损高危患者，针对高危因素采取干预措施，是降低糖尿病发病的一个重要途径，具有重要的公共卫生学意义和临床意义。美国糖尿病协会（ADA）及国际糖尿病联盟（IDF）均推荐对超重或肥胖并伴有糖尿病发病危险因素（包括 1 级亲属糖尿病家族史、胰岛素抵抗表现等）的儿童及青少年进行 2 型糖尿病筛查。美国糖尿协会采用空腹血糖检查作为先行筛查方式，而国际糖尿病联盟则将口服糖耐量实验作为诊断性的筛查手段。高危人群中 2% ~ 3%人有糖耐量异常，在确诊糖尿病之前可能就有胰岛素抵抗，应该保持一种高度警惕性，为高危儿童提供建议来预防 2 型糖尿病。所有种族的研究均证实：对 BMI 大于 85%、有胰岛素抵抗综合征非高血糖特点的儿童和青少年实行高频率的检测，发现他们最终患 2 型糖尿病的风险是增加的。

有 2 型糖尿病和代谢综合征患病风险的儿童有：

（1）BMI 在第 85% ~ 95%，同时有 2 型糖尿病、早期发生心血管疾病的家族史，或有胰岛素抵抗的标志（黑棘皮、血脂异常、高血压和多囊性卵巢综合征）。

（2）对于亚洲儿童来说，无论 BMI 是多少，只要有异常的低或高出生体重的出生史，或者有糖尿病家族史。

（3）BMI 大于 95%，无论有无家族史或相关的特点。

（七）治疗

儿童 2 型糖尿病的治疗取决于症状、高血糖严重程度、是否有酮症/酮症酸中毒。对有症状，尤其是呕吐、病情进展快者，则需要紧急的评估及恰当的治疗。对于无症状的糖尿病患儿，可先用饮食和运动治疗，观察 2 ~ 3 个月，若 HbA1c 值 < 7%，血糖空腹低于 1.3g/L，餐后低于 1.8g/L，可以继续生活方式干预，每 3 个月复查 1 次，监测 HbA1c 及血糖情况，若超过上述指标，则需加用二甲双胍治疗。若 3 个月后上述指标没有改善，HbA1c 值 > 7%，血糖空腹高于 1.3g/L，餐后高于 1.8g/L，则联合磺脲类或者换用胰岛素（甘精胰岛素）加美格列奈。同时需要进行相关并发症的筛查。若 3 个月后仍未改善，二甲双胍联合磺脲类者换用用胰岛素（甘精胰岛素）加美格列奈，而已经使用胰岛素者，则在此基础上加用小剂量的二甲双胍，或可加用罗格列酮。对起病时有轻微症状而没有酮症的患儿，则加用二甲双胍治疗。对有症状且合并有酮症或者酮症酸中毒，随机血糖大于 2.5g/L 时，需要胰岛素、饮食、运动以及二甲双胍。若餐前血糖在 0.9 ~ 1.3g/L，最高的餐后血糖小于 1.8g/L，则可以减停胰岛素，使用二甲双胍治疗。因此，如果有显著的高血糖和酮症，即使没有酮症酸中毒，为了稳定代谢，首选胰岛素治疗。对于并发酮症酸中毒者，其治疗的原则和方法同 1 型糖尿病。如果代谢稳定的话，可以直接选择药物二甲双胍。大多数国家只提倡二甲双胍和胰岛素应用于儿童/青少年糖尿病。某些国家批准用磺酰脲类，目前缺乏研究显示年长的青少年可通过其他口服药得到治疗。噻唑烷二酮类可以用于年龄大的青少年，但是 18 岁以下的患者不可以服用，并且不允许与胰岛素联合使用，因为它会增加液体潴留和心脏衰竭的风险。

1.胰岛素治疗

尽管存在高胰岛素血症和胰岛素抵抗，但相对小剂量的胰岛素增补量往往是有效的。如果服用口服药血糖控制得不好，可通过使用无峰值的长效胰岛素类似物达到满意的治疗。二甲双胍应该继续使用以改善胰岛素的敏感性。胰岛素配方中不建议用噻唑烷二酮类，因为会增加液体潴留的风险。

2.二甲双胍治疗

如果不需要胰岛素，首选的药物是二甲双胍。二甲双胍作用于肝脏、肌肉和脂肪组织中胰岛素受体，增加胰岛素的活动（增加胰岛素的敏感性，）尤其在肝脏中的作用明显。长期使用会使 HbA1c 降低 1%～2%。二甲双胍的肠道不良反应有暂时的腹痛、腹泻和恶心，可通过缓慢地逐渐增加药物剂量和使用缓释配方来减少不良反应。以下情况不能使用二甲双胍：肾功受损、肝脏疾病、心脏或呼吸系统功能不全、接受放射造影剂、嗜酒。当有胃肠道疾病时应该暂时停止服药。

药物起始剂量为每天 250mg，如果能耐受的话，3～4 d 后增加到每天 2 次，每次 250mg，3～4 周内以这种方式逐渐增加药量，直至达到最大量：每次 1000mg，2 次/ d 。如果刚开始用的是胰岛素，转换为二甲双胍往往需要 2～6 周，通常是在代谢稳定状态下进行，一般是诊断后 1～2 周。通过逐渐增加二甲双胍的剂量可以安全地度过过渡期。胰岛素每次可以减少 10%～20%，二甲双胍的增加量要到达去除胰岛素治疗的目的。在逐渐减少胰岛素的过程中，如果血糖值升高到受损的范围内，则应该以减慢减少的速度，直至血糖值达到稳定。

3.生活方式干预

饮食和锻炼等生活方式的改变对于增加胰岛素敏感性是非常必要的。建议所有的 2 型糖尿病患者都要进行这种治疗。饮食控制以维持标准体重、纠正已发生的代谢紊乱和减轻胰岛 β 细胞的负担为原则，肥胖儿童的减低体重量因人而异。运动方式和运动量的选择应该个体化，根据性别、年龄、体型、体力、运动习惯和爱好制定适当的运动方案。

4.减肥手术

有肥胖相关并发症（包括 2 型糖尿病）的青少年可考虑做减肥手术。传统外科手术是胃旁路术，但有显著的并发症，包括营养吸收不良甚至是死亡。新的技术有胃囊带术和迷走神经刺激器，它们更加安全。一项在成人 2 型糖尿病中的随机对照试验表明，胃囊带术与传统治疗比较，其缓解率达到 73%，包括体重减轻和 HbA1c 下降，而且没有严重并发症。尽管通过这项治疗成年人的发病率和死亡率降低了，但儿童很少采用这种疗法。

5.健康教育

不仅针对 2 型糖尿病患儿个体进行健康和心理教育，同时更要对患儿家庭成员进行糖尿病相关知识的普及。合理的生活方式对病情的控制尤为重要。

6.血糖监测

规律监测血糖，监测次数可以个体化，需要包括空腹和餐后血糖。达到初期稳定后，如果不再需要胰岛素或者胰岛素需要量减少时，血糖监测可以减为每天 2 次：空腹和进食最大餐量后的 2～3h。一旦发现有 IGT，需要频繁监测血糖以调整用药。高血糖症状（多尿、烦渴多饮、体重减轻，等等）明显的患者，应尽可能多的监测血糖。对胰岛素和口服降糖药治疗的 2 型糖尿病患儿，应注意监测低血糖的发生。

7.并发症的筛查和治疗

每次就诊时都应该测血压，其他并发症（例如：蛋白尿、视网膜病、血脂障碍和多囊卵巢综合征）在诊断糖尿病和每年年检时要尽可能的检查。确定有高血压或蛋白尿时应该用血管紧张素转换酶抑制剂，若耐受不了则使用血管紧张素Ⅱ受体拮抗剂，如果单种药物治疗无效时应该采用联合治疗。血脂治疗的目标值是：低密度脂蛋白＜2.6mmol，三酰甘油＜1.7mmol/L。为了控制血脂代谢应该改变生活方式、进行饮食干预。如果经过 3～6 个月的血糖和饮食控制，低密度脂蛋白和/或三酰甘油还是保持在高水平，则有必要采用药物治疗。尽管长期安全性还不确定，同成年人一样，儿童使用二甲双胍治疗也是安全、有效的，它是药物治疗的首选。但应该特别注意与肌肉和结缔组织有关的症状，因为有发生横纹肌溶解症的风险。

8.控制目标

保持正常生长发育，避免肥胖或超体重，加强锻炼、控制血糖在正常范围内，在避免低血糖的前提下，空腹血糖 < 7.0mmol/L， HbA1c 值尽可能控制在 7.0%以下。同时要控制并发症。

（巩纯秀　魏丽亚）

参考文献

[1] Daneman D. State of the world's children with diabetes[J]. Pediatric Diabetes，2009，10:120-126.

[2] Harjutsalo V，Sjoberg L，Tuomilehto J.Time trends in the incidence of type 1 diabetes in finnish children[J]. Lancet，2008，371:1777-1782.

[3] Newhook L A，Grant M，Sloka S，et al. Very high and increasing incidence of type l diabetes mellitus in Newfoundland and Labrador，Canada[J]. Pediatr Diabetes，2008，9（3 part 2）:62-68.

[4] Jarosz-Chobot P，Polanska J，Szadkowska A，et al. Rapid increase in the incidence of type 1 diabetes in Polish children from 1989 to 2004，and predictions for 2010 to 2025[J]. Diabetologia，2011，54（3）:508-515.

[5] Svensson J，Lyngaae-Jørgensen A，Carstensen B，et al. Long-term trends in the incidence of type 1 diabetes in Denmark: the seasonal variation changes over time[J]. Pediatric Diabetes，2009，10: 248-254.

[6] Catanzariti L，Faulks K，Moon L，et al. Australia's national trends in the incidence of type 1 diabetes in 0-14-year-olds，2000-2006[J]. Diabet Med， 2009，26（6）:596-601.

[7] Vehik K，Hamman R F，Lezotte D，et al. Childhood growth and age at diagnosis with type 1 diabetes in Colorado young people[J]. Diabet Med，2009，26:96l-967.

[8] DCCT/EDIC Research Group，Nathan D M，Zinman B，et al. Modern-day clinical course of type 1 diabetes mellitus after 30 year's duration: the diabetes control and complications trial/epidemiology of diabetes intervention and complications and pittsburgh epidemiology of diabetes complications experience（1983-2005）[J]. Arch Intern Med，2009，164（4）:1307-1316.

[9] Braun D，Konrad D，Lang-Muritano M，et al. Improved glycemic control and lower frequency of severe hypoglycemia with insulin detemir: long-term experience in 105 children and adolescents with type 1 diabetes[J]. Pediatric Diabetes，2008，9（part Ⅱ）:382-387.

[10] Shalitin S，Gil M，Nimiri R，et al. Predictors of glycaemic control in patients with type 1 diabetes commencing continuous subcutaneous insulin infusion therapy[J]. Diabet Med，2010，27（3）:339-347.

[11] Bergnstal R M，Tamberlane W V，Ahmann A，et al. Effectiveness of sensor-augmented insulin pump therapy in type 1diabetes[J]. N Engl J Med，2010，363（4）:311-320.

[12] Jakisch B I，Wagner V M，Heidtmann B，et al. Comparison of continuous subcutaneous insulin infusion （CSII） and multiple daily injection （MDI） in paediatric type 1 diabetes: a multicenter matched-pair cohort analysis over 3 year[J]. Diabet Med，2008，25（1）:80-85.

[13] Nimiri R，Weitrob N，Benzaquen H，et al. Insulin pump therapy in youth with type 1 diabetes: a retrospective paired study[J]. Pediatric，2006，117（6）:2126-2131.

[14] Wysocki T，Harris M A，Wilkinson K，et al. Self-management competence as a predictor of outcomes of intensive therapy or usual care in youth with type 1diabetes[J]. Diabetes Care，2003，26（7）:2043-2047.

[15] Holl R W，Swift P G，Mortensen H B，et al. Insulin injection regimens and metabolic control in an international survey of adolescents with type 1 diabetes over 3 year: results from the Hvidoere Study Group[J]. Eur J Pediatr，2003，162（1）:22-29.

[16] Iafusco D，Massa O，Pasquino B，et al . The Early Diabetes Study Group of ISPED. Minimal incidence of neonatal/infancy onset diabetes in Italy is 1 ∶ 90 000 live births[J].Acta Diabetol，2012，49:405-408.

[17] Slingerland A S，Hattersley A T. Mutations in the Kir6.2 subunit of the KATP channel and permanent neonatal diabetes: new insights and new treatment[J]. Ann Med，2005，7:186-195.

[18] Hattersley A T，Ashcroft F M. Activating mutations in Kil6.2 and neonatal diabetes：new clin ical syndromes，new scientific insights and new therapy[J]. Diabetes，2005，54: 2503-2513.

[19] Rubio-Cabezas O, Aragonés A, Argente J, et al.Permanent neonatal diabetes caused by a homozygous nonsense mutation in the glucokinase gene[J]. Pediatr Diabetes，2008，9:245-249.

[20] Ashraf A，Abdullatif H，Hardin W，et al. Unusual case of neonatal diabetes mellitus due to congenital pancreas agenesis[J].Pediatr Diabetes，2005，6:239-243.

[21] Sellick G S, Barker K T, Stolte-Dijkstra I, et al.Mutations in PTF1A cause pancreatic and cerebellar agenesis[J].Nat Genet，2004，36:1301-1305.

[22] Durocher F，Faure R，Labrie Y，et al.A novel mutation in the EIF2AK3 gene with variable expressivity in two patients with Wolcott-Rallison syndrom e [J].Clin Genet，2006，70:34-38.

[23] Tammaro P，Flanagan S E，Zadek B，et al. A Kir6.2 mutation causing severe functional effects in vitro produces neonatal diabetes without the expected neurological complications[J]. Diabetologia，2008，51:802-810.

[24] Silink M.Unite for Diabetes：the campaign for a UN Resolution[J].Diabetes Voice，2006，51：27-30.

[25] Tai E S，Goh S Y，Lee J J，et al. Lowering the criterion for impaired fasting glucose: impact on disease prevalence and associated risk of diabetes and ischemic heart disease[J]. Diabetes Care，2004，27: 1654-1659.

[26] Tai E S，Goh S Y，Lee J J，et al. Lowering the criterion for impaired fasting glucose: impact on disease prevalence and associated risk of diabetes and ischemic heart disease[J]. Diabetes Care，2004，27: 1728-1734.

[27] 刘蓉，向红丁.2 型糖尿病家族史性别差异和对其诊断年龄的影响[J].实用预防医学，2005，12（6）:1304-1306.

[28] Aria I，Abid A，Malouche D，et al. Familial aggregation and excess maternal transmission of type 2 diabetes in Tunisial[J]. Postgrad Med J，2007，83（979）:348-351.

[29] 郑少雄. 糖尿病研究 2007 年回眸: 诊断、分形、预防和治疗[J].国际内分泌代谢杂志, 2008, 28（2） : 1-13.

[30] American Diabetes Association. Type 2 diabetes in children and adolescents: consensus conference report[J].Diabetes Care，2000，23: 381-389.

第二节　高胰岛素性低血糖症诊治进展

一、概述

高胰岛素血症性低血糖症（hyperinsulinism hypoglycemia，HH）是胰岛 β 细胞过量分泌胰岛素或分泌失调所致的以顽固的低血糖为主要临床表现的一组疾病。本病是新生儿和婴儿时期持续反复发作低血糖的主要病因。本病 1954 年由 Mac-Quarrie 首次描述。曾被称为婴儿持续性高胰岛素血症性低血糖症、胰岛细胞增殖症、婴儿特发性低血糖等。近年来随着对本病发病机制的不断深入研究，这些名称已被“高胰岛素血症性低血糖症”取代[1]。由于胰岛素的作用是促进葡萄糖进入骨骼肌、脂肪组织等胰岛素敏感部位，同时可以抑制糖原分解和糖异生，抑制脂肪酸释放和酮体生成，因此不恰当分泌物的胰岛素导致了葡萄糖过度消耗和酮体生成被抑制，使得循环中维持正常脑活动所需的能量来源（葡萄糖和酮体）减少。由于婴儿时期神经系统的快速发育，对葡萄糖的需求大，持续、反复发作的低血糖如不能得到及时有效的干预，极易造成永久性脑损害，发生癫痫、脑瘫，甚至死亡。高胰岛素血症性低血糖症可以是具有基因缺陷的先天性高胰岛素血症（congenital hyperinsulinism，CHI），也可以继发于某些风险因素如宫内发育迟缓、围生期窒息、RH 溶血等。某些综合征如 Beckwith-Wiedemann 综合征、先天性糖蛋白糖基化缺陷综合征（congenital disorders of glycosylation syndromes，CDG）等也与高胰岛素血症性低血糖症有关（表 9-2-1）[2]。

CHI 是一组单基因突变所致的高胰岛素血症性低血糖症。它是新生儿和婴幼儿时期最常见的低血糖原因。其特点为低血糖同时伴有低酮体、低脂血症及与血糖水平不相称的相对高胰岛素血症。其临床表现、组织病理、分子生物学及遗传学方面均具有高度异质性。西方国家估计发病率为 1/50000 活产婴儿（散发型）。在近亲结婚率高的人群中，估计发病率为 1/2500（家族型）[1-4]。国内尚缺乏统计资料。遗传方式可为隐性、显性或散发[1]。目前已发现 9 个基因位点与本病发病有关（*ABCC*8，*KCNJ*11，*GLUD*1，*GCK*，*HADH*，*SLC*16*A*1，*HNF*4 *α*，*UCP*2，*HNF*1*α*），但仍有约 50%的患者未找到基因突变位点[1,3]。

本病主要有两种组织病理类型，即弥漫型和局灶型。该类疾病以药物治疗为首选。二氮嗪作为一线药物，当药物治疗无效时可考虑手术治疗。局灶型可用 Fluroine-18L-3，4-dihydroxyphenylalanine（18F-DOPA-PET）定位病灶，切除病灶获得治愈。部分弥漫型患儿需行胰腺大部切除术。

二、先天性高胰岛素血症发病机制

胰岛 β 细胞膜上存在 ATP 敏感的钾离子通道。它通过在胰岛 β 细胞膜上的电活动对胰岛素的分泌产生重要影响。ATP 敏感性钾通道由 4 个磺酰脲受体 1（sulfonylurea receptor 1，SUR1）和 4 个内向整流钾通道蛋白（Kir6.2）八聚体复合物组成。Kir6.2 亚单位形成通道，SUR1 作为调控亚单位。生理状态下葡萄糖是刺激胰岛素分泌的始动因素。葡萄糖通过葡萄糖转运蛋白 2(glucose transporter 2，GLUT2）进入胰岛 β 细胞内，葡萄糖激酶,对其进行磷酸化，生成葡萄糖苷。其后代谢产生 ATP，使得细胞内 ATP/ADP 比值升高。ATP/ADP 的升高抑制 SUR1，从而关闭了 ATP 敏感的钾离子通道，则胰岛 β 细胞膜发生去极化而致电压依赖的钙离子通道开放，使细胞外钙离子内流，引发 β 细胞囊泡胞吐释放胰岛素到细胞外。

ADP 可在 Mg（MgADP）离子参与下拮抗 ATP 的作用，从而抑制胰岛素的释放。胰岛素的另一释放通路是谷氨酸通过谷氨酸脱氢酶(glutamate dehydrogenase 1，GLUD1)生成 α 酮戊二酸，引起 ATP/ADP 比值升高，导致钾离子通道关闭。胰岛素分泌过程中的任何导致钾离子通道关闭的相关基因突变均可能导致 CHI 发生。已发现 9 个基因位点突变与本病有关：胰岛 β 细胞钾离子通道基因 *ABCC8*（SUR1），*KCNJ11*（Kir6.2）、葡萄糖激酶基因（*GCK*）、谷氨酸脱羧酶基因（*GLUD1*）、短链丁酰基辅酶 A 脱氢酶基因（*HADH*）、肝细胞核因子 4 α 亚基（*HNF4α*）基因、单羧酸转运蛋白 1 基因（*SLC16A1*）、解偶联蛋白 2（UCP2）和肝细胞核因子 1 α 亚基（*HNF1α*）基因（表 9-2-2）。研究表明 40%～45%的 CHI 与 *ABCC8* 和 *KCNJ11* 基因突变有关。其余 7 个基因突变占所有病例的 5%～10%。仍有 45%～55%CHI 病因不明[4]。

三、临床分类

表 9-2-1　高胰岛素血症性低血糖症的分类

分类	病因
暂时性	糖尿病母亲婴儿，宫内发育迟缓，围生期窒息，RH溶血等
先天性	*ABCC8*，*KCNJ11*，*GCK*，*GLUD1*，*HADH*，*HNF4α*，*SLC16A1*，*UCP2*，*HNF1α*基因突变
代谢性	酪氨酸血症1型，先天性糖基化糖蛋白异常1a型，1b型，1d型
餐后高胰岛素血症性低血糖症	胰岛素受体基因突变，患有肥胖症的成人行胃旁路手术后
综合征相关	Beckwith-Wiedemann综合征，Sotos综合征，Kabuki综合征，Usher综合征，13三体综合征等

引自 KAPOOR R R，JAMES C，HUSSAIN K. Advances in the diagnosis and management of hyperinsulinemic hypoglycemia[J]. Nat Clin Pract Endocrinol Metab，2009，5:101-112.

表 9-2-2　目前先天高胰岛素性低血糖症分类

分类	相关基因	蛋白	染色体位置	遗传形式	临床表现
KATP-HH	*ABCC8* *KCNJ11*	磺脲类受体1 内向整流钾通道蛋白	11p15.1	AR和AD	严重低血糖，部分为巨大儿
GDH-HH	*GLUD1*	谷氨酸脱氢酶	10q23.3	AD	血氨升高
GCK-HH	*GCK*	葡萄糖激酶	7p15-13	AD	发病年龄各异，部分伴有餐后低血糖
HADH-HH	*HADH*	左旋3羟基丁酰辅酶A脱氢酶	4q22-26	AR	酰基肉碱谱异常
EI-HH	*SLC16A1*		1p13.2-p12	AD	乏氧运动后低血糖
HNF4α-HH	*HNF4α*	肝细胞核因子4 α	20q12-13.1	AD	巨大儿
UCP2-HH	*UCP2*	解偶联蛋白	11q13	AR	尚缺乏足够资料
HNF1α-HH	*HNF1α*	肝细胞核因子1 α	12q24.31	AR	尚缺乏足够资料

四、病因与临床表现

1.暂时性高胰岛素血症性低血糖症

新生儿暂时性高胰岛素血症性低血糖症：此类 HH 通常被定义为在数天或数周内自行缓解的 HH。通常与糖尿病母亲婴儿，宫内发育迟缓、围产期窒息、RH 溶血、母亲生产时使用静点葡萄糖、胎儿红细胞生成过多等因素有关。部分患儿低血糖症状可能持续数月，需要使用二氮嗪治疗控制血糖。其发病机制尚不明确，猜测可能为表观遗传改变所知[2]。

2.先天高胰岛素性低血糖症

CHI 是一组具有基因缺陷的 HH，在临床表现、组织病理、分子生物及基因遗传方面具有高度的异质性。CHI 的全部遗传基础尚未阐明。如前所述，目前已鉴别出 9 个基因突变可导致 CHI。其中以 KATP 通道基因（*ABCC*8 和 *KCNJ*11）突变多见。

（1）钾离子通道相关基因突变（KATP channel，MIM#256450）。钾离子通道有 2 个异源 8 聚体蛋白，SUR1 和 Kir6.2 蛋白，分别由 *ABCC*8 和 *KCNJ*11 基因编码。葡萄糖的代谢导致了细胞内 ATP/ADP 比值升高，ATP 结合到 Kir6.2 亚单位上，使通道关闭，β 细胞膜去极化，最终发生胰岛素分泌。*ABCC*8 和 *KCNJ*11 基因突变使得钾离子通道发生两种异常。一种是基因突变使蛋白质的合成异常、成熟缺陷，导致钾离子通道不能正常装配，不能在细胞膜表面表达。另一种是钾离子通道虽然可以在细胞膜表面表达，但 MgADP 刺激通道活动的能力减弱或丧失，从而使胰岛 β 细胞膜持续去极化，导致胰岛素持续分泌。

钾离子通道基因突变以隐性遗传为主，少见常染色体显性突变报道。隐性突变是所有 CHI 类型中临床表现最严重的一种。显性突变可导致中度 CHI，部分药物治疗有效。目前已发现 *ABCC*8 基因突变多达 200 余个，*KCNJ*11 基因突变 30 余个。*ABCC*8 基因突变的发生率约为 *KCNJ*11 的 10 倍。在散发型患者中基因突变的位置分散，尚未发现热点突变区域。突变类型包括错义突变、无义突变、大片段缺失、剪切位点突变等。F1388del 和 c.3992-9G > A 在德系犹太人中检出频率较高，而芬兰人报道了 2 个建立者突变：*V*187*D* 和 *E*1507*K*。其他报道的突变发生频率均不高，不同人种中基因突变也不尽相同。芬兰人中的 *E*1507*K* 突变为显性遗传[1,5-6]。

钾离子通道基因突变患者通常出生时为巨大儿，多于新生儿期或婴儿早期发病。表现为严重的难以纠正的低血糖，往往需要静点葡萄糖维持血糖，且所需糖较多。

隐性突变患者通常药物治疗无效，需要胰腺大部切除术治疗。部分患者使用奥曲肽治疗有效。显性基因突变者二氮嗪治疗有效。Flanagan 等研究了 220 例二氮嗪治疗有效的 CHI 患者，发现约 15%为钾离子通道基因突变[6]。

（2）GDH-HH（谷氨酸脱氢酶基因突变 glutamate dehydrogenase 1，*GLUD*1 MIM#606762）。线粒体上编码 GDH 的 *GLUD*1 基因功能获得性杂合突变可引起 GDH-HH，也称为高胰岛素血症伴高氨血症（HI/HA MIM#606762）。是 CHI 的第二大病因，呈常染色体显性遗传。已报道的 *GLUD*1 基因突变约 80%为新生突变，20%为显性遗传形式。目前发现的突变集中在 *GLUD*1 基因外显子 6，7，10，11，12。

谷氨酸脱氢酶的作用是参与亮氨酸介导的胰岛素分泌过程。GDH 为一种线粒体酶，在胰岛 β 细胞内高度表达。在摄入蛋白质后，亮氨酸通过变构激活，使得谷氨酸氧化脱氨，生成 α 酮戊二酸和 NH3。α 酮戊二酸进入三羧酸循环，使胰岛 β 细胞内 ATP/ADP 升高。关闭钾通道引起胰岛素释放。GDH 可以被 GTP 变构抑制，被亮氨酸变构激活。编码 GDH 的 *GLUD*1 基因激活突变可造成 GTP 变构抑制作用下降，亮氨酸的变构激活作用不能被抑制，使 ATP 生成增加，通过钾通道关闭促进胰岛素释放。同时，肝内存在 GDH，GDH 活性增加可引起血氨生成增加，并破坏尿素循环，血中氨的排泄减少。同时由于肾脏 GDH 活性增加也促进肾脏产氨，导致血氨增加。

HI/HA 表现为反复发作的低血糖伴有持续血氨升高。患者出生体重正常，低血糖发生于空腹或在摄入富含蛋白质的饮食后。低血糖的程度较钾离子通道基因突变的 CHI 轻。低血糖的症状一般发生在婴儿期或幼儿期：由于减少了夜间喂养的次数，空腹时间延长；以及患者饮食结构开始调整，增加肉类、奶酪等富含蛋白质的食物时开始出现低血糖。部分病例报告成年期诊断患者。血氨持续升高，通常为正常值的 2 ~ 5 倍，不随饮食或血糖情况改变。但近年来也报道了部分血氨正常的 GDH-HH 患者，其发病机制尚未完全阐明。HI/HA 的高氨血症一般不会引起定向力障碍，头痛、昏迷等中枢神经系统症状。但既往的病例研究表明，此类型患者较其他类型 CHI 患者更易发生全身发作性癫痫、失神发作和学习困难。癫痫发作时血糖正常，这种癫痫和学习困难不能用低血糖脑损害解释，其机制尚不明确，可能是 GDH 激活突变直接影响了脑功能。这种高氨血症也不能被苯甲酸钠等药物控制。患者血、尿氨基酸分析通常正常，尿 α 酮戊二酸可升高，不伴血谷氨酸浓度升高。此型二氮嗪治疗效果好，通常 5 ~ 10mg/（kg · d）二氮嗪即可控制血糖[1,7]。

（3）GCK-HH（葡萄糖激酶基因突变 glucokinase，*GCK*　MIM#602485）。葡萄糖激酶仅在肝脏和胰岛 β 细胞特异性表达。它在糖酵解的第一步催化葡萄糖磷酸化生成 6-磷酸葡萄糖，是糖酵解的限速步骤。*GCK* 基因功能获得性突变使得酶的活动增加，与葡萄糖的结合能力增强，引起 ATP/ADP 比值升高，降低了胰岛素分泌的阈值。目前发现的突变几乎均位于葡萄糖激酶的“变构激活位点（allosteric activator site）”。一项多中心研究显示欧洲人中 GCK-HH 约占所有 CHI 的 1.2%。在非 *ABCC*8 和 *KCNJ*11 基因突变的 CHI 患者中 GCK-HH 约占 7%。

GCK-HH 患者多有低血糖家族史，呈常染色体显性遗传。发病年龄可从生后到成年期。低血糖程度轻重不一，甚至同一家族中携带同一基因突变的患者临床表现也不同。儿童期 GCK-HH 对药物治疗的反应各异。部分二氮嗪治疗有效，部分无效。这与酶活性的改变程度有关。部分患者低血糖严重程度与 KATP-HH 患者相同，二氮嗪治疗无效，需要行胰腺大部切除术。部分患儿因二氮嗪治疗无效需要使用奥曲肽治疗[1,8-9]。

（4）HNF4 α -HH（肝细胞核因子 4A 基因突变，hepatocyte nuclear factor 4 alpha，*HNF*4 *α*）。肝细胞核因子 4α（*HNF*4*α*）属于细胞核受体超家族成员，它在肝脏的发育、肝细胞分化成熟过程中起重要调控作用。在胰岛 β 细胞中，*HNF*4*α* 的功能是与其他肝细胞核因子共同调控胰岛素分泌过程中相关基因的表达。肝细胞核因子 4α 基因杂合功能丢失性突变导致暂时性和持续性 CHI，发病机制尚不明确。可能的机制为：①导致 Kir6.2 表达减少。②引起脂肪酸 β 氧化过程中的关键调控因子 PPAR α 表达减少。

约 5%的二氮嗪治疗有效型患者为 HNF4 α -HH。约 56%HNF4 α -HH 出生时为巨大儿，新生儿期起病。此型患者临床表现轻重不一，可仅仅通过饮食控制，也可表现为口服二氮嗪治疗的持续性 HH。此型二氮嗪治疗有效[1,6,8,10]。

（5）HADH-HH（3 羟基丁酰辅酶 A 脱氢酶基因突变 3-hydroxyacyl-CoA dehydrogenase，*HADA* MIM#601609）。3-羟基丁酰辅酶 A 脱氢酶（HADH）在线粒体中参与脂肪酸 β 氧化，将 3-羟酰基辅酶 A（3-hydroxyacyl-CoA）转化为 3-酮脂酰 CoA（3-ketoacyl-CoA），引起低酮体性低血糖。HADH 为 GDH 的变构抑制剂，参与脂肪酸氧化过程。HADH 广泛存在于全身各组织中，但在胰岛 β 细胞中的活性最高。基因突变使 HADA 的表达减少，对 GDH 的抑制作用减弱，GDH 活性增加，引起胰岛素分泌增加[1,11]。

HADH-HH 极其罕见，为常染色体隐性遗传。到目前为止所有报道的 *HADH* 突变均为近亲结婚家庭，临床表现轻重不一，可为迟发型轻度低血糖，也可为生后严重低血糖。血 3-羟基丁酰肉碱及尿 3-羟基戊二酸升高。此型患者摄入高蛋白饮食可诱导低血糖发生，但缺乏脂肪酸氧化功能障碍的典型表现，如瑞氏综合征、肝功能异常、心肌病、骨骼肌疾病等。此型二氮嗪治疗有效[1,8]。

（6）运动诱发的高胰岛素血症（exercise-induced HH，EIHI）。EIHI 的特征为在给予丙酮酸负荷后或乏氧运动导致的胰岛素异常分泌引起低血糖。此型是由于溶质携带物家族 16 成员 1 基因突变（solute carrier family 16，member 1，*SLC*16*A*1）杂合功能获得性突变所致，为常染色体显性遗传。*SLC*16*A*1 编码单羧酸转运蛋白-1（monocarboxylate transporter 1，MCT1），广泛存在于人体各组织器官，特别是心脏中。但该基因通常不在胰岛β细胞内被转录翻译。生理情况下胰岛β细胞外的丙酮酸和乳酸盐浓度较低，不会刺激胰岛素分泌。*SLC16A1* 激活突变诱导 MCT1 在胰岛β细胞表达，剧烈运动时丙酮酸盐和乳酸盐在细胞外堆积，MCT1 促进丙酮酸被吸收，丙酮酸进入三羧酸循环，导致 ATP/ADP 比值增加，引起胰岛素分泌增加。患者通常在剧烈的乏氧运动 30～45min 出现低血糖症状。通过避免剧烈运动可控制病情发作[1,8]。

（7）UCP2-HH （解偶联蛋白 2，uncoupling protein 2，UCP2）。*UCP2* 基因功能缺失突变可导致 CHI。生理状态下，胰岛β细胞中的 UCP2 诱导线粒体膜电位降低，氧化磷酸化过程解偶联，使 ATP 合成减少。*UCP2* 功能缺失导致了 ATP 合成增加，引起胰岛素分泌增加。到目前为止，文献报到 2 例患者存在 *UCP2* 基因突变，1 例表现为新生儿期低血糖，口服二氮嗪治疗 1 年后停药，低血糖未再发作。另 1 例患儿在生后 8 月因惊厥被诊断 CHI，口服二氮嗪治疗 2 年，血糖控制理想，但失访[1,8]。

（8）HNF1α-HH(肝细胞核因子 1α基因突变 hepatocyte nuclear factor 1 alpha，*HNF1α*)。*HNF1α* 基因既往已被证实可引起青少年发病的成人型糖尿病 3 型。Stanescu D. E.等报道了 2 例携带 *HNF1α* 基因突变的 CHI 患者。2 例患者父亲均携带同样基因突变[1,8]。

3.代谢性疾病所致 HH

（1）先天性糖蛋白糖基化缺陷综合征（congenital disorders of glycosylation syndromes，CDG MIM#602579）。先天性糖蛋白糖基化缺陷是一组由常染色体隐性遗传引起的糖蛋白合成缺陷而导致的疾病，可累及多个脏器 如神经、造血、消化、肾脏、生殖系统等，从而引起各种临床表现。根据缺陷的酶以及缺陷部位已报道有 I 9 型。其中 I a，I b，I d 型可伴有 HH。引起 HH 的机制不明。

（2）酪氨酸血症 I 型（tyrosinemia type I MIM#276700）。酪氨酸血症 I 型是由于肝、肾组织中富马酰乙酰水杨酸水解酶（fumarylacetoacetase，FAH）缺陷，导致酪氨酸代谢障碍所致的一种遗传代谢性疾病。至今为止文献报道 3 例酪氨酸血症 I 型患者伴有 HH，可通过口服二氮嗪控制血糖。发病机制不明[12]。

4.伴有高胰岛素血症性低血糖症的综合征

大量与发育有关的遗传综合征可伴有 HH：如 Beckwith-Wiedemann 综合征，Sotos 综合征，Kabuki 综合征等。

其中最常见的为 Beckwith-Wiedemann 综合征（MIM#130650）。本病是染色体 11p15.5 嵌合父源单亲二倍体所致，与局灶型 HH 发病机制相同。高胰岛素血症由 IGF-2 过度表达引起，导致内脏器官的过度生长（肝、脾、胰腺、肾上腺等）。本病表现为巨大儿，巨舌、内脏巨大、腹壁肌肉阙如、脐膨出、泌尿系畸形、耳垂皱褶、偏侧肢体过度生长等。约 50%患者存在 HH，但通常为暂时性。在孕末及生后几年内快速生长，但成年后身高正常。少数患儿（5%）有持续性 HH，需药物或手术治疗。诊断根据临床症状、体征。应行染色体检查[13-14]。

5.胰岛素瘤

年长儿如发生 HH，应考虑胰岛素瘤可能。它可能是多发性内分泌肿瘤病 1 型（multiple endocrine neoplasm 1，MEN1）的一个部分，因此需要仔细询问家族遗传病史。CT，核磁可做出诊断。治疗需要手术切除病灶。如无手术条件，可选择二氮嗪治疗[4,15]。

五、病理类型

先天高胰岛素性低血糖症目前主要分为 3 大类型：局灶性、弥漫性、嵌合型。手术资料显示局灶型和弥漫型所占比例大致相当。典型的弥漫型 CHI 病理特征为胰岛β细胞细胞核增大，不同胰岛之间的细胞核大小不一，高尔基体中的胰岛素原增加。弥漫性 CHI 多数为钾离子通道基因 *ABCC8* 和 *KCNJ11* 基因突变。局灶型表现为胰腺某一区域腺瘤样增生，多数病例肉眼可见增生直径为 2～10mm。局灶型与弥漫型具有不同的遗传病因。其一是遗传自父亲的 *ABCC8* 或 *KCNJ11* 单一杂合突变，其二是母源 11p15.1～11p15.5 区域等位基因丢失[2]。

六、诊断

维持正常血糖所需静点葡萄糖糖速通常较高，往往超过 8mg/（kg·min），部分患者可在 20mg/（kg·min）以上；空腹及餐后血糖水平 < 2.5 ~ 3.0mmol/L，伴有同期胰岛素、C 肽升高（血浆胰岛素值 > 2mIU/L，C 肽值 > 1.5nmol/L，血浆胰岛素原值 > 5pmol/L）；低血糖发作时，游离脂肪酸值 < 600μmol/L，β羟丁酸值 < 1.5mmol/L，尿酮体阴性，IGFBP-1 降低；0.5mg 皮下注射胰高糖素可使血糖水平升高 2 ~ 3mmol/L；可能伴有血氨升高；尿有机酸分析检测到 3 羟基戊二酸升高和/或血酰基肉碱谱分析发现 3 羟基丁酰肉碱（C4）升高可帮助确诊 HADA-HH，但阴性也不能完全排除。部分患者需行亮氨酸负荷试验、蛋白负荷试验或运动实验。部分 GCK-HI 患者可出现餐后低血糖。存在餐后低血糖发作病史患者应行混合餐耐量实验。混合餐应包括患者认为可能会诱发低血糖的所有可疑食物，并至少监测血糖 5h。如怀疑运动诱发的高胰岛素血症，需要运动激发实验确诊。丙酮酸负荷实验也可证实 EIHI[4]。

1.症状

低血糖症状可以表现为喂养困难、嗜睡、易激惹、惊厥、昏迷等。轻者通过喂养即可改善，重者需要持续静脉点滴葡萄糖维持。部分患儿为巨大儿。有文献报道部分患者表现为心肌肥厚和肝脏肿大。

2.实验室检查

（1）出现低血糖时的同期胰岛素、C 肽、甲状腺功能、生长激素、皮质醇、促肾上腺皮质激素、胰高糖素、胰岛素自身抗体等。代谢学检测：血乳酸、血氨、血氨基酸、酰基肉碱谱、游离脂肪酸、血酮体、尿有机酸谱及代谢产物分析。

（2）各种功能试验。饥饿诱发试验，胰高血糖素刺激试验，口服蛋白负荷试验等。

蛋白负荷试验：含 1.5g/kg 蛋白食物，不含碳水化合物饮食（鸡蛋、肉类、奶酪），食入后，每半小时检测 1 次血糖、血浆胰岛素、血氨，共 3h 或血糖水平低于 2.8mmol/L 时停止。

运动实验：心率=220 – 年龄值，运动时间 10min 以上，检测胰岛素、血糖、乳酸。取血时间运动前 10min，运动后 5 min，10 min，15 min，20 min，25 min，30 min，40 min，50 min，60min。

（3）影像学检查。常规影像学方法如腹部超声，CT，MRI 对诊断、鉴别诊断 HH 和鉴别组织类型无辅助作用。原因是胰岛 β 细胞的异常发生于胎儿期，其生长并不破坏正常胰腺组织。确定组织类型的有效方法是 [^{18}F]-fluoro-l-DOPA 核素扫描。[^{18}F]-fluoro-l-DOPA 核素扫描是利用胰岛细胞能吸收左旋多巴，通过芳香族氨基酸脱羧酶将左旋多巴转化为多巴胺的原理，可以观测到核素聚集区从而鉴别病灶的组织类型。这一技术的特异性达到 100%，敏感性为 88% ~ 94%。PET 的局限性是仅能检测直径大于 1mm 的病灶，相当于 105 ~ 106 细胞[16-17]。

（4）对 *ABCC*8 和 *KCNJ*11 基因进行快速检测有助于指导诊断及帮助选择治疗方案。

七、治疗

治疗的目的是为了在正常的饮食下使血糖维持在正常范围内。

1.频繁喂养

对于 HI/HA 患者需限制蛋白质摄入；静点葡萄糖:维持血糖在 3.0mmol/L 以上。

2.药物治疗

（1）二氮嗪实验性治疗。二氮嗪是治疗 CHI 的首选药物。它与 ATP 敏感性钾通道的 SUR1 亚单位结合，使钾通道处于开放状态，抑制胰岛素的分泌。除钾离子通道基因突变所致的 CHI 以外，其他类型 CHI 均对二氮嗪敏感。二氮嗪用量为 5 ~ 25mg/（kg·d），分 2 ~ 3 次口服。

常见不良反应为钠水潴留、多毛。罕见中性粒细胞减少、血小板减少，高尿酸血症等。口服二氮嗪同时需口服氢氯噻嗪 7 ~ 10mg/（kg·d）[2]。

（2）奥曲肽。奥曲肽是生长抑素类似物，是胰岛素释放的潜在抑制剂。剂量 10 ~ 50μg /（kg·d）持续皮下注射或每 6 ~ 8h 皮下/肌肉注射 1 次。奥曲肽常见不良反应为呕吐、腹泻、腹胀。偶见胆汁淤积、胆结石、药物性肝炎。如发生胆汁淤积、胆结石，可使用熊去氧胆酸口服治疗。已有报道成功使用长效奥曲肽和兰曲肽治疗本病[18-20]。

（3）胰高糖素治疗。胰高糖素能促进肝糖原分解和糖异生作用，使血糖升高。胰高糖素剂量为1mg/d皮下或肌肉注射，有研究者使用 5～10μg /（kg・h）持续皮下输注。目前尚无长期使用胰高糖素治疗CHI的研究，仅限于低血糖昏迷时抢救或明确诊断及手术前联合葡萄糖静点维持血糖。胰高糖素的不良反应为呕吐、抑制胰酶和胃酸分泌。

（4）硝苯地平。为钙离子通道拮抗剂。推荐 0.5～2.0mg/（kg・d）分 2 次口服。近年来有研究表明钙离子拮抗剂治疗先天高胰岛素性低血糖症可得到很好效果，但尚缺乏大样本研究。治疗效果尚待进一步观察[21-22]。

3.外科治疗

对于药物治疗无效者应选择手术治疗，手术前需行 ^{18}F-DOPA 核素扫苗确定病灶类型和位置。局灶型 CHI 可通过切除病灶使 CHI 得到治愈。有 30%～70%的 *ABCC*8 和 *KCNJ*11 基因突变为局灶型病变。弥漫型 CHI 患者如药物治疗无效，需行胰腺大部切除术（95%～98%）。约 1/3 弥漫型患者可通过手术治疗改善血糖。传统开腹手术并发症较多，存在一定复发可能。如胰腺组织被过多切除可能发生糖尿病；过多切除胰腺组织可能导致胰腺外分泌功能不足等。因此目前仍仅推荐对严重 CHI 患者使用胰腺大部切除手术[23-24]。

4.腹腔镜手术

腹腔镜手术是一种新的诊断和治疗方法。由于较传统手术快捷、损伤小，手术过程短，术后恢复快，这一方法受到了很多临床医师的欢迎。腹腔镜手术可用于探查局灶病变的位置并切除病灶。PET 联合腹腔镜手术对胰尾部位病灶的去处提供了强有力的支持。但这一方法对胰头部位的病灶效果欠佳。对弥漫型患者腹腔镜手术次全切除尚未大规模开展[25]。

5.其他治疗

2010 年美国 FDA 批准了卡哥鲁酸 （carglumic acid）用于治疗高氨血症，可能作为 HI/HA 的一种辅助治疗高氨血症方法。GLP-1 受体的拮抗剂，Exendin-（9-39）可有效控制血糖下降，正在美国 FDA 的预审阶段[26]。

八、预后

与患者病情严重程度，治疗开始早晚有关。目前文献统计约半数患者存在脑损伤。部分患者在儿童期或青春期可能演变为糖尿病，目前其机制尚不完全明确。

（苏畅　巩纯秀）

参考文献

[1] Flanagan S E，Kapoor R R，Hussain K. Genetics of congenital hyperinsulinemic hypoglycemia[J]. Semin Pediatr Surg，2011，20:13-17.

[2] Kapoor R R，James C，Hussain K. Advances in the diagnosis and management of hyperinsulinemic hypoglycemia[J]. Nat Clin Pract Endocrinol Metab，2009，5:101-112.

[3] James C，Kapoor R R，Ismail D，et al. The genetic basis of congenital hyperinsulinism[J]. J Med Genet，2009，46:289-299.

[4] Senniappan S，Shanti B，James C，et al. Hyperinsulinaemic hypoglycaemia: genetic mechanisms，diagnosis and management[J]. J Inherit Metab Dis，2012，35:589-601.

[5] Saint-Martin C，Arnoux J B，de Lonlay P，et al. KATP channel mutations in congenital hyperinsulinism[J]. Semin Pediatr Surg，2011，20:18-22.

[6] Flanagan S E，Kapoor R R，Mali G，et al. Diazoxide-responsive hyperinsulinemic hypoglycemia caused by HNF4 α gene

mutations[J]. Eur J Endocrinol，2010，162:987-992.
[7] Palladino A A，Stanley C A. The hyperinsulinism/hyperammonemia syndrome[J]. Rev Endocr Metab Disord，2010，11:171-178.
[8] Marquard J，Palladino A A，Stanley C A，et al. Rare forms of congenital hyperinsulinism[J]. Semin Pediatr Surg，2011，20:38-44.
[9] Osbak K K，Colclough K，Saint-Martin C，et.al.Update on mutations in glucokinase （GCK），which cause maturity-onset diabetes of the young，permanent neonatal diabetes，and hyperinsulinemic hypoglycemia[J].Hum Mutat 2009，30（11）:1512-1526.
[10] Kapoor R R，Flanagan S E，Fulton P，et al. Hyperinsulinism-hyperammonaemia syndrome: novel mutations in the GLUD1 gene and genotype-phenotype correlations[J]. Eur J Endocrinol，2009，161:731-735.
[11] Li C，Li M，Chen P，et al. Green tea polyphenols control dysregulated glutamate dehydrogenase in transgenic mice by hijacking the ADP activation site[J]. J Biol Chem，2011，286:34164-34174.
[12] Baumann U，Preece M A，Green A，et al. Hyperinsulinism in tyrosinaemia type I[J]. J Inherit Metab Dis，2005，28:131-135.
[13] Schiff D，Colle E，Wells D，et al.Metabolic aspects of the Beckwith-Wiedemann syndrome[J]. J Pediatr，1973，82(2):258-262.
[14] Matsuo T，Ihara K，Ochiai M，et al. Hyperinsulinemic hypoglycemia of infancy in Sotos syndrome[J]. Am J Med Genet A，2013，161A(1):34-37.
[15] Shin J G，Libutti S K.Insulinoma: pathophysiology，localization and management[J]. Future Oncol，2010，6:229-237.
[16] Mohnike W，Barthlen W，Mohnike K，et al.Positron emission tomography/computed tomography diagnostics by means of fluorine-18-L-dihydroxyphenylalanine in congenital hyperinsulinism[J]. Semin Pediatr Surg，2011，20(1):23-27.
[17] Masue M，Nishibori H，Fukuyama S，et al.Diagnostic accuracy of [^{18}F]-fluoro-L-dihydroxyphenylalanine positron emission tomography scan for persistent congenital hyperinsulinism in Japan[J]. Clin Endocrinol (Oxf)，2011，75(3):342-346.
[18] Sang K H L，Arnoux J B，Mamoune A，et al.Successful treatment of congenital hyperinsulinism with long-acting release octreotide[J]. European Journal of Endocrinology，2012，166(2):333-339.
[19] Sang K H，Arnoux J B，Mamoune A，et al. Successful treatment of congenital hyperinsulinism with long-acting release octreotide[J]. Eur J Endocrinol，2012，166:333-339.
[20] Kuhnen P, Marquard J, Ernert A, et al.Long-term lanreotide treatment in six patients with congenital hyperinsulinism[J]. Horm Res Paediatr，2012，78(2):106-112.
[21] Koklu E，Ozkan K U，Sayar H，et al.Treatment of hyperinsulinemic hypoglycemia because of diffuse nesidioblastosis with nifedipine after surgical therapies in a newborn[J]. J Pediatr Endocrinol Metab 2013，26(11-12):1153-1156.
[22] Guseva N，Phillips D，Mordes J P.Successful treatment of persistent hyperinsulinemic hypoglycemia with nifedipine in an adult patient[J]. Endocr Pract，2010，16(1):107-111.
[23] Pierro A，Nah S A. Surgical management of congenital hyperinsulinism of infancy[J]. Semin Pediatr Surg，2011，20:50-53.
[24] Barthlen W. Surgery in congenital hyperinsulinism-tips and tricks not only for surgeons[J]. Semin Pediatr Surg，2011，20:56-59.
[25] Al-Shanafey S，Habib Z，Al-Nassar S.Laparoscopic pancreatectomy for persistent hyperinsulinemic hypoglycemia of infancy[J]. J Pediatr Surg，2009，44(1):134-138.
[26] Calabria A C，Li C，Gallagher P R，et al. GLP-1 receptor antagonist exendin-(9-39) elevates fasting blood glucose levels in congenital hyperinsulinism owing to inactivating mutations in the ATP-sensitive K^+ channel[J]. Diabetes，2012，61(10):2585-2591.

第三节 甲状腺激素不敏感综合征

甲状腺激素不敏感综合征（resistance to the thyroid hormone，RTH）是由于机体靶器官对甲状腺激素的反应性降低而引起的以血清甲状腺激素水平升高，TSH 不能被反馈抑制为特征的一组临床综合征。1967 年，Refetoff 等[1]首次报道表亲婚配夫妇所生的 6 个小孩中有 2 人血甲状腺激素水平升高，同时 TSH

正常或升高的病例，临床表现为甲状腺弥漫性肿大，骨骼发育延迟，身材矮小，点彩骨骺，耳聋，血清蛋白结合碘升高。此后陆续有文献报道类似病例。迄今为止，国外报道了 2000 多例 RTH 患者，涉及约 500 个家系[2]，突变点 124 个[3]。

一、病因和分子生物学发病机制

根据对 TH 不敏感的组织的不同可以分为全身性甲状腺激素不敏感型（generalized resistance to thyroid hormone，GRTH）、选择性垂体甲状腺激素不敏感型（selective pituitary resistance to thyroid hormone，SPRTH）、选择性周围细胞甲状腺激素不敏感型（selective periperal resistance thyroid hormone，PerRTH）。GRTH 由于甲状腺激素受体基因（thyroid hormone receptor，*TR*）严重缺失，导致垂体和周围靶细胞对 T3 均不敏感。这类患者具共同临床表现：甲状腺弥漫性肿大；聋哑；骨发育延迟、X 线骨骺照片具点彩骨骺；临床无甲状腺功能亢进症状，血 TSH 正常或升高。PRTH 患者可因垂体对甲状腺激素（thyroid hormone，TH）不敏感，及对垂体释放 TSH 的负反馈作用减弱或消失，TSH 过度释放，出现甲状腺增生性肿大，甲状腺激素合成增加，而高的甲状腺激素水平并不能抑制垂体 TSH 释放，故出现甲状腺功能亢进的表现。PerRTH 患者极少见。此型患者只有外周靶细胞对 TH 作用不敏感而垂体 TSH 细胞对 TH 的反应正常。多数具家族史，甲状腺肿大，血甲状腺激素升高，临床表现却为甲状腺功能减退症的表现，如乏力、怕冷、脉缓、感应性耳聋、智力发育延迟或精神障碍等。

近年来 RTH 发病主要与甲状腺激素受体 β 基因（thyroid hormone receptor beta，*TRβ*）突变有关已被逐步认识。1988 年 Usala 等首次证实 RTH 与 *TRβ* 基因突变相关[4]。*TR* 属于核受体超家族，由 *TRα* 和 *TRβ* 基因编码。目前还没有研究显示编码 *TRα* 的基因异常导致人类出现 RTH 患者的报道。对敲除 *TRα* 基因大鼠研究显示该突变未引起 RTH 的发生[5]。*TRβ* 基因突变以点突变最多见，多为错义突变，其次是碱基缺失或插入。点突变的主要类型是氨基酸的替换、无义突变和碱基缺失或插入等。*TRβ* 基因位于 3p24.3，包含 10 个外显子和 9 个内含子，转录翻译成 461 个氨基酸。突变导致基因产物质量和（或）数量的改变，使受体结合配体的能力改变。突变受体对野生型受体基因有优势负性效应，即野生型受体的转录活性以及结合 T3 的作用受到不同程度的损害。

然而 *TR* 基因突变仅能解释部分 RTH 发病机制，此外尚存在其他新的相关基因及机制的可能。在 65 个 TH 不敏感综合征中，6 个家族的 *TRβ*1 和 *TRβ*2 均无异常，但临床表现与一般 *TRβ* 突变者相似[6-7]。该类患者，是否存在辅助抑制子（NCoR，SMRT）基因突变导致 *TR* 与其解离障碍，或者辅助激活子（SCRS，CBP，TIFZ，甲状腺激素受体作用蛋白-1 TRIP1、甲状腺激素受体连接蛋白 100 TRAP100）等异常引起 *TR* 与辅助激活子结合障碍，目前尚不确定[8]。近年来出现 Th 转运蛋白体蛋白 MCT8（monocarboxylate transporter）基因突变导致的类似 RTH 临床表现的报道。*MCT*8 证实是甲状腺激素进入细胞内需要、特异、有活性的跨膜转运体。*MCT*8 基因位于 X 染色体，*MCT*8 的缺失或基因突变会引起血中 FT3，TT3 升高，FT4，TT4 降低，伴 TSH 正常或升高，女性发病表现为轻度的甲状腺功能异常，男性发病临床表现较为严重：精神运动迟滞、肌张力减退、旋转性眼震、听力损害、四肢瘫痪等。由于中枢神经系统中神经元不表达 DIOs，T4 向 T3 的转化取决于周围的星形胶质细胞对 T3 的需求量，*MCT*8 的基因突变或缺失可以引起 T4 向 T3 转化减少，从而导致 T3 对 TSH 的反馈性抑制减弱，引起 RTH[9]。已发现 45 个 RTH 家庭携带 *MCT*8 基因突变。

二、临床表现及诊断

RTH 临床表现多样，个体差异性大，可以从无明显症状到出现典型的临床表现，甚至甲状腺功能亢进和甲状腺功能减低表现可以同时出现在同一个患者。研究发现这类患者中以发现甲状腺肿大最为常见（66%~95%），心动过速次之（33%~75%）[10]。某些 RTH 病例常伴有自身免疫性甲状腺疾病（AITD）的发生[11-12]，临床表现与 RTH 无明显差异，实验室检查 TPO-Ab 和 TG-Ab 阳性。研究表明，可能与 RTH 患者长期 TSH 增高刺激淋巴细胞产生细胞因子-TNF-α，TNF-α 反过来破坏甲状腺细胞，导致 AITD

的发生[13]。RTH 合并 Graves 病虽然较少但也有报道[12-13]，两者相同点：甲状腺激素水平升高、甲状腺碘摄取率增加、甲状腺肿大、心悸等。但胫骨前黏液水肿，促甲状腺激素免疫球蛋白水平升高等表现为 Graves 病所特有。

诊断遇到下列情况之一者，需考虑本综合征可能：甲状腺肿大，临床甲状腺功能异常表现不明显，而血清 TT3，TT4 和 FT3，FT4 多次明显升高者；甲状腺肿大，临床表现为甲减，血清 TT3，TT4 和 FT3，FT4 升高者；甲状腺肿大，临床表现为甲亢，但血清甲状腺素水平与血浆 TSH 水平两者同时升高而排除垂体肿瘤者；甲减病人即使应用较大药物剂量的甲状腺素制剂仍不显效者；甲状腺功能亢进病人采用多种治疗方法易复发，且可排除垂体 TSH 肿瘤者；家族中有本综合征患者都应注意本病可能。需要鉴别的疾病：①先天性甲状腺功能低下：表现为智力低下和骨骼愈合延迟等组织器官发育异常，但血清 T3，T4，FT3，FT4 降低，血 TSH 升高可鉴别。②甲状腺功能亢进症：有甲状腺功能亢进表现的 RTH 需与此病鉴别。甲状腺功能亢进患儿具高代谢症状，如心悸、兴奋等，血清 T3，T4，FT3，FT4 升高，且 TSH 分泌被抑制，而 RTH 患儿存在垂体对 T3，T4 抵抗，TSH 分泌不被抑制，血 TSH 检查正常或轻度升高。③垂体 TSH 瘤：RTH 患儿可出现血 TSH 升高，故需和垂体 TSH 瘤相鉴别。垂体 TSH 瘤患者具有血清 TSH 不能被 TRH 兴奋，亦不能被 T3 所抑制，同时也不能被地塞米松抑制的特点。影像学检查也有助于鉴别诊断。④血浆结合蛋白异常症：如家族中异常白蛋白高 T4 血症、遗传性甲状腺结合球蛋白（thyroid binding globulin，TBG）增多症可导致 T3，T4 升高，但这类患儿临床无甲亢症状，测 FT3，FT4 均正常可兹鉴别。RTH 临床表现变化多端，常因误诊而采取不适当的治疗措施。尤其对儿童患者如不能及早诊断、及时治疗，可造成不可逆的不良后果，故在临床工作中需仔细鉴别以利于治疗。

三、治疗

本病目前尚无根治手段，治疗应视患者临床表现而定。对于临床无症状的 RTH，一般不需药物治疗。对于有甲低症状的 RTH 患者，特别是婴幼儿起病的患者需要及早诊断和用大剂量的甲状腺激素治疗。对伴甲亢的 RTH 患者，TRIAC（三碘甲腺乙酸）是最有效的药物[14]。它能有效降低 TSH 和甲状腺素的水平，同时减轻甲状腺素对外周组织的效应。此外，L-T3 可以治疗任何类型的 RTH。对于不能较好控制的高代谢综合征及心动过速，可以应用 β 受体阻滞剂作为 RTH 的辅助用药。

溴隐亭可有效抑制垂体 TSH 细胞的分泌，并且对 TSH 的生物学活性有一定的影响。溴隐亭应用从小剂量开始，逐渐加量，监测患儿临床表现和甲状腺功能调整药物剂量。其他生长抑素及其类似物如奥曲肽对 TSH 的抑制仅有短期疗效。甲状腺素虽能抑制 TSH，但可能加重甲状腺毒症，故临床不选用。

对任何类型的 RTH 患者都应禁用抗甲状腺治疗，其中包括抗甲状腺药物、同位素碘和甲状腺切除术，这种治疗不仅无效，而且可能对儿童造成不可逆性损害。

（谷奕　巩纯秀）

参考文献

[1] Refetoff S, de Wind L T, de Groot L J. Familial syndrome combining deaf-mutism, stuppled epiphyses, goiter and abnormally high PBI: possible target organ refractoriness to thyroid hormone[J]. J Clin Endocrinol Metab，1967，27:279-294.

[2] Refetoff S. Resistance to thyroid hormone: one of several defects causing reduced sensitivity to thyroid hormone[J]. Nat Clin Pract Endocrinol Metab，2008，4:1.

[3] Refetoff S, Dumitrescu A M. Syndromes of reduced sensitivity to thyroid hormone: genetic defects in hormone receptors, cell transporters and deiodination[J]. Best Pract Res Clin Endocrinol Metab，2007，21:277-305.

[4] Usala S J，Bale A E，Gesundheit N，et al. Tight linkage between the syndrome of generalized thyroid hormone resistance and the human cerbA β gene[J]. Mol Endocrinol，1988，2:1217-1220.

[5] Tinnmikov A，Nordstrom K，Thoren P，et al. Retardation of post-natal development caused by a negatively acting thyroid

hormone receptor alphal[J]. EMBO J，2002，21:5079-5087.
[6] Sadow P，Reutrakul S，Weiss R E，et al. Resistnace to thyroid hormone in the absence of mutations in the thyroid hormone receptor genes[J]. Current Opinion in Endocrinology and Diabetes，2000，7:253-259.
[7] Refetoff S. Resistance to thyroid hormone[M]//Braverman L E，Utiger R E. Werner and Ingbar's the thyroid: a fundamental and clinical text. Philadelphia: Lippincott Williams and Wilkins，2005:1109-1129.
[8] Beck- Peccoz P，Mannavola D，Persani L，et al. Syndromes of thyroid hormone resistance due to mutations in the T3 β receptor: progress in our understanding[J].Current Opinion in Endoerinology & Diabetes，2000，7:281-287.
[9] Dumitrescu A M，Liao X H，Best T B，et al. A novel syndrome combining thyroid and neurological abnormalities is associated with mutations in a monocarboxylate transporter gene[J]. Am J Hum Genet，2004，74:168-175.
[10] Kaneshige M，Suzllki H，Kaneshige K，et al. A targeted dominant negative mutation of the thyroid hormone alpha lreceptor causes inereased mortality，infertility，and dwarfism in mice[J]. Proe Natl Aead Sei，2001，98:95-100.
[11] Sivakumar T， Chaidarun S.Resistance to Thyroid hormone in a patient with coexisting Graves' disease[J].Thyroid，2010，20: 213-216.
[12] Sato H. Clinical features of primary hyperthyroidism caused by Graves' disease admixed with resistance to thyroid hormone [J]. Endocrine Journal，2010，57 : 687-692.
[13] Weiss R E，Stein M A，Refetoff S. Behavioral effects of liothyronine（L-T3）in children with attention deficit hyperactivity disorder in the presence an absence of resistance to thyroid hormone[J]. Thyroid，1997，7:389-393.
[14] Guran T，Turan S，Bircan R，et al. 9 years follow-up of a patient with pituitary form of resistance to thyroid hormones（PRTH）: comparison of two treatment periods of D-thyroxine and triiodothyroacetic acid（TRIAC）[J]. J Pediatr Endocrinol Metab，2009，22:971-978

第四节 高促甲状腺素血症的诊断及处理原则

1961 年，美国 Guthrie 医生开创新生儿筛查已有 40 多年的历史，我国自 1981 年开始进行新生儿先天性甲状腺功能减低症的筛查，目前全国筛查覆盖率超过 60%[1]。大规模开展筛查以后，发现高促甲状腺激素（thyroid-stimulating，TSH）血症的发生有所增加，部分临床医生在临床中发现血 TSH 高于正常，即加用甲状腺素替代治疗的思维模式，而对于引起高 TSH 血症的原因、相关检查、治疗方案及转归情况并不重视，造成了临床的误诊误治。

一、病因

甲状腺疾病极为复杂，表现为 TSH 增高的并非仅仅先天性甲状腺功能低下症。误读筛查结果导致长期治疗的现象比较普遍，对早期无症状性时甲状腺疾病的诊断和鉴别重视不够。简单地归结为“亚临床甲状腺功能低下”是过度错误治疗的主要原因。“亚临床甲状腺功能低下”，顾名思义是临床甲状腺功能低下的前期，它的发展趋势是临床甲低。亚临床甲状腺功能低下的诊断是以 TSH 增高而 T3，T4 正常为生化诊断的，在这种诊断依据的前提下，如果针对亚临床甲低治疗，无疑是以 TSH 检测值为依据进行治疗，药量调节以 TSH 为靶标。必须指出：这个诊断依据定义下的疾病不仅仅包含将要发展成为临床甲低的病人，而且包含甲状腺素不敏感综合征的病人和 TSH 不敏感综合征的病人。这部分病人中不一定全部需要治疗，甚至有些治疗后出现医源性甲亢。陈潇潇等[2]研究发现近 20 万新生儿中具有高 TSH 生化特征的 1302 例新生儿，随访 2 年后仅 61 例没有恢复正常。而这 61 例并不能除外 TH 和 TSH 抵抗者。显然，如果按照 1302 例治疗，过度误治的病例至少增多了 20 倍。

根据甲状腺激素的作用原理，T3，T4 是调节能量和水、盐、物质代谢的激素，游离 T3，T4 更是生物活性物质，影响生长、发育，特别是婴幼儿期神经系统发育。TSH 只是调节甲状腺激素的物质，不直接影响神经系统和全身的生长发育。对于病因明确为甲状腺激素合成分泌不足的先天性甲低，甲状腺素低下促使 TSH 合成分泌，进而促进甲状腺激素的合成分泌，供机体各组织器官生长发育并维持生理代谢的需要。甲状腺激素不足时，TSH 可以快速反应性升高，成为临床治疗甲低的靶标。反之，TSH 增高不仅仅是由先天性甲状腺功能低下及亚临床甲低导致的，因此使用高 TSH 血症的概念更具有科学性。2011 指南描述“高 TSH 血症”为：患儿血 TSH 增高，而游离甲状腺素（FT4）水平在正常范围的状态。国内外文献中对高 TSH 血症更具有限制性的定义为特指 TSH 值在 5.6～20mIU/L 的范围[3]。无论新生儿还是儿童期的任何一个时间发现血 TSH 升高，首先要排除其他原因引起的血清 TSH 增高[4]：①实验室 TSH 测定干扰。被检者存在抗 TSH 自身抗体可以引起血清 TSH 测定值假性增高。②低 T3 综合征的恢复期，血清 TSH 值可以增高至 20mIU/L，可能是机体对应激的一种调整。③中枢性甲减的 20% 病例表现为轻度 TSH 值增高（5～10 mIU/L）。④肾功能不全，10.5%的终末期肾病患者有 TSH 增高，可能与 TSH 清除减慢、过量碘摄入、结合于蛋白的甲状腺激素的丢失有关。⑤糖皮质激素缺乏可以导致轻度 TSH 增高。⑥生理适应，暴露于寒冷 9 个月，血清 TSH 值升高 30%～50%。新生儿 TSH 在出生后有生理性增高，筛查的血标本应在婴儿生后充分哺乳 48～72h 后收集。低或极低出生体重儿由于下丘脑-垂体-甲状腺轴反馈建立延迟，可能出现 TSH 延迟升高，为防止新生儿筛查假阳性，可在生后 2～4 周或体重超过 2500g 时重新采血复查 TSH，FT4[5]。另外应该考虑测定 TSH 药盒的种类和方法不同。

Bongcrs-sehokking 和 Rovet 等[6]认为，对甲低利用较大剂量药物治疗后，除产生医源性甲亢外，会带来一些不良反应，高剂量虽可使 IQ 相对增高，语言能力增强，学习成绩较好，但注意力不集中问题和行为异常也大量出现。而我国学者的观察：1302 例高 TSH 血症患儿长期随访后确诊的亚临床甲状腺功能减退症早期没有进行治疗，患儿的智力发育同样能达到正常水平[7]，这个研究间接说明了仅凭高 TSH 而进行治疗依据不足。2002 年，Alberti[8]报道：1 例新生儿筛查时发现足跟血 TSH 值 > 15 mIU/L，因 T4 较接近正常上限，故未予左旋-T4 治疗。该患儿后经基因证实存在 *TSHR* 基因突变，目前就读大学，学习成绩优异。另报道 1 例患儿，存在复合杂合子 TSH 受体基因突变（P162A/C600R），于成人期发现 TSH 水平高于正常（TSH 值 31.5～46 mIU/L），该患儿从未接受替代治疗，学习成绩优异，获得博士学位。上述病例或许是个例的报道，但给我们的提示是：对于高 TSH 血症，应该特别注意鉴别诊断和随访，而不是盲目治疗。

二、诊断

Calaciura F[9]提出甲状腺形态异常、轻度甲状腺激素合成缺陷、抗甲状腺抗体、TSH 负反馈机制的紊乱、TSH 受体基因突变等均可导致高 TSH 血症的发生。其中负反馈机制的紊乱的甲状腺激素不敏感综合征（RTH）是由于机体靶器官对甲状腺激素的反应性降低而引起的以血清甲状腺激素水平升高，TSH 不能被反馈抑制为特征的一组临床综合征。

新生儿甲状腺超声检查非常重要。文献报道对 47 3182 名新生儿进行筛查，确诊甲状腺功能减退症 269 例，其中行甲状腺 B 超检查者为 127 例，甲状腺发育不良 70 例（甲状腺小；伴单发或多发性结节、囊肿；异位；甲状腺肿大等），占 55.1%，甲状腺正常 57 例，支持影像学对实施治疗的决策起主要的作用[9]。^{123}I 和 ^{99}Tc^{m} 由于放射性低常用于新生儿甲状腺核素显像，对于判断甲状腺的位置、大小、发育情况及摄取情况具有独到之处。除去影像学检查，在甲状腺疾病的诊断中，一些生化指标有助于鉴别诊断。如甲状腺球蛋白（Tg）测定：Tg 可反映甲状腺组织存在和活性，甲状腺发育不良患儿 Tg 水平明显低于正常对照。甲状腺摄碘缺乏而 Tg 升高者提示甲状腺存在，需考虑 TSH 受体突变、碘转运障碍或存在母源性 TRB-Ab，而非甲状腺发育不良[10]。自身免疫性甲状腺疾病的母亲产生的 TSH 受体阻滞抗体可通过胎盘影响胎儿甲状腺发育和功能，TRB-Ab 可引起暂时性甲低的发生，因此，抗甲状腺抗体的测定也是检测的项目之一。有条件的医院，也可以进行基因型的检查以协助分析病因指导治疗。

三、预后

高 TSH 血症患儿预后的多样性使得对于这部分患儿是否给予治疗及如何治疗存在很大争议。对于 TSH 始终维持在 6～10 mIU/L 的婴儿的处理一直存在争议，因为在出生头几个月内 TSH 可有生理性升高，对这种情况的婴儿，需密切随访甲状腺功能[2]。相似文献报道，小婴儿由于存在自身生理特点，早期特别是 1 ~ 2 月的小婴儿其血清 TSH 可以波动于 1.7 ~ 9.0mIU/L（高于正常参考值）[11]。美国儿科学会和我国内分泌保健学会发布指南建议提出，对可疑血 T4 正常 TSH 升高的患儿，随访 2 ~ 4 周，TSH 值 > 10mIU/L 时要给予 L-T4 治疗[3]。但是，我们可以肯定：TSH 持续上升、有甲状腺发育不良证据者，早期及时治疗有积极作用。但是对于单纯 TSH 上升，T4 正常，甲状腺影像学检查正常的患儿，更多的是应该强调随诊而进一步明确诊断而不是贸然治疗。正因为高 TSH 血症预后的不确定性，治疗的风险与收益没有良好的评价。治疗的初始剂量各家报道不尽相同。长期口服这类药物，是否带来什么益处也不明。

考虑到全国医疗条件不平衡性，为防止幼儿期甲状腺功能低下对精神神经功能的影响，可以采取不同的处理方法更为妥善：对于比较方便进行甲状腺素监测者，可以定期监测甲状腺功能，随诊观察，当有甲状腺功能低下的证据时再给予药物治疗。无方便条件进行甲状腺功能监测者，可给予较少的 L-T4 起始剂量试验性治疗。当然试验治疗也必须随诊，目的为防止医源性的甲亢损伤。高 TSH 血症患儿应用 L-T4 治疗期间，应严密观察甲状腺功能变化，及时评估当前甲状腺状态，在 3 岁之前不建议试验性停药[12]，试验性停药需复查甲状腺功能、甲状腺 B 超或甲状腺放射性核素显像，如发现 TSH 增高，伴有 FT4 降低者，应继续积极给予甲状腺素替代治疗。遗憾的是，临床中大量存在的现象是置治疗中 T4，FT 4 增高于不顾，不注意鉴别诊断和检查处理的正确性，滥用高 TSH 的概念。这也是一种错误判断。

高 TSH 血症的诊治和转归研究目前文献报道很少，许多问题尚在探讨之中，需长期随访及进一步研究以证实。

（谷奕　巩纯秀）

参考文献

[1] 徐艳华，秦玉峰，赵正言. 中国新生儿先天性甲状腺功能低下症与苯丙酮尿症筛查 22 年回顾[J]. 中华儿科杂志，2009，47:18-22.

[2] 高燕明.亚临床甲状腺功能减退症——几个热点问题研究[J].内科理论与实践，2010，5（2）:118-124.

[3] 中华医学会儿科学分会内分泌遗传代谢学组，中华预防医学会儿童保健分会新生儿疾病筛查学组. 先天性甲状腺功能减低症诊疗共识[J].中华儿科杂志，2011，6（49）:421-424.

[4] 中华医学会儿科学分会. 中国甲状腺疾病诊治指南[J].中华儿科杂志，2007，46(11):967-971.

[5] Kugelman A，Riskin A，Bader D，et al. Pitfalls in screeing programs for congenital hypothyroidism in premature newborns[J]. Am J Perinatol，2009，26:383-385.

[6] Bongers-Schokking J J. Influence of timing and dose of thyroid hormone replacement on mental，psychomotor，and behavioral development in children with congenital hypothyroidism[J]. J Pediatr，2005，147（6）：768-774.

[7] Alberti L，Proverbio M C，Costagliola S. Germline mutations of TSH receptor gene as cause of nonautoimmune subclinical hypothyroidism[J]. J Clin Endocrinol Metab，2002，87（6）:2549-2555.

[8] Calaciura F，Motta R M，Miscio G，et al. Subclinical hypothyroidism in early childhood: a frequent outcome of transient neonatal hyperthyrotropinemia[J]. J Clin Endocrinol Metab，2002，87（7）:3209-3214.

[9] 陈肖肖，施玉华，曹丽佩. 左旋甲状腺素钠治疗先天性甲状腺功能减退症的初始剂量研究[J]. 中华内分泌代谢杂志，2010，26（4）:273-277.

[10] Beltrão C B，Juliano A G，Chammas M C . Etiology of congenital hypothyroidism using thyroglobulin and ultrasound combination[J]. Endocr J，2010，57（7）:587-593.

[11] Rose S R，Brown R S. Update of newborn screening and therapy of congenital hypothroidism[J]. Pediatrics，2006，117：2290-2303.

[12] Parks J S，Lin M，Grosse S D. The impact of transient hypothyroidism on the increasing rate of congenital hypothyroidism in the United States[J]. Pediatrics，2010，125 Suppl. 2:S54-S63.

第五节　Silver-Russell 综合征的临床与遗传学研究

Silver-Russell 综合征（Silver-Russell syndrome，SRS）是一组临床和遗传异质性疾病。1953 年，Silver[1]等首先报道 2 例身材矮小、肢体不对称和尿中促性腺激素增高的病例，称之为“先天性半侧肢体肥大、身材矮小及尿促性腺激素增高综合征”。1954 年，Russell[2]又报道 5 例具有低出生体重、身材矮小的患儿，其中有 2 例患者有肢体不对称表现。同时 Russell 着重描述了这类患儿的颅面部畸形特征。尽管这两组研究所强调的临床特征不同，但是这类患者存在的共同临床表现提示他们可能属于同一综合征。随后不同研究者陆续报道了类似病例，现在该病已作为一个统一的畸形综合征被接受，同时认为尿促性腺激素增高并不是该综合征的特征性表现。西方国家 SRS 的发生率为 1/100 000~1/3 000[3]，国内目前无相关流行病的资料。

一、SRS 的临床表现

Silver-Russell 综合征是一类以宫内及生后生长迟缓、特征性面容、两侧肢体不对称以及其他一些较不恒定的临床特征为表现的疾病。其特征性面容包括三角形脸、方颅、小而尖的下颌、边界清晰的人中、低耳位及口角下垂。患儿身材矮小，头围正常，表现为相对大头畸形，常因此怀疑脑积水行头颅 CT 检查，结果多为阴性。多达 80%的患儿可有喂养困难及胃肠道异常，患儿家长常描述患儿缺乏饥饿感，不喜吮吸。这些患者的喂养困难表现在生后几年内逐渐得到改善，大部分学龄期 SRS 患者进食正常，但是食欲仍相对略差。儿童期早期患儿可有骨龄落后，但落后的程度随着青春期的到来而缩小。SRS 男性患儿可有生殖系统异常：如隐睾、腹股沟疝及尿道下裂。SRS 女性患儿曾被报道患有阴道脱垂、第一性征兼性、子宫发育不良、双角子宫及性腺功能减退。多数患儿存在一定程度的认知障碍。34%的患者有全身发育落后，而那些非全身发育落后的患者中大运动发育落后常见，可能是患者婴儿期肌肉不发达及相对大头畸形共同作用的结果，患者独立行走的平均年龄为 20 月龄[4]。Wollmann[5]等对 386 位 SRS 患者进行回顾性研究得出，SRS 患者成年男子和女子的平均身高分别为 151.2 ± 7.8 cm，139.9 ± 9.0 cm，并总结了 143 位患儿的主要症状和体征发生频率（表 9-5-1）。

表 9-5-1　SRS 患儿（n=143）症状和体征频率

症状和体征	%	症状和体征	%
出生体重偏轻	94	小指短指	48
身材矮小	99	并指	19
肢体不对称	51	通贯手	25
相对大头畸形	64	牛奶咖啡斑	19
三角形脸	79	精神运动发育迟滞	37
口角下垂	46	肌肉发育障碍	45
牙齿不整齐	28	声音尖细	22
耳畸形	53	青春早发育	8
小指侧弯	68	性早熟	5

Bruce 等报道除两侧肢体不对称外，部分患者可见腰椎生理弯曲减少、脊柱强直、姿势性脊柱侧弯、小指指间关节固定性屈曲畸形、拇指发育不良、近端并指畸形、桡肱关节不稳定及肘部畸形等骨骼异常。SRS 患者很少有自发的生长追赶，多个研究显示[6-7]SRS 患者使用生长激素治疗效果令人满意，但是生长激素的疗效差异性很大，与治疗开始时的年龄及身高、出生时的身高、治疗第一年后的疗效、母亲的身高等多个因素相关，与其他特发性矮小患者相比，SRS 患者使用生长激素治疗的疗效要差。最近有研究显示：SRS 患者使用生长激素长期治疗后，其最终身高得到明显改善，达到终身高的-1.3SDS，且终身高与治疗开始时的身高呈负相关，与青春期开始时的身高呈正相关，同时生长激素治疗可能对患者的脊柱长度升高更有效。有报道称辅助生育技术使用增多与 SRS 发病有关，但是目前相关受累患者较少，

需要进一步的研究来证实。

SRS 的临床表现差异很大，且缺少统一的临床诊断标准，其诊断准确性常取决于临床医生的经验。另外，成人 SRS 患者的面部特征不典型使得临床诊断更困难，常引起漏诊、误诊，因此目前得到的本病的发病率及自然病程可能不准确。主要的诊断标准有：Price[8]等提出的标准：满足以下 5 条中的 3 条即可诊断：①出生体重低于均数-2SD；②身高处于同年龄、同性别正常健康儿童体格生长矮小；③典型的颅面畸形；④肢体不对称；⑤先天性指侧弯。Netchine[9]等提出的标准：以小于胎龄儿为前提，再满足以下 5 条中的 3 条即可诊断：①前额突出（3 岁以前）；②相对大头畸形；③生后生长受限；④肢体不对称；⑤喂养困难和/或 BMI < -2SDS。最近 Bartholdi[10]提出的 SRS 临床评分系统（表 9-5-2）将临床表现和体征进行量化。不同的诊断标准各有优劣，因此联合各诊断标准进行综合的评定能进一步的提高诊断的准确性[3,5-6]。

表 9-5-2 SRS 临床评分系统

项目	积分	项目	积分
出生时指标		面部特征	
体重偏轻	1	三角形脸	1
身长偏短	1	高前额/方颅	1
头颅相对偏大	1	其他：如小下颌、薄嘴唇、口角下垂、前囟晚闭合	1
生后成长状况		其他特征	
无追赶性生长；身高矮小	1	小指尖向内侧弯	1
正常头围	1	生殖器异常（如男孩隐睾，尿道下裂。女孩有阴道脱垂）	1
认知发育正常**	1	其他：如中间指节缩短，并趾，腹股沟疝，色素改变–牛奶咖啡斑	1
不对称性		最高积分	15*
面部/躯干/四肢	3		

*评分≥8 分者定义为 SRS

**定义为上普通学校

二、SRS 的遗传基础

虽然大部分 SRS 患者为散发病例，但部分 SRS 患者的家族性聚集以及患者细胞遗传学异常的发现提示遗传基础是 SRS 病因的重要组成部分。Duncan 等推测有多达 19%的 SRS 患者有家族遗传背景。他们认为大部分家族性病例是临床表现伴有显著家族内差异的常染色体显性遗传。由于在这些 SRS 家族性病例中部分患者多个母系亲属或多或少有 SRS 的表现，并且没有发现男-男遗传病例，因此 X 连锁显性遗传方式不能除外。而表型正常的夫妻，近亲或非近亲结婚，都有多个后代受累的报道则提示 SRS 常染色体隐性遗传的可能。虽然很多报道显示 SRS 患者有多种染色体异常，但目前发现主要是第 7 及第 11 号染色体异常始终与完全符合 SRS 诊断标准的典型病例相关[11-12]。

1.7 号染色体异常

占 7% ~ 10%的 SRS 患者有母源第 7 号染色体单亲二倍体（maternal uniparental disomy of chromosome 7，mUPD7）现象，认为这部分患者可能是因为第 7 号染色体印记基因表达异常引起。7p11.2-p13 及 7q31-qter 是 2 个与此病相关的独立印记区域。

候选区域 7p11.2-p13 的重复在一些患者中已有报道：该区含有生长因子受体结合蛋白 10（growth factor receptor bound protein 10，GRB10）和一些涉及生长发育因子的基因。SRS 患者中还没有发现这些基因的突变。其中 GRB10 编码细胞质的衔接蛋白，与多个酪氨酸激酶受体相互作用。人类和老鼠的 GRB10/Grb10 印记表达具有组织和型别特异性。在小鼠中，同源基因 Grb10 主要是母源表达。母源 Grb10 的过度表达引起小鼠宫内生长受限。相反， Grb10 的表达缺失引起生长过度。因此 GRB10 被当作是 SRS 病因的重要的候选基因，但是还没有在 SRS 患者中发现 GRB10 编码区的病理性突变或者异常甲基化。在 4 个 SRS 患者中发现仅限于第 7 号染色体 q31-qter 的 mUPD7 提示 7q31-qter 与 SRS 病因可能有关，但是还没有在 7q31-qter 发现任何致病突变。尽管目前还没有在 7 号染色体上发现 SRS 的相关基因，但是母源第 7 号染色体单亲二倍体本身就是重要的变异，可以推测 SRS 病因中至少有一个与第 7 号染色体有关，其通过母源第 7 号染色体单亲二倍体而表达[13-17]。

2.11 号染色体异常

因为 38%～63%SRS 患者中发现父源染色体 11p15 的端粒印记控制区 1(imprinting control region 1，ICR1)有低甲基化，所以认为 SRS 患者最大的分子遗传亚型是染色体 11p15 的表观遗传学变异。除 ICR1 低甲基化外，尚有母源染色体 11p15 重复（ < 1% ）、母源染色体 11p15 单亲二倍体（ < 1% ）异常等。SRS 患儿 11p15 的甲基化缺失的准确机制依然未知。低甲基化检出率差异较大，可能与检测技术及入选的诊断标准不同有关。

染色体 11p15 区域与本病相关的最早证据是在生长受限并伴有 SRS 样体征的患者中发现有母源染色体 11p15 重复。父源性表达的基因（*IGF*2 及 *KCNQ*10*T*1 ）和母源性表达的基因（ *CDKN*1*C* 及 *H*19 ）是位于染色体 11p15 印记簇与生长相关的印记基因。*H*19 及 *IGF*2 的表达由 ICR1 调控，而 *CDKN*1*C* 及 *KCNQ*10*T*1 则由着丝粒印记控制区 2 （ imprinting control regoin 2，ICR2 ）调节。*H*19 的母源表达和 *IGF*2 的父源表达取决于 ICR1 的甲基化情况。

正常母源染色体的 ICR1 处于非甲基化状态并与锌指蛋白（ The zinc finger protein，CTCF ）结合，从而阻断了 *IGF*2 的启动子和位于 *H*19 下游的增强子相互作用，该增强子只活化 H19 的转录，导致 IGF2 转录沉默。父源染色体 ICR1 处于甲基化状态并阻止与 CTCF 的结合，使得 *H*19 沉默，因而 *IGF*2 转录。

因此，任何 ICR1 的超甲基化或低甲基化状态都会引起 *IGF*2 表达异常。过去认为 SRS 患者的 11p15 着丝粒区 ICR2 没有单独的表型遗传变异，但是最近发现 1 个 SRS 患者有仅限于着丝粒 ICR2 的母源性基因重复，这提示 11p15 区的两个 ICR 在 SRS 的病因中可能也相互影响[18-23]。

目前发现多达 7%的 SRS 患者的血淋巴细胞中除了 11p15 印记缺陷外尚伴有其他部位的低甲基化，其意义不清。而局限于 11p15 部位印记缺陷的 SRS 患者与有多部位低甲基化的 SRS 患者其临床表现并无差异。

三、SRS 的基因型与表现型的关系

目前多达 50%的临床诊断为 SRS 的患者可以被分子诊断证实为染色体 11p15 的 ICR1 低甲基化或第 7 号染色体母源单亲二倍体。分子学研究的发现提示 SRS 存在不同的亚型，而关于 SRS 患者的基因型和表现型的关系一直是 SRS 研究的热点。

已有多个研究证实大部分有染色体 11p15 变异的 SRS 患者的临床表现比有 mUPD7 或未知变异的 SRS 患者严重且典型。总体来说：有 mUPD7 的 SRS 患者颅面畸形不典型，但是三角形脸多见；多数患儿有儿童期喂养困难、出汗过多，且这些症状较有染色体 11p15 的 ICR1 低甲基化的 SRS 患者略重；体格发育迟缓较轻，语言发育落后多见，并可通过语言训练改善；运动失调表现多见。

而有染色体 11p15 的 ICR1 低甲基化的患者严重的宫内生长受限及发育停滞、肢体不对称、方颅、相对大头畸形、先天畸形如先天性第五指侧弯、先天性指屈曲等多见，重度染色体 11p15 的 ICR1 低甲基化患者，可有关节挛缩（包括肘关节伸展受限）以及其他骨骼异常，ICR1 甲基化程度和临床表现严重程度相关。

Binder[24]等发现染色体 11p15 亚型患儿其 IGF-1 及 IGFBP-3 升高，以 IGFBP-3 更著，提示其 IGF-I 不敏感，而 mUPD7 亚型 IGFBP-3 水平与 SGA 患儿相似。在生长激素治疗中，mUPD7 亚型的疗效有比染色体 11p15 的 ICR1 低甲基化亚型更好的趋势。这提示 SRS 不同亚型的生长不足可能由不同的机制引起。

由于 SRS 临床和遗传具有异质性，染色体 11p15 的 ICR1 低甲基化亚型和 mUPD7 亚型并不都显示典型的 SRS 表现型，而且不同研究者记录的临床表现常有偏差，因此以临床表现来区分遗传学亚型是不可靠的。目前除了那些有典型 SRS 表现型并且符合诊断标准的患者外，有 SRS 样表现的患者也推荐检测已知的突变，比如，轻度宫内生长受限和出生后生长受限（ ≥-2SD ）伴有方颅、三角形脸或者只

有肢体不对称的临床表现的患者。大群体生长迟缓病人的筛选有助于确定在这个异质性的群体中染色体11p15的ICR1低甲基化和mUPD7的发病率，提高SRS的诊断的准确性。

对再孕个体而言，mUPD7和染色体11p15的ICR1低甲基化再发风险较低。其中，因为目前研究发现mUPD7都是由染色体随机不分离引起，所以认为其再发风险最低。但是目前已有三个家系性染色体11p15的低甲基化患者的报道，提示其可能有较高的再发风险。

目前仍有至少40%的SRS患者基因型是未知的。还有研究发现了SRS患者染色体亚显微结果结构的不平衡现象，推测约达1%的SRS患者有这方面的异常。因此在除外11p15的ICR1低甲基化和mUPD7后，还应行染色体亚显微分型以探索进一步的分型。

总之，SRS是一组临床和遗传异质性疾病，mUPD7和染色体11p15的ICR1低甲基化的发现有助于提高诊断的准确性。而进一步对不同遗传学亚型的长期随访，进行详细的临床特征比较，有助于评估各型的临床表现、生长模式及治疗效果，对SRS的诊断策略、临床分型及评估、遗传咨询都有益处。

（巩纯秀　刘敏）

参考文献

[1] Silver H K，Kiyasu W，George J，et al. Syndrome of congenital hemihypertrophy，shortness of stature，and elevated urinary gonadotropins[J]. Pediatrics，1953，12（4）：368-376.

[2] Russel A. A syndrome of intra-uterine dwarfism recognizable at birth with cranio-facial dysostosis，disproportionately short arms and other anomalies[J]. Proc R Soc Med，1954，47：1040-1044.

[3] Wakeling E L. Silver Russell syndrome[J]. Arch Dis Child，2011，96：1156-1161.

[4] Wakeling E L，Amero S A，Alders M，et al. Epigenotype-phenotype correlations in Silver-Russell syndrome[J]. Journal of medical genetics，2010，47（11）：760-768.

[5] Wollmann H A，Kirchner T，Enders H，et al. Growth and symptoms in Silver-Russell syndrome: review on the basis of 386 patients[J]. Eur J Pediatr，1995，154（12）：958-968.

[6] Ranke M B，Lindberg A. Height at start，first-year growth response and cause of shortness at birth are major determinants of adult height outcomes of short children born small for gestational age and Silver-Russell syndrome treated with growth hormone: analysis of data from KIGS[J]. Horm Res Paediatr，2010，74（4）：259-266.

[7] Toumba M，Albanese A，Azcona C，et al. Effect of long-term growth hormone treatment on final height of children with Russell-Silver syndrome[J]. Horm Res Paediatr，2010，74（3）：212-217.

[8] Price S M，Stanhope R，Garrett C，et al. The spectrum of Silver-Russell syndrome: a clinical and molecular genetic study and new diagnostic criteria[J]. J Med Genet，1999，36（11）：837-842.

[9]Netchine I，Rossignol S，Dufourg M N，et al. 11p15 imprinting center region 1 loss of methylation is a common and specific cause of typical Russell-Silver syndrome: clinical scoring system and epigenetic-phenotypic correlations[J].J Clin Endocrinol Metab，2007，92（8）：3148-3154.

[10] Bartholdi D，Krajewska-Walasek M，Ounap K，et al.Epigenetic mutations of the imprinted IGF2-H19 domain in Silver-Russell syndrome (SRS): results from a large cohort of patients with SRS and SRS-like phenotypes[J]. J Med Genet，2009，46:192-197.

[11] Eggermann T. Russell-Silver syndrome[J]. Am J Med Genet C Semin Med Genet，2010，154C（3）：355-364.

[12] Eggermann T，Wollmann H A，Kuner R，et al. Molecular studies in 37 Silver-Russell syndrome patients: frequency and etiology of uniparental disomy[J]. Hum Genet，1997，100（3-4）：415-419.

[13] Kotzot D，Schmitt S，Bernasconi F，et al. Uniparental disomy 7 in Silver-Russell syndrome and primordial growth retardation[J]. Hum Mol Genet，1995，4（4）：583-587.

[14] Preece M A，Price S M，Davies V，et al. Maternal uniparental disomy 7 in Silver-Russell syndrome[J]. J Med Genet，1997，34（1）：6-9.

[15] Eggermann T，Gonzalez D，Spengler S，et al. Broad clinical spectrum in Silver-Russell syndrome and consequences for genetic testing in growth retardation[J]. Pediatrics，2009，123（5）：929-931.

[16] Kotzot D，Balmer D，Baumer A，et al. Maternal uniparental disomy 7-review and further delineation of the phenotype[J]. Eur J Pediatr，2000，159（4）：247-256.

[17] Monk D，Wakeling E L，Proud V，et al. Duplication of 7p11.2-p13，including GRB10，in Silver-Russell syndrome[J]. Am J Hum Genet，2000，66（1）:36-46.

[18] Bruce S，Hannula-Jouppi K，Peltonen J，et al. Clinically distinct epigenetic subgroups in Silver-Russell syndrome: the degree of H19 hypomethylation associates with phenotype severity and genital and skeletal anomalies[J]. J Clin Endocrinol Metab，2009，94（2）:579-587.

[19] Monk D，Bentley L，Hitchins M，et al. Chromosome 7p disruptions in Silver-Russell syndrome: delineating an imprinted candidate gene region[J]. Hum Genet，2002，111（4-5）:376-387.

[20] Abu-Amero S，Monk D，Frost J，et al. The genetic aetiology of Silver-Russell syndrome[J]. J Med Genet，2008，45（4）:193-199.

[21] Zeschnigk M，Albrecht B，Buiting K，et al. IGF2/H19 hypomethylation in Silver-Russell syndrome and isolated hemihypoplasia[J]. Eur J Hum Genet，2008，16（3）:328-334.

[22] Binder G，Seidel A K，Martin D D，et al. The endocrine phenotype in Silver-Russell syndrome is defined by the underlying epigenetic alteration[J]. J Clin Endocrinol Metab，2008，93（4）:1402-1407.

[23] Eggermann T，Gonzalez D，Spengler S，et al. Broad clinical spectrum in Silver-Russell syndrome and consequences for genetic testing in growth retardation[J]. Pediatrics，2009，46（2）:21-37.

[24] Binder G，Begemann M，Eggermann T，et al. Silver-Russell syndrome[J]. Best Pract Res Clin Endocrinol Metab，2011，25（1）:153-160.

第六节　先天性肾上腺皮质增生症的少见类型

肾上腺是人体重要的内分泌器官，其产生的肾上腺皮质激素是维持人类正常生命活动的重要激素，主要包括糖皮质激素、盐皮质激素和性激素。这三类激素共同的前体物质为胆固醇，在肾上腺组织的不同类型的细胞和细胞器中，在一系列的酶及特殊的转运蛋白作用下，生成相应种类的激素。由于某些特定酶或转运蛋白的缺陷，导致相应的酶的作用底物蓄积和生成产物的减少，其下游激素产生减少，而出现不同的临床表现。

由于皮质激素不足，反馈作用于下丘脑垂体肾上腺轴，ACTH 分泌增加，使肾上腺皮质增生以代偿肾上腺皮质功能的不足，故此类疾病称之为先天性肾上腺皮质增生症（congenital adrenal hyperplasia，CAH）。

21-羟化酶是 CAH 的常见类型，占 CAH 病例的 90%以上。随着内分泌诊疗水平的提高和临床检验技术的发展，少见类型的酶或转运蛋白的缺陷，也逐渐被内分泌医生所认识，使 CAH 患儿的诊断定位更加准确，诊疗技术已经做到了基因水平的诊断。

21-羟化酶缺陷型的 CAH 是儿科常见的肾上腺皮质功能不全的病因，其诊断和治疗已经被临床医生很好地掌握。其在类固醇合成过程中的作用位置标注在图 9-6-1 中，以利于我们对于酶的缺陷和临床表现的对应关系的理解。

本文主要介绍少见类型的 CAH，包括类固醇生成急性调节蛋白（steroidogenic acute regulatory protein，StAR）、3β-羟类固醇脱氢酶（3β-hydroxysteroid dehydrogenase，3β-HSD）、11β-羟化酶（11β- hydroxylase，11β-OH）和 17α-羟化酶/17，20 裂链酶（17α-hydroxylase/17，20 lyase，17α-OH）的缺陷发生的 CAH 类型。

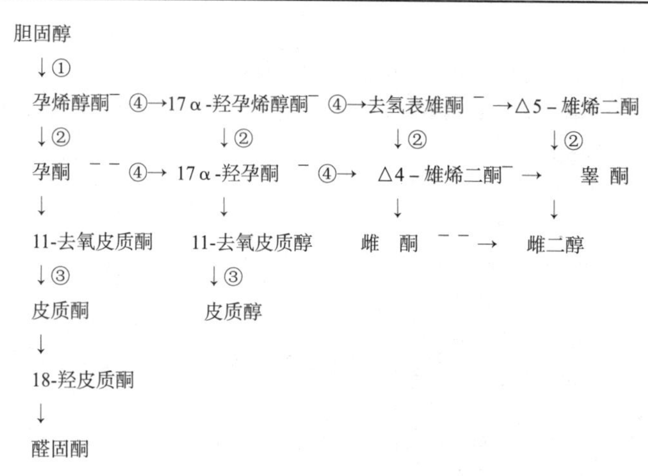

图 9-6-1 类固醇激素合成过程示意图

注：①为 StAR 作用位点；②3β 羟类固醇脱氢酶；③11β 羟化酶；④17 羟化酶/17，20 裂链酶。

一、*StAR* 基因突变与类脂性先天性肾上腺皮质增生症

（一）*StAR* 基因

StAR 基因位于 8p11.2，全长 8 kb，包含 7 个外显子和 6 个内含子，编码 285 个氨基酸蛋白，相对分子质量为 30 000。StAR 对调控胆固醇由胞浆转入线粒体内发挥重要作用，经过这一过程才能使胆固醇转换为孕酮，进入类固醇激素合成过程，因而是合成类固醇激素的起始和限速步骤。StAR 蛋白可在 ACTH 的刺激下在肾上腺和性腺细胞的线粒体膜上快速生成，并促进胆固醇由胞浆进入线粒体内。StAR 失活可致使类固醇激素生成严重受阻，胆固醇堆积于肾上腺皮质细胞胞浆内，并对其产生毒性作用而致病[4-5]。

（二）临床表现

通常在生后最初几个月内即出现症状，出现肾上腺皮质功能减退，失盐表现，不论染色体性别为男性或女性，都表现为女性外生殖器皮肤色素沉着明显。由于肾上腺类固醇激素合成的明显下降，患儿通常起病早，如不能早期诊断并及时治疗，易导致患儿死亡。经典的 LCAH 的染色体为 46，XY 的男性患者表现为女性表型，在婴儿早期有严重的失盐表现，患者在随后的生活中有进行性高促性腺激素性腺功能低下。46，XX 女性患者有自发第二性征发育和规律的周期性阴道出血，而且是无排卵的周期。直到 2006 年才有非经典型 LCAH 病例报告，46，XY 患儿有轻微男性化表现，外生殖器可以为男性外观，StAR 保存有部分活力，皮肤色素沉着，有轻微的性发育异常，患儿可出现肾上腺皮质功能不全，类似 Addison 病的表现[6]。

LCAH 患者虽有严重的失盐表现，但可不经治疗存活至数月。相比其他类型有失盐表现的先天性肾上腺皮质增生症患者，LCAH 患者发病时间可相对偏晚。对此人们提出了 LCAH 发病机制的 2 次打击模型。人体内类固醇激素生成细胞存在 2 种激素生成途径：依赖 StAR 的主要途径和不依赖 StAR 的次要途径。首次打击由于 StAR 失活使类固醇激素生成主要途径受损，但仍可通过次要途径生成少量激素，故 LCAH 患儿新生儿期仍可有少量类固醇激素生成使其不至发病，然而随着低剂量激素水平引起 ACTH、促性腺激素分泌激素及血管紧张素Ⅱ的分泌增加，引起肾上腺细胞胆固醇摄入增加，但不能转化为孕酮，胆固醇在细胞内堆积并破坏细胞的结构和功能，也破坏了类固醇激素生成的次要途径，才导致患者发病[5]。

（三）先天性肾上腺类脂组织增生的诊断

由于 StAR 是参与类固醇激素合成的起始步骤，故其功能个缺陷导致所有类固醇激素合成不能进行，所有代谢过程的底物和产物均降低。由于肾素血管紧张素醛固酮系统对醛固酮有调控作用，肾素水平升

高。影像学检查可以发现肾上腺明显增生的依据。

临床上进行先天性肾上腺类脂组织增生（congenital lipoid adrenal hyperplasia，CLAH）的诊断时，必须与其他有糖皮质激素和盐皮质激素缺乏的疾病进行鉴别诊断。21-羟化酶缺乏症与LCAH的鉴别较为容易，21-羟化酶缺乏症患者17-羟孕酮（17-OHP）水平较高且染色体核型为46，XY的患者表现为男性性早熟而非女性化。LCAH最易与3β羟类固醇脱氢酶缺乏症相混淆，因为二者均有血清糖皮质激素、盐皮质激素和性激素及17-OHP水平降低，临床表现上二者的鉴别在于，染色体核型为46，XY的3β羟类固醇脱氢酶缺乏症患者表现为男性外生殖器性发育不良或女性化，如尿道下裂等，而46，XY的LCAH患者均呈现完全女性化外生殖器。实验室检查中3β羟类固醇脱氢酶缺乏症患者具有血和尿中1-7羟孕烯醇酮、DHEAS水平升高及ACTH兴奋试验DHEAS（去氢异雄酮）dehydroepiandrosterone-sulfate对ACTH刺激有反应等特点，而LCAH患者具有17-羟孕烯醇酮、DHEAS水平低，ACTH兴奋试验DHEAS对ACTH的刺激完全无反应等特点。

（四）遗传学与发病机制研究

*StAR*基因突变已经在许多国家有报告，日本和韩国有很多的病例报告[7]。其中*R*188*C*位点的突变在加拿大、约旦、印度、巴基斯坦和泰国均有报告。*StAR*的突变包括错义突变、无义突变、移码突变和片段缺失，为纯和子突变或复合杂合子突变[8]。突变不仅发生在外显子，也有在内含子部分的突变，有报告在*StAR*上游大片段的缺失导致全部外显子丧失。*StAR*突变主要为失活突变，有一例复合杂合子突变的病例包含了一个激活突变的位点，但机制不完全明确。*Q*77*X*突变可使*StAR*基因所编码合成的蛋白提前中止，产生截短蛋白。移码突变838*delA*，由于外显子6的238位密码子缺失一个A，引起阅读框移码，并导致StAR蛋白羧基端延长。有研究表明，将带有838*delA*突变的StAR蛋白转染COS-1细胞后发现所产生的蛋白无促进类固醇激素生成作用。大部分*StAR*错义突变发生在羧基端的氨基酸序列，重要影响*StAR*与胆固醇的结合，表现为功能完全丧失。研究认为*StAR*具有10%～20%的活性就可以改变经典型LCAH的表型，有50%的残余活性的患者病情就比较轻微。*StAR*的活性与临床表现有很好的相关性。韩国报告一例通过产前诊断确诊病例，其母孕期雌激素水平极低引起医生的关注，询问病史发现第一胎患儿已诊断LCAH，故通过羊膜穿刺术对胎儿进行了基因检测为*StAR*基因*Q*258*X*突变，故产前诊断为LCAH。该突变为韩国和日本人中多见的热点突变。近期的文献报告发现LCAH患儿母亲孕期雌激素水平的明显降低可能提示胎儿的肾上腺皮质功能不全，应当进行*StAR*基因的检查。

（五）治疗

由于LCAH导致肾上腺合成的各种类固醇激素均减少，所以应该对患儿的病情和激素水平进行评价后给以适当的激素替代治疗。对于经典型LCAH患儿应该在诊断后，即给以糖皮质激素和盐皮质激素的替代治疗。对于非经典型LCAH患儿如果没有明显失盐表现，可以不适用盐皮质激素。对于46，XY染色体的患儿，由于其外生殖器异常，应该在家长与患儿最终确定社会性别以后，在青春期发育的年龄进行性激素是替代治疗。如果患者社会性别选择为女性的46，XY染色体的患儿，应当积极查找残存的睾丸组织，并手术切除。

CAH的患儿由于胚胎时期异常的性激素作用，不仅影响了患儿外生殖器的正常分化，同时也对生育能力造成影响。近期的文献报告了一例生后4个月开始治疗的*StAR*基因突变所致LCAH女性患者，在生育年龄经过克罗米芬诱导排卵而生育的报告，其后代健康，显示了早期适当的激素治疗，可以保留患者的生育能力[9]。

二、3β-羟类固醇脱氢酶缺陷型先天性肾上腺皮质增生症

肾上腺皮质激素的前体物质为胆固醇，从胆固醇到皮质醇的生物合成过程中，3β-羟类固醇脱氢酶（3β-hydroxysteroid dehydrogenase，3β-HSD）是一个非常重要的酶。3β-HSD合成的产物为肾上腺合成的三种主要激素的合成过程提供底物。所以，3β-HSD的缺陷将会累及肾上腺合成的三种激素，产

生相应的临床症状。

（一）3β-羟类固醇脱氢酶基因及生理作用

3β-HSD 可分为两种类型，Ⅰ型由 372 个氨基酸组成，Ⅱ型由 371 个氨基酸组成。两种基因编码的酶蛋白的相对分子质量约 46，二者有 93.5%的同源性。Ⅰ型在性腺和肾上腺以外组织中表达，包括胎盘、皮肤、乳腺，Ⅱ型在肾上腺内和性腺中表达，在体外的动力学研究显示，Ⅰ型比Ⅱ型活力更强，因此可能补偿Ⅱ型 HSD 酶功能的不足。3β-HSD Ⅰ型和Ⅱ型分别由两个基因编码，均位于 1 号染色体 1p11-13，分别含有 4 个外显子和 3 个内含子[10]。

3β-HSD 有两种生理作用，即催化 3β-羟类固醇脱氢和 3-氧类固醇异构（即△5-△4 异构）反应。3β-HSD 催化 3β-羟类固醇脱氢：使孕烯醇酮转化为孕酮、17α-羟孕烯醇酮转化为 17α-羟孕酮、去氢表雄酮（dehydroepiandrosterone，DHEA）转化为△4-雄烯二酮。△-5 雄烯二酮酶缺陷会使孕烯醇酮，17α-羟孕烯醇酮、DHEA 大量堆积，皮质醇、醛固酮和睾酮合成受阻[11]。

在肾上腺和性腺，3β-HSD 催化生物活性较弱的△5-类固醇合成生物活性较强的△4-类固醇的生化反应。3β-HSD 缺陷使△5-孕烯醇酮不能转化为孕酮，17β-羟孕烯醇酮不能转化为△5-雄烯二酮及孕酮，以至皮质醇、醛固酮及雄激素合成均受阻，而 DHEA 可增加，尿中 17-酮类固醇排出量增多。严重突变的 3β-HSD 基因编码的酶蛋白无活性，故引起经典型 3β-HSD 缺陷症。3β-HSD 缺陷症所致 CAH 分失盐型和非失盐型两种临床类型[12]。

（二）临床表现

1.经典型 3β-HSD 缺陷症

这种病症亦称为失盐型，由于盐、糖皮质类固醇产生不足，临床表现出失盐症状和慢性肾上腺皮质功能减退。多数 3β-HSD 缺陷症患者由于醛固酮分泌不足而有失盐表现，但有一些患者的潴钠能力可正常。由于 3β-HSD 的酶活性在肾上腺和性腺中均下降，酶活性不足使男性胚胎不能分泌足够雄激素。男性（46，XY）患者肾上腺外的 3β-HSD 可使 DHEA 在外周转化为活性较强的雄激素，仍然不足以使男性化完全，故表现为男性假两性畸形，可表现为出生时外生殖器难辨性别，有小阴茎、尿道下裂（通常为严重的会阴－阴囊型），以及阴唇阴囊皱襞部位融合，甚至可有泌尿生殖窦和盲端阴道，而睾丸常位于阴囊中。多数男性患者在青春期有男性乳腺发育，可能与 C-19 类固醇在外周转变为雌酮，使循环血中雌酮与雄激素浓度的比值升高有关[13]。

在女性患者中，表现为轻度男性化，这是因胎儿肾上腺分泌过量 DHEA，部分 DHEA 可通过肾上腺外途径转化为睾酮的结果，大量的 DHEA 在外周转化为活性较强的雄激素，进而产生轻至中度的男性化。女性外观可以正常，或轻微男性化，表现为阴蒂肥大，青春期痤疮，阴毛早现，生长增速，少数情况下还可见阴唇阴囊皱襞融合，外生殖器畸形。在成年期，可以有月经不规律，或者发生多囊卵巢[14]。

3β-HSD 缺陷的严重程度不可根据患者出生时外生殖器的异常情况来进行判断。通过比较酶的活力和临床表现提示基因型和表现型的严重程度之间有较好的相关性。

2.非经典型 3β-HSD 缺陷症

非经典型 3β-HSD 缺陷症患者出生时无明显异常，在女性可表现为多毛、痤疮和月经稀发，可表现为多囊卵巢综合征。ACTH 兴奋试验有助于鉴别。目前，有关男性中的非经典型 3β-HSD 缺陷症所知甚少。

（三）实验室检查

血浆孕烯醇酮、17-羟孕烯醇酮和 DHEA 升高，血浆或尿中△5/△4 类固醇比值升高。对于临床有女性男性化，或有阴毛早现的儿童，怀疑为非经典型 3β-HSD 缺陷症必须要进行 ACTH 兴奋试验才能确诊。有研究表明 ACTH 兴奋试验中，3β-HSD 缺陷症患者的血浆 17-羟孕烯醇酮、17-羟孕烯醇酮和皮质醇的比值高于正常青春期均值的 2SD 就足够诊断了。ACTH 刺激试验 DHEA 和 DHEA/雄烯二酮的比值对于是否存在 3-HSD 缺陷没有确定意义。

由于外周 3β-HSD 的存在，有时可使得 3β-HSD 缺陷症的诊断变得复杂。3β-HSD 缺陷症患者的血浆 17-羟孕酮水平应该是降低的，但有些 3β-HSD 缺陷症患者的血浆 17-羟孕酮水平却非常高，与经典型 21 羟化酶缺陷症极其相似，这是由于 I 型 HSD 基因编码的肾上腺外的 I 型 3β-HSD 使高水平分泌的 17β-羟孕烯醇酮在外周转化为 17-羟孕酮所致。由于 17-羟孕酮作为 21 羟化酶 CAH 的新生儿筛查指标，有文献报告将 3β-HSD 缺陷 CAH 患儿误诊为 21 羟化酶缺陷 CAH，此患儿在出生后的基因检测未报告 21 羟化酶缺陷，而进一步临床化验检查和基因检测诊断为 3β-HSD 缺陷。

（四）遗传学研究

3β-HSD 缺陷症为常染色体隐性遗传性疾病，由 3β-HSD 的基因突变所致。3β-HSD 不属于 P450 细胞色素氧化酶系统，其作用需（NAD+）（烟酰胺腺嘌呤二核苷酸的氧化形式）作为辅因子。该酶不仅存在于肾上腺皮质和性腺，也存在于胎盘、肝脏和几乎所有的外周组织中，但各组织中的酶活性不同。3β-HSD 缺陷症所致 CAH 由Ⅱ型 3*β-HSD* 基因突变所致。所有病例 I 型 HSD 的基因都是正常的。

Ⅱ型 3*β-HSD* 基因突变有无义突变、移码突变的纯合子突变或复合杂合子突变，复合杂合点突变等，包括密码子 171，273，318，密码子 186 和 187 之间插入突变、或密码子 248 和 249 联合突，错义突变发生在密码子 108，142，186 或 253，与失盐型Ⅱ型 3*β-HSD* 缺乏所致 CAH 相关。非失盐型病例保留有部分酶的活性，其酶活力仅为野生型的 2% ~ 11.9%，这么小的酶的活力足以产生足够的醛固酮，防止失盐的发生[13-15]。

（五）治疗

1.糖皮质激素替代治疗

糖皮质激素为各种类型 CAH 的主要治疗手段。在 3*β-HSD* 缺陷症，糖皮质激素治疗可通过抑制 ACTH 的过量分泌而减少雄激素的产生，患者过快的生长速度和超前的骨龄可逐渐回复正常。

2.盐皮质激素替代治疗

对于失盐型 3*β-HSD* 缺陷症、CYP21 酶缺陷症和胆固醇碳链酶缺陷症患者，除糖皮质激素外，还需要适当补充盐皮质激素进行替代治疗，同时要每日增加食盐的摄入量。

3.外科手术治疗

在类固醇激素替代治疗的基础上，由有经验的泌尿外科医生进行外生殖器的矫形手术。对于染色体为 46，XY 的患儿由于存在外生殖器的异常，患儿的社会性别的确定需要与家长进行充分的沟通，如果患儿年龄较大，也需要征求孩子自己的意愿，最终确定性别后，再行手术治疗。对于男性的性腺，如果没有降入阴囊的睾丸组织应当给予足够的关注，避免发生癌变。

三、17α-羟化酶/17，20 碳链裂解酶缺陷型先天性肾上腺皮质增生症

（一）17α-羟化酶/17，20 碳链裂解酶基因和功能

17α-羟化酶的作用是使孕烯醇酮和孕酮羟化为 17α-羟孕烯醇酮和 17α-羟孕酮，再在 17，20 碳链裂解酶作用下合成去氢表雄酮和△4 – 雄烯二酮，进入性激素的合成。*CYP17A1* 基因定位于 10q 24.3 编码 17α-羟化酶/17，20 碳链裂解酶（17α-hydroxylase/17，20-lyase，17-OH）两种酶，包含 8 个外显子，编码 508 个氨基酸的蛋白质，该基因在肾上腺和性腺均有表达。*CYP17A1* 基因突变所致 CAH 为常染色体隐性遗传疾病，其致病基因 *CYP17A1* 于 1986 年被克隆。Biglieri 报告了首例 17α-羟化酶/17，20 碳链裂解酶酶缺乏症（17-hydroxylation deficiency，17-OHD）。

CYP17A1 基因突变，使 17-OH 缺乏使孕烯醇酮及孕酮不能转化为 17-羟孕烯醇酮、去氢表雄酮和 17α-羟孕酮，累及皮质醇及性激素的正常合成，导致激素水平下降，反馈作用使 ACTH 分泌过多致双侧肾上腺皮质增生[15]。因 17α 羟化过程受阻，孕烯醇酮和孕酮等底物堆积，去氧皮质酮产生大量增加，促进了储钠排钾，血容量增多，出现低血钾、乏力、血压升高，进而抑制了肾素-血管紧张素系统[16]。

17-OH 功能的正常不仅需要与类固醇完整的结合能力，同时需要 P450 氧化还原酶正常的电子传递作用；17，20 碳链裂解酶的功能正常有赖于与 P450 氧化还原酶的相互作用的结合位点，还需要细胞色素 b5 的参与。

（二）临床表现

本病以高血压、低血钾，伴有性发育异常为特征。

性激素合成减少，女性则出现性幼稚，第二性征不发育、月经不规律和原发闭经，男性患者临床表现女性外阴，假两性畸形，阴道盲端、无阴毛和腋毛的生长、隐睾，腹腔内可发现原始性腺组织（睾丸）等。故本病以社会性别为女性者居多，常以第二性征不发育、原发闭经为主诉就诊。少数患者也可能有乳房和阴毛的发育。这可能与酶失活的程度相关。有学者认为 *CYP*17 的基因突变，如有 2%的 17，20 裂解酶正常，就可以使患者有不规则的月经及第二性征的发育[17]。

束状带皮质醇合成减少，反馈性引起促肾上腺皮质激素升高。促使 17α-羟化酶的底物即去氧皮质酮大量增加，而 DOC 在机体代谢中有着强大的盐皮质激素作用，而对盐代谢的影响则表现为水钠潴留和低血钾，形成继发型高血压。同时抑制肾素活性，醛固酮合成下降。17-羟化酶缺乏症患者在检查中常发现存在有电解质紊乱及不同程度的血压升高，易被误诊为原发性醛固酮增多症。故临床上对于高血压、低血钾患者应关注其性腺及第二性征发育情况。

由于此两种酶缺乏而致皮质醇合成显著减少，ACTH 反应性分泌增加，双侧肾上腺增生。而由于该酶功能受累，使得酶的底物积聚，盐皮质激素产生通路中去氧皮质酮大量增加，该物质强大的理盐作用和部分理糖作用，前者足以代偿皮质醇的不足，患者极少出现肾上腺皮质功能严重不足的表现；而后者则表现为低肾素性高血压，低钾血症。

由于性激素的缺乏，骨骺不能及时愈合，所有患者骨龄显著落后，生长停止延长，患者通常身材高大。成年就诊的患者，由于雌激素水平低下，可以有骨质疏松。

腹腔内发育不良的男性性腺组织可以发生肿瘤。2010 年周颋报告 1 例 17-OHD 患者合并巨大精原细胞瘤病例。

激素及其中间产物的检测显示皮质醇、睾酮、肾素及醛固酮水平低下，也有醛固酮水平正常或升高的报告，血清促肾上腺皮质激素升高；血浆肾素活性也被显著抑制。作为 17-羟化酶底物的孕酮明显高于正常，其产物 17-羟孕酮却呈较低水平。肾上腺的 B 超或 CT 检查显示不同程度的肾上腺增生，以弥漫性和腺瘤样为主。

17β-OHD 型缺陷症的患儿通常社会性别表现为女性，故对于青春期年龄的女性没有症状的高血压，同时没有青春期发育应该注意与本病进行鉴别诊断。

（三）遗传学研究

通常染色体核型为 46，XY 的个体要发育成正常男性需要睾丸决定因子（testis-determing factor，TDF）和雄激素的参与。睾丸 Leydig 细胞在生成睾酮过程中起重要作用的酶是 CYP17A1。在胚胎发育的第 7 周，具有 Y 染色体胚胎的原始生殖嵴的髓质开始发育为形成睾丸。当 TDF 缺乏时，睾丸发育停留在早期阶段，不能形成阴茎及阴囊，外阴遂呈现幼女型。染色体核型为 46，XY 的 17-OHD 患者因仍有睾丸形成，其 Sertoli 细胞产生苗勒管抑制因子，因此无子宫、输卵管和阴道上段的发育。但外生殖器的发育因缺乏 TDF、双氢睾酮（dihydrotesterone，DHT）不能向男性方向发育，而保持为幼女型。同时因雌激素也缺乏，故没有女性第二性征的发育。研究显示 D487-F489del 是中国人的 17-OHD 最常见的突变类型能与“祖先效应”有关[18]。在 24 例巴西患者的病例研究中，该现象尤为突出。携带有 *W406R* 突变型患者均为西班牙裔，而另一高频率突变 *R306C* 的携带者则均有葡萄牙血统。6 个荷兰家系发现第 8 外显子 4 个碱基的重复序列突变；在 4 个日本家系发现第 1 外显子的 53 或 54 位的缺失突变。

（四）治疗

对本患者的治疗不仅是激素的替代治疗，而应该是综合治疗，包括内分泌、泌尿外科和心理学多方面。

糖皮质激素的替代治疗。目的是为了补充肾上腺分泌皮质醇的不足，抑制 ACTH 过多的释放，从而减少盐皮质激素的分泌，削弱其潴钠排钾作用，使血压下降并纠正低钾血症。激素剂量的掌握是治疗的关键，应以保证良好的疗效和最小的不良反应为准。在治疗过程中应注意糖皮质激素用量不宜过大，因为倘若治疗初期去氧皮质酮等具有储钠作用的类固醇激素水平突然大幅度下降，而醛固酮尚未及时恢复分泌，使得盐皮质激素明显不足，可引起过度的利尿排钠，而此类患者肾素-血管紧张素-醛固酮系统长期处于抑制状态，治疗初期尚未恢复对低血钠及低血容量等刺激的反应能力，故在过度的利尿排钠保钾的作用下，易出现低血压、低钠血症和高钾血症，危及生命。

患者社会性别的选择不仅是医学问题，而且涉及伦理问题。基因型为男性患者，其出生时外阴表现为女型，按女孩生活、抚养，突然社会性别的改变对患者而言心理上难以接受。且患者无男性外生殖器，睾丸位于腹股沟，患者如改变为男性，很难适应男性的社会角色。故从患者生理、心理角度考虑，均建议继续维持原有女性社会性别。对于患者社会性别和染色体性别的冲突，应由心理医生进行辅导。

隐睾恶变的发生率明显高于正常睾丸。所以，对于染色体性别为 46，XY 的患者，应当积极查找睾丸位置，及时采取适当的治理措施，避免睾丸组织恶变。必要时还可行女性外阴成形术提高患者生活质量。

对于确定社会性别为女性的患者，应予雌激素替代促进女性第二性征发育。同时，适量的性激素替代治疗还可促进骨骺闭合，使患者身高增长尽快停止，尽可能增加骨量，减少骨的继续丢失。

部分患儿需要需加用降压药控制血压，这可能与治疗开始前较长时间的高血压已经造成动脉硬化有关。不治疗的患者还可能由于长期的高血压造成肾功能不全[19]。

四、11β-羟化酶缺乏型先天性肾上腺皮质增生症

11β-羟化酶缺乏（11β-OHD）症的是第二个最常见的 CAH 类型，占所有病例的 5%～8%。活产婴儿发生率为 1∶100 000～1∶200 000，在北非血统人群中比较常见，特别是在摩洛哥裔的犹太人。11β-羟化酶的缺陷导致的 CAH，通常由于雄激素合成过多表现为男性化，合成盐皮质激素过多，使钠潴留和血容量增加，导致高血压。

（一）11β-羟化酶基因和功能

在人类中，有两个 11β-羟化酶同工酶，CYP11B1 和 CYP11B2。CYP11B1（也称为 11β 羟化酶）和 CYP11B2（也被称为醛固酮合成酶），属于线粒体酶，两者有 93%以上的同源性。*CYP*11*B*1 基因位于 8q22，含 9 个外显子，编码 503 个氨基酸残基。*CYP*11*B*1 功能在 17-羟基途径通过 11β-羟化作用使 11-去氧皮质醇变为皮质醇，17-脱氧途径催化 DOC 成为皮质酮。*CYP*11*B*2 不仅将 11β-羟化去氧皮质酮（DOC）转为皮质酮，而且还可以作为 18-羟化酶和 18-氧化酶在后续步骤中参与醛固酮的生成。以及血管紧张素Ⅱ和钾离子主要调控的 *CYP*11*B*2 活动。

（二）11β-OHD 的遗传学研究

*CYP*11*B*1 基因突变是 11β-OH 缺陷所致 CAH 的致病基因，为常染色体隐性遗传。突变类型包括错义突变，无义突变，剪切，大/小片段的缺失，插入和复杂的重排。这些 *CYP*11*B*1 基因突变的分布在整个编码区，但趋于集中外显子第 2，第 6，第 7 和第 8 中。大多数的已知的突变的酶的活性完全消失，但疾病的临床表现差异很大。不同的基因最突变产生酶活性不同，11β-OH 体外活性测定小于 5%时，该突变类型常与经典型 11β-OHD 有关；而在非经典 11β-OHD 患者中，测定其突变后 11β-OH 酶的体外活性常高于 10%。2012 年文献报告 1 例突尼斯女性男性化患儿的新生儿期被临床诊断 11β-OHD，为第 4 外显子移码突变和错义突变，分别为 c.652-653insT 和 650G＞T。其移码突变导致第 258 为密码

子成为终止密码，而产生一个剪切蛋白，使酶的活性丧失[20-23]。

（三）临床表现

11β-OH 缺陷症的主要临床表现为男性化和低肾素性高血压。11β羟化酶（11-βOH）缺乏导致 11-脱氧皮质酮（DOC）转化成皮质酮减少，而 11-去氧皮质醇合成皮质醇减少。皮质醇合成减少使促肾上腺皮质激素反馈性分泌增加，促进类固醇合成，但是由于酶的缺陷使反应通路受阻，导致酶所催化的反应底物增加。由于雄激素合成途径正常，因此，在 ACTH 增加的作用下，肾上腺合成的雄激素增加[24]。

（1）女性胚胎外生殖器在子宫内受肾上腺皮质过多雄激素的作用，导致生殖器异常（女性假两性畸形，或 46XX，DSD）。尽管有不同程度外部生殖器男性化，但女性生殖器结构内部是正常的则为女性。出生后，肾上腺产生过多的雄激素作用下，此类两性患儿均会有男性化表现。在两性患儿中分别表现为阴茎/阴蒂进行性增大，阴毛、腋毛出现，痤疮，声音粗，使第二性征过早出现，骨骼生长迅速。未经正规治疗的患儿，骨骺过早成熟，可导致成人身材矮小。孙首悦等报告 1 例成年期就诊的 11β-OHD 患者，社会性别为男性，内生殖器为女性，成年身高仅为 137cm，提示患儿由于没有及时就诊，可能因骨骺早期闭合导致成年期的身材矮小。在接受糖皮质激素替代治疗和降压治疗后，患者出现规律的月经。

（2）低肾素性高血压是常见的表现，但与 11β-OH 缺陷的男性化程度不成比例。尽管醛固酮的生产不足，体内的过多 DOC 蓄积，DOC 有部分的盐皮质激素作用，过多的 DOC 产生导致盐皮质激素过多的效应，使盐潴留和高血压。通常直到童年后期或青春期才发现血压升高，但是出现有文献记录在婴儿 3 个月的患儿，就有高血压的记录。此外，高血压与血生化值的变化，和临床盐皮质激素过量和男性化的程度没有很好的相关性。长期未控制的高血压可导致并发症的发生。孙首悦等报告 1 例延迟诊断的 11β-OHD 患者，在诊断前于 31 岁就已经因高血压而发生脑出血。另外在 11β-OH 缺陷患者有心肌病，视网膜静脉阻塞和眼睛失明的报道。

11β-OH 缺乏引起 DOC 蓄积，钠潴留和血容量增加抑制肾素生产，由于其类盐皮质激素的作用导致低血钾，进而继发盐皮质激素受抑制。醛固酮水平低继发于低血钾和低血浆肾素。由于 DOC 的理盐和理糖作用，患儿很少发生肾上腺危象[25]。

11β-OHD CAH 也分为经典型和非经典型。非经典型患者症状轻，如在儿童期发病，临床上仅表现为轻度男性化或阴毛初现等部分性早熟的改变。而非经典的成年女性患者也仅表现为轻度多毛、痤疮、月经失调或不孕，易与多囊卵巢综合征相混淆[26]。

（四）11β-OHD CAH 实验室检查

11β-OH 缺乏所致的皮质醇降低使促肾上腺皮质激素水平慢性升高，增加类固醇合成过程的中 11β-OH 近端底物的蓄积。故实验室检查可发现皮质醇水平的降低，ACTH 水平升高，DOC 升高，睾酮水平的升高提示了雄性激素的过量合成，前体物质孕酮、17α-羟孕酮（17-OHP）和Δ4-雄烯二酮（Δ4-A）升高。在两性畸形的女婴血清 11-脱氧皮质醇和 DOC 升高提示存在 11B-OH 缺陷可能。四氢-11-脱氧皮质醇和四氢脱氧皮质酮是血清 11-脱氧皮质醇和 DOC 在尿中主要代谢产物，随尿中排出量显著增加。肾素水平降低，醛固酮水平应为降低，但有文献报告醛固酮水平可以是正常和升高的[27]。

（五）11β-OHD CAH 的治疗

治疗的目标是，替代缺乏的类固醇，同时尽量减少肾上腺中雄激素过多合成，防止男性化，改善过量雄激素对身高的不良影响，并尽量保护患儿生育能力。给予糖皮质激素替代治疗，使 ACTH 趋于正常化，进而去除促使 DOC 增加的驱动力，并在大多数情况下，使高血压得到缓解。糖皮质激素治疗使 DOC 减少，利尿和排钠作用使血浆容量下降，从而，使血浆肾素增加能够刺激醛固酮升高。口服氢化可的松是最佳选择，因为它等同于生理性糖皮质激素。经典的剂量是 10～15mg/（m^2·d），分次服用。在应激情况下，糖皮质激素的剂量需要增加 2～3 倍，这一点要向患者充分解释。血清 DOC 水平是 11β-OHD 治疗中需要主要观察的类固醇指标。血浆肾素活性可作为一种治疗有效性的指标。在 11β-OHD

缺陷控制不佳的患者，血浆肾素被抑制，该指标的好转提示病情好转。有的患者诊断之前，高血压已经持续很长时间，由于长期高血压导致血管弹性下降，不能通过激素治疗使血压正常化，可能需要额外的降压药物治疗包括安体舒通、钙通道阻滞剂或阿米洛利等。

像其他类型 CAH 患儿一样，在骨龄接近青春期时开始治疗的患儿，治疗后 ACTH 水平降低，使性激素的合成减少，使其对性腺轴的抑制解除，导致中枢性性早熟，此类患儿可以在应用糖皮质激素治疗的同时加用促性腺激素释放激素（gonadotropin-releasing hormone agonists，GnRHa）治疗，如身高生长明显受损的患者，可以加用生长激素改善患者身高[28]。

外生殖器重建手术应该由有经验的外科医生进行。

（李文京）

参考文献

[1] Lin D, Sugawara T, Strauss J F, et al. Role of steroidogenic acute regulatory protein in adrenal and gonadal steroidogenesis[J]. Science，1995，267:1828-1831.

[2] Tee M K，Lin D，Sugawara T，et al.T3A transversion 11 bp from a splice acceptor site in the human gene for steroidogenic acute regulatory protein causes congenital lipoid adrenal hyperplasia[J]. Hum Mol Genet，1995，4:2299-2305.

[3] Kim C J，Lin L，Huang N，et al. Severe combined adrenal and gonadal deficiency caused by novel mutations in the cholesterol side chain cleavage enzyme[J]. J Clin Endocrinol Metab，2008，93:696-702.

[4] Sahakitrungruang T，Soccio R E，Lang-Muritano M，et al. Clinical，genetic，and functional characterization of four patients carrying partial loss-of-function mutations in the steroidogenic acute regulatory protein[J].J Clin Endocrinol Metab，2010，95（7）:3352-3359.

[5] Bose H S，Sugawara T，Strauss J F.The pathophysiology and genetics of congenital lipoid adrenal hyperplasia[J]. N Engl J Med，1996，335:1870-1878.

[6] Baker B Y，Lin L，Kim C J，et al. Nonclassic congenital lipoid adrenal hyperplasia: a new disorder of the steroidogenic acute regulatory protein with very late presentation and normal male genitalia[J]. J Clin Endocrinol Metab，2006，91:4781-4785.

[7] Ko H S，Lee S，Chae H，et al. Prenatal Diagnosis of congenital lipoid adrenal hyperplasia（CLAH） by molecular genetic testing in Korean siblings[J]. Yonsei Med J，2011，52（6）:1035-1038.

[8] Lekarev O，Mallet D，Yuen T，et al. Congenital lipoid adrenal hyperplasia（a rare form of adrenal insufficiency and ambiguous genitalia）caused by a novel mutation of the steroidogenic acute regulatory protein gene[J]. Eur J Pediatr，2012，171:787-793.

[9] Khoury K，Barbar E，Ainmelk Y，et al.Gonadal function，first cases of pregnancy，and child delivery in a woman with lipoid congenital adrenal hyperplasia[J].J Clin Endocrinol Metab，2009，94（4）:1333-1337.

[10] Thomas J L，Duaxd W L，Addlagatta A，et al. Structure/function aspects of human 3β-hydroxysteroid dehydrogenase[J]. Molecular and Cellular Endocrinology，2004（215）: 73-82.

[11] Simard J，Ricketts M L，Moisan A M，et al. A new insight into the molecular basis of 3-hydroxysteroid dehydrogenase deficiency [J] . Endocr Res，2000，26: 761-770.

[12] Jeandron D D，Sahakitrungruang T. A novel homozygous Q334X mutation in the HSD3B2 gene causing classic 3-hydroxysteroid dehydrogenase deficiency: an unexpected diagnosis after a positive newborn screen for 21-hydroxylase deficiency[J]. Horm Res Paediatr，2012，77:334-338.

[13] Pang S，Wang W，Rich B，et al.A novel nonstop mutation in the stop codon and a novel missense mutation in the type II 3-Hydroxysteroid dehydrogenase（3-HSD）gene causing，respectively，nonclassic and classic 3-HSD deficiency congenital adrenal hyperplasia[J]. J Clin Endocrinol Metab，2002，87（6）:2556-2563.

[14] Jeandron D D，Sahakitrungruang T. A novel homozygous Q334X mutation in the HSD3B2 gene causing classic 3-hydroxysteroid dehydrogenase deficiency: an unexpected diagnosis after a positive newborn screen for 21-hydroxylase deficiency[J]. Horm Res Paediatr，2012，77:334-338.

[15] Biglieri E G，Herron M A，Brust N，et al.17-hydroxylation deficiency in man[J]. J Clin Invest，1966，45：1946-1954.
[16] Auchus R J. Molecular modeling of human P450c17 （17α-hydroxylase/17，20-lyase）: insights into reaction mechanisms and effects ofmutations[J]. Mol Endocrinol，1999，13:1169-1182.
[17] Matsuzaki S，Yanase T，Murakami T，et al.Induction of endometrial cycles andovulation in a woman with combined 17α-hydroxylase/17, 20-lyase deficiency due to compound heterozygous mutations on the P45017α gene[J]. Fertil Steril, 2000，73（6）：1183-1186.
[18] 乔洁，刘炳丽，梁军，等.基因型明确的17α-羟化酶/17，20碳链裂解酶症杂合子肾上腺皮质功能的研究[J].中华内分泌代谢杂志，2010，26（8）：633-638.
[19] 陶红，陆召麟，张波，等.17α-羟化酶/17，20碳链裂解酶缺陷症的临床特点及长期随诊资料分析[J].中华内科杂志，2005，44（6）:442-445.
[20] Zachmann M，Tassinari D，Prader A.Clinicaland biochemical variability of congenital adrenal hyperplasia due to 11β-hydroxylase deficiency. A study of 25 patients[J]. J Clin Endocrinol Metab，1983，56: 222-229.
[21] 韩俗，田浩明.先天性肾上腺增生症-11β-羟化酶缺乏症的分子遗传学研究进展[J]. 中华内分泌代谢，2006，22（6）：596-599.
[22] Geley S，Kapelari K，Johrer K，et al. CYP11B1mutations causing congenital adrenal hyperplasia due to 11-hydroxylase deficiency[J].J Clin Endocrinol Metab，1996，81:2896-2901.
[23] Zhao L Q，Han S，Tian H M.Progress in molecular-genetic studies on congenital adrenal hyperplasia due to 11β-hydroxylase deficiency[J].World J Pediatr，2008，4：85-90.
[24] 孙首悦，张曼娜，杨军，等. 11β-羟化酶缺陷症临床和基因型分析[J].中华医学杂志，2011，91：2999- 3002.
[25] Charfeddine B I，Riepe F G，Kahloul N，et al.Two novel CYP11B1 mutations in congenital adrenal hyperplasia due to steroid 11β-hydroxylase deficiency in a Tunisian family[J]. General and Comparative Endocrinology，2012，（175）：514-518.
[26] Nimkarn S，New M. Steroid 11β-hydroxylase deficiency congenital adrenal hyperplasia[J].Trends in Endocrinology and Metabolism，2008，19，（3）：96-99.
[27] Rosler A，Leiberman E，Cohen T. High frequency of congenital adrenal hyperplasia（classic11β-hydroxylase deficiency）among Jews from Morocco[J]. American Journal of Medical Genetics，1992，42: 827-834.
[28] Quintos J B. Growth hormone therapy alone or in combination with gonadotropin-releasing hormone analog therapy to improve the height deficit in children with congenital adrenal hyperplasia[J]. J Clin Endocrinol Metab, 2001, 86: 1511-1517.

第七节　儿童性发育障碍

一小部分新生儿无法凭外生殖器的外观来辨别出性别。过去他们被描述为性别模糊、阴阳人、真两性畸形或假两性畸形等。由于这些术语较为混乱，使得这部分儿童的管理一直存在争议。2006 年在芝加哥举行的多学科会议，包括儿科医生、内分泌科医生、外科医生、遗传学家、心理学家和一些社会团体代表参加的，一致通过了应该摒弃任何可能会引起第三类性别的想法或是诊断名称，如阴阳人，真、假两性畸形等，并就此类疾病的规范诊断与管理达成了共识，引入了性发育障碍（disorders of sex development，DSD）这一命名。DSD 是一组由性染色体、性腺及表型（生殖导管和尿生殖窦）解剖结构发育异常所导致的先天性疾病（表 9-7-1）[1-3]。

性心理的发育过程非常复杂，而且受多种因素的影响，如性染色体上的基因、雄激素暴露以及社会环境。“性别认同”（Gender Identity）是指个体自我认定为男性或女性，其影响因素涉及产前和产后多种因素。“性别角色”（Gender Role）则指的是与性别有关的行为，如对玩具的偏好，它与产前暴露于雄激素相关(如：在先天性肾上腺皮质增生症的患儿中，许多女孩表现为男性化，并喜欢玩男孩的玩具)。“性取向”（Sexual Orientation）可以是异性、双性或同性恋。这些组分是可以相互独立存在的，例如在一个同性恋的 DSD 个体，并没有性别指派的错误以及相应的性别角色的异常。“性不满意”意味着对指派性别的不满意，这在 DSD 个体中是很常见的。

表 9-7-1 性分化异常疾病分类

<table>
<tr><td colspan="3">性染色体 DSD</td></tr>
<tr><td colspan="3">45，X Turner 综合征及其变异
47，XXY Klinefelter 综合征及其变异
45，X/46XY 混合性腺发育不全
46，XX/46，XY 嵌合体，卵睾</td></tr>
<tr><td colspan="3">46，XY DSD</td></tr>
<tr><td>睾丸发育异常
完全性睾丸发育不良
部分睾丸发育不良
睾丸退化症</td><td>雄激素合成或作用异常
雄激素合成缺陷
黄体生成素受体后缺陷
雄激素不敏感
5α-还原酶缺乏</td><td>抗苗勒管激素和受体的疾病：
定时缺陷
内分泌干扰物
泄殖腔外翻
尿道下裂</td></tr>
<tr><td colspan="3">46，XX DSD</td></tr>
<tr><td rowspan="2">卵巢发育异常
卵睾
睾丸 DSD（SRY+，SOX9 DUP）
性腺发育不良</td><td colspan="2">胎儿期雄激素过多</td></tr>
<tr><td>先天性肾上腺皮质增生症
21 羟化酶缺乏
11 羟化酶缺乏
3β 脱氢酶缺乏</td><td>非先天性肾上腺皮质增生症
芳香化酶缺乏症
POR 基因缺陷
产妇
黄体瘤</td></tr>
</table>

一、发病率和病因学

1.DSD 的发病率

DSD 的发病率为 1~2 /10 000 个活产婴儿，但仅有 20%的 DSD 病例能够明确诊断。50%的 46，XY DSD 的病例可以确诊，在具有男性化表现的 46，XX DSD 个体中，多数为先天性肾上腺皮质增生症患者。

2.正常性分化

在人类胚胎早期，男性和女性具有共同的性腺始基，在一系列的基因和激素的调控下，分别向男性和女性方向分化。性别决定和分化是一个复杂的过程，按时间顺序可分为三段：①染色体性别的决定和分化。②性腺性别的决定和分化。③表型性别（生殖导管和尿生殖窦）的决定和分化。

胚胎发育 6 周时，原始生殖细胞起源于卵黄囊内胚层，通过肠系膜迁徙到生殖嵴，在 *WT*-1，*SF*-1，*EmX*-2，*LHX*9 和 *Lim*-1 基因的共同作用下分化为原始性腺。而后的分化取决于是否有 Y 染色体的存在。当有 Y 染色体时，原始性腺在 *SRY* 和 *SOX*9 基因的共同作用下分化为睾丸，睾丸支持细胞分泌的抗苗勒管激素（anti-mullerian duct hormone，AMH），以旁分泌的方式抑制苗勒管（副中肾管）向女性内生殖管道（输卵管、子宫、阴道的上部 2/3）的分化。同时睾丸间质细胞合成的睾酮，也以旁分泌的方式促进沃尔夫管（Wolffrian duct，中肾和中肾管）向男性内生殖管道（输精管，附睾，精囊腺）的分化。睾酮在尿生殖窦细胞 5α-还原酶的作用下转化为 DHT，在 DHT 的作用下，尿生殖窦分化为男性外生殖器，睾丸进一步下降至阴囊。在没有 Y 染色体的 *SRY* 基因的情况下，原始性腺嵴则自发地分化为卵巢，*DAX*1 和 *WNT*4 基因可能参与调控卵巢的分化。在 AMH 和睾酮缺失的情况下，苗勒管进一步分化成女性内生殖管道，沃尔夫管退化。同样，在没有 DHT 情况下，尿生殖窦分化为女性外生殖器。

上述任何的调控基因异常突变和激素作用的异常均可能导致 DSD[3-5]。

二、临床表现

1.病史及查体

大部分的 DSD 婴儿在出生时一般情况良好，但 CAH 患儿因有失盐表现，如不能及早确诊可能会有生命危险。所以对 DSD 患儿应进行全面的查体与评估，首先要除外有无可能危及生命的肾上腺危象，了解和记录患儿的一般情况，如有无脱水、血压和黄疸等。其次应详细检查外生殖器并记录，如阴茎的长度、直径、有无弯曲/索带的存在、阴囊或阴唇的形态及有无融合或褶皱、有无色素沉着、有无阴唇或腹股沟处的肿物（提示可能为睾丸隐匿在此处）、会阴泌尿生殖孔的数量及开口的位置以及任何一侧的性腺存在与否。再者还需注意有无其他畸形，如手指、脚趾和中线结构的缺陷。

出生时以下体征往往提示存在 DSD，如显著的生殖器模糊难辨认、男性外生殖器伴双侧隐睾、孤立的会阴型尿道下裂、隐睾伴任何程度的尿道下裂、女性阴蒂增大、阴唇后部融合。以后发生的表现包括：女性腹股沟疝、女性男性化、原发性闭经（完全型雄激素不敏感综合征）、男性乳房发育和青春发育延迟或不完全。

除临床查体外，还应详细了解患儿的家族史，包括有无不孕不育、流产、新生儿死亡史和母亲有无暴露于某些有毒物质的病史。

2.实验室检查

应尽可能及早安排患儿进行染色体核型检查，X 和 Y 染色体的特异性探针检测以及 *SRY* 基因的检测；血液和尿液生化（包括 17 -羟孕酮、睾丸激素、促性腺激素、AMH、电解质）和泌尿生殖系统的 B 超检查，生后数天或数周内反复监测睾酮，肾上腺皮质激素的这些检查的结果有助于得出初步诊断。进一步的检查包括：各种激素的测定，如人绒毛膜促性腺激素刺激试验和促肾上腺皮质激素激发试验；泌尿生殖系统的 MRI 检查以及外科诊断性手术，如通过腹腔镜来进行性腺活检等[6-8]。

三、DSD 的管理

有关 DSD 患者管理的争议主要集中于四类问题，即病因学诊断、性别指派、生殖器手术的指征和时机，以及披露的病人的医疗信息，其往往需要多学科治疗小组（包括遗传学家、新生儿科、内分泌科、妇科、精神科医生、外科医生和社会工作者）的参与。

1.管理原则

管理原则应包括以下几方面：①应尽可能避免在专家综合会诊前对患儿进行性别指派，以及使用男性或是女性这类代词，以免增加家长的焦虑。家长可以推迟为患儿进行出生登记，直至 42d。②应由儿科、外科（通常为泌尿外科）、内分泌科、新生儿科、护理学，心理学、遗传学和医学伦理学专家共同组成的多学科小组对 DSD 患儿进行评估和管理。③如有可能，则应尽快进行性别指派，通常但并不总是按核型进行性别指派。④与患儿家长进行开放式的交流，如有可能还应包括患儿本人，应当鼓励他们参与决策，而来源于本地的或是网络的相关信息可能对他们会有帮助。

2.性别指派

性别指派（Gender Assignment）是一个复杂的过程，心理和社会因素对其有着非常重要的影响。性别指派应在诊断过程完成后进行。在进行性别指派前必须对每个病人进行个性化的多学科评估，包括完整的临床、遗传、生化和精神病学的调查。整个过程中应向患者的父母进行充分的解释，应由 DSD 多学科治疗小组和家长共同参与决策过程。

在过去，表型外观及手术方面的考虑被认为是最重要的参考因素，也是导致按女性养育的最常见的原因。然而，随着人们认识到产前因素对脑发育和行为发育所产生的重要影响，使得性别指派较从前有所不同。除诊断外，还需考虑到染色体核型、性腺功能、表型，内生殖器（如子宫的存在）、生育和性行为的潜力、手术方式的选择、未来恶性肿瘤的风险、产前雄激素暴露所致大脑男性化等众多因素。

出生时的性别指派能有时得到令人满意的结果，例如，在完全型雄激素不敏感综合征的患儿，出生时就被确定为女性，类似的情况还有约 90%的核型为 46，XX 的 CAH 患儿，也是在婴儿期就被确定为女性。然而，还有些情况就不同了，例如，在部分型雄激素不敏感综合征、雄激素生物合成的缺陷以及性腺发育不全的患者中，约 25%的病例无论是按男性抚养，还是按女性抚养，结果均令人不满意。在有关 CYP21A2 缺乏所致的女性 CAH 病例的研究中可以发现，她们某些男性化的行为表现与产前暴露于雄激素的剂量相关，也就是说，产前暴露于雄激素促进了其性别角色的男性化，同时性取向也受到一定程度的影响。虽然心理和社会因素对性别认同都很起着重要的作用，但人们却对这方面知之甚少。

3.发生肿瘤的风险

DSD 患者发生恶性肿瘤，特别是生殖细胞瘤和非精原细胞瘤的风险增加。但未来患癌症的风险有很明显的异质性，其中 46，XY DSD 患者的风险较高，可通过细胞学检查和一些肿瘤标志物的监测不断进行评估。预防性去势并不适用于所有患者，尤其是完全性雄激素不敏感综合征的患者。虽然已证明癌症的风险较以往所认为的要低得多，但个别情况下有些患者发生肿瘤风险增加的机制尚不明确，应注意个体化的随访和观察。

最后，不能忽视对 DSD 患者的心理社会支持，应给予终身的甚至是强制性的心理支持。这种支持应由一些具有专业知识人员，包括社会工作者、心理学家或精神科医生、儿童生活专家，伦理学家和护士来等承担，为 DSD 儿童的家庭提供支持和指导，帮助这些患儿从童年向青春期到成人过渡[2,6-9]。

（李豫川　巩纯秀）

参考文献

[1] Houk C P，Lee B.Consensus statement on terminology and management: disorders of sex development[J].Sex Dev，2008，2:172-180.

[2] Woodward M，Patwardhan N. Disorders of sex development[J]. SURGERY，2010，28（8）:396-401.

[3] Romao R L, Salle J L, Wherrett D K. Update on the management of disorders of sex development[J]. Pediatr Clin North Am，2012，59（4）:853-869.

[4] Paris F, Gaspari L, Philibert P, et al.Disorders of sex development: neonatal diagnosis and management[J].Endocr Dev, 2012，22:56-71.

[5] Houk C P，Lee P A. Update on disorders of sex development[J]. Curr Opin Endocrinol Diabetes Obes，2012，19（1）:28-32.

[6] Oçal G.Current concepts in disorders of sexual development[J]. J Clin Res Pediatr Endocrinol，2011，3（3）:105-114.

[7] Cools M, Looijenga L H.Tumor risk and clinical follow-up in patients with disorders of sex developmen[J].Pediatr Endocrinol Rev，2011，9 Suppl. 1:S519-S524.

[8] Cohen-Kettenis P T. Psychosocial and psychosexual aspects of disorders of sex development[J].Best Pract Res Clin Endocrinol Metab，2010，24（2）:325-334.

[9] Sandberg D E，Gardner M，Cohen-Kettenis P T.Psychological aspects of the treatment of patients with disorders of sex development[J].Semin Reprod Med，2012，30（5）:443-452.

第十章　风湿免疫性疾病

第一节　儿童风湿性疾病相关的肺部病变

风湿性疾病包括一组异质的由免疫介导的炎症性疾病。风湿性疾病常与肺部病变相关联，能影响到肺的所有区域，但是不同疾病所涉及的肺部病变的程度和损害形式各异。对于风湿性疾病引起肺部病变的发病机制尚不很清楚。儿童风湿性疾病相关的肺部病变虽不及成人常见，但也是儿童肺部急慢性病变的原因之一。儿童风湿性疾病中，以儿童系统性红斑狼疮、幼年皮肌炎、混合性结缔组织病、硬皮病最易引起肺部病变，系统性血管炎也常常造成肺部损伤，最常见的系韦格纳肉芽肿及白塞病。对于成人而言，类风湿关节炎及强直性脊柱炎所致的肺部损害较为多见，但在儿童非常罕见，只有全身型幼年特发性关节炎合并巨噬细胞活化综合征时可以造成肺部损害。

一、系统性红斑狼疮

系统性红斑狼疮（systemic lupus erythematosus，SLE）是一种侵犯多系统和多脏器的自身免疫性疾病。临床表现多样，除发热、皮疹等共同表现外，因受累脏器不同而表现不同。常常先后或同时累及泌尿、神经、心血管、血液、呼吸等多个系统，病情严重者有潜在的致命性，如不积极治疗，儿童 SLE 的预后远比成人差。SLE 患儿体内存在多种自身抗体和其他免疫学改变，包括抗核抗体、抗双链 DNA 抗体、抗 RNP 抗体、抗 Smith（Sm）抗体、SS-A 以及 SS-B 抗体等。SLE 病人肺及胸膜的受累比任何其他结缔组织病都更为多见，其发生率为 38% ~ 89%。对于 SLE 患者来说，呼吸道可以是最早所累及的部位或最主要的受损部位。

SLE 的肺部病变可以累及肺、胸膜及气道的任何部位，也可以累及肺部血管、肺泡、间质的各种组织。临床可以表现为急性狼疮性肺炎、慢性间质性肺炎、有或无胸腔积液的胸膜炎、膈肌功能障碍、肺不张，肺部血管性疾病可以表现为肺出血、血管炎及血栓栓塞，也可以有上气道功能障碍或闭塞性细支气管炎[1]。

1.间质性肺部病变

在 SLE 可以发生多种肺实质病变，包括从急性狼疮性肺炎综合征到慢性过程的弥漫性间质性疾病，以及二者之间的连续性的亚急性或复发性浸润。

急性狼疮性肺炎的临床特征是急性或亚急性发生的心动过速、呼吸急促、呼吸困难、发绀、咳嗽以及发热等。咯血症状不常见，没有杵状指的发生。胸部体检可以发现细小的啰音或粗糙的啰音，但胸膜炎体征少见。慢性弥漫性间质性疾病的临床特征是隐匿性发生的呼吸困难，常伴有咳嗽及胸膜炎性胸部不适。快而浅的呼吸，胸廓运动度的下降，肺底部叩诊呈浊音，以及肺底部的干性啰音或广泛的干性啰音等均可在体检中发现。发绀及杵状指并不常见，可发生肺心病但少见。急性狼疮性肺炎胸部 X 线表现为弥漫性的或斑片状的双侧肺浸润影，以肺底部最为突出，可伴有胸腔积液及心脏扩大。呈亚急性病程经过的患者可以表现为游走性的、复发性的及多形态的阴影。在慢性阶段，肺容积缩小，可见到持续存在的、弥漫性的、网状或网状结节性浸润。在疾病的晚期阶段可见到蜂窝肺样改变。胸腔积液、心脏扩大及肺心病征象也可见到。如果患者并发抗磷脂综合征，可以出现肺梗死，表现为倒楔形片状阴影。值得注意的是，SLE 患者长期应用糖皮质激素及免疫抑制剂治疗，可能并发各种感染，出现相应的表现。

肾上腺皮质激素在部分急性狼疮性肺炎的治疗中有效，同时也要加用免疫抑制剂，如硫唑嘌呤或环磷酰胺。

2.胸膜疾病

在SLE患者中胸膜病变较常见，包括胸膜粘连、胸膜肥厚以及胸腔积液。约有一半的SLE患者在其病程过程中发生胸膜炎，伴有或不伴有胸腔积液。胸腔积液通常为双侧，性质为渗出液。狼疮性胸膜炎及伴随的胸腔积液对非类固醇抗炎药及肾上腺皮质激素的治疗反应良好。

3.其他肺病

肺出血可以是SLE患者的主要表现或唯一表现，见于1%~2%的患者。起病呈急性过程且可以复发，可以由于呼吸衰竭而死亡。肺泡内除了存在红细胞及吞噬了含铁血黄素的巨噬细胞外，可见到弥漫性的肺泡损伤。在反复发生肺出血后，可以形成肺泡隔纤维化。治疗应用肾上腺皮质激素及免疫抑制剂可以控制病情。SLE的急性及慢性肺炎在晚期均可并发肺心病。肺血管血栓形成与肺血管性疾病可能有关，同时也与SLE合并抗磷脂综合征有关。SLE所发生的肺部感染在临床上也较常见，而且是SLE患者死亡的重要原因之一。所以对于SLE患者在最初作出狼疮性肺炎的诊断时应当常规除外肺部感染。

二、幼年皮肌炎

幼年皮肌炎（juvenile dermatomyositis，JDM）是以横纹肌和皮肤的广泛的非感染性炎症为特征。本病的主要病理改变为广泛血管炎。可见小血管变性、栓塞、多发性梗死。血管改变可见于皮肤、肌肉、皮下组织、胃肠道、中枢神经系统、肺脏和内脏的包膜。临床表现主要为皮疹及进行性肌无力。典型的皮疹为上眼睑或上、下眼睑紫红色斑（heliotrope rash）伴轻度水肿。类似皮疹可逐渐蔓延及前额、鼻梁、上颌骨部位、颈部和上胸部“V”字区及四肢等处。另一类特征性皮肤改变称高春征（Gottron’s sign）。此类皮疹见于掌指关节和指间关节伸面及趾关节伸面，也可出现在肘、膝和踝关节伸侧。皮疹呈红色或紫红色，为米粒至绿豆大多角形、扁平或尖顶丘疹，可融合成斑块，伴有细小鳞屑或出现皮肤萎缩及色素减退。另外约半数患儿在甲根皱襞可见僵直的毛细血管扩张，其上常见瘀点。JDM的肌肉症状主要为对称性肌无力，伴有疼痛和压痛。本病通常累及横纹肌，任何部位的肌肉皆可受累，肢带肌、四肢近端及颈前屈肌往往先被累及。患儿表现为上楼困难、不能蹲下、穿衣困难等，进而发展为坐、立、行动和翻身困难。如侵犯呼吸肌时，可引起呼吸困难而危及生命。除皮肤和肌肉改变外，内脏如消化道、心脏、神经系统及肺脏均可受累[2]。

皮肌炎的肺部病变较多见，而且也是影响预后的主要因素。常见的肺部表现有弥漫性肺泡损伤、特发性肺纤维化、具有机化性肺炎的闭塞性细支气管炎、胸膜疾病、自发性气胸以及继发于咽部及食管功能障碍的吸入性肺炎、继发于呼吸肌功能障碍及低通气的坠积性肺炎及呼吸衰竭等[3-6]。

1.间质性肺病

已明确皮肌炎可发生间质性肺病，但对于其发病率和自然病史尚缺乏有关的流行病学资料。北京儿童医院46例幼年皮肌炎临床分析资料显示肺部受累者达37%。活动时进行性的呼吸困难、非排痰性咳嗽以及肺底部的啰音是常见的症状。杵状指未见报道。肺部疾病可以先于原发病数月至数年出现，也可以发生在已确诊的皮肌炎患者。肌肉疾病的严重程度和持续时间与间质性肺病没有相关性。部分病人的肺部病情进展快速，以至于其肌肉疾病可以完全未被发现，在这种患者，也可发生雷诺现象、关节疼痛和关节炎。血清肌酶水平的高低和肺部病变之间无相关性。抗Jo-1抗体是皮肌炎患者发生间质性肺纤维化的标志。胸部X线表现呈弥漫性的网状或网状结节状的浸润，以肺底部最为明显，也可表现为以肺泡浸润影及间质性浸润混合存在的X线征象，这是肺受累的早期阶段。晚期患者的病变可进展到终末期的蜂窝肺。糖皮质激素和免疫抑制剂可使病情缓解。如果肺活检显示存在着活动性的炎症，则提示患者有着良好的治疗效果。具弥漫性肺泡损伤的患者预后一般很差。皮肌炎的发病率和死亡率与有无肺部疾病及疾病的严重程度相关，尤其与呼吸功能不全、反复吸入性肺炎及心脏受累相关性较大。

2.吸入性肺炎

对于皮肌炎患者，吸入性肺炎是一种常见的肺部并发症，并且是皮肌炎重要的死亡原因。由于软腭、咽部及食道上部的横纹肌肉的无力，患者的咳嗽反射受影响，容易发生吸入性肺炎。因此，对于有吞咽困难及误吸的皮肌炎患者来说，气管保护十分重要。

3.呼吸衰竭

皮肌炎患者的严重呼吸衰竭并不多见，程度较轻的呼吸性功能减低较为常见。通气功能不全是由于吸气肌及呼气肌的功能不全同时出现造成的。由于肌肉无力，患者不能进行深呼吸，所以可以发生肺不张。胸部 X 线常常表现为膈肌位置的上移，伴有肺容积的缩小，同时在双肺底部出现盘状肺不张。随着疾病的进展，由于吸气肌功能不全而出现进行性的低氧血症。随着呼气肌功能不全的进展，结果是出现低通气及呼吸衰竭。

4.其他多种肺并发症

原发性肺动脉高压并不常见，可以发生自发性气胸及胸腔积液，但并不常见。在治疗过程中，可能发生机会性感染。

三、混合性结缔组织病

混合性结缔组织病（mixed connective tissue disease，MCTD）是一种具有系统性红斑狼疮、进行性系统性硬化症、干燥综合征以及皮肌炎/多发性肌炎等特征的综合征。自身抗体检查存在高滴度的抗核糖核酸蛋白质（ribonucleoprotein，RNP）抗体，一般认为是诊断混合性结缔组织病的绝对必要的条件。但是，抗-RNP 抗体还可见于众多的结缔组织性疾病，尤其是典型的硬皮病及 SLE。本病患者常有关节疼痛肿胀、肌痛、手肿胀、食管功能障碍、淋巴结肿大、易发生疲劳和雷诺现象等。几乎所有的混合性结缔组织病患者都有皮肤的损害，皮肤的表现包括雷诺现象、脱发、手肿胀、硬指、皮肤红斑、甲周毛细血管扩张、色素沉着异常、光变态反应以及血管炎等。混合性结缔组织病患者的内脏受累有肺、心脏、消化道、肾脏以及中枢神经系统，但以肺部受累最为常见，而且也是影响该病预后的主要因素。

混合性结缔组织病的胸膜肺受累表现多样，可以涉及胸膜、肺实质、肺间质、肺血管及膈肌。常见的表现有：伴有纤维化的弥漫性间质性肺炎，伴有或不伴有胸腔积液的胸膜炎、肺动脉高压及肺血管炎、肺出血、多发性肺囊肿、慢性吸入性肺炎及膈肌功能障碍[7]。

1.间质性肺病

MCTD 合并间质性肺病的早期常常无症状，即便已有肺受累也有 1/3 患者无症状。最常见的肺部表现为呼吸困难、胸膜炎性的胸痛、双肺底部啰音、P2 亢进以及咳嗽。患儿往往没有杵状指。3/4 的患者存在着 X 线胸片上肺部病变的表现或肺功能异常，以及静息状态下的低氧血症。混合性结缔组织病的原发病理学改变是一种增殖性的血管性疾病，其特征是肺动脉及小动脉内膜的增厚，并伴有中膜肌肉的肥厚，这种病变比间质纤维化更为突出。一般认为在混合性结缔组织病患者，间质性疾病较常见，但常常是亚临床型的，而且对于这些无症状的患者只有通过测定肺功能及进行影像学检查来做出诊断。所以，早期发现亚临床期病人并予以治疗有可能阻止疾病的进展。治疗以皮质类固醇和免疫抑制剂治疗为主，发生肺动脉高压时，给予相应的治疗。

2.伴有或不伴有胸腔积液的胸膜炎

约 1/3 患者可有胸膜炎、胸膜炎性胸痛，胸部 X 线检查可以有胸膜肥厚，双侧渗出性胸膜炎可以是混合性结缔组织病的始发表现。

3.肺动脉高压

本病可发生原发性肺动脉高压，而且是该病潜在的致命性的并发症。肺动脉高压的形成是隐匿性的，肺动脉高压是许多因素作用的结果。引起肺动脉高压的因素有肺小动脉的内膜增厚、肺小血管血栓形成、肺间质纤维化。对混合性结缔组织病并发肺高压时的治疗，除治疗原发病外，尚可以应用依前列醇，内皮素受体拮抗剂（如波生坦），磷酸二酯酶抑制剂（昔多芬）以及钙通道拮抗剂等。

4.慢性吸入性肺炎

混合性结缔组织病患者中，部分患者有食道运动功能障碍，而且常常发生吸入性肺炎。

四、全身型幼年类风湿关节炎

幼年类风湿关节炎（juvenile rheumatoid arthritis，JRA）是儿童时期常见的风湿性疾病，以慢性关节炎为其主要特征，并伴有全身多系统受累。JRA是一种高度异质性疾病，不同类型JRA的起病方式、临床表现以及实验室检查等均不相同。根据起病最初6个月的临床表现将JRA分为全身型JRA(systemic onset JRA，SOJRA)、多关节型JRA（polyarticular onset JRA）和少关节型JRA（oligoarthritis或pauciarticular onset JRA)。其中SOJRA起病多急骤，伴有明显的全身症状。典型的病人具有发热、皮疹及关节炎三联征。全身症状可以有肝脾淋巴结增大，浆膜腔积液等。SOJRA全身表现明显者，容易并发巨噬细胞活化综合征，出现进行性肝功能障碍，脑病、肺部间质实质损害，血液系统受累等，可引起严重的后果，如果未经及时治疗，预后极差，死亡率极高，会因快速进展的ARDS及进行性脑病而死亡。

SOJRA常见的胸膜肺病变为胸腔积液及胸膜炎，积液常为少量至中等量，也可为大量积液，严重者可见呼吸困难。经治疗后积液可以完全吸收，但反复胸腔积液可遗留少量胸膜粘连。SOJRA可以伴有肺实质间质病变，反复病损可至弥漫性间质纤维化、闭塞性细支气管炎及肺血管病。如果SOJRA并发巨噬细胞活化综合征，则可出现急性肺损伤，即急性呼吸窘迫综合征（acute respiratory distress syndrome，ARDS)，出现快速进展的呼吸困难、低氧血症及呼吸衰竭。甚至可以在短期出现肺出血。病情进展迅速，可以危及生命。JRA并发肺部病变时的治疗，除常规的非类固醇抗炎药及缓解病情药物以外，常需加用糖皮质激素治疗，如为胸腔积液、ARDS或急性肺出血等紧急情况，尚需要予甲泼尼龙冲击治疗，并发巨噬细胞活化综合征时，需加用环孢素A治疗[8-10]。

五、硬皮病

硬皮病（Scleroderma）又称系统性硬化症（systemic sclerosis，SSc)，是一种少见的弥漫性结缔组织病，其特征是进行性的皮肤硬化。硬皮病的皮肤病变几乎总是和雷诺现象相伴随。根据皮肤受累范围本病可分为弥漫型及局限型。弥漫型者皮肤广泛硬化，影响肢体远端及近端，面、躯干皮损进展快，内脏受损出现早；局限型者对称性硬皮只涉及前臂远端及面，皮损进展慢，内脏受损出现较晚。本病除可造成皮肤损害外，常常引起内脏受累，受累器官以肺脏、心脏血管系统、肾脏及消化系统为多见。

硬皮病常引起肺部损害。在硬皮病受累器官的频率中，肺部损害仅排在皮肤、外周血管系统以及食管之后，列第四位，而且肺部损害常常是引起患者死亡的重要原因。硬皮病所造成的肺部病变可以涉及肺及胸膜的任何部位，可以表现为弥漫性间质纤维化、肺动脉高压、阻塞性肺病、自发性气胸、肺出血、胸膜炎及吸入性肺炎，其中以间质性肺部病变最常见。

硬皮病引起的间质性肺病确切的发生率尚不清楚。成人的资料显示，胸部X线检查有14%～67%的硬皮病患者的肺呈间质性改变。常见的临床症状是劳累后气短、干咳，一般不引起胸痛。而咯血、胸膜炎以及发热则少见。体格检查可发现肺底部存在吸气末的啰音。但杵状指罕见，这是由于皮肤受损及指端血流减少之故。在疾病的早期，胸部平片可以是正常的。对于亚临床型患者，肺部CT扫描最常见的表现是下肺野出现稀疏的线条状阴影。在慢性疾病阶段，则以网状结节阴影为主，也可出现囊肿的形成，即蜂窝肺。可以出现胸腔积液、胸膜肥厚或二者均可发生。X线上显示的肺部受累及程度不与皮肤疾病的范围相关，有时硬皮病患者肺部受累的表现可早于典型的硬皮病性皮肤病变。肺生理学上的异常包括限制性通气功能障碍及气体交换功能障碍。呼气流速可保持正常或者下降。肺的静态顺应性降低。一氧化碳弥散能力异常，这种改变可见于那些无肺容量受限或无X线影像学异常的患者。动脉血气分析显示在静息状态下的p_a（O_2）可正常或下降，在运动时动脉血氧饱和度下降。硬皮病的治疗因病情及器官受累情况而不同，常用药物有：肾上腺皮质激素，免疫抑制剂（常用的有环磷酰胺、硫唑嘌呤、甲氨喋呤、环孢素A等)、D-青霉胺、秋水仙碱等。其他治疗还有血管活性药物及抗凝治疗。如果伴发肺动脉高压需给予相应的治疗[11-12]。

六、韦格纳肉芽肿

韦格纳肉芽肿(Wegener's granulomatosis，WG)是1931年由Klinger最早认识到，1936年，韦格纳才对此病做了较全面的研究报道。韦格纳将此疾病定义为由呼吸道坏死性的肉芽肿、坏死性的血管炎以及肾小球肾炎所组成的三联征。

本病临床表现可以有鼻或口腔炎、痛或无痛性口腔溃疡、脓性或血性鼻分泌物、鼻腔出血及耳聋，严重者因病变侵蚀鼻咽部，导致鼻中隔发生溃疡甚至发生破坏，而形成“马鞍鼻”。95%的WG患者表现有肺部的病变，肺内病变最常见的是多个结节，但有时也表现为弥漫性的肺出血。肾脏的病变可引起肾功能衰竭、蛋白尿及血尿等表现。

大部分患者以上呼吸道病变为首发症状。通常表现是持续流涕，伴有鼻黏膜溃疡和结痂、鼻出血、唾液中带血丝。鼻窦炎可以是缓和的，严重的韦格纳肉芽肿鼻中隔穿孔，鼻骨破坏，出现鞍鼻。咽鼓管的阻塞能引发中耳炎，导致听力丧失。部分患者可因声门下狭窄出现声音嘶哑及呼吸喘鸣。肺部受累是WG的基本特征之一，总计80%以上的患者将在整个病程中出现肺部病变。胸闷、气短、咳嗽、咯血以及胸膜炎是最常见的症状。大量肺泡性出血较少见，但一旦出现，则可发生呼吸困难和呼吸衰竭。查体可有叩浊、呼吸音降低以及湿啰音等体征。因为支气管内膜受累以及疤痕形成，患者在肺功能检测时可出现阻塞性通气功能障碍，也可出现限制性通气功能障碍以及弥散功能障碍。对韦格纳肉芽肿的X线检查主要是副鼻窦和胸部。副鼻窦主要是鼻窦炎改变，鼻腔内可见软组织肿胀或块影，邻近的骨质可有破坏。胸部X线表现主要为结节状病灶。结节大小不等，可自数毫米至数厘米，多在2~3cm，呈圆形或椭圆形，边缘可光滑，亦可模糊。有1/3~1/2可发生坏死形成空洞，一般为中心型小空洞，壁厚，空洞内如有液平面可提示有细菌感染。病灶大多为多发，单发少见。小结节病灶的特点是较渗出和浸润性病变密度高，呈中等密度，且在肺内有融合成片的趋势。病变多为双肺同时发病，可发生于肺的任何部位，以中下肺野较多。其次，可出现斑片状阴影。为肺血管炎所引起的肺出血或梗死或合并感染的表现。这种征象比粟粒、结节和球形灶少见，但二者可同时存在。此外，病变在短期内变化明显，具有游走性，随病情变化病灶可完全吸收或在另一部位出现新的病灶。其他较少见的X线表现有少量的胸腔积液、液气胸、气管不规则狭窄、纵隔增宽等[13-14]。

治疗主要应用糖皮质激素及免疫抑制剂。免疫抑制剂以环磷酰胺为首选，其他药物如霉酚酸酯、硫唑嘌呤、氨甲喋呤、环孢素A等也可酌情选用。韦格纳肉芽肿通过治疗，尤其是糖皮质激素加环磷酰胺联合治疗和严密的随诊，能诱导和维持长期的缓解。近年来，韦格纳肉芽肿的早期诊断和及时治疗，提高了治疗效果。过去，未经治疗的韦格纳肉芽肿平均生存期是5个月，82%的患者一年内死亡，90%多的患者2年内死亡。目前大部分患者在正确治疗下能维持长期缓解。外科治疗可应用于突然眼球脱出、中耳炎引流、鼻泪管阻塞、副鼻窦引流、大气管内病变所致的大气道阻塞等。

七、白塞病

白塞病(Behcet's)是一种慢性复发性疾病，其特征是口腔及生殖器溃疡、虹膜睫状体炎、血栓性静脉炎以及一种由皮肤脉管炎、关节炎及脑膜脑炎所组成的多系统性疾病。

白塞病肺部受侵犯者较少见，而且绝大多数常见于成人年轻男性患者。大多数患者的肺部表现是咯血，其次是呼吸困难、胸膜炎性胸痛以及咳嗽。在病理学上，肺病变的主要表现是侵犯各种大小肺动脉、静脉及小叶间毛细血管的淋巴细胞性及坏死性的血管炎。也可发现内皮细胞的肿胀和增生。而且也可见静脉血栓形成及肺动脉瘤。如果动脉瘤引起支气管壁的腐蚀破坏，患者可以表现为大咯血甚至死亡。在白塞病，能引起咯血的另一个潜在原因是由于梗塞所致的肺动脉闭塞。患者X线胸片上常有异常，表现为短暂性的双肺浸润影和胸腔积液、肺门血管影增浓，以及圆形密度增高影。如进行血管造影常可发现肺动脉树的动脉瘤形成。治疗方面包括使用糖皮质激素及免疫抑制剂。

（李彩凤 张俊梅）

参考文献

[1] Memet B，Ginzler E M. Pulmonary manifestations of systemic lupus erythematosus[J]. Seminars in respiratory and critical care medicine，2007，28:441-450.

[2] Bohan A，Peter J B. Polymyositis and dermatomyositis（first of two parts）[J].New England Journal of Medicin，1975，292:344-347.

[3] 李彩凤，何晓琥，张俊梅，等. 幼年皮肌炎 46 例临床特征及治疗随访分析[J].中国实用儿科杂志，2007，22:560-562.

[4] Fathi M，Dastmalchi M，Rasmussen E，et al. Interstitial lung disease，a common manifestation of newly diagnosed polymyositis and dermatomyositis[J]. Ann Rheum Dis，2004，63:297-301.

[5] Won H J，Soon K D，Keun L C，et al. Two distinct clinical types of interstitial lung disease associated with polymyositis-dermatomyositis[J]. Respir Med，2007，10:1761-1769.

[6] Kang E H，Lee E B，Shin K C，et al. Interstitial lung disease in patients with polymyositis，dermatomyositis and amyopathic dermatomyositis[J]. Rheumatology（Oxford），2005，44:1282-1286.

[7] Mouthon L，Berezné A，Brauner M，et al. Interstitial lung disease in connective tissue disorders[J]. Rev Pneumol Clin，2005，61:211-219.

[8] Ravelli A，Magni M S，Pistorio A，et al. Preliminary diagnostic guidelines for macrophage activation syndrome complicating systemic juvenile idiopathic arthritis[J]. J Pediatr，2005，146: 582-604.

[9] 李彩凤，何晓琥.风湿性疾病的一种严重并发症——巨噬细胞活化综合征[J].中华儿科杂志，2006，44:824-827.

[10] 李彩凤，何晓琥.幼年特发性关节炎全身型并发巨噬细胞活化综合征 24 例临床分析[J]. 中华儿科杂志，2006，44:806-811.

[11] Subcommittee for scleroderma cerieria of the American Association of Diagnosis and Therapeutic Criteria Committee. Preliminary criteria for the classification of systemic sclerosis（scleroderma）[J].Arthritis Rheum，1980，23:581-590.

[12] Kim E A，Lee K S，Johkoh T，et al.Interstitial lung diseases associated with collagen vascular diseases: radiologic and histopathologic findings. [J] Radiographics，2002，22: 151-165.

[13] Leavitt R Y，Fauci A S，Bloch D A，et al. The American College of Rheumatology 1990 criteria for the classification of Wegener's granulomatosis[J].Arthritis Rheum，1990，33:1101-1107.

[14] Lohrmann C，Uhl M，Schaefer O.Serial high-resolution computed tomography imaging in patients with wegener granulomatosis: differentiation between active inflammatory and chronic fibrotic lesions[J].Cta Radiologica，2005，46:484-491.

第二节 儿童自身炎症性疾病的诊断及治疗新进展

自身炎症性疾病（auto-inflammatory disease，AIS）又名自身炎症发热综合征（auto-inflammatory fever syndromes，AIFS）或遗传性周期发热综合征（hereditary periodic fever syndrome，HPFS），是一组遗传性复发性非侵袭性炎症性疾病。本组疾病由炎症反应信号途径分子基因突变所致，以发热、皮疹、关节痛、关节炎、眼部病变为突出症状，可累及全身多脏器和多系统，并多伴有免疫异常及代谢障碍。本组疾病一般在儿童期起病，具有下列共同特征：①复发性和周期性发热；②发热持续时间大多相同，少则 2～8d，多则 2～4 周，比一般的原因不明发热时间短；③多系统炎症（滑膜、浆膜及眼、皮肤等炎症表现）；④自限性；⑤实验检查中急性期反应物显著升高，但始终查不到感染性病原，迄今也未查到任何自身免疫疾病的特征；⑥在无症状间歇期患者可完全正常。儿童自身炎症性疾病主要包括以下九种：①肿瘤坏死因子受体相关的周期性发热综合征；②甲羟戊酸激酶相关的周期性发热综合征；③

Muckle-Wells 综合征；④家族性冷荨麻疹；⑤慢性婴儿神经皮肤综合征；⑥家族性地中海热；⑦BLAU 综合征；⑧化脓性无菌性关节炎伴脓皮病性坏死和痤疮；⑨慢性复发性多灶性骨髓炎[1-2]。

一、TRAPS

TRAPS 即肿瘤坏死因子受体相关的周期发热综合征（TNF-receptor associated periodic fever syndrome，TRAPS）。TRAPS 首先于 1982 年在一爱尔兰/苏格兰家族中发现，1998 年又在澳大利亚确诊 1 例来自苏格兰的家族病例，后又相继在其他各国发现[3]。

TRAPS 是一种常染色体显性遗传性疾病，致病基因 *TNFRSF*1 *α*，目前为止已发现 *TNFRSF*1 *α* 上有 82 个以上的单基因突变与 TRAPS 相关，绝大多数为替代突变。突变直接影响其编码蛋白的胞外区。

本病大多在婴儿期后至 20 岁前发病。临床特点是持续发热 1 周左右或数周，反复出现，体温多高于 38℃，最高可达 41℃，但只有 50 %病例初始即发热。肌痛见于所有的 TRAPS 患者，典型表现是累及某一个肌群并在发作的过程中时轻时重，有触痛，呈离心性分布。当累及关节时经常出现滑膜炎和渗出液，伴有短暂的受累肢体的挛缩。最常见和显著的皮肤表现是离心性的移行红斑，与肌痛受累区重叠。这些皮损有触痛，皮温高，压之褪色，大小 1 ~ 28cm。虽然大多数都发生在 1 个区域，但是偶尔也可累及 2 个区域。其他的较不特异的皮肤表现为荨麻疹和广泛的红色斑块和斑点。腹痛见于 92%的患者，提示有腹腔内或腹壁肌肉的炎症。伴或不伴肠梗阻的呕吐和腹泻常见。82%的患者在发作时有结膜炎、眼眶周水肿或眶周疼痛。胸痛可能为骨骼肌肉或胸膜受累所致，见于 57%的患者。发作时睾丸痛和阴囊痛也有报道。严重的淋巴结病不多见，如出现亦多只见于 1 个解剖区域[4]。

在发作期间如中性粒细胞和 C 反应蛋白（C reactive protein，CRP）增高、出现以免疫球蛋白 A（immunoglobulin A，IgA）为主的高免疫球蛋白血症、并证实血清中可溶性 1-TNF 受体水平下降，即可诊断为 TRAPS。然而，有时这些数值也可正常。因可溶性 1-TNF 受体由肾排出，如并发肾脏淀粉样变性，则血清 1-TNF 受体值可升高。此时需用 TRAPS 相关性突变的分子遗传学检查来证实。本病鉴别诊断包括所有其他的周期性发热疾病，最后的确诊依靠基因突变分析。

目前，对症治疗仍选用激素，TNF 抑制剂作为该病的新疗法，现已应用注射用重组人 II 型肿瘤坏死因子受体-抗体融合蛋白（益赛普），可缓解病情、缩短病程、减少发作，替代或减少激素的治疗需要量，对肾脏淀粉样变性也有改善作用。英夫利昔单抗的治疗效果目前还不确定[5]。

TRAPS 病程为良性过程，预后的关键是有无淀粉样变性并发症，可发生在肾脏，肝脏也可发生，严重时发展为肝功能衰竭。

二、MAPS

MAPS 即甲羟戊酸激酶相关的周期性发热综合征（mevalonate kinase associated periodic fever syndrome，MAPS）。本病于 1984 年被首次报道，重型称甲羟戊酸尿症，轻型被称作高免疫球蛋白 D（immunoglobulin D，IgD）周期性发热综合征（hyperimmunoglobulinemia D syndrome，HIDS）[6]。

高 IgD 周期性发热综合征是常染色体隐性遗传性疾病。1999 年证实 HIDS 相关基因甲羟戊酸激酶（mevalonate kinase，MVK）基因位于 12q24，MVK 是指甲羟戊酸酶，是胆固醇代谢的关键酶之一，也和类异戊二烯的生物合成有关，绝大多数 HIDS 病例在 V377 I 位的缬氨酸被异亮氨酸替代，其次为 *I*268*T* 突变。

HIDS 典型表现为反复发热、寒颤、头痛和腹痛、腹泻、呕吐及（或）肝脾肿大等腹部症状，以及淋巴结肿大和斑丘状皮疹。80%的患者有对称性多关节炎，主要累及大关节，个别患者在口腔或阴道内出现疼痛性溃疡。起病多在婴儿期，发热持续 3 ~ 7d，无热间歇期不一致（4 ~ 8 周）。

本病发作时急性时反应物明显升高。诊断除临床表现外，主要是持续性多克隆血清 IgD 水平升高，但必须至少在 1 个月内重复测定 1 次。IgD 升高程度与病情和发热频度并不相关。此外，约 50 %病例的血清 IgA 也同时升高，甚至只有 IgA 升高而 IgD 正常者，约 1/ 4 病例 IgG 也升高。该病确诊需测定

MVK 活性和进行 MVK 基因分析。

治疗主要为对症处理，如秋水仙碱、免疫球蛋白、环孢素、萘普生、沙利度胺等药，但均不能预防发作，个别病例用激素有效。近年来用昔伐他汀治疗 HIDS，可缓解炎症，缩短发热时间，降低尿中甲羟戊酸，且未见任何不良反应，故很有应用前景。HIDS 急性期，血清 TNF-α 升高，故 TNF-α 拮抗剂可取得较好疗效。有报道依那西普和阿那白滞素对本病有效。最近亦有同种异体骨髓移植有效的个案报道。此病一般均持续终身，但发作随年龄增长而减少和减轻，可数月甚至数年不发作[7-9]。

三、Muckle-Wells 综合征

Muckle-Wells 综合征（Muckle-Wells syndrome，MWS）是一种罕见的遗传性周期发热疾病，于 1962 年被首次报道。本病呈常染色体显性遗传，致病基因为位于 1q44 的 *CIAS*1 基因。但有部分患儿未检测到 *CIAS*1 基因突变，称为变异型 MWS[10-11]。

本病常于婴幼儿期起病，首发症状为周期发作性非瘙痒性荨麻疹，皮疹可由寒冷诱发，伴低热、关节痛、结膜炎、头痛、乏力和腹痛等症状。至青少年期，出现进行性感音神经性耳聋症状。成年期不少患者可继发系统性淀粉样变，累及肾脏时预后不佳。其他常见临床表现包括：口腔、外阴溃疡、胱氨酸尿症、鱼鳞病和显微镜下血尿。部分患者可有特殊面容，表现为凸额、鞍鼻，还可出现身材矮小和弓形足。

本病在发作期出现血沉增快、白细胞和 CRP 明显升高，免疫球蛋白升高，血浆淀粉样蛋白 A 增加。皮肤组织病理为非特异性炎症改变。MWS 的诊断主要依据临床症状，包括周期复发性荨麻疹、关节炎或结膜炎、感音神经性耳聋，*CIAS*1 基因突变能进一步支持诊断。

对本病迄今仍无有效治疗，个别病例用秋水仙碱，有减轻症状及减少发作频率的作用。抗组胺药、激素效果均不佳。近年有报道阿那白滞素能有效控制病情。

四、家族性寒冷性荨麻疹

家族性寒冷性荨麻疹（familiar cold urticaria，FCU），又称家族性冷诱发自身炎症反应综合征（familiar cold autoinflammatory syndrome，FCAS）。FCU 是一种罕见的常染色体显性遗传性疾病，常有家族史，致病基因为位于 1q44 上的 *CIAS*1 基因[12]。

FCU 患者多于生后 6 个月内发病，症状发生于暴露寒冷环境后数小时内，主要临床症状包括发热、荨麻疹或荨麻疹样皮疹、关节痛、结膜炎，尚可出现头痛、肌肉酸痛、乏力等全身非特异性症状。重症患者可出现肾脏淀粉样变，常为致死原因。症状通常在 24h 内自行缓解，次日复发，持续终生。实验室检查异常有白细胞增多、血沉增快和 CRP 升高等。皮肤病理无特异性。

Hoffman 等曾提出 6 条支持 FCU 的诊断标准：①暴露于寒冷环境后出现反复间歇性发热、皮疹；②遗传特性为常染色体显性遗传；③发病年龄为生后 6 个月内；④症状大多在 24h 内自行缓解；⑤症状发生时有结膜炎表现；⑥没有耳聋、眼眶周水肿、淋巴结肿大和浆膜炎症状。确诊本病需行基因学检测。目前治疗主要是教育、保暖和适当运动。抗炎药、司坦唑酮、糖皮质激素对部分患者有效，抗组胺药无效，有报道称阿那白滞素（IL-1 受体拮抗剂）治疗本病有一定疗效[13]。

五、慢性婴儿神经皮肤关节综合征

慢性婴儿神经皮肤关节综合征（chronic infantile neurologic ccutaneous and articular syndrome，CINCA）又称新生儿期起病多系统炎性疾病（neonatal onset multisystem inflammatory disease，NOMID），是一种常染色体显性遗传性疾病，发病与 *CIAS*1 基因突变有关[14]。

本病生后就可开始发病，弛张热至少持续 2 周为该病的特点，约 50 %患儿为足月小样儿，皮疹、关节病和神经系统症状是其典型三联征。皮疹见于所有患者，多在出生时出现，为无瘙痒移行性荨麻疹，这些皮疹在一昼夜内就可变形。关节症状可为关节痛、关节肿胀、关节积液，严重病例可出现关节明显畸形。神经系统受累表现为头痛、癫痫、短暂偏瘫、腿部肌肉痉挛，可出现慢性脑（脊）膜炎、脑萎缩、

脑积水、视乳头水肿和感音神经性耳聋，部分患者随着病程延长可有智商下降。眼部受累可出现进行性视力下降，严重患者可出现失明。此外，患儿常有凸额塌鼻样特殊面容、身材矮小和声音嘶哑，亦可出现肝脾肿大和淋巴结肿大。少数患者可出现继发淀粉样变。

实验室检查可有白细胞和血小板升高、低色素性贫血。血沉（eryhrocyte sedimentation rate，ESR）增快和急性时相反应物水平升高。头颅影像学检查可见有脑室扩张、脑沟变浅。

诊断依靠典型的三联征，确诊需行基因学检测，但 50%的患儿没有 *CIAS*1 基因的异常。北京儿童医院近年来临床诊断本病 3 例，待行基因检测进一步确定。非类固醇抗炎药能减轻疼痛，但对慢性炎症无效。糖皮质激素可以减轻发热和疼痛，但对皮肤、中枢神经系统和关节病变则无作用。慢作用抗风湿药和细胞毒药物效果不好。最近有报道称重组的人 IL-1 受体拮抗剂阿那白滞素对本病有一定疗效[15-16]。

六、家族性地中海热

家族性地中海热（familial Mediterranean fever，FMF）于 1945 年由 Siegal 首先报道，曾被称为良性阵发性腹膜炎。FMF 一般发生在地中海一带，特别是东岸的各民族中，在地中海以外地区为罕见病。本病是一种常染色体隐性遗传性疾病，其致病基因是定位于 16p13 的 *MEFV* 基因，迄今已发现 50 余种突变，大多在外显子 10，最常见的突变为 *M*694*V* 和 *V*726*A*[17]。

FMF 临床表现复杂多样，但以反复发作的高热伴浆膜炎为特征。通常先发生多浆膜炎，一般持续 1~3d，然后发热，并出现短暂的、各种形式的皮疹，大多在下肢。多浆膜炎主要是腹膜炎（85 % ~ 95 %）、胸膜炎（单侧，25 % ~ 80 %）以及滑膜炎（非外伤性单关节炎，主要在膝、踝和手，50 %~70 %）。无热间歇期为 1 周至 3 个月或 4 个月。80 %患者发病在 10 岁前，10 %在 20 岁前。本病最严重的并发症是肾脏淀粉样变性，可致慢性肾衰竭。

本病发作时 CRP，纤维蛋白原和血清淀粉样蛋白质 A 均升高。如见蛋白尿，提示肾脏淀粉样变性可能。

在 FMF 好发地区，诊断主要依据临床表现，如家族史阳性并且秋水仙碱诊断治疗有效可进一步支持诊断。在非 FMF 好发地区，家族史阴性时临床诊断较为困难，此时需行 *MEFV* 基因测序明确诊断。

自 1972 年起秋水仙碱被用于治疗本病，可控制疾病发作及预防肾脏淀粉样变性及其所致的肾衰竭。根据 FMF 研究中心的建议，秋水仙碱的推荐维持剂量是 1mg/d。对秋水仙碱耐药或变态反应者可选用沙利度胺或肿瘤坏死因子拮抗剂益赛普。激素对 FMF 时的多浆膜炎及关节炎无效。FMF 的预后取决于淀粉样变性发生与否，系统性淀粉样变性可致不可逆性肾损伤，是 FMF 的主要死亡原因[18-19]。

七、BLAU 综合征

BLAU 综合征，即儿童肉芽肿性关节炎（granulomatous arthritis），是以肉芽肿性多关节炎、眼葡萄膜炎和皮疹三联征为特点的早期发病的慢性自身炎症性疾病。1985 年，Edward Blau 首先报道了本病。此后以家族形式发病者命名为 Blau 综合征（Blau Syndrome，BS），散发病例命名为早发性结节病（early onset sarcoidosis，EOS）。本病患病率尚不清楚，目前全世界有约 40 个家系报道（包括散发和家族聚集性者）。儿童肉芽肿性关节炎是一种单基因常染色体显性遗传性疾病，无论 BS 还是 EOS，发病均与半胱天冬酶募集域基因 15（caspase-recruitment domain 15，*CARD*15），即核苷酸寡聚域基因 2（nucleotide-binding oligomerization，*NOD*2）突变有关[20]。

皮疹为本病早期最突出的临床表现，一般于生后数月出现，表现为躯干和四肢背面覆有鳞屑的紫红色或黄褐色的丘疹性红斑；关节炎为多关节伴有囊样改变的对称性滑膜炎，常累及双肘关节、双腕关节、双膝关节和双踝关节，近端指间关节早期受累常导致僵直小指；眼睛的肉芽肿性病变大多是双侧的全眼葡萄膜炎，临床表现可以多样，包括白内障、青光眼、视网膜剥离、带状睫状体病等。本病除典型的三联征外还可以表现为多发性大动脉炎、间质性肉芽肿性肾炎、肝脾肉芽肿病变等全身多个脏器受累。近期国外报道 BS 患者出现中枢神经系统受累的临床表现[21-22]。

BLAU 综合征实验室检查可有轻度贫血，血沉和血管紧张素转换酶可升高，胸片检查肺门淋巴结无肿大，关节片显示骨质疏松，但少见骨质破坏和关节间隙狭窄。

本病需要通过皮肤、滑液或结膜活组织检查以及基因检测来确诊。组织病理学改变可见到非干酪性改变的巨细胞肉芽肿。本病可选用固体类和非类固醇抗炎药物控制炎症，近年应用 TNF 拮抗剂取得一定的疗效。虹睫炎时可以局部或全身应用小剂量的糖皮质激素，发生白内障、青光眼及视网膜剥脱时需要外科手术治疗。

本病在国内未见任何报道。北京儿童医院于 2006 年认识到本病，目前诊断了 20 例散发病例及 1 例家族发病的病例，均行病理检查及基因检测。经积极的治疗，所有患儿的病情均得到控制，临床表现均有好转，有的临床表现已消失。

八、化脓性无菌性关节炎伴脓皮病性坏死和痤疮

化脓性无菌性关节炎伴脓皮病性坏死和痤疮（pyogenic arthritis，pyoderma gangrenosum and acne syndrome，PAPAS），即 PAPAS 综合征，属于常染色体显性遗传性疾病，由位于 15q22-24 的 PSTPIP1（脯氨酸/丝氨酸/苏氨酸磷脂酶反应蛋白 1），即 *CD2BP*1 基因突变引起[23]。

PAPAS 于 1997 年被首次描述，化脓性无菌性关节炎、囊肿性痤疮和化脓性坏疽是其常见的临床表现。关节炎通常在儿童期出现，常累及 1 ~ 3 个关节，反复发生，脓性和嗜中性物质可在受累关节大量聚集，最终导致不可逆的滑膜和软骨破坏。皮肤表现多在 10 ~ 20 岁时出现，为间断、反复发作的消耗性、侵袭性和溃疡性皮肤损害，多累及下肢皮肤。但这些患者皮肤和关节组织的培养都是无菌的。本病确诊需行基因检测。

皮质类固醇激素对本病有一定疗效。对皮质类固醇激素疗效较差的患者，注射用英夫利昔单抗（类克）和 IL-1 拮抗剂可以使病情得到持续缓解[24-26]。

九、慢性复发性多灶性骨髓炎

慢性复发性多灶性骨髓炎（chronic recurrent multifocal osteomyelitis，CRMO），即 Majeed 综合征，属于常染色体隐性遗传性疾病。本病由 *LPIN*2（脂质 2）基因突变所致[27]。

本病于 1989 年被首次提出，不同于孤立的 CRMO，除慢性复发性多灶性骨髓炎外还有先天性红细胞生成不良性贫血和炎症性皮肤病。此外与 CRMO 相比，Majeed 综合征的骨骼异常出现的年龄更早，发作频率更频繁、缓解间期更短，而且更可能持续终生。先天性红细胞生成不良性贫血特点是无论在外周血还是骨髓中红细胞体积都偏小，治疗上需要反复输血。炎症性皮肤病从 Sweet 综合征到慢性脓疱病的皮肤表现均可出现。反复间断的发热和生长不足也有报道[28]。

本病确诊除临床表现外需行基因学检测。非类固醇抗炎药有一定作用，短期口服皮质类固醇激素可快速控制疾病发作。秋水仙碱治疗无效。脾切除可缓解贫血。

（李彩凤　张俊梅）

参考文献

[1] Williamson L M，Hull D，Mehta R，et a1. Familial Hibernian fever[J]. Q J Med，1982，51: 469-480.

[2] Drenth J P，van der Meer J V M. Hereditory periodic fever[J]. N Engl J Med，2001，345:1748-1757.

[3] Hull K M，Drewe E，Aksentijevieh I，et a1. The TNF receptor-associated periodic syndrome（TRAPS）: emerging concepts of all autoinflammatory disorder[J]. Medicine（Baltimore），2002，81: 349.

[4] Minden K，Aganna E，McDermott M F，et a1. Tumour necrosis factor receptor associated periodic syndrome（TRAPS）with central nervous system involvement[J]. Ann Rheum Dis，2004，63:1356-1357.

[5] Nedjai B，Hitman G A，Guillinan N，et a1. Proinflmmatory action of the antiinflammatory drug infliximab in tumor necrosis receptor-associated periodic syndrome[J]. Arthritis Rheum，2009，60:619-625.

[6] Van der Meet J W M, Vossen J, Radl J, et a1.Hyperimmunoglobulinemia D and periodic fever, a new syndrome[J].Lancet, 1984, 1:1087-1090.

[7] Simon A, Drewe E, van der Meer J W, et al. Simvastin treatment for inflammatory attacks of the hyperimmunoglobulinemia D and periodic fever syndrome[J]. Clin Pharmacol Ther, 2004, 75:467-483.

[8] Takada K, Aksentijevich I, Mahadeban V, et al. Favourable preliminary experience with eternacept in two patients with the hyperimmunoglobulinemia D and periodic fever syndrome[J]. Arthritis Rheum, 2003, 48:2645-2651.

[9] Cailliez M G F, Rousset-Rouviere C, Bruno D, et a1. Anakinra is safe and effective in controlling hyperimmunoglobulinaemia D syndrome-associated febrile crisis[J]. J Inherit Metab Dis, 2006, 29:763.

[10] Muckle T J, Wells M. Urticaria, deafness, and amyloidosis: a new heredo-familial syndrome[J]. Q J Med, 1962, 31:235-248.

[11] Dalgic B, Egritas O, Sari S, et al. A variant Muckle-Wells syndrome with a novel mutation in CIAS1 gene responding to anakinra[J]. Pediatr Nephrol, 2007, 22: 1391-1394.

[12] Hoffman H M, Wanderer A A, Broide D H. Familial cold autoinflammatory syndrome: phenotype and genotype of an autosomal dominant periodic fever[J]. J Allergy Clin Immunol, 2001, 108: 615-620.

[13] Ross J B, Finlayson L A, Klotz P J, et al. Use of anakinra Kineret in the treatment of familial cold autoinflammatory syndrome with a 16-month follow-up[J]. J Cutan Med Surg, 2008, 12: 8-16.

[14] Gunduz Z, Dursun I, Ar ó stegui J I, et al. A fatal turkish case of CINCA-NOMID syndrome due to the novel Val-351-Leu CIAS1 gene mutation[J]. Rheumatol Int, 2008, 28: 379-383.

[15] Kashiwagi Y, Kawashima H, Nishimata S, et al. Extreme efficiency of anti-interleukin 1 agent (anakinra) in a Japanese case of CINCA syndrome[J]. Clin Rheumatol, 2008, 27: 277-279.

[16] Idorn L, Vissing N H, Jensen L, et al. Significant effect of IL-1 receptor antagonist treatment in two patients who had CINCA syndrome with constant symptoms for 13 years[J]. Ugeskr Laeger, 2012, 174:1537-1538.

[17] Ben-Chetrit E, Touitou I. Familial mediterranean fever in the world [J]. Arthritis Rheum, 2009, 61:1447-1453.

[18] Bhat A, Naguwa S M, Gershwin M E. Genetics and new treatment modalities for familial mediterranean fever [J]. Ann NY Acad Sci, 2007, 1110:201-208.

[19] Seyahi E, Ozdogan H, Celik S, et al. Treatment opitions in colchicine resistant familial mediterranean fever patients: thalidomide and etanercept as adjunctive agents [J]. Clin Exp Rheumatol, 2006, 24:99-103.

[20] Blau E B.Familial granulomatous arthritis, iritis, and rash[J]. J Pediatr, 1985, 107: 689-693.

[21] Nia A E, Nabavi M, Nasab M M, et al.Central nervous system involvement in Blau syndrome: a new feature of the syndrome? [J].J Rheumatol, 2007, 34:2504-2505.

[22] 李彩凤，何晓琥，张俊梅，等.中国儿童 BLAU 综合征临床表型和 CARD15 基因突变型及家系研究[G]. 中华医学会第五次全国儿科中青年学术交流大会论文汇编（上册），2008，7:694.

[23] Lindor N M, Arsenault T M, Solomon H, et al.A new autosomal dominant disorder of pyogenic sterile arthritis, pyoderma gangrenosum, and acne: PAPA syndrome[J]. Mayo Clin Proc, 1997, 72:611-615.

[24] Brenner M.Targeted treatment of pyoderma gangrenosum in PAPA (pyogenic arthritis, pyoderma gangrenosum and acne) syndrome with the recombinant human interleukin-1 receptor antagonist anakinra[J]. Br J Dermatol, 2009, 161:1199-1201.

[25] Dierselhuis M P.Anakinra for flares of pyogenic arthritis in PAPA syndrome[J]. Rheumatology (Oxford), 2005, 44:406-408.

[26] Stichweh D S, Punaro M, Pascual V. Dramatic improvement of pyoderma gangrenosum with infliximab in a patient with PAPA syndrome[J]. Pediatr Dermatol, 2005, 22:262-265.

[27] Fergmon P J, Chen S, Tayeh M K, et al. Homozygous mutations in LPIN2 are responsible for the syndrome of chronic recurrent multifocd osteomyefitis and congenital dyserythropoietic anaemia (Majeed syndrome) [J]. J Med Genet, 2005, 42:551-557.

[28] Majeed H A, Kalaawi M, Mohanty D, et al. Congenital dyserythropoietic anemia and chronic recurrent multifocal osteomyelitis in three related children and the association with Sweet syndrome in two siblings[J]. J Pediatr, 1989, 115:730-734.

第三节 儿童巨噬细胞活化综合征诊断及治疗新进展

巨噬细胞活化综合征（macrophage activation syndrome，MAS）是一种严重的有潜在生命危险的风湿性疾病的并发症，可以并发于各种风湿性疾病，但最常并发于幼年特发性关节炎全身型（systemic onset juvenile idiopathic arthritis，SOJIA）。1985 年，Hadchouel 等第一次报道了 7 例 SOJIA 患儿伴有急性出血、肝脏及神经系统异常表现等一组临床综合征，指出可能由药物和感染诱发，而且可能与巨噬细胞活化有关。1993 年，Stephan 等报道了 4 例患者，将此病命名为巨噬细胞活化综合征[1]。

巨噬细胞活化综合征临床表现主要以发热、肝脾淋巴结增大、全血细胞减少、肝功能急剧恶化、凝血功能异常以及中枢神经系统表现为特征，重者甚至发生急性肺损伤及多脏器功能衰竭。实验室检查有血沉降低，血清铁蛋白增高，转氨酶及肌酶增高，血脂增高，白蛋白、纤维蛋白原降低等。骨髓穿刺活检可见吞噬血细胞。本病急性发病，进展迅速，死亡率极高，是风湿科遇到的急重症之一。北京儿童医院于 2003 年首先在国内认识到本病，此后成功抢救了数十例病人。所以正确认识、早期诊断和及时治疗 MAS，对于降低患者病死率及改善预后有着重要的意义。虽然国际上对 MAS 的研究一直是热点，但因 SOJIA 及 MAS 的复杂性，目前 MAS 在发病机制、诊断和治疗方面尚未形成统一认识[2-6]。

一、MAS 发病相关基因研究进展

MAS 是由于 T 细胞和分化良好的非肿瘤性巨噬细胞过度活化和增殖，导致炎性细胞因子，如肿瘤坏死因子-α（TNF-α），白细胞介素（IL）-1 和 IL-6 过度释放，从而造成全身多系统免疫损伤。临床与嗜血细胞性淋巴组织细胞增生症（hemophagocytic lymphohistiocytosis，HLH）相似，是由多种基因缺陷导致 NK 细胞和 CD8 T 细胞的细胞溶解功能显著下降的一种疾病。穿孔素蛋白是细胞毒性 T 淋巴细胞、巨噬细胞及骨髓前体细胞表达的一种蛋白质，主要造成细胞溶解过程中细胞膜小孔，导致靶细胞溶解。穿孔素缺乏可导致持续性淋巴细胞活化，产生大量 γ 干扰素和粒细胞巨噬细胞集落因子，这些均是重要的巨噬细胞活化因子，导致巨噬细胞活化和增生。Grom 等研究显示，SOJRA 合并 MAS 患儿有 NK 细胞功能降低和（或）穿孔素蛋白表达减少。Vastert 等研究发现，MAS 患儿穿孔素基因 *A91V* 突变率明显高于 SOJIA 患儿，且 *A91V* 突变的 SOJIA 患儿合并 MAS 时穿孔素表达水平明显降低。这些发现均提示，穿孔素在 MAS 发病机制中可能起作用。另外一个研究重点是 MUNC13-4。MUNC13-4 蛋白是溶解细胞分泌途径的重要效应分子，参与囊泡的引导和胞吐过程，从而影响穿孔素细胞内运送过程。有研究提示，*MUNC*13-4 基因是 SOJIA 患儿并发 MAS 的易感基因。Fall 等在 SOJIA 和正常对照儿童研究中发现，有 225 个基因表达存在差别，其中部分基因是编码参与固有免疫应答成分的基因，包括对 Toll 样受体/IL-1 受体触发炎性级联反应进行负调控的基因和巨噬细胞分化旁路途径的标志物基因。其他有溶细胞途径的基因为 *SH2D1A* 和 *Rab27a* 等。这些研究结果提示，SOJIA 合并 MAS 与患儿体内多基因异常有关，其中部分原因是由于 SOJIA 本身异质性和复杂的多基因异常，也包括参与固有免疫应答基因异常[7-10]。

二、MAS 诊断和治疗生物学标志物的研究进展

MAS 是 SOJIA 一种威胁生命的并发症，早期诊断及快速和有效的治疗是抢救生命的关键。但至今为止，国际上仍无确定的 MAS 诊断标准。目前，我们在临床工作中主要参考 Ravelli 2005 年的初步诊疗方案（表 10-3-1）。但是，依据上述诊断标准不能达到早期诊断的目的，因此，急需寻找一些敏感性和特异性均好的生物学标志物，以期能早期诊断 MAS，并指导治疗。目前研究重点包括血清铁蛋白（serum ferritin，SF）、可溶性 CD25（sCD25）、可溶性 CD163（sCD163）、尿和血清的 β2-微球蛋白[11]。

表 10-3-1　SOJRA 合并 MAS 的参考诊断指标（2005 年）

临床标准

1.CNS 功能障碍（易激惹、定向力障碍、嗜睡、头痛、抽搐、昏迷）

2.出血表现（紫癜、易出血、黏膜出血）

3.肝脾增大（肋缘下≥3 cm）

实验室标准

1.血小板数≤262 × 10^9/ L

2.谷草转氨酶数>59IU/L

3.白细胞数≤ 4.0 × 10^9 /L

4.纤维蛋白原降低（≤2.5 g/L）

组织学标准

骨穿有巨噬细胞吞噬血细胞的证据

诊断原则：诊断 MAS 需要任何 2 个或以上的实验室标准，或 2 个以上的临床和/或实验室标准。骨髓中发现吞噬血细胞，仅仅是对于可疑病

例才必须具备

建议：上述诊断指标仅用于活动性 SOJRA 合并 MAS，实验室检查值仅作为参考

SF 主要分布于肝、脾、骨髓组织中，并通过铁蛋白受体清除。在成人 Still’s 病中，发现在该疾病活动期 SF 水平显著增高，疾病缓解后可下降。研究表明 SF 是敏感的实验室指标，能早期识别亚临床型 MAS。在 MAS 患者中，大部分患者早期即可出现 SF 增高，因为巨噬细胞是 SF 的重要来源，所以高 SF 血症是 MAS 的早期信号，对 MAS 疾病活动性及预后判断有很好的指导意义。SF 升高的原因可能因免疫反应刺激单核-巨噬细胞系统活性增强，使其对铁的摄取增强而释放障碍，即单核-巨噬细胞内贮藏铁转移障碍，幼红细胞无法利用铁生成血红蛋白，从而出现 SF 增高而血红蛋白降低。我们在临床工作及临床研究中也发现，SF 是监测 MAS 非常敏感的指标，当 SOJIA 患者的 SF 达到 4 000μg/L 时，应警惕发生 MAS 的可能。随着 MAS 好转，SF 会逐渐下降[12-14]。

sCD25 和 sCD163 IL-2 受体复合物是由 α，β，γ 链组成的三聚体，其中 α 亚单位被称为 sCD25。可溶性 IL-2（sIL-2）受体存在于血清和血浆中，升高的 sIL-2 受体 α 链（sIL-2Rα/CD25）浓度与 T 和 B 淋巴细胞活化相关；sCD163 是迄今为止仅在单核细胞/巨噬细胞系统细胞膜上发现的一种跨膜分子，可特异识别血红蛋白结合珠蛋白复合体，是体内血红蛋白的特异清道夫受体。sCD25 和 sCD163 的血清水平反映了体内巨噬细胞和 T 细胞活化和增殖程度。研究发现 MAS 患者中 sCD25 和 sCD163 均明显高于未并发 MAS 的 SOJIA 患者，且高水平表达 sCD25 和 sCD163 的 SOJIA 患者几个月后均并发了 MAS。所以，sCD25 和 sCD163 有望成为 MAS 新的诊断标志物，对亚临床型 MAS 诊断有重要意义[15]。

研究提示，尿 β2-微球蛋白在 MAS 患者中明显升高，可作为 MAS 诊断的敏感性指标，同时患者血清 β2-微球蛋白和 sIL-2 受体也有所升高，这些生物学标志物血清水平的升高提示，MAS 患者体内存在细胞免疫的过度活化。目前研究的局限在于病例数过少，需在 SOJIA 患儿和其他与自身炎症相关的发热性疾病患儿中进行大规模研究来共同定义这些生物标志物的诊断价值。

三、MAS 治疗新进展

MAS 是急重症，有报道死亡率高达 20% ~ 60%，早期诊断、积极治疗可极大地改善预后。MAS 的治疗目的是通过免疫抑制剂、免疫调节剂和（或）细胞毒药物遏制过度炎症反应，阻断炎症级联反应。目前，MAS 的治疗方案是参照“HLH 治疗指南 2004 年方案”。由于 MAS 的基础疾病、疾病阶段、疾病严重度、触发机制均不同，故治疗方案需个体化、阶段化，适时检测，不断调整[16-17]。

1.一般对症治疗

维持电解质酸碱平衡；纠正凝血紊乱（低纤维蛋白原血症、血小板减少）；纠正多脏器功能衰竭状态；积极抗感染（尽可能找到感染源，如 *Eb* 病毒、水痘病毒等）。

2.激素

静脉应用肾上腺皮质激素是治疗 MAS 的首选治疗方法，常需要大剂量甲泼尼龙冲击治疗。剂量为

30 mg/（kg・d），一般最大剂量为 1g/d，连用 3 ~ 5 d，改为口服。如果病情需要，可重复应用。有报道 MAS 患者单独应用激素和其他对症治疗后得到缓解。

3.环孢素 A

激素耐药或危重 MAS 患者需要应用环孢素 A 治疗。已有报道证实，重症 MAS 应用环孢素 A 治疗时，部分患者 12 ~ 24h 内可出现明显的临床及实验室改善。环孢素是新型 T 淋巴细胞调节剂，其确切的免疫学机制并不十分清楚，但与其对 T 淋巴细胞活化的早期抑制有关，也可能抑制编码细胞因子基因转录。环孢素 A 能抑制 IL-2 和 IFN-γ 的产生，抑制 T 细胞 IL-2 受体表达，还能够抑制巨噬细胞产生 TNF-α，IL-1，IL-6 等细胞因子。有报道认为，环孢素 A 能够抑制巨噬细胞表达一氧化氮合成酶及环氧化酶Ⅱ，使一氧化氮及前列腺素 E2 表达减少。此外，还能抑制细胞表面的共刺激分子，使树突状细胞激活 T 细胞的抗原呈递功能降低。总之，环孢素 A 能通过抑制巨噬细胞和 T 细胞而达到治疗 MAS 的有效作用，所以目前也有学者将其定为治疗 MAS 的一线药物。环孢素 A 常用剂量为 2 ~ 8 mg/(kg・d)，急性期以静脉用药为佳，一旦病情控制，即改为口服治疗，应用本药需要监测血药浓度[18-19]。

4.依托泊苷

依托泊苷（etoposide，VP16）是一种有丝分裂抑制剂，属抗肿瘤药物，能诱导吞噬细胞凋亡。但 VP16 存在多种不良反应，如严重的骨髓抑制，恶性肿瘤性疾病的发生率增加。因其在肝脏中代谢，以原型药物和代谢产物由肾脏排除，故在肝肾功能不良者应减量应用。且环孢素可提高 VP16 血浆浓度。VP16 在儿童风湿性疾病中应用较少，仅在常规治疗难于控制时慎重应用。

5.抗胸腺球蛋白（anti-thymocyte globulin，ATG）

抗胸腺球蛋白（anti-thymocyte globulin，ATG）是一种兔源抗胸腺细胞多克隆抗体，主要通过补体依赖的细胞溶解作用耗竭 T 细胞（包括 $CD4^+$和 $CD8^+$），也可少量消耗单核细胞，作为 VP16 的替代用药。在 2004 年 HLH 治疗方案中尚无 ATG，但最近的病例报告研究均表明，ATG 对风湿病并发的 MAS 有效。Coca 等报道了 2 例表现为发热、全血细胞减少、多脏器衰竭、SF 和 sIL-2 明显升高的 MAS 患儿，常规应用激素、环孢素后，出现不良反应并且治疗无效，应用 ATG 后取得显著疗效，SF，CD163，sIL-2 水平明显下降。ATG 的有效作用进一步证实了 MAS 的发病机制是不可遏制的巨噬细胞的活化[20]。

6.免疫球蛋白

目前对 MAS 的疗效报道不一。Stéphan 等报道了 4 例 MAS 患者应用免疫球蛋白（intravenous infusion of immunoglobulin，IVIG）后无效。而也有报道称应用 IVIG 有效，或许对感染相关性反应性嗜血的效果较好。Seidel 等报道了 1 例 2 岁腺病毒感染的 MAS 患儿应用 IVIG 后明显有效。Tristano 等报道了 1 例 7 岁 SOJIA 患儿并发 MAS，在应用激素和血浆置换无效，应用了 2 次 IVIG 冲击后成功使得疾病缓解。以上研究提示，可能 IVIG 对病毒感染诱发的 MAS 有效[21-23]。

7.TNF-α 拮抗剂

TNF-α（etanercept）在 MAS 的发病机制中起重要作用。有研究提示 SOJIA 合并 MAS 患儿应用依那西普后，病情获得缓解。但也有一些报道认为，TNF-α 拮抗剂可诱发 MAS[24-27]。

8.IL-1 受体拮抗剂/IL-6 拮抗剂

IL-1 受体拮抗剂（anakinra）/IL-6 拮抗剂（tocilizumab）治疗 SOJIA 的疗效肯定，但目前这两种生物制剂在我国还未上市，期望在不久的将来，我们能够应用这两种生物制剂治疗 SOJIA 和 MAS 患儿，这也是我们更好地治疗 SOJIA 及 MAS 患儿的新希望。SOJIA 是一种高度异质性的疾病，MAS 常并发于 SOJIA。

无论是 SOJIA 还是 MAS，在发病机制、早期诊断及治疗方面均有许多问题不甚明了，有待进一步研究。

（李彩凤　张俊梅）

参考文献

[1] Hadchouel M，Prieur A M，Griscelli C，et al. Acute hemorrhagic，hepatic，and neurologic manifestations in juvenile rheumatoid arthritis :possible relationship to drugs or infection[J].J Pediatr，1985，106:561-566.

[2] Stepgan J L，Zeller J. Macropgage activation syndrome and rheumatic disease in childhood: a report of four new cases[J].Clin Exp Rheumatol，1993，11:451-456.

[3] Ravelli A. Macropgage activation syndrome[J]. Curr Opin Rheumatol，2002，14: 548-552.

[4] 李彩凤，何晓琥，邝伟英，等. 幼年特发性关节炎全身型并发巨噬细胞活化综合征 24 例临床分析[J]. 中华儿科杂志，2006，44:806-811.

[5] 李彩凤，何晓琥.风湿性疾病的一种严重并发症——巨噬细胞活化综合征[J].中华儿科杂志，2006，44:824-827.

[6] 何晓琥.重视对巨噬细胞活化综合征的认识[J].中华儿科杂志，2006，44:801-802.

[7] Grom A A，Villanueva J，Lee S，et al. NK cell dysfunction in patients with systemic onset juvenile rheumatoid arthritis and macrophage activation syndrome[J].J Pediatr，2003，142:292-296.

[8] Zhang K，Biroschak J，Glass D N，et al. Macrophage activation syndrome in patients with systemic juvenile idiopathic arthritis is associated with MUNC13-4 polymorphisms[J]. Arthritis Rheum，2008，58:2892-2896.

[9] Hazen M M，Woodward A L，Hofmann I，et al. Mutations of the hemophagocytic lymphohistiocytosis associated gene UNC13D in a patient with systemic juvenile idiopathic arthritis[J]. Arthritis Rheum，2008，58:567-570.

[10] Fall N，Barnes M，Thornton S，et al. Gene expression profiling of peripheral blood from patients with untreated new-onset systemic juvenile idiopathic arthritis reveals molecular heterogeneity that may predict macrophage activation syndrome[J]. Arthritis Rheum，2007，56:3793-3804.

[11] Ravelli A，Magni-Manzoni S，Pistorio A，et al. Preliminary diagnostic guidelines for macrophage activation syndrome complicating systemic juvenile idiopathic arthritis[J]. J Pediatr，2005，146:598-604.

[12] Fautrel B，Le Moel G，Saint-Marcoux B，et al. Diagnostic value of ferritin and glycosylated ferritin in adult onset Still's disease[J]. J Rheumatol，2001，28:322-329.

[13] Kumar M K，Suresh M K，Dalus D. Macrophage activation syndrome[J]. J Assoc Physicians India，2006，54:238-240.

[14] Kate J，Drenth J P，Kahn M F，et al. Iron saturation of serum fettitin in patients with adult onset Still’s disease[J]. J Rheumatol，2001，28:2213-2215.

[15] Bleesing J，Prada A，Siegel D M，et al. The diagnostic significance of soluble CD163 and soluble interleukin-2 receptor alpha-chain in macrophage activation syndrome and untreated new-onset systemic juvenile idiopathic arthritis[J]. Arthritis Rheum，2007，56:965-971.

[16] Kounami S，Yoshiyama M，Nakayama K，et al. Macrophage activation syndrome in children with systemic-onset juvenile chronic arthritis[J]. Acta Haematol，2005，113:124-129.

[17] Henter J I，Horne A，Aric ó M，et al. HLH-2004: diagnostic and therapeutic guidelines for hemophagocytic lymphohistiocytosis[J]. Pediatr Blood Cancer，2007，48:124-131.

[18] You C R，Kim H R，Yoon C H，et al. Macrophage activation syndrome in juvenile rheumatoid arthritis successfully treated with cyclosporine: a case report[J]. J Korean Med Sci，2006，21:1124-1127.

[19] Ravelli A，Viola S，de Benedetti F，et al. Dramatic efficacy of cyclosporine A in macrophage activation syndrome[J]. Clin Exp Rheumatol，2001，19:108.

[20] Coca A，Bundy K W，Marston B，et al. Macrophage activation syndrome: serological markers and treatment with anti-thymocyte globulin[J]. Clin Immunol，2009，132:10-18.

[21] Hot A，Madoux M H，Viard J P，et al. Successful treatment of cytomegalovirus-associated hemophagocytic syndrome by intravenous immunoglobulins[J]. Am J Hematol，2008，83:159-162.

[22] Seidel M G，Kastner U，Minkov M，et al. IVIG treatment of adenovirus infection-associated macrophage activation syndrome in a two-year-old boy: case report and review of the literature[J].Pediatr Hematol Oncol，2003，20:445-451.

[23] Tristano A G，Casanova-Escalona L，Torres A，et al. Macrophage activation syndrome in a patient with systemic onset rheumatoid arthritis: rescue with intravenous immunoglobulin therapy[J]. J Clin Rheumatol，2003，9:253-258.

[24] Makay B，Yilmaz S，Türkyilmaz Z，et al. Etanercept for therapy-resistant macrophage activation syndrome[J]. Pediatr Blood Cancer，2008，50:419-421.
[25] Eberhard B A，Ilowite N T. Response of systemic onset juvenile rheumatoid arthritis to etanercept: is the glass half full or half empty? [J]. J Rheumatol，2005，32:763-765.
[26] Ramanan A V，Schneider R. Macrophage activation syndrome following initiation of etanercept in a child with systemic onset juvenile rheumatoid arthritis[J]. J Rheumatol，2003，30:401-403.
[27] Sandhu C，Chesney A，Piliotis E，et al. Macrophage activation syndrome after etanercept treatment[J]. J Rheumato，2007，34:241-242.

第四节　糖皮质激素介导的骨质疏松症及维生素 D 的免疫调节作用

糖皮质激素因其强大的抗炎及免疫抑制作用被广泛应用于各种风湿性疾病，如系统性红斑狼疮、幼年类风湿关节炎、幼年皮肌炎等。然而，糖皮质激素又有许多不良反应，如高血压、糖尿病、青光眼等，其中糖皮质激素介导的骨质疏松症（glucocorticoid-induced osteoporosis，GIOP）是最严重的不良反应之一。1932 年，Cushing 等在报道 Cushing 综合征时就对糖皮质激素所致的骨质疏松症有了详细描述。GIOP 是临床上常见的一种继发性骨质疏松症，随着皮质类固醇激素应用得日益广泛，GIOP 在临床上越来越常见。但是，国外一项调查显示，仅有 15%的患者在长期接受激素治疗（3 个月以上）的过程中同时接受骨质疏松症的预防治疗，这说明专科医生对 GIOP 的重视程度不够[1-2]。

骨的丢失是双向的，在开始激素治疗的第一年，快速的丢失 3%～5%，其后大概每年减少 0.5%～1%，有研究证明有 30%的患者使用激素超过 6 个月就会出现骨质疏松。有多达 30%长期服用激素的患者发生骨折。椎体骨折的发生率可增加 3～5 倍，在开始激素治疗的 3 月后就可能发生[3-5]。

经典的 Wnt/β-链蛋白（β-catenin）信号通路调控成骨细胞的生成。首先 Wnt 与受体复合物结合，受体复合物包括低密度脂蛋白受体相关蛋白（low-density lipoprotein receptor–related protein，LRP）如 LRP 5，LRP 6 以及卷曲蛋白 frizzled（FZ）家族。当 Wnt 与受体复合物结合时，使细胞内散乱蛋白 disheveled（DSH）活化，轴蛋白 axin 与 LPR 5 或 LRP 6 的胞质尾区结合。作为一种蛋白支架，axin 上结合着含有数个蛋白成分的降解复合体，可调节细胞内 β-catenin 的水平，它的关键组成是糖原合成酶激酶 3β（glycogen synthase kinase 3β，GSK3β），Dsh 活化可抑制 GSK3β 的磷酸化。在正常情况下，GSK3β 可磷酸化 β-catenin，磷酸化的 β-catenin 经泛素－蛋白酶体途径分解，使细胞质内 β-catenin 蛋白量保持在低水平。当 Wnt 与 FZ /LRP 结合，信号通过 Dsh 抑制 GSK 3β 活性，抑制 β - catenin 的分解并在细胞内聚集，促使 β - catenin 转移至细胞核内，进而与 T 细胞因子（T cell factor，TCF）/淋巴增强因子（lymphoid enhancer binding factor，LEF）结合，调节靶基因的表达，促进成骨细胞的增殖。但是，抑制因子 Dickkopf 1（Dkk 1）可结合 LRP 5 和 Dkk 1 受体 Kremen，诱导快速的细胞内吞，减少细胞膜上的 LRP5/6，由此阻断了 Wnt 信号向胞内的传递，抑制成骨细胞形成[6-7]。

除了上述以外，Wnt/β-catenin 信号通路还通过其他机制影响骨形成。间质干细胞表达脂肪细胞形成的 转录因子 PPARγ 和成骨细胞形成的转录因子如 Runx2。Wnt/β-catenin 信号通路促进 Runx2 表达而抑制 PPARγ，从而抑制脂肪细胞形成，促进成骨细胞的分化、增殖及矿化。骨保护素（osteoprotegerin，OPG）抑制破骨细胞前体细胞的分化以及成熟破骨细胞形成骨吸收陷窝，并诱导其凋亡，其最终结果是 OPG 能抑制破骨细胞介导的骨吸收，增加皮质骨和松质骨密度、面积和骨强度。NF-κB 配体的受体活化因子配基（receptor activator of NF-κB ligand，RANκL）是由成骨细胞/基质细胞合成的细胞因子，与破骨细胞/破骨前体细胞上的 NF-κB 配体的受体活化因子（receptor activator of NF-κB，RANκ）结合介导破骨细胞发生、成熟，引起骨吸收增加。而 Wnt/β-catenin 信号通路增加 OPG/RANκL 的比值从而抑制破骨细胞的产生。此外，还可以抑制软骨细胞的形成 [8-9]。

糖皮质激素（glucocorticoid，GC）可以通过多种途径影响骨代谢过程。GC 通过成骨细胞表面的 GC 受体产生直接抑制作用，减少成骨前体细胞的产生，诱导成骨细胞凋亡，抑制破骨细胞凋亡。这就造成了骨形成降低，骨破坏增加。如激素可以活化 GSK3 β，增加抑制因子 Dkk1 来抑制 Wnt/β-catenin 信号通路减少成骨细胞生成。此外，激素可以促进间质细胞分化为脂肪细胞，减少成骨细胞生成，激素可以抑制 OPG 的产生，降低 OPG/RANκL 比值从而减少破骨细胞凋亡（图 10-4-1）[10-13]。

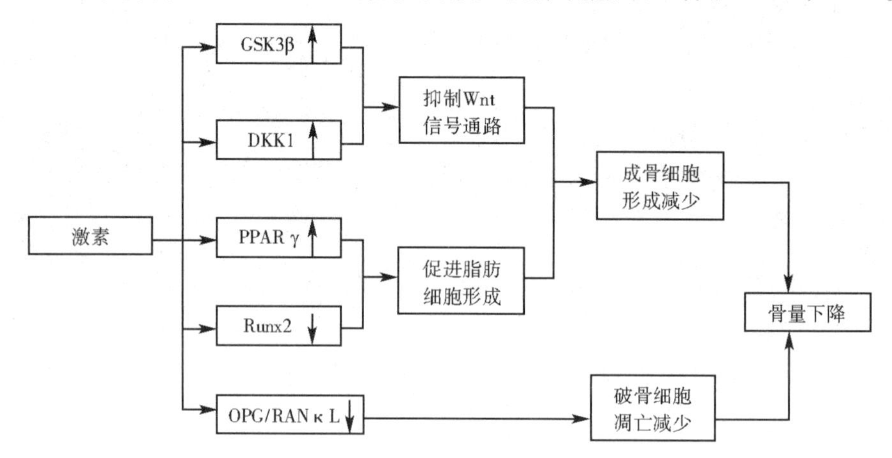

图 10-4-1　糖皮质激素对骨代谢的影响

除了上述直接作用外，糖皮质激素可以间接影响骨代谢。如激素可以减少胃肠道对钙的吸收，减少肾脏对钙的重吸收导致低钙血症影响。此外，激素可以导致肌炎致跌倒可能性增加从而导致骨折风险性增加。

以双能 X 线扫描（dual-energy X-ray absorptiometry，DXA）为标准是国际学术界公认的骨密度检查法，其测定值作为骨质疏松诊断的金标准。定量计算机断层（quantitative computerized tomography，QCT）近年来也应用于 GIOP 患者的骨密度测定对于 GIOP 患者，GC 通过改变骨重建影响到骨的形态，所以 DXA 不能完全反映出该群体发生骨折的高风险性，而 QCT 则可以通过骨形态的扫描评估出更加准确的骨折相关风险。在成人选择骨密度值低于同性别，同种族健康人骨峰值等于或大于 2.5 个标准差即诊断骨质疏松。在儿童患者中，由于其骨代谢较为旺盛，所以可采用 Z-Score（同种族、同性别、同年龄对照值）来作为诊断骨质疏松的标准。骨丢失主要是小梁骨，所以在开始治疗的几个月椎体及肋骨的骨丢失最显著。所以临床选择监测椎体及股骨的骨密度值。激素对骨骼的作用呈剂量和时间依赖性， 研究证实骨丢失在激素治疗 6 ~ 12 个月时最为明显，因此对长期应用激素治疗的患者建议行基线骨密度检查，以后每 6 个月复查 1 次骨密度[14]。

针对 GIOP 的发病机制，故药物治疗主要为以下方面。第一类为抑制骨吸收药物双磷酸盐类（bisphosphonates，BPs），双磷酸盐类药物至今已发展成为成人防治骨质疏松的最有效的骨吸收抑制剂，在临床得到广泛应用。双磷酸盐类药物能抑制破骨细胞介导的骨吸收，有效增加骨密度，如阿仑磷酸钠和伊班磷酸盐[15-16]。在国外，有双磷酸盐用于儿童的临床试验并证实可以有效防治 GIOP[17]。第二类为促进骨形成药物如甲状旁腺激素及他汀类药物。第三类为促进骨骼矿化类药物，钙剂和维生素 D 及其衍生物。

儿童因为生长发育问题不宜用甲状旁腺激素、雌激素等治疗，双磷酸盐等新药药物临床试验未在儿童中进行，故目前主要依靠钙和维生素 D 来防治 GIOP。钙是人体骨骼组成的最重要的元素，其与骨骼的生长、发育密切相关，同时还参与人体许多重要的生理功能。人体中 99 %的钙存在于骨骼和牙齿中，钙摄入量不足可降低骨峰值和随衰老所致的骨量丢失，因此应用钙剂是骨质疏松预防和治疗最基本的选择。其次，1，25-二羟维生素 D_3[1，25-（OH）$_2$-D_3]是维生素 D_3 的活性形式，具有调节钙磷代谢的作用。近年来，不断有研究证实 1，25-（OH）$_2$-D_3 还具有调节免疫系统的作用，并被认为可以作为一种新型的免疫调节剂，运用到多种免疫相关性疾病的治疗中。维生素 D 的许多生物学功能都是通过维生素 D 受体（vitamin D receptor，VDR）介导调节靶基因转录实现的。由于多种细胞内均存在 VDR，因此 1，25-（OH）$_2$-D_3 对免疫系统的影响是多方面的，包括调节抗原递呈细胞的分化，淋巴细胞的增殖及细胞因子的分泌。1，25-（OH）$_2$-D_3 可选择地抑制 Th1 细胞，尤其是 Th1 型细胞因子已经被证明是 1，25（OH）$_2$-D_3 的直接目标，如 IL-2 和 IFN-γ。有学者通过研究发现 1，25（OH）$_2$-D_3 可以上调 Th2 细胞和调节性 T 细胞活性，同时抑制 Th1 细胞。抗原呈递细胞（antigen-presenting cell，APC）主要有单核巨噬细胞和树突状细胞。APC 细胞核内也表达 VDR。1，25（OH）$_2$-D_3 通过 VDR 介导，可以明显下调 MHCⅡ类分子和共刺激信号分子在单核细胞的表达，抑制其呈递抗原、激活 T 细胞免疫应答的能力；树突状细胞（dendritic cells，DCs）是专职的抗原呈递细胞，参与抗原的识别、加工处理与提呈，是启动 T 细胞介导免疫反应的首要环节。1，25（OH）$_2$-D_3 能够影响 DCs 生命周期中所有的主要阶段，包括阻碍单核细胞分化成 DCs；阻止幼稚 DCs 向成熟 DCs 分化，导致 DCs 下调主要组织相容性复合体（multiple histocompatibility complex，MHC）-Ⅱ类分子和共刺激分子 CD40 的表达，减少 DCs 分泌 IL-12 和增加 IL-10 的产生，从而诱导出具有致耐受性表型和功能的 DCs。由于 1，25-二羟维生素 D_3 的免疫调节作用，可以进一步研究维生素 D 与自身免疫性疾病的相关性，将为从基因水平认识自身免疫性疾病的发病机制提供重要的线索，并且可为疾病的治疗和预防提供新的途径[18-19]。

对于 GIOP 的预防和治疗，多项研究证实钙剂与维生素 D 制剂联合使用，优于单独使用钙剂。

总之，激素引起的骨质疏松症及骨折是严重危害长期服用激素患儿健康及影响生活质量的严重问题，且临床医生重视程度不高，所以需要定期监测患儿骨密度。因目前适用于儿童的药物少，随着人们对骨代谢机制的深入认识，以及新型骨质疏松治疗药物在儿童的临床试验的开展，相信在不久的将来，儿科医生会有更多的骨质疏松治疗药物选择，能够更好地增加患者骨密度，降低患儿骨折风险，改善患儿生活质量。

（李彩凤　李超）

参考文献

[1] Sadat A M. Osteoporosis prophylaxis in patients receiving chronic glucocorticoid therapy[J]. Ann Saudi Med，2009，29: 215-218.

[2] 叶华.风湿科医生对糖皮质激素性骨质疏松症认识的调查[J]. 中国骨质疏松杂志，2009，1: 56-59.

[3] Adachi J D. Two-year effects of alendronate on bone mineral density and vertebral fracture in patients receiving glucocorticoids: a randomized，double-blind，placebo-controlled extension trial[J]. Arthritis Rheum，2001，44:202-211.

[4] Gudbjornsson F，Juliusson V. Prevalence of long term steroid treatment and the frequency of decision making to prevent steroid induced osteoporosis in daily clinical practice[J]. Ann Rheum Dis，2002，61:32-36.

[5] Van Staa L，Cooper C.The epidemiology of corticosteroid-induced osteoporosis: a meta-analysis[J]. Osteoporos Int，2002，13: 777-787.

[6] Krishnan V，Bryant H U，Macdougald O A.Regulation of bone mass by Wnt signaling[J]. J Clin Invest，2006，116:1202-1209.

[7] Johnson M L.The high bone mass family-the role of Wnt/Lrp5 signaling in the regulation of bone mass[J]. J Musculoskelet Neuronal Interact，2004，4: 135-138.

[8] Baron R，Rawadi G.Wnt signaling and the regulation of bone mass[J]. Curr Osteoporos Rep，2007，5: 73-80.

[9] Den Uyl D，Bultink I E，Lems W F. Advances in glucocorticoid-induced osteoporosis[J]. Curr Rheumatol Rep，2011，13:233-240.

[10] Yun S I. Glucocorticoid induces apoptosis of osteoblast cells through the activation of glycogen synthase kinase 3 β [J]. J Bone Miner Metab，2009，27:140-148.

[11] Wang F S. Modulation of Dickkopf-1 attenuates glucocorticoid induction of osteoblast apoptosis，adipocytic differentiation，and bone mass loss[J]. Endocrinology，2008，149:1793-1801.

[12] Ohnaka K. Glucocorticoid suppresses the canonical Wnt signal in cultured human osteoblasts[J]. Biochem Biophys Res Commun，2005，329: 177-181.
[13] Kondo T. Dexamethasone promotes osteoclastogenesis by inhibiting osteoprotegerin through multiple levels[J]. J Cell Biochem，2008，103: 335-345.
[14] Natsui K. High-dose glucocorticoid treatment induces rapid loss of trabecular bone mineral density and lean body mass [J]. Osteoporos Int，2006，17:105-108.
[15] Hakala M. Once-monthly oral ibandronate provides significant improvement in bone mineral density in postmenopausal women treated with glucocorticoids for inflammatory rheumatic diseases: a 12-month，randomized，double-blind，placebo-controlled trial[J]. Scand J Rheumatol，2012，41:260-266.
[16] Grossman J M，Gordon R，Ranganath V K, et al.American College of Rheumatology 2010 recommendations for the prevention and treatment of glucocorticoid-induced osteoporosis[J]. Arthritis Care Res (Hoboken)，2010，62(11): 1515-1526.
[17] Inoue Y. Efficacy of intravenous alendronate for the treatment of glucocorticoid-induced osteoporosis in children with autoimmune diseases[J]. Clin Rheumatol，2008，27:909-912.
[18] Van Etten E，Mathieu C. Immunoregulation by 1，25-dihydroxyvitamin D3: basic concepts[J]. J Steroid Biochem MolBiol，2005，97（1-2）: 93-101.
[19] Ardizzone S，Cassinotti A，Trabattoni D，et al. Immunomodulatory effects of 1，25-dihydroxyvitamin D3 on TH1/TH2 cytokines in inflammatory bowel disease: an in vitroStudy[J]. Int J Immunopathol Pharmacol，2009，22:63-71.

第五节 幼年特发性关节炎诊治新进展

幼年特发性关节炎（juveni1e idiopathic arthritis，JIA）是儿童时期一种常见的风湿性疾病。以慢性关节炎为主要特征，并伴有全身多系统的受累。目前使用 2001 年国际风湿病学联盟儿科常委专家组在在加拿大埃得蒙顿会议讨论的分类标准[1]。

一、发病机制

尽管目前 JIA 的病因尚不明确，但是目前普遍认为本病是自身免疫性疾病，可能是由内源性和外源性抗原作用于具有遗传背景的易感个体产生或者触发自身免疫反应而导致自身组织损伤的结果。许多因素被认为与 JIA 的发病机制相关，并影响着疾病的病程，多数学者认为感染因子可能是导致疾病发生的促发因素。感染因子在 JIA 的发病过程中起了很重要的作用。感染性因子可引起一系列自身免疫反应，产生自身免疫源性抗原，特异性 T 淋巴细胞、多克隆淋巴细胞激活以及随后细胞免疫的启动，JIA 的亚型全身型 JIA 的免疫系统存在异常（细胞因子如 IL-1，IL-6，IL-18，中性粒细胞，单核细胞/巨噬细胞高于淋巴细胞），其另一个显著的特征就是与巨细胞活化综合征有很大的关系，全身型 JIA 比其他自身免疫性疾病更像一个自身炎症综合征，发病机制可能与其他性别存在显著不同。在这个过程中，感染因子的作用可能起着催化剂甚至关键性的作用，而自身免疫系统的异常可能是其直接原因。不同类型 JIA 的病因可能并不完全相同，但对 JIA 的病因及发病机制的不断研究会带来新的认识，从而能更好地诊断和治疗[2-3]。

二、诊断和鉴别诊断

1.全身型幼年特发性关节炎

全身型幼年特发性关节炎（systemic onset JIA，SOJIA）的定义是：每日发热，至少 2 周以上，伴有关节炎，同时伴随以下一项或更多症状：①短暂的、非固定的红斑样皮疹。②全身淋巴结肿大。③肝脾肿大。④浆膜炎。应排除其他类型的关节炎和感染性疾病、恶性疾病。

关于全身型 JIA 的诊断存在很多困惑，随着疾病和医学的发展，越来越多的新的疾病被发现，近年来更容易出现的倾向是比较多地强调排他性的原则，抗感染治疗无效排除感染性疾病，骨穿与影像学检查排除恶性疾病，即把一些病因不清的长期发热的疾病定性为全身型 JIA，我们应该遵循的原则是首先要具备全身型疾病本身的基本特征，不明原因弛张高热超过 2 周，随发热隐现的多形性皮疹，关节症状，实验室检查包括白细胞明显增高，核左移，血沉、C 反应蛋白的增高。皮疹及关节症状可能为一过性，由于早期应用激素类药物，可能阻断疾病的发展过程。持续发热时间长，合并感染因素，可能影响血象的变化，早期使用非类固醇抗炎药可能影响热型和关节症状的出现，所以诊断时需仔细分析完整病程，认真询问病史，以做出正确判断。

本病没有诊断的金标准，排他性的原则使全身型 JIA 的诊断变得扑朔迷离和难以把握。对于病史短、起病急的患儿需与感染性疾病鉴别，尤其应注意容易引起全身症状的病原，如支原体感染的肺外表现；另外病程早期使用广谱抗菌素，尤其多次更换抗菌素及联合用药的情况下，如果出现抗感染治疗有效数天后体温再次上升，新鲜皮疹出现，应关注药物变态反应。恶性疾病的鉴别一直是全身型 JIA 的难点与重点，骨髓穿刺仅是排除血液系统恶性肿瘤和其他肿瘤的骨髓转移的手段，骨髓象的正常不能作为排除恶性病的唯一依据。影像学检查和淋巴结病理检查也是必要的手段。一些少见疾病如以骨破坏起病的神经母细胞瘤，出现关节症状时及早行腹部超声或 CT 的检查，能尽快诊断少走弯路。淋巴结肿大虽然可以是全身型 JIA 的基本表现，但也是淋巴瘤的基本表现，对于以发热淋巴结肿大为突出或首发表现的患儿，应行淋巴结活检，而不要急于加用激素治疗。

期待早期诊断全身型 JIA 很难，一部分临床表现典型，且伴有关节炎表现的患儿能做到较早期诊断，尚有一部分早期做出全身型 JIA 的诊断，加用小剂量激素治疗效果非常显著的患儿可能本身就是感染促发的一过性全身炎症反应，而不是全身型 JIA，这类患儿不需要免疫抑制剂的治疗，所以过早做出全身型 JIA 的诊断可能会导致治疗过度。对于加用激素治疗仍持续高热、症状不缓解或者继续进展，出现噬血细胞综合征表现的患儿，进一步的诊治就很难进行，既要挽救生命，又需要进一步明确诊断，往往导致在加大激素用量和减停激素再行骨穿和淋巴结活检之间纠结，反而延误了诊断时机。北京儿童医院收治大量经过初步治疗的不明原因发热患儿，因为激素不能控制病情而需要重新评估病情和诊断，所以只有在明确诊断的基础上作出的早期诊断才会更有临床应用的价值。随着对发病机制的研究，对自身炎症疾病的认识，全身型 JIA 可能独立于其他类型的 JIA，而制定新的诊断依据和实验室检查标准，希望能做到早期诊断，早期治疗[4]。

2.多关节型幼年特发性关节炎

多关节型幼年特发性关节炎（polyarticular JIA）最初 6 个月 5 个以上关节受累，排除其他原因引起的关节炎。类风湿因子不作为诊断多关节型的依据，可以作为判断预后的指标，阳性组提示关节侵蚀度明显。一般全身症状轻微，低热或无发热，关节晨僵、强直的表现与成人类风湿性关节炎特点类似。

3.少关节型幼年特发性关节炎

少关节型幼年特发性关节炎（oligoarticular JIA）最初 6 个月 1 ~ 4 个关节受累，排除其他原因引起的关节炎。分为持续性少关节型 JIA，整个疾病过程中关节受累数小于等于 4 个；扩展型少关节型 JIA，病程 6 个月后关节受累数大于等于 5 个。单关节受累的病例更需要与感染性关节炎，尤其应与结核性关节炎鉴别，较少见的还有色素绒毛结节性滑膜炎可以单关节受累，穿刺液呈褐色，病理可以确诊。

4.银屑病性幼年特发性关节炎

银屑病性幼年特发性关节炎（psoriatic JIA），是 1 个或更多的关节炎合并银屑病，排除其他原因所致关节炎。

5.与附着点炎症相关的关节炎

与附着点炎症相关的关节炎（enthesitis related JIA，ERA），是关节炎合并附着点炎，骶髂关节炎，排除其他原因所致的关节炎。

6.未定类的幼年特发性关节炎

未定类的幼年特发性关节炎（undefined JIA），是不符合上述任何一项或符合上述 2 项以上类别的关节炎。

三、治疗

1. 非类固醇抗炎药

非类固醇抗炎药（NSAIDs）通过抑制环氧化酶（cyclooxygenase，COX），减少前列腺素的合成，从而起到抗炎、止痛、退热、消肿的作用，本类药物起效较快，耐受性好，不良反应较少，已用于治疗JIA几十年[5-7]。但该类药物只能缓解症状，不能缓解病情。此类药物不能叠加使用，以免加重不良反应。很难判断哪一种非类固醇抗炎药更有效，有一定的个体差异。一般情况，双氯芬酸侧重缓解关节症状，布洛芬更侧重降低体温。吲哚美辛两方面作用都比较强，但胃肠道反应和肝功能损害更常见。

2.缓解病情抗风湿药

缓解病情抗风湿药（disease modifying antirheumatic drugs，DMARDs）是治疗JIA的第二线药物，及早使用本组药物能防止或延缓关节出现骨质侵蚀病变，但它们起效慢，须数周至数月方能见效，也称慢作用药物。

（1）氨甲蝶呤（methotrexate，MTX）是最早应用于治疗JIA并取得成功的抗叶酸制剂。具有很强的免疫抑制和抗炎作用。目前仍广泛应用[8]。

（2）柳氮磺吡啶（salazosulfapyridine，SASP）口服后，在肠微生物作用下分解成氨基水杨酸和磺胺吡啶，氨基水杨酸具有抗炎和免疫抑制作用，是治疗强直性脊柱炎和溃疡性结肠炎的传统药物。除皮疹和胃肠道不良反应外，长期应用可能出现蛋白尿。对治疗过程中新出现的蛋白尿，需注意药物因素。

（3）来氟米特为人工合成的异恶唑免疫抑制剂，通过抑制嘧啶的全程生物合成，直接抑制T，B淋巴细胞及非免疫细胞的增殖。来氟米特最常见的不良反应是腹泻、肝转氨酶升高、脱发、皮疹、白细胞下降和瘙痒等。来氟米特有很长的半衰期，并可能引起不育。当应用于儿童和青少年，必须考虑这些特征。

（4）环磷酰胺（cyclophosphamid，CTX）。环磷酰胺可以用于难治型幼年特发性关节炎全身型，激素及氨甲蝶呤、环孢A治疗效果差，病情易反复或激素不敏感、激素依赖的患儿应用环磷酰胺300～500mg/（kg·次），每月一次，可以配合其他免疫抑制剂，但需要注意药物不良反应，尤其肝功损害和骨髓抑制。

（5）环孢素A作为免疫抑制剂可以单独使用，也可以与氨甲蝶呤配合使用，在风湿疾病常用的剂量是2～5mg/d。在巨噬细胞活化综合征和重症全身型初始可以静脉应用5mg/d，需要监测药物血浓度。不良反应包括齿龈增生、多毛症、肾功能不全和高血压。

（6）生物制剂。目前国际上治疗JIA患者的3种抗TNF抑制剂分别为恩利（依那西普）、类克（英夫利西单抗）、修美乐（阿达木单抗）均已经在中国上市，国外报告这3种TNF拮抗剂治疗JIA临床疗效相近，主要在JIA多关节炎型方面的应用报道较多，一种TNF拮抗剂治疗无效时，另一种TNF拮抗剂仍可能有效；TNF拮抗剂相互转换无差异，起效迅速，有效缓解临床症状，可抑制患者的影像学进展，总体安全性明显优于非生物DMARDs，在治疗JIA的关节炎和葡萄膜炎方面显示了有效性，生物制剂治疗通常与传统非生物DMARDs药物，如MTX或来氟米特联合应用。国产注射用重组人工型肿瘤坏死因子受体-抗体融合蛋白（益赛普），因为价格优势，在临床应用很广泛。JIA发病机制不明，近来研究显示全身型JIA是一种全身炎性疾病，发病机制有别于其他JIA亚型，存在固有免疫异常，如IL-1，IL-6，中性白细胞、单核/巨噬细胞等功能紊乱。IL-6是一种调节免疫反应和炎症反应的多效性细胞因子。一方面，炎症部位的多种细胞过量表达IL-6；另一方面，IL-6活化巨噬细胞、T细胞、B细胞、成纤维细胞等致炎性细胞，进而产生更多的致炎性细胞因子，使炎症反应持续且成瀑布样级联放大，形成恶性循环。因此，阻断IL-6的生物学作用成为防治上述慢性炎症反应的关键。Tolicizumab是第一个人源性的IL-6受体抗体。通过特异性识别结合IL-6受体而阻断IL-6生物学活性，发挥抑制类风湿关节炎炎症反应的作用[9-14]。

（7）沙利度胺（thalidomide）。沙利度胺又名反应停，是谷氨酸的一种合成衍生物。早期用于缓解成人孕期呕吐症状，因其有导致严重胎儿畸形的不良反应，目前临床上已禁用于治疗早孕时期呕吐的反应。最新进行的一些基础研究发现，其具有特异性免疫调节作用，能抑制单核细胞产生 TNF，还能协同刺激人 T 淋巴细胞，辅助 T 细胞应答，并可抑制血管的形成和黏附分子的活性。沙利度胺用于幼年特发性关节炎各型，可有效缓解关节症状和控制体温，但用于青春期女性患者时需监测妊娠试验，阴性者才可使用。

（8）糖皮质激素。在 JIA 全身型的治疗已经成为必须，在其他各型炎性反应较重时亦可以小剂量、短疗程使用。

（9）丙种球蛋白。对免疫的支持和调节作用，清除自身抗体的作用，使丙种球蛋白广泛应用于幼年特发性关节炎尤其全身型。在重症全身型，尤其合并感染制约大剂量激素应用时，丙种球蛋白既可以治疗原发病，又可以协同清除感染灶，防止感染扩散。

综上所述，随着 JIA 发病机制的深入研究及生物制剂的应用，对 JIA 的诊治技术有一定提高。但部分 JLA 患者仍不能及时诊断，生物制剂的远期安全性及在使用过程中感染的控制仍需要关注。因此，尚需要建立有效的早期诊断方法，以提高治疗效果，进一步改善预后[15]。

（韩彤昕）

参考文献

[1] Petty R E, Southwood T R, Manners P, et al. International League of Associations for Rheumatology classification of juvenile idiopathic arthritis: second revision[J]. J Rheumatol，2004，31: 390-392.

[2] Gaspari S，Marcovecchio M L，Breda L，et al.Growth in juvenile idiopathic arthritis:the role of inflammation[J].Clin Exp Rheumatol 2011，29:104-110.

[3] Prakken B，Albani S，Martini A. Review Juvenile idiopathic arthritis[J]. Lancet，2011，377:2138-4219.

[4] Gowdie P J，Tse S M.Juvenile idiopathic arthritis[J]. Pediatr Clin North Am，2012，59:301-327.

[5] 全国儿童风湿病协作组.儿童风湿病诊断及治疗专家共识（一）[J]. 临床儿科杂志，2010，28（10）：984-991.

[6] Beukelman T，Patkar N M，Saag K G，et al. American College of Rheumatology recommendations for the treatment of juvenile idiopathic arthritis: initiation and safety monitoring of therapeutic agents for the treatment of arthritis and systemic features.[J].Arthritis Care Res (Hoboken)，2011，63(4):465-482.

[7] Ringold S, Weiss P F, Beukelman T, et al. American College of Rheumatology recommendations for the treatment of juvenile idiopathic arthritis: recommendations for the medical therapy of children with systemic juvenile idiopathic arthritis and tuberculosis screening among children receiving biologic medications[J]. Arthritis Rheum，2013，65(10):2499-2512.

[8] Albers H M, Brinkman D M C, Kamphuis S S M, et al. Clinical course and prognostic value of disease activity in the first two years in different subtypes of juvenile idiopathic arthritis[J]. Arthritis Care Res，2010，62：204-212.

[9] 陶可，蔡月明.Tolicizumab 在类风湿性关节炎中的应用[J]. 国际病理科学与临床杂志，2011，31:350-356.

[10] Pain C E，McCann L J. Challenges in the management of juvenile idiopathic arthritis with etanercept[J]. Biologics，2009，3:127-139.

[11] Herlin T.Tocilizumab for the treatment of systemic juvenile idiopathic arthritis[J]. Expert Rev clin immunol，2012，8:517-525.

[12] Pharmacother A. Tocilizumab for the treatment of juvenile idiopathic arthritis[J]. Epub，2012，46:822-829.

[13] Hashkes P J，Uziel Y，Laxer R M. Review the safety profile of biologic therapies for juvenile idiopathic arthritis[J]. Nat Rev Rheumatol，2010，6:561-571.

[14] Giannini E H，Ilowite N T.Effects of long-term etanercept treatment on growth in children with selected categories of juvenile idiopathic arthritis[J]. Arthritis Rheum，2010，62:3259-3264.

[15] Rabinovich C E.Treatment of juvenile idiopathic arthritis-associated uveitis:challenges and update[J].Curr Opin Rheumatol，2011，23:432-436.

第六节 血清铁蛋白在幼年特发性关节炎全身型的意义

血清铁蛋白（serum ferritin，SF）是一种高分子的铁结合蛋白，由蛋白质外壳和铁核心两部分构成。铁核心外周由蛋白质亚基围绕，形成球形外壳，即去铁蛋白。血清铁蛋白是人体内含铁最丰富的一种棕色蛋白复合物，相对分子质量较大，约为 450 000，主要分布于肝、脾、骨髓组织等网状内皮系统中，也广泛存在于其他组织中，其主要作用是贮存铁并对铁给予调节，为骨髓合成血红蛋白提供铁，并按机体的需要向血清中释放。1937 年，Laufberge 首先分离出血清铁蛋白，1946 年，Grandck 证明铁蛋白有调节铁吸收的作用，并创立了黏膜阻滞学说，认为被吸收入新生肠黏膜的铁可诱导去铁蛋白合成，而去铁蛋白的含量又可调节肠黏膜对铁的吸收。当体内铁含量增加时，铁蛋白将铁以三价铁的形式储存，而当机体铁需要量增加，或游离铁含量减少时，铁蛋白又可以释放铁，由此完成对体内铁的调节。因此，SF 的测定最早应用于血液系统疾病，如缺铁性贫血。一般在铁缺乏的早期并不引起血红蛋白的显著减少，而是体内的贮存铁减少，SF 降低，称为隐性缺铁性贫血，因此，在缺铁性贫血的临床诊断中，SF 的测定是最有效的指标。近年来，随着对 SF 的深入研究，发现不仅是缺铁性贫血，在其他疾病中，如肝脏疾病、恶性肿瘤、糖尿病、心血管疾病等疾患[1-4]，SF 均会不同程度增高。而越来越多的学者发现，在自身免疫性疾病中，SF 也发挥着不可低估的作用，尤其是在幼年特发性关节炎全身型（systemic onset JIA，SOJIA）及成人 Still's 病中表现更为突出。

幼年特发性关节炎（juvenile idiopathic arthritis，JIA）是指 16 岁以下儿童不明原因关节肿胀，持续 6 周以上的一组风湿性疾病，以慢性关节炎为主要特征，并伴有全身多系统的受累，是造成小儿残疾和失明的首要原因。JIA 是儿童时期一种慢性自身免疫性疾病，侵袭关节及全身重要脏器，严重可致残，造成脏器功能不可逆损伤[5]。本病的发病机制目前并不完全明确，诊断缺乏特异性血清学表现。其中 S-JIA 是指 16 岁以下儿童，不明原因每日发热，持续 2 周以上，伴有典型的一过性或持续性的类风湿性关节炎（不仅有关节痛，且伴有关节肿胀或伴关节积液、局部发热、活动受限等症状）；同时伴有以下 1 项或更多症状：①短暂的、非固定的红斑样皮疹；②全身淋巴结肿大；③肝脾肿大；④浆膜炎。但要同时应除外下列情况：①银屑病性关节炎；②8 岁以上 HLA-B27 阳性的男性关节炎患儿；③家族史中一级亲属有 HLA-B27 相关的疾病（强直性脊柱炎、与附着点炎症相关的关节炎、急性前色素膜炎或骶髂关节炎）；④两次检测类风湿因子阳性的关节炎，两次间隔 3 个月以上[6]。SOJIA 主要以系统性表现为主，病初可不伴关节症状，临床症状没有特异性，诊断较为困难。同时，SOJIA 可能合并巨噬细胞活化综合征（macrophage-activation syndrome，MAS）[7-8]，临床表现主要以中枢神经系统损害、全血细胞减少、肝功能异常、凝血功能异常为特征，病情急剧恶化，危及患儿生命。既往 S-JIA 被称为 Still's 病，若成人发生类似 S-JIA 临床表现，则称为成人斯蒂尔病（adult-onset Still's disease，AOSD）。所以成人 Still's 病是全身型幼年类风湿关节炎在成人的表现，可并发噬血细胞综合征（hemophagocytic syndrome，HPS）[9]，出现类似 SOJIA 并发 MAS 的表现。SOJIA 和 AOSD 中，多项炎性指标增高，如中性粒细胞、血沉及 CRP 等，但多无特殊意义。而 SF 在 SOJIA 和 AOSD 的诊断及病情发展中越来越受到重视，越来越多的报道显示活动期患者 SF 水平明显增高。

近年来，很多学者都发现在活动期的 SOJIA 和 AOSD 患者，SF 水平显著升高[10-13]，且明显高于系统性红斑狼疮及感染等疾病；与 JIA 多关节型及少关节的患儿相比，S-JIA 活动期患儿的 SF 水平明显高于 CRP 及血沉处于相同水平的其他两型 JIA；同时 SF 水平与 SOJIA 的疾病活动性平行，疾病活动性越强，SF 水平越高，在 SOJIA 合并 MAS 及成人 Still's 病并发 HPS 时，SF 水平增加更加显著，而白细胞、CRP 及血沉反而降低；随着病情控制，SF 也随之下降，并随着疾病平稳，可降至正常，因此可作为监测病情活动和疗效观察的指标[14]。SF 对 SOJIA 和 AOSD 有很高的诊断价值[15]，比其他指标，如白细胞及中性粒细胞、CRP，血沉等更有特异性，所以更有诊断意义。越来越多的人认为，可以把 SF 增高作为 S-JIA 和 AOSD 的诊断标准之一。

SF 在 SOJIA 和 AOSD 活动期患者中显著升高的机制并不明确，有人认为是由于免疫反应，刺激单核-巨噬细胞系统性增强，使其对铁的摄取增强而释放障碍，即单核-巨噬细胞内贮藏铁转移障碍，幼红细胞无法利用铁生成血红蛋白，因而 SF 增高，而血红蛋白降低；有学者认为是由于肝脏损害，贮存于网状内皮系统，如肝脏中的 SF 释放增多所致[16]，但不能解释在肝功正常的患者 SF 同样增高；其他因素，如铁蛋白受体下降、细胞因子如 IL-1α，IL-1β，IL-6，IL-18[17]及 α-TNF 的作用，及并发噬血细胞活化综合征等，均可造成 SF 在 SOJIA 和 AOSD 中升高。尽管机理并不完全明确，但 SF 水平与 SOJIA 和 AOSD 的活动性有密切的相关性却得到不少学者认同，并认为异常增高的 SF 可以作为活动期诊断参考依据，且较目前其他实验室指标更有特异性。

但目前，SF 对于 SOJIA 和 AOSD，其诊断的临界值定位尚有争议，有学者认为 SF 值高于 4 000μg/L 特异性较高，而有人认为以 1 000μg/L 作为临界值即有诊断意义。有国外有学者提出，SF 值五倍以上升高，结合糖基化铁蛋白值低于 20%诊断 AOSD 的敏感性及特异性均较高；国内研究显示诊断 AOSD，可选择 1 250μg/L 作为标准[18]；而 SOJIA 可参考 AOSD 界定标准，国内有研究认为，对于不明原因的发热患儿，当 SF 值达到 328.25μg/L 时就应想到 SOJIA 的可能；当 SF 值达 1 121.1μg/L 时，诊断为 SOJIA 的把握较大；而 SF 值=529.50μg/L 可能是一个比较好的诊断 SOJIA 的界限值；而在对 SOJIA 合并 MAS 的研究中，SF 值≥5 460μg/L 有诊断意义。故目前 SF 对于 SOJIA 的诊断界定值暂无定论，需不断在实践中摸索。

总之，SF 作为一个新兴的化验指标，在 SOJIA 的诊断、病情及预后判断等方面具有重要的意义。SOJIA 活动期，SF 明显高于正常，且活动性越强，SF 水平越高，在 SOJIA 合并 MAS 时，SF 增高更为显著。且 SF 相比于 CRP 及血沉等指标，特异性更强，意义更大。但 SF 对于 SOJIA 的诊断界定值尚未确定。

（周怡芳）

参考文献

[1] Forouhi N G, Harding A H, Allison M, et al. Elevated serum ferritin levels predict new-onset type 2 diabetes: results from the EPIC-Norfolk prospective study [J]. Diabetologia，2007，50: 949-956.

[2] Milman N，Pedersen L M.The serum ferritin concentration is a significant prognostic of survival in primary lung cancer[J].Oncol Rep，2002，9:193-198.

[3] Fautrel B，Le Moel G，Saint-Marcoux B，et al. Diagnostic value of ferritin and glycosylated ferritin in adult onset Still's disease[J].J Rheumatol，2001，28:322-329.

[4] Piperno A，Trombini P，Gelosa M，et al.Increased serum ferritin is common in men with essential hypertension[J].J Hypertens，2002，20:1513-1518.

[5] Ravelli A，Martini A.Jrvenile idiopathic arthritis[J].Lancet，2007，369:767-778.

[6] 何晓琥.幼年特发性关节炎[J].中华风湿病学杂志，2002，6:62.

[7] 李彩凤，何晓琥.风湿性疾病的一种严重并发症——巨噬细胞活化综合征[J].中华儿科杂志，2006，44:824-827.

[8] Ravelli A. Macrophage activation syndrome[J].Curt Opin Rheumatol，2002，14:548-552.

[9] 张奉春，杨慧君，佟胜全，等.血清铁蛋白在成人斯蒂尔中的临床意义[J].中华风湿病学杂志，2001，5: 125-126.

[10] Ramfrez C，Rubio C，Fernandez R A，et al.Clinical significance of increased serum ferritin levels[J].Med Clin Barc，2004，122:532-524.

[11] Meijvis S C A，Endeman H， Geers A B M，et al.Extremely high serum ferritin levels as diagnostic tool in adult-onset Still's disease[J].Neth J Med，2007，65:212-214.

[12] Hirayama Y，Sakomaki S，Tsuji Y，et al.Adult-onset Still's disease accompanied by hemophagocytic syndrome at onset[J]. R insho Ketsueki，2002，83: 97-101.
[13] 夏敏，曹兰芳.幼年特发性关节炎患儿血清铁蛋白的变化及临床意义[J].中国实验诊断学，2007，11:1162-1163.
[14] 徐美玉，金爱琴，吴尤佳，等.血清降钙素、铁蛋白在诊断 Still 病中的价值[J].实用儿科临床杂志，2004，19:396-397.
[15] 殷蕾，周纬，金燕樑，等.血清铁蛋白在幼年特发性关节炎全身型的诊断价值[J].中华风湿病学杂志，2009，13:563-565.
[16] Kate J，Drenth J P，Kahn M F，et al.Iron saturation of serum fettitin in patients with adult onset Still's disease[J].J Rheumatol，2001，28:2213-2215.
[17] Kawaguchi Y，Terajima H，Harigai M，et al. Interleurkin-18 as a novel diagnostic marker and indicator of disease severity in adult-onset Still's disease[J]. Arthritis Rheum，2001，44: 1716-1717.
[18] 连帆，杨岫岩，梁柳琴，等.血清铁蛋白水平对成人斯蒂尔病诊断的临床价值[J].中华风湿病学杂志，2005，9:338-341.

第七节　儿童风湿性疾病的非类固醇抗炎药应用

风湿性疾病是指一大类以侵犯关节及全身结缔组织系统为主的疾病。它涉及所有骨关节和肌肉及其他结缔组织的疼痛性疾病。

现代含义的儿童风湿性疾病是泛指影响骨、软骨、关节及其周围软组织、肌肉、滑囊、肌腱、筋膜等的一组疾病，其发病原因可以是由于感染性（如莱姆病）、免疫性（如幼年特发性关节炎、系统性红斑狼疮）、内分泌性（肢端肥大、甲状旁腺功能亢进）、代谢性（如痛风等结晶性关节炎）、遗传性（如黏多糖病、先天性软骨发育不全）、肿瘤性（如骨瘤、多发性骨髓瘤）、退化性（如骨性关节炎）以及地理环境（如大骨节病）等因素所引起。

目前儿童风湿性疾病的诊断有赖于特征性临床症状，如发热、关节炎、皮疹、乏力等，结合辅助相关疾病辅助检查特点及国际诊断标准或指南，可以做出相应临床诊断。部分分类不明，但具有儿童风湿性疾病特征的疾病，目前归类为未分化结缔组织病，其确诊有待于疾病后期的转归情况。

因为风湿病病因不明或不能去除病因，故治疗上常采取对症及控制疾病进展的两类药物。前者主要针对关节疼痛或肿胀、腰或脊柱疼痛、高热等采取对症治疗；后者则诱导疾病进入缓解状态，并保持关节、器官、组织的功能。

NSAIDs 是一类不含有固体结构的抗炎药，NSAIDs 自阿司匹林于 1898 年首次合成后，100 多年来已有百余种上千个品牌上市，该类药物具有抗炎、对急性和慢性疼痛有良好的镇痛作用以及解热作用；临床应用广泛，是治疗儿童风湿性疾病的常用药。

一、非类固醇抗炎药解热、镇痛、抗炎的作用机制

非类固醇抗炎药通过抑制环氧化酶（COX），阻断花生四烯酸合成前列腺素（PG），而产生抗炎、解热、镇痛等治疗作用（图 10-7-1）。20 世纪 90 年代对非类固醇抗炎药（NSAIDs）的研究有了新的突破，发现 COX 有两种同功异构体，即 COX-1 和 COX-2。

COX-1 存在于正常组织中，在生理状态下可刺激花生四烯酸产生血栓素 A，前列腺素 E2 （PGE2）和前列环素 I2（PGI2），起到保护胃肠道、肾脏、血小板和血管内皮细胞的作用，因此也称为结构酶。

COX-2 则是一种由细胞因子诱导而产生的 COX，在炎性刺激下生成，它介导花生四烯酸转化产生的 PGE 和 PGI， 是原炎性前列腺素，具有很强的致炎、致痛作用。COX-2 在正常生理状态下不表达，一旦受到致炎因子刺激后，可迅速大量表达，因此称诱导酶。

然而，随着对 COX 异构体理论的不断认识，人们逐渐发现初期的 COX 异构体理论存在偏差，COX-1 也参与了炎症反应，而 COX-2 也具有重要的生理功能。

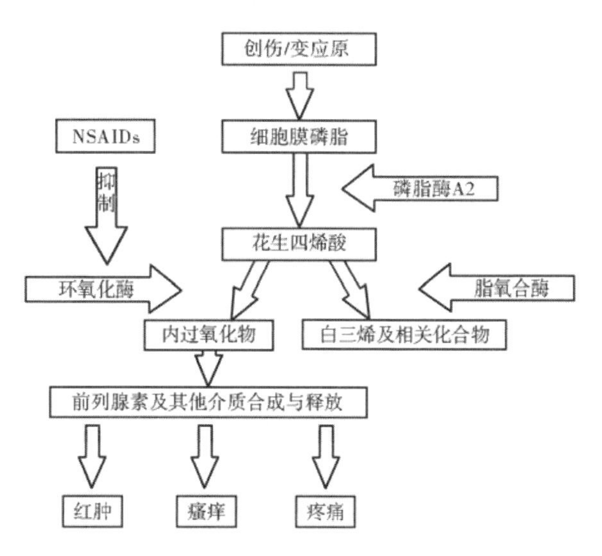

图 10-7-1　NSAIDs 解热、镇痛、抗炎的作用机制示意图

二、非类固醇抗炎药的种类

根据临床对 COX1 和 COX2 的选择性不同，将 NSAIDs 分为 4 类：①特异性抑制 COX1 的 NSAIDs：只针对 COX1 而对 COX2 无作用，现公认小剂量阿司匹林属此类。②非特异性抑制 COX 的 NSAIDs：传统 NSAIDs，非选择性抑制 COX1 和 COX2，如萘普生、双氯芬酸、布洛芬缓释剂等。它们既有较强的抗炎镇痛作用，也有较明显的胃肠道不良反应。③选择性抑制 COX 的 NSAIDs，如美洛昔康、尼美舒利、奈丁美酮和依托度酸，在治疗剂量时对 COX2 的抑制作用明显强于 COX1，用人全血法测定这类药物对 COX2 的选择性比对 COX1 大 20 倍以内。胃肠道的不良反应较少；但当大剂量时，也会抑制 COX1，并产生较明显的胃肠道不良反应；④特异性抑制 COX2 的 NSAIDs，目前主要是指塞来昔布和罗非昔布。这类药物在使用较大治疗剂量时，也主要是抑制 COX2，而几乎不抑制 COX1，体外实验显示，对 COX2 的抑制作用比对 COX1 大 100 倍以上。因此胃肠道的不良反应较少，但又引发了心血管和肾等新问题。

三、NSAIDs 的药理作用

1.解热作用

NSAIDs 通过抑制中枢前列腺素的合成发挥解热作用，这类药物只能使发热者的体温下降，而对正常体温没有影响。解热药仅是对症治疗，体内药物消除后体温将会再度升高，故对发热病人应着重病因治疗，仅高热时使用。普通婴幼儿发热，首选对乙酰氨基酚及布洛芬口服退热，对上述 NSAIDs 治疗不满意患儿，可试用其他给药途径。

布洛芬的婴幼儿或儿童剂型可治疗因普通感冒或流行性感冒引起的发热，也用于缓解轻-中度疼痛，如头痛、关节痛、骨痛、偏头痛、肌肉痛及神经痛等。

儿童用量：①根据《英国国家儿科处方集》抗风湿治疗：每日 30～40mg /kg，每日 3～4 次，1 日最大剂量不超过 2.4g。②用于缓解疼痛及退热治疗：3 个月以上且年龄小于 12 岁者一次按体重 5～10 mg/kg，必要时每 4～6h1 次，口服，全天最大剂量不超过 40 mg/kg。

乙酰氨基酚也具有解热作用，解热作用类似阿司匹林，但镇痛作用较弱，对血小板及凝血机制无影响，口服吸收迅速。用于中、重度发热及缓解轻至中度疼痛，如头痛、肌痛、关节痛等的对症治疗。用于治疗严重疼痛和发热时可经口服及直肠给药两种途径。

2.镇痛作用

NSAIDs 产生中等程度的镇痛作用，镇痛作用部位主要在外周。对各种创伤引起的剧烈疼痛和内脏平滑肌绞痛无效。对慢性疼痛如头痛、关节肌肉疼痛、牙痛等效果较好。在组织损伤或炎症时，局部产生和释放致痛物质，同时前列腺素的合成增加。前列腺素提高痛觉感受器对致痛物质的敏感性，对炎性疼痛起放大作用。同时 PGE1，PGE2 和 PGF2α 是致痛物质，引起疼痛。NSAIDs 的镇痛机制是：①抑制前列腺素的合成。②抑制淋巴细胞活性和活化的 T 淋巴细胞的分化，减少对传入神经末梢的刺激。③直接作用于伤害性感受器，阻止致痛物质的形成和释放。

3.消炎作用

大多数的 NSAIDs 具有消炎作用。NSAIDs 通过抑制前列腺素的合成，抑制白细胞的聚集，减少缓激肽的形成,抑制血小板的凝集等作用发挥消炎作用。对控制风湿性和类风湿性关节炎的症状疗效肯定。

四、NSAIDs 的临床适应证

1.风湿热

风湿热（rheumatic fever）是上呼吸道 A 组乙型溶血性链球菌感染后引起的一种免疫性疾病，可累及关节、心脏、皮肤，神经系统、血管等。心肌炎的反复发作可导致风湿性心脏病。本病多见于青少年。前驱症状表现为发热、咽痛、颌下淋巴结肿大等上呼吸道感染，2 ~ 6 周后出现典型表现如游走性多发性大关节炎、心肌炎、皮下结节、环形红斑、舞蹈病等。

NSAIDs 用于治疗风湿热时，首选口服阿司匹林，儿童每日 50 ~ 100 mg/kg，分次服用，最大剂量小于成人剂量；疗程 2 ~ 4 周，以后逐渐减量。因贫血、胃肠系统疾病或其他原因不能耐受阿司匹林、吲哚美辛等消炎镇痛药的患儿，选用萘普生常可获得满意效果[1]。

2.幼年特发性关节炎

幼年特发性关节炎（juvenile idiopathic arthritis，JIA）是儿童时期常见的结缔组织病，以慢性关节炎为其主要特征，并伴有全身多系统受累。本病应在早期进行科学合理的综合治疗，否则可能造成小儿致残和失明。根据国际抗风湿病联盟关于 JIA 的分类标准，JIA 包括以下七型：全身型 JIA，少关节型 JIA，多关节型 JIA（类风湿因子 RF 阴性），多关节型 JIA（RF 阳性），银屑病性关节炎，与附着点炎症相关的关节炎，未分化关节炎[2]。

（1）JIA 基本治疗原则。根据关节炎具体分型不同，应尽早应用非类固醇抗炎药、缓解病情抗风湿药治疗，重症患儿根据病情可能需加用糖皮质激素、免疫抑制剂或生物制剂治疗以达到控制病情的活动度，减轻或消除关节疼痛和肿胀，预防关节症状的加重，避免出现不可修复的骨破坏，防止关节畸形和功能障碍。对于 NSAIDs 治疗 JIA 的选择因人而异，每个个体对 NSAIDs 的疗效反应并不一致，如果用药 4 周无效时，换用另一种 NSAIDs 可能会有效，但要避免两种 NSAIDs 同时应用，以免增加其不良反应。布洛芬为最常用的 NSAIDs，胃肠道不良反应轻微，较易耐受。萘普生也较常用，对减轻疼痛、缓解关节肿胀有较好的作用。吲哚美辛有较强的抗炎作用，可以选用于全身型 JIA，但由于其胃肠道不良反应较大而限制了其应用，选择栓剂可以减少胃肠道不良反应。和成人相比，儿童应用 NSAIDs 时的胃肠道不良反应相对较轻，所以通常选用传统的 NSAIDs 用于 JIA 的治疗，大部分患儿均可耐受。如果患儿胃肠道对 NSAIDs 难以耐受时，可以选用 COX2 抑制剂。由于儿童本身心血管的高危因素较成人少，所以除特殊情况外，NSAIDs 对于儿童的心血管不良反应并不需要特别关注。值得注意的是，个别儿童可能对 NSAIDs 产生变态反应，严重者表现为渗出性多形红斑，可有多脏器功能损害，眼结膜严重受累可能致盲，所以用时需询问变态反应史。JIA 通常需要加用改善病情抗风湿药，如氨甲蝶呤、来氟米特、柳氮磺胺嘧啶、羟氯喹等。某些类型的 JIA 需要加用免疫抑制剂治疗，如环孢素、环磷酰胺及硫唑嘌呤等[3]。

（2）NSAIDS 在治疗 JIA 中的应用。①全身型 JIA：轻者只需要口服 NSAIDs，若发热和关节炎未能为足量非类固醇抗炎药所控制时，可加服泼尼松每日 0.5 ~ 1mg/kg，一次顿服或分次服用。一旦病情得到控制时即逐渐减量而停药。②少关节型 JIA：少关节型 JIA 一般首选非类固醇抗炎药，可控制症状，但不能改善病程。不同的非类固醇抗炎药无疗效差异。③多关节型 JIA：此型一经确诊，除常规加用 NSAIDs 外，还需用缓解病情抗风湿药物（DMARDs）的治疗。对于单一 DMARDs 难于控制的患者，建议早期联合用药。④银屑病性关节炎：该病的治疗与少关节型的治疗相似；NSAIDs有助于改善症状，如晨僵等，但不能改善疾病的长期转归。⑤与附着点炎相关的JIA：附着点炎的患儿需加用非类固醇抗炎药缓解症状。⑥未分化JIA：就医疗而言，关节炎的治疗方法与上文提到的方法相同[4-6]。

3.系统性红斑狼疮

系统性红斑狼疮是一种侵犯多系统和多脏器的全身结缔组织的自身免疫性疾病。血清中出现以抗核抗体为代表的多种自身抗体和多系统受累是SLE 的两个主要临床特征。临床表现多样，除发热、皮疹等共同表现外，因受累脏器不同而表现不同，常常先后或同时累及泌尿、神经、心血管、血液、呼吸等多个系统，有潜在的致命性。相对成人而言，儿童患者临床表现更重，脏器损害出现更快，如不积极治疗，儿童SLE的预后远比成人严重。治疗SLE时，NSAIDs应用原则如下：该类药物对SLE患儿的发热、乏力、皮疹、肌痛、关节痛和胸膜炎等轻症临床表现有效。但本类药物易致肝功能损害，同时还可引起肾小球滤过率降低，血清肌酐上升，诱发间质性肾炎，故合并肾脏损害者应慎用[7]。

4.幼年皮肌炎、多发性肌炎

幼年特发性炎性肌病（juvenile idiopathic inflammatory myositis，JIIMS）是一组少见而严重的儿童全身性自身免疫疾病，主要包括幼年皮肌炎（juvenile dermatomyositis，JDM）、幼年多发性肌炎（juvenile polymyositis，JPM）及幼年包涵体肌炎（juvenile inclusion body myositis，JIBM）。前者相对常见，后者罕见。

JDM/JPM 是一种免疫介导的、以横纹肌、皮肤和胃肠道等部位的急性和慢性非化脓性炎症为特征的多系统受累疾病。临床特点是以肢体近端肌、颈肌及吞咽肌炎性病变为主，表现为对称性肌无力、不同程度的肌萎缩。本病可累及多个系统和器官，亦有伴发肿瘤的可能。JPM 指无皮肤损害的肌炎，临床上有皮肤损害的肌炎被归类为JDM。JDM易合并肺部损伤，病情较重可致生命危险，是影响JDM预后的主要因素。个别病例全身症状重，病情进展迅速，经数周或数月急剧恶化甚至死亡。NSAIDs用于缓解关节肿痛、活动障碍及控制发热症状，用法用量同关节炎[8-9]。

5.干燥综合征

干燥综合征（Sjogren's syndrome，SS）是一种自身免疫性外分泌腺体的慢性炎症性疾病。临床表现多样，但以相应腺体分泌减少为主要表现，如眼和口腔干燥为主要症状。许多患者的异常免疫反应还累及血液、肝、肾、肺等重要脏器，造成血细胞减少、小胆管炎、肾小管酸中毒、肺间质病变，病情严重者可危及生命。血清中可出现多种自身抗体。干燥综合征可单独存在，称为原发性干燥综合征（primary Sjogren's syndrome），此一类型在儿童时期较为少见，也可与其他自身免疫性疾病并存，如类风湿关节炎、系统性硬化症、系统性红斑狼疮等，称为继发性干燥综合征（secondary Sjogren's syndrome），儿童时期多继发于系统性红斑狼疮或混合结缔组织病。全身治疗主要用于有内脏损害如肾脏、神经系统受累以及血管炎者，可用肾上腺皮质激素，必要时可联合应用免疫抑制剂。除此之外NSAIDs通常对轻微的肌肉骨骼症状有效。

6.川崎病

皮肤黏膜淋巴结综合征（muco-cuta-neous lymph node syndrome，MCLS）又称川崎病（Kawasaki disease，KD），是一种以全身血管炎为主要病变的急性发热出疹性小儿疾病。1967 年日本川崎富医生首次报道。由于本病可发生严重心血管病变，引起人们重视。目前，认为川崎病是一种免疫介导的血管炎[10]。

主要临床症状包括持续性发热5d以上，抗生素治疗无效；双侧结膜充血，口唇潮红，有皲裂或出血；急性非化脓性一过性颈淋巴结肿胀；弥漫性充血性斑丘疹或多形红斑样或猩红热样皮疹；手足呈硬性水肿，特征性指趾端膜状脱皮。

其他症状还包括心脏损害、关节疼痛或肿胀、黄疸、阴部、肛周皮肤潮红和脱屑或无菌性脑脊髓膜炎的表现。血管瘤也可出现在冠状动脉以外的血管，如臀部、锁骨下和腋部血管。急性期治疗主要应用阿司匹林口服减轻全身炎症反应。症状好转可逐渐减量，6~8 周减停。若合并冠状动脉损害，则应适当延长用药时间。

7.变应性紫癜

变应性紫癜是儿童时期最常见的血管炎之一。以非血小板减少性紫癜、关节炎或关节痛、腹痛、胃肠道出血及肾炎为主要临床表现。最早由 Schonlein 提出本病的三联症状：紫癜样皮疹、关节炎和尿沉渣异常。此后 Henoch 又提出除上述症状外，还可以出现腹痛和血便。因此综合上述这些症状，将该病称为亨诺-许兰紫癜（Henoch-Schonlein purpura，HSP）或亨诺-许兰综合征。

多数患儿在发病前 1~3 周有上呼吸道感染史，多以皮肤紫癜为首发症状，但也可早期表现为不规则发热、乏力、食欲减退、头痛、腹痛及关节疼痛等非特异性表现。

根据临床表现将 HSP 分为五型：①皮肤型：只有皮肤症状。②腹型：除皮肤症状外，还有腹部受累。③关节型：除皮肤紫癜外，还有关节症状。④肾型：有皮肤紫癜和肾脏受累。⑤混合型：除皮肤紫癜外，有腹部、关节或肾脏等多脏器受累。全身治疗的基础上可选用阿司匹林或潘生丁分次口服抗血小板凝集[11-12]。

8.白塞病及其药物治疗

白塞病是一种全身性、慢性的血管炎症性疾病，主要临床表现为复发性口腔溃疡、生殖器溃疡、眼炎及皮肤损害，也可累及血管、神经系统、消化道、关节、肺、肾、附睾等器官，全身各系统均可受累。白塞病中大血管和小血管均可受累，动脉和静脉也均可受累。但多种临床表现较少同时出现，有时须经历数年甚至更长的时间才相继出现。NSAIDs 用于疾病的全身治疗，对缓解发热、皮肤结节红斑、生殖器溃疡疼痛及关节炎症状有一定疗效，常用药物如布洛芬、萘普生等[13]。

五、NSAIDs 应用时的注意事项

NSAIDs 只起改善症状（镇痛、抗炎）的作用，并不治疗原发病，因此在用 NSAIDs 同时须治疗原发病。NSAIDs 最常见的不良反应为胃肠道的不良反应，严重者出现胃肠溃疡、出血，甚至穿孔。不同化学结构的 NSAIDs 胃肠严重不良反应有差异。选择性 COX2 抑制药的胃肠严重不良反应发生率低于传统（非选择性）NSAIDs。但儿童应用 NSAIDs 治疗风湿性疾病过程中，发生胃肠道不良反应的概率较成人低。所有 NSAIDs 均可导致血压升高、钠潴留、水肿等。对服用者应进行相关检测。所有 NSAIDs 在长期连续服用后都可能出现发生率不高但严重的心血管栓塞事件与剂量及疗程呈正相关。NSAIDs 与小剂量阿司匹林（保护心脏）同服用会增加胃肠道出血，必须用 NSAIDs 者应加服质子泵抑制药（PPI）或米索前列醇，或选用对乙酰氨基酚。布洛芬不宜与服用小剂量阿司匹林者同用，因通过相互作用会降低阿司匹林的心脏保护作用。其他传统 NSAIDs 也可能有此现象。选择性 NSAIDs 不影响阿司匹林的抗凝作用。不宜同时服用一种以上的 NSAIDs，因会增加其不良反应。结合患者具体情况选用 NSAIDs，如并存病（如消化性溃疡史、出血史、高血压）、肝肾功能异常、心血管危险因子等。选药要个体化。任一种 NSAIDs 均应服用最低有效剂量，因为低剂量的安全性高。

六、合理选用药物及安全监测

每种 NSAIDs 其作用各有偏重，应依据病情、用药对象、药物的作用强度、起效时间及安全性进行合理选择。①类风湿关节炎炎症表现突出，受累关节多，多需长期用药。应选安全性高的药，如尼美舒利、美洛昔康及 COX2 特异性抑制剂如塞来昔布，或应用对胃肠道刺激小的前体药如洛索洛芬钠和非酸性药物奈丁美酮等。②但对于有心血管意外危险的患者要慎用 COX2 特异性抑制剂。③而有消化道溃疡、胃出血和穿孔史，或有这些潜在危险的人群，可选 COX2 特异性抑制剂，也可选用直肠给要如栓剂。④骨性关节炎一般炎症表现轻，关节受累少，可选择作用快、不良反应少的药物，如对乙酰氨基芬或外用药，并注意应用小剂量，同时避免长时间使用。也可同时合用胃黏膜保护药，以减轻药物对胃肠道的刺激。⑤老年人和儿童患者酌情减量[14-16]。

长期应用 NSAIDs 的患者监测药物的不良反应尤为重要。应在治疗前及治疗期间定期查血尿便常规和肝肾功能，定期测血压，一旦出现异常应立即停药，给予相应的治疗。

（王江　檀晓华）

参考文献

[1] Gerber M A，Baltimore R S，Eaton C B，et al. Prevention of rheumatic fever and diagnosis and treatment of acute Streptococcal pharyngitis[J]. Circulation，2009，119: 1541-1551.

[2] Petty R E，Southwood T R，Manners P，et al. International League of Associations for Rheumatology classification of juvenile idiopathic arthritis: second revision[J]. J Rheumatol，2004，31: 390-392.

[3] Kelley A，Ramanan A V. Recognition and management of macrophage activation syndrome in juvenile arthritis[J]. Curr Op Rheumatol，2007，19: 477-481.

[4] 李彩凤.应关注幼年特发性关节炎的正确用药[J].中华风湿病学杂志，2009，13:1-3.

[5] 李彩凤.巨噬细胞活化综合征诊治进展[J]. 中国实用儿科杂志，2010，25:237-240.

[6] Albers H M，Brinkman D M C，Kamphuis S S M，et al. Clinical course and prognostic value of disease activity in the first two years in different subtypes of juvenile idiopathic arthritis[J]. Arthritis Care Res，2010，62: 204-212.

[7] Petri M. Review of classification criteria for systemic lupus erythematosus[J]. Rheum Dis Clin North Am，2005，13: 245-254.

[8] Lucy R，Wedderburn M D，Lisa G，et al. Juvenile dermatomyositis: new developments in pathogenesis，assessment and treatment[J]. Best Practice & Research Clinical Rheumatolog，2009，23: 665-678.

[9] Sahil K，Mbbs A M，Reed M D. Immunopathogenesis of juvenile dermatomyositis[J]. MUSCLE & NERVE，2010，5: 581-592.

[10] Ozen S，Pistorio A，et al. EULAR/PRINTO/PRES criteria for Henoch　Schonlein purpura，childhood polyarteritis nodosa，childhood Wegener granulomatosis and childhood Takayasu arteritis: Ankara 2008. Part II: Final classifi cation criteria[J]. Annals of the Rheumatic Diseases，2010，69: 798-806.

[11] Lenis M，Gonza’lez M D，Camila K J. Pediatric Henoch-Schonlein purpura[J]. International Journal of Dermatology，2009，48: 1157-1165.

[12] Ozen S，Pistorio A，Iusan M S，et al.Part II: Final classification criteria and childhood Takayasu arteritis: Ankara 2008，nodosa，childhood Wegener granulomatosis Schonlein purpura，childhood polyarteritis- EULAR/PRINTO/PRES criteria for Henoch[J]. Ann Rheum Di，2010，69: 798-806.

[13] Stiehm E R，Ochs H D，Winkelstein J A. Immunologic disorders in infants & children[M]. 5th ed.Philadelphia: Elservier Saunders Press，2004:357-369.

[14] 诸福堂.实用儿科学[M]. 7 版.北京：人民卫生出版社，2005.

[15] 国家药典委员会编.中华人民共和国药典.临床用药须知（化学药和生物制品卷）[M].北京：人民卫生出版社，2005.

[16] Sweetma　S　C.马丁代尔药物大典[M].李大魁，金有豫，汤光，等译.35 版.北京：化学工业出版社，2009.

第八节　与附着点炎症相关的关节炎与 HLA-B27 相关性研究

与附着点炎症相关的关节炎（enthesitis related juvenile idiopathic arthritis，ERA），是一种常见的慢性炎症性关节病，主要影响脊柱关节及骶髂关节，导致疼痛和中轴骨骼僵硬，以及相关关节逐渐融合等症状，亦可同时伴发外周关节炎、附着点炎及关节外炎症等，从而造成器官功能障碍，活动受限和生活质量下降。资料显示该疾病在白种人中发病率大概是 1/1000 ~ 4/1000，且每年有大约 6/100 000 的人发病。在中国人中，其患病率为 0.2% ~ 0.4%。此疾病好发于 10 ~ 30 岁男性。

与附着点炎症相关的关节炎，是指 16 岁以前起病，以骶髂关节和脊柱等关节的慢性炎症为特征的结缔组织病，是幼年特发性关节炎（juvenile idiopathic arthritis，JIA）的一个亚型。临床表现为腰背部疼痛和僵直，约半数患者四肢关节也可受累。本病主要见于青壮年，但也可于儿童或青春期起病[1-2]。

本病的病因至今未明。目前认为由于患者存在遗传易感因素，在某些环境因素触发下致病。一般认为本病的发病与 HLA-B27 有显著的相关性，国外报道其阳性率为 90%[3-5]。

幼年强直性脊柱炎男性多发，男女之比为（6 ~ 9）∶1。以 8 ~ 15 岁儿童起病多见。全身症状可表现为低热、乏力、食欲低下、消瘦和发育障碍等非特异表现。儿童多以四肢关节炎为首发症状，但以下肢大关节如髋、膝、踝关节受累为多见，表现为关节肿、痛及活动受限，多伴肌腱附着点肿胀、压痛。

ERA 患儿病初脊柱不易受累，但是，部分患儿可能逐渐进展为具有成人强直性脊柱炎典型特点的骶髂关节炎和脊柱炎。骶髂关节病变可于起病时发生，但多数于起病数月至数年后才出现，典型症状为下腰部疼痛，初为间歇性，数月或数年后转为持续性，疼痛可放射至臀部，甚至大腿，查体骶髂关节压痛，“4”字征阳性。

随病情进展，腰椎受累时可致腰部活动受限，向前弯腰时腰部平直。严重者病变可波及胸椎和颈椎，使整个脊柱呈强直状态。当胸椎受累时胸廓扩展受限。测定腰部前屈活动的方法为 Schober 试验。其方法为在髂后上棘连线中点与垂直向上 10cm 处及向下 5cm 处各做一标志，测定腰部前屈时两点间的距离，正常人前屈时此两点间距可长达至 20cm 以上（即增加 5cm 以上）。测量髂后上棘连线中点与垂直向上 10cm 处点的活动范围，正常人两点间距离≥5cm。该病仍可伴有关节外表现，如反复发作的虹膜睫状体炎、足跟及足掌疼痛。尽管在 80% ~ 90%的 ERA 患儿可检测到 HLA-B27，并有助于明确诊断，但 ERA 目前尚无特异性实验室检查手段。血沉可轻度或显著增快，可伴轻度贫血。RF 阴性，变态反应（anaphylaxis，ANA）可阳性。超声可鉴别附着点炎症。早期骶髂关节炎 X 线有时很难确定。CT，MRI 分辨率高，层面无干扰，有利于发现骶髂关节轻微的变化，适于骶髂关节炎的早期诊断。

ERA 的治疗包括一般治疗和药物治疗：一般治疗是患儿宜睡木板床或硬床垫，避免睡高枕。加强功能锻炼及体育活动，以改善姿势和增强腰肌力量。药物治疗包括：①非类固醇抗炎药（NSAIDs）：萘普生、布洛芬、双氯芬酸等有良好的消炎解痛和减轻晨僵的作用，剂量同幼年类风湿关节炎。②缓解病情抗风湿药物（DMARDs）：第一，柳氮磺胺吡啶（sulfasalazine，SSZ）：为首选药物。剂量同幼年类风湿关节炎。起效较慢，一般在用药后数周至 3 个月见效；口服剂量：2 ~ 18 岁，起始剂量一次 5mg/kg，1 日 2 次，给药 1 周，然后一次 10mg/kg，1 日 2 次，给药 1 周，然后 1 次 20mg/kg，1 日 2 次，给药 1 周，维持剂量 1 次 15 ~ 25mg/kg，1 日 2 次。每日最大剂量 2g。用药期间应注意检查血象、肝功能等。第二，MTX：用 NSAIDs 及柳氮磺胺吡啶效果不明显时，可试用 MTX，口服剂量为一周 1 次，每次 10 ~ 15 mg/m^2。剂量同幼年类风湿关节炎。③肾上腺皮质激素的用药指征：第一，对非类固醇抗炎药物不能控制症状或对柳氮磺胺吡啶产生变态反应者，可代以小剂量泼尼松口服（＜10mg/d）；第二，对严重的外周关节炎可用激素进行关节腔内注射；第三，并发急性虹膜睫状体炎时需用激素局部及全身治疗。④已有研究表明，TNF-α 拮抗剂英夫利西单抗和依纳西普对中轴关节受累的患儿有效。中轴关节受累时，在脊柱发生关节侵蚀和融合等不可逆性损害之前，应早期应用 TNF-α 拮抗剂。TNF-α 拮抗剂也可以改善外周关节炎和关节附着点炎[6-8]。

自 20 世纪 70 年代第一次发现 HLA-B27 与成人强制性脊柱炎（ankylosing spondylitis，AS）之间的强相关性以来，MHC Ⅰ编码的 HLA-B27 抗原仍是迄今所知的、与疾病相关中最强的 HLA 抗原。有研究表明 HLA-B27 在随机人群中阳性率为 3% ~ 7%，而在成人强直性脊柱炎患者中则高达 90%以上。然而 HLA-B27 具有高度多态性，它包括至少 30 个等位基因，分别命名为 *B**2701 ~ *B**2730（其中 *B**2722 后来发现与 *B**2706 的序列相同而被删除），其亚型分布随人群不同具有不同流行情况，导致在不同人群中针对不同 HLA-B27 亚型与 AS 的关联研究结果不一致，各亚型具体在 AS 的致病中发挥的作用也不很清楚，许多亚型与 AS 的相关性尚有待进一步验证，因此，从亚型水平探讨 HLA-B27 与 AS 的相关性是国内外学者关注的重要研究内容[9]。

国内外研究表明 ERA 的发病机制可能与 HLA-B27 各亚型特异性抗原决定簇相关，即 HLA-B27 各亚型共有序列有关，而不是与各亚型特异序列有关。

我国一项 346 人多中心研究结果表明（成人 AS 患者发病率与 HLA-B27 相关性），无论是在 AS 患者还是健康对照组中，都以 *B**2704 分布最广，*B**2705 亚型居次，这也进一步证实了 *B**2705 亚型的普遍存在，*B**2705 基因突变及某些机制形成其他亚型不同的分布频率。另据，AS 家系发病率研究表明，在患病家族组中，其家族成员携带 *HLA-B*27 基因、抗原及其等位基因 *B**2704 和 *B**2705 的相对危险度分别为 143.83，52.60，48.61 和 9.87，表明 *HLA-B*27 基因和抗原的出现与家族具有明显的相关性。

但是，ERA 患者中 B*2704 的频率（69.2%）明显高于健康对照组（53.8%），该亚型与 ERA 发病危险度相关。同时，健康对照组中检出 *B**2706，因此推测 *B**2706 与 ERA 呈负相关，这可能是由于这种基因亚型缺乏共遗传易感基因或者和其他亚型相比具有不同的抗原肽结合特性。*B**2704 和 *B**2706 仅仅在重链 114 和 116 位两个氨基酸残基不同，然而由于这些位点氨基酸残基形成 F 袋，并位于抗原结构凹槽底部，所以均被认为会影响抗原肽的特异性和 T 淋巴细胞的识别。这也可能是这两种基因亚型与 ERA 相关性截然不同的原因[10-12]。

国外研究表明 *B**2703 亚型普遍存在于西非黑人中，*B**2702 在中东占主导地位。亚洲人种 AS 患者与 *B**2705，*B**2704，*B**2707 关联。*B**2706 被认为是一种 AS 的保护基因，该亚型在泰国人群中显示出极大的保护分数，印度尼西亚健康人的 *B**2706 占 81%。我国 AS 患者中，也有 *B**2713 亚型检出的个别病例，但由于样本数量少，仅为广大医疗工作者提供参考[13]。

关于 *HLA-B*27 基因及其亚型与人群患病的相对危险度研究表明：单发病人组 *B**2703，*B**2704，*B**2705，*B**2706，*B*27 基因及 B27 抗原阳性人群患病的相对危险度（RR）：分别为 3.89，42.57，23.55，1.94，950.63，157.54；在共患病家族患病人群中 *B**2704，*B**2705，*B*27 基因及抗原阳性者患病的相对危险度分别为 77.46，9.46，643.0，86.91，而 *B*2703 及 *B*2706 未检出。以上结果表明 *HLA-B*2704，2705，*HLA-B*27 基因及 *HLA-B*27 抗原与 AS 的发病呈强相关性。

综上所述，ERA 具有明显的家族聚集和遗传倾向，其发病与 HLA-B27 抗原，*B*27 基因及其等位基因 *B**2704，*B**2705 有明显的相关性。由于本病起病隐匿，所以提高对本病的警惕性，对先证者进行家系调查，从而早期对家系中其他 AS 患者及 AS 亚临床患者做出诊断，以达到早期诊断、早期治疗，减少致残极为重要[5, 14-15]。

迄今，人们已认识到 *HLA-B*27 的分子结构，不同 *B*27 等位基因的差别极其在结合抗原和 T 细胞识别中的作用；并以此说明不同等位基因与 ERA 的关系；在 *B*27 等位基因的种群分布及其与 ERA 的相关性方面做了大量工作，但这些结论尚不完全一致，ERA 的发病机制仍未完全明了。这些将在今后的 ERA 研究工作中得到解决。

（韩彤昕　檀晓华）

参考文献

[1] Tran T M，Dorris M L，Satumtira N，et al. Additional human beta2m curbs HLA-B27 misfolding and promotes arthritis and spondylitis without colitis in male HLA-B27 transgenic rats [J]. Rthritis Rheum，2006，54: 1317-1327.

[2] Petty R E, Southwood T R, Manners P, et al. International League of Associations for Rheumatology classification of juvenile idiopathic arthritis: second revision[J]. J Rheumatol，2004，31: 390-392.

[3] Colbert R A, Tran T M，Layh-Schmitt G.HLA-B27 misfolding and ankylosing spondylitis. [J].Mol Immunol，2014, 57(1):44-51.

[4] Robinson P C, Brown M A. Genetics of ankylosing spondylitis [J]. Mol Immunol，2014，57(1):2-11.

[5] Díaz-Peña R, López-Vázquez A, López-Larrea C. Old and new HLA associations with ankylosing spondylitis [J].Tissue Antigens，2012，80(3):205-213.

[6] 全国儿童风湿病协作组. 儿童风湿病诊断及治疗专家共识（一）[J]. 临床儿科杂志，2010，28（10）：984-991.
[7] Weiss P F. Evaluation and Treatment of Enthesitis-Related Arthritis[J]. Curr Med Lit Rheumatol，2013，32(2):33-41.
[8] Weiss P F. Diagnosis and treatment of enthesitis-related arthritis[J]. Adolesc Health Med Ther，2012，32(3):67-74.
[9] Gu J，Huang J，Lia O Z，et a1.Association of chromosome 2q36.-36.3 and autosomal dominant transmission in ankylosing spondylitis：results of genetic studies across generations of Han Chinese families[J].J Med Genet，2009，46:657-662.
[10] Mou Y.HLA-B27 polymorphism in patients with juvenile and adult-onset ankylosing spondylitis in Southern China[J]. Tissue Antigens，2010，75:56-60.
[11] Zhang G.Genetic studies in familial ankylosing spondylitis susceptibility[J]. Arthritis Rheum，2004，50: 2246-2254.
[12] Hou T Y.Usefulness of human leucocyte antigen-B27 subtypes in predicting ankylosing spondylitis: Taiwan experience[J]. Intern Med J，2007，37: 749-752.
[13] Cauli A L，Shaw J, Giles J, et al. The arthritis-associated HLA-B*27:05 allele forms more cell surface B27 dimer and free heavy chain ligands for KIR3DL2 than HLA-B*27:09[J]. Rheumatology (Oxford)，2013, 52(11):1952-1962.
[14] Rudwaleit M, Rheumand E, Holek P, et a1.Adalimumab effectively reduces the rate of anterior uveitis flares in patients with active ankylosing spondylitis: results of a prospective open label study[J]. Ann Rheum Dis，2009，68:696-701.
[15] Brown M A. Progress in spondylarthritis. Progress in studies of the genetics of ankylosing spondylitis[J]. Arthritis Res Ther，2009，11: 254.

第九节　幼年皮肌炎的临床特点及治疗进展

幼年皮肌炎（juvenile dermatomyositis，JDM）是一种特发性的弥漫性血管炎样病变，为以进行性对称性近端肌无力伴特征性皮疹为特点的自身免疫性结缔组织病。病因尚不明确，目前认为可能是环境因素作用于遗传易感个体的自身免疫性疾病[1]，其中可能诱发感染的细菌（如溶血性链球菌）[2]以及病毒（如柯萨奇病毒、*Eb* 病毒）对其影响尤为重要。在过去，JDM 的预后较差，病死率占所有患儿的 1/3，另有 1/3 患儿留下终生残疾。近年来，随着对 JDM 认识的逐渐加深，治疗手段日益增多，JDM 的病死率下降至 2%～3%，预后亦有显著改善。本文便对现幼年皮肌炎的临床特点及治疗方面新进展进行介绍。

一、流行病学

JDM 是一种少见病，根据美国研究数据发病率为 3.2/1 000 000，国内尚无流行病学调查资料。平均诊断年龄是 7.7 岁。除了两个亚洲人群的研究是以男性为主外，多数研究显示女性患者占多数，男女比例一般为 1∶（1.3～2.8）[3]。

二、临床表现

幼年型皮肌炎起病隐匿，渐进性发展，呈亚急性或慢性经过。肌无力常常是就诊的主要原因，一般症状可有全身不适、食欲减退、易倦乏力、发热或体重下降[4]。

1.皮肤症状

皮肤方面的问题虽然不是患者就诊最常见的原因，但此症状常常是最先出现的。向阳性皮疹（heliotrope rash）呈紫红色，为围绕眼眶的红疹，伴或不伴眼睑的水肿。皮疹可逐渐蔓延及前额、鼻梁、上颌骨部位类似蝶形红斑，颜面尚可见毛细血管扩张。颈部和上胸部“V”字区、躯干部及四肢伸侧等处可出现弥漫性或局限性暗红色斑。皮疹轻重程度及持续时间不等，皮疹消退后可留有色素沉着。Gottron’s 征是幼年皮肌炎另一特征性皮肤改变，常常出现在掌指关节和指间关节伸面及跖趾关节和趾关节伸面，也可出现在肘、膝和踝关节伸侧，呈红色伴有鳞屑的皮疹，是该病最常见的皮肤症状，其变应性超过 80%[5]。

其他非特异性的症状也可出现：如甲周皮疹、脂肪代谢障碍、皮肤溃疡等。钙质沉着为 JDM 另外一个非常有特点的表现，最早可发生于病后 6 个月，但多于疾病后期出现，与病情的严重性相关。在触诊过程中可发现皮下及肌肉筋膜处的钙化；查体时应首先关注肘部、膝部及臀部。损伤处会出现疼痛及溃疡，并渗出石灰样物质，可继发感染，致关节挛缩及功能障碍。这种钙化可分布很广，可以通过 X 线发现。

此外，该病可出现较多共有的全身系统症状，比如痒感、颊部红斑、对光产生变态反应、雷诺现象、指端硬肿、皮肤口腔溃疡、头皮的牛皮癣状皮炎或秃头症等。

2.肌肉症状

患者常表现为肌无力，通常呈进展性、对称性改变，最常累及肢带肌、四肢近端及颈前屈肌。患儿可以表现为肌痛，或者出现肌萎缩。大于 80%的病人都是因为肌无力而就诊。最初患儿表现为穿衣困难，无法梳头、爬楼梯、下蹲等，进而发展为坐、立、行动和翻身困难。颈前屈肌无力时表现为平卧时不能将颈部前屈，涉及眼、舌、软腭、腹肌时可致眼睑下垂、斜视、吞咽困难、呛咳、音弱、腹胀等。肋间肌和膈肌受累时，可引起呼吸困难而危及生命。晚期肌肉萎缩，可致关节屈曲挛缩。虽然肌肉症状很常见，但是非系统性，比如无肌病性皮肌炎，就缺乏肌肉的相关表现。

3.其他

关节痛或关节炎、腹痛、发音困难、吞咽困难、呼吸困难在疾病早期少见。这些症状的存在提示重症皮肌炎。当出现钙质沉着时，需警惕心肌炎或心脏相关症状的出现，这些病人更容易发展为心脏功能异常。心肌炎可表现为室性心律失常，在某些严重的病例中可持续存在。脂肪营养不良常常在大孩子中出现，皮下脂肪组织的丢失是一个缓慢进展的过程，常影响躯干上部，临床上可伴有多毛症、肝肿大、黑棘皮症。少数患儿出现间质性肺浸润、肺纤维化，偶有肺出血、胸膜炎和自发性气胸。眼部症状可见视网膜绒毛状渗出、色素沉着、视乳头萎缩、水肿、出血或视神经纤维变性。这些变化系眼毛细血管受损所致[6]。

三、实验室检查

（1）血常规：急性期白细胞增多，晚期有贫血。

（2）急性期反应物：血沉增快，α2 和 γ 球蛋白增高，CRP 阳性。

（3）血清酶学检查：包括天冬氨酸转氨酶、丙氨酸转氨酶、乳酸脱氢酶、肌酸激酶、肌酸磷酸激酶、醛缩酶及肌红蛋白。一般认为肌酸激酶、肌酸磷酸激酶最为敏感。

（4）抗核抗体：ANA 可阳性，多为斑点型，少数患儿可测到特异性抗 Jo-1 抗体。

（5）X 线检查：骨关节周围有钙化，或弥漫性软组织及皮肤钙化，可行 X 线发现。

（6）肌电图：为侵入性检查，结果呈肌源性损害，表现为肌肉松弛时自发性纤颤电位、正锐波、插入激惹及高频放电。轻微收缩时呈短时限、低振幅、多相性电位。最大收缩时出现干扰相等。

（7）MRI：在肌炎时，四肢出现对称性的异常高密度区的 T2 波，其代表该处肌肉水肿和炎症改变。此项检查可显示肌肉异常部位及范围，有利于监测病情和指导肌活检部位[7]。

（8）肌肉活体组织检查：一般为三角肌或股四头肌、经肌电图或 MRI 证实的病变部位，活体组织检查标本可见到血管周围炎性细胞浸润，肌束周围有肌纤维萎缩和坏死，肌纤维再生现象。

四、诊断

目前，临床上 JDM 的诊断参照成年人皮肌炎的诊断标准，仍然沿用自 1975 年 Bohan 和 Peter 提出的标准：①对称性近端肌无力表现：肢带肌和颈前伸肌对称性无力，持续数周至数月，伴或不伴食道或呼吸道肌肉受累。②肌肉活检异常：可见到肌纤维变性、坏死，细胞吞噬、再生、嗜碱变性，核膜变大，核仁明显，筋膜周围结构萎缩，纤维大小不一，伴炎性渗出。③血清肌酶升高：血清骨骼肌肌酶升高，如肌酸激酶、醛缩酶、谷草转氨酶、谷丙转氨酶和乳酸脱氢酶。④肌电图示肌原性损害：肌电图有三联·征改变：即时限短、小型的多相运动电位；纤颤电位，正弦波；插入性激惹和异常的高频放电。⑤典型的皮肤损害：第一，向阳性皮疹：眼睑呈淡紫色，眼眶周水肿；第二，Gottron 征：掌指关节及近端指间关节背面的红斑性鳞屑疹；第三，在双侧膝、肘、踝关节，面部、颈部和上半身出现的红斑性皮疹。具备第⑤条. 再加三项或四项可确诊为皮肌炎；第⑤条，加上两项可能为皮肌炎；第⑤条，加上一项为可疑皮肌炎。此标准已沿用 30 余年，然而目前发现其对可疑性 JDM 的确诊尚存在不足[8-9]。

近年来，国际临床界已达成共识，认为 JDM 肌活检的病理特点包括四点：①肌内膜、肌束膜及外周血管炎症细胞浸润；②血管改变；③肌纤维改变，包括主要组织相容性复合物（major histocompatibility complex，MHC）I 类分子的高表达，束周或其他肌纤维萎缩、坏死、再生，以及新生肌球蛋白的出现；④肌内膜或肌束膜的纤维化[8-10]。由于以往的诊断标准中需要肌活检的结果，从而使得许多患儿在确诊时往往无法满足上述诊断标准。因此，依据目前临床诊治思路对诊断标准进行修订尤为重要。

2006 年欧洲儿童风湿病协会在儿童风湿病国际组织研究的基础上，对皮肌炎诊断标准提出了建议。认为除最基本的 3 项标准（近端肌无力、特征性皮损、血清肌酶升高）外，临床医师还可以参考如下诊断方法，见表 10-9-1，10-9-2[11-14]。

表 10-9-1　推荐的诊断标准的应用价值

推荐的诊断标准	应用价值	推荐的诊断标准	应用价值
肌肉 MRI	II	肌痛	IV
肌活检	II	肌肉 B 超	IV
肌电图	III	抗体	IV
钙质沉积	III	Von Willebrand 因子相关抗原	IV
甲床毛细血管扩张	III	手指溃疡	IV
发生困难	III	肌活检	V
呼吸困难	IV	血清中新蝶呤水平	V

注：将应用价值分为 I ~ VI六个等级，I：临床意义和价值性最大，VI：临床意义和价值性最小。

表 10-9-2　推荐的 JDM 诊断标准的使用率与发生率（%）

推荐诊断依据	使用率/%	发生率/%
近端肌无力	100	100
特异性皮疹	100	100
肌电图示肌源性改变	55.5	89.1
肌活检示典型肌炎	61.3	87.4
血清肌酶升高：肌酸激酶、醛缩酶、乳酸脱氢酶、门冬氨酸氨基转移酶	86.8	87.2
MRI 示炎症性肌病	58	70.6
其他：Von Willebrand 因子相关抗原、肌肉超声检查发现钙质沉着，血清中新蝶呤水平升高，吞咽或发生困难，肌痛，肌炎相关特异性抗体，皮肤活检，皮肤溃疡	35.3	—

注："—"表示无数据。

表 10-9-1 提示，肌肉 MRI 的诊断价值最大。但是，该检测的使用易受经济条件与地域因素的限制。由于肌活检病理有助于了解血管周围 T, B 细胞的浸润程度以及肌束案边缘萎缩情况，因此到目前为止，对于部分仅有肌无力而无其他症状的患儿，仍然推荐它作为诊断 JDM 的金标准[15]。肌电图、钙质沉着、甲床毛细血管扩张、发声困难的诊断价值次之。其中钙质沉积的发生率较低，而且易发生于疾病后期。表 10-9-2 则提示，JDM 的诊断建立在病史与体检的基础上。判断患儿皮疹、肌力的情况，再结合肌肉损伤的实验室指标等可明确诊断。值得一提的是，对于肌炎相关特异性抗体的研究，近来取得了一些新的进展。JDM 相关的自身抗体分为肌炎相关抗体和肌炎特异性自身抗体 [16]。肌炎特异性自身抗体主要包括抗氨基酰 tRNA 合成酶（aminoacyl tRNA synthetase，ARS）抗体、抗信号识别颗粒（signal recognition particle，SRP）抗体和抗 Mi-2 抗体等三大类。新近发现的属于肌炎相关抗体的抗 p155/140 抗体在 JDM 患儿中的阳性率为 20% ~ 30%，与皮肤黏膜的病变及继发肿瘤具有显著相关性[17-18]。

五、治疗

近年来，由于针对 JDM 的治疗手段日益增加，使其预后与生存率均有显著改善，但其治疗方案仍有大部分仍是经验性的。原因主要是由于现今尚缺乏对治疗反应的一个规范而明确的评估方案，从而导致缺乏对治疗药物进行公认的一致性且有效性的准确评估和比较。近期，国际肌病预后评估与临床研究小组就成年人与幼年特发性肌病的临床研究提出了一套方案，并对其临床每一阶段都有明确的定义。然而这些方案对皮肌炎的进展性研究的意义仍未明确[19]。

由于 JDM 是一组异质性疾病，临床表现因人而异，治疗方案也应强调个体化的原则。目前认为其治疗方案可分三个阶段：初始治疗、维持治疗和长期治疗[20]。然而，这些治疗方案是儿科医师几十年的临床经验总结或仅仅建立在一些小规模的临床试验的基础上，至今尚缺乏大样本量的随机、双盲、安慰剂对照的前瞻性研究。

1.肾上腺皮质激素

为本病首选药物，早期足量使用皮质激素是治疗本病的关键。强的松开始剂量为 2mg/（kg・d），分次口服。对于发病急，全身症状重，肌无力明显，特别是咽下肌及呼吸肌受累者，或伴脏器受累者，可予甲基泼尼松龙冲击治疗：10～30mg/（kg・d），待症状好转后改为强的松口服，持续用药 2～3 个月。待肌力恢复，血清肌酶降至正常，可开始缓慢减量，每 2～4 周调整一次剂量。如出现病情反复，则需重复加大剂量。病情稳定后，可将强的松改为每日 1 次顿服。维持剂量以 5～10mg/d 为宜，总疗程不少于 2 年，有些病例需更长时间。合理应用大剂量皮质类固醇激素治疗可以有效的减少钙质沉着的发生。然而，大部分病人都会出现激素的不良反应[21]。

2.羟氯喹

剂量为 6mg/（kg・d），可与激素同用，缓解皮疹效果好，应用过程中需注意监测视野。

3.免疫抑制剂

新的研究数据显示，早期加用其他免疫抑制剂，比如 MTX，可以减少钙质沉着的发生率，缩短疾病活动期时间，有效地缓解病因，预防疾病复发。同时，加用免疫抑制剂可以减少激素用量。氨甲蝶呤 10～15mg/m^2，每周 1 次，口服。危重病例可采用 0.5～1.0mg/kg，每周 1 次皮下注射。对于难治性病例可用环孢素 A。在一项小样本量的研究中发现当其与激素联用时，也可以有效的减少激素的用量。其按 5mg/（kg・d）给予，用药过程中需监测血浓度。对于难治性疾病有效的其他药物包括硫唑嘌呤、吗替麦考酚酯、环磷酰胺及他克莫司。

4.丙种球蛋白

常常用于激素抵抗型或激素依赖型疾病。对危重病例亦使用大剂量丙种球蛋白静脉注射。

5.生物制剂

如利妥昔单抗，每次 375mg/m^2，每周 1 次，应用 4 周[22]。

6.肿瘤坏死因子拮抗剂的治疗

如英夫利昔单抗、依那西普。

六、预后

JDM 的预后通常较好。在 20 世纪 60 年代前，因为针对此病没有有效的治疗方法，所以预后很差，约有 1/3 的患儿死于该病，1/3 的患儿成为严重的残疾，剩下的 1/3 恢复良好没有并发症。在 20 世纪 60 年代早期开始应用激素治疗该病，死亡率将至 10%以下。然而，许多患儿因该病遗留的后遗症而长期处于慢性疾病活动状态。激素应用过晚或应用不恰当是导致慢性病程及预后不佳的最重要原因[23-24]。

（邝伟英　李妍）

参考文献

[1] 白梅. 多发性肌炎和皮肌炎的病因及发病机制研究进展[J].中国麻风皮肤病杂志，2010，26:715-717.
[2] 王红兵，李娜. 红斑狼疮、皮肌炎患者咽部菌群调查及其链球菌抗体滴度研究[J].皮肤病与性病，2010，32:1-2.
[3] Chiu S，Yang Y，Wang L，et al.Ten -year experience of juvenile dermatomyositis:a retrospective study[J].J Microbiol Immunol Infect，2007，40:68 -73.
[4] 周纬，殷蕾，金燕樑，等.儿童多发性肌炎和皮肌炎临床分析[J].临床儿科杂志，2009，27:134 -137.
[5] 杨雅骊，温海，雷文知，等. 多发性肌炎和皮肌炎 70 例临床分析[J].中国麻风皮肤病杂志，2010，26:697-699.
[6] McCann L J，Juggins A D，Maillard S M，et a1.The juvenile dermatomyositis national registry and repositor（UK and Ireland）:clinical characteristics of children recruited within the first 5years[J].Rheumatology(Oxford),2006，45:1255-1260.
[7] 张科蓓，华佳，许建荣，等.皮肌炎的 MRI 诊断[J].实用放射学杂志，2009，25:837-839.
[8] 中华医学会风湿病学分会.多发性肌炎和皮肌炎诊断及治疗指南[J].中华风湿病学杂志，2010，14:828-831.
[9] Bohan A，Peter J B.Polymyositis and dermatomyositis（first of two parts）[J].N Engl J Med，1975，292:344-347.
[10] Miles L，Bove K E，Lovell D J，et al.Predictability of the clinical course of juvenile dermatomyositis based on initial muscle biopsy:a retrospective study of 72 patients[J].Arthritis Rheum ，2007，57:1183-1191.
[11] 王国春，卢昕.解析特发性炎性肌病[J].诊断学理论与实践，2010，9:299-303.
[12] 周文静，曹兰芳.幼年皮肌炎诊治进展[J].国际儿科学杂志，2011，38:294-297.
[13] 刘林菁，杨森，张学军.幼年型皮肌炎研究进展[J].临床皮肤科杂志，2004，33:772-773.
[14] Brown V E，Pilkiugton C A，Feldman B M，et a1.An intemational consensus survey of the diagnostic criteria for juvenile dermatomyositis（JDM）[J].Rheumatology（Oxford），2006，45:990-993.
[15] Wedderbtim L R，Varsani H，Li C K C，et a1.International consensus on a proposed score system for muscle biopsy evaluation in patients with JDM，for potential use in clinical trials[J].Arthritis Rheum，2007，57:1192-1201.
[16] Khanna S，Reed A M.Immunopathogenesis of juvenile dermatomyositis[J].Muscle Nerve，2010，41:58l-592.
[17] Targoff I N，Mamyrova G，Trieu E P，et a1.A novel autoantibody to a 155-kd protein is associated with dermatomyositis[J].Arthritis Rheum，2006，54:3682-3689.
[18] Gunawardena H，Wedderburn L R，North J，et a1. Clinical associations of autoantibodies to a p155/140 kDa doublet pmtein in juvenile dermatomyositis[J]. heumatology（Oxford），2008，47:324-328.
[19] Kim S，E1-Hallak M，Dedeoglu F，et a1.Complete and sustained remission of juvenile dermatomyositis resulting from aggressive treatment[J].Arthritis Rheum，2009，60:1825-1830.
[20] Wiendl H.Idiopathic inflammatory myopathies:current and future therapeutic options[J].Neurotherapeutics，2008，5:548-557.
[21] Seshadri R，Feldman B M，Ilowite N，et al.The role of aggressive corticosteroid therapy in patients with juvenile dermatomyositis: a propensity score analysis[J].Arthritis Rheum，2008，59:989-995.
[22] Cooper M A，Willingham D L，Brown D E，et a1.Rituximab for the treatment of juvenile dermatomyositis：a report of four pediatric patients[J].Arthritis Rheum，2007，56:3107-3111.
[23] Huher A，Feldman B M.Long-term outcomes in juvenile dermatomyositis:how did we get here and where are we going?[J].Curr Rheumatol Rep，2005，7:441-446.
[24] Ramanan A V，Feldman B M.Clinical outcome in juvenile dermatomyositis[J].Curr Opin Rheumatol，2002，14:658-662.

第十节　变应性紫癜的临床诊治新进展

200 多年前，Heberdon 首次描述了变应性紫癜（Henoch-Schonlein purpura，HSP）。变应性紫癜是一种常见的血管变应性出血性疾病，以免疫复合物在血管内沉积为主要表现。国外统计，HSP 在小儿的发病率为 13. 5 /10 万 ~ 18. 0 /10 万，是儿童中发病率最高的血管炎。常见发病年龄为 7~14 岁。男性发生率高于女性，有报道比例为（2 ~ 6）：1。好发季节为冬末春初。其临床特征主要包括非血小板减少性皮肤紫癜，关节肿痛，腹部疼痛，消化道出血和肾炎。多数患者呈良性、自限性过程，经正确治疗于数周内痊愈。本病并发症多，复发率高。肾炎是 HSP 的主要症状之一，HSP 长期预后取决于肾脏损伤的严重程度。目前有关变应性紫癜的研究已成为近年来变应性疾病研究的热点之一。

一、病因

1.感染

HSP 的确切病因仍不清楚，诸多研究证明感染与 HSP 的发病关系密切，其在 HSP 的发病原因中居于首位，如溶血性链球菌[1]、肺炎支原体、柯萨奇病毒等。近几年的研究发现幽门螺杆菌（*HP*）、甲肝病毒、微小病毒 *B*19，*Eb* 病毒[2]也与 HSP 的发病密切相关。

（1）幽门螺杆菌。Nov A K 等研究发现，在急性发作 HSP 患者中抗 *HP*-IgG 明显高于健康对照组[3]。史学等对患儿 *HP* 检测的病例进行回顾性研究发现，感染 *HP* 的 HSP 的患儿病程长，易反复，多有腹型 HSP 表现特点，胃镜下多表现为重度炎症及溃疡[4]。有学者认为 *HP* 感染所致 HSP 可能的机制为 *HP* 感染使得血液氧自由基水平明显上升而损伤血管内皮细胞，同时肿瘤坏死因子（TNF）和白介素-6（IL-6）等前炎症因子水平升高导致血液中纤维蛋白原、中性粒细胞及 C 反应蛋白等浓度明显增加，引起血管内皮的持续炎症反应，亦能释放中性介质削弱胃黏膜屏障功能，增加机体与消化道内致病因素的接触机会，从而放大了免疫反应，使病情易反复发作[5]。

（2）甲型肝炎病毒（*Hav*）。Chemli 等报道 1 例 10 岁男孩确诊为胆汁淤积型甲型肝炎病毒感染 3d 后出现明显的紫癜样皮疹、腹痛、关节痛，符合美国风湿病协会制定的 HSP 诊断标准[6]。HSP 是 *Hav* 感染的肝外特殊表现，此二者有罕见的相关性，有待进一步研究了解。

（3）微小病毒 *B*19。人类微小病毒 *B*19 是 1975 年由 Cossart 等发现的，人类微小病毒 *B*19 引起 HSP 的发病机制目前尚未完全阐明。有研究发现人微小病毒 *B*19 能够特异地结合到红细胞受体（即红细胞 P 抗原）上，推测可能与红系祖细胞的亲嗜性有关。曹玉红等对 HSP 患者进行人类微小病毒检测，发现人类微小病毒 *B*19-DNA 阳性者达 25 %，认为人类微小病毒 *B*19 感染与 HSP 发病有一定关系[7]。Cioc 等报道在 HSP 患者皮肤及肾小球毛细血管内皮细胞活检中发现了人类微小病毒 *B*19，并提出使用丙种球蛋白治疗疗效良好[8]。

（4）其他。近年陆续有报道指出接种甲、乙肝疫苗，风疹疫苗，流感疫苗，狂犬疫苗，麻疹-风疹联合减毒活疫苗，A 群脑膜炎球菌、C 群脑膜炎球菌结合疫苗等后患 HSP 的病例，其原因可能为疫苗是一种生物制品，作为一种异体蛋白接种到人体后，使具有敏感素质的机体产生较强的变态反应，引起一系列损伤，另外也可能与受种者个体体质和免疫状况差异有关。

2.食物

鱼、虾等异性蛋白。

3.药物

抗生素（青霉素、链霉素、红霉素、氯霉素）、磺胺类、异烟肼、解热镇痛药、氯噻嗪、碘、重金属等。

4.其他

如寒冷、花粉、尘螨、昆虫叮咬等。

5.遗传易感性

HSP 发病具有家族聚集倾向，提示遗传因素在该病病因学方面扮演了重要角色。早期研究对 HSP 的遗传易感性的研究主要聚焦于人类白细胞抗原基因。来自西班牙、意大利和土耳其的研究表明，*HLA-DRB*1* 01，*HLA -DRB*1* 11，*HLA-DRB*1* 14 等位基因与 HSP 的易感性相关。国内相关研究发现，变应性紫癜患儿 *HLA-DRB*1* 18 频率明显增高，因此推测 *HLA-DRB*1* 18 可能是小儿变应性紫癜的易感基因[9]。最近一项研究显示，*HLA-B*35 等位基因可以增加 HSP 患儿肾炎发生的风险。HSP 是一种与家族性地中海热基因相关的自身免疫性疾病。来自以色列和土耳其的研究显示，HSP 的发病率与定位于

16p13 的 *MEFV* 基因突变有相关性，HSP 患儿 *MEFV* 基因突变的发生率较一般人群显著增加。该基因突变后出现家族性地中海热。家族性地中海热的特点是中性粒细胞激活和中性粒细胞迁移到浆膜表面。秋水仙碱能抑制中性粒细胞活化和迁移。因此，秋水仙碱可能对 HSP 有治疗作用。

二、病理改变

本病主要的病理改变为全身性小血管炎，除小血管外，还可累及微动脉和微静脉。皮肤病理变化为真皮层的微血管和毛细血管周围可见中性粒细胞和嗜酸性粒细胞浸润、浆液和红细胞外渗致间质水肿。受累血管的周围还可有核的残余及肿胀的结缔组织，小血管的内膜增生，并出现透明变性及坏死，使血管腔变窄，甚至梗死，并可见坏死性小动脉炎。皮肤及胃肠道均可见上述改变，关节腔内多见浆液及白细胞渗出，但无出血，输尿管、膀胱及尿道黏膜可有出血，并常累及肾脏，紫癜性肾炎的病理变化轻重不等。Vila Cots 回顾性研究显示，紫癜性肾炎最常见的病理类型为弥散性系膜增生伴 IgA 沉积，不到 50%的患儿伴有新月体形成。

紫癜性肾炎病理分级有国际儿童肾脏病研究会（International Study of Kidney Disease in Children，ISKDC）病理分类法和 WHO 病理分级，具体如下：ISKDC 病理分类法：Ⅰ型，微小病变；Ⅱ型，系膜增生；Ⅲ型，局灶性和弥散性增生或硬化，新月体形成 < 50%；Ⅳ型，局灶性和弥散性系膜增生或硬化，新月体形成 50% ~ 75%；Ⅴ型，局灶性和弥散性系膜增生或硬化，新月体形成> 75%；Ⅵ型，膜性增生性病变。WHO 病理分级：Ⅰ级，包括微小病变，微小病变伴局灶节段性显著，局灶性增生性肾小球肾炎轻度；Ⅱ级，包括弥散性增生性肾小球肾炎轻度，弥散性增生性肾小球肾炎轻度伴局灶节段性显著；Ⅲ级，包括局灶性增生性肾小球肾炎中等度，弥散性增生性肾小球肾炎中等度；Ⅳ级，包括弥散性增生性肾小球肾炎重度，终末期肾。

三、临床分型及表现

本病的临床表现为：起病前 1 ~ 3 周常有上呼吸道感染。首症以皮肤紫癜最常见，紫癜特点为压之不褪色。少数病例在紫癜前先有关节痛、腹痛、腰痛或血尿、黑便等。

1.皮疹型

临床最多见，以真皮层毛细血管和小动脉无菌性炎症为特征，血管壁可有灶性坏死及血小板血栓形成。大多以皮肤反复出现瘀点、瘀斑为主要表现，常见于下肢及臀部，对称分布、分批出现，瘀点大小不等，呈紫红色，可融合成片或略高出皮肤表面，呈出血性丘疹，可伴轻微痒感。严重者可融合成大血泡，中心呈出血性坏死。瘀点、瘀斑可在数日内逐渐消退，也可反复出现，少数病例可伴眼睑、口唇、手、足等局限性血管性水肿。重者可发生水疱、溃疡及局部坏死。个别病例可伴有荨麻疹及血管神经性水肿，后者多发生于头面部。

2. 腹型

腹型（Henoch 紫癜）主要表现为腹痛，位于脐周围或下腹部，常呈阵发性绞痛或持续性钝痛，可伴恶心、呕吐、腹泻、便血。由于浆液血性分泌物渗入肠壁，致黏膜下水肿、出血，引起肠不规则蠕动可致肠套叠。偶可发生肠穿孔、消化道出血，甚至会并发胆囊炎、胰腺炎等。

3. 关节型

关节型（Schonlein 紫癜）除皮肤紫癜外，尚有关节肿痛，有时局部有压痛。多见于膝、踝等大关节，有少数除下肢关节外还累及肘、腕、手指等关节，关节腔可有积液，但不化脓。疼痛反复发作，呈游走性，常易误诊为风湿病，可伴红、肿及活动障碍，在数月内消退，积液吸收后不留畸形。

4.肾型

肾型又称为变应性紫癜性肾炎，多见于少年，最常见，占变应性紫癜的 12% ~ 65%，于紫癜出现后 1 ~ 8 周发生，除皮肤紫癜外，还兼有蛋白尿、血尿，甚至尿中出现管型。一般轻度的肾损害患者仅有血尿，而无蛋白尿，当出现蛋白尿时往往提示肾损害较重，少数病例尚有高血压、少尿和管型尿，常在紫癜出现后 1 周发生，偶有 7 ~ 8 周者。有时伴有水肿，可在数周内恢复，也有反复发作，迁延数月者。少数病变会累及整个肾而发展为慢性肾炎或肾病综合征，甚至发生尿毒症。

5.混合型和少见类型

以上各型临床表现中，如关节型与肾型同时存在则称为混合型。其他如病变累及中枢神经系统、呼吸系统等可出现相应症状，少数可累及心脏，如引起房室传导阻滞。

四、实验室检查

血小板记数正常或升高，这点可以与血小板减少性紫癜相鉴别。部分患儿白细胞总数增高达 20.0×10^9/L，伴核左移。出血时、凝血时及血块收缩等均正常。80%有消化道症状如腹痛患儿，伴大便潜血阳性者，可出现正色素性贫血，可能系消化道失血所致。血沉可增快，C 反应蛋白及抗链球菌溶血素可以阳性，咽培养可见 β 溶血性链球菌。抗核抗体及类风湿因子常阴性。约半数患者在急性期时其血清 IgA，IgM 升高。肾脏受累时可出现镜下血尿及肉眼血尿。有时严重蛋白尿可致低蛋白血症。对有消化道症状者可进行腹部 B 型超声波检查，有利于肠套叠的早期诊断。肾组织活检可确定肾炎病变性质，对治疗和预后的判定有指导意义。活检时可见肾小球系膜组织有 IgA 沉积。系膜上还有备解素、纤维素、补体 C3 沉积，这些改变与 IgA 肾病的改变相似，但二者的关系尚不清楚。皮肤活检有助于疑难病例的诊断。少数患者抗心脂抗体阳性。

五、诊断标准

2005 年欧洲风湿病防治委员会和欧洲儿童肾脏病防治委员会及美国风湿协会共同制订新的 HSP 诊断标准：①皮肤紫癜；②弥散性腹痛；③组织学检查示以 IgA 为主的免疫复合物沉积；④急性关节炎或关节痛；⑤肾脏受累。其中皮肤紫癜为必要条件，加上②③④⑤中的至少一条即可诊断为 HSP。

1990 年美国风湿病协会制订的 HSP 诊断标准：①皮肤可触性隆起型紫癜；②首次发病年龄 < 20 岁；③弥漫性腹痛伴血性腹泻；④小血管壁活检发现中性粒细胞浸润。上述 4 条标准中，符合 2 条或 2 条以上即可诊断为 HSP。其诊断的敏感度和特异度分别为 87.1%和 87.7%[10-12]。

六、治疗

目前尚无特效疗法。主要采取支持和对症治疗，急性期卧床休息，要注意液量、营养及保持电解质平衡。有消化道出血者，如腹痛不重，仅大便潜血阳性者，可用流食；如有明显感染，应给予有效抗生素，注意寻找和避免接触变应原。如有荨麻疹或血管神经性水肿时，应用抗组织胺药物和钙剂；有腹痛时应用解痉挛药物；消化道出血时，可静脉滴注西咪替丁 20 ~ 40 mg/（kg・d）。单独皮肤或关节病变时，无须使用糖皮质激素。有严重消化道病变，如消化道出血时，可服强的松每日 1 ~ 2mg/kg，服用 7d 后逐渐减量，总疗程为 2~3 周[13]。对于严重肾脏病变患儿，有人主张用甲基强的松龙冲击疗法，每次 30mg/kg，于 1h 内静脉滴入，隔日或隔 2 日 1 次，6 次为 1 疗程，疗效有待进一步观察。对于肾型紫癜患儿，可应用免疫抑制剂。硫唑嘌呤每日 2 ~ 3mg/kg 或环磷酰胺每日 2~3mg/kg，服用数周或数月，用药期间，应严密监测血常规及其他不良反应[14]。雷公藤对肾型者疗效颇佳。大部分患者用药 1.5 ~ 2 个月后尿蛋白转阴。血尿于用药 1 ~ 3 个月后明显好转，2 ~ 6 个月后大部分消失。国内多采用雷公藤苷片每日 1 ~ 1.5mg/kg，分 2 次口服，疗程为 3 个月。用药期间应注意其药物不良反应，如胃肠道不良反应、肝功损害、骨髓移植、皮疹等，需要定期监测患儿血常规和肝功能等。有人主张应用尿激酶治疗紫癜性肾损害，可起到利尿、消肿作用。其作用是减少纤维蛋白在肾小球的沉积。用量为每次 1 万 ~ 2 万 IU，静脉注射，每日 1 次，连用 20d。此外，可应用抗血小板凝集药物如阿司匹林 3 ~ 5mg/（kg・d），或 25 ~ 50mg/d，每日 1 次口服；潘生丁 3 ~ 5 mg/（kg・d），分次服用。有报道对于重症紫癜肾炎可应用大剂量丙种球蛋白冲击疗法，疗效有待进一步观察。对于治疗紫癜肾表现为急进性肾炎者可应用血浆置换，通过去除血浆中的抗体、补体、免疫复合物及炎性介质达到疾病缓解[15]。

泼尼松能缓解紫癜性肾炎，但不能预防紫癜性肾炎的发展，也不能缩短病程和防止复发。迄今为止，还未发现有效的治疗方案可以改变 HSP 的自然病程。尽管预后差，关于重度肾炎的治疗目前缺乏详尽的研究[16]。除了皮质类固醇，还包括硫唑嘌呤、环磷酰胺、环孢素和麦考酚酸吗乙酯已被用于治疗重度肾炎。最近回顾性研究表明，糖皮质激素联合环磷酰胺治疗重度紫癜性肾炎患儿与单纯用糖皮质激素治疗组疗效无明显变化。据报道，少数患者采用血浆置换和利妥昔单抗治疗[17]严重的紫癜性肾炎，但这两种治疗方法均没有得到正式研究。因此，没有确凿的证据表明哪种治疗方案是治疗 HSP 严重并发症的最佳选择。

七、预后

一项对 223 例 HSP 患儿的临床资料分析发现，儿童变应性紫癜肾炎（Henoch-Schonlein purpura nephritis，HSPN）急性期肾衰竭少见，但肾脏病理改变相对严重。起病年龄>10 岁、紫癜反复超过 1 个月是 HSP 易发生肾脏损害的危险因素，肾外症状的严重性并非危险因素。同时指出大部分 HSPN 患儿在起病 3 ~ 6 个月出现尿检查异常，而 6 个月后才出现肾损害者较少见，提示 HSP 患儿至少要随访 6 个月[18]。

HSP 为一种良性的自限性疾病，如无严重肾损害，大多数 HSPN 患者预后良好，但有报道显示有一部分的成人有持续性血尿，少部分会发展成为慢性肾衰竭[19]。是否并发 HSPN 是决定 HSP 预后的关键因素。国外有报道认为蛋白尿量与肾功能损害程度相平行，可作为该病预后不良的标志。该报告还指出 HSPN 患者中，成年人的预后比儿童患者差。杨霁云等报道，多数 HSP 患儿存在肾脏组织学改变，故早期寻找肾损害的影响因素至关重要。若能早期的发现 HSP 患者出现肾损害，便可尽早给予肾功能保护性治疗，以降低肾损害的程度，亦有利于改善预后。

（邝伟英　李妍）

参考文献

[1] Kikuchi Y，Yoshizawa N，Oda T，et al. St reptococcal origin of a case of Henoch-Schonlein purpura nephritis[J]. Clin Nephrol，2006，65:124-128.

[2] Kim C J，Woo Y J，Kook H，et al. Henoch-Schonlein purpura nephritis associated with Epstein-Barr virus infection in twins[J]. Pediatr Nephrol，2004，19:247-248.

[3] NovÀk J，Csiki Z，Sebesi J，et al. Elevated level of Helicobacter pylori antibodies in Henoch-Schonlein purpura[J]. Orv Hetil，2003，144:263-267.

[4] 史学，李歆. 变应性紫癜与幽门螺杆菌关系的探讨[J]. 北京医学，2002，24:105-106.

[5] 陈凤琴，陈永胜，李文斌，等. 幽门螺杆菌感染与变应性紫癜相关性的研究[J]. 中国小儿血液，2005，10:52-53.

[6] Chemli J，Zouari N，Belkadhi A，et al. Hepatitis A infection and Henoch-Schonlein purpura : a rare association[J]. Arch Pediatr，2004，11 :1202-1204.

[7] 曹玉红，张国成，成胜权，等. 人类细小病毒 B19 感染与小儿风湿性疾病关系的探讨[J]. 中华儿科杂志，2001，39:662-664.

[8] Cioc A M ，Sedmak D D，Nuovo G J，et al. Parvovirus B19 associated adult Henoch-Schonlein purpura[J]. J Cutan Pathol，2002，29 :602-607.

[9] 张交生，宋丽君.变应性紫癜病因及发病机制的最新研究进展[J]. 国际儿科学杂志，2006，33:264-266.

[10] 杨志国，朱保权.儿童变应性紫癜的诊治进展[J]. 医学综述，2011，17:861-863.

[11] 林雀卿，徐祖森.变应性紫癜的研究进展[J]. 华中医学杂志，2009，33:352-354.

[12] 王峥，董丽群.变应性紫癜治疗进展[J]. 实用儿科临床杂志，2009，24:1374-1377.

[13] Ronkainen J，Koskimies O，Ala-Houhala M，et al. Early prednisone therapy in Henoch-Schonlein purpura:a randomized，double-blind，placebo-controlled trial[J].J Pediatr，2006，149:241-247.

[14] Edstrom H S，Soderberg M P，Berg U B.Treatment of severe Henoch-Schonlein and immunoglobulin a nephritis. A single center experience[J].Pediatr Nephrol，2009，24:91-97.

[15] Shenoy M，Ognjanovic M V，Coulthard M G.Treating severe Henoch-Schonlein and IgA nephritis with plasmapheresis alone[J].Pediatr Nephrol，2007，22:1167-1171.

[16] 曾萍，曾华松. 变应性紫癜的诊断与治疗[J]. 实用儿科临床杂志，2010，25:625-628.

[17] Donnithorne K J，Atkinson T P，Hinze C H，et al.Rituximab therapy for severe refractory chronic Henoch-Schonlein purpura[J].J Pediatr，2009，155:136-139.

[18] 方湘玲，易著文，党西强，等. 儿童变应性紫癜 236 例临床分析[J].临床儿科杂志，2006，24:46-49.

[19] Ozen S，Ruperto N，Dillon M J，et al.EULAR/PReS endorsed consensus criteria for the classification of childhood vasculitides[J].Ann Rheum Dis，2006，65:936-941.

第十一节　生物制剂在儿童风湿病中的应用

近十几年来，随着儿童风湿性疾病的部分免疫病理生理机制的阐明，以及生物制药的发展，儿童风湿病的治疗有了突飞猛进的进展。生物制剂是通过生物工程方法制造的生物大分子，区别于传统的小分子化合物药物，其机制是通过靶向于免疫反应中的一个或多个环节来发挥治疗作用。生物制剂的问世，为靶向治疗风湿病开辟了先河，被称为 21 世纪以来风湿病治疗的里程碑。

一、生物制剂的种类和分类

根据生物制剂的作用机制，可分为以下几类：干扰细胞因子的作用，抑制细胞功能及细胞之间的相互作用，诱导免疫耐受及抑制凋亡的制剂。

生物制剂针对上述靶分子/细胞，设计多采用单克隆抗体或可溶性受体，其通用的命名方法如下[1]：“-cept”指重组受体和人 IgG1Fc 段的融合蛋白，如依那西普（可溶性 TNF-α 受体融合蛋白，etanercept）。“-mab”指单克隆抗体，“-ximab”指人鼠嵌合的单克隆抗体，如英夫利昔单抗（infliximab）；而“-umab”则指的是人源化单抗，如阿达木单抗（adalimumab）。

以下将根据生物制剂的作用机制详细介绍各类生物制剂及其在儿童风湿病中的应用进展。

二、干扰细胞因子作用的制剂

1. TNF 拮抗剂

TNF-α 炎症因子在多个风湿免疫疾病发病过程中扮演至关重要的角色。TNF-α 作为一种重要的促炎因子，参与了 JIA 炎症的发生发展。因此，TNF-α 抑制剂一问世，便被尝试应用于幼年特发性关节炎（JIA）治疗的临床研究[2]。以 TNF-α 为靶向的生物制剂包括：肿瘤坏死因子受体抗体融合蛋白——依那西普，人鼠嵌合肿瘤坏死因子单克隆抗体——英夫利昔单抗及完全人源化的肿瘤坏死因子单克隆抗体——阿达木单抗。这几种制剂均已经在中国上市。

（1）依那西普。依那西普（etanercept）由 Amgen-Wyeth 公司开发，为经皮下注射的重组人 TNF-α 受体 p75 与人 IgGl 的 Fc 段融合物。该类药物作用比较温和，同时中和循环中可溶的 TNF-α 和 TNF-β，阻断其与 TNF 结合，双重抑制 TNF 的作用，有更好的耐受性和非免疫原性。于 1998 年 11 月 2 日获得美国食品与药品监督管理局批准用于治疗疼痛性关节疾病，目前批准用于治疗类风湿性关节炎、强直性脊柱炎、银屑病、银屑病关节炎和幼年类风湿性关节炎。依那西普是我国第一个上市的 TNF-α 拮抗剂，国产制剂为益赛普，分别于 2005 年和 2007 年获得我国食品药品监督管理局批准，用于类风湿性关节炎、强直性脊柱炎和银屑病的治疗。对于儿童患者，适用于依那西普治疗的对象为符合国际抗风湿病联盟（International Leagues Against Rheumatism, ILAR）2001 年 JIA 分类标准（即全身型 JIA，少关节型 JIA，类风湿因子阴性多关节型 JIA，类风湿因子阳性多关节型 JIA，银屑病性关节炎，附着点炎相关关节炎以及未分化 JIA），年龄为 4 ~ 18 岁，2 ~ 4 岁酌情考虑。患者经传统的标准治疗后反应不佳或不能耐受传统治疗、患者处于病情活动期均为治疗的适应证。除难治性、活动性多关节受累的 JIA 患者外，关节症状明显的其他类型的JIA患者也可酌情考虑应用，包括附着点炎相关关节炎，伴有骶髂关节炎的任一型JIA、持续少关节型JIA和全身型JIA关节炎症状明显者，可与MTX等其他药物联合使用[3]。

依那西普的半衰期为（102±20）h，推荐使用方法是成人每次25mg，每周2次，儿童患者用量为0.8mg/（kg·周），分1～2次皮下注射，也可考虑以下用法：每2周总剂量1.6mg/kg，分3次皮下注射，国外文献表明，每周1次注射依那西普的疗效与1周总量分为2次注射的临床疗效无统计学差异，两种给药方法的药代动力学特征也相似，但每周总量不应超过50mg。疗程按照标准剂量治疗至少3个月，如未达到ACR Pedi 30（the American College of Rheumatology ACR Pediatric，美国风湿病学会小儿标准≥30%）缓解率，不建议停药，如连续治疗6月仍未实现疗效，则可判为治疗无效而停用。

北京儿童医院曾对241例应用依那西普的难治性幼年特发性关节炎患者进行研究，发现在应用etanercept治疗后2周，达到ACR Pedi 30，ACR Pedi 50，ACR Pedi 70效应的百分率分别为48%，26%和13%。所有JIA患者ESR、CRP水平较治疗前显著降低，应用etanercept治疗后2周，ACR Pedi 30、ACR Pedi 50、ACR Pedi 70的百分率分别为48%，26%和13%。所有JIA患者ESR，CRP水平较治疗前显著降低。其中4例JIA患者，用药后2周内曾出现一过性皮疹，但未影响临床用药；1例患者治疗后1年，因结核感染停止用药。

（2）英夫利昔单抗。英夫利昔单抗（infliximab）是一种人鼠嵌合的TNF-α单克隆抗体，商品名为类克。通过结合可溶性和膜结合型的具有生物学活性的TNF-α 抑制TNF-α与其受体的结合，还可通过补体介导和抗体依赖细胞介导的细胞毒作用溶解产生TNF-α 的细胞。也可以降低血清IL-6，髓过氧化物酶和可溶性黏附分子，减轻炎症反应和组织破坏[4]。

由瑞士Cilag AG公司生产，1999年11月10日首次获得美国FDA批准用于治疗类风湿性关节炎。该制剂为静脉滴注的TNF嵌合式单克隆抗体，其作用机制主要是与可溶性及细胞膜上的TNF-α结合，阻断其作用，达到消炎消肿止痛的目的。英夫利昔单抗在美国适应证为类风湿性关节炎、强直性脊柱炎、银屑病和溃疡性结肠炎。国内批准其适应证为类风湿性关节炎、强直性脊柱炎和克罗恩病。国外文献报道，英夫利昔单抗的治疗效果与其应用剂量有关，随着应用剂量的增加，患者ACR20缓解率提高，DAS28评分（disease activity score in 28 joints，类风湿关节炎疾病活动度评分）也明显下降。英夫利昔单抗在儿童炎症性肠病（inflammatory bowel disease，IBD）中也有应用。有研究评价了英夫利昔单抗治疗中重度活动期克罗恩病（Crohn disease，CD）患儿的疗效，结果显示治疗10周时具有良好的临床反应率。

该药半衰期为8.0～9.5d。用法为3～5mg/kg，缓慢静点，在接受过第一剂注射后，第二及第三剂注射将分别于之后第二及第六周进行。然后，每6～8周接受1次注射。应用英夫利昔单抗治疗可达很好的临床疗效，并可抑制影像学上的疾病进展。但该药是静脉用药，可引起1%的患者发生严重变态反应。另外，反复静脉用药后可产生抗英夫利昔单抗抗体，而同时应用MTX可减少抗体产生。

北京儿童医院在难治性幼年特发性关节炎、多发性大动脉炎及银屑病性关节炎患儿中应用英夫利昔单抗治疗，在改善临床症状及炎性指标方面均取得显著疗效。应用英夫利昔单抗对于Blau综合征及其他自身炎症性疾病的治疗也取得满意疗效。

（3）阿达木单抗。阿达木单抗（adalimumab）是一个全人源重组人IgGl抗TNF-α单抗。与英夫利昔单抗相比，它不含有鼠源性成分，因而不存在种属免疫原性，较少引起自身免疫样综合征。作用机制为高亲和力地结合人TNF-α，破坏TNF-α与受体结合，溶解表达TNF-α的细胞等。

阿达木单抗于2002年12月31日获得美国FDA批准用于治疗一种或多种抗风湿药物治疗欠佳的中重度活动性类风湿性关节炎。目前适用于类风湿性关节炎、强直性脊柱炎和银屑病关节炎和克罗恩病的治疗。在美国和欧盟批准应用于6个适应证，分别是类风湿关节炎、银屑病关节炎、强直性脊柱炎、克罗恩病、银屑病，以及幼年特发性关节炎。美国FDA已批准用于大于4岁的幼年特发性关节炎多关节型。2012年9月28日，美国FDA公布批准扩大阿达木单抗注射液治疗适应证包括成人中型到重型的溃疡性结肠炎的治疗。

阿达木单抗吸收缓慢，到达峰浓度约需 130 h，半衰期为 16 d。常用剂量为每次 24mg/m^2，隔周 1 次皮下注射。每次最大剂量 40mg。可与氨甲蝶呤等药物联合使用或单独使用。英国儿科胃肠病学、肝病学和营养协会（European Society for Paediatric Gastroenterology，Hepatology and Nutrition，BSPGHAN）对来自 19 个中心的 72 例儿童炎性肠病患者采用阿达木单抗治疗后的疗效和安全性进行了研究：治疗缓解率达 61%，但不良反应率也达 21%，其中包括了 2 例（3%）死亡[5-6]。

（4）新型制剂。①赛妥珠单抗（certolizumab pegol，CZP）。CZP 由人源化抗 TNF-α 抗体的 Fab 抗原结合区与两个相对分子质量为 20 的聚乙二醇（polyethylene glycol，PEG）分子连接而成，PEG 不影响 CZP 与 TNF-α 的结合，但可增加其代谢半衰期，从而减少注射次数。因其无免疫球蛋白结晶片段（fragment crystallizable，Fc）结构，故不能形成免疫复合物或激活补体，不能启动抗体或补体依赖的细胞不良反应，不能杀死带有膜结合型 TNF-α 的细胞[7]。2008 年，Baker 报道了 CZP 治疗 Crohn 病Ⅲ期临床实验，结果显示临床症状的改善和缓解的持续时间不依赖于 C 反应蛋白的水平。且单用 CZP 组和同时使用免疫抑制剂组之间无统计学意义。早期使用 CZP 可能有更好的效果，对于英夫利昔单抗无效的患者对 CZP 仍然可能有效。Smolen JS 等通过对 691 名风湿性关节炎（rheumatic arthritis，RA）患者随机双盲对照多中心的研究发现 CZP 联合 MTX 较安慰剂联合 MTX 组显著改善活动性 RA 患者的症状和体征。并能抑制 X 线的进展。患者的总体耐受性良好，由于不良反应而停药者少，共有 5 例患者出现结核感染。②戈利木单抗（golimumab，GLM）。GLM 是一种针对 TNF-α 的人源化单克隆抗体，其双盲随机安慰剂对照Ⅱ期临床试验研究表明，在 GLM 联用氨甲蝶呤治疗活动性 RA 的 1 年中，患者 DAS20 可得到持续改善。患者外周血中 E 选择素、IL-18、血清淀粉样蛋白 A（serum amyloid protein A，SAA）、基质金属蛋白酶-9（matrix metalloproteinase 9，MMP-9）下降可预测 GLM 与 MTX 联合治疗 RA 的疗效。来自加拿大、瑞典、美国、韩国、奥地利以及波兰的研究人员共同对 GLM 在活动性类风湿性关节炎的效应以及安全性进行了 GO-FORWARDⅢ期临床研究，发现 GLM 使用于对 MTX 耐药的活动期 RA 患者，能显著改善其症状和体征[8]。德、美等国一项联合研究（GO-RAISE 研究）表明，在为期 24 周接受戈利木单抗治疗的强直性脊柱炎患者中，发现 GLM 对 AS 是有效的，具有很好的耐受性。这两种新型制剂与之前的几种制剂比并没有明显的优越性，只是增加了临床医生的选择，在儿童患者中的应用尚缺乏经验。

（5）TNF-α 拮抗剂的不良反应。与传统治疗药物一样，生物制剂也可谓是一把双刃剑。TNF-α 拮抗剂常见的不良反应有以下几种。①注射部位反应：生物制剂通常采用皮下或静脉给药，注射反应较为多见，但多为轻中度，仅少数患者不能耐受而需要停药。英夫利昔或阿达木单抗用药后有发生严重输注反应的报道，多数情况下可以加用皮质激素或抗组胺药，或调慢输注速度而控制。②结核感染：所有 TNF-α 拮抗剂均增加结核发生或再活动的风险，有报道称，RA 患者接受 TNF-α 拮抗剂治疗后容易继发感染性疾病，是基线水平的 2 倍。新近研究还发现，应用 TNF-α 拮抗剂治疗的类风湿性关节炎患者的结核病患病率大幅提高（是基线水平的 4 倍）。阿达木单抗也有引起结核的危险，但英夫利昔单抗引起结核的危险性在 3 种 TNF-α 拮抗剂中最高。考虑到中国是结核病重疫区，所以有必要做好结核病防治工作。使用 TNF-α 拮抗剂前常规进行结核菌素的纯蛋白衍化物（purified protein derivative，PPD）试验，并对 PPD 试验阳性患者进一步行结核感染 T 细胞斑点试验（TB-spot）检测，活动性结核病患者应首先接受标准抗结核治疗方案充分治疗后再评估是否能应用生物制剂，这样有助于减少结核病的发生。③其他感染：抑制 TNF-α 可加重常见细菌感染，也可诱发条件致病菌或机会菌如球孢子菌，李斯特菌、曲霉菌等感染或病毒如 *Ebv*，*Cmv* 感染及水痘，肝炎等感染。但国外研究表明，应用 TNF-α 拮抗剂治疗中发生的感染多较轻微，感染类型也是儿童期常见的，抗感染治疗能有效控制，严重感染发生率很低。④恶性肿瘤发生风险：TNF-α 在肿瘤发生中起着监视作用，其抑制剂可能会提高肿瘤发生的危险性。类风湿性关节炎患者患淋巴瘤、尤其是非霍奇金淋巴瘤的危险性较高，人们担心长时间的 TNF-α 应用会进一步增加罹患淋巴瘤的危险性。美国食品药品监督管理局主持的上市后监测数据收集到 1999～

2008年在儿科患者使用TNF-α拮抗剂过程中发生的48例恶性肿瘤，淋巴瘤占多数，但也有白血病、黑色素瘤、肾细胞癌等。⑤脱髓鞘样综合征：美国FDA不良反应报告系统曾报告，接受依那西普和英夫利昔单抗治疗患者中有少数人发生了神经脱髓鞘病和多发性硬化症。脱髓鞘样综合征、视神经炎、横断性脊髓炎、多发性硬化及帕金森病发生率不比一般人群高。然而，已有少数这些综合征的报告，用etanercept的比用infliximab的多见。停用TNF-α拮抗剂后全部症状改善或消失。到目前为止，大量体外和临床前研究证据都表明，TNF-α在多发性硬化症的病理机制中起着重要作用。比如，TNF-α在体外对少突胶质细胞有不良反应，而多发性硬化症患者的血清TNF-α增高，与疾病的进展有关。⑥充血性心力衰竭。类风湿性关节炎患者易患心脏疾病，可能与其体内特异性促炎因子如TNF-α等有关，而TNF-α已被证实为慢性心功能不全病情进展相关的最重要细胞因子之一。在慢性心功能不全患者的体内可以检测到显著高于健康人群的TNF-α水平，而其表达受心肌的调节。这些资料提示，抑制TNF-α可以改善充血性心力衰竭症状。但临床试验显示，依那西普不能改善用美国纽约心脏病学会心功能分级Ⅱ～Ⅳ级患者的症状和体征。事实上，使用英夫利昔单抗治疗患者中因各种原因引起的死亡率和致充血性心力衰竭恶化的发生率反而增多。因此，TNF-α拮抗剂应尽量避免或慎用于充血性心力衰竭控制不好的类风湿性关节炎患者。TNF-α拮抗剂的其他不良反应有白细胞减少、中性粒细胞减少、全血细胞减少、局部反应、变态反应、心包积液、皮肤及全身性血管炎等[3]。

2. IL-1 **拮抗剂**

阿那白滞素（anakinra）是人重组白介素-1（IL-1）受体拮抗剂，通过与靶细胞表面IL-1受体结合，在受体水平阻断IL-1的生物效应，起到抗炎及发挥骨与软骨保护作用，是一种天然炎性细胞因子抑制剂。它是唯一被美国FDA批准用于治疗常规药物无效的顽固性类风湿性关节炎的抗IL-1受体拮抗剂。有数据显示：阿那白滞素的疗效次于英夫利昔单抗和依那西普，正是由于其低效性，阿那白滞素被用于治疗对TNF拮抗剂无效的类风湿性关节炎患者。其作用机制可能与IL-1β在体内低于TNF-α水平，或者阿那白滞素在血液中的半衰期较短有关。在国外对于阿那白滞素应用于幼年类风湿性关节炎的研究表明，治疗前、治疗后3，6，9个月，患者每日泼尼松用量均数逐渐减少，治疗前后，ESR，CRP，血红蛋白，血小板各项指标均有明显变化，发热、关节炎等明显好转[9]。

该药为短效制剂，推荐剂量是每天1mg/kg，最大100 mg，皮下注射。阿那白滞素主要不良反应是注射部位反应和感染，严重或反复感染及合并结核的患者需慎用。已发现的不良反应还包括变态反应、血常规改变、头痛、恶心、腹痛、腹泻及流感样症状等。使用过程中，应该注意监测血象，同时防止与TNF拮抗剂联用，避免增加感染的风险。

列洛西普（rilonacept）是一种长效的可溶性IL-1受体（融合蛋白），又叫IL-1陷阱。在一项治疗幼年特发性关节炎全身型的I期临床试验中，23名患者接受每周一次rilonacept注射，2.2～4.4mg/kg（最大剂量360mg）。12名患者则应用2年无不良事件发生。有6名患者发生严重不良事件，包括发生巨噬细胞活化综合征（2例）、关节炎复发（2例）、肺纤维化（1例）及贫血（1例）。最常见的不良事件是注射部位的反应和呼吸道感染。没有死亡病例。

人抗白介素-1β单克隆抗体（ilaris，canakinumab）是一种拮抗IL-1β的单克隆抗体。它不会和IL-1家族中的其他成员发生交叉反应，半衰期30d，可以8周用药1次。在一项针对幼年特发性关节炎全身型的II期临床试验中，23名患者接受了单剂canakinumab注射（0.5～9.0 mg /kg），发现最常见的不良事件是轻中度感染或消化道症状，3例患者发生治疗相关严重不良事件，但尚无患者因不良事件退出试验。

3. IL-6 **拮抗剂**

人源型抗人白细胞介素-6（IL-6）受体抗体托珠单抗tocilizumab（actemra，MRA）是一种免疫球蛋白IgG1（γ1，κ）子类重组人源化抗-人白介素-6（IL-6）受体单抗。日本首先完成tocilizumab单一治疗研究后，多个国家已完成了Ⅲ期联合治疗研究[10]。2010年，美国FDA已批准actemra（tocilizumab）用于治疗那些已对一种或多种肿瘤坏死因子拮抗剂应答不充分的成人中重度风湿性关节炎（RA）患者。它是首个获准治疗该病的 IL-6 受体抑制类单克隆抗体药物，可单独使用，也可以和氨甲蝶呤或其他缓解类抗风湿药联用。Tocilizumab 与 MTX 联合治疗可作为中、重度活动性类风湿性关节炎的一个有效的治疗方法，对 TNF 拮抗药难治的类风湿性关节炎患者能够达到快速持久的临床改善。此外，一项开放试验表明，tocilizumab 还可抑制关节破坏的进展。研究提示，tocilizumab 适用于处于活动性类风湿性关节炎所有疾病阶段的患者，包括早期未使用过 MTX 治疗及长期使用 DMARDs 和抗 TNF-α 治疗者。此外，其对系统性红斑狼疮疗效的临床试验也在进行中。一项国际性抗 IL-6 拮抗剂在全身型幼年特发性关节炎患者临床 III 期试验正在进行中[11]。

托珠单抗用法为静脉滴注给药，每次 8 ~ 12mg/kg，每 2 周 1 次。其最常见的不良反应是感染、胃肠道症状、皮疹和头疼。

4. IL-23 拮抗剂

Ustekinumab 是一种人 IL-12/23 单克隆抗体，也是近几年治疗自身免疫性疾病的研究方向[12]。动物实验表明，IL-23 缺乏的小鼠对实验性自身免疫性脑脊髓炎（experimental autoimmune encephalomyelitis，EAE）、胶原诱导关节炎（collagen-induced arthritis，CIA）、炎性肠病等自身免疫疾病有极好的耐受性。Ustekinumab 除了对中重症银屑病有效之外，对克罗恩病及银屑病性关节炎也有效。

5. 抗 IL-2 受体

达利珠单抗注射液（Daclizumab）是一种抗 IL-2 受体的人源化单克隆抗体。IL-2 受体位于免疫系统中激活的 T 细胞及其他细胞表面。目前对其研究尚在 I 期临床试验阶段。在一项幼年特发性关节炎相关的虹膜睫状体炎的研究中发现，3 例出现不良事件而退出试验，包括皮疹，另外 2 例出现不可控制的系统表现[13]。

三、抑制细胞功能及细胞之间的相互作用

1.针对 B 细胞的制剂

抗 CD20 单抗可以去除患者的致病 B 淋巴细胞，改善病情。上市产品有 2 种：一种是鼠抗人抗体利妥昔单抗注射液（rituximab），另外一种是完全人源化抗体 ocrelizumab。

利妥昔单抗:是人/鼠嵌合的抗 CD20 单克隆抗体，包括人 IgG1 抗体稳定区 Fc 片段和鼠可变区的 Kappa 恒定区。主要作用于 B 细胞上的跨膜抗原 CD20，与之结合后引起免疫反应，促进 B 细胞的溶解，从而阻断 B 细胞在炎症反应过程中抗原呈递、信号传导及分泌炎症介质和趋化因子的功能，减轻炎症反应。适应证主要为复发或化疗抵抗性 B 淋胞型的非霍奇金病、类风湿性关节炎。2008 年，美国风湿学会推荐利妥昔单抗应用于对氨甲蝶呤及其他 DMARDs 治疗不敏感的重度类风湿性关节炎患者。利妥昔最初用于治疗惰性 CD20 阳性 B 细胞淋巴瘤和慢性淋巴细胞白血病，近年被批准治疗不适合使用 TNF-α 抑制剂或对其疗效不佳的中重度类风湿性关节炎患者，能延缓放射学进展，对类风湿因子/抗阳离子蛋白（cation protein，CCP）阳性患者疗效可能更佳。国外研究显示，患者随机接受氨甲蝶呤（每周≥10mg）、利妥昔单抗（1 000 mg，第 1 d，第 15 d 给药）、利妥昔单抗加环磷酰胺（750 mg，第 3 d，第 17 d 给药）、利妥昔单抗加氨甲蝶呤治疗 24 周，临床症状改善在所有接受利妥昔单抗治疗组均显著高于只接受氨甲蝶呤的治疗组[14]。该药可用于对 TNF-α 拮抗药无效的类风湿患者。此外利妥昔单抗的治疗系统性红斑狼疮的 I/II 期临床试验提示该药可使约 2/3 难治性重症 SLE 患者得到临床缓解，且耐受性好。目前该药用于治疗严重难治性 JIA 患儿只有个例报道。

利妥昔单抗用法为每次 750 mg/ m^2；每 2 周 1 次，给 2 次，或 375 mg/m^2，每周 1 次，连用 4 次，每次最大剂量 1 000 mg。利妥昔单抗为鼠抗人抗体，主要不良反应为首次输液反应，见于首次输液后的 24 h 内，多表现为发热、寒战、恶心、呕吐、头痛、暂时性低血压或高血压、咳嗽、瘙痒等，减慢输液速度或暂时中断输液可以减少输液反应的发生率和程度。

人源化抗体 ocrelizumab 理论上能够避免这种变态反应的产生，其治疗类风湿性关节炎和 SLE 的 I/II

期临床试验已经完成，III期临床试验正在进行当中，目前资料显示应用该药治疗安全有效。

此外，其他针对 B 细胞的生物制剂包括抗 CD22 单抗依帕珠单抗（epratuzumab），用于中重度 SLE 复发病例的治疗，显示了明显的临床疗效。抗 BLyS（B 淋巴细胞刺激因子）抗体贝利单抗（belimumab），抑制 BLyS 的人源化单克隆抗体，针对 B 细胞功能但不减少 B 细胞数量的选择性生物制剂，也已经应用到了 SLE 的治疗当中，临床试验结果显示这些治疗亦安全有效[15]。

2.针对 T 细胞的制剂

细胞毒性 T 淋巴细胞相关抗原 4（cytotoxic T lymphocyte-associated antigen 4，CTLA4）表达在活化的 T 淋巴细胞表面，与 CD80/CD86 结合并阻断其与共刺激分子 CD28 的相互作用，对免疫反应起负向调节作用。CTLA4-Ig 是一种将 CTLA4 的胞外区与 IgG1 的 Fc 段融合构建的可溶性蛋白，它可以模拟 CTLA4 阻断 CD28 而抑制 T 淋巴细胞的活化。其上市产品为阿巴西普（abatacept）， 2005 年 3 月在美国首次上市。2005 年 11 月，美国批准适应证为类风湿性关节炎。2008 年，美国风湿学会指南中推荐阿巴西普用于对氨甲蝶呤及其他 DMARDs 治疗不敏感的中度以上类风湿性关节炎患者。

阿巴西普用法为 10mg/kg，分别于第 1，第 15，第 29d 静脉给药，之后每 28d 给药 1 次，同时给予氨甲蝶呤对单用氨甲蝶呤无效的患者有一定疗效，并可应用于对 TNF-a 拮抗药无效的患者，长期随访显示阿巴西普能够抑制类风湿性关节结构的破坏[16]。

阿巴西普最频繁的不良反应是与输液相关的头痛、上呼吸道感染、恶心和鼻咽炎，最严重的不良反应是发生恶性肿瘤和严重感染。

四、其他类型的生物制剂

包括诱导免疫耐受的生物制剂及抑制凋亡制剂，但在儿童患者中尚无应用。简单介绍如下。

阿贝莫司钠（abetimus sodium，LJP-394）是拟用于治疗系统性红斑狼疮的新药。阿贝莫司钠属于 B 细胞耐受原，可与 B 细胞抗 dsDNA 抗体交联而诱导 B 细胞产生免疫耐受。在III期临床试验中，阿贝莫司钠能降低部分狼疮性肾炎患者抗双链 DNA（double-stranded DNA，dsDNA）抗体水平，但对肾炎复发无明显的保护作用[17]。因此，2009 年终止了阿贝莫司钠的临床试验。抑制凋亡制剂也是生物制剂的研究方向之一，目前尚无相应药品问世。

总之，生物制剂的问世，为儿童风湿病的治疗提供了强有力的武器，也为儿童风湿病患者点亮了新的希望。但目前的大多数生物制剂都没有经过大规模临床试验的验证，缺乏长期疗效和安全性的随诊资料，有些尚处于实验室阶段。但无论怎样，生物制剂毕竟给风湿病治疗开辟了一条新途径，为患者提供了更多的选择，尤其是给那些传统免疫抑制治疗无效的患者带来了希望。

（邓江红）

参考文献

[1] Ilowite N T. Update on biologics in juvenile idiopathic arthritis[J]. Curr Opin Rheumatol，2008，20: 613-618.

[2] Prince F H，Twilt M，ten Cate R，et al. Long-term follow-up on effectiveness and safety of etanercept in juvenile idiopathic arthritis: the Dutch national register[J]. Ann Rheum Dis，2009，68: 635-641.

[3] 李彩凤，何晓琥. 依那西普治疗幼年特发性关节炎的专家共识[J].临床儿科杂志，2011，29: 587-591.

[4] Ungar W J, Costa V, Burnett H F.The use of biologic response modifiers in polyarticular-course juvenile idiopathic arthritis: a systematic review[J]. Semin Arthritis Rheum，2013 , 42: 597-618.

[5] Simonini G，Taddio A，Cattalini M，et al. Prevention of flare recurrences in childhood-refractory chronic uveitis: an open-label comparative study of adalimumab versus infliximab[J]. Arthritis Care Res（Hoboken），2011，63:612-618.

[6] Lovell D J，Ruperto N，Goodman S，et al. Adalimumab with or without methotrexate in juvenile rheumatoid arthritis[J]. N Engl J Med，2008，359:810-820.

[7] Keystone E C，Combe B，Smolen J，et al.Sustained efficacy of certolizumab pegol added to methotrexate in the treatment of rheumatoid arthritis: 2-year results from the RAPID 1 trial[J].Rheumatology（Oxford），2012，51:1628-1638.

[8] Genovese M C, Han C, Keystone E C, et al.Effect of golimumab on patient-reported outcomes in rheumatoid arthritis: results from the GO-FORWARD study[J].J Rheumatol，2012，39:1185-1191.

[9] Ilowite N，Porras O，Reiff A，et al. Anakinra in the treatment of polyarticular-course juvenile rheumatoid arthritis: safety and preliminary efficacy results of a randomized multicenter study[J]. Clin Rheumatol，2009，28:129-137.

[10] Yokota S，Imagawa T，Mori M，et al. Efficacy and safety of tocilizumab in patients with systemic-onset juvenile idiopathic arthritis: a randomised，double-blind，placebo-controlled，withdrawal phase III trial[J]. Lancet，2008，371:998-1006.

[11] Herlin T. Tocilizumab for the treatment of systemic juvenile idiopathic arthritis[J]. Expert Rev Clin Immunol，2012，8:517-525.

[12] Benson J M, Peritt D, Scallon B J, et al. Discovery and mechanism of ustekinumab: a human monoclonal antibody targeting interleukin-12 and interleukin-23 for treatment of immune-mediated disorders[J]. Mabs，2011，3:535-545.

[13] Sen H N，Levy-Clarke G，Faia L J，et al. High-dose daclizumab for the treatment of juvenile idiopathic arthritis-associated active anterior uveitis[J]. Am J Ophthalmol，2009，148:696-703.

[14] Alexeeva E I，Valieva S I，Bzarova T M，et al. Efficacy and safety of repeat courses of rituximab treatment in patients with severe refractory juvenile idiopathic arthritis[J]. Clin Rheumatol，2011，30:1163-1172.

[15] Tak P P，Mease P J，Genovese M C，et al. Safety and efficacy of ocrelizumab in patients with rheumatoid arthritis and an inadequate response to at least one tumor necrosis factor inhibitor: results of a forty-eight-week randomized，double-blind，placebo-controlled，parallel-group phase III trial[J]. Arthritis Rheum，2012，64:360-370.

[16] Guyot P，Taylor P C，Christensen R，et al. Indirect treatment comparison of abatacept with methotrexate versus other biologic agents for active rheumatoid arthritis despite methotrexate therapy in the United kingdom[J].J Rheumatol，2012，39:1198-1206.

[17] Horowitz D M，Furie R A. Abetimus sodium: a medication for the prevention of lupus nephritis flares[J]. Expert Opin Pharmacother，2009，10:1501-1507.

第十一章 儿科感染性疾病诊治进展

第一节 回顾2009年甲型H1N1流感

流感病毒感染引起的流行性感冒，简称流感，是一种常见的呼吸道传染病。病原体分为甲、乙、丙3型，其中甲型流感病毒极易变异，传播力强，往往造成爆发流行或大流行。临床表现有急性高热、乏力、肌肉酸痛和轻度呼吸道症状，婴幼儿和老人易并发肺炎。由于其变异快、传播力强，一直对人类社会造成广泛的威胁。我国在2009年5月1日将甲型H1N1流感纳入《中华人民共和国传染病防治法》规定的乙类传染病，并采取了甲类传染病的预防。

一、病毒学特点

流感病毒属于正黏病毒科，为单股负链RNA病毒，基因组约为13.6 kb。典型病毒颗粒呈球状，直径80～120nm，有囊膜。囊膜上有许多放射状排列的突起糖蛋白，分别是红细胞血凝素（hemagglutinin，HA）、神经酰胺酶（neuraminidase，NA）和基质蛋白M2。病毒颗粒内为核衣壳，呈螺旋状对称，直径为10 nm。HA，NA均具有抗原性，两者的不同组合将流感病毒分为若干亚型，甲型流感病毒变异较快，每年发生一次。2009年流行的H1N1病毒起源于北美猪病毒系的6个基因以及欧亚猪病毒系的2个基因的三重重组甲型猪流感病毒。新病毒株为8个流感基因片段（*PB*2，*PB*1，*PA*，*HA*，*NP*，*NA*，*M*，*NS*）的重组，既往未见报道。其中6个片段（*PB*2，*PB*1，*PA*，*HA*，*NP*，*NS*）来自禽、猪和人流感病毒三重重组的猪流感病毒，另2个片段（*NA*，*M*）起源于欧亚地区的猪流感病毒。其抗原性与经典猪甲型H1Nl流感病毒，以北美为来源的三重重组的猪甲型H1N1流感病毒极其相似。尽管此病毒有别于其他人类及猪的甲型流感病毒，但这些病毒株仍有其抗原的同源性。在自然条件下，与乙型和丙型流感病毒只感染人不同，甲型H1N1流感病毒除感染人外，尚可感染猪、马、禽类。实验室常用鸡胚、人胚肾等来培养流感病毒。

流感病毒均对乙醇、碘伏、碘酊、甲醛等有机溶剂敏感；对热敏感，温度56℃以上30min可灭活。

二、流行病学

1.流行特点

自20世纪以来，人类曾发生过4次流感大流行，即1918～1919年的“西班牙流感”、1957～1958年的“亚洲流感”、1968～1969年的“香港流感”和1977年的“俄罗斯流感”。每次大的流行都给人类生命财产和经济发展带来灾难性的打击。而就2009年的甲型H1N1流感流行而言，其流行的特点为：①疫情扩散速度快。②人群普遍易感。③感染者绝大多数为轻症病例，以青少年为主，病死率低。④甲型H1N1流感疾病谱较宽，临床表现复杂，住院病例、重症病例及死亡病例甲型H1N1流感的患者绝大多数有基础疾病史或妊娠情况。⑤南北球疫情与季节性明显相关。

2012～2013年全球流感季节较以往有所提前，流感发病呈现季节性甲型H3N2流感、甲型H1N1流感共同流行的态势。WHO全球流感监测网络监测结果显示，美国于2012年第47周进入流感季节，为10年来最早，流感疫情正处于高峰。欧盟和欧洲经济体第48周开始进入流感季节。亚洲温带地区第51周进入流感季节。在美国5岁以下儿童和65岁以上老人仍是最容易遭受流感引发的极端并发症的人群。而在我国老年人此次的发病率有下降可能得益于疫苗的接种。而目前流感危重和死亡病例多发生于有慢性基础疾病人群。流感肺炎、病毒性心肌炎和中枢神经系统感染是导致流感患者死亡的主要原因。与 2009 年流行的流感类似[1]。

在 H1N1 流感病毒感染的病例中，绝大多数都是急性起病，大部分可自限，在儿童及青少年中的发病率较高。大于 60 岁的老年人发生相对较少，可能是由于其早期经历过流感，并存在一定的交叉抗体的保护。但死亡病例则多出现在那些大于 65 岁的老年患者中。住院及死亡的比率因国家不同而各有差异，但总体来说小于 5 岁患儿的住院比例明显升高，尤其是小于 1 岁的婴儿。目前认为重度肥胖、孕期妇女（尤其是第 2 次及第 3 次怀孕者）、小于 5 岁的儿童、65 岁或以上老年人及青少年（小于 18 岁）、存有慢性肺脏、心脏、肝脏、血液系统、神经肌肉系统以及代谢性疾病的儿童、免疫功能抑制者（包括 HIV 感染和/或使用免疫抑制药物）等均是患病的高危因素[1-4]。

2.传播途径

甲型 H1N1 流感病毒既可通过飞沫经呼吸道传播，也可通过口腔、鼻腔、眼睛等处黏膜直接或间接接触传播，疫情的快速蔓延足以说明其具有极强的传播力，患者的病原携带时间与其传播能力密切相关。甲型 H1N1 流感轻症病例的病原携带时间以一过性携带为主，重症病例的病原携带时间明显长于轻症患者，提示甲型 H1N1 流感和季节性流感的病原携带规律类似，病情严重程度对病原携带时间有影响。

2009 年 H1N1 病毒在人与人之间的传播的机制是与季节性流感相似的，但小颗粒气溶胶，大的液滴以及污染物在其中的作用并不确定。疾病二次传染的比率根据不同的设置和暴露人群，估计在 4%到 28%的范围内。在家庭内部的二次感染以大于 50 岁的最多，而儿童及成人相对较低[4]。

三、发病机制

关于病毒的复制，针对血凝素受体结合试验的研究表明，H1N1 病毒能够很好的与哺乳动物宿主的 α2，6-联合细胞受体以及 α2，3-联合细胞受体相结合。在 33° C 条件下，H1N1 病毒在人类支气管上皮可显示复制的增加，同时也具有在非人类灵长类动物的肺组织复制的增加，这些可以帮助解释为何 H1N1 病毒感染可引起严重的病毒性肺炎[5]。

关于免疫反应，常可看到机体在感染病毒后，炎性因子升高。季节性流感病毒与流行性 H1N1 病毒在人类细胞中诱发的促炎反应是类似的。在严重的病例中可看到白介素-15，白介素-8，特别是白介素-6 的水平明显升高。在死亡的病例以及伴有 ARDS 的病例中，可发现白介素-6，白介素-10，白介素-15，G-CSF，白介素-1α，白介素-8 以及肿瘤坏死因子 α 均可升高[1-2,6]。

四、病理改变

在 H1N1 病毒感染的死亡病例中，组织病理学检查结果表现出不同程度的弥漫性肺泡损伤，透明膜和室间隔水肿、气管炎和坏死性支气管炎。其他早期的改变包括肺血管充血，以及在某些情况下的肺泡出血。尚可见到噬血细胞、肺血栓栓塞和出血、心肌炎，并可检测到相关的病毒抗原。

五、临床表现

1.临床症状

以 2009 年甲型 H1N1 流感为例，其临床表现可从不发热、轻度上呼吸道症状到严重的呼吸系统疾病。大多数病例有典型流感样症状，如发热、咳嗽、头痛、鼻塞、咽痛、流涕、肌痛、乏力等。最新一项研究显示，最常见的症状顺序依次为发热（94%）、咳嗽（92%）、咽痛（66%）、腹泻（25%）、呕吐（25%）。其中，年轻人更易感，大部分感染甲型 H1N1 流感的患者年龄在 18 岁左右，只有 5%的患者年龄超过 50 岁。临床特征类似季节性流感，大部分的患者临床症状为发热、咳嗽，这些症状与季节性流感类似。腹泻和呕吐发生率高。87%死亡病例和 71%的重症肺炎患者在 5～59 岁，平均水平为 17%和 32%。墨西哥国立呼吸系统疾病研究所在 2009 年 3 月 24 日～4 月 24 日收治的 98 名急性呼吸系统疾病患者中确诊 18 例甲型 H1N1 流感患者，半数患者在 13～47 岁，8 人存在其他疾患，16 人为首次入院。

所有患者均有发热、咳嗽、呼吸困难或窘迫、血清乳酸脱氢酶水平升高和双侧斑片状肺炎。其他实验室检查包括肌酸激酶升高（62%）和淋巴细胞减少（61%）。其他重要症状包括严重的、长期的慢性梗阻性肺疾病（chronic obstructive pulmonary disease，COPD）的急性发作或诱发哮喘发作，一些病例可见到神经系统表现（神志不清、抽搐、意识障碍、脑炎、感染后脑病、四肢瘫痪）和心肌炎，以及包括一些爆发性病例[1-2,4-7]。

而针对儿童的表现，从我们收治的甲型H1N1流感患儿的临床表现来看，与成人有所不同。最常见的症状为：发热、咳嗽、喘息。与国外报道的文献基本一致，但还有以下几个特点：①症状出现的比例较成人为高。②可伴有卡他症状、咽痛、腹泻等症状。③在儿童中，疾病对小年龄儿童食欲的影响比较明显。而头痛、畏寒、肌痛、关节酸痛等表现并不突出。轻症患儿多以呼吸道症状为主，而在重症及危重症患儿中，喘息及呼吸困难则更加明显。对于不同程度病例热型并无明显差异，以中高热为主。热程则以轻症病例最短，病情危重的患儿相对长，与疾病的严重程度成正相关。部分病例可引起中枢神经系统受累。重症患儿可出现不同程度的器官功能障碍，甚至功能衰竭，可留有不同程度的后遗症[4-8]。

2.实验室检查

根据卫生部发布的诊疗常规中实验室检查包括：①外周血常规：白细胞总数一般不高或降低。②病原学检查：第一，病毒核酸检测：以RT-PCR（最好采用实时RT-PCR）法检测呼吸道标本（咽拭子、口腔含漱液、鼻咽或气管抽取物、痰）中的甲型H1N1流感病毒核酸，结果可呈阳性。此方法仍为最好的检测手段，但仍有假阴性的可能，因此结果阴性并不能完全作为排除流感的标准，应重复采集，以及进行不同部位的标本检测。第二，病毒分离：呼吸道标本中可分离出甲型H1N1流感病毒。合并病毒性肺炎时肺组织中亦可分离出该病毒。③血清学检查：动态检测血清甲型H1N1流感病毒特异性中和抗体水平呈4倍或4倍以上升高。有研究表明，在儿童中，约2/3的患儿白细胞总数正常，淋巴分类为主的可占一半，而在以中性为主的病例中经治疗后淋巴比例亦有逐渐升高。显示此次病毒感染对于白细胞的影响并不十分明显。CRP为一种急性炎性反应蛋白，在细菌感染的时候可明显升高，而病毒感染的时候往往正常。绝大多数病例的CRP正常，与病毒感染的变化相一致。而升高的可见于存在混合感染以及危重症3例。因此，CRP的升高提示有可能为混合感染以及机体的炎性反应的严重程度。这对疾病的判断及治疗选择会提供很大的帮助。由于儿童免疫功能发育尚不完善，以及环境因素影响（如：居住条件、幼儿园等），容易出现混合感染。年长儿以并发肺炎支原体感染最多，可能与年龄特点，以及两种病原均为细胞内病原体有关。有国外研究表明，在甲型H1N1死亡病例肺部尸检中发现，其中约29%存在混合感染，病原以肺炎链球菌最多，MRSA以及嗜血流感杆菌亦有发现[2,6,9-11]。

甲型H1N1流感病毒感染机体后可引起电解质的改变，以低钾血症为主。有研究发现，给健康人注射内毒素可以直接刺激 Na^+-Ka^+-ATP 酶活性而导致低钾血症出现，说明细菌感染伴发的低钾与细菌释放的内毒素有关，因此我们推测新型甲型H1N1流感伴发的低钾血症也可能与病毒感染过程中释放的某些物质激活宿主细胞膜 Na^+-Ka^+-ATP 酶有关，具体机制需要更为深入的实验研究。此外，亦可导致心肌酶的升高。有研究显示，引起心肌酶升高的比例占62%，且以AST，CK，LDH升高为主，部分患儿可有CK-MB的升高，提示病毒感染后可累及心血管系统。针对部分患儿进行了CD系列的检查，此病毒感染后可对机体细胞免疫功能产生影响，尤以CD4比例下降明显。

在甲型H1N1流感的患者中进行了包括肺CT及胸片的检查。其中约有超过2/3的重症病例出现肺炎，可双肺同时受累，且多为间质浸润及大叶实变同时存在。而在重症及危重症病例中，肺炎出现的时间更早，个别可发展为ARDS。而在儿童中，由于起病急，进展快，病情重，更易引起下呼吸道感染。出现重症的比例较其他群体更高。此外，因病毒性肺炎的不同时期的病理改变，以及感染后所致肺损伤的严重程度均可影响患儿的总体病程以及预后，必要时对于重症病例进行CT检查可以早期发现病变及判断病变的发展情况。

六、治疗

1.抗病毒治疗

H1N1 病毒对神经氨酸酶抑制剂奥司他韦和扎那米韦敏感，但几乎对金刚烷胺和金刚乙胺耐药。神经氨酸酶抑制剂治疗 H1N1 病毒感染非常重要。奥司他韦的活性代谢产物是强效的选择性的流感病毒神经氨酸酶抑制剂，可抑制甲型流感病毒的神经氨酸酶，从而抑制病毒的复制及致病性，抑制病毒从被感染的细胞中释放，从而减少病毒的传播，利于病毒的清除。有文献报道，最好在病程 48h 内给予奥司他韦，但有部分研究表明，在 48h 后应用仍能有效的改善病情。常见的不良反应为消化道症状，但出现的比例相对较少，有关儿童用药的报道显示，并未发现明显的药物不良反应。因此，奥司他韦可作为治疗本病的首选用药。在存在并发症的患者以及重症病例可加大奥司他韦的用量及延长给药的时间。

近年来，有关于由于病毒神经氨酸酶 His275Tyr 的基因突变，导致了对奥司他韦的高水平耐药的病例报道，而此时可选择扎那米韦进行治疗。

扎那米韦或帕拉米韦的静脉注射可提供快速及高水平药物浓度从而得到治疗效果，尤其对于可能存在奥司他韦耐药的病毒株的治疗时是很有效的。针对抗病毒治疗，亦可考虑使用其他患者恢复期血清中和体内特异病原[12-13]。

2.对症治疗

除特异的抗病毒药物外，一般治疗及对症的支持治疗亦同等重要。患病儿童需注意休息，多饮水，积极退热。但需要注意的是，长期服用阿司匹林有可能在感染流感病毒后导致 Reye 综合征。对于重症病例，如：热峰高、发热持续时间长、肺部病变严重、短期内进展迅速的病例可选择应用糖皮质激素，如甲基强的松龙，静点抑制机体炎性反应；另外，对于危重患儿给予丙种球蛋白静点可增强免疫，中和体内特异病原。对于出现呼吸衰竭的重症患者应积极给予呼吸支持，并可考虑应用肺表面活性物质及体外膜肺的治疗[14-16]。

3.中药的治疗

其他的治疗手段也包括了中药的治疗。采取传统中医方法、当代科学精神、现代中医理念，合理地运用中药的治疗，中西医结合，同样可以达到满意的疗效。具体的中医辨证以及选用的药方可参照 2009 年甲型 H1N1 流感治疗指南。

七、预防

可以从以下两方面来进行预防[14-17]。

1.疫苗

对于病毒感染的最有效的防治方法，目前仍以疫苗为最佳选择。

公共健康专家们一致认为，为减轻流感大流行导致的负面影响，接种疫苗是最有效的方法。H1N1 病毒的疫苗已在全球 40 多个国家和地区使用和管理，作为世卫组织强烈建议进行疫苗接种，并要监测疫苗的安全性及监控疫苗对未来的影响。目前看来，H1N1 流感疫苗是安全有效的。

WHO 对于以下人员建议进行疫苗接种：

（1）孕妇；

（2）家庭接触者和婴幼儿的照顾者；

（3）婴幼儿；

（4）6 个月至 4 岁；

（5）5 ~ 18 岁儿童；

（6）成年人 19 ~ 24 岁；

（7）高风险的成年人 25 ~ 64 岁；

（8）大于 65 岁老年人；

（9）慢性疾病，包括慢性肺（包括哮喘）、心血管疾病（高血压除外）、肾病、肝功能及认知功能异常的患者，有神经系统、神经肌肉、血液或代谢性疾病的患者；

（10）健康护理和紧急医疗人员；

（11）有经常性的可能与流感病人身体接触的国家和地方的执法人员；

（12）现役部队人员。

2.展望

关于如何防止和处理有可能的未来流感大流行，可以采取以下几点措施：①首先要求的是快速和广泛的全球通信和数据共享。这样的监视需要包括人类、家畜和野生鸟类。②必须进一步寻找有效的干预策略，以减少传播。这必须包括实施有效的非药物干预，包括流行季节减少大型的公共活动以及外出佩戴口罩等。③监测流感病毒基因的变化。

人类预见大流行的能力还远远不够，而且我们的抗流感大流行医疗设备还很薄弱。因此，我们必须提高对流感流行的认识，优化应对流感大流行的能力。做到能够有效地预防，更好地识别和治疗疾病，更好地开展国际合作，特别是在有可能疾病大流行的情况下，做到快速检测，及时调查和总结临床特征，对易感人群采取针对性的预防治疗措施，大力推广流感疫苗的及时接种，从而保证公众健康。

（胡冰　刘钢）

参考文献

[1] Swerdlow D L，Finelli L.2009 H1N1 influenza pandemic: field and epidemiologic investigations in the United States at the start of the firstpandemic of the 21st century[J]. Bridges CB Clin Infect Dis，2011，52 Suppl. 1:S1-S3.

[2] Bautista E，Chotpitayasunondh T，Gao Z，et al. Clinical aspects of pandemic 2009 influenza A（H1N1）virus infection[J]. N Engl J Med，2010，362（18）:1708-1719.

[3] Yusibov V，Streatfield S J，Kushnir N.Clinical development of plant-produced recombinant pharmaceuticals: vaccines，antibodies and beyond[J]. Hum Vaccin，2011，7（3）:313-321.

[4] Jeffery K，Taubenberger M D， David M，et al. Influenza: The once and future pandemic[J]. Public Health Rep，2010，125 Suppl. 3: S16–S26.

[5] Bal L，Cao B，Wang C.Influenza A pandemic（H1N1）2009 virus infection[J]. Chinese Medical Journal，2011，124（20）: 3399-3402.

[6] Fukuyamal S，Kawaoka Y.The pathogenesis of influenza virus infections: the contributions of virus and host factors[J]. Curr Opin Immunol，2011，23（4）: 481-486.

[7]Gupta Y K，Padhy B M. Issues in pharmacotherapy of 2009 H1N1 influenza infection[J]. J Postgrad Med，2010，56（4）:321-327.

[8] Tullu M S. Oseltamivir[J]. J Postgrad Med，2009，55（3）: 225-230.

[9] Christman M C，Kedwaii A，Xu J，et al. Pandemic(H1N1)2009 virus revisited: an evolutionary retrospective[J]. Infect Genet Evol，2011，11（5）:803-811.

[10] Del Rio C， Guarner J.The 2009 Influenza A （H1N1）Pandemic: what have we learned in the past 6 months[J] . Trans Am Clin Climatol Assoc，2010，121: 128-140.

[11] Neumann G， Kawaoka Y. The first influenza pandemic of the new millennium[J]. Influenza Other Respi Viruses，2011，5（3）:157-166.

[12] Jamieson B，Jain R，Carleton B，et al. Use of oseltamivir in children[J]. Can Fam Physician，2009，55（12）: 1199-1201.

[13] Webster D，Mile Y，Garceau R，et al.Oseltamivir against influenza A（H1N1）[J].CMAJ，2011，183（7）: 420-422.

[14] Goel M K，Goel M，Qana P， et al.Pandemic Influenza A（H1N1）vaccine[J]. Update Yea，2011 ，29（1）:13-18.

[15] Gary L，Morefield. A rational system，the development of the vaccine formulation[J]. AAPS J，2011，13（2）:191-200.

[16] Del Rio C M D，Guarner J M D. The 2009 Influenza A（H1N1）pandemic: what have we learned in the past 6 months[J]. Trans Am Clin Climatol Assoc，2010，121: 128-140.

[17] Fukuyamal S, Kawaoka Y.The pathogenesis of influenza virus infections: the contributions of virus and host factors[J]. Curr Opin Immunol，2011，23（4）: 481-486.

第二节　肠道病毒感染

肠道病毒包括脊髓灰质炎病毒、埃可病毒、柯萨奇病毒（A 型，B 型），编号 68~72 的肠道病毒是人类最重要的病原。患病者通过上呼吸道和胃肠道释放病毒，经口或呼吸道传播给易感人群。大多数的肠道病毒感染无症状（达 80%），最常见的症状性感染主要导致发热。在北半球，症状性感染多发生于夏秋季，也可以四季散发。而在热带地区则四季均可发病。症状性肠道病毒感染有许多临床表现，且可以与其他疾病相似，这导致不必要的抗生素经验性应用。另外特定的肠道病毒或特定血清型的肠道病毒并没有特定的临床表现，反之亦然。因此明确特定的血清型临床意义有限。临床上可累及呼吸系统、神经系统、心血管系统、眼及其他系统。另外，在新生儿可产生严重的全身感染。本节主要讨论除脊髓灰质炎病毒外的肠道病毒感染。

一、病原学特点

病原体肠道病毒包括脊髓灰质炎病毒、柯萨奇病毒和埃可病毒。1970 年国际病毒命名委员会将这些病毒归属于微小核糖核酸病毒科的肠道病毒属。在上述已命名的 3 种肠道病毒的 67 个型别以后发现的肠道病毒，都按肠道病毒序数编号命名，即 68，69，70，71，72 型肠道病毒等。柯萨奇病毒分为 A，B 两大组，A 组 24 个型，B 组 6 个型。埃可病毒共 34 型，其中 10 型的性质有别于其他埃可病毒，故已将其另列一类，称呼吸道肠道病毒或呼肠病毒第 1 型；埃可 28 型后来发现具有不耐酸性，区别于其他肠道病毒，已划归为鼻病毒类；埃可 1 型和 8 型抗原相同，目前统称为 1 型；埃可 34 型已认为是柯萨奇病毒 A 组的一个抗原变种。肠道病毒呈球形，20 面体立体外观，无包膜，直径 27 ~ 30nm。衣壳由 60 个相同壳粒组成，它们排列为 12 个五聚体。每个壳粒由来自一个原始壳粒蛋白 VP0 的 4 种多肽（VP1，VP2，VP3，VP4）组成。VP1，VP2，VP3 带有中和抗原和型特异性抗原点暴露于面，VP4 位于衣壳内部。功能蛋白至少包括依赖 RNA 的 RNA 聚合酶和两种蛋白酶。肠道病毒基因组为单股正链 RNA，长 7.2 ~ 8.5kb。基因组两端为保守的非编码区，中间为连续开放读码框架，编码一个 2100 ~ 2400 氨基酸的多聚蛋白。VP1 蛋白是病毒中和决定因子，直接决定病毒的抗原性，具有与病毒血清型完全对应的遗传多样性及较大的变异性。

二、流行病学

肠道病毒感染在世界上传播很广，可引起流行及散发病例，流行范围可大可小，严重程度也不同。

1.传染源

有症状的患者及无明显症状的轻型或隐性感染者都是重要的传染源，尤其以轻症和隐性感染者为主要传染源。在患病早期即可从其粪便中分离出病毒，病程第一周阳性率达高峰，以后逐渐下降，一般持续排病毒 2 周，个别甚至长达 2 ~ 3 月。皮肤病变处 4 ~ 5d 可从疱浆中分离出病毒，偶可从血液、胸腔积液、尿及骨髓中检出病毒。

2.传播途径

患者通过粪便和呼吸道分泌物释放病毒。可以通过人-人直接接触传播，也可因暴露于肠道病毒污染的环境间接传播。尤其在集体儿童机构中，应重视间接经手、衣物等传播，如肠道病毒 70 型引起的急性结膜炎可经泪液排病毒，经手物传播。肠道病毒也可经孕母传给胎儿引起胎儿感染。

3.易感者

小儿受感染较成人多，尤其以婴幼儿发病率高，1 岁以下婴儿感染率较年长儿或成人高 7 倍。但也有以侵犯成人和年长儿为主的流行，如流行性肌痛、急性出血性结膜炎，以及急性心肌炎，流行时成人发病较多。与脊髓灰质炎少见于6月以下婴儿的特点不同，埃可与柯萨奇病毒在新生儿和小婴儿中并不少见。

三、发病机制

人类通过直接或间接接触从胃肠道或上呼吸道释放的病毒而感染。感染的病毒植入到咽部和远端小肠并且复制，志愿者的研究提示减毒的脊髓灰质炎病毒能在远端小肠有效复制。有关病毒进入的准确部位一直在研究。肠道病毒在进入人体1～3d在回肠淋巴组织复制。从扁桃体获得的病毒量明显少于集合淋巴结。咽部的病毒释放最长持续时间为3～4周，而粪便最长持续时间为5～6周[1-3]。

肠道病毒在黏膜下淋巴组织复制后，到达区域淋巴组织，可以导致暂时性轻度病毒血症。这导致病毒在网状内皮组织包括肝、脾和骨髓中感染和复制。最常见的结果是亚临床感染，这种情况下病毒复制受机体防御机制限制。少部分感染的病人，病毒在上述网状内皮组织中继续复制，出现持续的病毒血症，导致非特异性的发热等全身症状。

病毒血症导致病毒扩散至靶器官如中枢神经系统、心脏、皮肤，上述组织因为病毒不同程度的复制而出现不同程度的坏死和炎症。尽管小肠是最初病毒复制的部位，但在胃肠道常常见不到组织病理学病灶。实验动物感染肠道病毒后可以因为运动、着凉、营养不良、妊娠和免疫抑制而加重病情。

四、临床表现

1.中枢神经系统感染（脑膜炎和脑炎）

儿童大多数病毒性脑膜炎由B类肠道病毒（包括大多数的B组柯萨奇病毒和埃可病毒血清型）引起。A组柯萨奇病毒引起的脑膜炎相对较少。历史上，B组柯萨奇病毒2-5和埃可病毒4，6，7，9，11，13，16，18，30和33是引起脑膜炎最常见的血清型。有时一种血清型亦可以引起很广泛的爆发流行。特定的血清型，尤其是B组柯萨奇病毒和埃可病毒30比其他的肠道病毒血清型更易引起无菌性脑膜炎。小于3个月的婴儿最容易发现无菌性脑膜炎，因为这些病人一旦发热伴可疑神经系统症状就需要常规进行腰穿检查。但这些病人很少有典型的神经系统症状。年长儿无菌性脑膜炎严重程度不一。缓慢或急性起病，典型的前驱症状有发热、寒战。常以头痛为主诉，出现脑膜炎症状后，轻重程度不一。只有1/3的病人布氏征和克氏征阳性。也常出现咽峡炎及其他上呼吸道感染的症状。病程有时候和脊髓灰质炎一样呈双峰热。这些病人前驱症状表现为发热和肌痛，继而热退、症状消失数天，随后又出现急性发热伴有头痛及其他的脑膜炎症状。5%～10%的无菌性脑膜炎病人在病程早期出现热性惊厥、复杂性惊厥、嗜睡、昏迷和肢体活动障碍等并发症[4-5]。

肠道病毒脑炎占所有脑炎病例的5%，而在已证实为病毒性脑炎的病例中占11%～22%。许多血清型均可引起脑炎，但柯萨奇*A*9，*B*2，*B*5型，埃可病毒6和9型及肠道病毒71最常报道。一小部分病例是通过脑组织分离病毒证实的；而其他病例则是通过神经系统以外分离到病毒或通过血清学检查证实的。肠道病毒脑炎多发生于儿童，中枢神经系统的症状轻重差别很大，从轻微症状到伴有抽搐、瘫痪及昏迷的广泛脑炎均可见到。儿童局灶性的脑炎可表现为部分性抽搐、偏侧舞蹈症和急性小脑共济失调，有些病例症状和单纯疱疹病毒脑炎相似。肠道病毒71及极少的其他血清型可以引起严重的、常为致死性的脑干脑炎，继而出现心肺症状表现包括神经源性肺水肿。肠道病毒脑炎的脑脊液表现和肠道病毒脑膜炎相似。头颅MRI及脑电图显示广泛或局限性的信号，反映出不同严重程度大脑受累。尽管可能出现永久性的神经系统后遗症和极少的病例死亡，但多数新生儿期以后的柯萨奇和埃可病毒脑炎能完全康复[6-8]。

2.麻痹和其他神经系统并发症

散发性的迟缓性运动麻痹可与柯萨奇病毒和埃可病毒的一些血清型及肠道病毒71相关，而肠道病毒71在俄罗斯、东欧、泰国和中国台湾地区曾引起了脊髓灰质炎样病例的大爆发。柯萨奇*A*7和肠道病毒71均可引起迟缓性麻痹的爆发。在印度新德里，在一项超过7年时间的调整中发现，柯萨奇病毒

*A*9 在脊髓灰质炎样病例中占 3.1%。在散发的病例，最常见的血清型包括柯萨奇 *A*7，*A*9 和 *B*1 至 *B*5，以及埃可病毒 6 和 9 型。稍少见的血清型是柯萨奇 *A*4，*A*5 和 *A*10 及埃可 1 至 4，7，11，14，16 至 18 和 30。非脊髓灰质炎肠道病毒（除肠道病毒 71 外）引起麻痹性疾病比脊髓灰质炎病毒要轻。事实上，肌力减低比迟缓性麻痹更常见，而麻痹常常不是永久性的。在颅神经受累方面，偶尔会导致完全性的单侧动眼神经麻痹。有少数的病例报道柯萨奇病毒 *A*2，*A*5 和 *A*9 及埃可病毒 6 和 22 会引起格林巴利综合征。有报道一例横贯性脊髓炎的病人柯萨奇病毒 *B*4 的抗体滴度升高。也有报道系统性的柯萨奇病毒 *B*2 疾病可以出现瑞氏综合征的表现。但是肠道病毒感染和瑞氏综合征两者在病原学和流行病学关系尚不清楚。有 2 例儿童病例报道显示眼阵挛-肌阵挛，或“舞眼”综合征伴有现症的柯萨奇病毒 *B*3 感染。

3.手足口病

柯萨奇病毒 *A*16 是手足口病爆发的主要病因，许多其他的肠道病毒感染也可与手足口病相关，包括柯萨奇病毒 *A*4，*A*5，*A*6，*A*7，*A*9，*A*10，*A*24 和 *B*2 至 *B*5，埃可病毒 18 和肠道病毒 71。肠道病毒 71 在东亚、南亚出现大爆发，引起严重的中枢神经系统疾病和死亡。因其皮肤黏膜多有疱疹样改变，目前我国统一把它们列入手足口病防治指南[9]。

手足口病最常感染 10 岁以下的儿童，常蔓延到其他家庭成员。大多数病人出现咽痛和口腔溃疡，小年龄儿因溃疡疼痛而出现拒食。发热 38 ~ 39℃，持续 1 ~ 2d，基本上所有的病人均出现口腔（主要是颊黏膜和舌体）的疱疹。一些病灶融合形成大疱和溃疡。75%的病人出现四肢皮疹。这些皮疹常出现在手和足的伸侧，有些时候出现在臀部和外生殖器。皮疹中央为水疱，外周有红晕。皮肤活检显示表皮下病变伴有淋巴细胞和多核细胞炎症反应及皮肤棘层松解。

手足口病的皮疹外观上与单纯疱疹或水痘带状疱疹的皮疹相似。手足口病的病人往往口腔黏膜有疱疹。相比较，口腔疱疹在水痘病人不常见，而且这些病人一般病情更重，皮肤病变更早、更广泛，且是向心性分布，可累及手心和足底。原发性疱疹性龈口炎的病人也可以表现更重，体温更高，伴有颈部淋巴结肿大，病变常局限于口腔而不累及肢体末端。疱疹性咽峡炎的病人也和手足口病相似，但前者疱疹在口咽后部，一般累及咽喉和软腭。

柯萨奇和埃可病毒能引起各种各样的皮疹，有些和黏膜疹相关。除手足口病外，临床上根据这些皮疹不足以确定病原。可以从手足口病病人的疱疹中分离到病毒，因此这些疱疹是病毒血症后病毒直接侵犯皮肤导致病变。根据皮疹的形态可以将肠道病毒引起的皮疹分为以下各组：①风疹样或麻疹样皮疹；②红疹样皮疹；③疱疹；④瘀点。同一种肠道病毒感染可以出现不同的皮疹，而同一病人亦可出现不同形态的皮疹。

《卫生部手足口病诊疗指南（2010 年版）》将手足口病分为普通病例和重症病例。普通病例表现为手、足、口、臀部皮疹，伴或不伴发热。重症病例分为重型和危重型。重型是指合并神经系统受累表现，如：精神差、嗜睡、易惊、谵妄；头痛、呕吐；肢体抖动、肌阵挛、眼球震颤、共济失调、眼球运动障碍；无力或急性弛缓性麻痹；惊厥。体征可见脑膜刺激征，腱反射减弱或消失。出现下列情况之一者为危重型：①频繁抽搐、昏迷、脑疝。②呼吸困难、发绀、血性泡沫痰、肺部啰音等。③休克等循环功能不全表现。详见本书中枢神经系统感染（脑炎和脑膜炎）及肠道病毒 71 感染爆发流行部分。

4.急性呼吸道疾病

儿童夏季上呼吸道感染中分离出来的病毒大多数是肠道病毒，肠道病毒引起上呼吸道的感染和其他病原如鼻病毒属和肺炎支原体引起的感染在临床上很难鉴别，除非并发有无菌性脑膜炎、皮疹或其他肠道病毒感染的临床特征[10]。

许多肠道病毒血清型和上呼吸道感染相关。目前最具特征的引起呼吸道感染的肠道病毒是柯萨奇病毒 *A*21 和 *A*24，除了出现发热的概率更大之外，其他和普通感冒很相似。大多数肠道病毒容易从粪便中分离出，而柯萨奇病毒 *A*21 更容易从咽拭子中分离得到。志愿者吸入少量病毒气溶胶后，可出现卡他症状和咽痛，而且也可出现支气管炎和肺炎。埃可病毒血清型 4，8，9，11，20，22 和 25 也是呼吸道感染病原中常见原因。埃可病毒 11 感染可出现咽痛、卡他症状和咳嗽，也可出现喉炎。柯萨奇病毒 B 组感染的症状包括鼻炎、喉气管支气管炎、支气管炎和肺炎。也有在儿童中报道间质性肺炎或支气管肺炎。尽管可以从婴幼儿严重肺炎的死亡病例中分离出一些肠道病毒，特别是埃可病毒 6，8，11 和 33 和肠道病毒 71，但严重的下呼吸道肠道病毒感染仍不是很常见。

疱疹性咽峡炎具有特征性的咽部及软腭的疱疹，伴有发热、咽痛，尤其是吞咽时咽痛明显。夏季疱疹性咽峡炎爆发流行一般感染 3 ~ 10 岁儿童，柯萨奇病毒 A 组（血清型 1-10，16 和 22）是从疱疹性咽峡炎分离的最常见的病毒。其他血清型包括柯萨奇病毒 B 组 1 ~ 5 型，埃可病毒 3，6，9，16，17，25 和肠道病毒 71。

疱疹性咽峡炎以发热、呕吐、肌痛和头痛急性起病。在疱疹出现前数小时至 1d，主要的症状是咽痛及吞咽时疼痛。咽部查体可见红斑和特征性黏膜疹，扁桃体可见轻度渗出。特征性黏膜疹起初表现为点状，24h 后发展为 2 ~ 4mm 的疱疹，继而中央出现溃疡，常常数量少，位于软腭和悬雍垂，扁桃体、咽喉或颊黏膜相对少见。发热在 2 ~ 4d 逐渐消退，但咽部溃疡可持续至 1 周。疱疹性咽峡炎的病人病情不重，只需对症治疗。

柯萨奇病毒 A10 感染的疱疹性咽峡炎被称为急性淋巴结性咽炎。急性淋巴结性咽炎病灶分布和疱疹性咽峡炎相同，但病灶特征为包含有淋巴细胞的微小结节，结节最终消失，不出现疱疹和溃疡。

疱疹咽峡炎最常与细菌性扁桃体炎或其他病毒引起的咽炎、疱疹性龈口炎、手足口病和溃疡性口炎相混淆。单纯疱疹病毒引起的龈口炎出现在口腔前部，尤其是口唇的内侧、颊黏膜和舌部。牙龈炎、全身中毒症状和颈部淋巴结肿大是原发性单纯疱疹病毒感染的特征，而疱疹性咽峡炎无上述表现。绝大多数手足口病同时在手足可见疱疹。溃疡性口炎的主要特征为反复的口唇、舌部及颊黏膜出现较大的溃疡，主要发生于年长儿。

5.流行性肌痛

流行性肌痛是急性肠道病毒感染骨骼肌引起的，特征为发热和急剧、痉挛性的胸部或上腹部的疼痛。流行性肌痛最早于 1872 年在挪威报道。到 1949 年，柯萨奇病毒 B 组被认为是流行性肌痛最重要的病原。其他病原感染，如埃可病毒 1，6，9，16 和 19 及柯萨奇病毒 A 组的 4，6，9 和 10 引起的感染，则较少发生肌痛。

在已发表的报道中，主要的流行来自欧洲。这些流行常常间歇爆发，可间隔 10 ~ 20 年，在人口密度小的地区比城市流行概率要高。发生肌痛的病人比柯萨奇和埃可病毒引起的其他疾病的病人年龄要大。多个家庭成员可能同时发病或数天内逐个顺序发病。尽管肌痛可能由于病毒血症后病毒直接侵犯胸廓和腹部肌肉，但缺乏病毒学直接证据证实。受累的肌肉有触痛，另外部分病人可见肌肉肿胀。

肌痛没有前驱症状，以痉挛性肌疼痛急性发病，典型区域为胸廓下缘或上腹部。也可出现发热、咽痛和头痛，但不出现咳嗽和卡他症状。一小部分病人（小于 10%）发生无菌性脑膜炎和睾丸炎。心包炎和肺炎很少见。疼痛的程度不同，可表现为刺痛、紧缩痛或钳夹痛。病人被问及疼痛的定位常为手掌大小的部位，而非确定的一个手指的部位。最常见的部位是单侧或双侧的肋缘痛或偶尔是剑突下区域的疼痛。一般的病人病初为胸廓肌肉疼痛，尤其是肋间、斜方肌，偶尔是竖脊肌或胸大肌。剩下的一小部分最初疼痛在上腹部，尤其是季肋部。脐周痛和下腹部疼痛也可见到，尤其是儿童。因为儿童自诉疼痛定位不准确。一小部分病人疼痛既不是胸部也不是腹部，而是颈部或四肢。这些病人可以通过其他家庭成员的典型表现来诊断。无论疼痛的定位在哪里，一个病人常只有一处或两处的疼痛。

尽管疼痛定位和严重程度不一，但疼痛的标志是痉挛性和阵发性的。如果是轻微的疼痛，病人可能表现为被动体位。若是更严重的疼痛，病人将卧床不动。运动会导致疼痛加重，病人拒绝翻身。胸痛影响深呼吸，因而表现为呼吸浅快。胸部听诊无异常。大多数病人若按压受累的肌肉会产生疼痛。肿胀偶尔在仔细连续观察时才能被发现。

大多数病人病程 4 ~ 6d。儿童比成人病情轻。首次发作最重，接下来的发作逐渐减轻，伴随发热缓解。尽管受累肌肉刺痛的间歇会有钝痛，但发作间歇期病人可能表现得和正常人一样。约 1/4 的病人会反复发作，常在疼痛缓解 1d 或更长时间并能恢复上学后。这些病人复发的疼痛多半在同一侧。其余的病人可出现另外一侧疼痛。一些病人在症状缓解后 1 个月或更长时间后复发。

因为疼痛的严重程度、定位和其他特征的多种多样，所以流行肌痛常与其他疾病相混淆。胸痛可能像肺炎、肺梗死、心肌梗死和带状疱疹发疹前的阶段。流行性肌痛的腹部疼痛可能与各种原因引起的急腹症相似。胸部听诊正常但伴痉挛性的肌肉疼痛特征和疼痛反复的特点有助于排除肺炎。胸片无异常也有助于协助诊断。

6.心肌心包炎

因为肠道病毒感染很少单纯感染心包而不感染心外膜下层，故当肠道病毒累及心脏时称为心肌心包炎。在大年龄儿童，心肌心包炎的严重程度从无症状到难治性的心力衰竭和死亡均可出现。1965 年在芬兰曾爆发了 18 例柯萨奇 *B*5 的心肌心包炎。但流行性的心肌心包炎很少见，多数新生儿期以后报道的病例是散发的，这可能因为在肠道病毒感染流行的时候累及心脏相对少见[11]。

急性病毒性心肌心包炎中，肠道病毒感染占一半以上。目前有证据表明与心肌心包炎有关的肠道病毒包括所有柯萨奇病毒 B 组的血清型，柯萨奇病毒 A 组 4 和 16，埃可 9 和 22 型，这些病毒或病毒抗原可从心肌或心包积液中检测到。另外一些血清型在急性心肌心包炎的病例中可以找到感染的证据，但这些病原学依据不是来源于心肌或心包积液，而是发现血清特异性抗体滴度升高，这些血清型包括柯萨奇病毒 A 组中的 1，2，5，8 和 9 型和埃可病毒 1-4，6-8，11，14，19，25 和 30[12]。

柯萨奇病毒 B 组和其他肠道病毒在胃肠道或呼吸道复制增殖后通过病毒血症到达心脏。在大鼠的实验研究显示，病毒在心肌细胞的复制导致肌细胞散在坏死，继而炎症部位多形核白细胞、淋巴细胞、浆细胞和巨噬细胞局部浸润。慢性炎症反应可能持续数周到数月。

肠道病毒性心肌炎在各年龄段均可发病，尤其是青少年。2/3 的病例在出现心脏症状之前 1 ~ 14d 有上呼吸道感染病史。常见的起病症状包括呼吸困难、胸痛、发热和不适。心前区常常为钝痛，但也可和心绞痛相似。在 35% ~ 80%的病例中可出现心包摩擦音，常是一过性的。50%的病例胸片提示心影增大（心包积液或心脏扩大）。约 20%的病例有奔马律或其他充血性心衰的征象。

心电图异常包括 ST 段抬高、非特异性 ST 段或 T 波改变。更严重的心肌炎会出现 Q 波、室性快速性心律失常和各种程度的传导阻滞。心脏彩超可以确定急性心室扩大和心脏射血分数降低。血清心肌酶水平常常升高。其他全身性肠道病毒感染的表现有时和心肌心包炎同时出现，包括无菌性脑膜炎、胸肌痛、肝炎和睾丸炎。也有病例呈爆发过程，常因心律紊乱而猝死[13]。

7.肠道病毒 71 感染爆发流行

肠道病毒 71 和柯萨奇病毒 *A*16 很相近，二者都可以引起短尾猴脊髓炎性麻痹。肠道病毒 71 首次于 1969 年在加利福尼亚从患脑炎和无菌性脑膜炎的儿童中分离出，之后发现在全球均有感染，包括手足口病的大爆发，有时在儿童可以引起无菌性脑膜炎和严重的中枢神经系统并发症。肠道病毒 71 近几年在东亚地区多次出现爆发流行，有研究显示亚洲人常见的基因表型 HLA-A33 是引起肠道病毒 71 感染的易感基因，而这个基因表型在白人罕见。肠道病毒 71 是唯一引起流行性麻痹的非脊髓灰质炎肠道病毒，数年内有局部性的爆发，在单个季节里可以引起数百至数千人的区域性流行。在婴幼儿可引起致死性很高的脑干脑炎伴急速的心血管系统衰竭和肺水肿[14]。

《国家卫生部手足口病诊疗指南（2011 版）》根据发病机制和临床表现，将 *Ev*71 感染分为 5 期。

第 1 期（手足口出疹期）：主要表现为发热，手、足、口、臀等部位出疹（斑丘疹、丘疹、小疱疹），可伴有咳嗽、流涕、食欲不振等症状。部分病例仅表现为皮疹或疱疹性咽峡炎，个别病例可无皮疹。此期病例属于手足口病普通病例，绝大多数病例在此期痊愈。

第 2 期（神经系统受累期）：少数 *Ev*71 感染病例可出现中枢神经系统损害，多发生在病程 1 ~ 5d，表现为精神差、嗜睡、易惊、头痛、呕吐、烦躁、肢体抖动、急性肢体无力、颈项强直等脑膜炎、脑炎、脊髓灰质炎样综合征、脑脊髓炎症状体征。脑脊液检查为无菌性脑膜炎改变。脑脊髓 CT 扫描可无阳性发现，MRI 检查可见异常。此期病例属于手足口病重症病例重型，大多数病例可痊愈。

第 3 期（心肺功能衰竭前期）：多发生在病程 5d 内。目前认为可能与脑干炎症后植物神经功能失调或交感神经功能亢进有关，亦有认为 *Ev*71 感染后免疫性损伤是发病机制之一。本期病例表现为心率、呼吸增快，出冷汗、皮肤出现花纹、四肢发凉，血压升高，血糖升高，外周血白细胞升高，心脏射血分数可异常。此期病例属于手足口病重症病例危重型。及时发现上述表现并正确治疗，是降低病死率的关键。

第 4 期（心肺功能衰竭期）：病情继续发展，会出现心肺功能衰竭，可能与脑干脑炎所致神经源性肺水肿、循环功能衰竭有关。多发生在病程 5d 内，年龄以 0～3 岁为主。临床表现为心动过速（个别患儿心动过缓），呼吸急促，口唇发绀，咳粉红色泡沫痰或血性液体，持续血压降低或休克。亦有病例以严重脑功能衰竭为主要表现，肺水肿不明显，出现频繁抽搐、严重意识障碍及中枢性呼吸循环衰竭等。此期病例属于手足口病重症病例危重型，病死率较高。

第 5 期（恢复期）：体温逐渐恢复正常，对血管活性药物的依赖逐渐减少，神经系统受累症状和心肺功能逐渐恢复，少数可遗留神经系统后遗症状。

五、诊断

肠道病毒感染临床表现复杂，典型症状的出现有助于诊断，但不能仅凭此就下结论，流行病学资料及病毒学检查对诊断很重要。

肠道病毒感染的病原学诊断包括病毒培养分离，PCR 和血清学方法。由于病毒分离费时费力，在临床中应用较少。目前临床主要应用 PCR 和血清学方法。

RT-PCR 是检测临床标本肠道病毒 *Rna* 的一种快速、灵敏、特异的方法。大多数报道的 PCR 方法是扩增病毒基因高度保守段的 5′非翻译区，这样可以检测大多数的肠道病毒。特异性亚组引物可以鉴别脊髓灰质炎病毒和其他肠道病毒。对无菌性脑膜炎患者的脑脊液标本，PCR 技术检测肠道病毒 RNA 的检出率是 66%～86%，而病毒分离率约 30%。脑脊液和其他标本 *PCR* 基因扩增已经取代细胞培养作为检测肠道病毒的主要方法。在确定或疑似肠道病毒脑膜炎病例，PCR 敏感性为 60%～90%，通过 PCR 或细胞培养检测血清、上呼吸道分泌物、尿液和粪便可以增高病毒的检出率。而除脑脊液外的其他标本的经验很少。利用 PCR 可以从咽拭子、血清、尿液和粪便中检测肠道病毒 *Rna*，但尿液的敏感性比其他标本中要低。由于正常人的咽拭子及粪便中亦可带有肠道病毒，因此咽拭子和粪便检测阳性时应结合临床情况。目前，只有在小部分的急性心肌心包炎的病人的心内膜心肌活检中用 PCR 方法检测到肠道病毒 *Rna*。

疾病恢复期出现抗体或抗体效价 4 倍以上升高仍是血清学诊断的重要标准。微量中和试验在检测肠道病毒抗体中应用最广泛。型特异性免疫测定更有效，目前商业实验室可以提供检测常见的肠道病毒血清型抗体。

六、治疗及预后

大多数肠道病毒感染是自限性的，不需特殊治疗。轻症病例只需对症治疗，发热等症状可采用中西医结合方法治疗。但脑炎、急性心肌炎、新生儿感染和 B 细胞缺陷的病人例外。对于这些相对严重感染的治疗选择是有限的。静脉注射免疫球蛋白可以用于治疗 B 细胞缺陷的病人及心肌炎、脑炎的病人，但是疗效并没有得到随机对照研究的确认[15]。

目前尚没有被批准用于治疗严重肠道病毒感染的抗病毒药物，但是数种抗病毒药物在动物模型和早期临床试验中显示有效。最有希望的是与病毒衣壳蛋白相结合的药物，可以改变病毒的连接，从而脱壳。研究最多的衣壳结合药物是普来可那立（pleconaril），这种药物在体外低于 0.1μg/mL 的浓度即可抑制大多数肠道病毒的复制。普来可那立治疗肠道病毒脑膜炎安慰剂对照研究显示，该药可以缩短头痛和其他症状的病程及减轻症状的严重程度，在起病后 24h 内用药可以缩短病毒释放的时间。治疗持续肠道病毒感染的 B 细胞缺陷病人和潜在致死性感染如新生儿、各年龄段急性心肌炎病人时显示可能临床有效。目前普来可那立尚没有得到美国 FDA 的认证。因为普来可那立可以诱导细胞色素 P-450 3A 同工酶，因而可引起药物之间相互作用[16-18]。

重症病例多由肠道病毒 71 型（*Ev*71）感染引起，病情凶险，病死率高。《国家卫生部手足口病诊疗指南（2011 版）》关于 *Ev*71 感染的治疗包括以下要点。

*Ev*71 感染重症病例从第 2 期发展到第 3 期多在 1d 以内，偶尔在 2d 或以上。从第 3 期发展到第 4 期有时仅为数小时。因此，应当根据临床各期不同病理生理过程，采取相应救治措施。

第 1 期：无须住院治疗，以对症治疗为主。门诊医生要告知患儿家长细心观察，一旦出现 *Ev*71 感染重症病例的早期表现，应当立即就诊。

第 2 期：使用甘露醇等脱水利尿剂降低颅内高压；适当控制液体入量；对持续高热、有脊髓受累表现或病情进展较快的病例可酌情应用丙种球蛋白。密切观察体温、呼吸、心率、血压及四肢皮肤温度变化等可能发展为危重型的高危因素，尤其是 3 岁以内、病程 5d 以内的病例。

第 3 期：应收入 ICU 治疗。在第 2 期治疗基础上，阻断交感神经兴奋性，及时应用血管活性药物，如米力农、酚妥拉明等，同时给予氧疗和呼吸支持。酌情应用丙种球蛋白、糖皮质激素，不建议预防性应用抗菌药物。

第 4 期：在第 3 期治疗基础上，及早应用呼吸机，进行正压通气或高频通气。肺水肿和肺出血病例，应适当增加呼气末正压；不宜频繁吸痰。低血压休克患者可应用多巴胺、多巴酚丁胺、肾上腺素和去甲肾上腺素等。严重心肺功能衰竭病例，可考虑体外膜氧合治疗。

第 5 期：给予支持疗法，促进各脏器功能恢复；肢体功能障碍者给予康复治疗；个别病例需长期机械通气治疗以维持生命。

大多数肠道病毒感染为隐性感染，就诊患儿的临床表现一般也不严重，预后亦大多良好。小于 15% 的心肌心包炎患儿在急性期死于难治性心衰或难控制的心律失常，发展为长期心脏后遗症的风险在相对不严重的急性心肌炎的儿童中更高。1/3 的肠道病毒感染引起的急性心肌心包炎病例可出现扩张性心肌病，小于 10%的病例因发展为扩张性心肌病而需要心脏移植。少部分中枢神经系统感染后可留有后遗症，但严格的大样本的儿童研究显示婴儿肠道病毒脑膜炎有比较好的长期预后[19]。

七、预防

暴露前应用免疫球蛋白可以减低麻痹型脊髓灰质炎的风险。同样应用免疫球蛋白亦可预防非脊髓灰质炎肠道病毒疾病，但是这种方法在临床实际中很少应用。在社区流行或住院肠道病毒感染的病人，需要实行简单的卫生措施如洗手和对潜在感染的粪便、分泌物高压灭菌。是否应穿戴隔离衣、口罩或进行病人隔离，目前尚无依据，除非在护理新生儿的时候应进行上述措施。孕妇、尤其是足月孕妇，建议避免接触有可疑肠道病毒感染的病人[20]。

（陈天明　刘钢）

参考文献

[1] Sabin A B. Behavior of chimpanzee-avirulent poliomyelitis viruses in experimentally infected human volunteers[J]. Am J Med Sci，1955，230:1.

[2] Iwasaki A，Welker R，Mueller S，et al. Immunofluorescence analysis of poliovirus receptor expression in Peyer's patches of humans，primates，and CD155 transgenic mice: implications for poliovirus infection[J]. J Infect Dis，2002，186:585.

[3] Ouzilou L，Caliot E，Pelletier I，et al. Poliovirus transcytosis through M-like cells[J]. J Gen Virol，2002，83:2177.

[4] Kupila L，Vuorinen T，Vainionpaa R，et al. Etiology of aseptic meningitis and encephalitis in an adult population[J].

Neurology，2006，66:75.
[5] Bernit E，de Lamballerie X，Zandotti C，et al. Prospective investigation of a large outbreak of meningitis due to echovirus 30 during summer 2000 in Marseilles，France[J]. Medicine，2004，83:245.
[6] Fowlkes A L，Honarmand S，Glaser C，et al. Enterovirus-associated encephalitis in the California encephalitis project，1998-2005[J]. J Infect Dis，2008，198:1685.
[7] Modlin J F，Dagan R，Berlin L E，et al. Focal encephalitis with enterovirus infections[J]. Pediatrics，1991，88:841.
[8] Chan K P，Goh K T，Chong C Y，et al. Epidemic hand，foot and mouth disease caused by enterovirus 71，Singapore[J]. Emerg Infect Dis，2003，9:78.
[9] Ho M，Chen E R，Hsu K H，et al. An epidemic of enterovirus 71 infection in Taiwan[J]. N Engl J Med，1999，41:929.
[10] Rotbart H A，McCracken G H，Whitley R J，et al. The clinical significance of enteroviruses in serious summer febrile illnesses of children[J]. Pediatr Infect Dis J，1999，18:869.
[11] Mahrholdt H，Wagner A，Deluigi C C，et al. Presentation，patterns of myocardial damage，and clinical course of viral myocarditis[J].Circulation，2006，114:1581.
[12] Kuhl U，Pauschinger M，Seeberg B，et al. Viral persistence in the myocardium is associated with progressive cardiac dysfunction[J]. Circulation，2005，112:1965.
[13] Feldman A M，McNamara D. Myocarditis[J]. N Engl J Med，2000，343:1388.
[14] Chang L，Chang I，Chen W，et al. HLA-A33 is associated with susceptibility to enterovirus 71 infection[J]. Pediatrics，2008，122（6）:1271-1276.
[15] Rotbart H A，Webster A D B. Treatment of potentially life-threatening enterovirus infections with pleconaril[J]. Clin Infect Dis，2001，32:228.
[16] Hayden F G，Herrington D T，Coats T L，et al. Efficacy and safety of oral pleconaril for treatment of picornavirus colds in adults: results of two double-blind，randomized，placebo-controlled trials[J]. Clin Infect Dis，2003，36:1523.
[17] Schiff G M，Sherwood J R. Clinical activity of pleconaril in an experimentally induced coxsackievirus A21 respiratory infection[J]. J Infect Di，2000，181:20.
[18] McCarthy R EⅢ，Boehmer J P，Hruban R H，et al. Long-term outcome of fulminant myocarditis as compared with acute（nonfulminant）myocarditis[J]. N Engl J Med，2000，342:690.
[19] Rotbart H A. Treatment of picornavirus infections[J]. Antivir Res，2002，53:83.
[20] Centers for Disease Control and Prevention. Increased detections and severe neonatal disease associated with coxsackievirus B1 infection-United States，2007[J]. MMWR Morb Mort Wkly Rep，2007，57:553.

第三节 革兰阴性菌耐药治疗进展

革兰阴性菌（Gram stain negative bacteria，G^-）种类繁多，按照细菌形态分为球菌、球杆菌和杆菌，每种形态的细菌按照生长条件分为需氧菌和厌氧菌。革兰阴性（G^-）杆菌在临床上分离率较高，可分为五类：肠杆菌科需氧或兼性厌氧菌（志贺菌属、克雷伯菌属、肠杆菌属）、弧菌科细菌（弧菌属、气单胞菌属）、绝对需氧菌（葡萄糖非发酵菌：铜绿假单胞菌、鲍曼不动杆菌）、绝对厌氧菌（拟杆菌、梭杆菌）以及其他（布鲁菌、军团菌、螺杆菌）等。肠杆菌科细菌大多数在正常情况下仅作为正常菌群寄居在人体结肠内，但同时也广泛存在于土壤、水、植物表面，在一定条件下，可作为条件致病菌引起正常人群发生肠道或肠道外感染。在非发酵菌中，不动杆菌在临床标本中的分离率仅次于铜绿假单胞菌。不动杆菌与铜绿假单胞菌广泛分布于自然和医院环境中，从正常人的皮肤、潮湿环境的物体及污染的医疗器械表面等都可以分离到病菌。在医院内可以经手、空气、通过污染的医疗器械等传播。随着医疗技术的飞速发展，各种侵袭性操作以及体内留置装置的增加，医院中各种免疫缺陷患者和粒细胞减少患者增多，革兰阴性杆菌的感染机会增多；肠杆菌属、不动杆菌及铜绿假单胞菌已经成为医院内感染的重要病原体，这些病原菌引起的社区获得性感染也屡有报道。

一、临床表现及诊断

临床上是否出现革兰阴性（G⁻）杆菌感染取决于人体的防御功能和病原菌的毒力。由肠杆菌科、不动杆菌等引起的感染性疾病，如泌尿系感染、肺炎、深部脓肿、脑膜炎及败血症等，其临床表现缺乏特异性，类似于其他细菌感染，鉴别诊断有赖于病原学检查，需结合病史、临床特征、查体及相关的影像学检查资料等，以便及早明确病变的部位和性质。同时针对性地获取临床标本进行病原体培养，获得药敏结果，对于革兰阴性（G⁻）杆菌感染的治疗非常重要。

二、革兰阴性菌耐药状况与耐药机制

由于近年来高效广谱抗菌药物的广泛使用，造成细菌的选择性压力，使常见的 G⁻杆菌的耐药性和耐药菌株型别不断增多，临床上出现了产超广谱 β-内酰胺酶的肠杆菌科细菌，以及对所有 β-内酰胺类和喹诺酮类抗菌药耐药的多重耐药铜绿假单胞菌和不动杆菌。患者因此住院天数延长和相关治疗费用增加，病死率增高，故尽早选择适当的抗菌药物应对耐药革兰阴性（G⁻）细菌感染是决定预后与病死率的重要因素。

β-内酰胺酶是指细菌产生的能水解 β-内酰胺类抗菌药物的灭活酶，是革兰阴性（G⁻）对 β-内酰胺类抗菌药物耐药的主要机制之一。超广谱 β-内酰胺酶（extended-spectrum β-lactamases，ESBLs）是指细菌在持续的各种 β-内酰胺类抗菌药物的选择压力下，被诱导产生活跃的及不断变异的 β-内酰胺酶，扩展了其耐受头孢他啶、头孢噻肟、头孢吡肟等第 3 代及第 4 代头孢菌素，以及氨曲南等单环 β-内酰胺类抗菌药物的能力，这些新的 β-内酰胺酶被称为 ESBLs[1-2]。

多重耐药菌株是指对下列 5 类抗菌药中 1 类以上药物耐药者为多重耐药株，包括头孢菌素类、碳青霉烯类、β-内酰胺酶抑制剂复方、喹诺酮类和氨基糖苷类。泛耐药株是指对目前推荐用于铜绿假单胞菌和鲍曼不动杆菌感染经验治疗的药物全部耐药者，包括头孢吡肟、头孢他啶、亚胺培南、美罗培南、哌拉西林-三唑巴坦、环丙沙星、左氧氟杀星。多项研究显示滥用氟喹诺酮类药和 β-内酰胺类是导致多重耐药铜绿假单胞菌医院感染的危险因素，使用三代头孢菌素或联用氨曲南、或碳青霉烯类、或氟喹诺酮类是导致多重耐药不动杆菌感染的危险因素。

多重耐药株中以产 ESBLs，AmpC 酶和金属酶为常见。目前世界各地已发现可由质粒介导的 ESBLs 基因型或亚型多达 100 余种，其中以 TEM，SHV 和 CTX-M 型最常见，呈全球分布。ESBLs 和质粒介导的 AmpC 酶，可以在同种或异种菌间进行传递，引起医院感染的爆发流行，使医院感染越发难控制。AmpC 酶可以水解头霉素类，不被克拉维酸等酶抑制剂抑制，但四代头孢菌素类的头孢吡肟对其有较好的治疗效果，而 ESBLs 对头霉素类敏感，对头孢吡肟部分耐药，可被酶抑制剂所抑制。这两种酶均可介导对一、二、三代头孢菌素类，广谱青霉素类和单环 β-内酰胺类抗生素的耐药。无论是 ESBLs，还是高产 AmpC 酶或金属酶，虽然酶的性质有差别，但均可使产酶株成为多重耐药菌。同一种 G⁻杆菌细菌体内可有几种 β-内酰胺酶型别同时出现，而产 ESBLs 细菌质粒上往往连锁携带了耐氯霉素、磺胺类、四环素、氨基糖苷类等药物耐药基因，致使 G⁻杆菌表现为多重耐药性和交叉耐药性。此外，G⁻杆菌还可产生氨基糖苷类钝化酶导致细菌对多种氨基糖苷类药物耐药；G⁻杆菌会发生拓扑异构酶突变，导致对喹诺酮类耐药；细菌外膜蛋白改变使抗生素进入细菌体内的量减少，细菌细胞膜上的外排泵可将 β-内酰胺类、喹诺酮类，有时甚至氨基糖苷类抗菌药物排出，导致细菌耐药。多重耐药 G⁻杆菌株常为多种耐药机制并存，成为临床抗感染治疗的难题[3-5]。

三、治疗对策

对产 ESBLs 肠杆菌科细菌感染的轻至中度患者，首选复方 β-内酰胺类/β-内酰胺酶抑制剂（药物包括阿莫西林/克拉维酸、氨苄西林/舒巴坦、哌拉西林/他唑巴坦、替卡西林/克拉维酸等）。次选氨基糖苷类与头霉素抗菌药物联合治疗（药物包括阿米卡星、妥布霉素、头孢西丁、头孢咪唑等）。疗效不佳者，换用碳青霉烯类抗菌药物（包括亚胺培南、美罗培南等）。对严重的产 ESBLs 肠杆菌科细菌感染，以及医院内发生产 ESBLs 肠杆菌科细菌感染时，首选碳青霉烯类抗菌药物或联合治疗方案。

对产 ESBLs 铜绿假单胞菌的抗菌药物治疗，可以选择复方 β-内酰胺类/β-内酰胺酶抑制剂治疗（如哌拉西林/他唑巴坦、替卡西林/克拉维酸）、氨基糖苷类联合头霉素类抗菌药物（阿米卡星、妥布霉素、头孢西丁、头孢美唑等）或碳青霉烯类抗菌药物。

对产 ESBLs 不动杆菌感染，首选碳青霉烯类抗菌药物(推荐亚胺培南、美罗培南)，次选氨苄西林/舒巴坦、哌拉西林/他唑巴坦、替卡西林/克拉维酸。

针对多重耐药的铜绿假单胞菌和鲍曼不动杆菌，碳青霉烯类、阿米卡星、头孢他啶等是较佳的用药选择，随着对碳青霉烯耐药的鲍曼不动杆菌的出现，抗感染化疗面临严重的挑战，治疗多重耐药菌感染还缺乏有效的抗菌药物。氨苄西林/舒巴坦可用于治疗耐亚胺培南不动杆菌引起的感染，但通常与氨基糖苷类药物合用；多黏菌素类药物由于其可作用与于细菌细胞膜使细胞内的物质外漏，为慢性杀菌剂，抗菌作用强，不易产生耐药性，是多重耐药鲍曼不动杆菌感染最后的选择。有报道多黏菌素 B 与替加环素治疗多重耐药性铜绿假单胞菌感染成功的个例[1,3,5]。

多数学者推荐 β-内酰胺类与氨基糖苷类联合治疗多重耐药的铜绿假单胞菌和鲍曼不动杆菌，临床上头孢吡肟与阿米卡星、多黏菌素 B 与下列一种或数种：碳青霉烯类、氨基糖苷类、喹诺酮类或 β-内酰胺类组合。

体外研究表明，多重耐药的铜绿假单胞菌可以选择多种抗菌药物联合应用，如替卡西林加上妥布霉素、利福平，大环内脂类加上妥布霉素、甲氧苄啶、利福平，头孢菌素加上喹诺酮，多黏菌素 B 加上利福平，头孢他啶加上多黏菌素，多黏菌素 B 加上亚胺培南等。针对多重耐药的鲍曼不动杆菌感染，体外实验表明，多黏菌素 B 加上亚胺培南，多黏菌素 B 加上利福平、氨苄西林舒巴坦，多黏菌素 B 甲磺酸加上利福平，多黏菌素 B 加上利福平、亚胺培南，多黏菌素 B 加上亚胺培南、利福平，多黏菌素加上利福平治疗有效。目前还缺乏针对多重耐药菌感染治疗方案的大样本病例的比较与评价资料，建议应因地制宜，结合本地区病原菌耐药状况与患者情况确定具体治疗方案[2,4-5]。

针对耐药菌感染，值得我们医生注意的是不同标本分离出的同一种菌株对同一抗菌药物耐药率不同，治疗不同部位该菌株引起的感染，要考虑由于感染部位不同而产生的耐药性以及药物有效浓度的差异，应按照药敏结果合理、有效使用抗菌药物。此外，阳性的培养结果仍应结合临床资料分析，以排除标本污染的可能性，并应重复相关细菌学检验，直至感染控制或治愈。

除尽早选用有效抗菌药物外，注意洗手与环境消毒，尽可能保护患者，及时纠正引起本病的诱因，如尽早停用皮质激素、拔除静脉导管等、减少侵袭性操作、治疗原发病、提高患者免疫功能等都是治疗多重耐药 G^-杆菌感染不容忽视的因素。

（刘钢）

参考文献

[1] Abandeh F I，Drew M E，Sopirlal M M. Carbapenem-hydrolyzing gram-negative bacteria: current options for treatment and review of drugs in developmentRecent[J]. Pat Antiinfect Drug Discov，2012，7（1）:19-27.

[2] Ghebremedhin B. Extended-spectrum of beta-lactamases（ESBL）: yesterday ESBL，and today ESBL，carbapenemase-producing and multiresistant bacteria[J]. Dtsch Med Wochenschr，2012，137（50）:2657-2662.

[3] Onwuezobe I A，Oshun P O，Odigwe C C. Antimicrobials for treating symptomatic non-typhoidal Salmonella infection[J]. Cochrane Database Syst Rev，2012，14：11.

[4] Rennie R P. Current and future challenges in the development of antimicrobial agents[J]. Handb Exp Pharmacol，2012，211:45-65.

[5] Kaase M，Kern W V. What does ESBL mean? [J]. Dtsch Med Wochenschr，2012，137（40）:2010-2013.

第四节 婴幼儿隐性菌血症研究现状与进展

儿童隐性菌血症（occult bacteremia，OB）是指临床仅表现为发热（通常≥39℃），没有中毒症状及局部感染的临床或实验室证据，而血培养阳性[1]。这些 OB 患儿大都可以自愈，且由于外观良好常被临床忽视，如果不及时诊断和治疗，有 10%～25%会发生严重细菌感染[2-3]，其中 3%～6%发展为脑膜炎[4]，还会出现肺炎、化脓性关节炎、骨髓炎、败血症甚至死亡。我国仅有几篇关于 OB 的病例报道，缺乏关于 OB 流行病学研究及相关资料。本节就儿童隐性菌血症的研究现状和进展进行综述。

一、定义

1973 年，McGowan 首次提出婴幼儿隐性菌血症的概念，OB 又称意料外的菌血症（unsuspected bacteremia），这类菌血症是指临床表现仅为发热（通常≥39℃），没有中毒症状和局部感染的临床或实验室证据，而血培养阳性[2-3]。最初 OB 病例均为急诊或门诊对发热婴幼儿作非选择性血培养所得，患儿多数是所谓“步入”诊室，仅有轻微的病态而无可查出的感染病灶。OB 不包含具有侵袭性疾病症状或体征的患儿，也不包括免疫抑制者、体内置有医疗装置者、具有明确感染征兆如肺炎和尿道感染者。

二、流行病学

肺炎链球菌结合疫苗（PCV-7）应用前，国外对不明原因发热且体温＞39℃的 3～36 月龄的儿童研究表明，OB 的发病率为 2.8%～11.6%[1,5-8]。OB 的发病情况与种族、地理、经济无关，但与年龄有关，12～18 月龄儿童发病率最高，其次是 18 到 24 月龄和 6 到 12 月龄[9]。OB 最常见的病原菌是肺炎链球菌（50%～90%）[1,10]，其次是 B 型流感嗜血杆菌（*Haemophilus influenzae type B*，*HiB*）（3%～25%）[6,8]，其他病原菌还包括沙门菌（4%）[11]、大肠杆菌、金黄色葡萄球菌、脑膜炎奈瑟菌[8,12]、A 组链球菌[12]、B 组链球菌[13]、金氏杆菌[14]等。肺炎链球菌引起的 OB 在各种侵袭性肺炎链球菌疾病中的比例可高达 33.3%[4]。美国自 2000 年开始将 *Pcv*-7 纳入国家计划免疫之后，OB 的发病率快速明显下降，该疫苗应用 1 年之后，2 岁以下儿童的侵袭性肺炎链球菌性疾病的发病率降低了 69%，*Pcv*-7 应用 3 年后，＜1 岁、1～2 岁、2～5 岁儿童 OB 的发病率分别降低了 93.7%，90.9%，84.1%[15]。2005 年，Platt 等[16]对美国马萨诸塞州的 16 个社区进行回顾性分析，结果表明应用 *Pcv*-7 后，*Pcv*-7 疫苗血清型引起的 OB 发病率从 36%降至 14%，非 *Pcv*-7 疫苗血清型的 OB 发病率从 34%增高至 55%，出现了肺炎链球菌疫苗血清型替换现象。2005 年，Matthew L. Stoll 对 2 岁以下发热体温＞39℃的患儿进行回顾性分析，该研究结果显示 OB 的发病率降低至 0.91%[6]。2010 年西班牙应用 *Pcv*-7 疫苗后，OB 的发生率为 0.58%，疫苗血清型和非疫苗血清型引起的 OB 比例分别为 0.16%和 0.42%。2009 年，Avner 等[10]的研究表明 *Pcv*-7 疫苗应用后，肺炎链球菌引起的 OB 的发病率降低到 0.1%，OB 的发病率不到 0.25%，*Pcv*-7 疫苗对其覆盖的血清型的有效率达到 97%。

有研究报道在 *HiB* 疫苗应用之前，*HiB* 引起的 OB 占所有 OB 中的比例为 3%～25%[6]，自 1987 年 *HiB* 疫苗应用之后，*HiB* 引起的 OB 的比例低于 1.5%～2%，5 岁以下儿童侵袭性 *HiB* 引起的疾病减少了 87%～96%，发病率从 41/100 000 降到 0.7/10 000～1.6/100 000，5 岁以上的 *HiB* 发病率没有改变[17]，而未接种 *Pcv*-7 的肺炎链球菌引起的 OB 的比例可高达 82.9%～90%[9-10]。

许多回顾性研究表明，在应用 *HiB* 和 *Pcv*-7 疫苗之后儿科急诊患儿中 OB 的患病率是 0.25%～1%[6,18-20]，引起 OB 的常见病原菌比例也发生了变化，其中肺炎链球菌 33%，大肠杆菌 33%，金黄色葡萄球菌 16%，沙门菌 7%[18]，其他引起 OB 的细菌包括：脑膜炎奈瑟菌、A 组链球菌、B 组链球菌、卡他莫拉菌、金氏杆菌[14]等，其中金氏杆菌是一种不常见的革兰阴性球杆菌，通常分离自无菌组织和体液。值得注意的是，侵袭性 B 组链球菌所引起的感染疾病中有高达 44%～47%病例临床诊断为 OB。沙门菌感染病例多表现为OB，发热是其主要表现，大多数沙门菌OB伴发肠胃炎[21]。金氏杆菌感染常发生在6～36个月的儿童，主要引起骨骼系统的感染（52.6%）和OB（43.6%），偶尔会引起心内膜炎和肺炎[14]。

OB临床结局因病原菌的种类不同而有所差异，*HiB*和脑膜炎奈瑟菌所引起的OB比肺炎链球菌引起的OB更容易进展为脑膜炎，*HiB*引起的OB中有7%～13%进展为脑膜炎，肺炎链球菌引起的OB中有1%～4%进展为脑膜炎，*HiB*所致OB进展为脑膜炎的相对危险度为85.6，脑膜炎奈瑟菌感染所致OB进展为脑膜炎的相对危险度12.0[22]。

三、诊断方法

1.血培养

血培养是临床诊断OB的“金标准”[23]，在20世纪80年代获得病原菌血培养的结果平均需要30 h，在血培养结果出来之前约有一半的病人出现菌血症的并发症。随着血培养方法的改进，现在最快的血培养结果仅需要11.5～14 h[24]。然而，血培养结果依赖于抽血量、血中所含菌量、患者机体抵抗力、细菌种类及培养基营养成分等而改变，如果患者血液中的细菌数量较低，特别是在感染早期或使用抗菌药物治疗后[25]，会导致血培养阴性，培养基营养成分的优劣直接与血培养检出细菌种类及阳性率有关，不同细菌要求的培养条件不同，因而血培养结果存在一定的局限性。目前有血培养改良方法，但这些改良方法只能鉴定限定菌群的细菌，而且不能缩短鉴定时间，所以在临床的应用有一定的限制性[10]。Serody[26]等研究发现，因使用抗生素而导致中性粒细胞减少性发热的病人中，血培养并不能分离出病原菌，这可能会导致漏诊。血培养的假阳性率或假阴性率为2%～3%[27]。仅依靠血培养进行OB诊断不能反映OB的真实发病情况，需要进一步的研究来完善OB的诊断标准。

2.其他实验室诊断

（1）有研究将白细胞计数（white blood cell count，WBC）作为OB的危险因素指标，发现白细胞计数＞15 000/mm^{3}预测OB的敏感性为74%～71%，特异性为54.5%～73%[18,28]，婴幼儿中性粒细胞的绝对值（ANC）≥1 000/mm^{3}对隐性肺炎链球菌性菌血症的预测具有统计学意义，可以作为诊断OB的参考指标[29]，白细胞＞9 000/mm^{3}检测隐性菌血症的敏感性是0.62，特异性是0.78，也能作为诊断OB的参考指标[28]。2010年，Seigel等采用分析方法进行研究发现，即使病人体温和WBC正常时，也不能排除OB的诊断。

（2）血清降钙素原（PCT）和C反应蛋白检测结果较快，作为OB的预测指标，两者比WBC敏感度高、特异性强[30]。在局部感染、病毒感染、慢性非特异性炎症等疾病时，血PCT水平不升高或仅有轻度升高，只在细菌感染时才明显增加。Galetto-Lacour 等用前瞻性研究方法证明PCT（＞0.5mg/mL）检测OB的灵敏性77.1%～97%，特异性30.3%～80.4%[30-33]。同时，PCT检测值与体温高低、抗生素应用等无关[34]，而与细菌感染的严重程度相关，这都说明PCT对细菌感染引起的发热疾病是一项特异性快速实验诊断指标。以215个3～36月龄且体温＞39℃儿童为研究对象，进行前瞻性评估PCT对OB的诊断价值，研究结果表明PCT联合WBC指标，作为检测OB的敏感性是100%，特异性是61.9%[35]。C反应蛋白是一种机体急性时相蛋白，在各种感染与炎症反应时均会迅速上升，当CRP的含量低于10 mg/mL时，需用超敏CRP（hs-CRP）来检测，hs-CRP比CRP检测更敏感。将PCT，hs-CRP联合检测OB，结果的敏感度为97%，高于单项检测的敏感度，但是特异性为61%[30]，可见二者联合检测可以提高对OB的鉴别能力，优于PCT，hs-CRP的单项检测。同时，监测二者的动态变化可以帮助了解治疗效果，判断预后及指导抗生素治疗。但上述实验室指标升高仅提示OB的可能性，不能明确诊断OB。

（3）近年来，分子生物学的快速发展使其成为生物医学领域最有价值的诊断和研究手段之一，分子生物学技术在诊断隐性菌血症方面具有快速、方便、特异性高、准确率高等优点，不少发达国家已逐渐将基因诊断方法应用于OB病原菌监测与常规临床微生物诊断。

2011年，Matsuda等[36]的研究表明，在临床诊断血流感染的患者中，血培养阴性者再经细菌16SrRNA

基因 PCR 扩增后杂交的方法进行检查，发现其中 10%出现阳性，PCR 扩增后杂交方法除具有特异性强、灵敏度高、检测时间短等优点外，最大的优势是检测结果不受标本中存在的各种抗菌药物的干扰，适用于血培养阴性的病原菌诊断。

2005 年，郑季彦等研究表明细菌 16*S rRNA* 基因 PCR 联合基因芯片检测方法能提高临床检测菌血症的速度及准确性，该方法除能检出血培养中一般细菌外，也能检出需特殊培养的细菌如 L 型菌、厌氧菌等，同时可进一步减少假阳性，提高灵敏度，本研究方法从标本采集到 PCR 扩增只需 4 ~ 6 h，可为 OB 提供早期、敏感的病原学诊断依据，具有较大的临床应用前景。

2007 年，Octavio Ramilo 的研究证明，血白细胞产生的转录信号可以作为诊断感染疾病的方法[37]。每个感染物与免疫细胞表面的特异性模式识别受体结合，都代表了唯一的病原相关分子模式结合形式，参与感染的白细胞有独特的转录信号，这些信号有助于识别所感染的病原菌。生物信号有利于辨别细菌感染和病毒感染，甚至可以在疾病早期确认感染细菌的具体种类。这种技术有望作为儿科急诊快速诊断 OB 的方法，但是该方法依然处于发展和评估的初级阶段[38]。分子生物学技术在诊断 OB 具有显著优势，但尚需进一步的临床研究与评价。

四、治疗及预防

在应用 *Pcv* 和 *HiB* 疫苗之前，曾有几个关于抗生素治疗 OB 患儿的临床随机对照试验。在初诊时服用抗生素的儿童比未服用抗生素的儿童更可能退热，临床表现也有了很大改善，但是尚没有统计可以证明两者最终脑膜炎发病率及死亡率是否存在差别[39]。一项比较肌肉注射头孢曲松和口服阿莫西林疗效的研究表明，对于 OB 患儿，肌肉注射用头孢曲松的疗效好于口服阿莫西林，但是对于脑脊液细胞增高而没做脑脊液培养的患儿，两种药的疗效并无明显差别。1987 年，Jaffe 等[39]用前瞻性方法对 OB 患儿抗生素的应用进行了研究，结论认为口服阿莫西林能控制发热和改善临床表现，但是不能改变 OB 的死亡率，故不推荐对 OB 患儿常规口服阿莫西林的治疗方案。1993 年国外发表的不明原因发热治疗指南[40]指出，对于 OB 的患儿应进行血培养并使用头孢曲松，先血培养再抗菌治疗的方案被广泛接受。1994 年，Fleisher 等[41]通过临床试验证明肌肉注射头孢曲松比口服阿莫西林疗效好，能更明显地减少 OB 临床并发症，如较少局部感染、脑膜炎，较快退热。

Pcv 和 *HiB* 两种疫苗可以明显减少 OB 的发病率。肺炎链球菌引起儿童 OB 的血清型最常见的 6 种血清类型（4，6B，9V，18C，19F，23F），约占 OB 病因的 80%[42]，接种 *Pcv*-7 是预防肺炎链球菌引起的 OB 最有效、最直接的手段[18]。Keri L. Carstairs 等[19]对曾接种 *Pcv*-7 疫苗的不明原因发热患者与未接种疫苗患者的对照研究表明，前者肺炎链球菌性 OB 发病率几乎为 0，而后者肺炎链球菌性 OB 发病率为 2.4%，两者具有统计学差异。*Pcv*-7 的应用可明显降低肺炎和 OB 发病率，缩短患儿抗生素治疗时间和减轻家庭经济负担[43]。在广泛使用疫苗后的监测研究表明，虽然 *Pcv*-7 疫苗血清型引起的 OB 发病率明显下降，但是非疫苗血清型 OB 的发病率却相对升高，即出现了血清型替换，为此开发了 *Pcv*-10 和 *Pcv*-13 疫苗[44]。相对于 *Pcv*-7 疫苗覆盖的血清型，*Pcv*-10 增加了血清型 1，5，7F，*Pcv*-13 增加了血清型 1，3，5，6A，7F，19A。目前一种新的疫苗 *Pcv*-15（1，3，5，6A，7F，19A，22F，33F）正处于临床试验阶段[45]。

五、决策分析

对 OB 病人是否常规取血培养或应用广谱抗生素治疗仍有争议。①1989 年，Kramer 等[46]分析认为不进行血培养是比较好的处理方法。②美国人 Downs 等[47]和 Lieu 等[48]经过临床成本效益分析，认为进行血培养并应用广谱抗生素是比较好的方法。Downs 等认为当发病率 < 1.4%或疗效 < 21%时，不再建议用该治疗方案。③2001 年，Lee 等[49]通过临床成本效益分析认为，当白细胞计数 > 15 000/μL，且发病率 > 1.5%时，进行 CBC、选择性血培养及应用广谱抗生素的治疗方案，能够使每 10 万例患者中少发生 48 例脑膜炎，挽救 86 个生命年（life-years），从而减少花费；当发病率 < 1%，上述方法则不适用。

④2006 年，Madsen 等[50]认为临床医生应根据病人情况而采取不同治疗措施，因为，即使发病率很低的情况下，依然有一些不愿冒险的病人要求进行检查和治疗。⑤2009 年，Wilkinson 等用回顾性的方法研究了急诊室不明原因发热患儿中 OB 的发生率，结果是 0.25%。这说明临床上对不明原因发热的患儿进行血培养和使用广谱抗生素的成本效益比较来看，其效率较低[20]。

（刘钢　王媛媛）

参考文献

[1] Berezin E N，Iazzetti M A. Evaluation of the incidence of occult bacteremia among children with fever of unknown origin[J]. Braz J Infect Dis，2006，10（6）:396-399.

[2] Ishimine P. Fever without source in children 0 to 36 months of age[J]. Pediatr Clin North Am，2006，53（2）:167-194.

[3] Lacour A G，Gervaix A，Zamora S A，et al. Procalcitonin，IL-6，IL-8，IL-1 receptor antagonist and C-reactive protein as identificators of serious bacterial infections in children with fever without localising signs[J]. Eur J Pediatr，2001，160（2）:95-100.

[4] Sakata H. Invasive Streptococcus pneumoniae infections in children in Kamikawa and Soya subprefecture，Hokkaido，Japan，2000-2010，before the introduction of the 7-valent pneumococcal conjugate vaccine[J]. J Infect Chemother，2011，17（6）:799-802.

[5] Chancey R J，Jhaveri R. Fever without localizing signs in children: a review in the post-HiB and postpneumococcal era[J]. Minerva Pediatr，2009，61（5）:489-501.

[6] Stoll M L，Rubin L G. Incidence of occult bacteremia among highly febrile young children in the era of the pneumococcal conjugate vaccine: a study from a Children's Hospital Emergency Department and Urgent Care Center[J]. Arch Pediatr Adolesc Med，2004，158（7）:671-675.

[7] Dershewitz R A，Wigder H N，Wigder C M，et al. A comparative study of the prevalence，outcome，and prediction of bacteremia in children[J]. J Pediatr，1983，103（3）:352-358.

[8] Bass J W，Steele R W，Wittler R R，et al. Antimicrobial treatment of occult bacteremia: a multicenter cooperative study[J]. Pediatr Infect Dis J，1993，12（6）:466-473.

[9] Alpern E R，Alessandrini E A，Bell L M，et al. Occult bacteremia from a pediatric emergency department: current prevalence，time to detection，and outcome.[J]. Pediatrics，2000，106（3）:505-511.

[10] Avner J R，Baker M D. Occult bacteremia in the post-pneumococcal conjugate vaccine era: does the blood culture stop here?[J]. Acad Emerg Med，2009，16（3）:258-260.

[11] Ishimine P. Fever without source in children 0 to 36 months of age[J]. Pediatr Clin North Am，2006，53（2）:167-194.

[12] Klein J O. Management of the febrile child without a focus of infection in the era of universal pneumococcal immunization[J]. Pediatr Infect Dis J，2002，21（6）:584-588.

[13] Matsubara K，Nigami H，Harigaya H，et al. A case of group B streptococcal occult bacteremia[J]. Kansenshogaku Zasshi，2003，77（6）:461-464.

[14] Dubnov-Raz G，Ephros M，Garty B Z，et al. Invasive pediatric Kingella kingae infections: a nationwide collaborative study[J]. Pediatr Infect Dis J，2010，29（7）:639-643.

[15] Black S，Shinefield H，Baxter R，et al. Postlicensure surveillance for pneumococcal invasive disease after use of heptavalent pneumococcal conjugate vaccine in Northern California Kaiser Permanente[J]. Pediatr Infect Dis J，2004，23（6）:485-489.

[16] Huang S S，Platt R，Rifas-Shiman S L，et al. Post-PCV7 changes in colonizing pneumococcal serotypes in 16 Massachusetts communities，2001 and 2004[J]. Pediatrics，2005，116（3）:408-413.

[17] Horby P，Gilmour R，Wang H，et al. Progress towards eliminating HiB in Australia: an evaluation of Haemophilus influenzae type b prevention in Australia，1 July 1993 to 30 June 2000[J]. Commun Dis Intell，2003，27（3）:324-341.

[18] Herz A M，Greenhow T L，Alcantara J，et al. Changing epidemiology of outpatient bacteremia in 3- to 36-month-old children after the introduction of the heptavalent-conjugated pneumococcal vaccine[J]. Pediatr Infect Dis J，2006，25（4）:293-300.

[19] Carstairs K L，Tanen D A，Johnson A S，et al. Pneumococcal bacteremia in febrile infants presenting to the emergency department before and after the introduction of the heptavalent pneumococcal vaccine[J]. Ann Emerg Med，2007，49（6）:772-777.

[20] Wilkinson M，Bulloch B，Smith M. Prevalence of occult bacteremia in children aged 3 to 36 months presenting to the emergency department with fever in the postpneumococcal conjugate vaccine era[J]. Acad Emerg Med，2009，16（3）:220-225.

[21] Chiu C H，Chuang C H，Chiu S，et al. Salmonella enterica serotype Choleraesuis infections in pediatric patients[J]. Pediatrics，2006，117（6）:1193-1196.

[22] Shapiro E D，Aaron N H，Wald E R，et al. Risk factors for development of bacterial meningitis among children with occult bacteremia.[J]. J Pediatr，1986，109（1）:15-19.

[23] Shafazand S，Weinacker A B. Blood cultures in the critical care unit: improving utilization and yield[J]. Chest，2002，122（5）:1727-1736.

[24] Neuman M I，Harper M B. Time to positivity of blood cultures for children with Streptococcus pneumoniae bacteremia[J]. Clin Infect Dis，2001，33（8）:1324-1328.

[25] Chizuka A，Kami M，Kanda Y，et al. Value of surveillance blood culture for early diagnosis of occult bacteremia in patients on corticosteroid therapy following allogeneic hematopoietic stem cell transplantation.[J]. Bone Marrow Transplant，2005，35（6）:577-582.

[26] Serody J S，Berrey M M，Albritton K，et al. Utility of obtaining blood cultures in febrile neutropenic patients undergoing bone marrow transplantation[J]. Bone Marrow Transplant，2000，26（5）:533-538.

[27] Kocoglu M E，Bayram A，Balci I. Evaluation of negative results of BacT/Alert 3D automated blood culture system[J]. J Microbiol，2005，43（3）:257-259.

[28] Crocker P J，Quick G，Mccombs W. Occult bacteremia in the emergency department: diagnostic criteria for the young febrile child[J]. Ann Emerg Med，1985，14（12）:1172-1177.

[29] Kuppermann N，Fleisher G R，Jaffe D M. Predictors of occult pneumococcal bacteremia in young febrile children.[J]. Ann Emerg Med，1998，31（6）:679-687.

[30] Galetto-Lacour A，Zamora S A，Gervaix A. Bedside procalcitonin and C-reactive protein tests in children with fever without localizing signs of infection seen in a referral center[J]. Pediatrics，2003，112（5）:1054-1060.

[31] Maniaci V，Dauber A，Weiss S，et al. Procalcitonin in young febrile infants for the detection of serious bacterial infections[J]. Pediatrics，2008，122（4）:701-710.

[32] Tan T Q. Procalcitonin in young febrile infants for the detection of serious bacterial infections: is this the "holy grail"?[J]. Pediatrics，2008，122（5）:1117-1118.

[33] Marin R P，Ruiz A I，Vidal M S，et al. Accuracy of the procalcitonin test in the diagnosis of occult bacteremia in paediatrics: a systematic review and meta-analysis[J]. An Pediatr（Barc），2010，72（6）:403-412.

[34] Manzano S，Bailey B，Girodias J B，et al. Impact of procalcitonin on the management of children aged 1 to 36 months presenting with fever without source: a randomized controlled trial[J]. Am J Emerg Med，2010，28（6）:647-653.

[35] Guen C G，Delmas C，Launay E，et al. Contribution of procalcitonin to occult bacteraemia detection in children[J]. Scand J Infect Dis，2007，39（2）:157-159.

[36] Matsuda K，Iwaki K K，Garcia-Gomez J，et al. Bacterial identification by 16S rRNA gene PCR-hybridization as a supplement to negative culture results[J]. J Clin Microbiol，2011，49（5）:2031-2034.

[37] Ramilo O，Allman W，Chung W，et al. Gene expression patterns in blood leukocytes discriminate patients with acute infections[J]. Blood，2007，109（5）:2066-2077.

[38] Joffe M D，Alpern E R. Occult pneumococcal bacteremia: a review.[J]. Pediatr Emerg Care，2010，26（6）:448-457.

[39] Jaffe D M，Tanz R R，Davis A T，et al. Antibiotic administration to treat possible occult bacteremia in febrile children[J]. N Engl J Med，1987，317（19）:1175-1180.

[40] Baraff L J，Bass J W，Fleisher G R，et al. Practice guideline for the management of infants and children 0 to 36 months of age with fever without source[J]. Ann Emerg Med，1993，22（7）:1198-1210.

[41] Fleisher G R，Rosenberg N，Vinci R，et al. Intramuscular versus oral antibiotic therapy for the prevention of meningitis and other bacterial sequelae in young，febrile children at risk for occult bacteremia[J]. J Pediatr，1994，124（4）:504-512.

[42] Hausdorff W P. Which pneumococcal serogroups cause the most invasive disease: implications for conjugate vaccine formulation and use，part I[J]. Clin Infect Dis，2000，30（1）: 100-121.
[43] Hausdorff W P, Bryant J, Paradiso P R, et al. Which pneumococcal serogroups cause the most invasive disease: implications for conjugate vaccine formulation and use，part I[J]. Clin Infect Dis，2000，30（1）:100-121.
[44] Bryant K A，Block S L，Baker S A，et al. Safety and immunogenicity of a 13-valent pneumococcal conjugate vaccine[J]. Pediatrics，2010，125（5）:866-875.
[45] Rodgers G L，Klugman K P. The future of pneumococcal disease prevention[J]. Vaccine，2011，29 Suppl. 3:S43-S48.
[46] Kramer M S，Lane D A，Mills E L. Should blood cultures be obtained in the evaluation of young febrile children without evident focus of bacterial infection? A decision analysis of diagnostic management strategies[J]. Pediatrics，1989，84（1）:18-27.
[47] Downs S M，Mcnutt R A，Margolis P A. Management of infants at risk for occult bacteremia: a decision analysis[J]. J Pediatr，1991，118（1）:11-20.
[48] Lieu T A，Schwartz J S，Jaffe D M，et al. Strategies for diagnosis and treatment of children at risk for occult bacteremia: clinical effectiveness and cost-effectiveness[J]. J Pediatr，1991，118（1）:21-29.
[49] Lee G M，Fleisher G R，Harper M B. Management of febrile children in the age of the conjugate pneumococcal vaccine: a cost-effectiveness analysis[J]. Pediatrics，2001，108（4）:835-844.
[50] Madsen K A，Bennett J E，Downs S M. The role of parental preferences in the management of fever without source among 3- to 36-month-old children: a decision analysis[J]. Pediatrics，2006，117（4）:1067-1076.

第五节 细菌性脑膜炎非抗生素治疗研究进展

细菌性脑膜炎是一种严重的感染性疾病，随着抗生素不断问世和免疫接种策略在发达国家顺利推行，一些国家细菌性脑膜炎的病死率已经降至 10%左右[1-3]，但是随耐药菌的不断出现和临床新的抗菌药物研发速度的相对滞后，使所能选择的抗生素越来越少，仅用现有抗生素无法达到理想的治疗效果。目前，许多发展中国家由于疫苗尚未得到推广，细菌性脑膜炎的病死率仍高达 10%～30%，一些非洲国家的农村儿童急性细菌性脑膜炎的总病死率更是高达 35%，幸存者中有 30%～50%发生永久性神经系统后遗症。这些均促进了针对细菌性脑膜炎非抗生素替代和辅助治疗研究的不断深入，本节将对近 10 年来细菌性脑膜炎相关的非抗生素治疗研究进展做回顾综述。

一、非传统抗菌药物

1.噬菌体

噬菌体（bacteriophage）是一类细菌依赖性的病毒，又称为细菌病毒，能在菌体内快速增殖并最终裂解细菌从而达到抗菌效果。噬菌体吸附于宿主菌后，即开始溶菌过程，小基因组噬菌体的多肽能够在不同阶段抑制宿主菌的胞壁质合成酶，从而抑制宿主菌胞壁质的合成，最终导致宿主菌溶解；双链 DNA 噬菌体则能通过溶壁酶的作用，溶解破坏宿主菌的细胞壁而裂解细菌。

19 世纪初，就有学者注意到噬菌体有预防和治疗细菌性感染的作用。在波兰，临床使用噬菌体治疗金黄色葡萄球菌、铜绿假单胞菌、肺炎链球菌及大肠埃希菌感染的成功率达 90%。已有证据表明噬菌体可通过血脑屏障。1998 年，Barrow 等[4]成功应用溶菌性噬菌体治疗鸡和牛的实验性大肠埃希菌性脑膜炎。1999 年，Stroj 等[5]曾报道 1 例化脓性脑膜炎的新生儿，采用大量的抗生素治疗无效，予口服肺炎克雷伯菌特定的噬菌体 5 周后，脑脊液检查结果恢复正常。20 世纪 80 年代，Smith 等[6]评估了噬菌体在动物实验性感染中的作用，发现小鼠在感染了从脑膜炎婴儿中分离出来的一种能产生毒素的有包膜的大肠埃希菌后，采用噬菌体肌肉注射与多剂抗生素治疗具有相同疗效。2008 年，Grandgirand 等[7]在 Wistar 幼鼠肺炎链球菌性脑膜炎模型研究显示，经脑室内或腹腔内注射噬菌体溶解酶 Cpl-1 均能减少脑脊液中的肺炎链球菌数量。

噬菌体经过基因工程的改造能携带有毒的基因或蛋白，这些物质可导致细胞死亡而不造成细胞的溶解，避免了内毒素的释放。体内噬菌体能使耐药的病原体恢复对特定抗生素的敏感性，减少治疗中抗生素的有效剂量。目前需要设计良好的噬菌体及其产物，以及开展临床应用噬菌体治疗细菌性脑膜炎的评价研究。使用纯化的胞壁质溶解酶来杀菌的概念打破了特定病原菌的束缚，以噬菌体为基础的治疗是细菌性脑膜炎治疗中极有价值的新手段。

2.抗菌肽

抗菌肽（antibacterial peptide）又称抗微生物肽（antimicrobial peptide）或肽抗生素，具有广谱抗菌活性，对细菌有很强的杀伤作用，对某些耐药性病原菌的杀灭作用令人关注。抗菌肽直接破坏细胞膜的稳定性并产生穿孔或裂解，引起细胞内容物泄露，导致细胞死亡；某些抗菌肽可以穿越膜结构进入胞质，定位于细胞内相应位点，阻碍或抑制细胞组分的合成，发挥细胞内杀伤作用。

（1）杀菌通透性增强蛋白（bactericidal/permeability-increasing protein，BPI）是人嗜中性粒细胞抗菌蛋白的衍生物，能与革兰阴性菌脂多糖（lipopolysaccharide，LPS）结合，增加细胞外膜对抗菌药物的通透性，具有中和内毒素和杀灭细菌的生物学作用，在革兰阴性菌感染的治疗方面有良好的发展前景。重组 BPI Neuprex（rBPI21）的Ⅲ期临床试验结果证实对脑膜炎奈瑟菌败血症疗效肯定。

（2）阳离子抗菌肽因能抵抗多重耐药微生物，从而引起学者的注意。2009 年，Liu 等[8]研究发现一种新的由两性分子肽自我组装形成的核壳结构纳米粒子对细菌、真菌有较广谱的抗微生物特性，金黄色葡萄球菌性脑膜炎的兔模型研究显示，核壳结构纳米粒子能通过血脑屏障，抑制脑内细菌生长，有希望成为治疗脑内感染的抗微生物药物。

3.抑制细菌附着

细菌附着到宿主细胞的表面启动了感染的病理生理过程，抑制、减少宿主组织与病原间的相互作用，是控制细菌感染性疾病的重要环节。

在世界范围内，90%以上的儿童细菌性脑膜炎由肺炎链球菌、脑膜炎奈瑟菌和嗜血流感杆菌引起。2009 年，Orihuela 等[9]研究发现这三种细菌在人类和啮齿类动物脑微血管内皮细胞表面的共同受体层粘连蛋白受体（laminin receptor，LR）分子质量为 37/67ku 启动了细菌和血脑屏障的接触。许多不同病原体包括蛋白感染素等均能连接到 LR，从而决定了中枢神经系统的趋向性。诱变研究表明，肺炎链球菌 *CbpA*，脑膜炎奈瑟菌 *PilQ*，*PorA* 以及嗜血流感杆菌 *OmpP*2 是连接 LR 的细胞配器。竞争性连接试验发现在 LR 的羧基端有一个三种病原体共同的配器识别位点，提示阻断或干预细菌配器与 LR 的相互作用有可能预防和治疗细菌性脑膜炎。

许多细菌要通过Ⅳ型菌毛与宿主细胞黏附后开始感染机体，脑膜炎奈瑟菌只有在其Ⅳ型菌毛与脑内皮细胞附着后才能进一步通过血脑屏障。Coureuil 等[10]研究表明，极性复合物 Par3/Par6/PKC 在脑膜炎奈瑟菌Ⅳ型菌毛与人类大脑上皮细胞附着中的作用举足轻重，这种复合物形成了真核细胞极性和细胞间连接，使得细胞间连接中连接蛋白减少，导致了大脑-内皮表面胞间连接的开放。因此，抑制脑膜炎奈瑟菌的黏附，有助于减少脑膜炎奈瑟菌的入侵，但如何抑制黏附尚有待进一步研究。另一方面由于血脑屏障能够阻止抗感染药物到达大脑，研究药物通过血脑屏障的机制可能对治疗脑部感染或其他脑部疾病带来希望。

4. 干扰细菌侵入脑微血管内皮细胞

干扰细菌侵入脑微血管内皮细胞（brain microvascular endothelial cells，BMECs）侵入 BMECs 是大肠埃希菌所致脑膜炎发病机制中重要的步骤。大肠埃希菌侵入 BMECs 实质是宿主细胞肌动蛋白细胞支架的重排。Das 等[11]采用非选择性细胞溶质磷脂酶 A2（cytosolic phospholipase A2，cPLA2）抑制剂 4-bromophenacyl bromide（4-二溴苯乙酮）和选择性 *cPLA*2 抑制剂 arachidonyl trifluoromethyl ketone 以及 *cPLA*2 基因敲除小鼠的 BMECs，证实 *cPLA*2 与大肠杆菌侵入 BMECs 有关，而与单核细胞增多性李斯特菌侵入无关。*cPLA*2 活化导致了细胞内花生四烯酸的产生，其通过 COX（cydooxygenase）路径和

LOX（lipo-oxygenase）路径代谢为类似花生四烯酸物质，而 COX 和 LOX 抑制剂能明显抑制大肠埃希菌侵入 BMECs。

5.脂多糖

革兰阴性细菌外膜的主要成分是脂多糖（lipopolysaccharide，LPS），LPS 通过与哺乳动物 Toll 样受体 4（TLR4）作用，促进了炎性细胞因子的产生与活化，LPS 分子中的类脂 A（Lipid A）是 TLR4 的识别位点，脑膜炎奈瑟菌的 LPS 中的六酰基链类脂 A 能与 TLR4 产生最佳结合作用。2009 年 Fransen 等对从 464 位脑膜炎奈瑟菌患者中分离的脑膜炎奈瑟菌进行体外质谱分析研究发现，约 9%的菌株由于 *lpxL1* 或 *lpxL2* 基因位点突变出现五酰基的类脂 A。这项全国性成人脑膜炎奈瑟菌脑膜炎队列研究发现，*lpxL1* 或 *lpxL2* 基因位点突变与临床表现密切相关，出现基因突变者皮疹减少和血小板计数升高，细胞因子产生以及凝血因子Ⅲ介导的凝血都有所减少，提示这种基因突变可能与脑膜炎奈瑟菌的临床过程相关，对 LPS 与机体 TLR4 相互作用环节进行干预有可能改变脑膜炎奈瑟菌性脑膜炎的临床经过和预后。

鉴于 LPS 对保持外膜稳定性的重要作用，能够引起生化级联反应、导致多器官功能障碍和死亡等，目前已将阻断 LPS 合成、阻止 LPS 与宿主细胞效应细胞相互作用，及中和其活性的中和蛋白等方面作为抗感染治疗的一个重要方面。

（1）阻断 LPS 的合成。LPS 的生物合成有两条途径：一种是合成脂质 A（即内毒素的疏水锚定端）的核心单位，另一种是合成多糖 O 抗原，在完成脂质 A 和多糖 O 抗原的独立合成后，两部分结合组成 LPS 分子。

脂质 A 为细菌生存和毒力所必需，与哺乳动物革兰阴性菌脓毒症的各种生物学效应有关。脂质 A 能通过一种蛋白激酶级联反应，诱导产生大量的核因子-κB（NF-κB）激活和细胞因子等。脂质 A 的调控是通过 LPS 捆绑蛋白及可溶性或膜结合糖磷脂酰基醇连接的蛋白（glycophosphatidylinositol protein）CD14 介导的。近年来哺乳动物 TLR-4 也被认为是 LPS/脂质 A 信号转导途径的一个关键组成部分。CD14 本身不是信号分子，但与 TLR 蛋白共同作用，从而导致 NF-κB 激活和细胞因子的产生。抑制脂质 A 生物合成可能是有效的抗感染研究方向。

已有研究发现，某些化合物可以抑制锌金属酶 LpxC[UDP-3-O-（r-3-羟基十四酰）-n-乙酰氨基葡糖脱乙酰酶]催化的脱乙酰步骤，从而干预类脂 A 的生物合成。某些制剂如：T-517 和 L-161，240 等在体外有广泛的抗 LpxC 蛋白的活性，但并不能对所有细菌抑制 LpxC 酶的活性，显示抗菌活性。目前正在研究有选择性和针对革兰阴性菌类脂 A 的生物合成抑制剂，已发现加入一个更稳定的、多功能综合的异噁唑啉核心或 γ-不变氨基酸羟肟酸的磺胺类衍生物能够抑制脂质 A 合成。近来发现，从超嗜热菌获得的 LpxC 的晶体结构中存在一个新的锌结合位点，这个活跃位点与由不饱和脂肪酸占领的疏水性通道相毗邻，该通道能与 LpxC 底物特异结合，适当的位置可被 3-O 不饱和脂肪酸取代，设计作用于疏水通道靶点的抑制剂可能会成为一种有潜力的广谱抗菌药物。

（2）在受体水平阻断 LPS 的药物。类脂 A 的类似物结构上与 LPS 的类脂 A 类似，但其激活受体的能力减弱或丧失。一种天然的类脂 A 前体- 类脂 IVa 和来自非致病菌如荚膜红细菌和球形红细菌的类脂 A 衍生物，能阻断毒力较强内毒素的活性，但仍有激动剂的效应。类脂 A 的类似物 E5531 和 E5564 在体外可以拮抗 LPS 的活性，在小鼠体内 E5564 抑制细胞因子生成的作用比 E5531 更有效，并且能长时间维持活性；予男性志愿者注射 E5564，剂量分别为 2 mg 和 3.5 mg，8 h 后检测，E5564 抑制 LPS 诱导的组织坏死因子（tissue necrosis factor，TNF）的活性呈剂量依赖性。

（3）LPS 中和蛋白。开发 LPS 中和蛋白侧重于与 LPS 类脂 A 特征性结合区相结合的肽和蛋白，如：重组鲎抗脂多糖因子、BPI 以及脂多糖结合蛋白（LPS-binding protein，LBP）等，是另一个有潜力的抗感染途径。鲎抗内毒素因子能中和来自不同种类的革兰阴性菌的内毒素，鲎抗内毒素因子衍生肽可清除组织中 TNF-α 作用，减少器官损伤，提高革兰阴性菌脓毒症实验动物的生存率。鲎抗脂多糖因子与 LBP 衍生肽 H-14 融合的杂交分子 LL-10-H-14 能明显抑制 CD14 和类脂 A 相互作用，阻止 90%LPS

诱导的小鼠巨噬细胞的 TNF-α 释放。

杀菌通透性增强蛋白（bactericidal permeability increasing protein，BPI）通过破坏细胞内外膜、中和细菌 LPS 以及对中性粒细胞的吞噬调理作用，发挥对革兰阴性菌的抗感染效应。BPI 与类脂 A 的亲和力极高，在机体内存在 LBP 情况下，仍然能发挥中和 LPS 作用。静脉注射 rBPI21 可降低某些革兰阴性菌感染动物的死亡率。脓毒症和肺炎的动物模型中单独使用 rBPI21 是有效的，与常规抗生素有协同作用。然而到目前为止还没有这种复合物成功治疗人类疾病的报道。

二、辅助性抗炎药物

细菌性脑膜炎转归与细菌感染造成的初次和二次脑损伤有关。二次脑损伤即继发性脑损伤，开始于抗生素治疗后的最初 2~4d，由于大量细菌产物释放造成炎症过程的加剧，导致初次脑损伤恶化。限制和减少二次脑损伤，改善疾病的转归，是细菌性脑膜炎辅助性治疗的重要方面。

1.糖皮质激素

地塞米松在化脓性脑膜炎治疗中的利弊一直存在争议。1957 至 1969 年，3 项对照研究提示糖皮质激素对小儿细菌性脑膜炎治疗无效。20 世纪 80 年代后期，发现应用糖皮质激素能调节炎症因子的产生和释放，减轻脑膜的炎性反应，降低血管源性水肿，减少诱导型一氧化氮合酶（inducible nitric oxide synthase，iNOS）的产物，降低颅内高压，从而减少脑膜炎后遗症的发生。动物实验证实应用地塞米松能明显降低脑脊液压力、减少脑脊液炎性细胞及脑脊液中乳酸盐浓度、TNF 活性和炎症指数。2008 年，Liu 等[12]通过肺炎链球菌性脑膜炎动物模型发现，应用抗生素治疗后，基质金属蛋白酶-9 的 mRNA 表达和活性增加，而经抗生素与地塞米松联合治疗后减少，提示地塞米松可能通过下调 MMP-9 的表达对细菌性脑膜炎产生有益的影响。

2005 年，范娟等对儿童脑膜炎应用糖皮质激素进行了系统评价，发现糖皮质激素能降低流感嗜血杆菌、肺炎链球菌及其他病原菌引起的脑膜炎的死亡率，显著减少严重听力损害发生率。2008 年，McGee 等[13]总结 15 篇细菌性脑膜炎糖皮质类激素治疗的 RCT 文献，其中 14 项研究中的患者接受了 2~4d 的地塞米松（一个研究为甲基强的松），发现儿童听力损伤发生了降低，尤其是中、重度感音神经性耳聋发生率减少；Meta 分析结果表明地塞米松能减少神经系统后遗症。成人细菌性脑膜炎尤其是肺炎链球菌性脑膜炎应用糖皮质激素可加速颈项强直、昏迷的恢复，并减少癫痫的发作，降低病死率。2009 年，Grimprel[14]进行的一项 Meta 分析表明，地塞米松能减少成人和儿童肺炎链球菌脑膜炎的病死率和后遗症发生率；法国儿童细菌性脑膜炎和肺炎链球菌耐药监测网的数据显示，头孢曲松和万古霉素按推荐剂量使用，地塞米松不会影响抗生素的杀菌作用；有研究报道，应用糖皮质激素可缩短热程。以调节炎症反应为目标，使用糖皮质激素作为抗生素的辅助治疗是有益的。目前多数国家建议细菌性脑膜炎在抗生素使用之前或第 1 次使用抗生素时用地塞米松 0. 6mg/（kg・d），连续静脉滴注 4d。美国儿科学会感染性疾病委员会建议婴儿及儿童 B 型流感嗜血杆菌性脑膜炎和>6 周龄的婴儿肺炎链球菌性脑膜炎可应用皮质激素。

2.蛋白水解酶抑制剂

基质金属蛋白酶（matrx metalloproteinases，MMPs）属于一个大的锌依赖肽内切酶家族，可以降解细胞外基质的所有成分。中性粒细胞、神经元、胶质细胞、血管平滑肌细胞和内皮细胞接受刺激后产生 MMPs。MMPs 可依据酶作用底物亲和力细分为胶原酶、明胶酶、基质裂解素、基质裂解蛋白、巨噬细胞金属弹力酶和膜型 MMPs 等。

许多证据表明 MMPs 参与了细菌性脑膜炎的病理生理过程，细菌性脑膜炎实验模型研究发现，MMPs 和活性氧促成了脑损伤。急性细菌性脑膜炎患者的脑脊液中 MMP-8 和 MMP-9 呈高水平表达，MMP-9 水平与急性细菌性脑膜炎患者的神经系统后遗症的发生相关。

在鼠细菌性脑膜炎模型中应用蛋白水解酶抑制剂能减轻早期脑膜炎的蛛网膜下腔炎症、脑水肿以及血脑屏障的通透性，在鼠脑膜炎奈瑟菌性脑膜炎模型中应用非选择性蛋白水解酶抑制剂巴马司他

（BB-94）可明显减轻血脑屏障的破坏和颅内压的升高，但对脑脊液细胞异常增多无明显改善。氧肟酸型蛋白水解酶抑制剂:GM6001 螯合 MMPs 活性位点上的 Zn^{2+}，在鼠脑膜炎模型中应用 GM6001 能阻止白细胞移动，抑制自身免疫性脑脊髓膜炎，防止脑水肿，并通过阻断可溶性 TNF-α 处理的进程和减低 MMP-9 在脑脊液中的浓度，减少多型核白细胞（polymorphonuclear leukocytes，PMNS）的神经毒性，减少内毒素诱发的死亡。BB-1101 是以氧肟酸为基础的蛋白水解酶抑制剂和 TNF 转换酶，在肺炎链球菌性脑膜炎幼鼠模型中的应用研究表明，抗生素与 BB-1101 联合应用，使癫痫发生率、皮质损伤、海马回细胞凋亡、疾病严重程度及死亡率均有下降，并减少了学习困难后遗症的发生。2004 年，Meli 等[15]研究发现，在肺炎链球菌性脑膜炎新生鼠模型中应用水溶性的 MMPs 和 TNF 转换酶抑制剂 TNF484，可减少癫痫发生率，对脑皮质有保护作用。

3.抗氧化剂

大量研究表明，氧化应激是细菌性脑膜炎脑损伤的重要原因之一，并在此基础上进行了大量抗氧化治疗的研究。但未发现一种理想的抗氧化剂可以同时减轻脑血管炎、大脑皮质神经元坏死和海马神经元凋亡等重要的病理改变；不能在降低死亡率的同时，减轻神经系统后遗症的严重程度。因此，寻找理想的抗氧化剂作为细菌性脑膜炎辅助治疗是重要的研究方向。

脑细胞膜富含不饱和脂肪酸，使中枢神经系统对氧损伤非常敏感。脑组织相对低水平的内源性抗氧化剂防御系统和脑组织内高浓度铁加速了活性氧中间体的产生。肺炎链球菌性脑膜炎可产生大量的活性氧自由基（reactive oxygen species，ROS）、活性氮自由基（reactive nitrogen species，RNS）和过氧化亚硝酸盐，通过脂质过氧化、多聚（ADP-核糖） 聚合酶（poly ADP-Ribose Polymerases，PARP）激活、细胞能量耗竭、DNA 链断裂、炎症因子产生和大量 MMPs 的激活，导致脑膜发生炎症反应，同时血脑屏障和大脑自我修复能力破坏，出现神经细胞死亡、耳蜗破坏。抗氧化剂可减弱细菌性脑膜炎的早期变化，如改善脑血流，降低颅内压及脑脊液中白细胞数目等。ROS 和 RNS 已作为肺炎链球菌性脑膜炎辅助治疗的潜在靶位进行研究。

乙酰半胱氨酸（N-acetyl-1-cysteine，NAC）可干扰活性氧中间体生成，增加内源性抗氧化防御，在实验性肺炎链球菌性脑膜炎动物模型中，应用 NAC 能明显减少脑和耳蜗并发症，在其他疾病中大剂量应用未见严重不良反应，是最有希望成为脑膜炎辅助治疗的抗氧化剂。自由基清除剂 α-苯基-叔-丁基-硝酮（α-phenyl-butyl nitrone，PBN）能减少活化氧中间体的产生，避免鼠和兔发生缺血性、外伤性和兴奋毒性而致脑损伤，并减少内毒素诱发的死亡。在感染初始阶段应用 PBN 治疗，能改善脑皮质灌注，并减少神经元损伤、缺血损伤和凋亡的进展。在感染后 4h，以脂质过氧化抑制剂 U74389F（21-aminosteroid）预处理，可以减少脑含水量、降低颅内压和脑脊液白细胞计数，但对区域性的脑血流无影响。在体外实验中，其抑制脂质过氧化的能力与甲基强的松龙相当。脂质过氧化抑制剂 triylizadmesylate（TLM）能防止细胞过氧化，动物研究发现，TLM 可降低脑脊液中肺炎链球菌的数量，减少动物死亡。NAC，TLM 和去铁敏减轻皮质损伤程度的能力无差别，但均不能减轻海马回凋亡。

肺炎链球菌性脑膜炎鼠模型研究中，NAC，Mn(Ⅲ)tetrakis（4-benzoid acid）-porphyrin 作为辅助性抗氧化治疗，能改善临床转归，减轻动物模型中肺炎链球菌性脑膜炎相关性听力损伤。Gerber 等[16]在肺炎链球菌脑膜炎兔模型研究中发现，褪黑素作为抗氧化剂辅助治疗，可致齿状回细胞凋亡的密度较低，海马回结构中超氧化物歧化酶（superoxide dismutase，SOD）的活性较高，脑脊液中亚硝酸盐的浓度较低，减少了神经损伤。Spreer 等[17]动物实验发现，褪黑素无论是在肺炎链球菌性脑膜炎还是大肠埃希菌性脑膜炎中均有抗炎作用，但不能减少神经损伤。

2009 年，Braun[18]通过肺炎链球菌性脑膜炎鼠模型研究发现，*iNOS* 基因灭活可使 Caspase-3 介导的神经损伤明显减少，*iNOS* 基因敲除后出现对海马回的保护作用，说明 NO 在海马回 Caspase-3 的激活中起重要作用。在炎症反应瀑布扩展的条件下，超氧化物、过氧化物、羟自由基、强大的亚硝基阴离子能大量地与所有的细胞成分反应，使细胞的结构和功能发生变化，并最后导致细胞死亡。脑膜炎动物模型中，内皮 NOS 的缺乏与促炎症宿主因子脑部表达增加有关，也与脑膜炎导致的颅内并发症的加剧有关；缺乏 NOS 亚型鼠，较无 NOS 缺陷的野生型鼠脑内炎症介质水平低，血脑屏障破坏程度也相对较轻。

研究发现，尿酸对鼠肺炎链球菌性脑膜炎有一定的保护作用，腹腔内注射尿酸能减少脑脊液的白细胞计数，降低颅内压；而同时应用尿酸和氧嗪酰钾（尿酸酶抑制剂），可使血液中尿酸增加，脑脊液中白细胞计数和颅内压均进一步降低。在脑膜炎模型建立后 2~4h 给予尿酸，对细菌性脑膜炎有保护作用，尿酸的抗炎作用呈剂量相关性。

4.钙螯合剂

2002 年，Stringaris 等[19]体外研究发现，肺炎链球菌的外毒素——肺炎链球菌溶血素与肺炎链球菌性脑膜炎的神经细胞损伤有关。肺炎链球菌溶血素破坏细胞膜，形成跨膜空洞，导致大量细胞外 Ca^{2+} 内流，触发神经细胞死亡。2005 年，Beurg 等[20]研究证实，肺炎链球菌溶血素致耳蜗毛细胞解体死亡由 Ca^{2+}内流激发。这 2 项研究应用钙选择性螯合剂 BAPTA-AM [1，2-bis（o-aminophenoxy）ethane N，N，N'，N'-tetraacetic acid tetra（acetomethoxyl）ester]，均能提高神经细胞存活率。提示钙螯合剂的应用可能影响肺炎球菌性脑膜炎的预后。

5.二磷酸腺苷核糖酶抑制剂

氧化剂可能通过 DNA 的破坏和后继 PARP 激活过程过度消耗能量，进而导致细胞死亡，引起神经损伤。在一项肺炎链球菌脑膜炎鼠模型研究中，以 PARP 抑制剂 3-氨基苯甲酰胺（3-aminobenzamide，3-AB）作为辅助治疗，可改善临床转归及与听力损伤相关的形态学改变。另一项新生小猪细菌性脑膜炎研究发现，在诱导前 30min 给予 3-AB 能明显减弱脑膜炎诱发的炎症反应。由此可见，3-AB 有希望成为一种新型的有抗炎和神经保护作用的辅助治疗制剂。

6. Caspase 抑制剂

Caspase 是一个进化保守的家族，在神经细胞的程序化死亡中起重要作用。此酶可裂解包括 PARP、细胞骨架蛋白和 DNA 分散因子前体在内的一系列蛋白质。Caspase 有促炎性作用，产生 IL-1β，诱导神经元凋亡。在肺炎链球菌感染后的鼠脑内及急性细菌性脑膜炎患者的脑脊液中，均有 Caspase -1 表达的增加，且这种增加与临床转归相关。Caspase -3 肺炎链球菌脑膜炎的幼鼠的海马回中明显增加。由此提示 Caspase -3 是影响神经细胞凋亡的关键影响因素。

感染鼠模型用 Caspase 抑制剂 z-VAD-fmk 治疗时，IL-1β 的增加趋势逆转，脑脊液中的白细胞计数减少。Caspase-1 缺陷感染鼠模型的颅内压、血脑屏障通透性和脑脊液白细胞数均明显低于感染野生鼠。敲除 Caspase-1 基因后，水解蛋白浓度的下降。这些研究提示 Caspase-1 的药理阻断剂可能提供一种特异性针对脑损伤的治疗方法。在肺炎链球菌脑膜炎的幼鼠模型中，海马组织中 Caspase-3 酶活性明显增加，给予 Caspase 抑制剂 Ac-DEVD-CHO 能减少凋亡和炎症反应。在肺炎链球菌性脑膜炎的幼鼠模型中，脑池内给予 Ac-DEVD-CHO，能显著减轻海马区齿状回的凋亡。在细菌性脑膜炎的幼鼠模型中，应用谷氨酸受体拮抗剂如犬尿酸（kynurenic acid），对神经损伤有适度的保护。2008 年，Irazuzta 等[21]在 B 组链球菌诱导的鼠脑膜炎模型中，持续系统地应用 Caspase 抑制剂 BAF[Bocaspartyl（OMe）-fluoromethyketone]，结果可抑制 Caspase-3 活性，从而减少神经系统后遗症。

7.调节 NF-κB

NF-κB 是一种转录因子，与肺炎链球菌性脑膜炎炎症因子的激活相关。典型的 NF-κB 是 P65 和 P50 亚基的异源二聚体。发生肺炎球菌性脑膜炎时，NF-κB 活性 P65 亚基的数目增加，而 NF-κB P50 亚基缺失小鼠有细菌清除障碍，炎症反应增强，死亡率增加，提示 NF-κB 的 P50 亚基有抗炎作用，NF-κB 的 P65 亚基抑制剂可能是一种有效的细菌性脑膜炎的辅助治疗策略。

8.Toll 样受体（toll like receptor，TLR）拮抗剂或抗体

动物研究证实，TLR2 和 TLR9 参与了细菌性脑膜炎的炎症形成过程。TLR2 介导宿主对革兰阳性菌细胞壁成分的反应，TLR2 缺陷的小鼠由于细菌清除力减低，炎症反应加强，易患肺炎链球菌性脑膜炎。分别以 TLR2 缺陷的小鼠和野生型鼠建立肺炎链球菌性脑膜炎模型，TLR2 缺陷[TLR2（-/-）]的小鼠死亡率高，脑内细菌负载量、脑脊液中 TNF 活性高于野生型鼠。肺炎链球菌性脑膜炎小鼠脑 TLR2 mRNA 表达明显增加，对 TLR2 基因进行靶向干预后小鼠的疾病的严重程度增加，颅内并发症恶化，并且这种表现与脑脊液和血中细菌浓度的增加相关。TLR2（-/-）鼠脑中 TNF 基因和蛋白的表达较野生鼠增加，表明 TLR2 通过 TNF 的表达控制炎症反应。在肺炎链球菌性脑膜炎幼鼠模型脑室内注射 TLR2 激动剂 Pam（3）CysSK（4），触发了 TLR2 信号传递系统，呈剂量依赖性诱发神经炎症反应，但不诱导海马回凋亡。抗 TLR 激动剂（antagonists）或 TLR 抗体通过黏附细胞内 Ca^{2+}或黏附免疫激活活性的细菌产物，可能减少肺炎链球菌溶血素导致的神经毒性。可溶性的 TLR4 和能阻断 TLR4 功能的抗体（如阻断 LPS 结合或干扰核心受体 MD2 和 CD14），是将来有希望的治疗选择。

9.脑源性神经营养因子

细菌性脑膜脑炎患儿脑脊液中，脑源性神经营养因子（brain-derived neurotrophic factor，BDNF）水平明显高于病毒感染者。肺炎链球菌性脑膜炎鼠模型细菌定植后，BDNF 水平升高，而经抗生素治疗后，BDNFmRNA 的表达被抑制，BDNF 在细菌性脑膜炎的脑损伤中起神经保护作用，应用抗生素清除病原菌的同时，辅助给予 BDNF 可预防脑损伤。BDNF 能阻止 Caspase-3 的激活，减少凋亡诱导因子的转录，抑制谷氨酸的兴奋性毒性，增强了抗氧化酶的活性。在肺炎链球菌性脑膜炎的幼鼠模型脑池内注射 BDNF，可减少 Caspase-3 依赖性细胞死亡，以 BDNF 作为鼠的辅助治疗，明显减少了皮质坏死的扩展、Caspase-3 依赖性细胞死亡和非 Caspase-3 依赖性海马回细胞死亡，提示 BDNF 能有效减少细菌性脑膜炎中多种脑损伤。Li 等[22]经动物实验证实，应用外源性 BDNF 预防或治疗细菌性脑膜炎后，听力损伤有效，BDNF 能保护脑皮质和海马回大量神经元免于细菌性脑膜炎所致的炎症性损伤，外源性给予 BDNF 可能是降低细菌性脑膜炎死亡率和改善预后的新的有效方法。

10.白细胞迁移抑制

炎症反应时，外周血及组织中的大量白细胞在各种趋化物的作用下，能够迁移并趋化至炎症部位。发生细菌性脑膜炎时，脑脊时液白细胞计数异常增多，增加了脑脊液的流出阻力，导致了脑间质性脑水肿。白细胞迁移抑制剂如 CD18，选择蛋白为分子靶位抑制白细胞迁移，可降低血脑屏障的通透性，减少死亡率和海马回损伤，减少脑脊液蛋白量。在脑池内接种肺炎球菌后，静脉应用针对 β2-整合蛋白的抗-CD18 单克隆抗体有利于减少血脑屏障通透性；而细胞黏附因子-1 的缺乏，对鼠血源性脑膜炎却未发现有益作用。用白细胞阻滞剂岩藻多糖治疗肺炎链球菌性脑膜炎，可减轻脑脊液白细胞异常增多，但也与血液中细菌负载量增加及病死率增加相关。这是因为到达炎症部位的中性粒细胞能吞噬、清除病原体发挥先天免疫和致炎性作用，而单核吞噬细胞还能启动获得性免疫，这些白细胞是机体抵御感染性病原体的重要防线。

11.抑制炎性细胞因子

脑池内注射 TNF-α 和 IL-1β 的抗体，可降低肺炎链球菌性脑膜炎的血脑屏障通透性。通过对 50 只长爪沙鼠肺炎链球菌性脑膜炎的研究发现，TNF-α 抑制剂可以减少脑膜炎后听力丧失和耳蜗损伤，证明了 TNF-α 抗体的使用价值。

12.抑制脑血管收缩

抑制脑血管收缩策略是调节可能与脑膜炎相关性脑缺血有关的血管活性因素。内皮素是有效的脑动脉血管收缩剂，并且在脑膜炎动物模型脑脊液中，内皮素呈增加趋势。在肺炎链球菌性脑膜炎的幼鼠模型中，腹腔内注射内皮素拮抗剂波生坦（bosentan）可恢复脑血流，减轻神经损伤。

13.小胶质细胞活性的调节

中枢神经系统中，小胶质细胞（microglia，MG）在神经元的生理活动中起支持、营养、保护和修复等重要功能。神经系统损伤后，MG 具有不同的形态和功能，并具有不同的免疫活性，影响免疫应答的程度和细胞素释放的水平，从而影响损伤局部的微环境。MG 在中枢神经系统损伤中起保护和损伤的双重作用，但何时起保护作用、何时起损害作用，对两者之间的界限，目前并不完全清楚。因此，研究MG的形态与神经系统损伤的关系，对损伤后的中枢神经保护、再生及功能恢复有重要意义[23]。

在细菌性脑膜炎的发病过程中，细菌及其代谢产物如肺炎链球菌细胞壁激活了脑内的MG，激活的MG能持续产生多种细胞和化学因子TNF-α，IL-6，IL-12，KC，MCP-1，MIP-1α，MIP-2。TNF-α是炎症的重要调节物，对神经元、少突胶质细胞有害，关系到神经调节和内分泌活动；凋亡诱导因子（apoptosis-inducing factor，AIF）使线粒体破坏，造成大量的DNA和亚二倍体破坏，神经元凋亡。在中枢神经系统的细菌感染中，激活的MG不仅能通过合成细胞因子和化学因子支持白细胞的吸引和补充，功能性的白细胞也可以通过对MG的反馈来影响化学因子的释放。

有报道表明，酪氨酸激酶干扰剂AG126复合物能抑制MG的活性，有助于细菌性脑膜炎的治疗，尤其是在抗生素治疗细菌的溶解阶段，这种干扰剂能产生一个短暂的信号干扰，主要阻止了MG的活化，从而抑制了过多有害物质的释放。INF-γ通过多种途径可能成为决定MG激活后最终结局的决定性因素。

三、其他

优化重症病人的初始住院护理和治疗策略有利于改善病人的转归，已有证据表明，重症病人应进入ICU治疗，但尚无住院时护理水平与转归相关性的研究。目前没有确切证据表明，限制液量摄入对细菌性脑膜炎患者有益，相反，可能有害，但液体摄入过量也是应该避免的。维持脑血流灌注在细菌性脑膜炎的治疗中是非常关键的因素，需要检测动脉血压和颅内压。一项654例儿童细菌性脑膜炎患儿的对照研究表明，应用甘油治疗可减少严重神经系统后遗症[24]。应用抗惊厥药物控制惊厥、积极控制脑水肿、避免应用对血流动力有害的药物以及控制高热等，均有利于疾病恢复。

从以上介绍来看，噬菌体和抗菌肽是非传统抗菌药物中最有希望用于细菌性脑膜炎治疗的药物，可能在多重耐药菌的感染中替代传统抗生素，但还需开展广泛的临床研究，才能明确不同细菌性脑膜炎治疗中的作用，并解决大规模生产中的技术问题。在各种辅助治疗中，虽然大量动物实验发现许多药物能减轻脑损伤，但尚未进入临床研究阶段，其临床有效性未获证实，还需要大量研究深入探讨。地塞米松是目前唯一公认的细菌性脑膜炎的辅助治疗，但还存有争议。辅助治疗与抗菌药物的结合仍就是目前细菌性脑膜炎有效治疗的最佳选择。

（刘钢　刘耀惠）

参考文献

[1] Stephens D S, Greenwood B, Brandtzaeg P. Epidemic meningitis, meningococcaemia, and Neisseria meningitidis[J]. Lancet, 2007，369（9580）:2196-2210.

[2] Mongelluzzo J, Mohamad Z, Ten H T R, et al. Corticosteroids and mortality in children with bacterial meningitis[J]. JAMA, 2008，299（17）:2048-2055.

[3] Val M P, Guimbao J, Vergara A, et al.Descriptive epidemiology of non-meningococcal bacterial meningitis in the province of Saragossa（Spain）from 1999 to 2004[J]. Gac Sanit，2007，21（5）:390-396.

[4] Barrow P，Lovell M，Berchieri A Jr. Use of lytic bacteriophage for control of experimental Escherichia coli septicemia and meningitis in chickens and calves[J]. Clin Diagn Lab Immunol，1998，5（3）:294-298.

[5] Stroj L, Weber-Dabrowska B, Partyka K, et al.Successful treatment with bacteriophage in purulent cerebrospinal meningitis in a newborn[J]. Neurol Neurochir Pol，1999，33（3）:693-698.

[6] Smith H W，Huggins M B. Successful treatment of experimental Escherichia coli infections in mice using phage: its general superiority over antibiotics[J]. J Gen Microbiol，1982，128（2）:307-318.

[7] Grandgirard D，Loeffler J M，Fischetti V A，et al. Phage lytic enzyme Cpl-1 for antibacterial therapy in experimental pneumococcal meningitis[J]. J Infect Dis，2008，197（11）:1519-1522.

[8] Liu L，Xu K，Wang H，et al. Self-assembled cationic peptide nanoparticles as an efficient antimicrobial agent[J]. Nat Nanotechnol，2009，4（7）:457-463.
[9] Orihuela C J，Mahdavi J，Thornton J，et al. Laminin receptor initiates bacterial contact with the blood brain barrier in experimental meningitis models[J]. J Clin Invest，2009，119（6）:1638-1646.
[10] Coureuil M，Mikaty G，Miller F，et al. Meningococcal type Ⅳpili recruit the polarity complex to cross the brain endothelium[J]. Science，2009，325（5936）:83-87.
[11] Das A，Asatryan L，Reddy M A，et al. Differential role of cytosolic phospholipase A2 in the invasion of brain microvascular endothelial cells by Escherichia coli and Listeria monocytogenes[J]. J Infect Dis，2001，184（6）:732-737.
[12] Liu X，Han Q，Sun R，et al. Dexamethasone regulation of matrix metalloproteinase expression in experimental pneumococcal meningitis[J]. Brain Res，2008，1207:237-243.
[13] McGee S，Hirschmann J. Use of corticosteroids in treating infectious diseases[J]. Arch Intern Med，2008，168（10）:1034-1046.
[14] Grimprel E. Corticosteroids in children with bacterial meningitis: indications and administration[J].Med Mal Infect，2009，39（7-8）:539-546.
[15] Meli D N，Loeffler J M，Baumann P，et al. In pneumococcal meningitis a novel water-soluble inhibitor of matrix metalloproteinases and TNF-alpha converting enzyme attenuates seizures and injury of the cerebral cortex[J]. J Neuroimmunol，2004，151（1-2）:6-11.
[16] Gerber J，Lotz M，Ebert S，et al. Melatonin is neuroprotective in experimental Streptococcus pneumoniae meningitis[J]. J Infect Dis，2005，191（5）:783-790.
[17] Spreer A，Gerber J，Baake D，et al. Anti-inflammatory but no neuroprotective effects of melatonin under clinical treatment conditions in rabbit models of bacterial meningitis[J].J Neurosci Res，2006，84（7）:1575-1579.
[18] Braun J. Inducible nitric oxide synthase mediates hippocampal caspase-3 activation in pneumococcal meningitis[J]. Int J Neurosci，2009，119（4）:455-459.
[19] Stringaris A K，Geisenhainer J，Bergmann F，et al. Neurotoxicity of pneumolysin，a major pneumococcal virulence factor，involves calcium influx and depends on activation of p38 mitogen-activated protein kinase[J]. Neurobiol Dis，2002，11（3）:355-368.
[20] Beurg M，Hafidi A，Skinner L，et al. The mechanism of pneumolysin-induced cochlear hair cell death in the rat[J]. J Physiol，2005，568（Part 1）:211-227.
[21] Irazuzta J，Pretzlaff R K，Zingarelli B. Caspases inhibition decreases neurological sequelae in meningitis[J]. Crit Care Med，2008，36（5）:1603-1606.
[22] Li L，Shui Q X，Li X. Neuroprotective effects of brain-derived neurotrophic factor（BDNF）on hearing in experimental pneumococcal meningitis[J]. J Child Neurol，2005，20（1）:51-56.
[23] 李钦云，赵玲玲. 由细菌性脑膜炎的治疗引发的哲学思考[J].实用全科医学，2005，3（2）:162-163.
[24] Peltola H，Roine I. Improving the outcomes in children with bacterial meningitis[J]. Curr Opin Infect Dis，2009，22（3）:250-255.

第六节 儿童结核病的诊治进展

结核病（tuberculosis）是由结核分枝杆菌（mycobacterium tuberculosis，M.tuberculosis，MBT）引起的传染性疾病，人体许多脏器可以发生结核病，以肺结核最常见。感染结核分支杆菌后约有 1/10 的人在一生中有发生结核病的危险，结核病严重危害人类健康，是我国重点控制的重大疾病之一，也是全球关注的公共卫生问题和社会问题。世界卫生组织（World Health Organization，WHO）已将结核病作为重点控制的传染病之一 。中国是 22 个结核病高负担国家之一，结核病人数仅次于印度而居世界第二位。我国的结核病主要在农村，农村病人又常因经济困难而影响甚至中断治疗，成为严重的社会问题。

一、结核病的诊断进展

1.γ-干扰素释放分析实验（interferon gamma release assay，IGRA）的临床诊断价值

由于结核菌素试验（purified protein derivative，PPD）实验受到卡介苗接种及部分非结核分支杆菌交叉免疫反应的影响，近年来出现的γ-干扰素释放分析实验在结核感染评价方面具有重要价值，在新近感染判断和发病预测等方面均优于 PPD 实验，我国一些医院已将这一方法应用于临床，包括应用于儿童诊断。

IGRA 在结核分支杆菌（*MtB*）潜伏感染中的诊断价值：IGRA 的技术原理是采用卡介苗及非结核分支杆菌缺失的特异性蛋白早期分泌抗原靶蛋白 6（ESAT-6）和融合蛋白早期的滤液蛋白-10 等作为抗原刺激物，刺激 *MtB* 感染者外周血单个核细胞中的结核病特异性活化 T 细胞分泌γ-干扰素，通过定量或定性检验手段判断 *MtB* 潜伏感染。IGRA 包括干扰素体外释放酶联免疫法（QFT-G）和体外酶联免疫斑点实验（enzyme-linked immunosorbent spot，ELISPOT）两种检测方法，该方法不受卡介苗接种的影响，可以将 *MtB* 感染从其他非结核分枝杆菌中分离出来，诊断 *MtB* 潜伏感染的敏感度为 70%~80%，特异度为 88%~97%，与 PPD 实验比较，该方法的敏感度略低，但特异度较高。

QFT-G 和 ELISPOT 对免疫功能正常 *MtB* 感染者的诊断价值大致相同，但在细胞免疫功能抑制感染者的诊断方面，ELISPOT 可能优于 QFT-G。美国推荐对卡介苗接种人群使用 IGRA 进行感染调查，国内目前基本应用 ELISPOT 方法。

IGRA 用于筛查结核病集团感染中的新近感染：IGRA 有可能在诊断新近感染者方面有独特优势：①在结核病爆发时，IGRA 与接触者的暴露水平密切相关，能比较准确地反映新近发生的感染。②在新近感染评价方面，IGRA 较 PPD 实验净增值更有优势，PPD 实验对于 PPD 实验结果为 5-＜10mm 和≥10mm 人群的评价价值下降，而 IGRA 阳性率不受既往 PPD 水平的影响。③IGRA 结果可随时间推移发生阴转，感染者 IGRA 结果阳转的时间为 4～7 周，IGRA 阳性者在半年至 1 年内阴转，阴转率可达到 34.6%~53.0%。IGRA 阴转的机制可能为接触者采用化学药物预防性治疗后，干扰素释放的特异性抗原减少，从而出现阴转现象。有学者推测单核细胞γ-干扰素的释放是对感染的效应性反应，IGRA 阳性很可能是新近或正在发生的感染，而 PPD 实验检测的 *MtB* 感染后细胞增殖反应则维持几年甚至几十年，提示 PPD 实验是诱导记忆 T 细胞介导的迟发型变态反应，主要反映既往感染，但目前对 IGRA 结果转阴和阳性是否提示 *MtB* 感染清除和重新感染尚未达成共识[1-2]。

目前认为 Elispot 的优点为：①比结素试验对无症状的结核病人诊断更敏感。②对于长期应用免疫抑制剂的病人不易出现假阴性。③特异性高。对有结核病接触史、胸片显示非特异性异常改变，Elispot 阳性者即可高度考虑有活动性结核病。

2.结核特异性抗体的检测

结核特异性抗体的检测是通过检测机体对结核菌的体液免疫应答状况，间接提示体内是否存在结核感染。

目前抗体的检测方法有 Elisa、胶体金试纸条法、斑点免疫金渗滤法等。临床上检测的结核抗体种类主要包括 IgG，IgM 和 IgA。比较公认的是：结核特异性 IgM 抗体被认为是结核病早期的特征性改变，常出现于结核病的初始阶段，可认为是结核病活动的指标之一。一般来说初次感染肺结核的病人，其结核特异性 IgM 抗体大约在第 1 个月内即呈现上升趋势，4 个月内逐渐消失。而结核特异性 IgG 抗体的临床意义认识不一，但仅仅通过检测结核特异性 IgG 抗体的阴性或阳性不能反映体内结核病活动性与否，以及机体对结核治疗的疗效好坏。

从理论而言，由于抗原-抗体之间高度特异性的反应，加上酶的催化效率极高，ELISA 具备有高敏感性和高特异性的优点。因此，ELISA 方法很快就被临床广泛地应用于包括结核病在内的许多疾病的血清或体液（胸腔积液、腹腔积液、心包液、脑脊液和关节液等）特异性抗体和抗原的检测。但在国内外众多的临床报告中，采用 ELISA 方法诊断结核病的敏感性和特异性不一，差异较大。究其原因，主要与试验所采用的结核菌抗原成分特异性不高有关。

3.结核杆菌抗原检测

结核杆菌本身的成分非常复杂，由多种蛋白质、脂类、糖类和核酸成分组成。纯化的结核菌蛋白质抗原，如结核菌抗原 5（38ku），抗原 6（30ku），抗原 60（16ku），Kp90 等，较为常见的有 Ag5（38ku）和 Ag60。最常用的为脂阿拉伯甘露聚糖（lipoarabinomannan，LAM）。LAM 是构成分支杆菌细胞壁的重要组成，LAM 为一种抗原，能诱发宿主产生相应抗体，并激发迟发超敏反应，其免疫原性较强，特异性亦较强。LAM-IgG 有试剂盒供应，操作方便，敏感性 70%左右，特异性 90%左右，适用于痰涂片结核菌阴性的肺结核病和肺外结核病的诊断，经 20 min 可出试验结果。结明试验（MycoDotTM）就是以一种纯化的 LAM 作为抗原，并将其固定在硝化纤维做的梳上，然后将带有抗原的梳浸泡在稀释的血清或全血中。结明试验诊断结核病的敏感性为 71.9%，特异性为 91.9%，与痰涂片阳性和 PPD 皮肤试验阳性的一致率分别为 80.2%和 61.6%，试验结果阳性多提示体内病灶可能有一定活动性。结明试验可用于诊断肺结核及肺外结核病，是目前诊断结核病灶是否有活动性的一种辅助检查方法。

鸡尾酒抗原（cocktail antigen）：为提高其诊断价值，现在主张联合采用多种结核特异性抗原，即所谓的鸡尾酒抗原来进行结核病的诊断，以期提高诊断的敏感性和特异性。如有一种免疫色谱层析抗结核菌抗体测试卡（ICT-TB 卡）同时检测 5 种结核菌抗原的抗体，明显提高了结核诊断的特异性。

结核分支杆菌多种抗原蛋白芯片检测系统与鸡尾酒抗原的思路一致。国内有人以脂阿拉伯甘露糖、结核杆菌重组蛋白 38ku 蛋白、16ku 蛋白固相于同一膜片上，再以蛋白芯片阅读仪自动扫描膜上颜色，建立多种结核抗原的蛋白芯片检测系统，多种抗原的蛋白芯片检测的灵敏度为 88%，两项以上指标同时阳性时的特异性为 100%。

4.结核病的非特异性免疫功能检测

如腺苷脱氨酶、乳酸脱氢酶、溶菌酶等免疫学指标测定。

腺苷脱氨酶（adenosine deaminase，ADA）是一种分解腺嘌呤核苷的酶，是由淋巴细胞或巨噬细胞释放出来的物质，在许多组织中广泛分布。在结核性胸（腹）膜炎时，胸水中的 ADA 明显增加；而在类风湿性关节炎、淋巴瘤、脓胸、肺炎并发胸腔积液、间皮瘤（mesothelioma）时，ADA 也会升高。脑脊液中 ADA 活性增高主要见于结核感染，偶见于病毒感染，而隐球菌感染脑脊液 ADA 活性多正常。

二、儿童结核病的治疗进展

1.有关耐药结核的几个概念

全球结核杆菌耐药问题日趋严重，儿童耐药结核的发生率也在增加。2008 年，WHO 估计在全球结核病人中，3.6%为多重耐药结核杆菌感染（MDR）-TB（例如耐异烟肼和利福平）。在所有的结核病中，儿童病例有 10% ~ 15%，其中发展中国家有着高发病率。儿童耐药结核主要来自排结核菌的成人，不正规的抗结核治疗，使儿童易感染原发耐药结核菌，很少是因治疗后的获得性耐药。

单耐药结核（mono resistance tuberculosis）：结核病患者感染的结核杆菌对任何一种一线抗结核药物有抗药性。

多耐药结核（poly resistance tuberculosis）：结核病患者感染的结核杆菌对不包括异烟肼、利福平在内的 2 种以上一线抗结核药物有抗药性。

耐多药结核（multidrug resistant tuberculosis，称为 MDR-TB）：20 世纪 90 年代对多种抗结核药有抗药性结核出现，具体指对异烟肼和利福平一线治疗结核药物具有抗药性的结核。

广泛耐药结核（extensively drug resistant tuberculosis，简称 XDR-TB）：XDR-TB 是在 2005 年 3 月美国疾病控制中心首先发现的，指对异烟肼和利福平一线抗结核药物耐药，以及对 6 种二线抗结核药中的 3 种或 3 种以上抗结核药有抗药性的结核。在 2006 年 10 月第一届 WHO 全球 XDR-TB 特别工作组会议上，把 XDR-TB 定义为除耐多药结核（对异烟肼和利福平具抗药性）外，对全部氟喹诺酮类药物以及 3 种二线注射抗结核药物（阿米卡星、卷曲霉素、卡那霉素）中任一种具有抗药性的结核病。

近年来耐药结核特别是 MDR-TB，XDR-TB 日益引起全球的重视，因为它增加了全球控制结核病的难度。

2.耐药结核病的药物治疗

儿童结核病的治疗进展主要是针对耐药结核病的治疗研究，目前由于其他药物不良反应的问题，儿科针对耐药结核病的治疗，开始探讨利奈唑胺的疗效。

利奈唑胺为人工合成的唑烷酮类抗生素，2000 年获得美国 FDA 批准，主要用于治疗革兰阳性（G^+）球菌引起的感染。利奈唑胺为细菌蛋白质合成抑制剂，作用于细菌 50S 核糖体亚单位，并且最接近作用部位。与其他药物不同，利奈唑胺不影响肽基转移酶活性，只是作用于翻译系统的起始阶段，抑制 mRNA 与核糖体连接，阻止 70S 起始复合物的形成，从而抑制了细菌蛋白质的合成。利奈唑胺的作用部位和方式独特，因此在具有本质性或获得性耐药特征的阳性细菌中，都不易与其他抑制蛋白合成的抗菌药发生交叉耐药，在体外也不易诱导细菌耐药性的产生。研究表明，通常导致阳性细菌对作用于 50S 核糖体亚单位的抗菌药物产生耐药性的基因对利奈唑胺均无影响，包括存在修饰酶、主动外流机制以及细菌靶位修饰和保护作用的耐药菌[3-4]。

利奈唑胺已被证实对分支杆菌有效，包括偶发峰值杆菌、龟峰值杆菌和结核分支杆菌。目前多重耐药和泛耐药结核分枝杆菌菌株开始流行，急需新型有效药物。在此情况下，利奈唑胺可能是治疗 MDR 和 XDR 菌株的重要选择，尽管其不良反应限制了它的长期应用。早期在成人中开展的研究显示，含有利奈唑胺的治疗方案可迅速清除分支杆菌，但容易发生骨髓抑制和神经毒性。随后的研究显示，减少利奈唑胺剂量同样有效，而严重不良反应的发生率降低。

成人文献报道及我们在临床中也有应用利奈唑胺的治疗方案治疗儿科耐药结核病的成功病例。目前认为含有利奈唑胺的治疗方案在治疗儿童多重耐药感染、耐药结核杆菌感染和播散性非结核分支杆菌感染时可能是明智的选择，但需进行进一步的研究以确定利奈唑胺新的儿科适应证及评价其长期治疗的耐受性。

新的抗结核药物的研究近几年进展较大，硝基咪唑 OPC-77073 正在进行临床前试验；莫西沙星，硝基咪唑 PA-824，四胺 SQ-109 和硝基咪唑 OPC-67683 治疗结核病的作用正处于临床试验阶段。二芳基喹啉 TMC207 已进入二期临床试验。

3.支气管镜介入治疗

支气管结核（endobronchial tuberculosis，EBTB）是儿童结核病的较常见类型，大多数 EBTB 儿童气道内有肉芽组织和干酪性坏死物质阻塞，可使用激光、冷冻、电凝、支气管镜介导下球囊扩张等方法进行经气管镜介入治疗，以清除肉芽组织和干酪性坏死物质，开放气道，清除结核病变，目前国内一些单位已开展此项技术。

（1）激光治疗。激光能量密度高，在激光束直接照射下，几毫秒内可使生物组织局部温度升高，使蛋白质变性、凝固坏死或气化。坏死组织通过活检孔吸引或活检钳清除，间断用生理盐水冲洗。

（2）冷冻治疗技术是利用超低温破坏异常组织的一种方法。通过低温冷冻使局部组织的细胞内、外结晶、脱水，细胞内电解质的改变以及细胞膜蛋白的变性，导致细胞死亡，与此同时，血管内皮坏死、血栓形成，使组织缺血而加重细胞坏死。支气管镜下冷冻治疗肉芽及瘢痕组织导致的儿童下气道狭窄及阻塞有效、安全，有时需对患儿实施支气管镜下病变部位多次冷冻治疗。

（3）高频电凝治疗。作为支气管腔内病变治疗的有效手段，可弯曲支气管镜介导的高频电凝治疗已被广泛的应用于临床。它是利用高频射频源，产生高频电流，借助两个电极将电流输出，以高频电弧放电的形式将电能转化为热能，并利用在人体浅表组织所产生的高温高热，实现对组织切割和凝固。

对于仅有内膜干酪样坏死狭窄者主要以冷冻切除坏死并冷冻支气管壁，多次重复后逐渐实现内膜光滑痊愈：对于干酪坏死极多且易出血者，先氩气刀电凝止血去除表面坏死，再冷冻去除坏死组织、冷冻管壁促使管壁光滑愈合；治疗后残留狭窄者再予高压球囊扩张，使得气管支气管尽可能恢复管腔内径，恢复肺功能、解除呼吸困难症状。

4.侧脑室穿刺引流

结核性脑膜炎除抗结核药物病因治疗和糖皮质激素的应用外，颅内高压的处理包括以下综合治疗。因脑积水是颅内高压的重要原因，认识并及早控制脑积水常为治疗颅内高压的首要问题。目前神经外科已开展新式侧脑室引流术。

适应证：①颅内压急剧升高，用其他降颅压措施无效。②急性梗阻性脑积水，脑室扩大，严重的颅内压。③慢性脑积水急性发作或慢性进行性脑积水用其他降颅压措施无效。④结脑昏迷、严重脑水肿伴颅内高压或疑有脑疝形成时。

（刘金荣　赵顺英）

参考文献

[1] Diel R，Loddenkemper R，Meywald-Walter K，et al.Comparative performance of tuberculin skin test，QuantiFERON-TB-Gold in tube assay，and T-Spot[J].Chest，2009，135（4）:1010-1018.

[2] Song Q，Guo H，Zhong H，et al. Evaluation of a new interferon-gamma release assay and comparison to tuberculin skin test during a tuberculosis outbreak[J].Int J Infect Dis，2012，16（7）:522-526.

[3] Chang K C，Leung C C，Daley C L. Linezolid for multidrug-resistant tuberculosis[J]. Lancet Infect Dis，2012，12（7）:502-503.

[4] Xu H，Jiang R，Li L，et al.Linezolid in the treatment of MDR-TB: a retrospective clinical study[J]. Int J Tuberc Lung Dis，2012，16（3）:358-363.

第七节　侵袭性肺部真菌感染

侵袭性肺部真菌感染（invasive pulmonary aspergillosis，IPA）是指真菌侵入气管、支气管和肺组织引起的感染，不包括寄生和变态反应引起的肺部病变。

目前深部真菌感染的发病率在许多国家都呈上升趋势，据美国全国医院感染监测系统的资料，1990年住院患者深部真菌感染率是1980年的1.9倍，居各种病原体感染率上升的首位；深部真菌感染的住院患者病死率高达29%，无真菌感染病死率为17%。杜斌等对北京协和医院1953～1993年40年间共计3447例尸检病例回顾性分析，结果发现深部真菌感染85例，占2.5%，前20年发病率平均为1.5 %，后20年为5.6%，明显增多。

IPA的诊断采用分级诊断模式，分确诊（proven）、临床诊断（probable）和拟诊（possible）3个级别。对于具有宿主高危因素和临床表现的患儿应高度怀疑其IPA的可能，为拟诊水平，而临床诊断需要同时满足3项标准，即宿主因素、临床表现以及微生物学证据，确诊需要肺组织病理学证据或肺组织培养的阳性结果[1-2]。

一、肺念珠菌病

（一）病因和发病机制

念珠菌属于隐球酵母科念珠菌属，是侵犯人类的主要病原菌，以白色念珠菌（*Candida albicans*），热带念珠菌（*C. tropicalis*）最为常见，致病力也最强。念珠菌为双相真菌，有芽生酵母（假菌丝-芽伸长不分隔）和菌丝，入侵组织后转化为菌丝相后致病力增强，表现为对宿主上皮黏附和入侵[3]。

（二）临床表现

通常根据病变部位和病情发展，分为支气管炎型和肺炎型。

1.支气管炎型

病变主要累及支气管及其周围组织，而未侵犯肺实质，症状较轻，主要表现咳嗽、咳痰。

2.肺炎型

感染多来自口腔或支气管蔓延至肺泡，引起肺实质急性、亚急性或慢性炎症性病变。按感染途径分为：①原发（吸入）性念珠菌肺炎：指发生并局限于肺部的侵袭性念珠菌感染。②继发性念珠菌肺炎：指念珠菌血源性播散引起的肺部病变。临床症状取决于发病过程、宿主状态和肺炎的范围等，多呈急性肺炎或伴有脓毒症表现，有发热、咳嗽、咳痰，痰可呈黏稠胶冻样，由念珠菌菌丝和细胞碎片组成，有时带血，可伴有喘息。体征往往很少。部分患者口咽部可见鹅口疮或散在白膜，重症患者出现口唇发绀、气促，肺部闻及干湿性啰音。

（三）影像学表现

支气管炎型影像学显示肺纹理增多，增粗且模糊，可伴有肺门淋巴结肿大。

肺炎型影像学显示两肺中下野弥漫性斑点、小片状和（或）大片状阴影，病变易于融合而成广泛实变，常累及 2 个以上肺叶，一般不侵犯肺尖，多伴有小结节病变或实变周围有结节病变，偶尔有空洞或胸腔积液。有些病变向周围发展而另一些病灶有消散现象。可伴有肺门淋巴结肿大。如为血型播散，肺内呈小结节或大小不等的融合结节或浸润，有些病例类似粟粒性肺结核。少数表现为肺间质病变。慢性病例由于肉芽肿形成，病灶可呈肿块样或呈大结节表现。

（四）病原菌检查

合格痰液或支气管肺泡灌等镜检和培养，可发现念珠菌。

血清（1，3）-β-D 葡聚糖测定（G 试验）:（1，3）-β-D 葡聚糖是真菌细胞壁的重要组成分之一，G 试验阳性提示侵袭性真菌感染，一般可在临床症状出现数天后表达阳性。该法操作简便，2 h 可出结果，有假阳性反应，造成假阳性的原因为：输注白蛋白或球蛋白、血液透析、使用多糖类药物、标本接触纱布或细菌污染、外科手术后早期[4-5]。

（五）诊断

肺组织活检发现念珠菌菌丝，可以确诊。因念珠菌是上呼吸道常见的正常定植菌，一次培养阳性，必须慎重判断。合格痰液 2 次或以上培养为同一菌种，结合患儿高危因素、临床和影像学表现以及治疗反应，可作为临床诊断。若 G 实验同时阳性或镜检见到多量假菌丝和孢子，更支持临床诊断。若 G 实验阳性，痰液培养阴性，除外假阳性后，结合高危因素、临床和影像学表现以及治疗反应，可作为临床诊断[6]。

（六）鉴别诊断

1.细菌性肺炎

侵袭性肺念珠菌病影像学表现除实变外，多合并结节病变，确诊依赖于痰液、支气管肺泡灌洗液或血液真菌检查。

2.肺结核

肺结核患儿可有密切结核病接触史，PPD 试验大多阳性，抗结核治疗有效。痰液、支气管肺泡灌洗液检查可发现结核杆菌。

（七）治疗

1.支气管念珠菌病

氟康唑：口服，重者静脉滴注，疗程持续至症状和体征、影像学表现消失或合格痰液标本真菌培养连续2次阴性。若鉴定为耐氟康唑的非白色念珠菌感染，可选用伏立康唑、伊曲康唑、二性霉素B、棘白霉素。

2.肺念珠菌病

单纯肺念珠菌病，病情较轻可首选氟康唑，疗程视患儿免疫功能而定，至少维持至症状和体征、影像学表现消失。如病原菌为克柔念珠菌或其他耐药菌株感染，或患儿病情重，发生血行播散者，则可改为伊曲康唑或伏立康唑、棘白霉素、二性霉素B[7]。

二、肺部隐球菌病

（一）病原学和发病机制

隐球菌属是一种腐物寄生性酵母菌，可以从土壤、鸽粪和水果中分离出来。鸽粪被认为是最重要的传染源。新生隐球菌是单态真菌，以酵母形式存在，细胞多呈圆形或卵圆形，不形成菌丝和孢子，出芽生殖，致病性隐球菌具有荚膜。

感染途径可能是：①吸入空气中的孢子，此为主要的途径。②创伤性皮肤接种。③摄入带菌的食物，经肠道播散至全身引起感染。目前已知隐球菌的毒力因素包括荚膜多糖、酚氧化酶系统等。

（二）临床表现

1.无症状型

仅在X线检查时偶然发现，见于免疫功能健全者。儿童极少见。

2.慢性型

起病隐匿，症状类似肺结核，包括咳嗽、胸痛、咳痰、血丝痰，常伴有低热、乏力、体重下降，很少有阳性体征。

3.急性型

表现为急性肺炎，有高热、呼吸困难，痰中可有大量菌体，可迅速进展导致呼吸衰竭。体检可有干、湿啰音。多见于AIDS和其他原因所致严重免疫抑制患者。

4.肺外隐球菌病表现

肺部隐球菌病若未控制，可经血行播散至全身，导致隐球菌脑膜炎或其他器官感染，称为播散性隐球菌病。儿童肺隐球菌病多与其他部位的隐菌病同时发生，有时当其他器官发生隐球菌病时，肺部病变已消散。隐球菌侵犯中枢神经系统最常见，症状也最重。此外，尚有皮肤黏膜隐球菌病、骨隐球菌病。近年来发现隐球菌可侵犯肝、脾和腹腔淋巴结，发生腹腔隐球菌病，引起肝、脾和腹腔淋巴结肿大。

（三）影像学表现

肺隐球菌感染可以引起的影像学特点：①胸膜下纤维结节，通常直径小于1cm。②隐球菌结节或大的肉芽肿，直径可达6 cm或更大，常呈凝胶状，有时形成中心性坏死和空洞。③浸润阴影：表现为支气管周围和肺实质浸润阴影，常伴纵隔或肺门淋巴结肿大，与肺结核相似；可伴有肺内以及胸膜下结节。④两肺粟粒性播散。

（四）实验室检查

外周血白细胞计数升高，中性粒细胞占优势，血沉和C反应蛋白升高。部分患儿嗜酸细胞和IgE升高。

（五）病原学检查

取脑脊液、尿、痰液等标本，镜检和培养可发现隐球菌。

血清、支气管肺泡灌洗液（bronchoalveolar lavage fluid，BALF）查隐球菌荚膜多糖抗原：阳性有助于早期诊断。

（六）诊断

合格痰液或支气管肺泡灌洗液直接镜检或培养发现新生隐球菌或乳胶凝集法检测隐球菌荚膜多糖抗原呈阳性结果即可诊断。

（七）鉴别诊断

1.肺结核

肺隐球菌病多有养鸽子史和与鸽子密切接触史，抗结核治疗无效，外周血白细胞和 CRP 可明显升高；血清、支气管-肺泡灌洗液以及脑脊液隐球菌荚膜多糖抗原测定阳性、墨汁染色或真菌培养阳性。

2.细菌性肺炎

肺隐球菌病常咳嗽不剧烈，与发热不一致，可有嗜酸细胞和血清 IgE 升高。鉴别主要依靠痰液细菌或真菌培养以及抗生素的治疗反应。

3.恶性淋巴瘤

肺隐球菌病气管支气管旁淋巴结受累广泛，涉及前后组纵隔淋巴结，血清隐球菌荚膜多糖抗原测定可阳性，必要时可通过淋巴结活检鉴别。

（八）治疗

1.肺隐球菌病的治疗

（1）免疫功能正常宿主，有轻度症状，应用氟康唑治疗，疗程 6 ~ 12 个月。不能口服者，应用二性霉素 B 0.5 ~ 1.0 mg/（kg・d）静脉滴注。重症患者应用二性霉素 B 0.5 ~ 1.0 mg/（kg・d）（或相当剂量的含脂制剂）联合 5-氟胞嘧啶，热退或培养转阴后，改为氟康唑口服，可持续至 24 个月。

（2）合并隐球菌脑膜脑炎者，分期联合治疗，即初期治疗、维持治疗和抗复发治疗。初期一般为 8 ~ 12 周，应用二性霉素 B 或脂质体与 5-胞嘧啶联合治疗，尽快使脑脊液转阴，转阴后口服氟康唑维持治疗 3 ~ 4 个月，有复发倾向者，氟康唑的疗程延长。也可应用二性霉素 B 或脂质体与 5-胞嘧啶连续治疗 6 ~ 10 周或二性霉素 B 或脂质体单药连续治疗 6 ~ 10 周。若能测定隐球菌荚膜多糖抗原，一般治疗至脑脊液抗原滴度 1∶4 以下。伊曲康唑不易通过血脑屏障，由于其在脑脊液的浓度低，但在脑组织中有较高的浓度，实际治疗中效果次于氟康唑。在中枢神经隐球病的治疗中，主张与二性霉素 B 联用或转阴后的维持治疗。

2.播散性隐球菌病的治疗

根据受累器官，参考隐球菌脑膜脑炎或肺隐球菌病的治疗。

三、肺曲霉病

（一）病原体和发病机制

曲霉绝大多数为非致病菌，已报道引起人类致病的曲霉菌有以下几种：烟曲霉、黄曲霉、黑曲霉、土曲霉、构巢曲霉等，其中以烟曲霉最常见。曲霉菌的致病方式有以下几种：①原发性侵袭型：机体抵抗力正常，吸入大量的病原体，使机体感染，引起急性肺炎表现。此型病情凶险，不及时治疗常可死亡。②继发性侵袭型：机体患有严重疾病或长期应用大量抗生素、免疫抑制剂，此型较为常见。③变态反应型：因吸入大量曲霉孢子而引起变态反应。④寄生型：曲霉菌寄生在支气管扩张的空腔内和肺结核的空洞内[8-9]。

本病为外源性感染，主要是肺部吸入大量的曲霉菌孢子，侵入血流播散至全身各器官。其次是皮肤创伤性接种。

（二）临床类型

由于机体免疫状态和易感性不同，曲霉菌侵入肺部可以引起下列 3 种表现：①寄生型曲霉菌球；②变态反应型支气管肺曲霉病；③侵袭型肺曲霉病。可以是原发或继发[10]。

寄生型包括肺曲霉球、寄生性支气管曲霉病，以前者最常见。肺曲霉球通常发生于已经存在的肺空洞性病变内，霉菌在空腔内寄生，形成曲霉球。寄生型肺曲霉病仅有轻微组织炎症反应，但易造成病变周围血管损害。

咯血是本病的重要症状，少数可咯出咖啡色颗粒状物，常为曲霉菌球脱落的碎片，此时镜检可找到菌丝。可有慢性咳嗽[11]。

典型的 X 线表现为空洞中有致密团块状阴影，占据空洞的部分或大部分，空洞的其余部分则呈半月形或新月形气体阴影，由于菌丝不侵袭空洞壁，较小的团块状阴影可在空洞内移动，或随体位改变而移动。

侵袭性肺曲霉病：急性肺部曲霉病主要表现为长期发热、咳嗽、咳痰、咯血。慢性肺部曲霉病多表现为反复发热、咳嗽，咳痰可不明显，病程可长达数月甚至数年。急性肺部曲霉病胸部 CT 的典型表现：早期（0 ~ 5 d）为双肺弥漫性结节实变阴影或单发结节实变阴影，多位于胸膜下，周围可出现磨玻璃阴影（晕轮征，halo sign），5 ~ 10 d 后结节实变阴影增大，肺实变区液化、坏死，出现空腔阴影，10 ~ 20 d 可见病灶呈半月形透光区（空气新月征，air-crescent sign），进一步可变为完整的坏死空洞，多为单发性，或多发性，病灶大小不一。

慢性肺部曲霉病胸部 CT 表现多为单发或多发的肺部实变，伴有结节病变和胸膜肥厚或积液，有空洞形成，空洞性病变中见球形块影，类似曲霉球，但不同的是病灶周围有显著的肺组织炎症反应，随着时间推移则见慢性组织破坏，肺萎缩和纤维化以及单发或多发空洞，酷似慢性纤维空洞性肺结核[12-14]。

（三）病原学检查

取痰液、BALF 等标本，直接镜检和培养可发现曲霉。

血清半乳糖甘露聚糖（galactomannan，GM）抗原检测：简称 GM 实验，半乳糖甘露聚糖仅存在于曲霉细胞壁中，曲霉发生侵袭性感染时，可从细胞壁释放进入血液，在血清中可检测出，GM 实验阳性提示侵袭性曲霉感染[15]。

血清 1，3-β-D-葡聚糖抗原检测：详见上节。

（四）诊断

侵袭性肺曲霉病现行的诊断模式为基于宿主因素、临床特征、微生物学及病理组织学检查三种核心因素的综合诊断，诊断分级为确诊（proven）、临床诊断（probable）、拟诊（possible）[16-18]。

肺组织活检发现曲霉菌丝，可以确诊。气管内吸引物或合格痰标本直接镜检发现菌丝，且培养连续 2 次分离到同种真菌；BALF 经直接镜检发现菌丝，真菌培养阳性；血清 GM 连续 2 次阳性，可临床诊断为侵袭性肺曲霉病[19]。

（五）鉴别诊断

1.肺结核

本病影像学表现有淋巴结肿大，有结核病接触史，PPD 检查阳性，痰液或胃液结核杆菌检查可阳性。

2.细菌性肺炎

起并较急，并发胸腔积液或液气胸较多，痰液细菌和血液细菌培养阳性，GM 实验阴性。

（六）治疗

1.首选抗真菌药

伏立康唑静脉滴注或两性霉素 B 或含脂两性霉素 B 复合制剂，含脂两性霉素 B 疗效与普通两性霉素 B 相等，而肾毒性较小，但价格昂贵[20]。

2.其他抗真菌药

上述治疗效果不佳时可以使用卡泊芬净（3 个月以上）或伊曲康唑静脉制剂，第 1、第 2 天每日 2

次，每日 5mg/kg，6 个月～2 岁以下的患儿，可增加 2 倍剂量，以后改为每日 1 次，静脉用药不能超过 14 d。伊曲康唑口服液用于轻度曲霉病的治疗或其他抗真菌药物的序贯治疗，或免疫缺陷患儿的长期预防治疗。

所有治疗方案若有效，2～3 周后也可改为伏立康唑口服。

3.联合治疗

对于重症病例，可联合药物治疗，如伏立康唑加上卡泊芬净；或两性霉素 B 或含脂两性霉素 B 加上卡泊芬净。

（赵顺英）

参考文献

[1] 中华医学会儿科分会呼吸学组.儿童侵袭性肺部真菌诊断和治疗指南[J].中华儿科杂志，2009，2：96-98.

[2] 吴绍熙，郭宁如，廖万清. 现代真菌病诊断治疗学[M]. 北京：北京医科大学中国协和医科大学联合出版社，1997：68-70.

[3] Schwesinger G，Junghans D，Schroder G，et al. Candidosis and aspergillosis as autopsy findings from 1994 to 2003[J]. Mycoses，2005，48:176-1780.

[4] Manno G，Scaramuccia A，Rossi R，et al. Trends in antifungal use and species distribution among Candida isolates in a large paediatric hospital[J]. Int J Antimicrob Agents，2004，24:627-628.

[5] Singhi S C，Reddy T C，Chakrabarti A. Candidemia in a pediatric intensive care unit[J].Pediatr Crit Care Med，2004，5:369-374.

[6] Yeo S F，Wong B. Current status of nonculture methods for diagnosis of invasive fungal infections[J]. Clin Microbiol Rev，2002，15:465-484.

[7] Pappas P G，Rex J H，Jack D. Guidelines for treatment of candidiasis[J].Clin infec Dis，2004，38: 161-189.

[8] Binder R E，Faling L J，Pugateh R D，et al. Chronic necrotising pulmonary aspergillosis: a discrete clinical entity[J]. Medicine，1982，61: 109-124.

[9] Ayman O，Soubani M D，Pranatharthi H，et al. The clinical spectrum of pulmonary aspergillosis[J].Chest，2002，121:1988-1999.

[10] Schiraldi G F，Gramegna G，De R C，et al.Chronic pulmonary aspergillosis: current classification and therapy[J]. Review Curr Opin Investing Drugs，2003，4:186-191.

[11] Karim M，Aalam M，Shah A A. Chronic invasive aspergillosis in apparently immmunocompetent hosts[J]. Clinic Infect Dis，1997，24:723-733.

[12] Clancy C J，Neguyen M H.Acute community acquired pneumonia due to aspergillosis in presumably immunocompetent hosts[J].Chest，1998，114: 629-634.

[13] Brown E，Freedman S，Arbeit R，et al. Invasive pulmonary aspergillosis aspergillosis in an apparently nonimmunocompromised host[J]. Am J Med，1998，69:624-627.

[14] Gefter W B. The spectum of pulmonary aspergillosis[J]. J Thorac Imag，1992，7: 56-74.

[15] Dawn S K，Caoili E M，et al. The radiologic spectrum of pulmonary aspergillus infections[J]. J Com Assist Tom，2002，26:159-173.

[16] Kuhiman J E，Fishman E K，Siegclman S S，et al. Invasive pulmonary aspergillosis in acute leukemia: characteristic findings on CT，the CT halo sign，and the role of CT in early diagnosis[J]. Radiology，1985，157:611-614.

[17] Sarosi G A. Cryptococal lung disease in patients without HIV infection[J]. Chest，1999，115:610-611.

[18] Zinck S E，Leung A N，Frost M，et al. Pulmonary cryptocccosis: CT and pathologic findings[J]. J Comput Assist Tomogr，2002，26: 330-334.

[19] Rozenbaum R，Gonealves A J R. Clinical epidemiology study of 171 cases of cryptococcosis[J].Clin Infect Dis，1994，18: 369-380.

[20] Saag M S, Graybill R J, Larsen R A, et al. Practice guidelines for the management of cryptococal disease[J]. Clin Infect Dis, 2000, 30:710-718.

第八节 儿童隐球菌病新进展

隐球菌病是隐球菌（cryptococcus）引起的一种亚急性或慢性真菌病，是一种全球性的侵袭性真菌病，有一定的发病率和病死率。预计全球每年有 100 万 HIV 相关性隐球菌脑膜炎患者，其中 620 000 死亡，即使联合高效抗逆转录病毒疗法（highly active antiretroviral therapy，HAART），HIV 相关性隐球菌脑膜炎患者 3 个月内的死亡率仍然高达 20%[1-2]。儿童隐球菌感染在小婴儿很少见，大于 5 岁的儿童感染率小于 5%，近些年，儿童隐球菌病的发病率有增多趋势。

一、病原学

隐球菌属于酵母菌属，有 37 种。其中大多数是无害的，主要有新型隐球菌（*C.neoformans*）和格特隐球菌（*C.gattii*）对人和动物致病。20 世纪 80 年代前，新型隐球菌分为 3 个变种：格鲁比变种、新生变种和格特变种。研究发现在生态生化及分子特征方面，格特变种同另两个变种有较大差异，2000 年格特变种被上升至种的概念，即新型隐球菌与格特隐球菌为 2 个不同的菌种[3]。然而，目前大多数临床实验室还不能常规鉴别这两个菌种。

隐球菌呈圆形或卵圆形，生长方式为芽生，细胞直径为 4 ~ 20 μ m，在体外为无荚膜或仅有小荚膜，进入人体内后很快形成厚荚膜，有荚膜的隐球菌菌体直径增大，致病力增强。荚膜的厚度为 1 ~ 2 μ m，是一种由黏多糖构成的特异可溶性半抗原，是主要的毒力因子。依据荚膜多糖抗原进一步进行血清学分类，新型隐球菌可分为 A 型，D 型和 A/D 型。A 型是最常见的致病原，D 型毒力相对较低。格特隐球菌分成 B 型和 C 型。两种病原有不同的地域分布，新型隐球菌呈全球性分布，并且在自然环境中多处可分离到病原，在鸽粪中分离率是最高的，其次腐烂的蔬菜和土壤。而格特隐球菌主要分布于热带及亚热带地区，如澳大利亚、新西兰、东南亚等国家及地区。以前认为格特隐球菌主要存在于桉树中，目前已发现除桉树以外的较多树种、树根周围的泥土、空气、水及鸟类粪便中也可分离到该菌。近些年在加拿大的温哥华地区及哥伦比亚发生了人和动物格特隐球菌的感染，随后美国的太平洋西北地区也出现发病者[4-6]。

在我国，临床分离的隐球菌 83% ~ 89%为新生隐球菌，17% ~ 19%为格特隐球菌，血清型分布是：A 型为主，D 型少见，有少量的 AD 型，缺乏 C 型。

二、流行病学

环境中的隐球菌主要通过呼吸道进入人体引起疾病，少部分通过皮肤或消化道侵入。新型隐球菌感染主要发生在免疫功能低下者导致的机会性感染 ：如 HIV 患者、白血病、其他肿瘤和应用糖皮质激素患者，其中 A 型是免疫功能低下患者隐球菌感染的主要类型。而格特菌主要感染免疫功能正常者，所致感染多形成肉芽肿病变，需要较长的治疗周期，病死率高于新生隐球菌感染。

三、发病机制

当机体抵抗力下降，隐球菌易于侵入宿主体内，导致隐球菌病[7]。除 AIDS 外，儿童易患隐球菌感染的危险因素包括：实体器官移植、结缔组织病、原发性免疫缺陷（如高 IgM 综合征、重症联合免疫缺陷综合征）、一些恶性肿瘤（急性成淋巴细胞性白血病、肉瘤）等。但在实际的临床工作中，许多隐球菌病患儿并无基础疾病及免疫力是正常的。

隐球菌感染多呈亚急性或慢性起病过程，也可急性发病。因隐球菌感染多为呼吸道吸入孢子所致，因此肺部常常是感染的首发部位。隐球菌孢子被吸入肺部后，沉积于肺部，并在巨噬细胞及组织中复制，在肺内形成病灶，可经血行播散至全身各个系统，特别是中枢神经系统。几乎所有的器官、组织都可受到隐球菌的侵害：包括皮肤、肠道、尿道、眼睛、心肌、肝脾、骨和关节等，但是肺和中枢神经系统是最主要的靶器官[8]。

四、临床特征

病原菌感染的部位、感染的严重程度以及机体的健康状态决定了患儿临床表现轻重不一，可从无临床症状或仅咳嗽，到肺炎、脑膜炎、播散性隐球菌病甚至死亡[9]。

1.肺隐球菌病

肺隐球菌病为隐球菌感染引起的亚急性或慢性内脏真菌病。肺部隐球菌病可单独存在，或与其他部位感染并存。与成人肺隐球菌病相比，儿童单独肺部感染者少见，常并发于中枢神经系统感染，或为全身播散性隐球菌病的一部分。文献报道隐球菌脑膜炎的发生率高于肺隐球菌病，但笔者报道的 9 例儿童隐球菌病者中[10]，4 例表现为播散性隐球菌病，中枢神经系统受累 5 例，肺 CT 检查异常者达 8 例，仅 4 例患儿表现有呼吸道症状，经抗真菌治疗后，肺部病变随之好转。笔者认为肺隐球菌病并非发生率低，主要是由于肺隐球菌病无特异性临床症状、体征，影像学无特异性，加上病原学检查阳性率非常低，使之诊断率低。儿童肺隐球菌病的临床表现复杂多样[11]，极易误诊为肺结核病，常见表现为咳嗽、干咳为主，伴发热、乏力、盗汗等，部分患儿可出现胸痛、咯血。其肺部影像学表现多样，通常分为单发或多发结节块状影、片状浸润影和弥漫混合病变等三种类型[12-13]。儿童肺隐球菌病以多发结节为主，结节大小不均匀，多为圆形或类圆形，边界光滑。结节主要分布在肺外带及胸膜下，可伴有肺门及纵隔淋巴结肿大。肺隐球菌病确诊主要依靠组织病理检查、培养阳性，如符合下列两项标准之一，则可以做出肺隐球菌病的诊断：①肺部影像学检查见明显异常病灶，且病理组织隐球菌阳性。②隐球菌脑膜炎患者肺部影像学有明显异常病灶，且经抗真菌治疗后明显缩小或消失。痰、咽拭子或支气管肺泡灌洗液的标本涂片或培养阳性，及血清隐球菌荚膜多糖抗原乳胶凝集试验阳性有临床疑似诊断价值。

2.隐球菌脑膜炎

隐球菌脑膜炎（简称隐脑），是隐球菌感染所引起的亚急性或慢性脑膜炎。隐球菌孢子对中枢神经系统有亲嗜性，通过呼吸道侵入并经血循环到达颅内，可累及脑膜、脑实质和脊髓，主要病理改变为脑膜炎、脑膜脑炎、肉芽肿、囊肿和血管炎等，其中脑膜炎最常见。隐脑临床表现复杂，无特异性，早期极易被误诊，绝大多数误诊为结核性脑膜炎，常常经抗结核治疗无效后才考虑隐球菌感染；也可误诊为病毒性脑膜炎、肿瘤等。隐脑可发生于任何年龄，以 20~40 岁人群居多，好发于男性，多见于免疫功能低下者。儿童感染者相对少见，但近些年患病率呈上升趋势。儿童隐脑好发年龄为 5 岁以上，2 岁以下少见。多为亚急性或慢性起病过程，病程迁延，进展缓慢。但是应注意，一些患儿呈急性起病过程，与病毒性脑炎相似。多以头痛起病，病初可自行缓解或呈现反复发作，与其他颅内感染相比，隐脑患儿中剧烈头痛更为常见，可伴有恶心、呕吐、眩晕。与成人相比，儿童患者多伴有发热，为低-中度发热，部分为高热。部分患儿有意识改变，或出现精神和神经症状，表现为精神错乱、定向力障碍、行为改变、嗜睡等。随着病情进展可出现颅神经损害（听觉、视觉障碍），运动、感觉障碍，共济失调，抽搐等临床表现。视力障碍是另一常见的临床表现，表现为视力下降、复视，甚至失明，眼底检查可见视乳头水肿。脑脊液改变与结脑相似，外观多为无色清亮，有大量隐球菌时可为黏稠样；压力常增高，白细胞多在（10~500）$\times 10^6$/L 左右，以淋巴细胞为主；蛋白含量增高，可超过 2g/L，糖常低于 2mmol/L，严重者可降到 0；氯化物也可降低。脑脊液涂片墨汁染色可找到隐球菌或检测到隐球菌荚膜多糖抗原。

3.腹部隐球菌病

腹部隐球菌病可能为隐球菌孢子通过消化道侵入或通过血行播散所致。单独发病者少见，国内外有个案报道，多为播散性隐球菌病的并发表现。肝脏受侵时，表现为不典型肝脓肿或肝囊肿样改变，常为多发，肝门淋巴结肿大或肉芽肿可引起梗阻性黄疸，肝功能损害，也可导致胰腺和胃肠道的病变。本病的另一个特征为淋巴结的侵犯。表现为腹腔淋巴结融合成团块状，并有低密度坏死。易误诊为淋巴瘤。

应及时进行隐球菌方面的检查，尤其是淋巴结活检。

4.播散性隐球菌病

隐球菌经血行播散导致2个或2个以上器官感染，则称为播散性隐球菌病，该病起病隐匿，病程长，临床表现多样，易误诊，治疗困难，预后较差。凡遇不明原因发热并持续时间较长；全身淋巴结肿大尤以腹腔淋巴结肿大为主；多脏器受累；抗菌素、抗结核治疗均无效，应想到播散性隐球菌病的可能。

五、实验室检查

1.病原检查

（1）涂片。脑脊液墨汁染色为经典的隐球菌检测方法，形态特征显示好，简便易行，用于快速诊断，但阳性率较低，常常需多次检查。将脑脊液经离心沉淀后再行墨汁染色，阳性率大大提高。痰涂片阳性率低，且应注意排除污染及正常人群的隐球菌寄居情况。支气管肺泡灌洗涂片检查有助于诊断。

（2）培养。是诊断隐球菌病的金标准，血、脑脊液、骨髓及其他组织液、病理组织都可培养，但是，常常因为菌量过少或活力不佳而出现假阴性，对标本进行离心后培养可以提高阳性率。

2.血清学检测

隐球菌抗原检测：检测血清、胸腔积液、脑脊液和支气管肺泡灌洗液标本中的隐球菌荚膜抗原，具有特异性强，快速、灵敏的特点，可大大提高检出率，是早期诊断的主要方法。隐球菌脑膜炎患者脑脊液抗原的阳性率达92%，血清的阳性率为75%，肺部感染者血清抗原阳性率为20%~50%。抗原滴度的升降可预示临床疗效和预后。目前，检测方法主要有乳胶凝集试验、酶联免疫吸附试验等。

3.分子生物学诊断

PCR 技术可快速、特异性的检出隐球菌，具有较高的准确性及敏感性，尤其在发病早期其阳性检出率明显优于直接涂片墨汁染色和真菌培养；但由于对 PCR 反应系统要求非常严格，应避免假阳性结果的出现。

4.组织病理学检查

具有确诊意义。肺隐球菌病病灶一般位于肺野外带，支气管镜肺活检阳性率不到 10%。怀疑肺隐球菌病时，可通过 B 超或 CT 引导下经皮肺穿刺，阳性率可达 90%以上。淋巴结活检是确定隐球菌感染另一重要手段，当出现全身淋巴结肿大尤其腹腔淋巴结肿大，不能除外隐球菌感染时，及时淋巴结活检，确定诊断。

六、诊断

当有下列表现应考虑隐球菌病：①不明原因的长期发热伴血沉增快，C 反应蛋白增高，抗生素及抗结核治疗无效。②咳嗽、咳痰、胸痛、气促等呼吸系统症状。③肝、脾肿大及肝功能损害；全身淋巴结肿大，尤其以腹腔淋巴结肿大为主者，特别是考虑有免疫功能异常的患儿，应及时进行隐球菌方面的检查。应与结核病、淋巴瘤等疾病鉴别。

七、隐球菌病治疗

隐球菌病的抗真菌药物治疗方案具有一些最好的特点，然而如何调控宿主的免疫缺陷及免疫重建的问题研究的较少，宿主免疫状态的调控，感染部位的局限、抗真菌药物的毒性，基础疾病等仍是影响隐球菌病治疗成功与否关键。随着人们对隐球菌感染不断的认识，2010 年，美国感染病学会更新了《隐球菌病临床实践指南》[14]，我国也发布了《隐球菌诊治专家共识》[15]，为进一步规范球菌病的诊治提供了科学依据。

1.肺隐球菌病

免疫正常的患儿中，无症状而肺部标本隐球菌培养成阳性的，必须严密观察或采用氟康唑 6~12mg/（kg·d），治疗 3~6 个月。免疫抑制的肺隐球菌病患儿，为防止感染进一步发展至中枢神经系统或发生播散性隐球菌病，需要用氟康唑 6~12mg/kg，治疗 6~12 个月。不能耐受氟康唑的患者，可选用伊曲康唑替代，疗程 6~12 个月。

免疫抑制伴弥散性感染或严重肺炎者治疗同隐球菌中枢神经系统感染。如果不能应用口服唑类药物，或肺隐球菌病较重或呈进行性加重时，推荐使用两性霉素 B 0.4~0.7mg/（kg·d）[16]。对于肺部病灶局限、而内科治疗效果不佳的患者，可考虑手术治疗。

隐球菌脑膜炎：治疗过程包括诱导治疗、巩固治疗、维持治疗 3 个阶段

（1）抗真菌治疗：①HIV 阳性的隐脑患儿。第一，诱导治疗：两性霉素 B 1mg/（kg·d）联合氟胞嘧啶 100 mg/（kg·d），分 4 次口服，2 周。第二，巩固治疗：氟康唑 10~12 mg/（kg·d），口服 8 周；对两性霉素 B 不能耐受的者两性霉素 B 脂质体 5 mg/（kg·d）。第三，维持治疗：氟康唑 6 mg/（kg·d）。②非 HIV、非器官移植的隐脑患儿。第一，诱导治疗：两性霉素 B1 mg/（kg·d）联合氟胞嘧啶 100mg/（kg·d）分 4 次口服≥4 周；存在中枢神经系统并发症的患儿诱导治疗可延长至 6 周，对两性霉素 B 不能耐受者，可用两性霉素 B 脂质体 5mg/（kg·d）替代。未使用 5-FC 或使用中断者，使用两性霉素 B 或两性霉素 B 脂质体≥6 周。早期诊断的隐脑对 2 周抗真菌治疗效果良好，并且基础疾病或免疫抑制状态得以很好控制，诱导治疗可以 2 周。第二，巩固治疗：氟康唑 12 mg/（kg·d）口服巩固治疗 8 周。第三，维持治疗：氟康唑 6 mg/（kg·d）口服 6~12 月。

2010 年，我国《隐球菌感染诊治专家共识》中有关隐球菌脑膜炎的治疗时间有所不同：诱导治疗至少 8 周，巩固治疗至少 12 周。

两种方案在诱导治疗的时间和维持治疗的剂量上存在一定差异，可能与我国两性霉素 B 的使用方法以及剂量有关，从小剂量开始，达到有效维持剂量需要一段时间。

（2）降颅压治疗：颅内压增高是隐脑常见的并发症之一，是影响预后的重要危险因素，与死亡率、致残率密切相关。采取有效的措施降低颅压对隐脑患者的预后至关重要。目前，对如何有效控制颅内压仍然没有明确的最佳治疗方案，常用的降颅压药物有：甘露醇、甘油果糖、呋塞米等。当药物控制颅内压效果不能理想时，其他常用措施有腰穿、脑脊液置管及侧脑室引流等。美国感染病学会推荐：当患者在急性诱导期，颅内压≥2.5kPa，并伴有颅高压的症状时，应行腰穿、脑脊液（cerebrospinal fluid，CSF）引流等使 CSF 压力下降 50%或降至正常；如果患者颅压持续升高≥2.5kPa，应考虑每日行腰穿或持续引流、侧脑室穿刺减压，直至颅内压力降至正常，并使症状稳定 2d 以上。脑室引流需在有效抗真菌治疗的前提下，其他手段治疗无效时方才考虑。

2.播散性隐球菌病

治疗同隐球菌脑膜炎。

隐球菌病是严重威胁儿童生命健康的真菌感染性疾病，临床表现缺乏特异性，易误诊、漏诊而延误正确的诊断和治疗，治疗药物作用缓慢、疗程长、不良反应大、价格昂贵，常常导致患儿及其家长难以承受。早期的病原学检测对隐球菌病的诊断和治疗十分重要，儿科感染医生对该病要有充分的认识。

（李绍英　刘钢）

参考文献

[1] Park B J，Wannemuehler K A，Marston B J，et al.Estimation of the current global burden of cryptococcal meningitisamong persons living with HIV/AIDS[J]. AIDS，2009，23: 525-530.

[2] Dromer F，Mathoulin-Pelissier S，Launay O，et al. Determinants of disease presentation and outcome during cryptococcosis: the CryptoA/D study[J]. PLos Med，2007，4:21.

[3] Kwon-Chung K J, Boekhout T, Fell J W, et al. Proposal to conserve the name Cryptococcus gattii against C. hondurianus and C. bacillisporus（basidiomycota，hymenomycetes，tremellomycetidae）[J]. Taxon，2002，51:804-806.

[4] Galanis E，Macdougall L. Epidemiology of Cryptococcus gattii，British Columbia，Canada，1999-2007[J]. Emerging Infect

Dis，2010，16：251-257.
[5] Kidd S E，Hagen F，Tscharke R L，et al. A rare genotype of cryptococcus gattii caused the cryptococcosis outbreak on Vancouver Island（British Columbia，Canada）[J].PNAS，2004，101：17258-17263.
[6] Kozubowski L，Heitman J. Profiling a killer, the development of Cryptococcus neoformans[J]. FEMS Microbiol Rev，2012，36:78-94.
[7] Brown S M，Campbell L T，Lodge J K，et al. Cryptococcus neoformans，a fungus under stress[J]. Curr Opin Microbiol，2007，10: 320-325.
[8] Sabiiti W，May R C. Mechanisms of infection by the human fungal pathogen Cryptococcus neoformans[J].Future Microbiol，2012，7:1297-1313.
[9] Severo C B，Xavier M O，Gazzoni A F，et al. Cryptococcosis in children[J].Paediatr Respir Rev，2009，10:166-171.
[10] 李绍英，刘钢.隐球菌病 9 例临床特征及治疗分析[J].中国实用儿科杂志，2007，22：297-298.
[11] 赵顺英，彭云，焦安夏，等.对 14 例免疫功能基本正常儿童肺隐球菌病的再认识[J].中国实用儿科杂志，2007，22: 923-925.
[12] 徐涛，何健，徐霁，等. 隐匿性原发肺隐球菌病的临床及 CT 表现[J].中国临床研究，2010，23:147-149.
[13] Chang W C，Tzao C，Hsu H H，et a1.Pulmonary cryptecoccosis：comparison of clinical and radiographic characteristics in immuneocompetent and immuno- compromised patients[J].Chest，2006，129:333-340.
[14] Perfect J R，Dismukes W E，Dwmer F,et a1. Clinical practice guidelines for the management of cryptoeoecal disease: 2010 update by the infectious diseases society of America[J]. Clin Infeet Dis，2010，50: 291-322.
[15] 翁心华、朱利，温海，等.隐球菌感染诊治专家共识[J].中国真菌学杂志，2010，5：65-68.
[16] Larsen R A, Bauer M, Pitisuttithum P, et a1.Correlation of susceptibility of cryptococcus neoformans to amphotericin B with clinical outcome[J].Antimicrob Agents Chemother，2011，55（12）：5624-5630.

第九节 中枢神经系统感染免疫发病机制研究

免疫系统在机体内发挥免疫防御作用的过程是复杂而严谨的，在识别和清除外来抗原的同时亦伴随相应的调节机制，既要避免对自身抗原的应答（自身免疫耐受），也要将免疫应答对宿主组织的病理损伤控制在最小范围，还要维持自稳状态。在此过程中，调节性 T 细胞（regulatory T cells，Tregs）扮演着不可或缺的角色[1]。$CD4^+CD25^+$Tregs 是一类存在于动物和人类体内的具有抑制功能的天然 Tregs，以调节自身 T 细胞反应为主要功能，在防止自身免疫性疾病的发生、维持自身免疫耐受等方面发挥着不可替代的作用[2]。本节就 $CD4^+$ $CD25^+$ Tregs 及其相关趋化因子研究进展及二者与中枢疾病的关系进行综述。

一、$CD4^+CD25^+$Tregs 特性

早在 20 世纪 70 年代就有有学者发现某些 $CD4^+$T 细胞可以抑制免疫应答造成的病理损伤[3-4]。但当时这群细胞和其分泌的细胞因子由于缺乏让人信服的证据而被搁置。1995 年，Sakaguchi1 等发现可以利用 T 细胞表面的 IL-2 受体（CD25 分子）对这群细胞进行鉴定与纯化，将占小鼠外周 CD4 单阳性 T 细胞 5%～10%的 $CD4^+CD25^+$T 细胞去除后产生各种自身免疫病，而将 CD4,CD25 双阳性 T 细胞和 CD4 单阳性 T 细胞共同过继转移，则能预防自身免疫病发生[5]。这一现象引起了人们对 $CD4^+CD25^+$Tregs 的广泛兴趣[6]。

研究发现 Tregs 是一类增殖能力低、具有免疫抑制功能的细胞亚群：$CD4^+CD25^+$Tregs，Th3，Tr1 等。根据其来源、特异性及效应机制，Treg 可划分为天然性调节性 T 细胞（natural Tregs，nTreg）和诱导性调节性 T 细胞（adaptive or induced Tregs，iTreg）[1-2, 7]。$CD4^+CD25^+$Treg 属于前者，而 Th3 和 Tr1 属于后者[8]。nTreg 在胸腺发育成熟，当未成熟 T 细胞进行阴性选择和阳性选择时，有一部分 $CD4^+$T 细胞通过 TCR-MHC Ⅱ与自身抗原肽亲和力结合而被部分活化，表达 CD25，叉头翼状转录因子（Foxp3）

并获得其他一些特质发育成 $CD4^+CD25^+Foxp3^+$nTreg[1, 9]。$CD25^-$的"普通"$CD4^+T$ 细胞可以在外周被诱导表达 $Foxp3^+$，进而获得免疫抑制功能，成为 iTreg，它是由成熟 T 细胞在不同外周组织中接触特异性抗原或免疫抑制因子的作用下活化而形成的[1, 6]。

$CD4^+CD25^+$Tregs 的免疫抑制作用主要是抑制自身反应性 T 细胞以维持自身免疫平衡。因此，可以认为 $CD4^+CD25^+$Tregs 是一类特定 $CD4^+T$ 细胞亚群，属于"职业抑制性 T 细胞"[6, 8]。大于 98%的 CD25 高表达的 $CD4^+$CD25 high Tregs 表达 CD45RO，而缺乏 CD45RA 的表达，因为此组细胞以接触依赖性的方式抑制活化的 $CD4^+CD25^-$的效应性 T 细胞增殖和细胞因子分泌，$CD4^+$CD25 high Tregs 细胞对 TCR 刺激表现无能和耐受性；与之相反，CD25 低表达的 $CD4^+$细胞为 CD45RO 表达各异的异质群体，他们并没有无能和抑制特性[10]。文献报道依表达 CD25，CD45RA 的不同可将 $CD4^+T$ 细胞分为六群，分别为 $CD25^{++}CD45RA^+$（Ⅰ群），$CD25^{+++}CD45RA^-$（Ⅱ群），$CD25^{++}CD45RA^-$（Ⅲ群），$CD25^+CD45RA^-$（Ⅳ群），$CD25^-CD45RA^-$（Ⅴ群）和 $CD25^-CD45RA^+$（Ⅵ群）。并且这六群细胞表达 Foxp3 的水平不同，其中前三群为 $Foxp3^+$细胞，且 Foxp3 表达与 CD25 表达呈比例关系，有一致性，这些 $Foxp3^+$细胞依 Foxp3 和 CD45RA 表达的不同，分为截然不同的三群，即 Foxp3 low $CD45RA^+$（与 $CD25^{++}$的Ⅰ群一致），Foxp3 high $CD45RA^-$（与 $CD25^{+++}$的Ⅱ群一致）和 Foxp3 low $CD45RA^-$（与 $CD25^{++}$的Ⅲ群一致）；Ⅳ群细胞为独立的 $Foxp3^-CD25^+$细胞群，但是依表达 CD25，CD45RA 的不同，很难将其与Ⅴ群区分，因而在对 $Foxp3^+$细胞亚群进行功能检测时，将Ⅳ群和Ⅴ群合并分析[11]。结合细胞表型和功能进一步将 $Foxp3^+$细胞三个亚群定义为 Foxp3 low $CD45RA^+$的静息 Treg（resting Treg cells，rTreg cells）和 Foxp3 high $CD45RA^-$的活化 Treg（activated Treg cells，aTreg cells），二者体外研究均有抑制活性；Foxp3 low $CD45RA^-$的分泌细胞因子非抑制性 T 细胞（cytokine-secreting nonsuppressive T cells）[11]。三个亚群所占的比例在脐血、成年个体与免疫系统疾病患者存在差异。终末分化的 aTreg cells 迅速死亡，而 rTreg cells 在体内、体外均增殖并转化为 aTreg cells。总之，区分不同的 $FoxP3^+$细胞亚群，使人们能够分析 Treg 正常分化和正常与疾病状态的关联，并可以通过操控特定的细胞亚群，控制免疫反应[11]。

$CD4^+CD25^+$Treg 细胞具有免疫无能性和免疫抑制性两大功能特征。当经 TCR 介导信号刺激并有高浓度外源 IL-2 存在的情况下，$CD4^+CD25^+$Treg 此细胞可活化并增殖，但其增殖程度较 $CD4^+CD25^-T$ 细胞弱很多。$CD4^+CD25^+$Treg 活化后不扩增，具有免疫无能和免疫抑制两大功能，可以分泌 IL-10 和转化生长因子 β（transforming growth factor beta，TGF-β）等具有一定免疫抑制功能的细胞因子，但是它们的免疫调节作用是细胞因子非依赖性的，可能通过和效应细胞直接接触发挥免疫调节作用，并且这种作用为抗原非特异性，不具有 MHC 限制性[2, 12]。

在创伤及败血症等病理条件下，观察到外周血 Treg 细胞增多，提示这些细胞在调节免疫反应中可能发挥重要作用[13-14]。另外，有证据表明 Treg 可以到达组织或体液调节局部免疫，特异的炎症趋化因子参与了细胞的转移，其他的机制例如：促进增殖与产生、受损细胞的死亡及免疫功能的转变，也可能引起免疫抑制细胞的增多[15]。

二、趋化因子 CCL17，CCL22 和 $CD4^+CD25^+$Tregs

趋化因子家族是一类由免疫或非免疫细胞分泌的一级结构相似的小分子蛋白，具有多种生物活性，在炎症和免疫反应中有重要作用，相对分子质量为 8～10。根据其氨基酸序列上前两个半胱氨酸的相对位置不同，可以分为 4 类：①CXC 趋化因子（CX2CL），前两个半胱氨酸之间有一个非保守氨基酸相隔。②CC 趋化因子（CCL），前两个半胱氨酸相邻。③C 趋化因子（CL），只有第 2 和第 4 个为半胱氨酸。④CX3C 趋化因子（CX3CL），前两个半胱氨酸被其他 3 个非保守氨基酸隔开。目前已发现 28 种 CCL，16 种 CX2CL，2 种 CL 和 1 种 CX3CL，其相应的 G2 蛋白偶联受体有：10 种 CXC 趋化因子受体（CXCR）、6 种 CC 趋化因子受体（CCR）、1 种 C 趋化因子受体（CR）和 1 种 CX3C 趋化因子受体（CX3CR）[16]。

趋化因子决定了不同功能 T 细胞亚群的局部迁移。虽然已提出啮齿类动物和人 $CD4^+CD25^+$Tregs 控制外周免疫耐受，但其免疫抑制和迁移的分子基础还未明确。Iellem A 等[17]研究人类血液中的

$CD4^+CD25^+$Tregs 的趋化反应和趋化因子受体表达，发现这些 Tregs 细胞的选择性表达趋化因子受体 CCR4 和 CCR8。并且呈现为一个血源性 $CD4^+$T 细胞亚群，当 CCR4 和 CCR8 配体释放时，发生在特定的 Tregs 细胞的迁移。这些配体包括趋化因子 CCL17（胸腺和活化调节趋化因子，thymus and activation-regulated chemokine，TARC），CCL22（巨噬细胞来源的趋化因子，macrophage-derived chemokine，MDC），CCL1（I-309）和 vMIP-I（病毒巨噬细胞炎性蛋白 I，viral macrophage inflammatory protein I）[6, 17]。并且随着迁移细胞中 Treg 细胞的增多，CCL1 和 CCL22 趋化的血源性 $CD4^+$T 细胞的 alloproliferative 反应减弱。更重要的是成熟的树突状细胞通过分泌 CCR4 的配体 CCL17 和 CCL22 在循环中的 $CD4^+$T 细胞优先吸引 Tregs 细胞。这些结果表明，趋化因子受体 CCR4 和/或 CCR8 引导 Tregs 细胞迁移至抗原提呈的二级淋巴组织和炎症局部减轻 T 细胞活化[17]。CCR4 的配体 CCL17 和 CCL22 在 $CD4^+CD25^+$Tregs 迁移中起重要作用[18]。

研究发现，趋化因子及其受体参与体内许多重要的生理和病理效应，并与炎症、肿瘤、自身免疫性疾病、变态反应等疾病相关[16]。已有多项研究证实在趋化因子 CCL17 和 CCL22 对 Tregs 细胞的趋化参与和多种疾病相关[6]。霍奇金淋巴瘤中高表达 CCL17 和 CCL22，可优先趋化表达趋化因子受体 CCR4 的 Th2 和 Tregs 细胞，从而产生抑制肿瘤的免疫微环境[19]。乳腺肿瘤患者中也可见大量 Tregs 细胞浸润，主要原因是其表达大量 CCR4，从而迁移至 CCR4 配体处，通过募集作用聚集在肿瘤局部[20]。胃肠道肿瘤患者中可局部表达 CCL17 和 CCL22，与 Tregs 细胞呈正相关，提示肿瘤局部大量的 Tregs 细胞浸润与 CCL17 和 CCL22 表达增加有关[21]。哮喘患者肺泡灌洗液中 Tregs 细胞明显减少，通过研究发现，在哮喘炎症局部，缺乏趋化因子受体的产生，从而导致 Tregs 细胞无法趋化至气道发挥作用，CCR4/ CCL22 趋化信号通路功能异常导致 Tregs 细胞趋化活性减弱参与哮喘发病[6, 22]。虽然趋化因子在 Tregs 细胞发生发育和功能发挥等方面的作用还有待研究，但是以上结果充分表明趋化因子及其受体在控制 Tregs 细胞数量中起关键作用。

三、Treg 细胞及其相关趋化因子 CCL17，CCL22 与中枢神经系统疾病

已有研究表明 Treg 细胞在中枢神经系统免疫调节中其重要作用。近年来，Tregs 细胞在多发性硬化发病中的作用越来越受到关注。Viglietta 等[23]对复发缓解型多发性硬化患者和健康对照的外周血中 Tregs 细胞数量和功能进行研究，发现两组 Tregs 细胞数量没有明显差异，但多发性硬化患者 Tregs 功能明显降低。Haas J 等[24]通过对淋巴瘤性脑膜炎、癌性脑膜炎、多发性硬化、中枢神经系统感染和非感染性疾病共计 101 例炎症性、非炎症性神经系统疾病研究发现，肿瘤性脑膜炎患者 CSF 中的 Tregs 细胞和 Tregs 细胞特异的趋化活动显著升高。脑脊液局部 Tregs 细胞的聚集并不伴有传统 T 细胞的增多，而与此同时 Tregs 细胞吸引特异性趋化因子 CCL17 和 CCL22 浓度升高，并伴有不典型脑脊液细胞的数目。说明肿瘤性脑膜炎患者 CSF 中的 Tregs 细胞是进入脑脊液的，这表明 Treg 细胞的存在导致蛛网膜下腔内产生一个可能有利于恶性细胞生存和生长的微环境。此项研究中的 Treg 细胞定义为 CD25 high $Foxp3^+$细胞占 $CD4^+$T 细胞的比例，故考虑为 aTreg cells 亚群。CSF 中 Tregs 细胞的百分数变化，表明特定病理条件下获得性免疫的抑制机制与中枢神经系统的免疫抑制有关[15, 24-25]。上述 Haas J 等[24]进行的研究包含 26 例中枢神经系统感染患者（未提供年龄、病毒感染 14 例，细菌感染 12 例），脑脊液中 Tregs 细胞的百分数与非感染性疾病比较无统计学差异，但 $CD4^+$T 细胞显著增多，趋化活性温和升高，$CD4^+$细胞中的特殊细胞群趋化显著增多，且脑脊液中趋化因子 CCL17 和 CCL22 浓度升高，而外周血中中趋化因子 CCL17 和 CCL22 浓度不高。

大脑曾被认为是免疫豁免器官，正常情况下免疫系统的细胞和分子不能进入大脑，因此不会影响其功能。但越来越多的研究发现，神经系统和免疫系统存在一些共同的分子将这两个独立的系统联系起来，趋化因子及其受体就是其中的代表。Treg 是具有免疫抑制活性的免疫细胞，能抑制不同刺激诱发的 T 细胞增殖反应，可以限制免疫反应过度引起的组织损伤，在平衡效应细胞在感染部位和免疫诱导部位的转运中起重要作用。在多项研究中均报道中枢神经系统炎症性疾病患者的 CSF 中 $CD4^+CD25^+$ Treg 增多，

且脑膜炎患者外周血 $CD4^+CD25^+$ 细胞水平高于精神疾病和慢性炎症性神经疾病患者。Tomazic J 等发现在森林脑炎患者疾病后期 CSF 中 T 淋巴细胞 CD25 表达增加，且 $CD4^+CD25^+$ 细胞的百分比低的恢复早，预后好，说明中枢神经系统免疫状况影响急性脑炎预后，Tregs 细胞可能在中枢神经系统 CSF 局部的免疫调节中发挥重要作用，但其表达时机及其水平是否影响中枢神经系统感染患儿预后尚待进一步深入研究。

综上所述，Treg 细胞参与多种中枢神经系统疾病的免疫调节，趋化因子 CCL17 和 CCL22/CCR4 通路在 Tregs 细胞向脑脊液迁移中起重要作用，进而可影响中枢神经系统疾病局部免疫的调节，二者均有希望成为干预治疗的靶点。但 Treg 细胞和趋化因子受体 CCR4 与其配体 CCL17 和 CCL22 在不同中枢神经系统感染中的作用尚待进一步研究。

（刘钢　刘耀惠）

参考文献

[1] 曹雪涛. 免疫学前沿进展[M]. 北京：人民卫生出版社，2009：137.

[2] Bluestone J A，Abbas A K. Natural versus adaptive regulatory T cells[J]. Nat Rev Immunol，2003，3（3）: 253-257.

[3] Aguet M，Andersson L C，Andersson R，et al. Induction of specific immune unresponsiveness with purified mixed leukocyte culture-activated T lymphoblasts as autoimmunogen II. An analysis of the effects measured at the cellular and serological levels[J]. J Exp Med，1978，147（1）: 50-61.

[4] Hall B M，Jelbart M E，Gurley K E，et al.Specific unresponsiveness in rats with prolonged cardiac allograft survival after treatment with cyclosporine. Mediation of specific suppression by T helper/inducer cells[J]. J Exp Med，1985，162（5）: 1683-1694.

[5] Sakaguchi S，Sakaguchi N，Asano M，et al. Immunologic self-tolerance maintained by activated T cells expressing IL-2 receptor alpha-chains（CD25）.Breakdown of a single mechanism of self-tolerance causes various autoimmune diseases[J]. J Immunol，1995，155（3）: 1151-1164.

[6] 魏巍，韩捷. $CD4^+CD25^+$ 调节细胞趋化因子受体与类风湿关节炎[J].中国老年学杂志，2012，（12）: 2655-2657.

[7] Roncarolo M G，Levings M K. The role of different subsets of T regulatory cells in controlling autoimmunity[J]. Curr Opin Immunol，2000，12（6）: 676-683.

[8] 肖斌，朱永红，邹全明. 树突状细胞在调节性 T 细胞产生中的作用[J].中国免疫学杂志，2007（01）: 85-88.

[9] Sakaguchi S，Hori S，Fukui Y，et al. Thymic generation and selection of $CD25^+CD4^+$ regulatory T cells: implications of their broad repertoire and high self-reactivity for the maintenance of immunological self-tolerance[J]. Novartis Found Symp，2003，252: 6-16.

[10] Baecher-Allan C，Brown J A，Freeman G J，et al. $CD4^+CD25^+$ regulatory cells from human peripheral blood express very high levels of CD25 ex vivo[J]. Novartis Found Symp，2003，252: 67-88.

[11] Miyara M，Yoshioka Y，Kitoh A，et al. Functional delineation and differentiation dynamics of human $CD4^+$T cells expressing the FoxP3 transcription factor[J]. Immunity，2009，30（6）: 899-911.

[12] Jonuleit H，Schmitt E，Stassen M，et al. Identification and functional characterization of human $CD4^+CD25^+$T cells with regulatory properties isolated from peripheral blood[J]. J Exp Med，2001，193（11）: 1285-1294.

[13] Venet F，Chung C S，Monneret G，et al. Regulatory T cell populations in sepsis and trauma[J]. J Leukoc Biol，2008，83（3）: 523-535.

[14] Murphy T J，Ni C，Zang Y，et al. $CD4^+CD25^+$regulatory T cells control innate immune reactivity after injury[J]. J Immunol，2005，174（5）: 2957-2963.

[15] Wang Z，Hong J，Sun W，et al. Role of IFN-gamma in induction of Foxp3 and conversion of $CD4^+$ $CD25^-$ T cells to $CD4^+$ Tregs[J]. J Clin Invest，2006，116（9）: 2434-2441.

[16] 孙朝晖，魏菊. CC 趋化因子受体 4 及其抑制剂研究进展[J].国际药学研究杂志，2010，01: 29-31.

[17] Iellem A，Mariani M，Lang R，et al. Unique chemotactic response profile and specific expression of chemokine receptors

CCR4 and CCR8 by CD4+CD25+regulatory T cells[J]. J Exp Med，2001，194（6）: 847-853.
[18] Kang S, Xie J, Ma S, et al. Targeted knock down of CCL22 and CCL17 by siRNA during DC differentiation and maturation affects the recruitment of T subsets[J]. Immunobiology，2010，215（2）: 153-162.
[19] Di S A，de Angelis B，Rooney C M，et al. T lymphocytes coexpressing CCR4 and a chimeric antigen receptor targeting CD30 have improved homing and antitumor activity in a Hodgkin tumor model[J]. Blood，2009，113（25）: 6392-6402.
[20] Gobert M, Treilleux I, Bendriss-Vermare N, et al. Regulatory T cells recruited through CCL22/CCR4 are outcome[J].Cancer Res，2009，69（5）: 2000-2009.
[21] Mizukami Y，Kono K，Kawaguchi Y，et al. CCL17 and CCL22 chemokines within tumor microenvironment are related to accumulation of Foxp3+ regulatory T cells in gastric cancer[J]. Int J Cancer，2008，122（10）: 2286-2293.
[22] Nguyen K D，Vanichsarn C，Fohner A，et al. Selective deregulation in chemokine signaling pathways of CD4+CD25hiCD127lo/- regulatory T cells in human allergic asthma[J]. J Allergy Clin Immunol，2009，123（4）: 933-910.
[23] Viglietta V, Baecher-Allan C, Weiner H L, et al. Loss of functional suppression by CD4+CD25+ regulatory T cells in patients with multiple sclerosis[J]. J Exp Med，2004，199（7）: 971-979.
[24] Haas J, Schopp L, Storch-Hagenlocher B, et al. Specific recruitment of regulatory T cells into the CSF in lymphomatous and carcinomatous meningitis[J]. Blood，2008，111（2）: 761-766.
[25] Feger U，Luther C，Poeschel S，et al. Increased frequency of CD4+ CD25+ regulatory T cells in the cerebrospinal fluid but not in the blood of multiple sclerosis patients[J]. Clin Exp Immunol，2007，147（3）: 412-418.

第十节　降钙素原在儿科发热性疾病诊断及指导抗生素应用的研究进展

发热是儿科医生最常见到的症状之一，也是使患儿就诊的主要原因之一。引起发热症状的除了感染性疾病（包括细菌感染、病毒感染、寄生虫感染等）外，还常见于其他非感染性系统性疾病，如系统性红斑狼疮、风湿性/类风湿性关节炎、炎症性肠病、恶性肿瘤及中性粒细胞减少/缺乏等。临床上鉴别感染性与非感染性热病非常重要，因为前者需要及时、正确地使用抗生素，而后者可能仅需要强有力的免疫抑制剂。长期以来，儿科临床面临着两个难以解决的矛盾，一是抗生素的滥用，二是严重感染早期临床症状尚不明显时，不能及时准确地应用抗生素。两者的后果都是非常严重的。前者造成体内菌群紊乱和耐药菌株的形成；后者易引起病情恶化，失去抢救的最佳时机。

近年来，已有一些生物标记物成功地应用于不同疾病领域药物的选择，如 D-二聚体用于指导肺栓塞用药、心钠钛用于指导急性心功能衰竭用药及肌钙蛋白用于指导心肌梗死用药等[1-2]。然而，用于准确及时诊断细菌感染的生物学指标仍是一个挑战。在过去的 10 年间，用来鉴别感染性与非感染性热病的生物标记物就已经成为国内外学者的研究热点。但是，目前常用的微生物学方法常导致延误诊断及治疗（如病原培养），敏感性差（如血培养），缺乏特异性（如痰培养），一些检测手段因具有侵袭性而无法普及到临床应用（如各种组织活检）。在炎性指标中，动态血沉已经使用了近 90 年，C 反应蛋白也有 30 年的历史了，但是临床医生逐渐发现 CRP，白细胞计数等生物标记物在鉴别感染性与非感染性发热方面缺乏特异性和敏感性，因此，临床医师迫切需要有一种早期可靠的快速诊断方法。

血清降钙素原（procalcitonin，PCT）是 1992 年发现的人类降钙素的前体物质，含 116 个氨基酸的蛋白质，不受体内激素水平的影响，PCT 在健康人血清中水平极低，几乎检测不到。全身细菌感染时，内毒素或细胞因子抑制 PCT 分解成降钙素释放入血，使血中 PCT 升高。

近年来国内外学者对血清降钙素原进行了研究，特别是在儿科临床方面，证实 PCT 是一种早期诊断细菌感染的特异性生物学指标，包括各种人群及不同的基础疾病患者。血清 PCT 水平升高的程度及持续时间与细菌感染的严重程度和预后密切相关。部分肿瘤患者、病毒或真菌感染患者的血清 PCT 水平亦会有所升高，但其数值均远远低于细菌感染患者。监测血清 PCT 水平可用于指导抗生素的使用。大量临床研究证实，PCT 的监测可有效地减少呼吸道感染患者抗生素的使用率、疗程及其所带来的不良反应，而不会影响其他临床结局[3-5]。

作为早期、特异的诊断指标，PCT 广泛应用于重症细菌感染患儿，并取得了很好的效果，但同时存在一些缺陷，本文就综合分析其在儿科发热性疾病诊断及指导抗生素应用方面的研究进展。

一、PCT 的生物学特性

PCT 是降钙素的前肽，是一种无激素活性的糖蛋白，由 116 个氨基酸组成，相对分子质量为 12 897，可通过特异性蛋白酶裂解为 3 部分：①位于氨基末端含 57 个氨基酸的多肽片段- 氨基前降钙素(amino-PCT)。②中间部分含 33 个氨基酸的多肽片段——未成熟降钙素。③位于羧基末端含 21 个氨基酸的多肽片段——降钙素多肽片段-I（CCP- I）。正常情况下，血管内可有少量的 amino-PCT，CCP-I 及降钙素 / CCP-I 结合肽。现尚无一种方法可将这些多肽片段完全作为单独的成分检测出来。这些多肽片段生物学活性尚不清楚。研究证实，血清 PCT 水平在细菌感染后 4h 内即出现升高，6h 后达高峰，8 ~ 24h 达到稳态水平，血清 PCT 的半衰期为 24h，而且不受肾功能的影响。在生理情况下，PCT 是通过甲状腺的 C 细胞产生的，在严重细菌感染时血 PCT 水平明显增高，此时 PCT 主要由甲状腺外组织产生。有作者提出神经内分泌细胞、肺、肝脏和白细胞可能是产生 PCT 的部位。故在严重细菌感染时，即使甲状腺全部切除的病人也不会影响其 PCT 血浓度的升高[6]。

研究表明，诱导人体血清 PCT 水平显著升高的主要原因是细菌内毒素，当全身性细菌感染时，诱导全身各组织释放多种类型降钙素基因-I（CALA-I）表达和 PCT。在病毒感染中，血清 PCT 的上调作用被释放的 γ-干扰素、细胞因子等减弱，即使是严重的病毒感染，血清 PCT 也不升高或仅有轻度升高。因此血清 PCT 水平能鉴别细菌感染和病毒感染，且最能及时反映细菌感染及感染的严重程度，是敏感性、特异性最佳指标之一。随着抗生素应用并控制感染后，血清 PCT 水平迅速下降，因此，它是全身细菌感染或败血症时重要的观察指标之一，可用于指导治疗及判断预后[7-8]。

有学者认为，PCT 不仅仅是急性细菌感染的早期诊断指标，而且在急性炎症反应中也有其病理生理作用，可能是一种炎症反应介质。Nylen 等[9]报道人血清中的 PCT 注射到患败血症的大鼠体内，就会增加其病死率。血液中的白细胞、内皮细胞、血管平滑肌细胞、肝细胞和 Kupffer 细胞可作为 PCT 的潜在靶细胞。如果预先注入抗- PCT 血清，则存活率会增加。为了更好地了解 PCT 在败血症中的作用，Whang 等[10]将大肠埃希菌注入大鼠体内，研究 PCT 在体内的变化及其与前炎症介质、IL-1 β 和 TNF-α 的关系。试验表明，其他细胞因子在败血症时有短暂增加，且增加幅度不高，仅为基础量的 2 倍左右；而 PCT 在细菌注入后 12 h 增加 100 倍左右，并且 24h 内持续增加。将 TNF-α（400mg/ L）注入健康动物体内，诱导 PCT 产生的量较对照组高 25 倍。将 PCT 注入健康动物及患败血症的动物体内，在健康动物体内，IL-1 β，TNF- α 的水平未见明显增加；而在败血症动物体内，IL-1 β 仅在注入 PCT 3h 左右稍有增加，TNF-α 水平无明显变化。由此可见，PCT 不能启动或增加 IL-1 β，TNF-α 的表达；而在败血症时，机体释放 TNF-α，IL-6 以及脂多糖（LPS），上述细胞因子均可诱导 PCT 大量、持续增加。故他们认为，PCT 可能是继发性炎症介质，能够放大败血症反应，但不能启动它[11-13]。

二、PCT 在细菌性与非细菌性炎性反应性疾病鉴别中的临床意义

大量临床研究表明，在细菌引起的全身性炎性反应时，血清 PCT 浓度会出现明显增高；但在病毒感染、自身免疫性疾病、恶性疾病等炎性反应时，血清 PCT 浓度仅维持低水平，提示血清 PCT 浓度可以用于细菌性或非细菌性炎症的鉴别诊断。

1.自身免疫性和非感染性炎症性疾病

由于大多数自身免疫性和非感染性炎症性疾病患者都可表现为长期发热，而本类疾病患者，尤其是在进行免疫抑制剂治疗过程中易于并发细菌感染，导致鉴别诊断困难。

长期以来，国内外医生应用 ESR 作为自身免疫性疾病与细菌感染的鉴别指标，但是，近 20 年来 ESR 受到越来越多的质疑。有研究证实，ESR 不能用于鉴别活动性自身免疫性疾病和细菌感染，唯一可靠的是用于暂时性动脉炎的诊断，低水平的 ESR 可以排除此病诊断。

自发现 CRP 这一急性炎症相关蛋白以来，国内外学者认为 CRP 是早期诊断、鉴别细菌感染与炎症性疾病的敏感指标，并广泛应用。但是实际上，在鉴别感染爆发和潜在自身免疫性疾病恶化方面缺乏敏感性。系统性红斑狼疮患者的 CRP 会轻至中度升高，但临床医生无法据此判断此类患者的发热究竟是由 SLE 引起的，还是由于并发感染导致的。

PCT 是鉴别自身免疫性疾病和细菌感染性疾病的可靠指标。大量研究证实，多数全身或局部细菌感染患者血清中的 PCT 水平会显著升高。在鉴别诊断方面，PCT 与其他生物学指标相比更具特异性。对一组 Wegener 肉芽肿患者的研究中发现，PCT 水平升高时提示患者并发细菌感染，对照组（未合并细菌感染的患者）的 PCT 水平均正常；而这些患者的 CRP 水平不能用于鉴别诊断是否存在细菌感染。各种系统性自身免疫性患者并发细菌感染时均表现为 PCT 升高，而没有细菌感染的患者的 PCT 水平均正常。也有研究表明，风湿性关节炎患者的血清 PCT 处于正常水平，而败血症患者的血清 PCT 明显升高[14-16]。

内分泌疾病中的嗜铬细胞瘤常表现为高热，可有 IL-6，白细胞总数，纤维蛋白原（FIB）和 CRP 的升高，但是，根据这些实验室指标无法鉴别本病与细菌感染（如脓肿）。急性肾上腺功能不全患者常常表现为发热，临床上很难判断这种发热是由本病的全身炎症性反应引起的还是由于感染引起的；由于感染为本病主要诱发因素之一，所以及时有效地经验性使用抗生素可大大降低患者的死亡率。研究证实，内分泌疾病患者的血清 PCT 水平均在正常范围[17-19]。

2.恶性疾病

在不明原因发热的病因中，恶性疾病占 7% ~ 20%。恶性疾病引起发热的病理生理还不十分清楚，但推测与细胞因子介导有关，主要包括 IL-1，IL-6，TNF-α 和干扰素。恶性疾病常导致患者出现中性粒细胞减少或缺乏，尤其是接受化疗的患者。为规范抗生素的使用，鉴别此类患者的发热是由原发病引起还是并发细菌感染导致就显得十分重要。对 CRP 在这方面的应用价值已进行了广泛研究，结果显示 CRP 在鉴别诊断方面并不可靠。最近的一项系统性回顾性研究证实 PCT 在鉴别中性粒细胞减少患者的发热原因中是一个有价值的指标，表现为患者在并发细菌感染后血清 PCT 明显升高。另外一项目的相同的研究显示，与 CRP，IL-8，IL-6，新蝶呤（neopterin）相比，PCT 水平升高可排除革兰阴性菌感染，其他指标用于鉴别是否为细菌感染引起的发热意义不大[20-22]。

三、PCT 在其他感染性疾病中的应用

国外报道，在细菌性脑膜炎患者中 PCT 浓度升高明显，而在病毒性脑膜炎患者中的 PCT 浓度维持低水平，其诊断敏感性与特异性明显，故 PCT 在鉴别诊断儿童细菌性脑膜炎与非细菌性脑膜炎时是非常敏感、特异的指标。国内一项研究显示，化脑组患者血清 PCT，CRP，IL-6 均明显高于病毒性脑炎组，PCT+ CRP+IL-6 联合检测灵敏度、准确度分别为 98%，93%，灵敏度、准确度均高于血清 PCT，CRP，IL-6，PCT 联合 CRP，PCT 联合 IL-6，CRP 联合 IL-6 等单独或联合检测。临床上对于不典型起病、或经过不正规治疗的病例，早期诊断往往比较困难，血清 PCT，CRP，IL-6 单一或二联检测方法的灵敏度和准确度均较差，故建议多项生物标记物联合检测，以指导临床采取及时有效治疗，且又可判断疗效和感染是否控制[23-28]。

有研究显示，肺结核和细菌性社区获得性肺炎患者血清 PCT 浓度有显著的差别，它的高敏感度及阴性预测值对于从细菌性社区获得性肺炎中区分和排除肺结核起到一个重要的补充作用。

支原体肺炎是儿童常见的急性下呼吸道感染性疾病，近年来，重症支原体肺炎患者日益增多，亦可表现为大叶性肺部实变，CRP，ESR 明显升高，与细菌性肺炎的鉴别诊断存在困难。有研究表明，支原体肺炎组在支原体感染急性期血清 PCT 正常或仅轻度升高（通常小于 0.5 ng/mL），而细菌性肺炎急性

期时血清 PCT 明显升高（通常大于 2ng/mL），在感染控制至恢复期时血清 PCT 水平随之降低[29-36]。

由于 PCT 对鉴别细菌及病毒感染有帮助，故临床若遇到手术后或外伤的病人、可能在院内感染致败血症的病人、免疫系统受损的病人，需动态监测血清 PCT 水平，若血 PCT 突然增高或持续高浓度，要提高警惕，认真寻找感染灶，及时应用抗生素。

四、PCT 在指导抗生素应用及疗程中的意义

血清 PCT 值可用于鉴别细菌与非细菌感染性疾病，因此，这有利于指导抗生素的正确使用，避免抗生素滥用。众所周知大部分呼吸道感染的病原为病毒，但是 75%的上和下呼吸道感染患者在首诊时使用过抗生素治疗。目前临床上由于抗生素的滥用导致耐药菌株，尤为多重耐药菌株的产生，使感染性疾病的治疗困难重重；反之，严重细菌感染后早期临床症状不典型，不能及时有效地使用抗生素，又容易导致病情恶化，失去治疗的最佳时机[37-40]。

近年来，进行了大量随机-对照研究用于评估 PCT 在抗生素应用和/或判断抗生素疗程（抗生素管理）中的使用价值。

研究结果表明，指导抗生素应用的临床法则取决于血清 PCT 的分界值范围。对于有中度风险的呼吸道感染患者，推荐使用和终止抗生素使用的标准包括 4 种不同的 PCT 分界值范围：①推荐使用抗生素的 PCT 分界值为 $>0.5\mu g/L$，或 $>0.25\mu g/L$。②不使用抗生素或及时终止抗生素应用的 PCT 分界值为 $<0.1\mu g/L$ 或 $<0.25\mu g/L$。抗生素治疗或观察患者（未使用抗生素）6 ~ 24h 后，其临床症状未得到及时改善时建议重新检测 PCT 以指导进一步治疗。如果 PCT 水平较前升高并开始应用抗生素，那么建议每 1 ~ 2d 检测血清 PCT（这取决于患者病情严重程度）；终止使用抗生素的 PCT 分界值同前或显著下降达原来的 80% ~ 90%。

为确保安全，下列情况可重新定义特异性标准，如威胁生命的疾病或需要立即入住 ICU 的患者。对于住在 ICU 病房的高风险患者关键是何时终止抗生素的使用：结论是当患者临床症状明显好转时并且 PCT 水平恢复到正常值，或至少下降 80% ~ 90%[41-43]。

2007 年，Stolz 等发表了第一个用来评价 PCT 在指导抗生素应用中的价值的干预性研究。研究对象包括不同类型和严重程度的呼吸道感染患者，结果显示 PCT 检测组患者抗生素的使用率低于对照组（分别是 44%，83%），特别是支气管炎患者，而所有患者的临床结局均相同。随后又有两项研究来评估 PCT 在指导何时停用抗生素中的价值，研究对象为社区获得性肺炎患者，结果表明 PCT 检测组抗生素的疗程减少 65%。最近，又相继有来自丹麦、中国、瑞典等国家的研究取得了相似的结果[44-49]。

总之，PCT 在鉴别细菌及非细菌感染性疾病中有其独特的优势，不仅检测过程简单、方便，而且检测结果准确、可靠，在指导抗生素使用及疗程中均有可靠的价值，这些观点已得到国内外学者的认同。现在，国内大多数医院已将 PCT 的检测应用于临床。但 PCT 在临床应用中也存在一定局限性。在局部感染时 PCT 不升高或仅轻度升高。虽然受到很多临床与检验界学者的密切关注，但在不同的病理情况下，其确切的产生机制还不甚明了，其病理、生理特点还不完全清楚，有待于进一步的研究。但 PCT 可能成为一项快捷、有效的常规实验指标，帮助临床诊断、鉴别诊断、疗效观察与指导用药，以使患者能够早日恢复。但对于一些起病不典型或经过不正规治疗的感染性疾病，单单依靠 PCT 检测不能做出可靠的诊断和指导用药。

PCT 是一种改进的实验室指标，已在很多医院开展应用。随着免疫学和分子生物学技术的发展，它的检测方法也在不断更新与完善。对感染性疾病的诊断具有高度的灵敏度和特异性，同时也可用于对治疗结果的评价。

随着其在临床应用得越来越多，相应的质量控制和质量保证工作也将逐渐受到重视。PCT 的检测在相关疾病的诊断和预后判断等方面可能还会发挥更大的作用。

（胡惠丽　刘钢）

参考文献

[1] Lee T H，Goldman L.Evaluation of the patient with acute chest pain[J]. N Engl J Med，2000，342:1187-1195.

[2] Agnelli G，Becattini C.Acute pulmonary embolism[J]. N Engl J Med，2010，363:266-274.

[3] Becker K L，Snider R，Nylen E S. Procalcitonin assay in systemic inflammation，infection，and sepsis: clinical utility and limitations[J]. Crit Care Med，2008，36: 941-952.

[4] Briel M，Schuetz P，Mueller B，et al. Procalcitonin-guided antibiotic usevsa standard approach for acute respiratory tract infections in primary care[J]. Arch Intern Med，2008，168: 2000-2007.

[5] Chirouze C，Schuhmacher H，Rabaud C，et al. Low serum procalcitonin level accurately predicts the absence of bacteremia in adult patients with acute fever[J].Clin Infect Dis，2002，35: 156-161.

[6] 张瑾，赵诸慧. 感染患儿血前降钙素水平的变化[J]. 国外医学儿科学分册，2000，27（1）: 7.

[7] Delevaux I，Andre M，Colombier M，et al. Can procalcitonin measurement help in differentiating between bacterial infection and other kinds of inflammatory processes? [J].Ann Rheum Dis，2003，62: 337-340.

[8] Van Rossum A M，Wulkan R W，Oudesluys-Murphy A M. Procalcitonin as an early marker of infection in neonates and children[J].Lancet Infect Dis，2004，4: 620-630.

[9] Nylen E S，Whang P M，Snider R H Jr，et al. Mortality is increased by procacitonin and decreased by anti serum reactive to procalcitonin in experimental sepsis [J]. Crit Care Med，1998，26: 1001.

[10] Whang K T，Vath S D，Becker K L，et al. Procalcitonin and proinflammatory cytokine interactions in sepsis[J]. Shock，2000，14（1）: 73.

[11] Prat C，Sancho J M，Dominguez J，et al. Evaluation of procalcitonin，neopterin，C-reactive protein，IL-6 andI L-8 as a diagnostic marker of infection in patients with febrile neutropenia[J].Leuk Lymphoma，2008，49: 1752-1761.

[12]Sakr Y，Sponholz C，Tuche F，et al. The role of procalcitoninin febrile neutropenic patients: review of the literature[J]. Infection，2008，36: 396-407.

[13] Uzzan B，Cohen R，Nicolas P，et al. Procalcitonin as a diagnostic test for sepsis incritically ill adults and after surgery or trauma: a systematic review and meta-analysis[J]. Crit Care Med，2006，34:1996-2003.

[14] Smetana G W，Shmerling R H. Does this patient have temporal arteritis? [J].JAMA，2002，287:92-101.

[15] Brunkhorst R，Eberhardt O K，Haubitz M，et al. Procalcitonin for discrimination between activity of systemic autoimmune disease and systemic bacterial infection[J]. Intens Care Med，2000，26 Suppl. 2:S199-S201.

[16] Gaitonde S，Samols D，Kushner I. C-reactive protein and systemic lupus erythematosus[J]. Arthritis Rheum，2008，59: 181-120.

[17] Schwenger V，Sis J，Breitbart A，et al. CRP levels in autoimmune disease can be specified by measurement of procalcitonin[J]. Infection，1998，26:274-276.

[18] Scire C A，Cavagna L，Perotti C，et al. Diagnostic value of procalcitonin measurement in febrile patients with systemic autoimmune diseases[J]. Clin Exp Rheumatol，2006，24:123-128.

[19] Kuuliala A，Takala A，Siitonen S，et al. Cellular and humoral markers of systemic inflammation in acute reactive arthritis and early rheumatoid arthritis[J].Scand J Rheumatol，2004，33:13-18.

[20] Bleeker-Rovers C P，Vos F J，de Kleijn E M，et al. A prospective multicenter study on fever of unknown origin: the yield of a structured diagnostic protocol[J].Medicine（Baltimore），2007，86:26-38.

[21] Kallio R，Surcel H M，Bloigu A，et al. C-reactive protein，procalcitonin and interleukin-8 in the primary diagnosis of infections in cancer patients[J]. Eur J Cancer，2000，36: 889-894.

[22] Kallio R，Bloigu A，Surcel H M，et al. C-reactive protein and erythrocyte sedimentation rate in differential diagnosis between infections and neoplastic fever in patients with solid tumours and lymphomas[J]. Support Care Cancer，2001，9:124-128.

[23] Kevin T，Whang P M，Steinwald J C，et al. Serum calcitonin precursors in sepsis and systemic inflammation[J]. JCE M，1998，83（9）: 3296.

[24] Dandona P, Nix D, Wilson M F, et al. Procalcitonin increase after endotoxin injection in normal subjects[J]. J Clin Endocrinol Metab, 1994, 79: 1605-1608.

[25] Meisner M, Schmidt J, Huttner H, et al. The natural elimination rate of procalcitonin in patients with normal and impaired renal function[J]. Intensive Care Med, 2000, 26 Suppl. 2: S212-S216.

[26] Jorgensen P F, Wang J, Solberg R, et al. Procalcitonin does not influence the surface expression of inflammatory receptors on whole blood leukocytes[J]. Intens Care Med, 2001, 27: 430.

[27] Karzai W, Oberhoff er M , Meier-Hellmann A, et al. PCT—a new indicator of the systemic response to severe infeection[J]. Infection, 1997, 25（6）: 329.

[28] Summah H, Qu J. Biomarkers: a definite plus in pneumonia[J]. Mediators Inflamm, 2009: 675-753.

[29] Olshaker J S, Jerrard D A. The erythrocyte sedimentation rate[J]. J Emerg Med, 1997, 15: 869-874.

[30] Gendrel D, Raymond J, Assicot M, et al.Measurement of procalcitoninlevels in children whith bacterial or viralmeningitis[J].Clin Infect Dis, 2005, 24（6）: 1240 -1242.

[31] Kang Y A, Kwon S Y, Yoon H I, et al. Role of C-reactive protein and procalcitonin in differentiation of tuberculosis from bacterial community acquired pneumonia[J]. Korean J Intern Med, 2009, 24（4）: 337-342.

[32] Evans A T, Husain S, Durairaj L, et al.Azithromycin for acute bronchitis: a randomised, double-blind, controlled trial[J]. Lancet, 2002, 359:1648-1654.

[33] Kristoffersen K B, Sogaard O S, Wejse C, et al. Antibiotic treatment interruption of suspected lower respiratory tract infections based on a single procalcitonin measurement at hospital admission—a randomized trial[J]. Clin Microbiol Infect, 2009, 15:481-487.

[34] Long W, Deng X, Tang J, et al. The value of serum procalcitonin in treatment of community acquired pneumonia in outpatient[J]. Chinese Journal of Interal Medicine, 2009, 48:216-219.

[35] Long W, Deng X, Zhang Y, et al. Procalcitonin—guidance for reduction of antibiotic use in low-risk outpatients with community acquired pneumonia[J]. Respirology, 2011, 16:819-824.

[36] Schuetz P, Christ-Crain M, Muller B.Procalcitonin and other biomarkers to improve assessment and antibiotic stewardship in infections—hope for hype? [J]. Swiss Med Wkly, 2009, 139:318-326.

[37] Stolz D, Christ-Crain M, Bingisser R, et al. Antibiotic treatment of exacerbations of COPD: a randomized, controlled trial comparing procalcitonin-guidance with standard therapy[J].Chest, 2007, 131:9-19.

[38] Christ-Crain M, Stolz D, Bingisser R, et al. Effect of procalcitonin-guided treatment on antibiotic use and outcome in lowerrespiratory tract infections: cluster-randomised, single-blinded intervention trial[J]. Lancet, 2004, 363:600-607.

[39] Christ-Crain M, Stolz D, Bingisser R, et al.Procalcitonin guidance of antibiotic therapy in community-acquired pneumonia: a randomized trial[J]. Am J Respir Crit Care Med, 2006, 174:84-93.

[40] Briel M, Schuetz P, Mueller B, et al. Procalcitonin-guided antibiotic use vs a standard approach for acute respiratory tract infections in primarycare[J]. Arch Intern Med, 2008, 168:2000-2007.

[41] Sudhoff T, Giagounidis A, Karthaus M. Serum and plasma parameters in clinica levaluation of neutropenic fever[J]. Antibiot Chemother, 2000, 50:10-19.

[42] Sakr Y, Sponholz C, Tuche F, et al. The role of procalcitonin in febrile neutropenic patients: review of the literature[J]. Infection, 2008, 36: 396-407.

[43] Prat C, Sancho J M, Dominguez J, et al. Evaluation of procalcitonin, neopterin, C-reactive protein, IL-6 and IL-8 as a diagnostic marker of infection in patients with febrile neutropenia[J]. Leuk Lymphoma, 2008, 49: 1752-1761.

[44] Christ-Crain M, Muller B.Procalcitonin in bacterial infections—hype, hope, more or less? [J]. Swiss Med Wkly, 2005, 135:451-460.

[45] Christ-Crain M, Muller B.Biomarkers in respiratory tract infections: diagnostic guides to antibiotic prescription, prognostic markers and mediators[J]. Eur Respir J, 2007, 30:556-573.

[46] Linscheid P, Seboek D, Zulewski H, et al.Autocrine/paracrine role of inflammation-mediated calcitonin gene-related peptide and adrenomedullin expression in human adipose tissue[J]. Endocrinology, 2005, 146:2699-2708.

[47] Schuetz P, Batschwaroff M, Dusemund F, et al.Effectiveness of a procalcitonin algorithm to guide antibiotic therapy in respiratory tract infections outside of study conditions: a post-study survey[J]. Eur J Clin Microbiol Infect Dis, 2010, 29:269-277.

[48] Gendrel D, Assicot M, Raymond J, et al. Procalcitonin as a marker f or the early diagnosis of neonatal infection[J]. J Pediatr, 1996, 128（4）: 570.

[49] Assicot M, Gendrel D, Carsin H, et al. High serum procalcitonin concentrations in patients with sepsis and infection[J]. Lancet, 1993, 341: 515-518.

第十一节 儿科门诊β-内酰胺类抗生素的合理应用

β-内酰胺类抗生素包括青霉素类、头孢菌素类、碳青霉烯类和氨曲南等，是儿科临床上应用最多、最广泛的药物之一，其中各类头孢菌素和口服青霉素类药物是儿科门诊应用最多的药物之一。大量儿科处方调查发现，各种不合理应用也以此类药物居多，具体表现在：①给药时间不合理。此类抗菌药物的使用尤其是静脉输注者多数为 1 次/d，不符合β-内酰胺类抗生素时间依赖型抗菌药物药动学和药效学的特点。②药物剂量偏小，首次剂量不足。③抗菌药物的使用起点高。如临床诊断为上呼吸道感染而使用限制级抗菌药物。④静脉给药比例偏高，使用抗菌药物多为限制级药物等。

凭经验选用抗菌药物仍然是大多数医院门诊临床最初和通行的治疗模式。儿科门诊患儿以上呼吸道感染和腹泻患者居多，其中，上呼吸道感染 80%以上为病毒所致，腹泻患者中约有 60%为轮状病毒和产毒肠杆菌感染，针对病毒性呼吸道感染和腹泻使用抗菌药既不能缩短病程，亦不能减轻症状，不仅易造成患者的正常菌群失调，导致耐药菌株和二重感染的发生，且加重患者的经济负担。国家卫计委已明确要求门诊“抗菌药物使用率控制在 50%以内”。其次，临床对于病毒感染后继发细菌感染、各类细菌性呼吸道、消化道感染与菌血症等需要合理选择抗菌药物。近年来，世界各国的细菌耐药监测结果显示，细菌耐药情况日趋严重。在我国整体细菌耐药情况比较严重的背景下，儿童分离致病菌的细菌耐药情况同样非常严峻，各种细菌，特别是革兰阴性菌对β-内酰胺类抗生素耐药率增长明显，这导致增加临床治疗的复杂性，还由于新药研发速度的相对滞后，临床医生已面临抗生素的临床使用寿命越来越短，选用抗生素时面临的选择范围压力也越来越大。研究表明，抗生素药物的不合理应用是病原菌产生耐药性的主要原因，如何正确合理地应用β-内酰胺类抗生素，选择最恰当的给药方案，在清除致病菌的同时，减少细菌耐药性以及药物相关的不良反应，同时节约宝贵的医疗资源，这已成为当前抗感染治疗领域重要的研究课题。已经发现，抗生素类药物治疗失败的原因可能包括初次给药的剂量不足，有效药物浓度不能维持足够长的时间，或药物的渗透动力学参数与杀菌机制不匹配等。由于临床应用抗生素类药物的靶点是人体内的致病菌，只有充分地了解和认识药物-人体-致病菌的相互作用，才是确定科学给药方案的前提[1-3]。

药物动力学（pharmacodynamic，PD）与药效动力学（pharmacokinetic，PK）是决定三要素相互关系的重要依据，也是抗感染药物治疗学的研究热点。抗菌药物依据其抗菌作用与血药浓度或作用时间的相关性，大致分为浓度依赖性和时间依赖性两种（表 11-11-1）。另外大量体外和体内实验表明，β-内酰胺类抗菌药物的杀菌动力学特征主要为时间依赖性，其抗菌作用与细菌接触时间密切相关，而与峰浓度关系较小，主要评价药效的参数为 T 大于平均抑制浓度（mean inhibitory concentration，MIC，c_{mi}）时间，当药物浓度达到较高水平后，再增加浓度，并不能增加杀菌作用。动物感染模型研究表明，$T>c_{mi}$ 是β-内酰胺类抗菌药物临床疗效最相关的参数，当抑制浓度大于 c_{mi} 的 4~8 倍时，β-内酰胺类抗生素的杀菌活性不再提高，但当浓度为 c_{mi} 的 4~8 倍时，β-内酰胺类抗菌药物的杀菌活性表现为部分浓度依赖性。多项研究表明，在治疗某些感染，特别是那些 c_{mi} 接近折点的细菌时，β-内酰胺类抗菌药物具有浓度依赖性的杀菌活性。β-内酰胺抗菌药物发挥杀菌活性需要一定药物浓度并维持较长时间，$T>T_{mic}$ 反映了细菌与抗菌药物接触时间对药物效果的影响，能较好地预测其临床疗效。研究表明青霉素、头孢类 $T>T_{mic}$ 的期望值应该分别达到给药间隔的 50% ~75%能取得较好的临床疗效。根据 PK/PD 能够优化β-内酰胺类抗菌药物给药方案，使 $T>T_{mic}$ 最大化，从而提高疗效。临床上针对感染重症和复杂增加给药剂量、缩短给药间隔和延长输注时间是提高β-内酰胺类抗菌药物 $T>T_{mic}$ 的三种策略。针对儿科门诊患者，在病情需要时在不增加药物不良反应的前提下增加给药次数，加大每日剂量，能够增加疗效。已经证明，青霉素类及头孢类抗菌药物浓度达到 c_{mi}4~5 倍时具有良好的抗菌活性，但药物浓度在 24 h 内超过 c_{mi} 时间的百分比达到 60%~75%才能发挥持续的杀菌作用，否则细菌又会很快繁殖。例如，加大药物日剂量可明显提高阿莫西林对于青霉素不敏感的肺炎链球菌具有浓度依赖性的杀菌活性，提高浓度最大值（concentration maximum，c_{max}）表现很好的杀菌效果。其次，增加给药次数，选用半衰期长的药物，必要时延长静脉输注时间等方法均可增加药物浓度在 24 h 内超过 T_{mic} 时间的百分比，而持续静脉用药一般能确保 $T>T_{mic}$ 为 100%。在严重感染或免疫抑制患者要求全部给药间歇期β-内酰胺类抗生素药物浓度须超过 8 倍 c_{mi}，即使患者住院治疗每 6~8h 给药 1 次的用药方案也很难达到上述要求，在严重感染或免疫抑制患者应增加β-内酰胺类抗生素药物剂量，达到该浓度。此外，总的给药剂量不变，增加给药次数可以提高血清最低药物浓度水平，有时也可以减少每次给药药量。由于β-内酰胺类抗菌药物半衰期较短，使用原则上采用少量多次，即 3～4 个半衰期给药 1 次，日用总剂量分 3～4 次给予[4-5]。

表 11-11-1　抗生素分类

抗生素分类	PK/PD 参数	药物
时间依赖型（短 PAE）	$T>T_{mic}$	青霉素类、头孢菌素类、氨曲南、碳青霉烯类、大环内酯类
时间依赖型（长 PAE）	AUC24/c_{mi}	氟康唑、阿齐霉素
浓度依赖型	AUC24/c_{mi} or Cmax/c_{mi}	氨基糖苷类、氟喹诺酮类、甲硝唑、两性霉素 B

阿莫西林是美国儿科呼吸学会与感染学会等联合推荐门诊治疗呼吸道感染的首选药物，其口服具有理想的药代动力学和耐受性，对常见病原菌如肺炎链球菌、溶血性链球菌、流感嗜血杆菌，敏感的金黄色葡萄球菌所致的各类呼吸道感染和软组织感染等效果肯定。阿莫西林胃肠道吸收良好，可以达到较高的血清浓度，其较长的血清半衰期也可以使其在儿童使用时减少给药频次，而且口感和耐受性良好。

目前，阿莫西林的有效治疗推荐的剂量与肺炎链球菌株对抗菌药物耐药性直接相关。最初阿莫西林儿童注册临床试验中，阿莫西林对绝大多数的分离菌株都高度敏感，“标准”治疗剂量[40～45 mg /（kg・d），分 3 次]均能获得治疗成功。随着 20 世纪 90 年代肺炎链球菌对青霉素耐药的普遍发生，发现高剂量阿莫西林[80~90 mg /（kg・d）]，每日给药 2 次，可以成功治疗急性中耳炎。阿莫西林在中耳液的半衰期是 4～6 h，而血清的半衰期为 1 h，为中耳炎每日给药 2 次提供了证据支持。肺炎链球菌相对耐药（c_{mi}=2.0 μ g/mL）的肺部感染患儿采用高每日剂量[90 mg /（kg・d）]分 3 次给药可以使 90%儿童获得临床和微生物治愈，而相同日剂量分 2 次给药，治愈率只有 65%。但是，对完全敏感的细菌，剂量 90 mg/(kg・d)分 2 次给药可能与治疗中耳炎的效果相同。随着 7-化合价的肺炎链球菌疫苗在降低侵袭性肺炎感染的成功使用，青霉素耐药性也有所降低。这一点表明阿莫西林的合理剂量在疫苗前时代是可以减少的。

然而，随着肺炎球菌抗生素耐药血清型 19A 细菌的出现，大多数专家认为，当怀疑肺炎链球菌感染时，首选口服高剂量的阿莫西林，分 3 次给药。实践证明大多数第二代或第三代口服头孢菌素仅对目前 60%～70%的肺炎链球菌分离菌株有足够活性。门诊治疗还可选用头孢曲松，体外试验对 > 95% 的肺炎链球菌有活性。头孢曲松和头孢噻肟对青霉素耐药菌株的体外活性明显强于青霉素 G。头孢曲松对肺炎链球菌肺炎菌株的 c_{mi} < 4. 08 μ g/mL 时尚无抗微生物治疗失败报道[5-7]。

口服阿莫西林对因 β-内酰胺酶阴性菌引起的中重度感染是有效的。对于产β-内酰胺酶菌株引起的下呼吸道感染，阿莫西林克拉维酸或第二代头孢菌素，或头孢地尼、头孢克肟等第三代头孢菌素等口服治疗有效。

各类头孢菌素，如头孢泊肟、头孢丙烯等口服剂型都可以用于对青霉素产生变态反应的患儿、可能产β-内酰胺酶的病原菌的抗感染治疗。除头孢曲松外可以每日 1 次给药外，一般的头孢类药物应按照时间依赖性抗菌药物的特点，根据药物的半衰期，以及可能病原菌对药物的耐药性，日用总剂量分 2～3 次给予。剂量过小或单次给药不能保证抗菌药物达到有效血浓度，导致治疗失败，诱导细菌耐药性。

正确认识 PK/PD 理论有助于儿科门诊合理选择应用β-内酰胺类抗菌药物，避免药物用量与用法不当，提高疗临床疗效、减少细菌耐药性。此外，药物剂型选择、依从性等因素可能会影响药物合理应用。

（刘钢）

参考文献

[1] Munckhof W J，Carney J，Neilson G，et al. Continuous infusion of ticarcillin-clavulanate for home treatment of serious infections: clinical efficacy，safety，pharmacokinetics and pharmacodynamics[J].Int J Antimicrob Agents，2005，25（6）:514-522.

[2] Mouton J W，Vinks A A. Continuous infusion of beta-lactams[J].Curr Opin Crit Care，2007，13（5）:598-606.

[3] Jaruratanasirikul S，Sriwiriyajan S，Punyo J.Comparison of the pharmacodynamicsof meropenem in patients with ventilator-associated pneumonia following adminstration by 3-hour infusion or bolus injection [J]. Antimicrob Agents Chemother，2005，49（4）:1337-1339.

[4] Smith D L，Bauer S M，Nicolau D P. Stability of meropenem in polyviny chloride bags and an elastomeric infusion device[J]. Am J Health Syst Pharm，2004，61（16）:1682-1685.

[5] Pichichero M E，Reed M D. Variations in amoxicillin pharmacokinetic/pharmacodynamic parameters may explain treatment failures in acute otitis media[J].Paediatr Drugs，2009，11（4）:243-249.

[6] Jacobs M R. Combating resistance: application of the emerging science of pharmacokinetics and pharmacodynamics[J].Int J Antimicrob Agents，2007，Suppl.2:S122-S126.

[7] Zhao X，Drlica K. A unified anti-mutant dosing strategy[J]. J Antimicrob Chermother，2008，62:434-436.

第十二章　危重症诊治进展

第一节　2010 年美国心脏协会儿童心肺复苏指南要点

2010 年 10 月，美国心脏协会（American heart association,AHA）正式发表了最新版儿童基础生命支持（pediatric basic life support,PBLS）和高级生命支持（pediatric advance life support,PALS）指南（简称 2010 版），在对大量文献进行系统回顾与评价的基础上，对 2005 年的 PBLS 和 PALS 指南（简称 2005 版）作了修订。更新的内容主要集中在 2 个方面，即如何尽快实现自主循环恢复（restoration of spontaneous circulation,ROSC）和做好复苏后稳定，具体包括：①基本生命支持程序由 A-B-C (airway breathing circulation,A-B-C)改为 C-A-B(circulation airway breathing,C-A-B)。②体外除颤仪的使用和除颤。③用药新进展。④自主循环恢复后吸入氧浓度的改变等[1,2]。本节简要介绍 2010 版指南中涉及上述内容的更新及心肺复苏（cardiopulmonary resuscitation,CPR）技术在我国儿科领域的推广和实践。

一、基本生命支持由 A-B-C 改为 C-A-B 的原因

多种病理生理学过程均可导致心搏骤停，最常见的三种机制为：①窒息。②心肌缺血。③心律失常。由窒息导致者，发生心搏骤停前有呼吸衰竭导致的急性缺氧和二氧化碳潴留，最常见于严重呼吸道疾病，如肺炎、急性呼吸窘迫综合征、气道梗阻和慢性阻塞性肺疾病等。由心肌缺血引起者，成人以冠状动脉疾病最常见，儿童则多见于低血容量、脓毒症或心肌功能受损引起的休克，心搏骤停前有心肌灌注不足。心律失常引起者，心搏骤停前有室颤（ventricular fibrillation,VF）或室速（ventricular tachycardiac,VT），成人更为多见。近期的两项研究表明，住院儿童心搏骤停的直接原因中，心律失常占 10%，窒息和心肌缺血分别占 67%和 61%（大部分两者兼有）。院外心搏骤停同样大部分由窒息或心肌缺血引起，5%~20%为心律失常所致[3,4]。

多数成人心搏骤停由心脏原因引起，初始节律为 VF 或无脉性 VT 者存活率最高。对这些患者来说，最关键的复苏步骤是及早胸外按压和尽快除颤复律。因此，2010 版指南将成人心肺复苏的操作顺序由 2005 版的 A-B-C[即首先开放气道（A），随后予 2 次人工呼吸（B），再进行胸外按压（C）]，修改为 C-A-B，即首先进行胸外按压，再打开气道，人工通气。

与成人相比，儿童心搏骤停多由继发于各种原因的呼吸衰竭或休克导致的严重缺氧或窒息引起，因冠状动脉疾病突发室颤引起者极为少见。临床资料和研究均证实了同时进行人工呼吸和胸外按压的重要性，因此欧洲心肺复苏协会 2010 版指南中仍保留了 A-B-C 的顺序[5]。但许多目击者面对儿童心搏骤停患者时，因不愿进行人工呼吸或不知如何开始 CPR 而持观望态度，导致许多患儿未能尽快接受目击者的 CPR。采取与成人一致的复苏操作顺序，不但有助教学，使接受培训的学员容易掌握，而且有助目击者尽早开始 CPR。况且理论上说，采用 C-A-B 方法，单人复苏时 30 次胸外按压仅使人工呼吸延迟 18s，双人复苏时人工呼吸延迟的时间更短。因此 2010 版指南将儿童和婴儿 CPR 操作顺序更新为 C-A-B，与成人一致。若单人进行复苏，首先予 30 次胸外按压；若双人进行复苏，首先予 15 次胸外按压，其后再打开气道，给予 2 次人工呼吸。新生儿例外，应按新生儿复苏指南进行 CPR。已有研究表明，与 A-B-C 复苏程序比较，接受培训的学员更容易掌握 2010 版指南中的 C-A-B 顺序[6,7]。

一定量的心肌血液灌注是自主循环恢复的前提。将复苏操作顺序由 A-B-C 改为 C-A-B，及早开始

胸外按压，可尽快使心肌获得血液灌注，促进自主循环恢复(restoration of spontaneous circulation,ROSC)。在未开始 CPR 时，循环血流停止。在 CPR 期间，通过胸廓按压挤压心脏可驱使血液流动。对儿童而言，引起血液流动的主要机制是按压心脏。心输出量取决于每搏输出量和心率。按压力量（深度）是每搏输出量的主要决定因素，心率则取决于按压频率。影响每搏输出量的另一因素是心脏前负荷，因此，在发生心搏骤停前有休克（如低血容量或脓毒性休克）者可能需补充血容量，以保证胸外心脏按压时获得足够的心输出量。有效的 CPR 过程中心输出量可达正常窦性心律时的 10%~25%。

CPR 期间，心肌血液灌注取决于血液由主动脉进入冠状动脉的“驱动压”，或称冠状动脉灌注压，即舒张期主动脉和右心房之间的压力差。如果成人 CPR 期间冠状动脉灌注压低于 1.995 kPa，自主循环恢复的可能性大幅降低。动物实验的资料提示，若将冠状动脉灌注压提高至 3.325 kPa 以上可改善预后。

更需指出的是，即使短暂的停止心脏按压（例如两次人工呼吸时停止按压 4 s），也可使主动脉舒张压和冠状动脉灌注压明显降低，进而导致心肌灌注不足。因此，2010 版指南在将复苏操作顺序由 A-B-C 改为 C-A-B 的同时，简化了评估程序，更加强调高质量的胸外按压。简化评估程序主要是在判断有无自主呼吸时取消“看、听、感觉”三个步骤，不再特别强调检查脉搏的重要性，尽量缩短评估时间，以便及早开始胸外按压。强调高质量胸外按压主要包括：“快速”和“用力”按压；每次按压后使胸壁完全回弹；尽量较少按压中断；避免过度通气。推荐按压频率至少应达 100 次/min，按压深度使胸廓下陷最少达前后径的 1/3。放射影像学研究表明：婴儿胸廓压缩应达 4 cm，儿童应达 5 cm，才能使胸外按压时心脏产生足够的排出量来保证最低的有效灌注[8-10]。

二、体外除颤仪的使用和除颤

除颤是指在室颤导致心搏骤停时，为成功复苏用电击终止室颤。除颤的目的是恢复有序的、可触及脉搏的心电节律和心肌收缩。心脏导管检查过程中诱发的室颤，经快速、积极除颤后，成功率和存活率接近 100%。有目击者在场的成人室颤在 3 min 内接受自动除颤器除颤者长期存活率在 70%以上。一般说来，除颤每延迟 1 min，病死率增加 5%~10%。高质量的 CPR 可挽救生命，改善预后。由于儿童心搏骤停常由进行性窒息或休克（或两者同时存在）引起，初始治疗选择应是积极 CPR 而非除颤。尽管在最近的 PALS 指南中不再像成人那样强调识别心律，但必须要考虑到越来越多的证据显示室颤在儿童心搏骤停并非罕见，且预后要好于其他原因的心搏骤停。因此，必须早期识别心律失常并采取适当治疗。

由于越来越认识到“可电击复律”的心律失常在儿童并非罕见，对儿童除颤的剂量越来越引起关注。美国心脏病协会国家心肺复苏登记处数据库的资料显示[11]，1 005 例儿童院内心搏骤停中，27%在复苏过程中的某一时刻出现过室颤(VF)或室速(VT)，其中 10%为 VF/VT 引起心搏骤停，15%为继发性 VF/VT（即 VF/VT 出现在复苏过程中），其余 2%VF/VT 的出现时间不能确定。初始心律为 VF/VT 者，存活出院率高于继发性 VF/VT 者（存活率分别为 35%和 11%）。尽量缩短除颤和按压之间的停顿时间可以最大限度的改善除颤预后，故 2010 版指南强调除颤前应持续胸外按压，除颤后立即继续 CPR，2 min 后再评估心律是否恢复。1 岁以内婴儿最好使用手动除颤仪，1~8 岁的儿童优先选用有能量调节功能的自动体外除颤仪（automated external defibrillator,AED），若无此类型除颤器，也可选用不能调节能量的 AED。除颤仪有单相或双相波形，在 VF/VT 儿童中观察到，首次单相能量 2 J/kg 只能使 18%~50%的患儿终止室颤，而相同能量的双相电流除颤则有效率达 48%，提示双相电流的电击效果可能优于单相电流[12]。

目前尚不清楚婴儿和儿童除颤的最小有效能量和最大安全能量。目前的推荐剂量为 2~4 J/kg，这一剂量是基于一项短时间室颤的动物实验和一项单中心回顾性研究，在此研究中院内发生的短时间室颤除颤成功率为 91%（52/57）。但现有资料提示较高的剂量可能更有效而且安全。最近以小猪为模型的动物实验和儿童院外发生室颤的资料提示，2 J/kg 的剂量常无效。Tibballs 等也报道首次给 VF/VT 儿童双相电流 2 J/kg 除颤电流量可能不足，3~5 J/kg 似乎更为合适。Rossano 等报告除颤能量大于 4 J/kg（最大 9 J/kg）可有效终止儿童和未成年动物的室颤，且不良反应轻微[13-15]。因此，2010 版指南推荐：初次除颤时剂量为 2~4 J/kg，但为教学方便，可采用首次 2 J/kg 的剂量。对顽固性 VF，应提高除颤剂量，第 2 次及以后除颤应至少达 4 J/kg，但最高不超过 10 J/kg 或成人剂量。

三、复苏用药新进展

2010 版指南中推荐的常用复苏药物适应证、剂量如表 12-1-1 所示。

表 12-1-1　儿童复苏常用药物

药物名称	适应证和剂量	备注
腺苷（adenosine）	适应证：室上速 剂量和用法：首次 0.1 mg/kg，快速静脉或骨髓内推注，最大剂量 6 mg；第二剂 0.2 mg/kg，快速静脉或骨髓内推注，最大剂量 12 mg	用药过程中监护心电和血压 需快速注射
胺碘酮（amiodarone）	适应证：①脉的室上速、室速 剂量和用法：负荷量 5 mg/kg，最大 300 mg，20 ~ 60 min 内静脉或骨髓内注射，无效可重复，每日最大剂量 15 mg/kg（或总量 2.2 g） ②无脉性心搏骤停（室颤或无脉性室速） 剂量和用法：5 mg/kg，最大 300 mg，静脉或骨髓内注射。无效可重复，每日最大剂量 15 mg/kg（或总量 2.2 g）	用药过程中监护心电和血压 推注过程中若出现 QT 间期延长或传导阻滞时减慢注射速度；若 ORS 间期较基础值增加 50% 以上或出现血压降低时停止注射 在下列情况下强烈推荐首先征求心脏科专家意见：①有脉的室上速、室速的治疗；②与其他延长 QT 间期的药物合用
硫酸阿托品（atropine sulfate）	适应证：有症状的心动过缓 剂量和用法：静脉或骨髓内注射：0.02 mg/kg；单次最小剂量 0.1 mg，单次最大剂量儿童 0.5 mg，青少年 1 mg；无效可重复一次，总剂量最大儿童 1 mg，青少年 2 mg 气管插管内给药：0.04 ~ 0.06 mg/kg	剂量小于 0.1 mg 时，由于其中枢作用可导致反常性心率下降；有机磷中毒者需用较大剂量
氯化钙(calcium chloride)	适应证：低钙血症、高钾血症、高镁血症、钙通道阻滞剂过量 剂量和用法：20 mg/kg（0.2 mL/kg），单次最大剂量 2 g；必要时重复	必须缓慢注射
肾上腺素（epinephrine）	适应证：心搏骤停、有症状的心动过缓 剂量和用法：1∶10 000,0.1 mL/kg （0.01 mg/kg），单次最大剂量 1 mg，静脉或骨髓内注射，3 ~ 5 min 一次	
葡萄糖（dextrose，glucose）	适应证：低血糖 剂量和用法：0.5 ~ 1.0 g/kg，静脉或骨髓内输注 新生儿：质量浓度 100g/L 葡萄糖 5 ~ 10 mL/kg 婴幼儿和儿童：质量浓度 250g/L 葡萄糖 2 ~ 4 mL/kg 青少年：质量浓度 500g/L 葡萄糖 1 ~ 2 mL/kg	需监测血糖
利多卡因（lidocaine）	适应证：室颤或无脉性室速、有脉搏的宽 QRS 波心动过速 剂量和用法：静脉或骨髓内注射：1 mg/kg，随后以维持量 25 ~ 50 g/(kg·min)静脉或骨髓内持续输入，若无效 15 min 后可重复注射，气管插管内给药：2 ~ 3 mg/kg	
硫酸镁（magnesium sulfate）	适应证：尖端扭转型室速、低镁血症 剂量和用法：20 ~ 50 mg/kg，10 ~ 20 min 内静脉或骨髓内注射	最大剂量 2 g 尖端扭转型室速需加快注射速度
纳洛酮（naloxone）	适应证：逆转阿片类麻醉药作用 剂量和用法：小于 5 岁或体重小于 20 kg,0.1 mg/kg；等于或大于 5 岁或体重大于 20 kg,2 mg,静脉、骨髓内或气管插管内给药	需完全逆转麻醉剂过量所致毒性反应：0.1 mg/kg，静脉、骨髓内或气管插管内，必要时每 2 min 重复一次，最大剂量 2 mg 需部分逆转麻醉剂作用（例如：治疗性应用阿片类药物过程中解除呼吸抑制）：1 ~ 5 g/kg，静脉、骨髓内给药，根据效果调节剂量
普鲁卡因胺（procainamide）	适应证：室上速、房扑、有脉室速 剂量和用法：负荷量 15 mg/kg，30 ~ 60 min 内静脉或骨髓内注射	用药过程中监护心电和血压 与其他延长 QT 间期的药物合用时征求心脏科专家意见
碳酸氢钠（sodium bicarbonate）	适应证：严重代谢性酸中毒、高钾血症 剂量和用法：1 mmol/kg，缓慢静脉或骨髓内注射	须保证有效通气

2010 版指南中对药物使用的更新主要是肾上腺素、钙剂和依托咪酯。

在 CPR 期间，肾上腺素的α受体兴奋作用可增强全身血管阻力，提高舒张压，增加冠状动脉灌注压和冠脉血流，提高 ROSC 的可能性，还可通过收缩周围血管使血流更多流向脑组织，从而增加脑血流量；其β作用可改善心肌收缩功能，增加心率，此外还可使骨骼肌血管床的平滑肌和支气管平滑肌舒张，这一作用的重要性不如前者。此外，肾上腺素还可增加室颤波幅，变细小室颤为粗大室颤，提高除颤成功率。前瞻性和回顾性研究均提示，大剂量肾上腺素（0.05～0.20 mg/kg）不能提高成人和儿童心脏骤停的生存率，并可能与较重的神经系统后遗症有关。一项对住院儿童心脏骤停的随机双盲对照研究显示，在初始标准剂量肾上腺素无效后，与继续使用标准剂量相比，使用大剂量肾上腺素者 24 h 生存率更低（1/27 对 6/23，$P>0.05$）。因此，不推荐在 CPR 时常规使用大剂量肾上腺素。

由于已有充分证据显示 CPR 过程中常规使用钙剂可增加死亡率，因此 2010 版指南推荐：在儿童心肺复苏时，除非已证实确有低钙血症、钙通道阻滞剂过量、高镁血症或高钾血症，否则不常规应用钙剂。

依托咪酯（etomidate）为咪唑类衍生物，是一种催眠性静脉全麻药，安全性好，是麻醉诱导常用药物之一。复苏时使用可使气管插管更容易，且对血流动力学影响极小。但依托咪酯可抑制肾上腺皮质功能，在成人和儿童脓毒性休克中具有潜在危害，因此，2010 版指南不推荐对存在脓毒性休克的儿童常规使用。

自主循环恢复后，常有心肌功能障碍和血管功能不稳定，全身血管阻力和肺血管阻力常增高。这种不稳定状态常随时间改变而变化，早期多呈高动力状态，随后即转为心脏抑制。因此对心肺复苏后确认或怀疑有心血管功能障碍者，应该给予血管活性药物调节心血管功能。2010 版指南中推荐的复苏后稳定心血管功能的常用药如表 12-1-2 所示。

表 12-1-2　复苏后心血管稳定常用药物

药物名称	适应证和剂量	备注
氨力农（amrinone）	适应证：心肌功能障碍伴全身或肺血管阻力增高 剂量和用法：负荷量 0.75～1.00 mg/kg，5 min 内静脉或骨髓内注射，必要时可重复 1 次。随后予维持量 5～10 μg/（kg · min），持续静脉或骨髓内滴注	因具有血管扩张作用，使用时可能需增加液量
米力农（milrinone）	适应证：心肌功能障碍伴全身或肺血管阻力增高 剂量和用法：负荷量 50 μg/kg，10～60 min 内静脉或骨髓内注射，随后予维持量 0.25～0.75 μg/（kg · min），持续静脉或骨髓内滴注	因具有血管扩张作用，使用时可能需增加液量
多巴酚丁胺（dobutamine）	适应证：复苏后心肌功能障碍 剂量和用法：2～20 μg/（kg · min）持续静脉或骨髓内滴注	
多巴胺（dopamine）	适应证：液体复苏无效、血管阻力低的休克 剂量和用法：2～20 μg/(kg · min）持续静脉或骨髓内滴注	小于 5 μg/（kg · min）时可改善肾脏血流灌注，但目前资料不能证实其效果 大于 20 μg/(kg · min）可使血管阻力过度增高
肾上腺素（epinephrine）	适应证：复苏后心肌功能抑制伴血管阻力降低 剂量和用法：0.1～1.0 μg/（kg · min） 持续静脉或骨髓内滴注	在明显心血管不稳定和失代偿休克者，优于多巴胺
异丙肾上腺素（isoproterenol）	适应证：全身血管阻力降低且液体复苏无效的休克 剂量和用法：0.1～2.0 μg/(kg · min） 持续静脉或骨髓内滴注	在明显心血管不稳定和失代偿休克者，优于多巴胺
硝普钠（sodium nitroprusside）	适应证：心肌功能障碍导致的低血压 剂量和用法：初始剂量 0.5～1.0 μg/(kg · min)，根据病情调节剂量，最大 8 μg/(kg · min）	可与正性肌力药物合用，通过降低周围血管阻力增加心输出量 因具有血管扩张作用，使用时可能需增加液量

四、自主循环恢复后吸入氧浓度的改变

儿童复苏后高氧血症与预后的关系尚未见报道。但一项成人的研究显示[16]，4 459 例心肺复苏患者中，全部患者复苏后 $p_a(O_2)$中位数值为 30.723 kPa，最终 54%死亡。虽然没有证据支持高氧血症导致危害的明确阈值，但将 $p_a(O_2)$按升序排列后，$p_a(O_2)$和死亡率呈明显线性相关。多参数分析显示，$p_a(O_2)$每升高 13.3 kPa，死亡风险增加 24%。该资料提示复苏后高氧血症和住院死亡率之间呈剂量依赖性的线

性关系。尽管尚无儿童的相关研究，但已能充分说明高氧的危害。

虽然尚无充分证据用以指导儿童心脏骤停复苏通气时的吸氧浓度，在 CPR 时给予体积分数 100%氧是合理的。一旦实现 ROSC，应监测血氧饱和度，逐渐调节吸入氧浓度，使动脉血氧饱和度维持在大于等于 94%，但小于 100%。这样既可保证足够氧供，又可防止发生高氧血症。因为动脉血氧饱和度 100%所对应的 $p_a(O_2)$在 10.64 ~ 66.50 kPa，所以应将血氧饱和度维持在 94%而不是 100%，以避免高氧的危害。需要注意的是，足够的氧供应不仅要求足够的血氧饱和度，还要有足够的血红蛋白和心搏输出量。因此，2010 版指南推荐：一旦自主循环恢复，应监测动脉血氧饱和度。应以最低的吸入氧浓度维持动脉血氧饱和度在 94%及以上，但小于 100%，若动脉血氧饱和度达到 100%，应逐渐降低吸入氧浓度直至停止吸氧。

五、亚低温疗法与脑保护

复苏的主要目的之一是保护脑功能。2010 版指南强调要避免造成继发性脑损害的危险因素，具体措施包括：①避免常规使用过度通气。②采用治疗性低体温。③控制惊厥。④纠正低血糖或电解质紊乱等代谢异常。

治疗性低体温在 CPR 后对神经系统的保护作用在成人和新生儿的研究中已被证实。2005 版指南据此推荐：若儿童在心肺复苏后处于昏迷状态，应考虑将体温降至 32 ~ 34 ℃，持续 12 ~ 24 h。此后有 2 项研究证实在儿童 CPR 后接受治疗性低体温也有一定益处，但尚缺乏前瞻性双盲对照研究证实其效果和安全性。因此 2010 版指南推荐：尽管尚无前瞻性双盲对照研究证实治疗性低体温在儿童的作用，基于在成人获得的证据，治疗性低体温（32 ~ 34℃）对院外有目击者的 VF 所致心跳骤停复苏后仍处于昏迷状态的青少年、心肺复苏后处于昏迷状态的婴儿和儿童可能有益[17,18]。

实现治疗性低体温及复温的理想方法和持续时间尚不能确定。Kobr 等[19]认为，实现引导性治疗性低体温的方法不能作为存活率的预测指标，关键是适当的应用这些方法以在成功复苏后促进器官功能康复。不幸的是，治疗性低体温常伴有严重甚至是致命性并发症。其不良反应包括免疫抑制、胰岛素抵抗、胃肠道活动性降低、肝和胰腺功能异常、代谢性酸中毒、机体自我调节稳定功能失效和药物作用的改变，从而引起心肌电活动不稳定、心输出量下降、冠状动脉灌注压升高、心肌低灌注和缺血、全身血管阻力增高及左室舒张功能障碍，最终可导致心力衰竭、心律失常、肾衰竭、肝功能衰竭和弥散性血管内凝血以及低磷血症、低钾血症和低镁血症等电解质异常。在参考大量文献并结合自己的研究结果后，Kobr 等提出了诱导性治疗性低体温的治疗流程：成功复苏后，在 2 ~ 4 h 内进行诱导性降温，体温降低的速度为 12℃/h，达到预定温度后维持 20 ~ 24 h，随后开始复温。复温过程持续 24 ~ 48 h，复温速度为每 8 h 升高 0.5 ℃。治疗过程中应严密监测体温和生命体征，并特别注意有无并发症的表现，及时给予相应处理。

六、心肺复苏技术在我国儿科的推广和实践

1960 年 6 月，Kouwenhoven 等人首次在美国医学会杂志（The Journal of the American medical association,JAMA）上报道了心脏按压技术，对 20 例突然发生心跳骤停的住院病人实施了心脏按压，结果 14 例存活。2 个月后在马里兰医学协会年度会议上 Kouwenhoven 和 Jude 演示了心外按压技术，Safar 提出了口对口人工呼吸，在这次会上这两项技术被联合称为心肺复苏术，标志着 CPR 技术的诞生。1966 年提出标准化 CPR。20 世纪 80 年代，美国心脏协会和美国儿科学会（American academy of pediatrics,AAP）联合建立了 PBLS 和 PALS 培训课程。1988 年出版了第一版培训教材，并于同年进行了首次培训，1992 年全美心肺复苏大会上做了推荐。其后分别于 1994 和 1997 年进行了 2 次修改。2000 年，由多位国际儿科专家以循证医学为依据，在原教材的基础上进行较大幅度修订后，作为儿童急救指南推荐给全世界儿科工作者，之后每 5 年进行一次修改再版。伴随着研究的深入和指南的发行及培训工作的开展，儿童心肺复苏的成功率有了很大提高。院内心脏骤停复苏初始成功率高达 2/3，超过 25%的

病人存活出院。院外心脏骤停者30%恢复自主循环，24%被送入医院时存活，12%存活出院。

与国外相比，我国儿科 CPR 技术的应用和研究有很大差距。医务人员，特别是基层医务人员对 CPR 技术的了解和掌握也很差。许树耘等 2005 年对 122 家基层医院的 165 名医生进行调查，结果医生对不同问题的回答正确率为 3.4%～69.6%。王胜利 2011 年对某市社区全科医师对心肺复苏新知识掌握情况调查结果显示，社区医师对不同问题的回答正确率为 13%～68%。这说明我国医护人员，特别是基层医护人员尚不能很好的掌握 CPR 技术。同时，我国对儿童心肺复苏的研究和实际抢救效果也有很大差距，有关儿童心肺复苏的研究文章很少。曾健生等 2005 年报告北京儿童医院儿科重症监护病房(pediatric intensive care unit, PICU)1998 年 4 月至 2004 年 8 月 258 例 CPR 结果，131 例（50.8%）初步复苏成功，36 例（14.0%）治愈出院。李璧如等报告上海交通大学医学院附属儿童医学中心，2000 年 1 月至 2009 年 12 月 221 例院外心搏骤停的复苏结果，恢复自主循环 77 例（34.84%），出院时存活 21 例（9.50%）。均明显低于国外水平[20,21]。

鉴于上述情况，在我国儿科急救医学奠基人樊寻梅教授的领导下，上海交通大学医学院附属儿童医学中心和北京儿童医院分别于 1999 年、2001 年开始有计划、规范化地进行 PALS 培训。鉴于我国尚无 PBLS 的专门培训，在 PALS 的课程中加入了 PBLS 的培训内容。目前国内以北京、上海为中心基地，先后在北京、上海、重庆、湖南（长沙）、湖北（武汉）、河南（郑州）、广东（广州、东莞）、新疆（乌鲁木齐、石河子）、内蒙古（呼和浩特、包头、赤峰）、四川（成都、雅安）、宁夏（银川）、辽宁（沈阳）、吉林（长春、延边）、贵州（贵阳、遵义）、云南（昆明）、青海（西宁）、山东（临沂）、浙江（宁波）、安徽（合肥、阜阳）、广西（柳州）等地举办了培训班。接受培训的总人数 7 000 余人次，其中北京儿童医院共举办 PALS 培训班 120 余期，接受培训的学员超过 6 000 人次。但我国现有儿科注册医师 6 万余人，儿科注册护士人数不详，如按医护比 1∶1 计算，则接受 PALS 培训者仅占儿科医护人数的 5%左右，并且主要来自大中城市的二三级医院，来自偏远地区和一级或社区的医疗保健机构医护人员极少。因此需要更多的人员参与到培训的队伍中来，以提高我国儿科医护人员的心肺复苏水平，提高复苏成功率，改善存活患者的生存质量。

（高恒妙　钱素云）

参考文献

[1] Berg M D，Schexnayder S M，Chameides L，et al.Part 13:Pediatric basic life support[C]//2010 American heart association guidelines for cardiopulmonary resuscitation emergency cardiovascular care .Circulation，2010(122)：S862-S875.

[2] Kleinman M E，Chameides L，Schexnayder S M，et al.Part 14:Pediatric advanced life support[C]//2010 American heart association guidelines for cardiopulmonary resuscitation and emergency cardiovascular care.Circulation，2010(122)：S876-S908.

[3] Field J M，Hazinski M F，Sayre M R，et al.Part 1:Executive summary[C]// 2010 American heart association guidelines for cardiopulmonary resuscitation and emergency cardiovascular care. Circulation，2010(122)：S640-S656.

[4] Kitamura T，Iwami T，Kawamura T，et al.Conventional and chest-compression-only cardiopulmonary resuscitation by bystanders for children who have out-of-hospital cardiac arrests: a prospective，nationwide,population-based cohort study[J].Lancet，2010(375)：1347-1354.

[5] Biarenta D，Binghamb R，Eichc C，et al.Section 6: Paediatric life support[C]//European resuscitation council guidelines for resuscitation 2010. Resuscitation，2010(81)：1364-1388.

[6] Dawkins S，Deakin C D，Baker K，et al.A prospective infant manikin-based observational study of telephone-cardiopulmonary resuscitation[J]. Resuscitation，2008，76(1)：63-68.

[7] Lubrano R，Messi G，Elli M.How the newly introduced compression，airway and breathing sequence affects the training in pediatric cardiopulmonary resuscitation[J].Am J Emerg Med， 2011(24)：371-372.

[8] Sutton R M, Niles D, Nysaether J, et al. Quantitative analysis of CPR quality during in-hospital resuscitation of older children and adolescents[J].Pediatrics，2009(124)：494-499.
[9] Abella B S，Alvarado J P，Myklebust H，et al.Quality of cardiopulmonary resuscitation during in hospital cardiac arrest[J].JAMA，2005(293)：305-310.
[10] Wik L, Naess P A, Ilebekk A, et al.Effects of various degrees of compression and active decompression on haemodynamics, end-tidal CO_2，and ventilation during cardiopulmonary resuscitation of pigs[J].Resuscitation，1996(31)：45-57.
[11] Samson R A，Nadkarni V M，Meaney P A，et al. Outcomes of in-hospital ventricular fibrillation in children[J].N Engl J Med，2006(354)：2328.
[12] Tibballs J，Carter B，Kiraly N J，et al.External and internal biphasic direct current shock doses for pediatric ventricular fibrillation and pulseless ventricular tachycardia[J].Pediatr Crit Care Med，2010.
[13] Berg M D，Samson R A，Meyer R J，et al.Pediatric defibrillation doses often fail to terminate prolonged out-of hospital ventricular fibrillation in children[J].Resuscitation，2005(67)：63-67.
[14] Berg R A，Samson R A，Berg M D，et al. Better outcome after pediatric defibrillation dosage than adult dosage in a swine model of pediatric ventricular fibrillation[J].J Am Coll Cardiol，2005(45)：786.
[15] Rossano J W，Quan L，Kenney M A，et al.Energy doses for treatment of out-of-hospital pediatric ventricular fibrillation[J].Resuscitation，2006(70)：80-89.
[16] Kilgannon J H，Jones A E，Parrillo J E，et al.Relationship between supranormal oxygen tension and outcome after resuscitation from cardiac arrest[J].Circulation，2011 Jun 14，123(23)：2717-2722.
[17] Doherty D R, Parshuram C S, Gaboury I, et al.Hypothermia therapy after pediatric cardiac arrest[J].Circulation, 2009(119)：1492-1500.
[18] Fink E L，Clark R S，Kochanek P M，et al.A tertiary care center's experience with therapeutic hypothermia after pediatric cardiac arrest[J].Pediatr Crit Care Med，2010(11)：66-74.
[19] Kobr J，Pizingerova K，Sasek L，et al.Induced therapeutic hypothermia following cardiac arrest in children[J].Bratisl Lek Listy，2011，112(2):92-96.
[20] 曾健生，钱素云，陈贤楠，等.儿童重症监护病房心肺复苏的回顾性分析[J].中华急诊医学杂志，2005，14(6)：488-490.
[21] 李璧如，王莹，钱娟，等. 儿科院外心跳停止的流行病学特点与预后[J].中国小儿急救医学,2010，17(3)：223-226.

第二节　脓毒症及严重脓毒症诊治进展

脓毒症是指感染引起的全身性炎症反应综合征（systematic inflammatory response syndrome,SIRS），可进一步发展为严重脓毒症及脓毒性休克，甚至发生多脏器功能不全综合征（multiple organ dysfunction syndrome,MODS）或多脏器功能衰竭（multiple organ failure,MOF）。无论是发达国家还是发展中国家，脓毒症和严重脓毒症均为导致婴儿和儿童死亡的重要原因之一。该病的诊治已成为儿科重症医学面临的挑战之一。

一、流行病学

脓毒症及严重脓毒症诊治的流行病学[1-4]。

（一）发病率和病死率

据报道，脓毒症/严重脓毒症在 PICU 的发病率分别为 17%和 6%。澳大利亚一项为期 4 年的关于脓毒症流行病学的大样本（3 122 515 例病人）研究报道，维多利亚所有医院脓毒症总的现患率为 1.1%，病死率为 18.4%；在脓毒症患者中，23.8%的患者接受了 ICU(intensive care unit)的治疗，这些病人的病死率为 28.9%；39%的脓毒症患者发展为严重脓毒症，其院内病死率为 31.3%，50%的严重脓毒症患者需 ICU 治疗。美国流行病学资料报道，儿童严重脓毒症病死率为 10.3%（既往健康儿童和有基础病患儿的病死率分别为 7.8%和 12.8%），甚至有的高达 48%。在中国，小儿脓毒症也有较高的发病率和病死率，2008 年北京儿童医院 PICU 脓毒症和严重脓毒症的现患率分别为 26.2%和 19.1%，严重脓毒症的病死率为 30.8%[5]。

（二）疾病经济负担

1995 年美国所有死亡孩子中，约 7%的儿童罹患严重脓毒症，该比例远高于当年死于癌症的儿童；其中感染性心内膜炎和中枢神经系统感染的院内病死率最高（分别为 21.1%和 17.1%），泌尿系感染者病死率最低（3.6%）；严重脓毒症患儿的平均住院日长达 31 d，人均费用高达 40 600 美元；其中极低出生体重儿的平均住院日更高达 74 d，人均费用约为 75 000 美元；而 1 ~ 19 岁的儿童平均住院日为 19 d，人均费用 19 000 美元。就全美而言，儿童严重脓毒症的花费约为全年 17 亿美元。1999 年，美国儿童严重脓毒症的发病率进一步增加，对年龄和性别进行校正后发现其发病率增加了 11%，这可能与美国的极低出生体重儿显著增多有关；总病死率降至 9%，但既往健康儿童的严重脓毒症病死率并无改变；平均住院日缩短了 1 d，但人均费用增加了 4 300 美元，估计国家用于严重脓毒症患儿的治疗费用达全年 23 亿美元。

（三）发病和不良预后的高危因素

在美国，约有一半的严重脓毒症患儿为小婴儿，其中约 50%的婴儿为极低或低出生体重儿[6]。感染的部位也与年龄相关，小婴儿多见于原发败血症，而年长儿则更多见于呼吸道感染。10 岁以下男孩发生严重脓毒症的概率显著高于女孩，尤其是小婴儿更为明显。患儿的基础疾病也对脓毒症的流行病学造成了一定的影响。有报道，美国约 49%伴有基础病的患儿发生严重脓毒症，如小婴儿的慢性肺疾病和先天性心脏病是最常见基础病，1 ~ 9 岁儿童以神经肌肉病多见，癌症则是青少年发生脓毒症的常见病。此外，脓毒症和严重脓毒症的发病率、病死率可能还与季节相关；在冬季，严重脓毒症的发病率和病死率显著高于秋季，尤其是源于呼吸系统疾病的脓毒症表现更为突出；不同的地理环境还会对脓毒症发病率的季节性变化造成影响。

影响严重脓毒症患者预后的危险因素包括：①是否为低/极低出生体重儿。②性别。③年龄。④感染原或感染部位。⑤有无潜在疾病。⑥有无器官功能障碍等。北京儿童医院报道脓毒症/严重脓毒症患儿的原发病依次为支气管肺炎（47%）、中枢神经系统感染（11.7%）、感染性腹泻病（9.3%）等，两种或两种以上原发病并存者占 14.2%；而严重脓毒症患儿的受累脏器依次为呼吸系统（73.1%）、神经系统（44.2%）和心血管系统（35.6%）；儿童危重病评分低、毛细血管再充盈时间延长、呼吸功能障碍和低蛋白血症可能是死亡危险因素。

二、2008 版儿童严重脓毒症与脓毒性休克治疗国际指南

2006 ~ 2007 年，国际专家小组运用循证医学方法，总结脓毒症研究新成果，评价证据质量和确定推荐强度，对 2004 年儿童严重脓毒症与脓毒性休克治疗国际指南[7]（简称 2004 版指南）进行了修订和增补，并于 2008 年发表（简称 2008 版指南）。

2008 版指南的儿科部分共对 16 个临床问题做了 3 项推荐，8 项建议。“推荐（1）”是指干预措施的预期效果明显大于不良反应或没有不良反应；“建议（2）”是指干预措施的预期效果和不良作用的分界不十分明确。用分级标准评价推荐强度和证据质量。与 2004 版指南不同的是，分级标准从高到低分为 A ~ D 四个级别决定推荐力度。

（一）抗生素

2008 版新指南中儿童抗生素应用有了推荐分级，更强调早期应用抗生素的重要性，说明了儿科循证医学的进展。推荐在诊断严重脓毒症的 1 h 内，已经获取适当培养后，尽早开始静脉应用抗生素（分级：1 D）。国内还有不少医院特别是基层医院仍不能及时送病原学检查，应用抗生素后送检使培养阳性率降低，以致很难根据培养结果和药敏针对性地选择抗生素治疗。

（二）机械通气（无推荐等级）

由于小婴儿和新生儿功能残气量较低，患有严重脓毒症时可能需要更早进行气管插管。成人机械通气时的肺保护策略在儿童同样适用。

（三）液体复苏

建议液体复苏以 20 mL/kg 的晶状体液不少于 5 ~ 10 min 输入开始，同时监测心输出量指标，包括心率、尿量、毛细血管再充盈时间及意识水平（分级：2C），并及时进行输液量的调整。儿童液体复苏和输注血管活性药物所需的静脉通道比成人更难建立。在美国心脏协会和美国儿科协会制定的 PALS 指南中，鼓励对建立静脉通道困难者早期建立骨髓内通道。骨髓输液已用于国内部分大医院的儿童 ICU，但在全国尚未普遍应用，目前正在每年举办的 PALS 培训班中推广。

许多研究表明，输注晶状体或胶体液积极进行液体复苏对脓毒性休克儿童的存活相当重要。但三项随机对照研究显示，登革热休克患儿使用晶体液和胶体液复苏，其病死率并无明显差异。

小儿血压通常低于成人，收缩血管和增加心率可阻止血压进一步降低。因而，血压本身并不是评估液体复苏充分、补液终止的可靠指标。在液体过多的儿童中，肝肿大是衡量液体复苏是否足量的有用指标。由于存在液体严重不足，第一个小时的补液量通常需要 40 ~ 60 mL/kg 或更多。当临床有心脏灌注改善征象时，虽血液动力学还没明显改变，输液速度也应减慢。

（四）血管升压药/正性肌力药

用于对扩容治疗反应欠佳的休克患儿。建议低血压儿童液体复苏时首选血管活性药物多巴胺（分级：2 C）。在复苏初期阶段，即使低血容量没被纠正，也需要升压药以维持灌注压。严重脓毒症患儿可表现为低心排量高血管阻力、高心排量低血管阻力或低心排量低血管阻力。在脓毒症的不同阶段或治疗的不同阶段，可以由一种血液动力学状态转向另一种状态，故应根据患儿的临床状态选择升压药或正性肌力药。建议对多巴胺治疗效果欠佳的休克患儿选用肾上腺素或去甲肾上腺素。对于低心排量和高血管阻力的休克（液体复苏之后仍有肢端凉、毛细血管再充盈时间延长、尿量少）可给予多巴酚丁胺（分级：2 C）。

如患儿应用液体复苏和血管收缩药后仍存在低心排量和高血管阻力，选择血管舒张药或许能逆转休克。即使给予肾上腺素和血管舒张药后血压正常但仍有低心排量和高血管阻力时，可考虑应用磷酸二酯酶抑制剂。对给予去甲肾上腺素后血管阻力仍低的患儿，应用血管加压素可能有益。但迄今为止儿童脓毒症使用血管加压素的疗效仍无确切证据。

（五）治疗终点

建议脓毒性休克复苏的治疗终点是心率恢复正常，毛细血管再充盈时间小于等于 2 s，脉搏正常，肢体暖，尿量大于 1 mL/(kg・h)，且意识状态恢复（分级：2 C）。在寒冷环境里，毛细血管再充盈时间不甚可靠。社区医院脓毒性休克患儿在未转到上级医院之前，初期复苏了解并应用治疗终点目标如纠正低血压和恢复毛细血管再充盈时间与生存率密切相关。

（六）儿童脓毒性休克的治疗方法

2008 版指南列出了概括儿童脓毒性休克治疗方法的流程图（如图 12-2-1 所示）。

（七）类固醇激素

建议儿茶酚胺抵抗和可疑存在或被证明存在肾上腺功能不全的患儿应用氢化可的松（分级：2 C）。在儿科严重脓毒症患者中，肾上腺功能不全与预后不良密切相关。肾上腺功能不全还没有严格的定义，但脓毒性休克患者随机血清氢化可的松浓度小于 496 nmol/L 时可认为绝对肾上腺功能不全。ACTH 刺激试验在 30 ~ 60 min 的氢化可的松浓度增加大于等于 248 nmol/L 可认为相对肾上腺功能不全。相对肾上腺功能不全的脓毒性休克患儿是否应用激素治疗还有争议。一项回顾性研究显示，严重脓毒症患儿中任何激素的应用均与病死率增加有关。鉴于在儿科领域的证据不足以及有潜在风险，在未达肾上腺皮质功能不全最低诊断标准的患儿中，不应使用激素。进一步开展有关脓毒性休克患儿激素应用的随机对照研究十分必要。

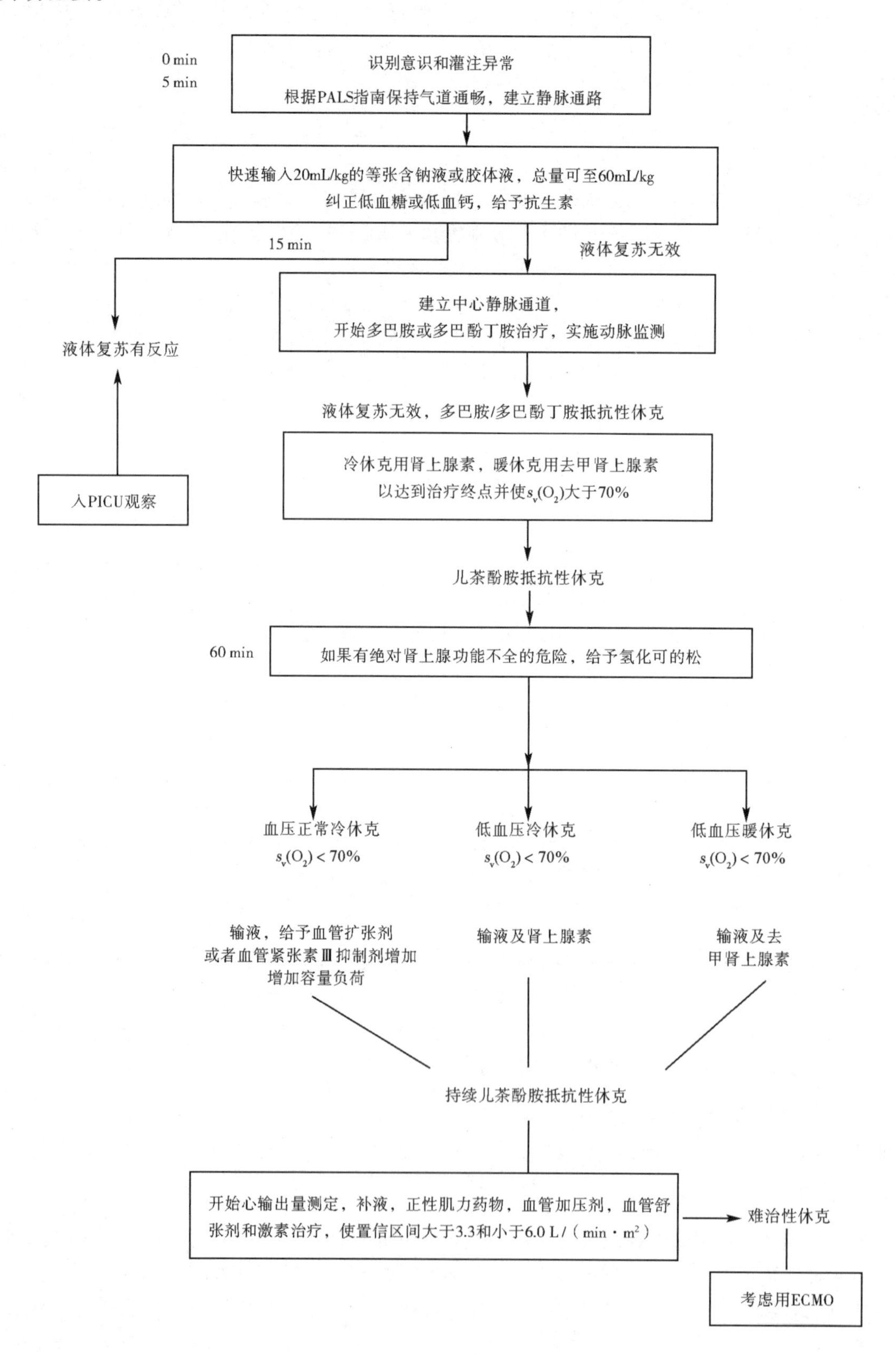

图 12-2-1　儿童脓毒性休克治疗方法流程图

（八）蛋白 C 和活化蛋白 C

推荐：反对儿童患者应用重组人活化蛋白 C（recombinant human activated protein C,rhAPC）（分级：1B）。一项关于儿童严重脓毒症应用 rhAPC 的随机对照研究试验被数据监督委员会叫停，因纳入的 399 名患者未发现明显疗效，28 d 病死率安慰剂组为 18%，rhAPC 组为 17%，主要截肢术安慰剂组为 3%，rhAPC 组为 2%。由于增加了出血风险而且缺乏有效的证据，不推荐儿童使用 rhAPC。

（九）深静脉血栓的预防

建议对青春期后严重脓毒症患者采取深静脉血栓预防方案（2 C）。多数儿童深静脉血栓的发生与中心静脉置管有关。儿童常用股静脉置管，股静脉置管时，与置管相关的深静脉血栓发生率为 25%。肝素涂层导管可以降低导管相关性深静脉血栓的发生率，重症脓毒症患儿应尽量选用肝素涂层导管。在预防导管相关性深静脉血栓方面，普通肝素和低分子肝素孰优孰劣还没有相关资料证实。

（十）应急性溃疡的预防（无推荐等级）

研究表明，儿童严重胃肠道出血的发生率与成人相似。凝血功能障碍和机械通气是诱发消化道出血的重要原因。应急性溃疡预防策略常用于机械通气的患儿，通常使用 H_2-受体阻滞剂，其作用尚不十分清楚。

（十一）肾脏替代治疗（无推荐等级）

持续静静脉血液滤过(continuous veno-venous hemofiltration,CVVH)可能对无尿、少尿以及液体超负荷的儿童有效，但无大规模临床随机对照研究对 CVVH 和间歇透析进行比较。一项对 113 个患儿的回顾性研究表明，行 CVVH 前液体超负荷较轻的患儿存活率更高，在那些有 3 个或更多器官受损的患儿中尤为突出。对于无尿和严重少尿患儿，CVVH 和其他肾脏替代治疗需要在液体明显超负荷之前进行。

（十二）控制血糖（无推荐等级）

依赖静脉输液的小婴儿有发生低血糖的潜在危险。葡萄糖的输注速度应为 4 ~ 6 mg/(kg・min)或者持续输入 100 g/L 葡萄糖氯化钠液。相关研究表明，低血糖会增加病死率和延长住院时间。在成人，推荐维持血糖在 9.825 mmol/L 以下。但儿童应更为谨慎，最佳控制血糖值还不清楚。只有在频繁监测血糖以避免发生低血糖的情况下才能应用胰岛素持续治疗。

（十三）镇静镇痛

推荐：当脓毒症患儿需要机械通气时，使用镇静剂治疗以达到镇静目的（分级：1 D）。适当的镇静镇痛是机械通气患儿的标准化治疗。国内儿科 ICU 的镇痛镇静治疗与国外相比处于滞后状态，对儿童疼痛的忽视是一个普遍存在的问题。推广镇静镇痛评估方法，进一步规范镇静镇痛治疗，体现人文关怀等应作为儿科相关专业培训的重要内容之一。

（十四）血制品（无推荐等级）

目前还不清楚严重脓毒症的危重患儿最合适的血红蛋白值。一项多中心临床试验报道，输血指征分别设定在血红蛋白为 70 g/L 和 95 g/L 的两组患儿预后相似。少量输血是否安全或者对脓毒症休克早期复苏是否合适目前均不清楚。

（十五）静脉注射丙种球蛋白

建议在重症脓毒症患儿中，可考虑适当给予免疫球蛋白(分级：2 C)。已有报道，给予静脉用多克隆免疫球蛋白可以降低患儿病死率。该治疗有望成为新生儿脓毒症和脓毒性休克的辅助性治疗。又有一项关于多克隆免疫球蛋白在儿童脓毒症综合征应用的随机对照研究表明，免疫球蛋白显著降低了病死率和住院时间，并减少其他并发症尤其是弥散性血管内凝血(disseminated intravascular coagulation,DIC)的发生。

（十六）体外膜肺

建议体外膜肺（extra-corporeal membrane oxygenation, ECMO）仅适用于难治性脓毒性休克和/或传统治疗难以控制的呼吸衰竭（分级：2 C）。ECMO 已用于治疗脓毒性休克患儿，但其负面影响还不太清楚。新生儿和儿童脓毒症并发难治性休克和呼吸衰竭者应用 ECMO 后存活率分别为 80%和 50%。长期随访发现，脓毒症患儿使用 ECMO 的预后并不比非脓毒症患儿差。

总之，2008 版新指南重点强调：更多应用物理检查判断治疗终点（2 C）；低血压时首选血管活性药物为多巴胺（2 C）；类固醇激素仅用于可疑存在或存在肾上腺功能不全的患儿（2 C）；反对儿童应用活化蛋白 CrhAPC（1 B）。尽管本指南的儿科部分为临床医师治疗儿童重症脓毒症提供了重要信息，但读者仍需参考更多资料，并根据患者个体特点不断寻求最适当的治疗。

三、肠道细菌/内毒素移位与脓毒症

细菌定植是指细菌在人体与外界相通的部位如消化道、呼吸道、泌尿生殖道等处的黏膜表面持续存在并生长，但未引起宿主反应或发生不良损害，显微镜下可见细菌黏附在细胞上或在滞留的黏液分泌物中生长。细菌感染则指细菌在体内或局部组织大量生长繁殖，其毒素或代谢产物等引起机体受损，出现局部或全身感染症状。当局部出现足量条件菌、且具有一定的黏附能力和适宜的生存环境时，即发生细菌定植。定植细菌的致病力、部位、数量、宿主免疫功能等进一步决定了定植是否会发展为感染以及宿主是否会发病。

（一）胃肠功能障碍与细菌/内毒素移位

脓毒症时多种促炎细胞因子导致的炎症反应可损害胃肠黏膜屏障功能，胃肠动力减弱导致小肠内细菌过度繁殖，引起细菌/内毒素移位，是脓毒症患者发生迟发型败血症和多脏器功能不全综合征（MODS）的关键因素。由于缺乏可靠的诊断技术，目前对危重病人细菌移位的发生率尚无确切数据，Tsujimoto 等[8]检索 1960 ~ 2007 年的 PubMed 和 EMBASE 数据库，选取符合条件的 585 篇文献进行分析，结果发现 16 篇文献中报告的发病率从 0 ~ 82%不等，其原发病包括创伤、肠梗阻、择期手术病人和血液系统恶性肿瘤等。

危重症病人的肠黏膜细胞代谢紊乱是造成肠黏膜屏障损坏的重要因素。瓜氨酸是一种非蛋白质氨基酸，其前体物质是谷氨酰胺，仅由肠黏膜细胞产生，并且几乎不存在于任何食物中，因此血清瓜氨酸水平可视为肠黏膜细胞功能的标志物。已有多项研究证实，危重患者血清瓜氨酸水平可降低 60%，提示危重患者肠黏膜细胞存在损害和功能障碍，导致肠黏膜的屏障功能受损，从而使细菌和内毒素通过受损的肠黏膜进入淋巴系统和血液，导致细菌移位[9]。

危重患者的胃肠道动力异常在不同部位表现有所不同：①食管的有效蠕动减少，下端括约肌松弛。②胃底蠕动减少，张力增加。③胃窦部动力减低。④幽门括约肌张力增高，导致胃排空时间延长。⑤十二指肠和小肠移行性复合运动波减少或消失，致使小肠内食物潴留[10]。胃肠道的动力异常，不仅影响食物的消化和吸收，也使细菌在局部过度繁殖，引起细菌移位。

胃肠道是机体最大的细菌库，胃肠道内的细菌可通过多种机制实现移位。当免疫系统受抑制、黏膜屏障功能不全或细菌谱发生变化时，至少有两种机制加速了细菌移位：①细菌通过其自身产生的 Hek 蛋白黏附于肠上皮细胞或细胞间连接处的糖胺聚糖类化合物，侵入上皮细胞。②细菌产生的内毒素可使局部肠黏膜屏障损害、抑制胆汁流动、增加黏膜的通透性，促使细菌移位。

（二）细菌/内毒素移位的分子水平机制

目前对细菌/内毒素移位的分子水平机制[11-12]尚不明确，但已知两种分子水平机制在细菌移位中起重要作用。一个是细胞膜 Toll 样受体（toll-like receptor,TLR）系统，共计 13 种。除 TLR3 外，其他 TLR 均通过细胞间衔接蛋白 MyD88 (myeloid differentiation primary response protein 88,MyD88)激活 NF-κB 和丝裂素活化蛋白激酶，抑制平滑肌的功能。另一个是病原相关性分子模式。胃肠道既是体内最大的细菌库，也是体内最大的病原相关性分子模式的储藏地。当胃肠道内的病原相关性分子模式通过移位进入血液循环或其他器官时，就会通过免疫活性细胞的 TLR 表达引起全身炎症反应综合征和器官功能障碍。TLR 参与调节病原相关性分子模式导致的全身反应，在一定程度上，是病原相关性分子模式的移位通过 TLR 引起了全身炎症反应，而不是内毒素，因此，在发生细菌移位时，脓毒症的发生至少部分与病原相关性分子模式相关。

一氧化氮（NO）是第一个被认识到在内毒素引起的肠动力紊乱中起重要作用的分子，褪黑素能逆转 NO 引起的肠动力异常。前列腺素是另一种在术后和脓毒症引起的麻痹性肠梗阻发病机制中起重要作用的物质，不同的环氧化物酶（COX）抑制剂对手术造成的麻痹性肠梗阻有不同的改善作用，提示 COX-1 和 COX-2 均参与其中。此外，P 物质、降钙素基因相关肽、γ-氨基丁酸、血小板激活因子等多种细胞因子均在其中发挥了不同的作用。

（三）细菌/内毒素移位的预防

对脓毒症患者尽早开始营养支持，特别是肠内营养支持，是预防细菌/内毒素移位最经济、有效的方法。美国肠内外营养协会 2009 年发布的危重患儿营养支持指南中，强调了尽早开始营养支持在危重患儿中的作用，推荐在危重患儿进入 PICU 后早期开始肠内或肠外营养支持。近年的研究和临床实践证实，尽早开始肠内外营养，在营养液中加入免疫性营养素如谷氨酰胺等，可改善肠黏膜细胞代谢，减轻肠黏膜细胞损害，降低细菌/内毒素移位的发生率，改善病人预后。肠内营养能够更好的维持肠黏膜屏障功能，减少细菌/内毒素移位和迟发型败血症。大量研究证实，在成人危重症患者的营养支持方案中加入谷氨酰胺可改善肠黏膜屏障功能，有助降低细菌移位。但近年有多项荟萃分析显示，胃肠外营养液中加入谷氨酰胺并不能降低早产儿和严重胃肠疾病患儿的感染率和病死率，也不能降低手术后病人的感染率。因此目前不推荐谷氨酰胺作为儿童胃肠外营养的常规治疗。

选择性肠道清洁治疗是预防发生细菌/内毒素移位的另一常用方法，目前尚无选择性肠道清洁治疗在儿科危重症应用的系统研究。Sawa 等报告将选择性肠道清洁治疗和肠内营养应用于重症胰腺炎病人，结果提示虽然二者不能明显影响重症胰腺炎病人的预后，但确有可能降低其并发症和死亡率，值得进一步研究。

益生菌有可能改善肠道菌群的组成，抑制致病菌的过度繁殖，从而减少细菌/内毒素移位，改善预后。但有报告显示，将益生菌应用于急性胰腺炎病人的治疗，结果却显示使用益生菌后肠黏膜通透性增强，细菌移位增加。因此，益生菌的实际应用价值及其使用方法、剂量仍需进一步研究。

其他如改善胃肠动力、抗炎治疗、特异性抗细胞因子治疗等有可能减轻肠黏膜屏障的损害，改善屏障功能，减少细菌/内毒素移位，改善病人预后。但这些方法尚缺乏足够的证据证实其安全性和有效性。

四、脓毒性脑病诊治进展

脓毒性脑病诊治进展[13-15]。Bright 首次提出脓毒性脑病（septic encephalopathy,SE）的概念。2003 年 Wilson 称此为脓毒症相关性脑病，指由脓毒症引起的弥散性脑功能障碍，而多数患者脑功能障碍是可逆的。也有报道将 SE 称为脓毒症介导脑病和脓毒症相关性谵妄。由于对该病的认识和诊断标准不一，发病率报道从 9%～71%差异很大。并发 SE 时，脓毒症患者死亡率也明显增高。

SE 是严重脓毒症患者最常见的神经系统并发症之一，也是重症监护病房最常见的脑病之一。其临床表现多样，缺乏特异性。1993 年 Bleck 第一次明确提出 SE 的临床特点，包括精神活动延迟，注意力、定向力受损，随着疾病进展可能出现意识改变如谵妄和昏迷，血流动力学改变，但很少出现扑翼样震颤、震颤及肌阵挛。一些研究表明，SE 患者可以出现长期认知功能损害，包括记忆、注意力、专注力和/或广泛的认知功能缺失，抑郁样症状和焦虑样行为。

SE 患者血液生化检查无特异性改变，很少有患者在头颅 CT 或 MRI 检查发现异常。有报道称，重症病例脑部核磁检查可以发现其结构上的异常，此类检查更多是作为原发于颅脑疾病排除性诊断的手段。多数患者脑脊液检查也正常，重症患者可见蛋白数量升高，可能与血脑屏障通透性改变有关。脑脊液细菌学检查呈阴性。关于脑脊液压力报道不一，有学者认为脑脊液压力增高。

目前公认脑电图对 SE 诊断很有价值。SE 患者早期脑电图可表现正常，随着疾病进展可能出现可逆性弥漫性慢波，如 θ 波、δ 波和三相波，病情危重时则为抑制波。有研究表明，SE 的体感诱发电位变化先于临床症状出现。

（一）发病机制

SE 的发病机制至今未完全清楚，随着研究的深入，目前认为是由多种因素导致的一种复杂综合征。这些因素包括脑血流量减少、血脑屏障改变、脑水肿、炎症反应等。SE 既见于革兰阳性菌感染患者，也见于革兰阴性菌感染或者真菌血症患者，有时也可能没有确切的致病原，这提示并非感染微生物本身而是其他因素导致了 SE 的发病。临床观察发现脑功能障碍可先于其他脏器功能障碍（比如肾衰）发生。SE 的发病主要与以下因素有关。

1.脑血管功能障碍

脓毒症时，血管内皮可有不同程度的损伤，可引起微血管血栓形成、毛细血管通透性增加、血管扩张及低血压等，从而导致组织缺氧和器官损害，脑血管同样发生这些病变。动物实验发现，猪腹膜炎脓毒症后 8 h，脑皮层血管周围明显水肿，星型胶质足突肿胀、破裂、与血管内皮细胞脱离。上述变化将限制氧、营养物质及细胞代谢物在脑和血液之间的运输，破坏脑内环境稳定。正常情况下，星型胶质足突可从血管内摄取营养以适应神经突触代谢的需要。脓毒症时，足突破坏导致胶质与神经元间的代谢失衡，降低神经元突触的活性，诱发脑病发生。Terborg 等报道，脓毒症及感染性休克患者脑血流量及血管对 CO_2 的舒缩反应均显著降低，故认为脑血流自主调节功能受损及全身血压下降可直接影响脑循环，可能也是诱发 SE 发生的原因之一。

2.血脑屏障

血脑屏障是颅内的一个重要解剖部位，它可以通过调节脑部毛细血管的血流来精确维持颅内微环境的稳定，使神经元细胞达到最佳工作状态。血脑屏障是位于星形胶质细胞足突、周细胞和内皮细胞之间的一个复杂的网络结构。内皮细胞之间的紧密连接限制了血浆内成分在血脑表面的自由渗透，血脑屏障膜上有特殊的转运机制来调节脑对物质的摄取和排出，比如营养成分、毒素和代谢产物等。脓毒症时内皮细胞受损，引起血脑屏障和大脑微血管的改变，影响营养物质转运和代谢产物清除，导致各种递质释放入大脑，引起神经精神症状。血脑屏障损伤最主要的是导致神经毒性物质容易通过，使正常情况下严格控制的物质向中枢神经系统的转运增多，其中包括芳香族氨基酸浓度增加。研究表明这种氨基酸比例失调在 SE 发病机制中起重要作用。

3.促炎细胞因子

“细胞因子风暴”和细胞因子介导的炎症反应被认为是脓毒症的标志。血脑屏障对细胞因子相对不通透，但在 SE 时其完整性受损，细胞因子可以透过血脑屏障作用于中枢神经系统。按照分子结构和生理作用的不同，细胞因子家族被分为白介素（interleukin,IL）、肿瘤坏死因子（tumor necrosis factors, TNF）、干扰素（interferon,IFN）、趋化因子和生长及细胞刺激因子。IL-1β,TNF-α 和 IL-6（均由活化的巨噬细胞释放）是强有力的促炎细胞因子，而由 T 细胞产生释放的 IL-4 和 IL-10，则有抗炎作用。在脓毒症人类和老鼠中均可观察到 TNF 的显著升高。研究提示，无论是直接作用或是通过氧化应激，循环中细胞因子的增加与脓毒症患者的神经毒性作用相关。细胞因子实际上也拥有一些和经典神经递质相似的功能，如调节神经元钙离子通道，激活细胞内第二信息系统和刺激 MAP 激酶(mitogen-activated protein)途径。另一方面，细胞因子还可能影响神经递质的浓度和利用。

炎症因子还可直接损伤线粒体膜，线粒体跨膜电位变化，使脑利用氧的能力下降，从而加重其缺氧性损伤。TNF-α 可能介导了血脑屏障的开放和星形胶质细胞水通道蛋白表达上调，继发局部脑水肿。

4.NO 的毒性作用

内毒素和细胞因子可诱导神经细胞合成诱导型一氧化氮合酶（inducible nitric oxide synthase,iNOS），iNOS 以还原型烟酰胺腺嘌呤二核苷酸磷酸（nicotinamide adenine dinucleotide phosphate,NADPH）、氧、精氨酸等为底物合成 NO 及过氧化物，这些产物在杀伤入侵微生物的同时也致宿主细胞损伤。过多的 NO 可降低细胞色素 C 与氧的亲和力，从而抑制线粒体呼吸链功能；NO 与过氧化物结合形成超氧亚硝基阴离子，而后者可影响糖酵解酶和呼吸酶的功能，干扰脑细胞能量代谢。近来众多研究认为，NO 还可通过 p53 基因促进脑细胞凋亡，同时可通过损伤 DNA 影响基因表达，引起线粒体功能失调、神经元 pH 值等直接或间接促使神经元凋亡，影响脑功能。然而，目前尚未确定 NO 产生和脑功能障碍的直接关系。

5.抗坏血酸代谢障碍

SE 也与抗坏血酸代谢障碍有关。抗坏血酸是一种水溶性异己酮糖酸，是中枢神经系统中最重要的抗氧化剂。在体内和体外的大量实验结果证明，抗坏血酸可快速与自由基反应，首先失去一个电子生成半脱氢抗坏血酸，继而失电子生成稳定的脱氢抗坏血酸，从而起到抗自由基的作用。脓毒症时，由于脑细胞内 NADPH 被 iNOS 消耗合成 NO 和一些氧化剂，NADPH 的消耗使得脱氢抗坏血酸不能转化成抗坏血酸，同时氧化剂的产生使抗坏血酸更多消耗，转化成脱氢抗坏血酸，脱氢抗坏血酸在脑细胞内集聚可直接造成神经细胞的损害。研究证实，SE 患者的血与脑脊液中抗坏血酸浓度较正常人显著降低，且脑脊液抗坏血酸浓度与脑病的严重程度呈负相关，提示 SE 与氧化剂清除障碍、氧化刺激损伤有关。

6.医源性损伤

脓毒症时，因多器官功能衰竭及细胞色素 P450 活性受抑，镇静剂尤其是苯二氮唑类和麻醉药易发生积累，致中枢神经系统功能障碍；不恰当补液和补充电解质也可引发水电解质平衡紊乱；某些扩容剂如羟乙基淀粉等可引起内出血和低钙等并发症，可致医源性脑损伤。

（二）治疗进展

炎症反应是 SE 中的关键事件，同时观察到减轻炎症反应可以缓解病情。减轻炎症反应或许可以阻止 SE 后持续性脑损害，目前所面临的最大挑战是如何保护处于不利环境中的易发生死亡的脑细胞，并确定可能的 SE 早期标志物以及治疗干预的潜在目标。

治疗脓毒症脑病目前没有特效药物，主要是针对原发病的治疗，出现脑病时予对症及生命支持治疗。SE 患者预后与全身性疾病和其他器官的衰竭程度有关，有人提出对于脓毒症相关性脑病不存在特异性治疗，患者的预后结果依赖于对脓毒症本身及时、正确、合理的治疗。

有学者认为用支链氨基酸溶液治疗 SE，可纠正患者血浆中氨基酸比例失衡，并使脑病临床表现消退，促进正常神经递质合成的恢复。但这些患者同时也接受了其他干预治疗，所以这种结果很难解释。也有研究显示，阻断 SE 发病机制中的各个关键细胞、分子靶点，如早期运用一氧化氮合成酶抑制剂，下调星形胶质细胞水通道蛋白表达，可有效治疗 SE。总之，保持足够的脑灌注压，避免缺氧和高碳酸血症的发生，纠正氨基酸紊乱，抗氧化治疗及减轻脑水肿等综合治疗可能使 SE 患者受益。

五、血液净化在严重脓毒症中的应用

持续血液净化（continuous blood purification,CBP）又称连续性肾脏替代治疗（continuous renal replacement therapy,CRRT），可通过滤过、吸附和透析等方式清除血液中炎症介质、降低组织炎症介质水平、改善重要脏器功能，已越来越多的用于严重脓毒症的治疗。

（一）治疗原理

脓毒症时，由于炎症介质瀑布式大量释放，血浆和组织局部存在大量细胞因子，其浓度与脓毒症严重程度及组织器官功能损伤有关。CBP 的主要原理为弥散、对流以及吸附。弥散主要清除小分子物质，如水、电解质、肌酐、尿素氮等；对流可清除中分子物质如细胞因子、炎性介质；吸附主要针对不能通过对流清除的大分子物质如内毒素（LPS）、体内形成三聚体的肿瘤坏死因子（TNF）、体内与清蛋白结合的白介素 10（IL-10）等，特异性吸附可通过选择性（如多黏菌素 B）、特异性（如抗体等）方法清除内毒素。通过弥散（透析技术）、对流（滤过技术）和吸附等不同技术的组合，可实现对大、中、小分子的有效清除。从而有效调节致炎和抗炎介质浓度，下调炎性反应，阻断脓毒症向多器官功能衰竭发展，改善血流动力学状态、减少正性肌力药物用量，该治疗措施的实施有望提高严重脓毒症患者存活率，尤其在脓毒症相关性急性肾损伤治疗时有重要价值。

（二）常用治疗模式

CBP 治疗模式有多种，包括连续性动脉-静脉血液透析(continuous arteriovenous haemodialysis，CAVHD)、连续性动脉-静脉血液透析滤过（continuous arteriovenous hemodiafiltration，CAVHDF）、连续性静脉-静脉血液滤过（continuous venovenous hemofiltration，CVVH）、连续性静脉-静脉血液透析滤过（continuous venovenous hemodiafiltration，CVVHDF）、缓慢连续性超滤（slow continuous ultrafiltration，SCUF）、连续性高流量透析（continuous high flux dialysis，CHFD）、高容量血液滤过（high volume hemofiltration，HVHF）等。目前 CVVH 和 CVVHDF 是治疗脓毒症的常用模式[16]。

CVVH 治疗时，血液通过高通透性膜制成的滤器，在压力的作用下，血液内大量的水分和大部分中小分子溶质（超滤液）均被滤出，再通过输液装置补充与细胞外液成分相似的电解质溶液（置换液），模拟肾脏功能。血液滤过为等渗性脱水，实施过程中患儿血流动力学相对稳定。

CVVHDF 是将持续血液透析和持续血液滤过相结合的模式。它在血液透析通过弥散方法排除大量小分子物质基础上，采用高通透性的透析滤过膜，通过对流的方法排除大量含中小分子物质的体液，并同时输入置换液，是集血液透析与血液滤过优点于一身的 CBP 方法。

（三）治疗指征及时机

目前国际上普遍认同 CBP 对并发急性肾损伤脓毒症（septic acute kidney injury, Septic AKI）患者的治疗作用。2012 年 3 月发布的肾脏疾病改善全球成果(kidney disease: improving global outcomes,KDIGO）提供的急性肾损伤临床使用指南推荐，在 RIFLE 分层诊断标准(risk-injury-failure-loss-endstage,RIFLE)的损伤阶段，或急性肾损伤网络(acute kidney injury network, AKIN)的 2 期就开始 CBP 治疗。但尚不足以肯定其在无急性肾损伤脓毒症患者中的疗效。严重脓毒症患儿液体明显超负荷或有威胁生命的电解质、酸碱失衡时，可考虑开始 CBP 治疗。

（钱素云　高恒妙　王荃）

参考文献

[1] Watson R S，Carcillo J A.Scope and epidemiology of pediatric sepsis[J].Pediatr Crit Care Med，2005，6(3 Suppl)：S3-S5.

[2] Leclerc F, Leteurtre S, Duhamel A, et al.Cumulative influence of organ dysfunctions and septic state on mortality of critically ill children[J].Am J Respir Crit Care Med，2005，171(4)：348-353.

[3] Vincent J L, Sakr Y, Sprung C L, et al. Spesis in European intensive care units: results of the SOAP study[J].Crit Care Med, 2006，34(2)：344-353.

[4] Sundararajan V，MacIsaac C M，Presneill J J，et al. Epidemiology of sepsis in Victoria，Australia[J].Crit Care Med ,2005, 33(1):71-80.

[5] 刘娟，钱素云.小儿脓毒症和严重脓毒症发病情况单中心调查[J].临床儿科杂志，2010，28(1)：26-29.

[6] Watson R S，Carcillo J A，Linde-Zwirble W T，et al.The epidemiology of severe sepsis in children in the United States[J].Am J Respir Crit Care Med ,2003，167(8)：695-701.

[7] Dellinger R P，Levy M M，Carlet J M，et al.Surviving Sepsis Campaign: international guidelines for management of severe sepsis and septic shock:2008[J].Crit Care Med，2008，36(1)：296-327.

[8] Tsujimoto H，Ono S，Mochizuki H.Role of Translocation of Pathogen-Associated Molecular Patterns in Sepsis[J].Dig Surg，2009(26)：100-109.

[9] Peters J H C，Beishuizen A，Keur M B，et al. Assessment of Small Bowel Function in Critical Illness: Potential Role of Citrulline Metabolism[J].Intensive Care Med，2011(26)：105-110.

[10] Ukleja A.Altered GI Motility in Critically Ill Patients: Current Understanding of Pathophysiology，Clinical Impact，and Diagnostic Approach[J]. Nutr Clin Pract，2010(25)：16-25.

[11] De Winter B Y，de Man J G. Interplay between inflammation，immune system and neuronal pathways: Effect on gastrointestinal motility[J].World J Gastroenterol，2010，16(44)：5523-5535.

[12] Buchholz B M，Bauer A J.Membrane TLR signaling mechanisms in the gastrointestinal tract during sepsis[J].Neurogastroenterol Motil.2010，22，232-245.

[13] 杨新利，钱素云.脓毒性脑病发病机制研究进展[J].国外医学（儿科学分册）.2005，32(3)：168-170.

[14] 张红燕.脓毒症脑病的研究进展[J].医学理论与实践，2012，25(3)：276-278.

[15] Alexander J, Brorson R J, Jessy J.Alexander.Septic encephalopathy: Inflammation in man and mouse[J].Neurochemistry International，2011(58)：472-476.

[16] 中国医师协会重症医学医师分会儿科专业委员会等.连续血液净化治疗儿童严重脓毒症的专家共识[J].中华儿科杂志，2012，50(9)：678-681.

第三节　急性肺损伤和急性呼吸窘迫综合征诊治进展

一、急性肺损伤和急性呼吸窘迫综合征诊断标准更新

急性肺损伤(acute lung injury，ALI)/急性呼吸窘迫综合征(acute respiratory distress syndrome，ARDS)是指在严重感染、休克、创伤及烧伤等非心源性疾病过程中，肺毛细血管内皮细胞和肺泡上皮细胞损伤造成弥漫性肺间质和肺泡水肿，导致的急性低氧性呼吸功能不全或衰竭。以肺容积减少、肺顺应性降低、严重的通气/血流比例失调为病理生理特征，临床上表现为进行性低氧血症和呼吸窘迫，肺部影像学上表现为非均一性的渗出病变。

尽管已经确认 ARDS 的病理生理过程是弥漫性肺泡损伤导致严重低氧血症，但其诊断标准却经历了不断发展完善的过程。

（一）早期的成人呼吸窘迫综合征概念

1967 年，Ashbaugh 等观察 12 例危重患者在原发病的治疗过程中均出现类似的急性呼吸衰竭表现[1]：①严重呼吸困难。②呼吸急促。③低氧血症。④肺顺应性下降。⑤胸片早期为双肺斑片状浸润影，随病情进展，浸润阴影进一步扩大。最后 9 例患者死亡，其中 7 例尸检发现肺重量明显增加，肺变硬，切面类似肝脏。光镜检查显示肺毛细血管充血、扩张，广泛肺泡萎陷，并有大量中性粒细胞浸润，肺泡内有透明膜形成。部分尸检标本有明显的间质纤维化。肺部充血、不张，间质及肺泡出血及水肿，肺透明膜形成。患者的低氧血症不能被吸氧等传统治疗手段纠正，但呼气末正压能够部分纠正低氧血症。

根据患者的上述临床表现、病理结果和治疗反应，Ashbaugh 将其归结为“成人呼吸窘迫综合征（ARDS）”。诊断标准主要着重于临床症状的描述[2]：①突发呼吸困难、气促、发绀且吸氧不能纠正。②胸片显示弥漫性肺泡浸润影而心脏形态大小正常。③肺泡-动脉氧分压差增大。无具体的数值指标。

（二）Murray 肺损伤评分

为了更准确地做出诊断，许多学者分别制订了不同的 ARDS 诊断标准。1988 年 Murray 等[3]提出肺损伤程度评分法，根据氧合指数[$p_a(O_2)/fi(O_2)$]、呼气末正压（positive end expiratory pressure,PEEP）、X 线胸片中受累象限数及肺顺应性变化，对 ARDS 的肺损伤程度进行量化分析（如表 12-3-1 所示），并率先提出急性肺损伤（ALI）概念，将 ARDS 定义为 ALI 的严重阶段。最后得分为总分除以计分项目数，

0 分为无肺损伤，0.1 ~ 2.5 为 ALI，大于 2.5 为 ARDS。该评分标准强调肺损伤从轻到重的连续发展过程，对肺损伤做量化评价，在临床上获得广泛应用，对重症医学产生了深远影响。

表 12-3-1　Murray ALI 评分标准

胸片浸润影（象限数）	分值	低氧血症 $[p_a(O_2)/f_i(O_2)]$/kPa	分值	机械通气时呼吸系统顺应性/(mL/kPa)	分值	机械通气时呼气末正压/ kPa	分值
无	0	大于等于 40.00	0	大于 815.78	0	小于等于 0.39	0
1	1	30.00 ~ 39.86	1	611.83 ~ 805.58	1	0.49 ~ 0.59	1
2	2	23.33 ~ 29.86	2	407.89 ~ 601.63	2	0.68 ~ 0.78	2
3	3	13.33 ~ 23.20	3	203.94 ~ 397.69	3	0.88 ~ 1.08	3
4	4	小于 13.33	4	小于等于 193.75	4	大于等于 1.18	4

但由于其肺顺应性和 PEEP 未考虑儿科因素，因此仅适用于成人。1997 年 Newth 等[4]将其改良为适用于儿科患者的 ALI 评分标准（如表 12-3-2）所示。

表 12-3-2　改良 ALI 评分标准

胸片浸润影(象限数)	分值	氧合指数 $[p_a(O_2)/f_i(O_2)]$/kPa	分值	机械通气时呼吸系统顺应性/[mL/（kPa·kg）]	分值	机械通气时呼气末正压/ kPa	分值
无	0	大于等于 40.00	0	大于 8.67	0	小于等于 0.39	0
1	1	30.00 ~ 39.86	1	7.64 ~ 8.67	1	0.49 ~ 0.59	1
2	2	23.33 ~ 29.86	2	5.61 ~ 7.54	2	0.69 ~ 0.78	2
3	3	13.33 ~ 23.20	3	3.6 ~ 5.51	3	0.88 ~ 1.08	3
4	4	大于 13.33	4	小于 3.6	4	大于等于 1.18	4

（三）AECC 标准

至 20 世纪 90 年代，由于存在多种 ARDS 诊断标准，不同国家和地区所使用的标准不一致，这导致不同研究所得出的发病率和治疗效果等差异很大，并且缺乏对比性。因此客观上要求统一诊断标准，规范 ARDS 的诊断。

1992 年由欧洲及北美的危重病专家和呼吸病专家召开了 ARDS 欧美联席会议（American-European consensus conference，AECC）。会议认为 ARDS 不仅发生在成人，儿童亦可发生，因此“成人呼吸窘迫综合征”这一名称并不适合，并根据 ARDS 的急性起病特点，决定将 ARDS 中的“A”由成人（adult）改为急性（acute），称为“急性呼吸窘迫综合征”。

同时认为 ALI 和 ARDS 是这种综合征的两个发展阶段，早期表现为 ALI，而 ARDS 为最严重的阶段。经讨论提出一个新的 ALI/ARDS 诊断标准（如表 12-3-3）[5]。

表 12-3-3　AECC ALI/ARDS 诊断标准

指标	ALI	ARDS
起病情况	急性起病	急性起病
胸片	后前位胸片提示双侧肺浸润影	后前位胸片提示双侧肺浸润影
$p_a(O_2)/f_i(O_2)$	小于等于 40.00kPa（无论 PEEP 值多少）	小于等于 26.66 kPa（无论 PEEP 值多少）
PAWP	小于等于 2.40 kPa 或临床上无左心房高压的证据	小于等于 2.40 kPa 或临床上无左心房高压的证据

注：肺动脉楔压(pulmonary artery wedge pressure，PAWP)

AECC 关于 ARDS 的诊断标准得到广泛接受，其不但为 ARDS 流行病学调查提供了统一标准，也利于不同临床研究结果进行比较，并且使多中心协作研究得以实行。目前无论成人还是儿童均采用该标准。

（四）柏林标准

尽管 AECC 的 ARDS 诊断标准被广泛应用，但该标准仍有一些缺点，在使用过程中也存在一些争议。主要争议集中在以下几个方面：①关于急性起病的时限，标准中无明确规定，但从一些研究提示急性起病是指原发病起病后 1 周内出现 ARDS。②胸片上双肺浸润影的存在对 ARDS 的特异性不够，其判断受个人临床经验的影响，不同医师阅片结果往往会出现差异。③由于气道压力及容量复苏影响，ARDS 可以与左房压增高并存。④PEEP 水平会影响 $p_a(O_2)/fi(O_2)$值。另外，对一些大规模多中心研究结果分析，发现根据 AECC 标准诊断的 ARDS 患者之间存在较大的不一致性，这可能对一些研究结果产生影响。因此有学者提出应对 ARDS 的诊断标准进行重新修订[6]。

2011 年在德国柏林，由欧洲危重病学会发起，联合美国胸科学会、美国危重病学会，成立了一个全球性专家小组，共同修订了 ARDS 标准，提出了 ARDS 新定义，称为 ARDS 柏林标准（Berlin standard，BD）（如表 12-3-4）[7]。与 1992 年 AECC 标准对比，ARDS 柏林标准的重要特征是取消 ALI 诊断，将 ARDS 分为轻度、中度和重度进行诊断，但与 AECC 标准有良好的兼容性。

为了检验新标准的可靠性和有效度，专家小组柏林标准的 ARDS 分度对经 AECC 标准诊断的 3670 例 ARDS 进行系统分析发现，ARDS 病死率轻度为 27%（置信度 95%的置信区间为 24%～30%），中度为 32%（置信度 95%的置信区间为 29%～34%），重度为 45%（置信度 95%的置信区间为 42%～48%）。三者比较差异有统计学意义（$P<0.001$）。与 AECC 标准进行对比发现，柏林标准对预测 ARDS 病死率具有更高的有效度。

虽然柏林标准制订后就得到广泛认可，但尚未经过临床实践的检验。对其是否适合儿科使用也有待于临床应用研究而定。

表 12-3-4　ARDS 柏林标准

项目	标准
起病时间	起病 1 周内具有明确的危险因素或在 1 周内出现新的或突然加重的呼吸系统症状
肺水肿原因	呼吸衰竭不能完全用心力衰竭或液体过负荷解释
	如无相关危险因素，需行客观检查（如多普勒超声心动图）以排除静水压增高型肺水肿
胸部 X 线片[a]	两肺透光度减低影，不能用渗出、小叶/肺不张或结节影来解释
氧合状况[b]	
轻度	在 CPAP 与 PEEP 比值≥0.49 时，$26.66\ kPa < p_a(O_2)/f_i(O_2) \leq 40.00\ kPa$
中度	在 CPAP 与 PEEP 比值≥0.49 时，$13.33\ kPa < p_a(O_2)/f_i(O_2) \leq 26.66\ kPa$
重度	在 CPAP 与 PEEP 比值≥0.49 时，$p_a(O_2)/f_i(O_2) \leq 13.33\ kPa$

注：CPAP：持续呼吸道正压(continuous positive airway pressure,CPAP)；a：胸部 X 片或胸部 CT 扫描；b：若海拔高于 1 000 m，可以用以下校正公式：$[p_a(O_2)/f_i(O_2)] \times$ 当地大气压/760；c：轻度 ARDS 患者，可用无创 CPAP

二、肺复张策略在 ARDS 中的应用

充分复张 ARDS 患者塌陷的肺泡是纠正低氧血症和保证 PEEP 效应的重要手段。为限制气道平台压而被迫采取的小潮气量通气策略往往不利于 ARDS 塌陷肺泡的膨胀，而 PEEP 维持复张的效应依赖于吸气期肺泡的膨胀程度。肺复张策略包括肺复张手法（recruitment maneuver,RM）及开放肺技术（open lung concept,OLC）。方法有多种，其共同缺点是由于肺部疾病分布不均匀，有可能引起正常肺泡过度扩张，产生新的气压伤，并可能引起低血压等。肺复张策略的应用目前争议较多，尚未证实该方法能改善 ARDS 患者的长期疗效，因此不推荐常规用于治疗儿童 ARDS 患者。

（一）肺复张手法

肺复张手法是指在限定时间内，通过短暂重复应用高呼气末正压（PEEP）或高持续气道正压（CPAP），维持高于潮气量的压力或容量，使尽可能多的肺单位实现生理膨胀。肺复张手法通常在实施肺保护性通气策略的基础上进行。实施肺复张的方法包括[8]：①高持续气道正压法：如设 CPAP 为 3.92 kPa，持续时间一般是 30～40 s 不等。②间歇叹气法：如通过容量或压力调节将叹气设定增大，通过单位时间内限定的叹气次数，实现肺复张的目的。

一项 RCT 研究显示，与常规潮气量通气比较，采用肺复张手法合并小潮气量通气，可明显改善 ARDS 患者的预后。然而，ARDS 研究网对肺复张手法的研究显示，该方法并不能改善氧合，试验也因此而中

断。肺复张手法的效应受多种因素影响。实施肺复张手法的压力和时间设定对肺复张的效应有明显影响，不同肺复张手法效应也不尽相同。另外，ARDS 病因不同，对肺复张手法的反应也不同，一般认为，肺外源性的 ARDS 对肺复张手法的反应优于肺内源性的 ARDS，ARDS 病程也影响肺复张手法的效应，早期 ARDS 肺复张效果相对较好。

（二）开放肺技术

开放肺技术是指为了完全打开肺泡、联合逐步抬高吸气峰压(peak inspiratory pressure,PIP) 及 PEEP 的方法。根据开放肺技术首倡者 Lachmann 的定义，“肺开放”是指气体交换达到最佳水平，肺内分流小于 10 % ，吸纯氧下 $p_a(O_2)$大于 60kPa。该技术通常在吸气相的需要足够开放压即气道峰压，维持足够时间，以便能够打开肺泡；在呼气相应用足够 PEEP 或内源性 PEEP，阻止肺泡萎陷。

值得注意的是，肺复张过程中可能影响患者的循环状态，实施过程中应密切监测。

三、糖皮质激素在 ARDS 中的应用现状

ARDS 是全身炎症反应综合征在肺部的特殊表现。糖皮质激素作为强有力的抗炎药物，在 ARDS 中的应用由来已久[9-11]，但对其应用时机、剂量和疗程等说法不一，对糖皮质激素疗效的评价也始终褒贬不一。

（一）应用基础

已有大量基础和临床研究证实，糖皮质激素在 ARDS 治疗中具有抗炎、抗纤维化、提高机体应激能力等作用。

1.抗炎作用

糖皮质激素(glucocorticoid)通过其受体介导的基因效应影响基因转录，改变炎症介质相关蛋白的表达，从而影响炎症细胞和分子的生成，减轻炎症反应，抑制炎症的进一步扩散和放大。通过保护肺泡毛细血管膜的完整性，降低其通透性、减少渗出、减轻肺泡和间质水肿、减少肺透明膜形成所致的气体弥散障碍。通过增加肺表面活性物质降低肺表面张力，减少肺泡萎缩所致的肺内分流。抑制肺泡上皮细胞、巨噬细胞和肺毛细血管内皮细胞凋亡。降低各种促炎细胞因子水平，特别是通过抑制肺泡上皮细胞核内核转录因子 NF-kB 活性，减少 TNF-a,IL-1,IL-6,TXA2 等促炎细胞因子表达，抑制磷脂酶 A2,环氧化酶和一氧化氮合酶，以减轻对肺组织的损伤等，因此糖皮质激素在细胞和分子水平发挥着抗炎作用。

2.抗纤维化

糖皮质激素通过减少 T 细胞、单核-巨噬细胞数目并抑制肺泡巨噬细胞分泌促纤维化细胞因子，抑制毛细血管和成纤维细胞的增生，抑制纤维原细胞的生长、胶原蛋白沉积、黏多糖的合成及肉芽组织增生，延缓肺纤维化的进程。

3.提高机体应激能力

下丘脑-垂体-肾上腺轴（hypothalamus-pituitary-adrenal cortex,HPA 轴）对 ARDS 发生和转归起着重要的调节作用。HPA 轴的活化可调节应激和全身、局部炎症反应，若活化障碍可导致炎症失衡、循环系统不稳定、血管通透性增加，并且持续的炎症刺激和损伤可能导致肺损伤后的过度纤维增生。在严重应激状态下,不恰当的HPA轴反应表现为肾上腺皮质功能不全和外周糖皮质激素抵抗。Sibbald等在1977年首次报道脓毒性休克患者存在肾上腺皮质对外源性 ACTH 刺激试验的低反应性，称之为相对肾上腺皮质功能不全（relative adrenal insufficiency,RAI），即严重感染患者中，其皮质醇水平普遍升高，但是相对于其感染应激的状态仍不足。对于 ARDS 并发相对肾上腺功能不全患者，可出现对应激刺激的抵抗力明显降低，血流动力学不稳定。因此在这类患者中，适当补充外源性糖皮质激素，可提高血管对儿茶酚胺的敏感性，改善和纠正休克。

（二）应用时机

20 世纪 80 年代，对大剂量糖皮质激素能否预防高危患者（如严重脓毒症）发生 ARDS 做过许多研

究。有四项随机对照（RCTs）研究显示：大剂量糖皮质激素短疗程（24 ~ 48 h）应用与安慰剂比较，病死率、发生 ARDS 机会和感染并发症均增加，故目前对高危患者已不建议使用大、小剂量糖皮质激素预防 ARDS 发生。

ARDS 早期是指 ARDS 发生后 14 d 以内，此期是过度炎症反应阶段，从理论上讲糖皮质激素的抗炎作用应该对早期 ARDS 患者有益。但几项前瞻性多中心随机双盲安慰剂对照研究结果因应用剂量和疗程的不同所得结论也各不相同。Bernard 等在 ARDS 早期应用大剂量甲基强的松龙短疗程治疗 ARDS 患者，发现 45 d 病死率和 ARDS 恢复机率与安慰剂组比较均无统计学差异，因此认为大剂量激素并不能改善 ARDS 预后。而 Meduri 等应用小剂量激素[甲基强的松龙初始剂量 1mg/(kg · d)，静脉注射]、较长疗程（28 d）、逐渐减量法治疗早期（ARDS 确诊后 3 d 内）严重 ARDS 患者与安慰剂组对照，结果显示，激素组多项指标改善，包括肺损伤评分和 MODS 评分降低、机械通气时间和住 ICU 时间缩短、ICU 病死率和感染发生率降低。

ARDS 后期是指 ARDS 确诊后病程 7 d 及以上，此类患者经过积极治疗，原有感染往往较病程初期得到控制，肺组织纤维母细胞增生、肺泡萎陷、胶原沉积、纤维化等导致的肺顺应性下降、低氧血症等病理生理改变成为主要矛盾。此时应用糖皮质激素效果如何呢？1998 年 Meduri 等报道，与安慰剂组相比，激素治疗组可降低 ICU 病死率和住院相关病死率、改善氧合、肺损伤评分和 MODS 评分，并且未增加感染并发症。而 2006 年 ARDS 协作组进行的多中心随机对照研究显示，在 ARDS 病程大于 2 周后应用激素增加了 60 d 和 180 d 患者病死率。

综合目前的临床研究和循证医学依据，美国危重病医学协会推荐:对于早期严重 ARDS[$p_a(O_2)/fi(O_2)$ ＜26.66kPa]以及病程少于 14 d 未控制的 ARDS 患者，可考虑应用适量糖皮质激素治疗。但对于 ALI 或非重症 ARDS[$p_a(O_2)/fi(O_2) > 26.66$kPa]患者，糖皮质激素的治疗效果尚不明确。

1.剂量与疗程

有关糖皮质激素治疗 ARDS 的剂量和疗程也一直存在争议。20 世纪 80 年代，多个前瞻性随机双盲对照临床研究中，大剂量激素冲击治疗的结果显示，激素非但不能控制 ARDS 的发生发展，而且病死率和感染风险增加、应激性溃疡等不良反应明显高于对照组。由于大剂量糖皮质激素在 ARDS 治疗中的失败，研究者们开始关注小剂量糖皮质激素在治疗 ARDS 中疗效。目前糖皮质激素在 ARDS 中的应用倾向于较小剂量[甲基强的松龙初始剂量 1 ~ 2 mg/(kg · d)]、较长疗程（平均 25 ~ 32 d）。

2.不良反应

糖皮质激素也有不利于疾病治疗的不良反应，如免疫抑制加重感染，影响糖和水电解质代谢等。ARDS 患者多通过人工气道接受机械通气治疗，此类患者上气道的防御功能和温湿功能丧失，患者的咳嗽排痰功能受限，气道清除功能下降，且部分患者留置中心静脉导管、导尿管以及有创操作等，患者处于院内感染的高危状态，在激素应用过程中极易并发医院内获得性感染。常见并发感染部位是肺脏，其次为泌尿系统和消化系统等。此外，糖皮质激素可引起血糖升高、消化道出血、高血压、肌无力等不良反应。因此，对 ARDS 患者行糖皮质激素治疗时应注意相关并发症的监测。

综上所述，目前主张对于病程小于 14 d 的严重或未控制的 ARDS 患者可考虑使用中小剂量、较长疗程糖皮质激素，有可能改善氧合和肺顺应性、较早逆转休克、缩短机械通气时间和住院时间。但目前有关糖皮质激素治疗 ARDS 患者的合适时机、适宜剂量、具体疗程及适宜人群等问题仍存有争议，儿童相关随机对照试验极少，激素在儿童 ARDS 中的治疗效果有待更大样本量的临床研究进一步证实。

（曾健生　钱素云）

参考文献

[1] Ashbaugh D G，Bigelow D B，Petty T L，et al.Acute respiratory distress in adults[J]. Lancet，1967(2)：319-323.

[2] Petty T L，Ashbaugh D G.The adult respiratory distress syndrome-clinical features，factors influencing prognosis and principles of management[J].Chest，1971，60(3)：233-239.
[3] Murray J F，Matthay M A，Luce J M，et al.An expanded definition of the adult respiratory distress syndrome[J].Am Rev Respir Dis，1988(138)：720-723.
[4] Newth C J，Stretton M，Deakers T W，et al.Assessment of pulmonary function in the early phase of ARDS in pediatric patients[J].Pediatric Pulmonology，1997,23(3)：169-175.
[5] Bernard G R，Artigas A，Brigham K L，et al.The American–European Consensus Conference on ARDS. Definitions，mechanisms，relevant outcomes，and clinical trial coordination[C].Intensive Care Med，1994，20(2)：225-232.
[6] Phua J，Stewart T E，Ferguson N D.Acute respiratory distress syndrome 40 years later: Time to revisit its definition[J]. Crit Care Med ,2008,36(10)：2912-2921.
[7] The ARDS Definition Task Force.Acute respiratory distress syndrome: the Berlin definition[C].JAMA，2012，307(23)：2526-2533.
[8] 喻文亮，孙波.急性呼吸窘迫综合征中的肺复张策略[J].中华急诊医学杂志,2005，14(9)：787-789.
[9] Thompson B T.Corticosteroids for ARDS[J].Minerva Anestesion，2010，76：441-447.
[10] Cole T J , Solomon N M , van Driel R , et a1.Altered epithelial cell proportions in the fetal lung of glucocorticoid receptor null mice[J].Am J Bespir Cell Mol Biol，2004，30(5)：613-619.
[11] Khilnani G C，Hadda V.Corticosteroids and ARDS:A review of treatment and prevention evidence[J].Lung India，2011，28(2)：114-119.

第四节　机械通气方法与评价

呼吸机治疗为当代临床医学中最重要的技术手段之一，是抢救各种危重病，特别是呼吸衰竭患者最有效的治疗措施之一。呼吸机按通气频率的高低可分为常频通气（conventional mandatory ventilation,CMV）和高频通气（high frequency ventilation,HFV）。常频通气一般以较大的潮气量使肺间歇性扩张，容易引起肺损伤，而高频通气是以比解剖死腔还小的潮气量及极快的频率进行通气，能够使气体更好的弥散，从而迅速降低 CO_2，改善氧合，肺损伤相对较小。近年来随着医生对于高频通气认识的深入，使其在临床的应用日益广泛。此外，一氧化氮吸入、俯卧位通气和镇静镇痛治疗等辅助治疗方法的应用也在一定程度上提高了机械通气患者的救治成功率。

一、高频通气在儿科的应用现状与评价

HFV 定义为通气频率达到或超过正常频率 4 倍的辅助通气。美国食品与药品管理局将高频通气定义为频率大于 150 次/min 或至少 2.5Hz（1Hz 对应 60 次/min）的通气方式。高频通气可分为高频喷射通气（high frequency jet ventilation,HFJV），高频阻断通气（high frequency flow interruption ventilation, HFFIV），高频正压通气（high frequency positive pressure ventilation,HFPPV），高频震荡通气（high frequency oscillatory ventilation,HFOV），其中 HFOV 是 20 世纪 80 年代发展起来的一种新型机械通气方式，现已成为发达国家 NICU 及 PICU 中不可缺少的治疗方法。临床以 HFOV 应用及研究最多。

（一）作用原理

HFOV 是通过基础气流产生持续气道内正压，电驱动隔膜振动产生震荡波，使气体在气道内不断振动的一种通气模式。与常频机械通气不同，HFOV 通过持续的气流维持一定的平均气道压（mean airway pressure,MAP,其量符号为 p_{ma}），增加肺容积，改善氧合；通过高频率的震荡维持通气，排出 CO_2。高频通气时潮气量一般小于解剖死腔量，其气体交换通过多种机制完成。

1.肺泡直接通气

高频通气时虽然潮气量较小，小于生理死腔量，亦有少量距离气道近的肺泡能够直接接受富含氧的气体，进行气体交换。

2.不对称的气体流速分布

高频通气时气体进入气道呈抛物线状，中间流速快而周边流速慢，最终中间气体流入气道而周边气体流出气道，有利于气体交换。

3.增强弥散

高频率的震荡通气使得气体在气道内形成湍流，气体弥散加快，达到气体交换的目的。

4.时间常数不同的肺泡间气体交换

由于肺泡间顺应性及阻力不同，相邻肺泡通气的时间常数不同，肺泡充盈和排空速率不同，引起肺泡间气体交换。

（二）HFOV 与常频通气比较的优点

1.更有效的改善氧合

HFOV 以相对较高而稳定的平均气道压维持较高的肺容积，使肺内气体分布更均匀，有利于改善氧合。

2.减轻肺损伤

尽管采用 HFOV 时近端的平均气道压力较常频通气时略高，但是肺泡压力一般为近端平均气道压力的 1/5～1/10，远较采用常频通气时的肺泡内压力低，加之采用 HFOV 时，频率快，潮气量小，肺泡内压力低，压力变化幅度小，能避免肺过度扩张，因此 HFOV 对肺的损伤作用亦明显减少。

3.改善通气

HFOV 下活塞往复运动，吸气及呼气均为主动运动，能更有效的改善气体交换，促进 CO_2 排出。

（三）HFOV 参数调节

HFOV 主要参数有基础气流、平均气道压（p_{ma}）、振幅（ΔP）、频率（f）、吸入氧浓度[$f_I(O_2)$]、吸气时间比例（I%），其中影响氧合的参数主要是平均气道压和吸入氧浓度；影响 $p(CO_2)$的主要参数是频率、振幅和吸气时间比例。

1.平均气道压

将平均气道压调至较常频通气时高 0.20～0.39 kPa，然后根据氧合情况增加平均气道压直至氧饱和度升至 90%以上或达到临床要求，应观察到很好的胸廓震荡，应用 HFOV 1h 后应常规摄胸片，胸片显示膈达第 8～10 后肋为最佳肺容量。平均气道压调节幅度一般每次 0.098～0.196 kPa。

2.吸入氧浓度

一般与疾病严重程度有关，初调值设置可与常频通气相同或稍高，以后根据氧合情况进行调节，如降至 60%以下可以开始下调平均气道压。

3.频率

一般根据患儿年龄选择，新生儿初调为 12～15Hz，儿童稍低，可为 8～10Hz，成人 6～8Hz。频率高低与通气效果直接相关，与通气量成反比，因此与常频通气不同，在 $p_a(CO_2)$升高时应降低频率，使活塞有更多的时间移动，有助于气流的进出，增加通气。

4.振幅

初始设置为 4（不同品牌的呼吸机显示不同）。振幅以观察到胸壁震荡延续至患儿骨盆处为适宜。调节幅度一般每次 0.490 kPa（或 5%～10%）。振幅增加，活塞移动的幅度增加，震荡容量增加，从而增加通气量，改善通气。

由于振幅在通过气管导管时会有大幅度的削弱，因此虽然振幅较高，但实际肺泡压力并不高，波动范围极小，可以最大程度维持肺泡稳定，减少肺损伤。

5.吸气时间比例

初调 33%，一般在治疗过程中无需调节，如振幅已经调节到较高程度且频率也已经下调仍有 CO_2

潴留，可调为 50%。

6.基础气流

20 ~ 30 L/min 。

（四）适应证和禁忌证

HFOV 适用于严重新生儿呼吸衰竭，如呼吸窘迫综合征（respiratory distress syndrome,RDS）、肺炎、胎粪吸入综合征（meconium aspiration syndrome ,MAS）、先天性肺发育不良、先天性膈疝等，ARDS、肺出血、持续性肺气漏，需高吸气峰压才能清除 CO_2 的肺部疾病，持续性肺动脉高压等。

HFOV 的禁忌证包括：呼吸道阻力大、颅内压升高和血流动力学不稳定。

（五）临床应用现状

HFOV 在新生儿中应用最早也最为广泛，有些医院将 HFOV 作为治疗新生儿呼吸衰竭首选的通气方式。1994 年 Arnold 发表了 HFOV 在儿童患儿中的应用结果，之后有许多关于儿童应用 HFOV 的研究，对 53 例应用常频通气失败的患儿，应用 HFOV 后存活率达 64%，其中弥漫性肺泡病变患儿存活率为 56%，小气道病变患儿存活率为 88%，显示了 HFOV 在儿童应用中的优势。循证医学研究也显示，HFOV 能够降低婴儿及儿童病死率、缩短机械通气时间。近年在儿童患者中的应用亦逐渐增多。

1.气漏

肺泡内空气外逸形成，可以形成气胸、肺间质气肿、纵隔气肿、皮下气肿等。常见于重症肺炎、新生儿呼吸窘迫综合征、胎粪吸入综合征、机械通气不当等。无论何种气漏，常常需要较高的呼吸机参数以提供较高的潮气量，而潮气量增加又有可能增加气体的漏出，或导致新的气漏形成。应用 HFOV 时肺泡压力相对较低，气体交换是在低气量和低气道压力下进行，高频率的胸廓振动和主动呼气过程，也有利于胸腔内气体的排出。由于压力变化幅度小，肺泡损伤部位易修复。

2.新生儿呼吸窘迫综合征

HFOV 通过其恰当的肺复张策略使肺泡重新扩张，并通过相对稳定的平均气道压阻止肺泡萎陷，使肺内气体分布均匀，改善通气/血流比值，改善氧合，同时气漏发生减少，肺水肿、渗出及炎症改变均减轻。与肺泡表面活性物质联合应用时，由于闭塞的小气道及肺泡开放，有利于肺泡表面活性物质在小气道及肺泡的分布，较高的振荡频率亦可加快肺泡表面活性物质的分布，具有协同作用。研究显示 HFOV 联合肺泡表面活性物质治疗可以降低病死率，缩短机械通气时间，减少肺泡表面活性物质的重复应用。

3.ARDS

ARDS 是在严重感染、休克、创伤及烧伤等非心源性疾病过程中，肺毛细血管内皮细胞和肺泡上皮细胞损伤造成弥漫性肺间质及肺泡水肿，导致急性低氧性呼吸功能不全或衰竭。目前已认识到在治疗 ARDS 时应采用小潮气量低通气的原则进行机械通气，而 HFOV 的通气策略就是采用小潮气量，通过较高的平均气道压避免肺泡的过度扩张及萎陷。有研究显示，应用 HFOV 较常频通气更能够降低炎症因子的释放，减轻肺损伤。

4.胎粪吸入综合征

由于胎儿在宫内或分娩过程中吸入被胎粪污染的羊水而出现新生儿呼吸困难，容易并发气漏或肺不张，常频通气有时效果欠佳。HFOV 维持一定的平均气道压，有利于改善氧合；高频率的震荡气流有利于胎粪颗粒的排出；HFOV 联合肺泡表面活性物质应用能够获得更好的疗效。在开始应用 HFOV 时频率设置可相对低一些，由于胎粪吸入早期主要是阻塞性病变，容易致 CO_2 潴留，低频率有利于 CO_2 排出，且可以减慢胎粪颗粒进入支气管。

5.肺出血

肺出血时大量血性液体充盈肺泡及细小支气管内，即影响了气体进入有效的交换区，又影响了气体的弥散过程，使 $p_a(O_2)$ 降低，$p_a(CO_2)$升高。HFOV 时压力相对恒定，能够维持最佳肺容量，有利于气体均匀分布，改善通气血流比值，改善氧合；较高而恒定的平均气道压有压迫止血作用；震荡气流有利于气道纤毛摆动并减少在呼吸道黏液层附着，促进血性分泌物排出，保持气道通畅。

6.新生儿持续肺动脉高压

由于多种原因引起新生儿生后肺动脉压力下降障碍，肺循环压超过体循环压力，引起右向左分流，临床表现为持续紫绀，低氧血症，常频通气效果欠佳。HFOV 较高而恒定的平均气道压使肺泡能够充分扩张，改善氧合，改善通气/血流，降低肺动脉压力。HFOV 与 NO 吸入共同应用时效果更佳，多中心随机对照研究显示，HFOV 联合 NO 吸入优于单纯应用 HFOV 或常频机械通气+NO 吸入，这可能是因 NO 需要扩张良好的肺泡来发挥作用。

7.先天性膈疝

先天性膈疝是新生儿期危重症之一，由于肺组织受压可造成肺泡及肺血管发育不良，临床表现发绀及呼吸窘迫，生后即需要机械通气。很多研究显示常频机械通气可加重肺损伤。多中心研究及一些回顾性研究显示，应用 HFOV 可以改善氧合，降低 $p_a(CO_2)$，增加存活率，减少 ECMO 的应用。

（六）注意事项

1.避免呼吸机管路脱开

HFOV 治疗时通过一定的平均气道压维持肺泡张开，一旦管路脱开则压力突然下降，会导致肺萎陷，影响通气，即便再次连接管路，肺再次复张需要较长时间，影响通气效果。因此在应用 HFOV 时应尽量避免管路脱开，需进行吸痰操作时应采用密闭式气道吸引装置，保证在吸引过程中气道内存在持续气流。如需要脱开呼吸机进行气道内吸引，应尽量缩短呼吸机断开时间，吸引完毕连接呼吸机时可采用肺复张策略。

2.选用偏大号气管导管

因为振荡压力会随着插管长度而衰减，小号气管导管压力衰减更多。根据患儿年龄，选用偏大号气管导管。

3.气道湿化

HFOV 时震荡气体流速高、流量大，易导致气道干燥，痰液难以排出，因此气道的加温、加湿非常重要。

4.缓慢增加平均气道压

如需高平均气道压持续扩张肺泡时，时间维持 10 ~ 20 s，且不能在短时间内忽然增加压力过快（至少用 10 ~ 20min 时间），否则会因胸腔压力突然改变使血流动力学恶化。

5.监测通气效果

HFOV 时应定期观察胸廓运动，监测血气分析。胸壁振动消失或减弱应注意是否气道阻塞；若仅有一侧胸壁振动应注意气管插管是否过深进入一侧主支气管或是否发生气胸。应用 HFOV 时应常规拍摄 X 线胸片了解肺容积，肺充分复张时肺下界应位于第 8 至第 10 肋。

6.镇静

清醒的患儿难以耐受 HFOV，而且自主呼吸会影响通气效果，因此 HFOV 治疗过程中可适当给予镇静镇痛药物，镇静过程中应每天评估镇静深度并实施唤醒。

7.监测血气

开始 HFOV 治疗后 1h 应监测血气分析，之后根据临床情况随时监测血气，每一次变更参数后 1h 均应复查血气分析。为避免反复动脉穿刺，可应用经皮氧饱和度和经皮二氧化碳监测。在 HFOV 治疗过程中，可接受轻度高碳酸血症，$p(CO_2)$可维持在 4.41～5.39 kPa，如有并发症，也可允许 $p(CO_2)$更高，但 pH 值应大于 7.25。

（七）HFOV 的撤离

HFOV 的撤机是指从 HFOV 转向常频通气的过程。撤机时必须考虑患者的原发病治疗情况，氧合和通气的状况，以及预估撤机后可能发生的问题。应用 HFOV 时如病情稳定应先降低吸入氧浓度，然后再降低平均气道压（MAP）。根据血气逐步调低平均气道压，每 2 ~ 3h 下降 0.098～0.196 kPa。如下降 MAP 太快造成肺不张时需增加 MAP 并需回复至略高于撤机前水平。视 $p_a(CO_2)$水平，以每次 0.49 kPa 逐渐减低振幅。频率一般不用改变。转为常频通气时应注意：

（1）气胸和/或肺间质气肿已经好转或妥善处理。

（2）呼吸机参数：平均气道压 0.98～1.96 kPa（婴幼儿）、1.74～2.45 kPa（大体重儿童），$f_i(O_2)$ 50% 以下，ΔP 1.96～2.94 kPa 以下，仍能维持较好的肺膨胀和氧合。

（3）血气分析结果大致正常。

（4）吸痰操作不会造成氧饱和度比较大的波动。

综上所述，虽然目前已有研究显示 HFOV 在新生儿及儿童呼吸衰竭患儿中具有良好的疗效及安全性，但关于 HFOV 的适应证、最佳应用时机、最佳参数调节等方面仍需大样本的临床随机对照研究。

二、一氧化氮吸入疗法治疗 ARDS

ARDS 的治疗手段众多，一氧化氮（nitric oxide,NO）吸入于 20 世纪后期开始进入 ARDS 临床治疗领域。

（一）NO 特性

NO 是机体内重要的化合物，对人体器官及组织有很重要的生理作用。1980 年，美国科学家 Furchgott 和 Zawadzki 在一项研究中发现了一种小分子物质，这种物质具有使血管平滑肌松弛的作用。1987 年被 Palmer 等命名为血管内皮细胞舒张因子，后来实验证实为 NO。

NO 是一种非胆碱能、非肾上腺素能神经递质，广泛分布于生物体内各组织中，对心脑血管、神经、免疫调节等方面有着十分重要的生物学作用。NO 是一种生物信使分子，极不稳定，分子小，结构简单，常温下为气体，溶于水，具有脂溶性，可快速透过生物膜扩散，生物半衰期仅 3 ~ 5s，其生成依赖于一氧化氮合酶。

NO 以弥散方式通过细胞膜，能迅速渗入气道及肺部血管平滑肌细胞中，并与细胞内可溶性鸟苷酸环化酶结构中的亚铁血红素结合，促使该酶活化，提高细胞环磷鸟苷的水平，从而加强蛋白激酶的活性，促使钙转运泵的磷酸化，使细胞内钙离子被隔离至肌浆网中，成为结合钙离子，降低胞内游离钙离子的浓度，使细胞收缩能力下降；NO 还能活化胞膜上的 Na^+-K^+-ATP 酶，促使气道及血管平滑细胞超级化，使气道及血管平滑肌松弛，从而舒张气道及肺血管[1]。

（二）治疗机制

其治疗机制与 NO 的特性及 ARDS 的病理生理有关。使用 NO 吸入治疗之后，NO 进入通气良好的区域，弥散入肺循环，产生扩张气道和肺循环的作用，从而降低肺血管阻力（pulmonary vascular resistance，PVR）和肺动脉压（pulmonary artery pressure，PAP），增加该肺区血流，改善通气较好的肺泡的通气/血流比例，同时减轻右心后负荷，改善右心功能。而通气较差的肺泡几乎无 NO 进入，因而无血流量增加，其结果是重新分配经肺部的血流量。原通气较差的肺泡的血流量被窃血至通气较好的肺泡周围，整个肺部的通气/ 血流比例趋于合理，氧合效率提高，从而降低所需吸入氧气浓度，提高动脉血氧分压，逆转低氧血症，达到治疗 ARDS 的目的。吸入 NO 由肺泡弥散进入体循环后，立即与红细胞内血红蛋白结合，形成亚硝酸基血红蛋白而失活。亚硝酸基血红蛋白在有氧条件下，被氧化成高铁血红蛋白，后者最终转化为硝酸盐排出体外。因此，NO 无全身血管扩张作用，是一种选择性肺血管扩张剂[2]。

（三）适应证

临床上应用 NO 治疗 ARDS 的适应证包括[1,3]：①严重的 ARDS 患者在通气良好时 p_a（O_2）仍小于 12 kPa[$fi(O_2)$ = 1.0]。②患者对吸入 NO 有反应[$p_a(O_2)/fi(O_2)$升高超过 20%]。③显著右心衰者，MPAP 值大于 3.19kPa，肺血管阻力大。对 NO 无反应者建议反复行反应性测试直至阳性反应，大部分患者可起到有效作用。需要长期吸入 NO 时建议使用最小剂量以避免出现并发症。

（四）临床研究

1991 年 Falke 等首次将 NO 用于 ARDS 患者的治疗，在机械通气条件下吸入 NO（体积分数为 $18×10^{-6}$ 和 $36×10^{-6}$）后，平均肺动脉压明显降低，右心射血分数增加，血氧分压增加，肺内分流降低，而此时体循环压无明显改变。提示 NO 能选择性降低肺动脉压，从而改善肺部气体交换。以后有多个研究评价吸入不同浓度 NO 对肺部氧合和肺动脉压的影响，均发现吸入 NO 数分钟后 $p(O_2)/f_i(O_2)$明显升高，而肺动脉阻力和平均肺动脉压明显降低。并且有研究发现，NO 体积分数为（1～20）$×10^{-6}$ 时肺部氧合改善，而高于 $20×10^{-6}$ 时肺部氧合反而下降。随后进行了多个前瞻性对照研究以观察 NO 吸入对 ARDS 预后的影响，结果均令人失望。多个荟萃分析显示 NO 吸入并没有降低 ARDS 的 28 d 病死率和总病死率，也没有缩短机械通气时间。NO 吸入改善氧合的时间维持很短，通常在使用后的 24h 内。NO 吸入增加肾衰竭的危险[4-8]。

对于 NO 吸入能够改善 ARDS 的肺部氧合，但为什么没能降低 ARDS 的病死率呢？原因可能是多方面的，一个基本的原因是 ARDS 真正死于低氧血症的很少，多器官功能不全是 ARDS 死亡的最常见原因。短时间改善氧合对患者存活无明显影响。而且吸入 NO 改善肺部氧合的同时，也会改变肺血管阻力，而后者的意义可能更重要。吸入 NO 后肺部对其敏感性会增高，但多数对照研究没有使用剂量-效应曲线来修正每天最佳治疗浓度，而是使用相同浓度的 NO。这可能使患者吸入相对过高浓度的 NO，从而产生一系列的不良反应[1]。

（五）治疗中存在的问题

1.高铁血红蛋白（methemoglobinemia ,MetHb）血症

NO 的不良反应之一是 MetHb 血症，因 NO 与 Hb 反应的速度大于 MetHb 还原速度，可能产生 MetHb 血症。当 MetHb 超过一定浓度时会降低血红蛋白的携氧能力。

2.出血

由于 NO 能抑制血小板的激活和聚集，出血问题亦受关注。但荟萃分析显示，NO 吸入浓度低于体积分数 $80×10^{-6}$ 时，并未增加出血、高铁血红蛋白血症的危险。

3.肺血管对 NO 的高反应性问题

临床应用中发现，在 NO 吸入开始治疗的 5 d 内，肺血管对 NO 的反应性随着时间推移而升高，即此期间为高反应期。但随着 NO 使用时间延长敏感性可能降低，提示 NO 治疗时不宜间断使用，而且应在 5～6 d 后停用才稳妥。这与以往出现 NO 反跳现象可能有一定关系。应用 NO 治疗应适时尽早撤药，但不宜突然停止吸入，以免氧指标及肺动脉压反跳恶化。

4.NO 贮存问题

NO 贮存需要专门设备和技术，成本相对高，一定程度上增加了患者的住院费用。

过去的 20 多年，NO 从一种有毒气体转变为重症医学中研究最多的气体之一，初期的研究显示其对 ARDS 患者的治疗作用，但随机对照研究证实，NO 吸入并没有明显改善 ARDS 患者的预后，并且有潜在的危险性。因此 NO 吸入不能作为治疗 ARDS 常规方法推荐。对于顽固性低氧的 ARDS 患者，NO 吸入可作为抢救性治疗的选择。

三、俯卧位通气的适应证及管理

机械通气是 ALI 和 ARDS 的重要治疗方法。随着人们对 ALI/ARDS 病理、病理生理改变及呼吸机

相关性肺损伤认识的深入，机械通气策略发生了显著的转变。俯卧位通气作为一种辅助治疗手段，开始逐渐受到重视。

（一）理论基础

ALI/ARDS 患者肺部表现为弥漫性肺间质水肿，但是肺内的病变并不是均匀一致的。以重力依赖区（在仰卧位时靠近背部的肺区）最重，通气功能极差，而在非重力依赖区（仰卧位时靠近胸部的肺区）的肺泡通气功能基本正常，介于两者之间的部分通气相对正常。基于以上病理特点，俯卧位通气改善氧合的可能机制主要为：①背侧通气改善，肺内通气重分布，通气与血流灌注比值更加匹配。②血流及水肿的重分布。③功能残气量增加。④减少心脏的压迫。另外，俯卧位时局部膈肌运动改变及俯卧位更利于肺内分泌物的引流，可能也是改善氧合的原因之一[9,10]。

（二）适应证

俯卧位通气适用于氧合功能障碍的患者，指征为氧合指数小于 26.66kPa，Murray 评分大于 2.5，$f_i(O_2)$ 大于 60%、肺毛细血管嵌顿压小于 2.40kPa。当患者被确诊 ARDS 时，应立即施行俯卧位通气，以达到最佳的治疗效果。一般病变早期俯卧位通气效果好，当病理改变进入显著纤维化时，即便再应用俯卧位也不会明显改善氧合，因此，临床上一旦 ARDS 病人需要较高吸入氧浓度和/或 PEEP 水平过高时，或者传统方法的机械通气不能改善病人氧合时，应尽早考虑应用俯卧位通气。

研究发现，并不是所有的 ARDS 患者对俯卧位通气有反应，辨别出哪种患者对俯卧位通气治疗反应性较好对临床治疗有重要意义。根据病因将 ARDS 分为肺源性（ARDSp）和肺外源性（ARDSexp），ARDSp 是指病因直接来源于肺本身的病变，如肺炎、吸入性因素所致等；ARDSexp 是指病因间接来源于其他因素，如败血症、胰腺炎等。由于 ARDSp 和 ARDSexp 早期的病理生理学不同，所以它们对俯卧位通气的反应也不同。ARDSp 是以肺部的炎性渗出和实变为主要病变特征的，ARDSexp 是以肺间质和肺泡的水肿、压迫性肺不张为主要病变特征。压迫性肺不张对肺复张治疗方法的反应更好，所以俯卧位通气对改善 ARDSexp 的氧合更有效[9]。

（三）禁忌证

无绝对禁忌证，但以下情况不宜进行俯卧位通气：①并发有严重低血压。②休克、室性或室上性心律失常等血流动力学不稳定的状况。③颅脑外伤（升高颅内压）。④存在颜面部创伤。⑤有未处理的不稳定骨折。⑥近期有过腹部手术、结肠造口术、脊柱损伤、骨科手术等[11,12]。

（四）管理

俯卧位通气虽然方法简单，但由于患者病情危重，若没有特殊的翻身床，增加了实际操作的难度。操作前应首先对患者情况进行全面评估，包括原发病、意识状态、血流动力学和氧合状态、局部伤口和皮肤情况，排除俯卧位通气治疗的禁忌证。清醒患者应向其说明翻身的必要性、翻身的程序以及可能出现的不适感，取得患者的理解、合作。

一旦患者位于俯卧位，必须给予一些常规护理措施以减少潜在的并发症。合适的部位支撑和身体呈一直线以预防皮肤受损并减少神经、关节并发症和眼部损伤。枕头或泡沫支撑物用以避免颈椎过伸或过屈。应避免全身重量集中于骨隆起部位和腹部悬空时的背部弓起。为防止足下垂发生可能要求进行大腿支撑以避免肢体旋转或跟腱挛缩，可以在胫前放置枕头使膝关节放松并使足踝保持 90°。

为保证治疗效果，减少患者不适，需充分镇静与适当约束。可以采取适当的肢体约束和药物镇静，根据具体情况适当给予镇静和（或）肌松剂，但必须加强监测和护理，保障患者安全。

实施俯卧位通气前后要充分吸除气管内分泌物，由于体位引流作用，俯卧位通气时呼吸道分泌物会增加，给吸痰操作带来困难。所以保持呼吸道通畅甚为重要。可于俯卧位时充分拍背，或使用振动排痰机，使痰液松动，促使气体分布均匀，加强气体交换，同时注意气道湿化和雾化，定时开放呼吸机湿化雾化装置，促进痰液排出。

维持俯卧位的时间长短不一，从 30 min 至 20 h 不等，平均在 6 ~ 12 h。医务人员需根据患者对治疗的反应来决定是否和何时恢复仰卧位。患者恢复仰卧位后的反应有助于轮换计划的制定。如果患者恢复仰卧位后保持反应良好，则可予侧卧位治疗 6 ~ 12 h 或至氧合开始下降，此时可再次换成俯卧位。对那些恢复仰卧位后很快就失去氧合优势的患者，在给予必要的护理治疗后，尽快恢复俯卧位。按序轮换体位是必需的，可以减少相关并发症。

尽管有很多研究显示严重低氧血症患者采用俯卧位显著改善了氧合功能，但最近一些研究显示 ARDS 患者进行俯卧位通气并不能提高存活率[10,13]。

四、机械通气中的镇静镇痛治疗策略

危重患儿疾病本身常引发应激反应，机械通气及频繁的检查和吸痰、取血等治疗操作使意识清楚的患儿处于焦虑、恐惧和疼痛状态，上述不良刺激会导致过度应激反应，直接影响危重患儿的预后。镇静镇痛治疗已成为 ICU 患者，尤其是机械通气患者综合治疗中不可缺少的部分。由于小儿不会表达或不能确切表达，致使掌握镇静镇痛程度较为困难。如何使危重患儿在舒适无痛状态下接受治疗，一直是医务人员面临的挑战之一。

（一）镇静镇痛的必要性

过度应激反应是包括血流动力学、神经、代谢、内分泌等多系统参与的综合性反应，可导致心率加快、血压升高、氧耗量增加、体重下降、血凝增高及机械通气时人机对抗等，直接影响治疗效果。适宜镇静镇痛可减少患儿的痛苦和躁动，有利于机械通气时人机合拍，改善氧合，减少氧耗，减轻应激反应，从而改善患儿预后。

（二）中西方对焦虑和疼痛认识的差异

已有研究证明，对伤害性刺激的感受系统并不是出生后才建立的，在出生前的 6 个月内已逐步形成。因此，新生儿包括早产儿出生时就能感知伤害性刺激信号，并引发多种生理学和行为学反应。疼痛对新生儿可造成一系列近期和远期不良影响。近期影响包括代谢增加、心血管功能不稳定、灌注减少、呼吸、免疫功能改变、耗氧增加、病情恢复慢等；远期影响有发育迟缓、中枢神经系统的永久损伤以及情感紊乱；反复疼痛刺激可损害新生儿神经细胞的发育，引起一系列行为改变如焦虑、注意力不集中、活动过度或紊乱等，这些对患儿以后的社会交流、行为和自我调节能力发育造成不良影响。 因此，在新生儿期实施镇静镇痛治疗是非常必要的。有研究发现，在儿科 ICU 接受了过多侵入性检查和治疗的儿童，在受伤后产生的应激反应格外强烈，而且对治疗也表现出夸大的恐惧反应。国外有调查表明，离开 ICU 的病人中，约 50%对其在 ICU 中的经历留有痛苦的记忆，约 70%以上的患者住 ICU 期间存在着焦虑和躁动。重症患儿过度应激反应会使病情恶化并增加病死率。

基于以上认识，发达国家非常重视临床舒适性医疗策略，镇静镇痛治疗早已成为儿科 ICU 综合治疗中不可或缺的部分。舒适性医疗策略包括药物治疗和非药物治疗两部分。在镇静和镇痛药物治疗之前，应尽量明确使患者产生焦虑躁动及疼痛等症状的原因，采用各种非药物手段包括：环境、心理、物理疗法等祛除或减轻一切可能的影响因素。疼痛和焦虑评估也是 ICU 医生或护士的常规工作之一。

而国内传统观念认为，新生儿和小婴儿神经系统发育不健全，不能感觉和记忆疼痛，不懂得合作，烦躁、哭闹不可避免，不必使用镇静镇痛治疗。故国内儿科 ICU 的镇痛镇静治疗处于相对滞后状态，对儿童疼痛的忽视是普遍存在的问题。主要原因有：①医护人员对疼痛相关知识缺乏。②对焦虑和疼痛的评估方法了解甚少，很少对患儿进行焦虑、疼痛评分和监测。③过多顾虑镇静、镇痛剂的不良反应。

（三）镇静镇痛的目的

重症患儿镇静镇痛治疗的主要目的[14]是：①使身体不适和疼痛最小化，尽量消除或减轻患者的疼痛及躯体不适感，减少不良刺激及交感神经系统过度兴奋。②控制焦虑，使心理性创伤最小化，帮助和改善患者睡眠，诱导遗忘，减少或消除患者在治疗期间病痛的记忆。③控制行为和/或运动使各种操作安全完成，减轻或消除患者焦虑、躁动甚至谵妄，防止患者的无意识行为，例如挣扎干扰治疗，减少意外脱管，保护患者的生命安全。④降低患者的代谢速率，减少氧消耗和氧需求，使机体组织氧耗的需求变化尽可能适应受到损害的氧输送状态，并减轻各器官的代谢负担。⑤促进患儿痊愈，从而安全撤除医疗监护。

（四）镇静评估

1.Ramsay 评分

如表 12-4-1 所示。该量表的优势是可在床边操作、易于反复评估，已广泛用于成人及儿童危重患者镇静评估及镇静操作过程中评估。研究认为 Ramsay 镇静评分与其他临床评估量表相关性好，目前已成为衡量其他评估手段是否准确有效的标准。

表 12-4-1　Ramsay 评分

分值	状态	临床症状
1	清醒	焦虑、躁动不安
2	清醒	合作、定向力好
3	嗜睡	只对指令有反应
4	睡眠	轻叩其眉间反应敏捷或压眶反应活跃
5	睡眠	轻叩其眉间反应迟钝或压眶反应迟钝
6	深睡或麻醉	轻叩其眉间或大的听觉刺激均无反应

2.Comfort 评分

1992 年由 Ambuel Comfort 设计提出，由 8 个项目组成，每 1 个项目 1 ~ 5 分，共 40 分，是一种镇静镇痛的综合评分方法，经儿科临床检证有较高的可靠性。主要用于评估机械通气患儿的应激水平。已有研究证实，Comfort 评分对各年龄段及各个神经发育阶段的患儿均适用。是目前美国 PICU 应用最广泛的评分方法。荷兰 Erasmus MC-Sophia 儿童医院 Dijk 等对 Comfort 量表进行修改后推出了 Comfort B 量表，该量表不仅能够评估患儿意识水平，而且能够测量包括躁动、面部表情、肌张力等在内的指标。这些指标均能够反映接受镇静治疗患儿在 ICU 的耐受性，且适用于对 ICU 接受机械通气、无法用语言表达的患者进行镇静评估。

3.镇静深度的客观评估

大量研究证实，脑电波形变化与镇静深度相关。在轻度麻醉状态下，α 波形占优势，β 波形减弱，而 δ 和 θ 波形在睡眠时及深度麻醉时开始出现。当出现过度镇静时，可见持续 δ 电活动。已有多个评价系统应用脑皮层电活动分析及对脑电图信号进行处理来评估镇静深度；以脑电双频指数（bispectral index,BIS）、中潜听觉诱发电位（Mid-latency auditory evoked potentials ,MLAEPs）、病人状态指数（patient state index, PSI）、脑状态监护仪（cerebral state monitor,CSM）等最常用。所有这些方法均对病人意识状态提供了持续和量化的监测。

（五）疼痛评估

疼痛是一种主观感受，目前尚缺乏公认的客观评分标准。目前常用以下三类方法。

1.自我评估

视觉模拟评分法（visual analogue scale, VAS）：在纸上划一条直线，通常以 10cm 或 100mm 标记（如图 12-4-1），线的一端为没有疼痛，另一端为剧痛，让患儿根据疼痛强度标定相应的位置。此方法适用于学龄期神志清楚、可以配合的儿童。但该方法易受患儿语言发育程度、认知水平等因素影响，在患儿不能对问题做出反应时难以进行。

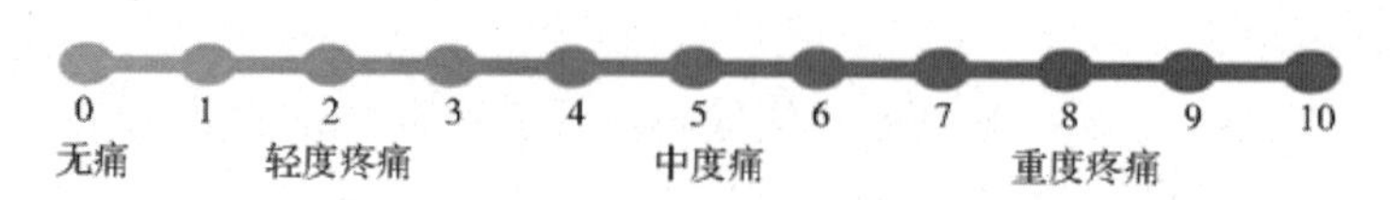

图 12-4-1　视觉模拟评分法

2.面部表情评估

脸谱疼痛评分法适用于婴幼儿（如图 12-4-2）；改良面部表情评分法适用于学龄儿童和青少年（如图 12-4-3）。

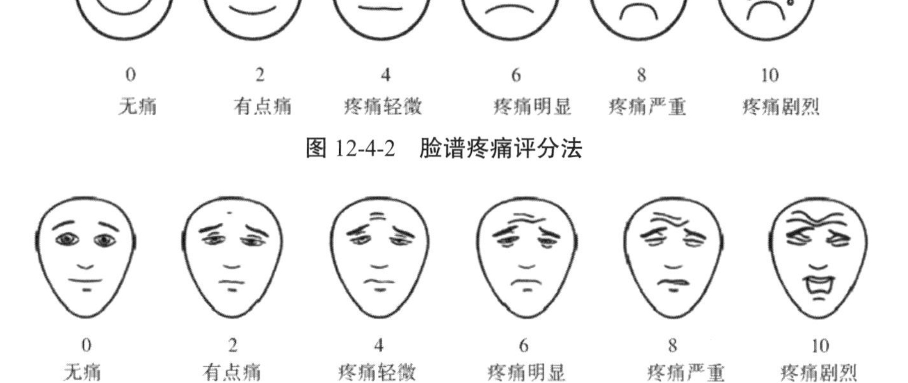

图 12-4-2　脸谱疼痛评分法

图 12-4-3　改良面部表情评分法

3.行为学（包括生理学）评估

此类方法不需要患儿主动参与，根据疼痛相关行为学表现或根据患儿照顾者所提供的疼痛相关行为叙述进行评估。适用于婴幼儿或有交流困难的患儿。根据血压、哭闹程度、运动、烦躁情况及语言或形体语言进行疼痛评估，每个指标分为 0,1,2 三级，若各项积分之和达到或超过 6，就需要镇痛治疗。其他还有哭泣、氧饱和度需求、生命体征改善、表情、缺乏睡眠（CRIES）评分等。

临床所需达到的镇静镇痛深度和维持时间，应以根据患儿基础疾病、心肺脑的功能状态、疼痛和应激的严重程度决定。多数学者认为，“睡眠但容易唤醒状态”可能是 ICU 患者比较理想的镇静深度。

客观疼痛评分法（objective pain scale ,OPS），如表 12-4-2 所示。

表 12-4-2　客观疼痛评分法

观察指标	标准	分数
血压	升高小于 10%术前	0
	升高 10%～20%术前	1
	升高 20%～30%术前	2
哭闹	无	0
	哭对疼爱有反应	1
	哭对疼爱无反应	2
运动	安静	0
	不停地动	1
	折腾（乱蹦乱跳）	2
烦躁	睡眠或安静	0
	轻度烦躁	1
	歇斯底里	2
语言或形体语言	睡眠或述无痛	0
	轻度疼，不能定位	1
	中度疼，能定位（指或说）	2

（六）ICU 常用镇静镇痛技术

1.非药物治疗[15]

非药物治疗包括改善病房环境、看卡通片、听音乐、与双亲交流、计数及催眠等。

2.持续镇静

咪达唑仑是儿童机械通气患者持续镇静的首选药物，对健康儿童极少引起心血管不良反应，但当患儿血流动力学不稳定时，使用负荷量后可能出现收缩压降低。近年越来越多的PICU使用异丙酚镇静，应注意儿童患者应用异丙酚后可能出现神经系统并发症，包括视锥细胞外系反应、肌阵挛和惊厥大发作等。美国FDA警告丙泊酚禁用于儿童长时间镇静。

3.持续静脉输注阿片类药物

持续静脉输注阿片类药物是ICU最常用的镇痛镇静方法，阿片类药物包括吗啡、芬太尼、舒芬太尼等。首选吗啡，其临床作用与剂量有关，小剂量镇痛，大剂量同时有镇痛、镇静及催眠作用。阿片类药物不影响记忆，若需要记忆剥夺，则需与咪唑安定等合用。需根据镇痛效果的评估不断调整用药剂量。

（七）镇静镇痛的风险及防范

1.常见意外

重症患儿使用镇静或镇痛剂有一定危险，如引起低通气、窒息、气管梗阻和心肺功能障碍等，以呼吸抑制、气管梗阻、窒息最常见。首发异常80%表现在呼吸系统，因此经皮肤氧饱和度监测是一项简便有效的方法。

2.镇静不足和过度

镇静不足会导致焦虑、躁狂。若机械通气患者焦虑不安，大多是因呼吸机与患者之间不协调引起。在加强镇静镇痛前，应首先优化通气方式。大部分完全控制通气患者只需轻度镇静就能较好的耐受呼吸支持。在机械通气的基础上，保留患者的自主呼吸能更有效的改善肺部气体交换。非完全控制通气不应过分抑制呼吸运动，应根据需要谨慎、个体化用药。相反，对于呼吸困难者可用阿片类药物减弱过强的呼吸运动，以加强患者与呼吸机之间的配合。危重患者的镇静程度可经常变化，需结合不同情况和治疗要求调整。镇静过度会引起患者意识障碍延长，机械通气持续时间延长并导致通气相关性肺炎，因而住ICU的时间延长，费用增加。长时间深度镇静存在药物蓄积和过量危险。Hynes等认为每日间断镇静药物输注是机械通气患者镇静镇痛的最优化策略。

3.耐药性和药物依赖

耐药性和药物依赖是长时间镇痛镇静患儿治疗中面临的两个主要问题。耐药性即随用药时间延长，为维持同样效果需不断增加药量。耐药性与受体发生细胞水平的变化有关。当大剂量给药或持续给药时，耐药性产生更快。

药物依赖指减量过快或突然停药时患者出现戒断综合征的表现。苯二氮卓类和阿片类药物的戒断综合征表现相似，如乏力、震颤、呼吸急促、心动过速、高热、呕吐、腹泻，新生儿和婴儿还有高声尖叫等。为明确药物依赖性，首先需迅速识别撤药症状，并需与具有相似临床表现的疾病进行鉴别，如中枢神经系统感染、精神疾病、代谢异常、缺氧、心动过速等。

缓慢减药是预防药物依赖的关键。若患儿接受镇静镇痛剂治疗时间短于5 d，可迅速减量，每6～8h减10%～15%。若用药时间较长，减药时间需持续2～4周。戒断综合征的特殊治疗主要取决于所用药物。阿片类药物所致戒断综合征常用美沙酮。

（八）监测

机械通气患儿接受镇静镇痛治疗有一定风险，监测和反复评估是安全有效用药的保证。儿科ICU具备儿童的监测、抢救设备和训练有素的医务人员，可以避免镇静镇痛的危险发生，且一旦发生可给予恰当治疗，在儿科ICU实施有效的镇静镇痛是安全的也是必要的。

（曾健生　张欣　王颖　钱素云）

参考文献

[1] Aranda M，Pearl R G.Inhaled nitric oxide and pulmonary vasoreactivity[J].Clin Monit，2000(16)：393-401.
[2] Gerlach H，Keh D，Semmerow A，et al. Dose-response characteristics during long-term inhalation of nitric oxide in patients with severe acute respiratory distress syndrome[J].Am J Respir Crit Care Med，2003(167)：1008-1015.
[3] Afshari A，Brok J，Møller A M，et al.Inhaled nitric oxide for acute respiratory distress syndrome （ARDS） and acute lung injury in children and adults[J]. Anesth Analg，2011(112)：1411-1421.
[4] Adhikari N K，Burns K E，Friedrich J O，et al. Effect of nitric oxide on oxygenation and mortality in acute lung injury: systematic review and meta-analysis[J]. BMJ，2007(334)：779.
[5] Ibrahim T S，El-Mohamady H S. Inhaled nitric oxide and prone position: how far they can improve oxygenation in pediatric patients with acute respiratory distress syndrome? [J].Med Sci，2007(7)：390-395.
[6] Taylor R W，Zimmerman J L，Dellinger R P，et al. Inhaled nitric oxide in ARDS Study group. Low-dose inhaled nitric oxide in patients with acute lung injury: a randomized controlled trial[J].JAMA，2004(291)：1603-1609.
[7] Dobyns E L，Anas N G，Fortenberry J D，et al. Interactive effects of high-frequency oscillatory ventilation and inhaled nitric oxide in acute hypoxemic respiratory failure in pediatrics[J].Crit Care Med，2002(30)：2425-2429.
[8] Sokol J，Jacobs S E，Bohn D. Inhaled nitric oxide for acute hypoxic respiratory failure in children and adults: a metaanalysis[J]. Anesth Analg，2003(97)：989-998.
[9] Dickinson S，Park P K，Napolitano L M. Prone-positioning therapy in ARDS[J]. Crit Care Clin, 2011，27（3）：511-523.
[10] Roche-Campo F，Aguirre-Bermeo H，Mancebo J.Prone positioning in acute respiratory distress syndrome （ARDS）: when and how? [J].Presse Med，2011，40（12 Part 2）：e585 ~ e594.
[11] Romero C M，Cornejo R A，Galvez L R，et al. Extended prone position ventilation in severe acute respiratory distress syndrome: a pilot feasibility study[J].Crit Care，2009，24（1）：81-88.
[12] Fernandez R，Trenchs X，Klamburg J，et al. Prone positioning in acute respiratory distress syndrome: a multicenter randomized clinical trial[J].Intensive Care Med，2008，34（8）：1487-1491.
[13] Fessler H E，Talmor D S. Should prone positioning be routinely used for lung protection during mechanical ventilation? [J].Respir Care，2010，55（1）：88-99.
[14] 钱素云.重视并规范重症患儿的镇静镇痛治疗[J].中华儿科杂志，2012 年，50（9）：645-648.
[15] Johnston C C，Rennick J E，Filion F，et al. Maternal touch and talk for invasive procedures in infants and toddlers in the pediatric intensive care unit [J].Pediatr Nurs，2012，27(2)：144-153.

第五节　急性中毒诊治进展

一、流行病学

急性中毒的流行病学见文献[1-6]。

急性中毒是引起儿童伤害的重要原因之一。在儿童的各年龄段均可发生，不仅严重威胁儿童的生命健康，甚至导致儿童过早死亡，造成人群期望寿命缩短。世界卫生组织（World Health Organization，WHO）第 56 次世界卫生大会的报告指出，每年大约有 5 万名从出生到 14 岁的儿童死于意外中毒。儿童急性中毒是急诊科和儿童重症监护病房 （PICU）常见急重症之一。从 2000 年至今，欧洲儿童急性中毒的发生率一直在增长，并被认为是儿童住院最重要的原因之一。罗马尼亚 2006 ~ 2007 年 PICU 中毒病例占总住院病例的 2.24%。突尼斯 1998 ~ 2007 年在三级医院 PICU 中，严重急性中毒病例占总住院病例的 3%。国内上海儿童医学中心 2000 ~ 2002 年 PICU 中毒病例占同期收治患儿总数 3.27%。北京儿童医院 2008 ~ 2010 年 PICU 中毒病例占同期收治患儿的 4.9%。

2005 年世界卫生组织网站公布 50 个国家和地区 15 岁以下儿童死亡数据，1～4 岁儿童意外伤害和中毒病死率较低的国家有意大利、英国、新加坡、瑞典和荷兰，其中意大利最低，2001 年为 3.74/10 万。5～14 岁儿童意外伤害和中毒病死率较低的国家有挪威、英国、新加坡、荷兰和瑞典，其中瑞典最低，2001 年为 2.91/10 万。中国农村 1～4 岁儿童意外伤害和中毒病死率 32.01/10 万，居世界第 4 位；中国城市 1～4 岁儿童意外伤害和中毒病死率 12.79/10 万，居世界第 26 位。中国城市 5～14 岁儿童意外伤害和中毒病死率 10.85/10 万，居世界第 20 位。

美国 2008 年中毒控制中心协会关于国家中毒数据系统第 26 届年会报道中指出，急性中毒患者中 1～2 岁者占 33.49%，女性略多于男性；95.58%的毒物接触发生在家中；经消化道摄入者占 77.7%。大多数发达国家儿童中毒以家庭化学制剂以及药物(如阿司匹林、镇静药物、抗精神药物等)中毒为主。

全国伤害监测系统(National Injury Surveil-lance System,NISS）2006 至 2008 年监测数据分析提示，在伤害原因中中毒居第 6 位，中毒类型依次为酒精中毒、药物中毒、农药中毒、一氧化碳中毒。药物中毒和农药中毒 0～4 岁年龄组最高；有毒食物中毒 5～14 岁组最高；一氧化碳中毒 5～14 岁组明显高于其他年龄组。男性多于女性。我国农村儿童中毒发生率明显高于城市。

有研究分析了 1994～2006 年我国国内发表的 62 篇有关儿童急性中毒的流行病学文献资料。文献来自国内 23 个省份，报告了 9 335 病例。结果显示：我国儿童急性中毒男女比例为 1.46∶1，患儿年龄集中在 1～3 岁组（占 36.03%），4～6 岁组（占 34.51%）。城乡比例为 1∶1.95。中毒毒物以农药、药物、灭鼠药为主（占 73.03%）。中毒途径以消化道为主，主要是误服误食。中毒死亡率 4.38%。国内文献报道中毒的病死率在 4%～5%。2008～2010 年北京儿童医院 PICU 中毒死亡率为 3.94%。

毒性物质的分类在国内外尚无统一标准。国际上通常分为除草剂和杀虫剂、有毒气体（如一氧化碳和一氧化氮）、化学品（如酸性或碱性化学品）、临床药品、其他未知毒物等 5 大类。国内一般分为化学品、药物、农药、食物、有毒动植物、混合毒物等 6 大类。

二、发病相关因素

（一）自身因素

儿童心理处于发育成长期，他们无知好奇，缺少分辨能力，喜欢用口探索多姿多彩的世界，同时无防范中毒伤害的经验和能力，易将有害物质当成食品或饮料误服，造成致命的中毒。

北京儿童医院 PICU 急性中毒病例中非意外中毒占 17.3%，主要发生在学龄期和青春期。因为此阶段的儿童处于神经内分泌调节功能不稳定期，一旦学习、生活中遇到挫折或与家人发生争执时不能正确面对，易发生轻生自杀行为。

（二）社会家庭因素

国外研究显示，儿童意外伤害与贫穷、缺少对儿童的看护及整个社会的支持不足密切相关，而这些因素又互相关联。

家庭是影响儿童中毒发生的另一重要因素。儿童意外中毒与父母文化程度、年龄、家庭关系、失业等密切关联。父母自杀或父母患精神类疾病时，更容易出现儿童意外中毒。在欧洲这种情况被称为“家庭疾病”或“被忽视和虐待儿童”综合征。有报道家居安全教育和完善的安全设备对预防儿童急性中毒非常重要，但对儿童中毒发生率的影响仍不清楚。

我国农村地区儿童意外伤害和中毒的病死率在世界 50 个国家范围内处于高水平。农村儿童发生中毒的概率高于城市儿童，主要因素是农村地区对儿童意外中毒的防治宣传力度不够、父母文化水平低、安全意识薄弱、经济来源差、监护人忽视对孩子的看护与教育。国内有研究报道，影响农村儿童中毒事件发生的危险因素为学校无健康教育课程、父母或监护人缺少中毒知识、热水器安装在洗澡房内、缺乏儿科医生指导用药、喷洒农药后不消毒工作服、隔辈老人作为监护人、洗澡房内无通风装置等。

（三）毒物、药品管理因素

儿童每天都处于大量有毒物质暴露的环境中，生活中的各种有毒化学品和药品随处可见[7-8]，例如家用清洁剂、杀虫剂、擦鞋油、各种精神类药物等，误服即可造成中毒。即使正常口服药，用量不当也可能造成中毒。对各类药物或毒物的有效管理是减少儿童中毒发生的重要因素。

近年来，美国联邦政府调查发现多数儿科门诊药品不良事件的主要原因是家长用药错误，50%以上的家长使用药杯计量液体药品时会发生药物过量。这些发现具有重大的公共健康和政策影响，说明家长利用自己掌握的用药常识给患儿服药，没有严格按照儿童用药剂量和医嘱等，可出现用药过量导致的中毒反应。家长要认真看药品说明书，用药前向药师或医师详细咨询；使用药品注射器取量液体药品；每次用药前在光线明亮处检查剂量；每天多次服用药物可按照时间顺序用图表或标签标识；对年长儿童要教授安全用药常识；药物过量时及时就医。

此外还存在医源性药物中毒、假药的使用等。国外报道应警惕二甘醇作为非法药物添加剂造成儿童药物中毒。

针对药物或毒物，应有相应的包装法规，盛放药物的瓶子使用安全瓶盖，严格管理农药等对儿童中毒的预防有重要作用。

儿童中毒与家庭因素关系密切，目前国内缺乏对父母或监护人文化程度、家庭关系、父母亲安全意识等方面的调查。今后应重视儿童流行病学资料的全面收集，可对儿童中毒的防治提供参考。

三、诊治进展

影响急性中毒预后的主要因素除了毒物本身的毒性外，还与摄入的剂量、就诊时间、是否早期使用特效解毒剂和早期采取血液净化治疗相关。因此需强调时间就是生命的观念，同样的救治措施在不同时间段内采用所得到的救治效果和结局可有所不同，要把握好救治的时效性，即在发生某种毒物急性中毒救治时间窗内采取相应救治措施，使患者在单位时间内达到最佳临床救治效果。急性中毒救治的时效性贯穿在从现场急救到急诊室的整个过程，也包括快速清除毒物的各种方式和药物的使用[9-10]。

（一）疑似病例的临床资料收集

儿童中毒常起病隐匿、家属提供病史不详、毒物接触史不明确、临床缺乏特异性或与其他疾病表现相似而易致误诊。疑似中毒的情况：起病急，病情进展快；病前无感染征象；集体同时或先后发病；病因不清，诊断困难，其他疾病无法解释患儿的症状或体征；周围环境有导致中毒可能；有自杀动机或自杀史；家长曾训斥患儿。对于疑似中毒者，应仔细询问病史，逐一询问相关目击者。详细询问病前饮食、家中所存的毒物及药物情况、了解中毒时间、途径、症状等。

全面体格检查，仔细评估生命体征对于儿童急性中毒的救治至关重要。体检时首先按照儿科高级生命支持的方法评估呼吸道状况、呼吸及循环情况，及时发现威胁生命的危急情况并做相应抢救处理。

（二）毒物鉴定

尽快收集疑似中毒患儿的呕吐物、排泄物、残存毒物、血标本进行毒物鉴定，多能快速确定毒物的特性及名称。毒物检测在20世纪80年代以前对体内或体液中化学毒物的检测方法主要有浸渍纸色谱法、气相色谱法、薄层扫描法、微量结晶法、薄层层析法、比色法、紫外分光光度法和红外光谱法等。这些方法存在分离不完全、测量误差大、灵敏度不高、操作繁琐或样品需要量大、预处理繁琐等缺陷。近年来快速发展的基因学方法、DNA芯片、PCR（polymerase chain reaction)生物芯片、细胞芯片等技术以及微流检测仪等是兼有快速、方便、敏感及准确的监测技术和设备。

（三）中毒严重度评分

各种化学物由于其理化特性不一，对人体损害的靶器官也不尽相同。对中毒患者脏器功能损害的动态监测和正确评估不但有利于对急性中毒患者的抢救救治，且对推断中毒的毒物种类可提供有益的帮助。1994 年起，国际上开始通用中毒严重度评分（poisoning severity score,PSS）对中毒患者进行评估，PSS 由欧洲中毒中心和毒理学家协会（European asso-ciation of poisons centres and clinical toxicologists,EAPCCT）于 1990 提出，并经过多次验证和修改，于 1994 年定稿。该评分系统详细制定了各系统症状和体征的评分标准，并根据该标准选择最严重的指标作为中毒严重度的分级依据，分为 0（正常），1（轻度），2（中度），3（重度），4（死亡）。该评分系统只考虑中毒引起的症状和体征，不考虑毒物的种类和剂量，因此适用于各类毒物引起的中毒，记分方法简单、直观，经过国际上多中心验证、修正，已经被广泛接受和采用。

（四）治疗进展

由于中毒种类的多样化和复杂化，更多的治疗措施和手段被应用。

1.解毒药物

至今为止，有明确解毒剂治疗的毒物仅几十种。但目前国内临床医务人员在使用解毒药物过程中仍不同程度地存在以下问题：①使用时机不当。②剂量选择不准确。③针对的毒物有误。④联合抗毒应用不够。临床上可因解毒药物使用不当导致患者死亡，特别是在有机磷农药中毒的救治中更为突出。因此，如何及时合理使用解毒药物，应引起临床医生的高度关注。此外，部分解毒药物因平时用量小，在许多医院不能及时获得，也是延误治疗时机的因素之一，应引起相关部门重视。

根据解毒剂（包括耦合剂）作用机制，目前已逐步应用于临床的解毒剂有如下几类：①降低毒物生物利用度：活性炭、硫酸镁、普鲁士蓝、钙盐。②使毒物在机体细胞内重新分布：羟钴胺素、地高辛抗体（Fab）。③促使毒物原型排出：乙二胺四乙酸(EDTA)，二巯丙醇，二巯基丁二酸(DMSA)，去铁胺。④使激活的代谢减慢：如乙醇，4-甲基吡嗪。⑤使灭活的代谢加快：N-乙酰基半胱氨酸，硫代硫酸钠。⑥使毒物从它的受体移开：如纳洛酮、安易醒、阿托品、β-阻滞剂、拟β-受体激动剂。⑦使毒物-受体联接短路：如胰高血糖素。⑧应用于一氧化碳、氰化物、硫化氢、光气、二氧化碳中毒等的高压氧。

2.重视生命支持技术在中毒紧急抢救中的应用

急性中毒更具突发性、群体性、快速性和高度致命性等特点。对于重症中毒，仍然是临床救治的难点，患者死亡率高。对严重中毒发生呼吸心跳骤停者立即进行心肺复苏；对严重上气道梗阻、喉痉挛、呼吸肌麻痹、肺水肿发生呼吸衰竭者以及昏迷患儿，需要保持呼吸道通畅，及时给予经鼻持续气道正压通气或行气管内插管和机械通气。

3.血液净化治疗

自 1955 年 Schreiner 首次报道用血液透析治疗水杨酸中毒患者以来，血液净化已经过 50 多年的发展。该疗法可有效清除患者体内有毒物质，促进已吸收毒物从体内排出，已成为急性中毒救治的重要手段，明显降低重症中毒患者的病死率[11]。

急性中毒后 3 h 内是进行血液净化的最佳时机，此时血液中毒物（药物）浓度达到最高峰，在 12 h 后再进行治疗则效果较差。因此对于昏迷状态的中毒患儿，即使服用毒物（药物）的种类及剂量不明，为了争取时间，也应尽早进行血液净化治疗。临床上血液净化用于中毒救治的时机可根据 Winchester 制定的标准：①无论处于何种治疗环境，全身状态进行性恶化时。②呼吸抑制、低体温、低血压等，有脑干功能低下表现。③肺炎或脓毒症，或伴有昏迷，或表现为阻塞性肺疾病并发症，存在高危性基础疾病时。④肝、心、肾衰竭等，药物或毒物的通常排泄路径障碍时。⑤已知的代谢产物发挥毒性作用，或有延迟发生毒性作用的药物或毒物时。⑥有可能比肝脏、肾脏的代谢及排泄更快速度清除的药物或毒物时。

4.百草枯（parqual,PQ）中毒

PQ 中毒[12]至今尚无特效解毒剂，也没有特效螯合剂可以结合血液组织中的 PQ，所以治疗总体效果不理想。可采取的措施主要有减少吸收和促进排出；抑制炎症反应，减轻 PQ 诱导的组织损伤和过氧化作用。

尽早血液净化治疗能有效清除患者体内的百草枯，改善内环境，避免或减少组织器官的损害，但实施血液净化之前，进入患者肺组织及重要器官的 PQ 已达致死量时，血液净化并不能有效改善患者的预后。激素和免疫抑制剂糖皮质激素在 PQ 中毒治疗中具有重要作用，可维持肺泡上皮细胞的完整性及肺表面活性物质的活性；抑制炎性细胞活性及细胞因子的释放，抑制粒细胞和巨噬细胞释放氧自由基，从而抑制肺损伤和肺纤维化；通过减少粒细胞聚集到炎症损伤区，降低胶原活性和抑制肺泡Ⅱ型上皮细胞的增殖，改善呼吸功能，抑制肺组织重构，较好地稳定肺功能；糖皮质激素还可减少细胞摄取 PQ，并促进 PQ 的排出。常用甲泼尼龙、氢化可的松或地塞米松冲击治疗。近年有研究显示，糖皮质激素联合环磷酰胺可减轻肺水肿和阻断肺纤维化，改善呼吸功能和提高中、重度 PQ 中毒患者的存活率。

目前对使用抗氧化剂降低 PQ 的毒性仍存在争议。

一般认为供氧可使氧自由基生成增多而加重组织损伤，故不主张氧疗。当肺损伤严重，$p_a(O_2)$小于 5.33kPa 或发生 ARDS 时，可予适当氧疗，必要时建立人工气道，进行正压机械通气。PQ 中毒晚期已发生肺纤维化的患者，肺移植是唯一可行的治疗方法。

应用 PQ 抗体拮抗剂普萘洛尔（心得安）、PQ 抗体、抗转化生长因子-B 抗体、放射治疗、一氧化氮吸入、胃肠道注入乙醇等方法的疗效有待进一步研究。

总之，临床医生处理急性中毒患儿不要仅仅停留在催吐、洗胃、导泻、补液、利尿的传统治疗方法上，需要尽快明确中毒物质，及时使用解毒药物或方法，更新中毒救治的观念，积极利用先进技术，早诊断、早治疗。加强各级医疗保健机构的转运协调能力，一旦发生意外中毒，能及时转运至有救治条件的医院，才能有效降低中毒的病死率和避免严重的并发症。

（蒋迎佳　钱素云）

参考文献

[1] 蒋炜，吴春眉，邓晓，等.2006～2008 年全国伤害监测中毒病例分布特征分析[J].中华流行病学杂志，2010，31(9)：1009-1012.

[2] Bronstein A C，Spyker D A，Cantilena L R J，et al.2008Annual report of the American association of poison control centers' national poison data system（NPDS）:26th Annual Report[C].Clin Toxicol（Phila），2009，47(10)：911-1084.

[3] 李玮，陈兴，侯天文，等.我国儿童急性中毒临床流行病学现状:1994 年至 2006 年发表论文的荟萃分析[J].实用医技，2008，15（26）：3503-3505.

[4] 陆一鸣，盛慧球.我国急性中毒的现状分析及其专业发展特点[J].中华急诊医学，2010，19（4）：341-343.

[5] 蒋迎佳，钱素云. PICU 中儿童中毒病例相关因素分析及干预[J].实用儿科临床，2012，27（6）：418-420.

[6] 杨莉，李海，李春灵，等.农村地区儿童意外中毒病例-对照研究[J].中国公共卫生，2007，23（11）：1293-1295.

[7] Yin H S，Mendelsohn A L，Wolf M S，et al. Parent's　medication administration errors: role of Dosing instruments and healthliteracy[J]. Arch Pediatr Adolesc Med.2010，164(2)：181-186.

[8] Moreno M A，Furtner F，Frederick P.Rivara.Medication safety for children[J]. Arch Pediatr Adolesc Med.2010，164(2)：208.

[9] 喻文亮.不明原因中毒的诊断步骤与初期救治[J].中国小儿急救医学，2010，17(4)：304-307.

[10] 钱素云.小儿急性中毒的特点和诊治进展[J].中国小儿急救医学，2010，17(4)：289-291.

[11] 许煊，陈贤楠.血液净化在急性中毒治疗中的作用[J].中国小儿急救医学，2010，17（4）：308-311.

[12] 付丹，何颜霞.百草枯中毒[J].中国小儿急救医学，2010，17(4)：296-299.

第十三章　遗传病的诊治进展

第一节　遗传病的概念和表观遗传学

临床医生是基因诊断和基因治疗的直接实施者，要求对疾病基因和分析方法有一定程度的了解。可以说，谁对掌握该领域的知识更全面，理解更深刻，谁就能够在治疗上更有针对性，对预后判断更精确，对高危人群风险预测和家庭成员的遗传咨询更准确。

首先应该清楚以下三个概念：

1.遗传病

遗传病（hereditary disease）是通过亲代传递给下一代的表现相似的疾病。判断依据:①先证者的亲属较一般群体高。②同卵双生子发病一致率较异卵双生子高。③隐性病患者中父母近亲结婚者多。④共同生活的非近亲者不发病。⑤到一定年龄，在无诱因情况下逐渐发病。⑥家族及群体内发病特征符合遗传规律。⑦同样的遗传性疾病有时也见于动物。

2.先天性疾病

先天性疾病（congenital disease），即出生就有的疾病。其中有的是遗传的、有的是胚胎发育过程中受环境因素影响而产生的（狭义），也有遗传因素与环境因素相互作用而形成的。狭义指主要由环境因素造成的畸形，有以下特征：①有生育次序，如马蹄内翻足多见于第一胎。②胎儿环境异常，如臀位分娩——先天性髋关节脱位。③孕期明确的致畸因子。④随季节、地理、经济条件而发病率明显改变。

3.家族性疾病

家族性疾病（familial disease）是指具有家庭聚集性倾向的疾病。在同一个家系中有多个成员患病，如果同胞先后发病的年龄比较一致，提示与遗传因素密切相关；如果同处于某种环境且有蔓延现象，随环境改变而逐渐变化，提示与环境因素相关。如结核病可出现家族聚集现象。可通过以下方法加以判定:①亲属患病率调查。②比较血缘亲属与配偶发病率。③寄养子分析。④双生子法。⑤伴随性状分析。⑥疾病组分分析。⑦种族差异比较等。

一、遗传与变异、遗传病的分类

遗传研究是通过遗传变异和遗传病的调查而得以实现的,因此遗传和变异可以看作是一个事物的两个方面。基因携带着遗传信息，按一定的方式从上代往下代遗传，经过表达，可形成一定的遗传性状或遗传病。遗传方式多种多样，可分孟德尔式和非孟德尔式，其中孟德尔式又分为单基因和多基因遗传。已知单基因病超过 1 万种，分别按下列方式遗传：

（一）单基因遗传

单基因遗传是与一对基因有关的遗传性状或遗传病。分为以下几种：

1.常染色体病

基因位于常染色体上，表现与性别无关的遗传病，总共超过 7 835 种，还有 2 380 种未明，但与常染色体相关，其中大部分是隐性遗传病。

（1）常染色体隐性遗传(autosomal recessive inheritance ,AR)。即（致病）基因位于常染色体上，在杂合状态(heterozygous)下不表现症状，只有致病基因处于纯合状态(homozygous)时才发病，简称常隐(AR)。代表是糖原贮积病等许多先天（酶）代谢缺乏症。

（2）常染色体显性遗传(Autosomal dominant inheritance ,AD)。当位于常染色体上的一对基因中有一个带有致病变异时（杂合状态），疾病就表现出来，这种遗传方式称为常染色体显性遗传，简称常显(AD)。根据表现程度等方面的差别又分为：①完全显性(complete dominance)和不完全显性(incomplete dominance)：当致病基因处于杂合状态与纯合状态时表现出相同程度的显性性状或遗传病者称为完全显性，如先天性肌强直症(congenital myotonia，Thomsen 型)；反之，杂合子(heterozygote)与纯合子(homozygote)表现不同，杂合子症状轻而纯合子表现严重，称为不完全显性，如软骨发育不全(achondroplasia)，又称胎儿型软骨营养障碍(chondrodystrophia fetalis)，软骨营养障碍性侏儒(chondrodystrophic dwarfism)等。②外显率(penetrance)：一种显性基因在杂合状态下是否全部表现出来，受机体内外环境的影响，可用外显率衡量，一定数量的杂合子在一定环境中形成相应表型或表现出疾病的百分比，即外显率。③共显性(codominance)：一对常染色体上的基因，彼此间无显隐性关系，即在杂合状态时两种基因都表现。如 ABO 血型，基因型 IAIB 的个体既能产生 A 抗原，又能产生 B 抗原，表现为 AB 型。④显性负效应(dominant-negative effect)，是指一条等位基因突变后不仅自身无功能，还能抑制或阻断同一细胞内的另一条等位基因的作用。这种作用被称为显性负效应，常发生在突变型蛋白和相关蛋白形成无功能的二聚体（或四聚体，如乳糖操纵子）的情形。一对等位基因的其中一个不发生突变，而另一个发生了突变，未突变的基因是显性基因，但其产物发挥作用时需要形成一个四聚体，突变基因编码的突变产物也很有可能会参与到那个四聚体的合成，从而导致四聚体不能发挥正常的功能。只要四聚体中有一个是突变基因编码的，该四聚体就会失去功能。因此即使该细胞中有一个显性基因（未突变基因），隐性基因（突变基因）反而决定了表型（因为突变体参与四聚体合成的概率很大），这就是显性负效应。

2.性连锁遗传

性连锁遗传一般指基因在 X 或 Y 染色体上的性状或遗传病，共有 600 余种，分为以下几种类型：

（1）性连锁隐性遗传，又称为 X 连锁隐性遗传(X-linked recessive inheritance，XR)，占性连锁遗传的大多数，即位于 X 染色体，只有在男性（仅有一个 X 染色体）或纯合状态下的女性才表现的疾病。如甲型血友病和 X 连锁智力低下，主要患者均为男性，女性患者十分罕见。

（2）X 连锁显性遗传(X-linked dominance inheritance，XD)，指基因位于 X 染色体上，杂合状态，即在女性的两条 X 染色体之一存在变异时就表现的性状或遗传病。女性多发，但症状较男性患者为轻。

（3）Y 染色体遗传(Y-linked inheritance)，也叫全男性遗传，只有 37 种性状或病种，是基因位于 Y 染色体上，通过父-子-孙顺序传递的，无女性患者，如外耳道多毛综合征。

（二）多基因遗传

多基因遗传由多对基因控制，每个基因都有一定表型效应（微效），与环境密切相关的性状或疾病。这类病种都是常见病，发病率通常在 1‰以上。多基因遗传的变异在群体中是连续的，个体间只有量的差异，称为数量性状（quantitative character），如身高、体重、血压等。

1.遗传度

遗传度（heritability）指多基因病中遗传因素和环境因素共同影响发病，其中遗传因素方差在总的表型方差中所占的比例称为遗传度，也叫作遗传力。通常用百分率表示。

2.遗传易感性或易患性

遗传易感性或易患性指疾病的遗传背景在疾病发生中起一定作用，是个体本身决定的，即内因。相对地，环境等诱发疾病的因素，为外因。

3.多基因遗传的特点

（1）发病率：人群发病率高于 1‰。在一级亲属（父母、子女、同胞）中的发病率约为群体患病率的平方根。

（2）遗传异质性：即同样表现有不同遗传方式，由不同基因决定。

（3）不典型的孟德尔遗传方式：有遗传倾向，但常不以 1/2 或 1/4 的比例在同胞中发病，患者同胞中的发病率约为 1%。是多个基因以不同方式遗传而积累造成的。

（三）非孟德尔遗传

非孟德尔遗传(non-Mendelian inheritance)指基因不在染色体上，或不按经典孟德尔三定律（分离律、交换律和自由组合律）遗传的少数疾病表现。包括以下几种：

1.线粒体遗传

线粒体遗传(mitochondrial inheritance)即母系遗传(maternal inheritance)，也称之为细胞质遗传：是指致病基因位于细胞核外的线粒体基因组上，无成对的等位基因，有数量和阈值效应的遗传现象。如线粒体肌病和脑肌病。

2.基因组印迹或遗传印迹、亲代印迹

基因组印迹(genomic imprinting)指来自父母双方的一对等位基因功能不相等，取决于亲本来源。常染色体中由于甲基化的差异，常常只有一条染色体有活性，而父亲来源的染色体有活性与母亲来源的染色体有活性，表现常常不同。

3.单亲二体

单亲二体(uniparental disomy，UPD)指一对染色体或等位基因均来自父亲或母亲的现象，随来源亲代的不同，常常有不同表现，也是基因组印迹的一种特殊表现和证据。如 PraderWilli 综合征是母亲来源的 15q1113 的 UPD；而 Angelman 综合征是父亲来源的 15q1113 的 UPD。

（四）染色体畸变

1.染色体数量变异

染色体数量变异包括整倍体和非整倍体变异。整倍体有单倍体，即人只有 23 条而不是 23 对染色体；而多倍体即染色体数为 23 的 3 倍、4 倍或更多，常见于肿瘤组织中或自发流产的胎儿。非整倍体包括唐氏综合征（Down syndrome，DS）等某一常染色体数目异常和 X0（Turner's syndrome，特纳氏综合征）等性染色体数目异常。

2.染色体结构变异

染色体结构变异，也叫作染色体畸变，即染色体在体内外因素作用下，发生断裂和愈合的过程中的异常改变，分以下几种：

（1）缺失(del)：指染色体部分丢失，主要有末端和中间缺失两种。

（2）倒位(inv)：指一条染色体发生两处断裂，中间部分颠倒顺序再连接。

（3）易位(t)：某个染色体断片位置移到另一处或另一个染色体的新位置上。

（4）插入(ins)：两处断裂产生的中间一段染色体转移到同一染色体或另一个染色体的一个断裂处并重新连接。

（5）重复(dup)：染色体中增加的额外染色体成分，是染色体个别区带或片段的重复。

二、基因突变

脱氧核糖核酸(deoxyribonucleic acid,DNA)是遗传物质的主要携带者。少数物种（如病毒）以核糖核酸(ribonucleic acid,RNA)为遗传信息携带者；不排除个别生物靠蛋白颗粒（如 prion 粒子）传递遗传信息。基因(gene)是构成完整的功能信息的基本遗传物质单位。基因座(locus)是指基因在染色体上占据的位置。每个基因都有自己特定的位置，基因之间的排列顺序是较固定的。在同源染色体上占据相同位置的基因都称为等位基因(allele)。在人常染色体上每个基因一般都有两个等位基因。基因组(genome)是指一个生命个体所包含的全部遗传物质。人类基因组即我们一个体细胞的全套 DNA，共有 3 万～4 万个基因，除了线粒体中独立复制的环形 DNA 外，都位于细胞核的染色体上。人类基因在染色体上的分布情况是，在染色体上有基因成簇存在的区域，也有大片的区域只有“无用 DNA”存在，即不编码蛋白质的 DNA

重复序列(repetitive sequence)。它们是一些序列简单（甚至只有两个核苷酸为重复单位）但头尾衔接重复多次的 DNA 序列。

如何用如此少的基因来解释人类的复杂系统呢？它证明人类基因比其他物种的基因能做更多的工作。近期的研究发现，与以往“一个基因，一个蛋白质”的定论不同，一个基因不是编码一种蛋白质，而是平均编码三种不同的蛋白质。

基因突变(gene mutation)是指 DNA 中核苷酸的排列顺序或组成发生的变化。DNA 通过复制而传递遗传信息，通过转录表达功能。

尽管 DNA 在代谢上是相当稳定的，其半保留复制保证了它在分子结构上的稳定性和延续性，但这不是绝对的。DNA 在复制时，受内外环境的影响，会发生错误。当这些错误不能被修复或修复过程出现错误时，就会发生突变。在正常情况下，DNA 复制过程中也会发生频率极低的突变，称为自发突变。一般自发突变的比率为 10^{-6}，即 100 万次细胞分裂中，就有一次突变发生。

（一）按基因突变性质划分的种类

突变可分为长度变化和点突变(point mutation)，后者又分为两种：转换和颠换。

1.转换

转换(transition)指 DNA 上发生的单个碱基的置换(single base substitution)，包括一种嘌呤被另一种嘌呤所置换；或一种嘧啶被另一种嘧啶所置换。例如：嘌呤 A 被嘌呤 G 置换，或嘧啶 C 被嘧啶 T 置换。

2.颠换

颠换(transversion)指一种嘌呤被另一种嘧啶所置换；或一种嘧啶被另一种嘌呤所置换。例如：嘌呤 A 被嘧啶 T 置换，或嘌呤 G 被嘧啶 C 置换。理论上说，转换较颠换更容易发生，实际上也是如此。

3.缺失

缺失(deletion)是常见的 DNA 长度突变之一，指 DNA 链被删除一个或多个碱基对(base pair,bp)，常引起严重的表型改变。

4.插入

插入(insertion)是另一种长度变异，指 DNA 链中插入一对或几对碱基，许多诱变剂和化疗药物，由于是扁平状的杂环分子，可共价插入 DNA 碱基之间，导致复制时额外碱基对的插入。

（二）按基因突变结果划分的种类

不同基因突变会造成不同的后果。根据突变发生在基因的位置和突变的性质，会使遗传密码的阅读和蛋白质翻译发生变化，可分为以下几种：

1.错义突变

错义突变(missense mutation)是指 DNA 中核苷酸发生置换后，改变了遗传密码，使一种氨基酸变成另一种氨基酸，影响到所合成蛋白质的结构和功能。此类突变一般都是点突变，即单碱基置换所造成。

2.无义突变

无义突变(nonsense mutation)，当 DNA 突变后，使原来编码某一氨基酸的密码子变成终止密码子时（ATC,ATT 或 ACT，相当于 mRNA 的 UAG,UAA 和 UGA），多肽链停止合成，提前释放出不完整的蛋白质，造成功能丧失。一般由点突变和长度变异造成。相反的，由于原来编码终止密码子的部位发生突变而使该终止的多肽链继续延长的突变称为延长突变。

3.同义突变

同义突变(synonymous mutation)指由于遗传密码是兼并的，决定一种氨基酸的密码子常常不止一个，因此 DNA 中有些碱基置换只造成三联密码子中第三个核苷酸发生改变，不改变氨基酸，称为同义突变。常由点突变引起，是编码区 DNA 多态性（polymorphism）的主要原因。

4.移码突变

移码突变(frameshift mutation)即DNA链中插入或缺失一个或多个碱基对后，使读码格式发生改变，自突变点3'方向以后的一系列密码都改变，造成肽链大范围错误。移码突变都是由DNA长度变异引起的，但插入或缺失的碱基对数目如果是3或3的倍数，则不会发生移码突变，只会造成肽链中氨基酸的增加或短缺，而不会发生大段的错误。

其他不引起肽链变化和蛋白功能损害的DNA突变还有回复突变(reverse mutation)以及抑制基因突变(suppressor mutation)。此外还有发生在编码tRNA和rRNA基因上的突变，也会干扰蛋白质的翻译。还有的突变发生在mRNA成熟过程中内含子与外显子剪切点上，使拼接发生错误，称为剪接突变等。

（三）DNA多态性及其意义

遗传多态性(genetic polymorphism)是指一个基因位点上存在一种以上的等位基因，每种等位基因的频率不少于1%。在外观表现上、生理生化水平上、氨基酸顺序上和DNA顺序上的正常范围的变化都属于多态性。其中最根本的是DNA顺序上一个位点上多个正常状态，称为DNA多态性(DNA polymorphism)，决定了其他几种水平的多态性。

1.DNA长度多态性

DNA长度多态性主要指一些非编码区重复序列的长短变化，其中有一些与疾病发生有关，如一些(CAG)n，大多数均表现正常且功能未明。

2.DNA位点多态性

DNA位点多态性主要包括影响到限制酶切位点的RFLP（位点的多态性），以及更加广泛的单核苷酸多态性(single nucleotide polymorphism,SNP)位点，决定了我们个体和种族的差异表现，但都属于正常范围。

3.单核苷酸多态性

单核苷酸多态性(single nucleotide polymorphism,SNP)，即一个碱基位置上有两种以上核苷酸形式（如A或G）存在，形成双等位型标志物（biallelеic markers），是最常见的DNA的多态性形式。迄今发现人类基因组上的SNP数目多达几百万，平均每500～1 000个核苷酸对就有一个SNP。由于每个SNP点多由两种状态（如A或G）组成，可以“+”和“－”两种状态表示，适合自动化识别和计算机信号处理，可通过自动测序和DNA芯片杂交来检测。这些多态性是与疾病的发生、遗传易感性或环境反应性（如药物耐受）相关的，也是新一代遗传标记。

4.拷贝数目变异

拷贝数目变异（copy-number variant,CNV），也称拷贝数目多态（copy-number polymorphism, CNP），是指超出正常等位基因数目的DNA剂量的多态性。一些人丢失了大量的基因，而另一些人则拥有额外、延长的基因拷贝。

它包括染色体数目的变异、各种短的串联重复序列(variable number of tandem repeats,VNTRs)，如小卫星DNA(minisatellites DNA)、微卫星DNA (microsatellites DNA)以及小片段的插入、缺失、重复等(一般小于1 kbp)以及一种大小介于1 kbp至3 Mbp的DNA亚显微高度重复变异(submicroscopic structural variation)。这种多态被称作拷贝数目变异(copy-number variant,CNV)，或拷贝数目多态(copy-number polymorphism，CNP)。由于其发生的频率远远高于染色体结构变异，这类变异在基因组中分布普遍而且密度较大，在整个基因组中覆盖的核苷酸总数大大超过SNP的总数。研究者们认为，CNV可能和表型变异紧密关联，且被越来越多病种证实。

三、影响基因突变的因素

基因突变除了自发产生外，还可被一些诱变因子诱发产生。这些诱变因子包括物理的、化学的和生物的三类。

1.物理诱变因素

物理诱变因素主要指各种射线诱发 DNA 突变的作用。包括 X 线、其他放射线（α，β，γ 射线）、紫外线和可见光。

2.化学物质的诱变因素

化学物质的诱变因素包括天然的化学物质，更多的是合成的化学品或药物，人体的正常代谢被破坏所产生的异常代谢产物也会引起 DNA 结构改变。如 5-溴脱氧尿嘧啶、氮芥、环氧乙烷、亚硝酸等通过饮食、呼吸或皮肤接触侵入人体，均能使 DNA 错误配对、阻碍复制和使碱基氧化脱氨，从而破坏 DNA 复制的稳定性[1-2]。

3.生物因子的诱变效应

人类和哺乳动物可被各种病毒感染，其中 DNA 病毒和反转录病毒（*Retrovirus*）可对人 DNA 发生以下作用：

（1）可以插入宿主 DNA 引起突变。

（2）可以发生转座(transposition)，改变宿主基因结构和功能。

（3）促使染色体发生畸变：如 SV-40,腺病毒和疱疹病毒等有诱变作用；另一些反转录病毒还会诱变 DNA 而使人类细胞发生癌变。

四、现代分子遗传学关于基因的概念

（一）基因的概念

DNA 分子中含有特定遗传信息的核苷酸序列，是遗传物质的最小功能单位。合成有功能的蛋白质或 RNA 所必需的全部 DNA 序列（除了部分病毒，它们的遗传物质是 RNA）， 即一个基因不仅包括编码蛋白质或 RNA 的核苷酸序列，还包括为保证转录所必需的调控序列。

从分子水平来说，基因有三个基本特性:

1.基因可自体复制

1953 年 Watson-Crick 提出了 DNA 双螺旋结构模型。说明了半保留复制机制，两股 DNA 彼此分开，以每一股为模板，按碱基配对的规则，各自配上一股新的 DNA，复制便告完成。

2.基因决定性状

生物体的表（现）型(phenotype)是指有机体可见的或可计算的外在性质，而基因型（genotype）是指控制这些表型的遗传因子。生物体的表型是通过产生许多特殊的蛋白质来实现的，而 DNA 的核苷酸序列能决定组成它所对应蛋白质的氨基酸序列。这种关系叫作遗传密码。

3.基因突变

基因通常是一个稳定的遗传单位，但它也可能发生可遗传的变异，这种变异叫基因突变(gene mutation)。突变以后的基因以新的形式稳定遗传。携带突变基因的生物体叫突变体(mutant)，携带正常基因的生物体叫野生型(wild type)。

（二）基因的功能类别

根据是否具有转录和翻译功能可以把基因分为三类：

1.编码蛋白质的基因

编码蛋白质的基因，其最终产物为蛋白质。

（1）结构基因(structure gene)：编码酶和结构蛋白的基因。结构基因的突变可导致特定蛋白质（或酶）一级结构的改变或影响蛋白质（或酶）量的改变。

（2）调节基因(regulatory gene)：指某些可调节控制结构基因表达的基因。调控基因的突变可以影响一个或多个结构基因的功能，或导致一个或多个蛋白质（或酶）量的改变。

2.编码 RNA 的基因

编码 RNA 的基因，其最终产物是 tRNA 和 rRNA 。

3.不转录的基因

不转录的基因，不产生任何产物，对基因表达起调节控制作用。

（1）启动基因（启动子，启动区）：转录时 RNA 多聚酶与 DNA 结合的部位。

（2）操纵基因：位于结构基因（一个或多个）的前端，与阻遏蛋白或激活蛋白结合，控制结构基因活动的 DNA 区段。操纵基因是操纵结构基因的基因。

（三）基因的几种特殊形式

1.重复基因

重复基因指在基因组中有多份复制的基因，往往是生命活动中最基本、最重要的基因。

2.重叠基因

重叠基因指两个或两个以上的基因共有一段 DNA 序列，或是指一段 DNA 序列为两个或两个以上基因的组成部分。

3.断裂基因

断裂基因指基因的编码序列在 DNA 分子上是不连续排列的，而是被不编码的序列所隔开。

（1）外显子(exon)：编码的序列称为外显子，对应于 mRNA 序列的区域，是一个基因表达为多肽链的部分。

（2）内含子(intron)：不编码的间隔序列称为内含子，内含子只转录，在前 mRNA(pre-mRNA)时被剪切掉。

（3）真核生物的基因大多数是不连续基因(interrupted 或 discontinuous gene)或断裂基因(split gene)。

4.跳跃基因

跳跃基因(jumping gene)指可在 DNA 分子间进行转移的 DNA 片段，也称为转座遗传因子(transposable genetic element)，转座元件或转座基因(transposable element，TE)，可动基因(mobile gene)。

5.假基因

假基因即与正常功能基因顺序基本相同却不具有控制蛋白质合成的功能的基因。在真核生物中普遍存在，形成的主要原因是小的碱基对缺失或插入以致不能正常编码。

断裂基因、重复基因、重叠基因、跳跃基因等概念的提出使人们对基因本质的认识得到新的发展。人类对基因的认识，对生命现象的认识，经历了一个从个体水平到细胞水平，再到分子水平的过程。基因概念的每一步发展都意味着遗传学乃至整个生物学的一次革命和突破，其内容的每次丰富和充实都凝聚着科学家们的无数心血。

五、表观遗传学

20 世纪中叶，一个重要的遗传学派——米丘林学派统治前苏联和我国遗传学界长达数十年，曾经阻碍了我国进入现代分子遗传学研究前列的脚步。该学派的核心思想是“获得性遗传”，即是“后天获得性状遗传”的简称，指生物在个体生活过程中，受外界环境条件的影响，产生带有适应意义和一定方向的性状变化，并能够遗传给后代的现象。

该理论最早由拉马克提出，其后 100 年，当达尔文的进化论被普遍接受后，就不再被认为是正确的。虽然后天出现的性状对生存有利，但只有那些引起了基因变化的性状，才能遗传。例如被太阳晒黑，由于没有引起基因改变，这种获得性状是不能被遗传的。

但对事物的认识和理论的发展是不以人的意志为转移的，20 世纪 60 年代出现的中心法则到了 20 世纪 70 年代，被逆转录现象所补充，即 RNA 可以逆转录成为遗传物质，逆转录病毒侵袭成为后天获得的改变可遗传的可信的实验证据。

（一）表观遗传学简介

那么表观遗传学（epigenetics）又是一个什么概念呢？

表观遗传学是与遗传学相对应的概念。遗传学是研究基因序列改变所致变化的学科，而表观遗传学则是指基于非基因序列改变所致基因表达水平变化。简单来说，DNA 序列改变会致病；DNA 序列不改变也会致病。早在 1939 年，英国发育生物学家 Conrad Hal Waddington 率先创造了 epigenetics 这一术语，他认为生物体从基因到基因表型之间存在一种控制，这种控制机制就是“表观遗传学”。

奥利维亚和伊莎贝拉是一对同卵双胞胎，拥有完全一致的遗传信息。2005 年 6 月，1 岁的奥利维亚患上了急性白血病，因为是同卵双胞胎，医生连忙对伊莎贝拉也进行了检查，结果一切正常。奥利维亚最终恢复健康，但医学专家们却遇到了一个困惑多年的难题：既然是同卵双胞胎，为何奥利维亚不断生病，而伊莎贝拉却非常健康呢？这是经典遗传学无法解释的现象。

2009 年，西班牙和美国的科学家用全基因组关联分析（genome wide association study，GWAS）水平分析了一对一方正常、一方患有红斑狼疮的同卵双胞胎的基因组。发现虽然他们全部 DNA 序列一样，但双方个体对遗传信息的“表观修饰”存在大量差异——DNA 甲基化水平显著不同。

事实上，很多例子证明了“表观修饰”的存在：

2001 年，科学家们采用遗传背景完全相同的小鼠作为实验对象，来观察其皮毛的颜色。结果发现，皮毛颜色的不同竟取决于它们从母鼠中继承的“agouti 基因”甲基化程度高低。

同样是 2009 年，来自拉什大学医学中心和塔夫茨大学医学院的科学家对一些小鼠的遗传基因进行人为突变，使其智力出现缺陷。当这些小鼠被置于丰富环境中进行刺激、并频繁与各物体接触两周后，它们原有的记忆力缺陷得到了恢复。它们的后代也出现了和母亲同样的基因缺陷，但没有接触复杂丰富的环境并受刺激的新生小鼠丝毫没有记忆力缺陷的迹象。这种发生在小鼠身上、把对环境的感应遗传下去的现象，在理论上被称为“表观遗传学”。

“表观遗传学是指在基因组序列不变的情况下，可以决定基因表达与否、并可稳定遗传下去的调控密码。”

近些年来，越来越多的研究证明，某些甲基化是可以遗传的。日本科学家在小鼠中发现，一种称为 stella 的蛋白质能够有效保护卵子中某些基因的甲基化修饰，并传给下一代。研究人员还得出结论，基因的甲基化或者去甲基化，和环境的改变息息相关。也就是说，虽然遗传信息没有改变，但环境的改变、丰富的经历、甚至不良的习惯，都有可能遗传给后代。2010 年 10 月 19 日 *Nature*（《自然》杂志）发表了在线虫上连续三代传递的甲基化标记 H3K4me3 (histone H3 lysine 4 trimethylation complex)可以使其寿命延长 30%，也证实了这一论点。

基于一部分 DNA 甲基化在肿瘤形成的早期变化影响肿瘤早期转化和肿瘤的转移的发现，2004 年，美国 FDA 首次批准的一种 DNA 甲基化抑制剂——氮杂胞苷，能通过去甲基化作用，提高“正面”基因的主导地位，延长重症骨髓增生异常综合征患者生命。

表观遗传学与许多疾病发生密切相关，如早发性精神分裂、老年性痴呆、系统性红斑狼疮、肿瘤的小 RNA 调控、骨髓异常增生、肿瘤化疗反应性，甚至中医证型也开始在急性髓系白血病(acute myeloid leukemia，AML)患者骨髓细胞中探讨 ID4 基因启动子区甲基化状态。

所谓表观，是指环境因素通过改变基因，虽然大多情况下不是 DNA 序列的改变，而是基因（甲基化）状态的改变。即基因是否开启转录，是否沉默(gene silencing)。这方面例子也很多，如射线、营养状况、维生素如叶酸摄入、化学品甚至感染，都会发挥表观遗传学作用。

上述表观遗传学的机制，即决定基因处于开启，还是沉默的状态，主要取决于哺乳动物基因组 DNA 的甲基化修饰(methylation)。在甲基转移酶(methyltransferase，MT)的催化下，DNA 的 CG 两个核苷酸的胞嘧啶被选择性地添加甲基，形成 5-甲基胞嘧啶，这常见于基因的 5′-CpG-3′序列。大多数脊椎动物基因组 DNA 都有少量的甲基化胞嘧啶，主要集中在基因 5′端的非编码区，并成簇存在。甲基化位点可随

DNA 的复制而遗传，因为 DNA 复制后，甲基化酶可将新合成的未甲基化的位点进行甲基化。DNA 的甲基化可引起基因的失活(inactivation)，或沉默(silencing)。

在人类基因组上，几乎每条基因都有调控区，在基因前方 5′端，即结构基因启动子的核心序列和转录起始点，往往存在富含碱基 C 和 G 的片段，如 CGCGCGC，称之为 CpG 岛（p 指连接 CG 两个核苷酸的磷酸基）。基因组中 60%～90% 的 CpG 都被甲基化。DNA 甲基化可使 DNA 该被水解或解开超螺旋时不被水解或解旋而启动基因的复制和转录，使基因组中相应区域染色质结构变化，如高度螺旋化，凝缩成团，失去转录活性，从而使基因“关闭”，专业术语为失活(inactivation)。甲基化往往发生在胞嘧啶 C 上，除了上述失活作用外，甲基化的 C 还会脱氨基后变成胸腺嘧啶 T，从而使配对复制和转录出现序列上的错误，使本来应该合成 G 的位置产生了 C。许多肿瘤发生与此相关，抑癌基因 p53 就是一个典型的例证。统计表明 50% 实体瘤病人出现 p53 基因突变，其中 24% 是 CpG 甲基化后脱氨引起的 C→T 突变[3-4]。

如果在细胞分裂过程中不被纠正，会诱发遗传病或癌症。上述发表在 *Nature* 的文章等许多证据表明生物体甲基化的方式是稳定的，可遗传的。但也有在世代交替中发生变化的，这引出了一个概念，即遗传印迹(genetic imprinting)，也称作基因组印迹(genomic imprinting)和亲代印迹(parental imprinting)。

（二）遗传印迹(genetic imprinting)

众所周知，我们人体的遗传物质是脱氧核糖核酸 DNA，DNA 链由成对的碱基按一定顺序排列组成基因。人类全部基因即人基因组有大约 3.5 万个结构基因，总长 3×10^9bp(base pairs,碱基对)，分布在 23 对染色体上：每对常染色体之间 DNA 含量相等。含有特定基因的 DNA 片段在有关染色体上占有一定的位置，这个位置叫作该基因的基因座位 (gene locus)。凡是在同源染色体上占据相同座位的基因都称为等位基因(allele)。

按照孟德尔学说，在体细胞中每个基因都有一对分别来自父母的等位基因，而减数分裂后生殖细胞只含有一对等位基因中的一个，而且是随机产生的。因此在世代间的传递过程中，无论正常表型或遗传性疾病，都离不开常染色体隐性、常染色体显性、性连锁显性和性连锁隐性等几种方式，都是可以为经典的孟德尔学说很好地解释的。

1.印迹现象的发现

Hungtington 舞蹈病是一种按常染色体显性遗传方式遗传的致残性神经系统疾病。发病的平均年龄为 40 岁，但发病年龄差异甚大，最小在 4 岁，最大在 65 岁。多在 5～20 年内死亡。在对该病做流行病学调查时发现，一部分患者的发病年龄和严重程度与他们受累双亲的性别相关。20 岁前发病的病例多是从父亲遗传而来，而多数晚发病例则传自他们的母亲且病情较轻。研究表明这种情形并不能从母亲因素，如细胞质遗传、X-连锁和宫内因子找到解释，似乎有关遗传物质在通过父母传递时被印上了“较好”和“较不好”的烙印。

基因组印迹的典型病种是 Prader-Willi 和 Angelman 综合征，两者染色体变异似乎完全相同但临床表现完全不同。一种是 Prader-Willi 综合征，有肌张力低、智力低下、身材矮小以及因摄食过多而引起的肥胖等“三低一多”的表现，患者一对 15 号染色体中的一条在 15qll-q13 存在缺失，所有患者发生缺失的那条染色体都是来自父亲。后来又发现了没有缺失的病例，但观察到其 15q11-q13 区域的一对等位片段全部来自母亲一方，即在该部位形成了母亲来源的单亲二倍体(uniparental disomy，UPD)。

在另一种以癫痫和运动障碍为主要表现的 Angelman 综合征中，情形截然相反，该病也有 15q11-q13 的缺失，但全部发生在来自母亲的那条染色体上，UPD 都是来源于父亲的。这说明同一染色体区域同样的变异，仅仅由于异常片段的来源亲代的性别不同，会有完全不同的疾病表型（表 13-1-1）。这种父母染色体在遗传给后代时表现有差别的现象被称为基因组印迹。

表 13-1-1 两种体现基因组印迹的典型病种

	Prader-Willi 综合征	Angelman 综合征
主要表现	三低一多(肌张力低、智力低下、身材矮小，因过度摄食而引起的肥胖)	癫痫和运动障碍为主
染色体改变 1：缺失	15q11-q13 杂合缺失，缺失全部来自父亲的染色体	15q11-q13 杂合缺失，缺失全部发生在来自母亲的染色体
染色体改变 2：单亲二体*	15q11-q13 两条染色单体全部来自母亲	15q11-q13 两条染色单体全部来自父亲

注*：单亲二体(uniparental disomy，UPD)：一对同源染色体来自同一亲本的现象。又分为 a. 患儿的两条染色体来自母亲(父亲)的两条染色体；b. 患儿的两条染色体来自母亲(父亲)的两条染色体中的一条，形成全等单亲二体(uniparental isodisomy)等两种情形。

2.基因组印迹的概念和实验证据

基因组印迹(genomic imprinting)，又叫遗传印迹或亲代印迹，是一种非孟德尔遗传现象或学说，主要是指一对同源染色体或等位基因之间存在着功能上的差异，或者活性的差别，取决于其来源亲代是父亲或是母亲。这一概念是 20 世纪 80 年代末，因染色体上具备了足够多的分子标志(molecular marker)而发现的。1990 年在英国曼彻斯特召开了首届关于基因组印迹的研讨会，明确了它在某些遗传病的产生和临床表现、肿瘤的遗传和增殖分化以及在胚胎早期发育中的重要作用。

来自人类的实验证据首推对异常的三倍体胚胎的观察：这种比正常的二倍体胚胎多一套父亲或母亲配子(精子或卵子)染色体的胚胎如果多出的一套来自母亲，胚胎发育迟缓，胎盘小、呈纤维状；如多出的一套来自父亲则导致滋养层增生和畸胎。这两种异常三倍体虽然染色体数目相同，但表现完全不同。研究葡萄胎和畸胎瘤时还发现它们分别是父源和母源的单亲二倍体，即葡萄胎由含 X 染色体的精子复制自己成 46，XX 发育而成，而畸胎瘤是卵子自我复制的产物，核型也是 46，XX。这说明哺乳动物正常发育需要父母双方的遗传物质，而来自父母的染色体在功能上是有差别的、互补的和彼此不可替代的。

最早的来自小鼠的实验是 Johnson 现象：一个微小缺失 THP(17 号染色体近侧部位的亚微缺失)，如由母方传递而来，个体不能存活；如由父方而来，则个体正常存活。此外，小鼠胚胎的核移植实验、人工单亲二倍体、转基因表达以及从小鼠体内分离出的一些基因，都证明了基因组印迹的存在，而且还显示出这种机制在进化过程中的选择优势。

3.基因组印迹的临床表现

迄今，基因组印迹至少参与了十余种各不相关的遗传病和综合征。它们的共同特点是：男女性别比例大致相同，但更容易从某一性别传递；这一性别的后代发病较早，而且病情较严重。有些病，如先天性强直性肌营养不良(myotonic dystrophy)，10%～20%的家系呈现母系传递方式，易被误认为线粒体遗传。有些先天性缺陷还呈现不完全的外显率和有起伏的表现度，有的还具有多因子遗传的特点(附表 13-1-2)[5-9]。更引人注目的是，基因组印迹所涉及的病种都与胚胎早期生长和个体发育有关，因此推测还有不少出生缺陷与基因组印迹相关联。

表 13-1-2 基因组印迹参与的疾病和基因

疾病名称	染色体定位	疾病名称	染色体定位
Huntington 舞蹈病	4p16	小脑共济失调	llql3-q21
脊肌萎缩症	5q11.2-q13.3	视网膜母细胞瘤、成骨肉瘤	13q13.3
脊髓小脑共济失调	6p12-pter	Prader-Willi 和 Angelman 综合征	15qll-q13
胰岛素依赖型糖尿病	6p12-pter	神经纤维瘤病 I 型	17q
囊性纤维病	7q22-qter	先天性强直性肌营养不良、恶性高热	19cen-q13.32
脐疝-巨舌-巨体综合征(Beckwith-Wiedemann)	llpl5.5-pter	神经纤维瘤病 II 型	22q11.12-qter
胚胎性横纹肌瘤	llpl5.5-pter	脆性 X 综合征	Xq27.3
Wilms 瘤、胰岛素样生长因子、成年型糖尿病	llp13-p15.5	散发性结肠癌	14；18

判断印迹相关疾病，除了无法以经典的孟德尔学说解释外，以下几点可以考虑：①发病年龄及严重程度因传递方的性别而明显不同，即除先证者外的其他患者出现在母亲或父亲的家族与患者疾病表现密

切相关。②遗传多为显性，但有不完全的外显率(penetrance)和表现度(expressivity)，因此常不连续遗传，但有明确的家族史或遗传倾向。但要注意与隐性表现相区别。③多与胚胎发育和早期生长相关，如发生在肿瘤上则多为胚胎性或家族性肿瘤。

基因组印迹在遗传性疾病中占多大比例?从对小鼠实验的结果和从人类先天性疾病的资料综合来看，印迹基因(imprintedgene)有 6 个较集中的区域，共涉及 19 条常染色体及 X 染色体。而大多数以孟德尔方式遗传的缺陷是不发生印迹的。目前对这一敏感问题，有人正试图发现一种从整个人类基因组中筛选印迹基因的有效方法，以弄清印迹基因的比例。

4.基因组印迹的机制和意义

基因组印迹为什么会发生?我们注意到基因组印迹仅仅出现在哺乳动物中，这提示印迹在有性繁殖，特别是高等动物的两性生殖中起作用，限制着无性生殖，这对进化是有利的。

基因组印迹的机制目前普遍认为是 DNA 中 CpG(胞嘧啶磷酸鸟苷)岛中的脱氧胞苷的甲基化(methylation)。甲基化是一种最基本的基因调控机制，起着抑制转录的作用。基因组印迹有 4 个基本条件：对印迹基因的修饰必须在受精前；要有使基因在转录时“沉默”的能力；要在体细胞有丝分裂过程中保持稳定；在减数分裂时能够随性别而发生转换(即在某一性别发生印迹而在另一性别不发生印迹)。定点的甲基化(site-specific methylation)在甲基化酶(methylase)和甲基转移酶(methyltransferase)的作用下，能满足上述条件，被证明是高等动物的印迹机制。

基因组印迹的发现使我们联想到 X 染色体失活(X-chromosome inactivation)。X 染色体失活也是通过甲基化完成的。是否可以认为 X 染色体失活是一种发生在 X 染色体上的印迹现象?在雌性小鼠发育的某阶段，观察到了失活的 X 染色体全部来自父方的现象。这种印迹作用可能是正常胚胎形成所必需的，能降低胎鼠中父本基因产物和母体之间的排异反应。

基因组印迹还使我们加深了对肿瘤发生(tumorigenesis)的理解。按照 Knudson 提出的“二次打击”理论，肿瘤发生需要细胞经历两次突变(mutation)。但实际上许多肿瘤的发生并不存在第二次突变。如在视网膜母细胞瘤(retinoblastoma，Rb)发生时，Rb 基因在一对 13 号染色体上同时失活，没有所谓的“二次打击”现象。现在有证据表明 Rb 基因有甲基化，而且从父亲传来的等位基因与从母亲传来的等位基因的甲基化程度明显不同，即存在基因组印迹。我们知道 Rb 基因是一种抑癌基因(tumor suppressor gene)，它的完整对抑制肿瘤发生有很大意义。但最近发现 Rb 等位基因的活性与其亲代来源有关，母源的 Rb 基因活性较高，而父源的 Rb 基因活性较低。在也受 Rb 基因支配的骨肉瘤中，发现 90%的散发病例母源的 Rb 等位基因丢失。基因组印迹作用使父源的 Rb 基因等于受到一次打击。这一机制也解释了肿瘤学中的一种普遍现象，即杂合性丢失(1oss of heterozygosity)现象。

总之，基因组印迹的发现将使我们进一步地认识遗传现象，特别是对于那些不符合经典孟德尔遗传规律的机制，如嵌合(mosaic)、非随机失活(nonrandom inactivation)、母系遗传(maternal inheritance)以及在人类基因组中占很大比例的重复序列(repeat sequence)的高度多态性，它们的一些新功能因而得以明了。由于基因组印迹在研究染色体相互作用上的优势，势必帮助了解更多的遗传病，尤其是多因子病和遗传倾向明显的常见病，如原因未明的智力低下。印迹基因可能就是致病基因，至少与之相邻，用这一原理还可以开辟基因定位新途径。

（戚豫）

参考文献

[1] Zawia N H，Lahiri D K，Cardozo P F. Epigenetics,oxidative stress,and Alzheimer disease[J]. Free Radical Biology and Medicine，2009，46(9)：1241-1249.

[2] Aizawa S， Sensui N， Yamamuro Y.Induction of cholinergic differentiation by 5-azacytidine in NG108-15 neuronal

cells[J].Neuroreport，2009，20(2)：157-160.
[3] Chatagnon A，Perriaud B S，Lachuer L，et al.Specific association between the methyl-CpG-binding domain protein 2 and the hypermethylated region of the human telomerase reverse transcriptase promoter in cancer cells[J].Carcinogenesis，2009，30(1)：28-34.
[4] Petrovich M，Veprintsev D B. Effects of CpG methylation on recognition of DNA by the tumour suppressor p53[J].Journal of Molecular Biology，2009，386(1)：72-80.
[5] Augustine C K，Yoo J S，Potti A，et al. Genomic and molecular profiling predicts response to temozolomide in melanoma[J].Clinical cancer research，2009，15(2)：502-510.
[6] Manipalviratn S，DeCherney A，Segars J.Imprinting disorders and assisted reproductive technology[J].Fertility and Sterility，2009，91(2)：305-315.
[7] McCabe D C， Caudill M A.DNA methylation，genomic silencing and links to nutrition and cancer[J].Nutrition Reviews，2005，63(6)：183-195.
[8] 张晨，方贻儒， 谢斌，等. DNA 甲基转移酶 3B 基因在早发性精神分裂症发生过程中的作用研究[J].中华医学遗传学杂志，2010，27(06)：697-699.
[9] 朱小华，李锋，陈国梁. SLE 患者基因组 DNA 甲基化水平的检测[J]. 中华皮肤科杂志，2009，42(10)：705-707.

第二节 染色体研究的新天地

染色体是细胞核内的基本物质，是基因的载体，其将遗传信息传递到子代细胞。传统的细胞遗传学是研究染色体的学科。在 20 世纪 80 年代末至 90 年代初开始的以原位杂交为基础的荧光原位杂交技术的发展和广泛临床应用把细胞遗传学推上一个新的台阶，这一技术对人类基因定位、人类基因组计划以及近代医学遗传学的整体发展功不可没。近几年基因芯片杂交技术正在把细胞遗传学推向一个更高阶段，将逐步填补传统的细胞遗传学和分子遗传学之间巨大鸿沟，并揭示大量导致人类发育缺陷的基因组变异。尽管如此，有两个关键的理由使经典细胞遗传学具有不可替代性：①不是所有芯片的检测结果可以提供明确的异常，需要荧光原位杂交技术(fluorescence in situ hybridization,FISH)等方法的进一步证实。②芯片不能检测“平衡”的改变。

一、染色体简介

（一）染色体的形态和数目

染色体在细胞周期中以不同的形态存在，从间期到分裂中期，持续经历凝缩和舒展的周期性变化。在细胞分裂中期染色质通过多级螺旋化凝缩达到高峰，轮廓结构非常清楚，形成光学显微镜可以看到的染色体。

一个完整的染色体包括一个着丝粒(centromere)、染色体臂和端粒(telomere)。着丝粒是染色体经染色后不着色或着色很浅的狭窄部位，也称为主缢痕(primary constriction)。每一条中期染色体由二个染色体单体(chromatid)组成，在着丝粒点相互连接。着丝粒把染色体分成二个臂，一个短臂，用 p 表示；一个长臂，用 q 表示，二个臂的末端称为端粒。染色体用染料染色后，二个臂均着色。由于着丝粒位置恒定，染色体按其位置分为中着丝粒染色体：着丝粒位于染色体中央，短臂和长臂大致相等；亚中着丝粒染色体：着丝粒近于染色体一端，短臂短于长臂；近端着丝粒染色体：着丝粒靠近染色体末端，短臂很短，长臂长。在近端着丝粒染色体的短臂末端有圆形或略呈长形的突出体称为随体(satellite)，随体是识别某些特定染色体的重要标志。随体由随体柄将其与短臂连接，随体柄与核仁形成有关，称核仁组织区(nucleolus organizer region，NOR)。某些染色体的一个或二个臂上还有变窄、浅染的部位称为次缢痕(secondary constriction)，随体柄也可称作次缢痕。

正常人类体细胞为二倍体(diploid)，用 $2n$ 表示。有 23 对、46 条染色体，其中 22 对为常染色体

(euchromosome)，一对为性染色体(sex chromosome)。

（二）染色体的化学组成、结构和特点

染色体的化学组成主要是 DNA，组蛋白，非组蛋白和少量 RNA 等。

染色体在间期细胞核内被称为染色质(chromatin)。染色质是 DNA 和蛋白质的复合体，被分为常染色质(euchromatin)和异染色质(heterochromatin)。常染色质浅染，含有具转录活性的基因，是基因转录活跃部位；随细胞周期形态发生变化，在间期核中呈现松散解旋状态，随着细胞进入分裂期逐步盘绕、折叠，在中期凝缩达到高峰。异染色质深染，又分为结构性异染色质(constitutive heterochromatin) 和兼性异染色质(facultative heterochromatin)。结构性异染色质在所有细胞中同源染色体的相同位置都形成永久性异染色质，主要分布于着丝粒及周围、端粒、次缢痕和某些染色体区段，在整个细胞周期中总是处于致密状态，压缩程度变化很小，在间期聚集成多个染色中心，所含的 DNA 主要是一些简单的高度重复序列，DNA 重复序列长短和碱基序列并非高度保守，没有转录活性，因此，在这些染色体区常常存在结构变异，临床意义不大。兼性异染色质：在不同细胞类型或在个体的不同发育时期由常染色质凝固形成的异染色质区，其处于固缩状态时所包含的基因失去转录活性，当其处于疏松状态时，可以变为常染色质基因而有活性，即恢复转录功能，女性失活的一条 X 染色体就是一类特殊的兼性异染色质，Y 染色体长臂也有这样的区段。

染色体臂是染色体的主体。每条染色单体含一条 DNA 链，形成染色体的骨架。DNA 链为直径 2nm 双螺旋的线性结构，将全基因组 DNA 拉直大约 2m 长。在细胞核中，DNA 与蛋白质形成复合体，高度折叠形成有组织的结构，其结构单位称作核小体。

每个核小体包括核心颗粒和连接丝两个部分:①核心颗粒:由各二个复制的每 4 种组蛋白 H2A,H2B,H3 和 H4 组成的 8 聚体蛋白核心及在核心外围盘绕约 1.75 圈，链长约 146 个碱基对的 DNA 结合形成的球形结构。②连接丝：主要包括组蛋白 H1，一些非组蛋白和一个长短不一的 20 ~ 80 个碱基的 DNA 链。一些不参与核小体的非组蛋白也协助核小体的形成。核小体的直径约 10nm。相邻的核小体由连接丝连接形成串珠结构，此结构为染色体的一级结构，DNA 长度被压缩到 1/7；一级结构进一步螺旋化，每 6 个核小体以组蛋白 H1 为中心形成一个螺旋，螺距 11nm，外径约 30nm，这是染色体的二级结构，DNA 长度再被压缩到 1/6；120 个螺旋管进一步螺旋化，形成直径 400 nm，高 30 nm 的超螺旋管，为染色体的三级结构，DNA 长度进一步被压缩到 1/40；超螺旋管进一步盘绕、折叠构成染色单体，长度又压缩到 1/5；经过高度压缩人类细胞中约 2 m 长 DNA 链容纳于直径 6 μ m 细胞核中，DNA 分子长度压缩到 1/8 400。两条染色单体组成一条染色体。用光镜显微镜可分辨的最小染色体片段包含 10^5 ~ 10^6 个碱基对，数十条基因。螺旋的紧张度随细胞周期而发生动态变化。

着丝粒连接染色体的二个臂，是由长约 171 个碱基的 DNA 重复序列和几种不同蛋白质成分构成的。这些 DNA 重复序列是在遗传重复、交换的均质化过程中随机得到的，占每一条染色体 DNA 的 3% ~ 5%。着丝粒是细胞有丝分裂和减数分裂时染色体与由微管蛋白组成的纺锤丝相连接的部位，与细胞分裂时染色体的运动密切相关。失去着丝粒的染色体片段通常不能在细胞分裂后期向细胞的两极移动而丢失。

端粒(telomere) 是位于染色体两个末端的特殊结构，由 DNA 和蛋白质组成。DNA 碱基组成是 TTAGGG 的 6 核苷酸重复序列，长度可达 10 ~ 15kbp。重复序列的长短与端粒酶的活性有关。其重要功能是保持染色体的结构完整，丢失端粒使染色体不稳定，并可能与其他染色体断端发生染色体之间的重组，甚至降解。此外，端粒在衰老过程和肿瘤发生中起重要作用。

次缢痕一般具有组成核仁物质的特殊功能，在细胞分裂时紧密联系着一个球形的核仁，还具有转录 18S，5.8S，28S rRNA 的功能。

（三）细胞周期、有丝分裂和减数分裂

细胞周期是指细胞从前一次分裂结束开始到下一次分裂结束为止这样一个周期。整个细胞周期分为

二个阶段：间期（interphase）和有丝分裂 (mitosis) 期。间期是二次细胞分裂之间的一段间隔时间，它进行染色体的倍增，即 DNA 的复制；有丝分裂期将复制后的 DNA 平均分配到二个子细胞。

一个细胞经过有丝分裂形成二个子细胞的过程称为细胞增值，它是一个重要的生命特征。在每次进行分裂的过程中，每条染色体通过自我复制，形成一条与自身形态结构完全相同、携带遗传物质相同的染色体然后平分入二个子细胞。通过有丝分裂保证细胞增值过程中始终保持染色体数目、形态恒定，这是遗传性具有相对稳定性的细胞学基础。

减数分裂(meiosis)是指生殖细胞，精子或卵子发生过程中进行的一种特殊有丝分裂，只发生在精细胞、卵细胞成熟期，又称成熟分裂(maturation division)。生殖细胞成熟过程中，DNA 复制一次，细胞连续二次分裂形成四个子细胞，它们都只含有单倍体染色体(或染色体数目减少一半)故称减数分裂。

在连续二次分裂过程中每次只完成染色体复制和着丝粒分裂其中的一个步骤：第一次减数分裂时，染色体进行复制，但着丝粒不分裂；第二次分裂中染色体不复制，但着丝粒分裂，因此，二次分裂形成的 4 个细胞染色体数目由 $2N$ 变为 N。

减数分裂有重要的遗传学意义：①生殖细胞经过减数分裂形成染色体单倍体的精子和卵子，卵子受精后恢复二倍体，维持物种染色体的数目恒定。②第一次减数分裂中，同源染色体配对、分离，减数分裂后，同源染色体分别进入不同的生殖细胞，同源染色体等位基因彼此分离，同时进入不同的细胞。这是孟德尔第一遗传定律——分离律的细胞学基础。③不同对的非同源染色体在经过第二次减数分裂后，是否进入同一个细胞完全随机，在随机组合中，人的 23 对染色体经过减数分裂能够形成 2^{23} 种染色体组成不同的生殖细胞。这是孟德尔第一遗传定律——自由组合律的细胞学基础。④在第一次减数分裂前期，同源染色体的非姐妹染色单体之间可能发生一些染色体片段的交叉互换，其结果使得父源、母源原本在一条染色体连锁的一些等位基因发生改变，产生新的连锁关系。这是生物遗传多样性，不断进化的动力基础。

二、细胞遗传学研究方法和染色体核型命名

细胞遗传学是研究染色体的科学。染色体核型分析是经典的研究方法。把染色体在光学显微镜下放大 1 000 倍，通过不同的染色方法使染色体显现。

（一）染色体的制备

制备染色体需要具有分裂能力的细胞，通常从血细胞中获得。血液淋巴细胞有两大优势：容易获得和经过刺激进入到有丝分裂。通过在 1 640 细胞培养基中加入植物血凝素（phytohemagglutinin，PHA）刺激淋巴细胞进行分裂增殖，培养 68 ~ 72 h 后加入秋水仙碱阻止细胞分裂并同步化后收获细胞，再经低渗、固定、胰酶消化和 Giemsa 染色显带（最常用的显带方法）后即可在显微镜下观察染色体。

我们把一个细胞的全部染色体按大小和形态特征，有序地配对排列称为核型(karyotype)。根据核型对染色体的数目和结构进行分析的方法称之为核型分析(karyotype analysis)。对染色体核型的命名要按照人类细胞遗传学国际命名委员会（international standing committee on human cytogenetic nomenclature，ISCN)所规定的人类细胞遗传学国际命名体制（an international system for human cytogenetic nomenclature，1978，ISHCN）进行。完整的核型书写包括：染色体的总数和性染色体组成；如有异常则加在其后。

正常男性核型：46，XY；正常女性核型：46，XX。

（二）人类细胞遗传学国际命名体制

ISCN 先后在丹佛（1960 年）、伦敦（1963 年）、芝加哥（1966 年）、巴黎（1970 年）召开国际会议统一了细胞遗传学命名原则，于 1978 年第一次出版了人类细胞遗传学国际命名体制（ISHCN），规定了正常及异常核型的命名原则。此后，ISCN 专家委员会分别在 1981,1985,1990,1995 年召开会议进一步修改出新的版本。1981 年出版人类高分辨带命名体制；1991 年出版了肿瘤细胞遗传学命名体制；1995 年

发表了分子遗传学命名原则和格式；2005 年对分子遗传学以及肿瘤和比较基因组杂交等重要命名格式做了进一步修改和规范。

1.染色体分组

根据染色体的形态、相对长度、臂比率、着丝粒位置和有无随体将染色体分为 7 个组，组别、染色体序号和各染色体特点见表 13-2-1。

表 13-2-1 染色体分组和特点

组别	染色体序号	特点
A	1～3	大，1，3 号中着丝粒型，2 号亚中着丝粒型
B	4，5	大，亚中着丝粒型
C	6～12，X	中等大小，亚中着丝粒型
D	13～15	中等大小，近端着丝粒型，有随体
E	16～18	较短，16 号中着丝粒型，17，18 号亚中着丝粒型
F	19，20	短，中着丝粒型
G	21，22，Y	最短，近端着丝粒型，有随体；Y 染色体无随体

2.辨认染色体结构的标志

用特殊的染色体显带技术使染色体呈现出深浅不同、明暗相间的条带，不同编号的染色体所出现的条带数目、形态和排列不同。这种染色体带的排列称为带型。带型分析常用下面一些染色体结构标志。

（1）界标(landmark)。每一条染色体具有稳定和显著形态学特征是辨认每一条染色体的标志。着丝粒的位置、染色体的长、短臂及特征性的条带。

（2）区(region)。相邻二个界标之间的染色体区域，每个区可以包含几个条带，从着丝粒向二个臂的末端，以序号命名不同的区。

（3）带(band)。每个区显带后染色体呈现明暗或深浅相间的条带，从着丝粒向二个臂的末端，以序号命名不同的带。

（4）亚带(sub-band)。用高分辨显带技术，可将有些带分为亚带。

3.用染色体显带方法命名某个区带

命名要按以下顺序进行：染色体号；臂的符号（p 或 q）；区号；位于该区内的带号；带号后一小数点分隔出带号。如 10p23.2 表示第 10 号染色体短臂 2 区 3 带 2 亚带。一些常用染色体命名符号和编写术语见表 13-2-2 。

（三）荧光原位杂交

荧光原位杂交技术(fluorescence in situ hybridization，FISH)是一种非放射性原位杂交方法，用特殊荧光素标记 DNA 探针，在细胞、染色体或组织切片上进行 DNA 杂交来检测细胞内 DNA 或 RNA 特定序列是否存在或异常。

FISH 是 20 世纪 90 年代细胞遗传学最重要的技术进展，它在用光镜下可识别的染色体结构（即细胞水平）与分子（即基因或 DNA）之间架起一座桥梁。使用荧光标记特异的基因或染色体片段作为探针，不仅可以与滴在玻璃片上的染色体 DNA 杂交，而且还能与固定的非分裂细胞的间期核直接进行杂交，即 FISH 技术将染色体分析从细胞分裂中早期扩展到间期。

近年 FISH 更多用于定位或证实经过微阵列分析（microarray analysis）发现的基因组不平衡改变。

除单色 FISH 外，多色 FISH（M-FISH）以及与其相似的采用光谱技术实现在可见光范围内的全光谱扫描形成光谱染色体核型（spectral karyotyping，SKY）也得到了快速发展，它们具有更高的分辨率和敏感性，而且，在一个反应中能同时显示多个位点的变化。M-FISH 利用五种荧光素组合标记，在 DAPI 复染的背景下，使用一系列有精确发射光谱的滤光块，与成像系统结合形成 24 种（22 条常染色体和 2 条性染色体）特异的荧光图像，使每一条染色体以不同颜色的荧光表现出来；SKY 以光谱成像和傅里叶光谱学原理为基础，利用五种光谱学不同的荧光素组合标记探针，与染色体杂交后通过独特的有专利技术的光谱干涉成像原理来捕获图像中每一条染色体，使其显以不同的颜色，与 M-FISH 相似可以检测微小和复杂的染色体改变。

表 13-2-2 常用染色体命名符号和编写术语

符号	意义和解释	符号	意义和解释
→	从……到……用于繁式命名体系	ins	插入
,	用于区分染色体数目、性染色体和染色体异常	inv	倒位
.	表示亚带	MⅠ	第一次减数分裂
:	断裂，用于繁式命名体系	MⅡ	第二次减数分裂
;	涉及一条以上染色体结构重排中，分开个染色体和断点	mal	男性
::	断裂与重接，用于繁式命名体系	mar	标记染色体
+	增加	mat	来自母亲
-	丢失	mos	嵌合体
/	分开各克隆细胞系	p	短臂
?	对某一染色体或结构的描述有疑问	pat	来自父亲
ace	无着丝粒片段	ph	费城染色体
add	额外未知起源的物质	prx	近侧端
b	断裂	psu	假性
cen	着丝粒	q	长臂
chi	异源嵌合体	r	环状染色体
del	缺失	rcp	相互易位
de novo	新生性	rea	重排染色体
der	衍生染色体	rec	重组染色体
dic	双着丝粒染色体	rob	罗伯逊易位
dir	正向	s	随体
dis	远侧端	sce	姐妹染色体互换
dup	重复	stk	随体柄
fem	女性	t	易位
fra	脆性位点	tan	串联易位
h	异染色质次缢痕	tel	端粒
i	等臂染色体	ter	末端

（四）亚显微镜下的端粒分析（submicroscopic telometic analysis）

染色体亚端粒区是基因丰富区，这个区内的很小的重排往往对个体产生很严重的影响。靶向亚端粒的 FISH 探针能够鉴定常规染色体显带分析不能发现的微小改变。

（五）比较基因组杂交(comparative genomic hybridization，CGH)技术

CGH 是于 1992 年由 Kallioniemi 在 FISH 的基础上建立的。在 CGH 创立初期，它主要应用于肿瘤基因组学的研究。基本方法是用两种不同荧光素分别标记的待测 DNA（test DNA）和参照 DNA（reference DNA），将二者等量混合后，在滴有正常中期染色体分裂相的玻璃片上进行原位杂交，在荧光显微镜下采集染色体核型，计算机软件分析、测定分裂相中每条染色体上的荧光密度，根据两种荧光的比率，计算待测 DNA 和参照 DNA 的相对复制数。可以鉴定一些小的不平衡的改变（10 Mbp 级），对鉴定染色体的间位异常优于亚端粒 FISH。

近年来，随着分子生物学技术的进步，经典的中期染色体 CGH 技术也有了很大的发展，出现了微阵列 CGH（array-CGH），在了解人类基因组的组织结构、基因定位和遗传病的诊断等方面发挥着越来越重要的作用。

三、微阵列分析

近半个世纪的经典细胞遗传学在诊断中的地位受到了微阵列分析方法极大撼动。2010 年，来自几个国家的 32 位遗传学家共同署名在美国遗传学杂志上发表了“染色体微阵列是用于发育障碍或先天异常患儿的第一级临床诊断检测”的文章，美国医学遗传学会（The American College of Medical Genetics）推荐“细胞遗传微阵列分析作为对有多发异常个体的第一线检测方法，应用于非综合征的发育迟缓或智力障碍和孤独症谱疾病的患者，而非只用于比较明确的遗传综合征的诊断”。

目前有两种基本的微阵列分析方法，分别以 CGH 和单核苷酸多态性（single nucleotide polymorphism,SNP）为基础。微阵列 CGH（array CGH）基本原理与中期 CGH 相同，仅把玻璃片上作为 DNA 分子杂交靶的中期染色体用芯片代替作为底物。芯片可以包含全部基因组 DNA,cDNA 或已知染色体定位的基因组克隆，如 BACs 以及寡核苷酸链等，提高了 CGH 检出 DNA 复制数异常的分辨率，最大分辨率已达到几十个 kbp。SNP 芯片可以检测等位基因的数目，对检测单亲二倍体异常具有明显的优势。

微阵列分析不能检测出平衡改变的染色体异常。检出的异常需要另一种方法进行鉴定，如 FISH 可以看到异常染色体的结构；对于更小的片段改变则需要用 QF-PCR 或 MLPA 来证实缺失或获得。

四、多重连接依赖的探针扩增技术

多重连接依赖的探针扩增（multiplex ligation-dependent probe amplification，MLPA），MLPA 技术 是 2002 年 Schouten 等开发的一个实验方法，它是基于 PCR 反应来检测基因组 DNA 的复制数异常。基本方法简述如下：每一个 MLPA 探针由两个部分组成，一部分是短的、合成的寡核苷酸链，包含 3′端 21 ~ 30 个核苷酸组成的靶特异序列和 5′端的 19 个核苷酸组成的探针共同 PCR 引物序列；另一部分在磷酸化的 5′端含与短探针靶序列相邻的 25 ~ 43 个核苷酸靶特异序列、探针共同 PCR 引物序列和位于它们中间作为填充序列的 M13 衍生片段。通过与基因组 DNA 杂交，使二段探针中与靶序列配对的碱基经过一个连接反应相互连接，再以发生连接的探针为模板，以共同的 PCR 引物进行扩增。在一个 MLPA 反应中最多可以同时检测 45 个基因组序列，每一个扩增片段相差 6 ~ 9 bp，PCR 产物大小 120 ~ 480 bp。带有荧光标记的 PCR 产物经过毛细管电泳进行特异基因序列的数据分析，根据峰阈或峰的高低与对照比较判断基因组基因剂量的改变（图 13-2-1）。

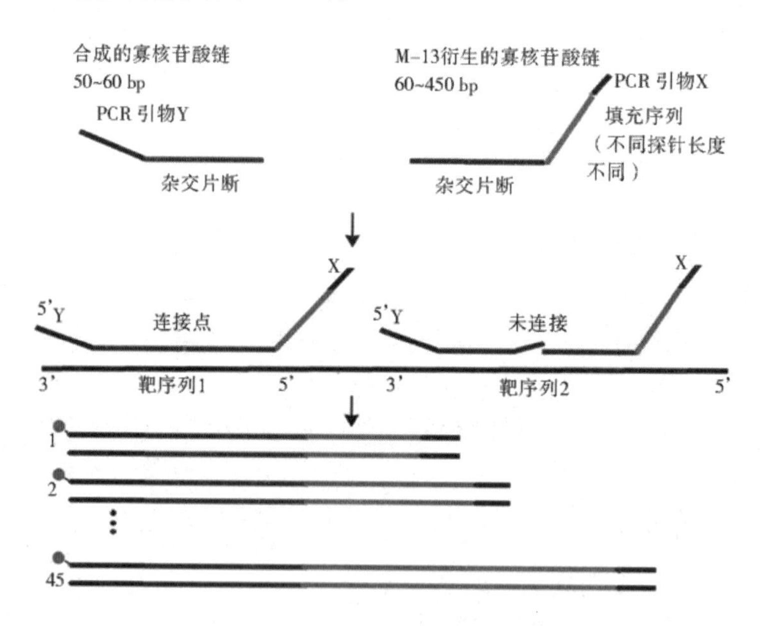

图 13-2-1 MLPA 实验原理示意图

MLPA 的优点在于扩增的模板不是基因组 DNA，而是探针；操作简单；仅需要少量的基因组 DNA（20 ~ 100ng）就可以在一个基于 PCR 的反应中同时检测 45 个基因组序列。缺点：由于 MLPA 是基于一个 PCR 反应的定量实验，扩增效率影响结果，故一个 MLPA 实验结果还需要以其他的方法验证。MLPA 方法简单、高效，比较适合于一般的临床诊断和大样本的筛查实验。在染色体病方面主要应用于染色体德亚端粒重排、微缺失综合征的诊断以及不明原因的原发性智力低下病因学检测。

MLPA 通过毛细管电泳鉴定扩增产物，每一个扩增产物的峰域反映靶序列相对的复制数。用 geneMarker 软件分析样本中靶序列的复制数(蓝色峰)与对照样本(红色峰)比较后决定样本复制数的改变。当样本的峰域值小于对照峰域值的 25%～50%时判定为缺失，当样本的峰域值大于对照峰域值的 25%～50%时判定为重复。

五、二代测序技术

二代测序技术具有强大的测序能力，其对突变分析有显著的优势，如全基因组的外显子测序等。在细胞遗传学的领域，用二代测序技术进行孕早中期的无创性产前诊断 21-三体胎儿已有了一些经验和应用[1-4]。

六、染色体异常与染色体病

染色体异常（chromosomal abnormalitis）包括染色体数目和结构的改变，是引起染色体病（chromosome disorder）的原因。染色体异常可以累及常染色体也可以累及性染色体；可以累及一条也可以累及多条染色体；异常范围可以是一条完整染色体的丢失或增多，也可以是一条染色体上的片段缺失或重复。染色体异常不等同于染色体病，只有当染色体异常引起表型异常才称为染色体病。

染色体异常引起异常表型的遗传病理学机制包括：①基因剂量影响：无论染色体部分的缺失或重复，以及整条染色体的增加和减少均使得细胞的染色体物质的量发生改变，减少或增加。②直接影响位于发生染色体断裂点的一个基因的功能。③基因座改变使基因在新的“染色体环境”功能不适合。④染色体亲缘起源改变和基因组印记影响。⑤前 4 项的综合影响。

染色体病是遗传病中的一个重要组成部分。

（一）染色体数目异常

染色体数目异常包括整倍体和非整倍体（aneuploid）改变，具有临床意义的染色体异常主要为非整倍体改变。非整倍体指染色体数目的改变不是染色体组的整倍数，其中增加一条染色体（三体）或减少一条染色体（单体）最常见。

单体（monosomy）指某一对同源染色体丢失一条染色体。通常情况下常染色体单体都是致死性的。比较多见的并能够存活的单体是 X 染色体单体，患儿临床表现为 Turner 综合征。

三体（trisomy）指某一对同源染色体多一条染色体。在活产婴儿中最常见的常染色体三体是唐氏综合征（21-三体综合征），其次为 18 和 13 三体综合征。性染色体三体有 47,XXX；47,XXY；47,XYY。多体（polysomy）指一对同源染色体超过三条，一般仅见于性染色体，如 48,XXXX；48,XXXY；48,XXYY。

唐氏综合征（Down syndrome，DS），又称 21-三体综合征（trisomy 21 syndrome）。1959 年，DS 被第一个证实了是由于染色体异常所导致的疾病。DS 是最常见的染色体病，发病率在活婴中大约 1/800，随着母亲年龄增大，娩出患儿的风险明显增高。发生在生殖细胞减数分裂期的不分离是产生 DS 的主要原因，母源不分离占 85%～90%，其中发生于减数分裂Ⅰ期 75%，减数分裂Ⅱ期 25%；父源不分离占 3%～5%，其中发生于减数分裂Ⅰ期 25%，减数分裂Ⅱ期 75%。此外，双亲的生殖腺嵌合体或受精卵（合子）早期卵裂过程中的有丝分裂错误以及双亲之一携带罗氏易位均可生育 DS 患儿。

DS 有一系列的生理特征和发育损害，有特殊的面容，智能和体格发育障碍是本综合征最突出和最严重的表现。约 1/2 患有先天性心脏病；胃肠道畸形和男性患儿伴小阴茎等也较常见。

2000 年科学家们完成了 21 号染色体全部 DNA 测序，仅有 225 个蛋白编码位点，相对基因分布较稀少，可能解释三体状态能够生存的原因。基因型与表型关系复杂，21q22 可能是 DS 的关键区，尚未分离出哪一个基因与某一单一表型相对应。

根据细胞遗传分类有三种 DS 形式：①标准型（图 13-2-2）：占全部唐氏综合征患儿的 95%，核型：47，XN＋21，（N 为 X/Y）。几乎都是新生的（de novo），与父母核型无关。②罗伯逊易位型（图 13-2-3，图 13-2-4）：占 4%，21 与另一个近端着丝粒染色体发生罗伯逊易位，核型有多种，常见为 D/G 和 G/G 易位型，以 14/21 染色体易位最常见，核型：46，XN＋rob(14q；21q)。③嵌合体：占 1%，核型：46，XN/47，XN＋21，根据受精卵发生有丝分裂不分离的早晚，体细胞中三体占的比例不同[5]。

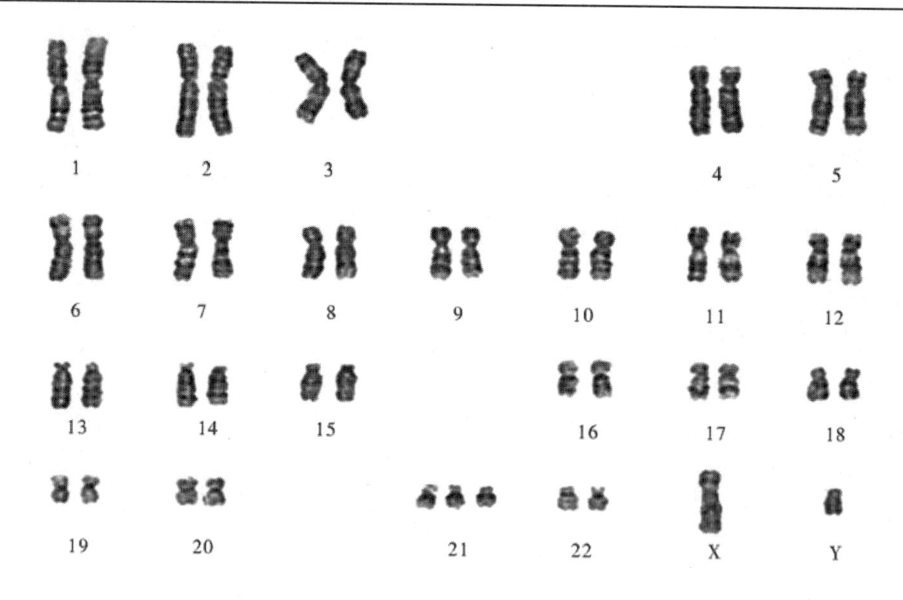

图 13-2-2　标准型 21-三体染色体核型

图 13-2-2 为标准型 21-三体染色体核型。47,XY，+21。

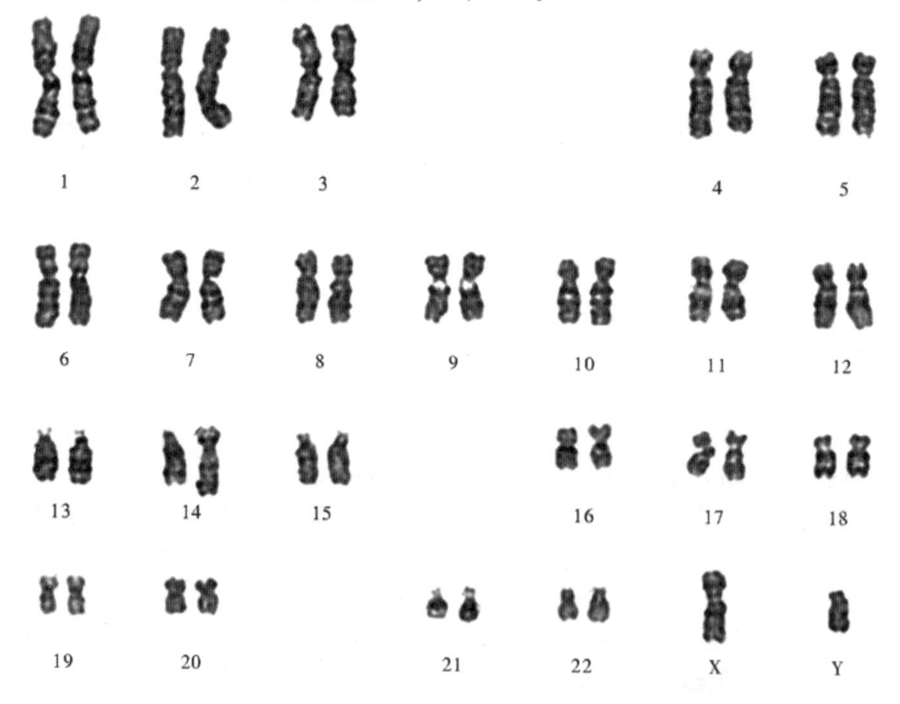

图 13-2-3　罗伯逊易位型（D/G）21-三体染色体核型

图 13-2-3 为罗伯逊易位型(D/G)21-三体染色体核型，46，XY，+rob(14;21)（q10;q10）。

（二）染色体结构异常

当染色体发生断裂或重组后可以导致结构重排。重排可有多种方式，其发生率小于染色体的非整倍体改变。染色体发生自发性断裂的频率较低，可能与电离辐射、一些病毒感染和化学物质污染等因素有关。结构异常也可以以嵌合体形式存在。

图 13-2-4 为罗伯逊易位（G/G）21-三体，罗氏易位 21q21q 源自父母之一方，核型：46，XX，i(21q)。

发生结构重排的染色体根据是否产生临床表现，即具有表型效应简单地分为染色体平衡和不平衡改变。平衡的染色体重排保留相对完整的染色体物质，无表型影响。而非平衡的重排则有染色体物质的丢失和增加，使基因剂量发生改变而影响表型。另外，无论平衡或不平衡的改变，如染色体的断裂位点累及了编码功能基因，或由于断裂或重接改变了位于基因模块的基因排列顺序（基因相对位置）也可能影响表型。

染色体结构异常有多种形式。当仅累及一条染色体时，该条染色体可能发生部分缺失或重排，重排包括重复、臂间或臂内倒位、形成环状染色体或等臂染色体等。如果累及两条或多条染色体时可能发生一条染色体的部分节段插入另一条染色体，更常见的两条或多条染色体间易位或交换。

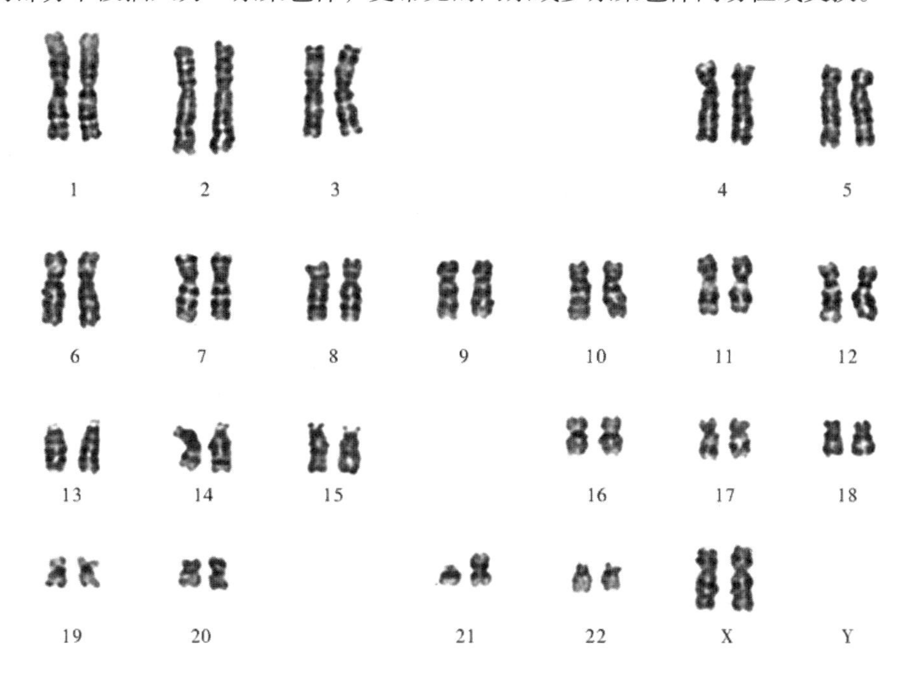

图 13-2-4　罗伯逊易位（G/G）21–三体

1.易位

易位（translocation）是两条或多条染色体之间发生的片段交换所引起的染色体重排。相互易位（reciprocal translocation）较多见，指两条染色体同时发生断裂后片段相互交换、重接形成两条新的衍生染色体。如在染色体断点上没有重要功能基因，没有造成染色体的增加或减少，则对个体表型不产生影响，称为平衡易位。

罗伯逊易位（Robertsonian translocation）是整臂易位的特殊类型，只发生于近端着丝粒染色体之间（染色体 D 组和 G 组的 13,14,15,21 和 22 号染色体），携带者染色体数目 45 条。两条近端着丝粒染色体分别在着丝粒处发生断裂，两条长臂借断端连接形成一条衍生染色体，两条染色体短臂连接形成一个很小的染色体，后者在细胞分裂时丢失。由于近端着丝粒染色体短臂的分子构成主要是一些重复 DNA 序列，没有重要编码基因，故其丢失并不引起表型异常。

复杂易位（complex translocation）是三条或更多的染色体发生断裂、断裂的染色体片段发生易位和重接形成多种衍生染色体。由于异常的复杂性临床表型很难预测。

2.倒位

当一条染色体发生两处断裂，形成 3 个节段，中段顺序颠倒，然后再连接形成倒位(inversion，inv)染色体。根据两个断裂点与着丝粒的位置关系分为臂内倒位（paracentric inversion）和臂间倒位（pericentric inversion）。臂内倒位指两个断点发生在着丝粒的一侧，即同一个臂上，长臂或短臂内。臂间倒位指两个断点发生在着丝粒的两侧，即一个断点位于短臂，另一断点位于长臂。臂间倒位比较常见。由于倒位一般不导致遗传物质的丢失或增加，因此，通常被看作“平衡”的改变。然而，如果倒位断点正好位于一个有功能的基因上就可能影响这个基因的功能。此外，如果改变了位于基因模块的基因排列顺序，也将影响其功能。

染色体相互易位和倒位是常见的染色体结构改变，携带者本身往往没有任何表型的异常。主要影响生育，可能是流产、胎停育或生育畸形儿的原因。

3.缺失

缺失(deletion，del)指染色体的部分丢失。当染色体发生断裂后，如果没有发生重接，将形成两个片段：一个片段无着丝粒，另一个片段有着丝粒。无着丝粒片段在细胞分裂时不能与纺锤丝相连而无法向细胞二极移动，经过一次细胞分裂随即丢失。缺失是最常见的染色体结构异常。

早期的缺失综合征是指在光学显微镜下可见的显带染色体的缺失，如 5 号染色体短臂末端缺失（5p-）引起的猫叫综合征(cri du chat syndrome)；4 号染色体短臂末端缺失（4p-）引起的 Wolf-Hirschhorn 综合征等。由于 FISH 结合高分辨染色体核型分析（分子/细胞遗传学方法）鉴定了一些微缺失综合征，近年单纯的分子诊断方法 CGH 和 aCGH 的应用可以诊断小至几个或一个基因的缺失。

常见的微缺失综合征的临床表现和累及的染色体区段见表 13-2-3。

表 13-2-3　常见微缺失综合征

综合征	主要特征	累及染色体区
1p36 单体	严重精神运动发育落后，小头，惊厥，面部异常，视觉损害，先心病，肥胖	1p36
2q23 间位缺失	低位畸形耳，手指、脚趾异常，先天性心脏病	2q23q24.3
Pitt- Rogers- Danks 综合征(WHS 轻度变异型)	出生前和出生后生长落后，发育迟缓，智力低下，小头，特征面容，特殊掌纹，惊厥	4p16.3
William’s 综合征	特征面容，主动脉瓣上狭窄，生长发育不良	7q11.23 (弹性蛋白位点)
Langer-Giedion 综合征	外生性骨疣，异常面容，球状鼻，发育落后	8q24.1
Potocki-Shaffer 综合征	多发性外生性骨疣，小的颅面部异常，智力低下	11p11.2
WAGR 综合	Wilms’瘤，无虹膜，泌尿生殖系统发育不良，智力低下	11p13
视网膜母细胞瘤/智力低下	视网膜母细胞瘤，智力低下	13q14
14q 末端缺失	肌张力低下，小头，眼裂狭小，球状鼻，长人中，嘴角上翘，轻度发育延迟	14q32.31-qter
Prader-Willi 综合征	肌张力低下，发育落后，肥胖，性腺发育不良	15q12
Angelman 综合征	惊厥，异常动作，智力低下	15q12 UBE3A/E6-AP 基因突变
15q21.1-q21.3 间位缺失	智力低下，生长落后，鼻鸟嘴样伴鼻翼发育不良的，薄上唇	15q21.1-q21.3
α-Thalassemia/智力低下	α 地中海贫血，智力低下	16p13.3
Rubinstein-Taybi 综合征	小头，特殊面部特征，智力低下	16p13.3
Smith-Magenis 综合征	特殊面部特征，智力低下	17p11.2
Miller-Dieker 综合征 (Lissencephaly 综合征)	无脑回，特殊面部特征	17p13.3
Charcot-Marie-Tooth(CMT)病ⅠA/ Hereditary susceptibility to pressure palsies(HSPP)	外周神经病	CMT: dup17p12 HSPP: del17p12
19q13 微缺失	Diamond-Blackfan 贫血，智力低下，骨骼畸形	19q13.2
Alagille’s 综合征	特殊面容，生长落后，肺动脉狭窄，肝内胆道闭锁	20p11.2 *Notched* 基因
DiGeorge 综合征	颚裂，先天性心脏病，DiGeorge 序列征：胸腺、甲状旁腺缺如或发育不良，精神、情绪障碍	22q11
Kallmann’s 综合征	鱼鳞病，无嗅觉	Xp22.3
X 连锁进行性混合性耳聋	混合性传导、感应性耳聋，非典型性 Mondini 样发育不良	Xq21

4.重复

重复(duplication，dup)主要指染色体上某个区带或片段的重复。主要来源于相互易位产生的衍生染色体或发生在减数分裂Ⅰ期的同源染色体间的非对等交换。重复可以是正向或反向重复（倒位重复）。一般来讲，重复对表型的影响小于缺失。

5.环染色体

当一条染色体的两个臂的末端同时发生断裂时，两个末端可以发生融合形成环形结构的染色体；在两个末端常有染色体片段缺失。通常由于缺失基因组片段出现异常表型，不同染色体形成的环表型不同。

6.等臂染色体

在细胞有丝分裂后期或减数分裂Ⅱ期，着丝粒发生横裂，分离后的染色体长臂或短臂经过再复制形成两条形态不同的等长臂或等短臂染色体。由于大部分等臂染色体是致死性的，临床上能够见到的等臂所致染色体病是X染色体等长臂引起的Turner综合征。

7.标记染色体

标记染色体(marker chromosome)又称小的额外标记染色体(small supernumerary marker chromosomes,sSMCs)或额外结构异常染色体(extra structurally abnormal chromosomes,ESAC)，简称标记染色体，是指形态上可辨认但来源和特征通常不能被传统细胞遗传学的染色体显带技术所识别的结构异常的多余染色体，其大小通常等于或小于同一个中期染色体核型中的20号染色体。可以存在于正常的二倍体核型或染色体数目或结构异常的基础上。新生儿的发生率（2～7）/10 000。携带者近2/3表型正常，1/3有异常表型。标记染色体对表型的影响很大程度依赖基因剂量（相当于部分三体）和衍生于哪条染色体。所以选择适当的诊断方法明确基因剂量和染色体起源非常重要。用传统细胞遗传学的方法确定其来源困难，需要依靠分子细胞遗传学的方法进一步明确其特性[6]。

8.染色体亚端粒重排

亚端粒，又称端粒相关重复区(telomere-associated repeat region)，位于端粒的近着丝粒端，被端粒的退化重复序列(degenerate telomere repeats)分为远端和近端两部分。远端区的序列重复小于2kbp，在许多非同源染色体之间序列相同；近端区为长的序列重复，长度在10～40kbp，只有极少数的同源染色体之间序列相同。因此，在减数分裂过程中，非同源染色体亚端粒区之间序列的高度相似性可能引起亚端粒的异位重排，最终导致亚端粒的缺失或重复。由于亚端粒区基因特别丰富，这些区域染色体的极微小缺失或重复均可能引起严重的后果。在近几年的研究中发现，染色体亚端粒区的重排是导致原发性智力障碍的又一主要原因，5%～10%的原发性智力障碍与其相关，由于发生重排片段太小，不能用常规的细胞遗传学方法发现，近几年随FISH的应用以及新出现的分子细胞遗传学技术MLPA和array-CGH，大大提高了染色体亚端粒区的重排的检出率。

运动、智力发育迟缓或智力障碍是染色体亚端粒缺失或重复共有表现。其他还有：出生和发育史异常、低出生体重、肌张力低下、先天性心脏病、尿道下裂和隐睾及头面部的多种畸形等。

9.复制数改变

细胞染色体分析应用于临床40多年的经验使细胞遗传学家对在染色体显带这个水平的遗传变异有了非常清晰和明确的认识。21世纪发展并迅速成长的芯片技术揭示了新的“变异”，基因组变异的范围从几个碱基到百万个碱基，需要逐步阐明这些变异是正常变异、异常或临床意义不明确。

显微镜下能够识别的染色体片段大小为5～10 Mbp，小于5Mbp的DNA片段需要分子技术，FISH用于探测已知的染色体异常；芯片技术进入到了全基因组时代，可以在一个反应中进行全基因组扫描，对于阐述检测到了很多以前不知道的“变异”的临床意义是对细胞遗传学家重大的挑战。

芯片目前还不能作为一个独立技术，因为不能阐明导致基因缺失或获得的分子机制，同时也不能显示异常重排染色体的结构和类型。

基因拷贝数变异（copy number variation,CNV）是基因组的良性变异，存在于正常的人群中。正常个体含CNV的平均数由于使用不同芯片（BAC，高密度的寡核苷酸、SNP）检测结果有差异，基因组20%的序列报道过存在CNV。每一个个体携带CNV的数目可能由于种族背景差异而不同，数量从1 kbp到几Mbp。当对一个有异常表型的患儿检测出CNV时，需要进一步对患儿的父母进行相同的检测，鉴别是新生性或遗传性，如是遗传性的基因组改变与疾病表型相关的可能性减少；新生性则改变更可能与疾病表型有关。相对而言遗传性的重复改变良性变异较常见[7-8]。

（潘虹）

参考文献

[1] Jorde L B，Carey J C，Bamshad M J. Medical Genetics. 4th ed[J].MOSBY ELSEVIER，2009：100-127.

[2] Koolen D A, Nillesen W M, Versteeg M H, et al. Screening for subtelomeric rearrangements in 210 patients with unexplained mental retardation using multiplex ligation dependent probe amplification (MLPA) [J].J Med Genet, 2004, 41(12): 892-899.

[3] Miller D T， Adam M P， Aradhya S，et al.Consensus statement: chromosomal microarray is a first-tier clinical diagnostic test for individuals with developmental disabilities or congenital anomalies[J].Am J Hum Genet，2010，86(5)： 749-764.

[4] Cooper G M， Coe B P， Girirajan S，et al. A copy number variation morbidity map of developmental delay[J]. Nat Genet. 2011，43(9)：838-846.

[5] 潘虹，于丽，马京梅，等. 435 例先天缺陷儿细胞遗传学分析[J].中华围产医学，2012，15(9)：564-566.

[6] 潘虹. 额外小标记染色体的特点、产前诊断和遗传咨询[J].中华围产医学，2012，15(10)：588-591.

[7] 潘虹，吴希如. 比较基因组杂交技术及其在医学遗传学中的应用[J].中华儿科，2006，44(2)： 150-152.

[8] 李美蓉，王小竹，杨艳玲，等. 用 MLPA 方法对原发性智力低下患儿进行亚端粒重排的分析研究[J].中华医学，2009，89(40)： 2839-2842.

第三节 核外遗传物质——线粒体

线粒体（mitochondrion）是真核生物存活所必需的细胞器，它通过呼吸链氧化磷酸化系统合成三磷酸腺苷(adenosine triphosphate,ATP)，为细胞的代谢通路、信号转导和凋亡提供能量支持。线粒体控制着几条代谢通路，包括三羧酸循环（krebs cycle）、β 氧化和脂肪及胆固醇的合成。动物体内 80%以上的动力来源于线粒体，所以，线粒体又被称为细胞的动力工厂。由于线粒体的重要作用，如果线粒体发生异常，则会引起严重的疾病。本节即对线粒体的生物学、线粒体基因突变以及线粒体病进行介绍。

一、线粒体的生物学基础

（一）线粒体的结构

线粒体是双重膜细胞器，分为外膜、内膜、膜间隙和基质腔。虽然传统上认为线粒体是微小的、独立的细胞器，但是它构成了一个复杂的分支网络系统。外膜是一层平滑而连续的膜，它是线粒体的边界膜；内膜贴附于外膜的内侧，向线粒体内室弯曲突出形成嵴。内膜含有三类不同功能的蛋白质：①呼吸链的酶复合体，执行氧化还原反应。②ATP 合成酶复合体，在线粒体基质内合成 ATP，膜部为质子通道。③特异性转运蛋白质，调节代谢物进、出基质。膜间隙，它的基本成分于胞液相同，其中存在与内膜疏松结合的细胞色素 C。这些细胞色素 C 可以参与细胞凋亡的信号传导，对凋亡的调控具有关键性作用，提示线粒体也与细胞凋亡相关。基质，是充满内室的液态物质，内含数百种酶，包括丙酮酸与脂肪酸氧化的酶，三羧酸循环全部的酶等。

不同种类组织中的线粒体数量主要由该组织对于能量依赖的程度决定。由于神经元、心肌细胞和骨骼细胞对于能量变化最为敏感、依赖程度最大，因此他们中的线粒体数量最多。线粒体拥有自己的遗传物质（mtDNA），每个细胞通常具有一百至数百个线粒体，而每个线粒体内又含有 2～10 个复制的 mtDNA，故每个细胞可具有数千个 mtDNA。人类的 mtDNA 是闭环双链 DNA，长度大约 16 569bp，mtDNA 非常紧凑，没有内含子。除替位环（displacement loop ，D-环，D-loop）外，只有 87bp 不参与基因的编码。D-环（D-loop）是长约 1kbp 的非编码区，包括：mtDNA 重链复制的起点（OH），轻、重链的转录启动子（PH 和 PL）以及 4 个高度保守序列，与 mtDNA 的复制、转录密切相关。此外，mtDNA 不与组蛋白结合，缺乏 5-甲基胞嘧啶。根据双链中的 G 和 C 含量的不同，将 G 含量高的链称为重

（heavy ,H）链，C 含量高的链称为轻 (light,L) 链。在 mtDNA 中包含 13 个蛋白基因、22 个 tRNA 基因和 2 个 rRNA（基因 16S rRNA 和 12S rRNA）。13 种蛋白质是组成呼吸链与 ATP 酶复合体的成分，具体编码复合体 I 的 7 个亚单位：ND1,ND2,ND3,ND4,ND4L,ND5 和 ND6；复合体Ⅲ 的 1 个亚单位：cyb；复合体Ⅳ 的 3 个亚单位：COI,COII 和 COⅢ；复合体Ⅴ的 2 个亚单位：ATP 酶 6 和 ATP 酶 8。虽然线粒体拥有自己的蛋白质合成系统，但是 mtDNA 自身复制、修复、转录和翻译需要的酶仍然完全依赖于核基因。

（二）线粒体 DNA 的复制和转录

mtDNA 可以连续的复制，它的复制是独立的，不依赖于细胞核的分裂。核基因编码的线粒体聚合酶 γ（POLG）、胸苷激酶 2 和脱氧鸟苷激酶调控 mtDNA 的复制。复制时，由重链的复制起始点开始，单方向进行，直到新合成的重链越过轻链的起始点后，轻链才开始复制，同样是单一方向。mtDNA 的转录启动子位于 D-Loop 区，双向同时进行。

转录为多顺反子，即在同一链上的所有编码区被转录，然后经修饰后形成成熟的 RNA。mtDNA 的转录是双向同步进行的，即在线粒体 DNA 的 H 链和 L 链上各有一个启动子（PH 和 PL），从各自的启动子开始全长对称转录合成前体 RNA。mtDNA 转录产物是为组成线粒体核糖核蛋白体的两种 rRNA、参与蛋白质合成的 22 种 tRNA 和翻译成多肽的 13 种 mRNA。研究表明，线粒体 RNA 聚合酶（POLRMT）需要有转录因子 A（mitochondrial transcription factor A, TFAM）和转录因子 B1（mitochondrial transcription factor B1, TFB1M）或转录因子 B2（mitochondrial transcription factor B2,TFB2M）的参与才可以启动转录，其中 TFAM 可以改变 L 链启动子的结构使得其可以被 POLRMT 识别。

线粒体 mRNA 的转录是在线粒体的核糖核蛋白体上完成的。由于 mtDNA 上的基因排列紧密，mRNA 几乎不需要转录后修饰就可以直接作为蛋白质合成的模板，因此 mRNA 的合成与蛋白质的翻译相互偶联。线粒体内蛋白质的合成是从甲酰蛋氨酸开始，且它的遗传密码与核基因有所不同，比如 UGA 编码色氨酸而非终止密码子；线粒体内的终止密码子为 AGA 和 AGG,而它们在核基因中却编码 Arg。mtDNA 编码的蛋白质全部为疏水片段，都留在线粒体中参与呼吸链与 ATP 合酶亚基的组成。

（三）mtDNA 的修复

由于线粒体 DNA 不编码任何修复酶基因，长期以来人们认为线粒体缺乏 DNA 修复机制。碱基切除修复（base excision repair，BER）是修复由活性氧所致的 DNA 损伤的主要机制。近年来在线粒体提取物中检测到了一定量的修复因子，其中大多数是参与清除 mtDNA 中单个突变碱基的碱基切除修复途径的酶，例如 DNA 聚合酶 γ（poly γ）、DNA 糖基化酶、AP 核酸内切酶和 DNA 连接酶等，它们均由核基因编码。

DNA 聚合酶 γ（Poly γ）：它是存在于人线粒体中唯一的 DNA 聚合酶，由核基因编码，完整的 Poly γ 包含两个亚基，一个较大的催化亚基 Poly γ A(140 ku)和一个较小的调节亚基 Poly γ B(55 ku)。大亚基除了主要的聚合酶作用外，还有 3'-5'核酸外切酶的作用，在碱基切除修复中去除 5'脱氧核糖核酸(dRP)。小亚基 Poly γ B 有增加大亚基持续合成的能力，在碱基切除修复中起到增强催化亚基的作用，通过识别 RNA 引物激发 mtDNA 的合成。

DNA 糖基化酶：DNA 糖基化酶包括尿嘧啶 DNA 糖基化酶，8－氧鸟嘌呤 DNA 糖基化酶，胸腺嘧啶乙二醇 DNA 糖基化酶，3-甲基腺嘌呤 DNA 糖基化酶等。它们分别识别不同损伤类型的碱基，在 EBR 中发挥不同的作用。

AP 核酸内切酶：AP 主要由 DNA 糖基化酶切除损失的碱基后产生，此外碱基和脱氧核糖之间的 N-糖键自发的不稳定发生断裂也可形成 AP 位点。人的一种主要 AP 核酸内切酶由 APEI 基因所编码。

DNA 连接酶：为了完成碱基切除修复途径，有缺口的 DNA 必须通过连接酶连接起来。DNA 连接酶Ⅲ通过选择翻译的起始位点生成的蛋白质可以定位到线粒体中。细胞培养及动物实验证实了 DNA 连接酶Ⅲ对于 mtDNA 的维护是必需的，但与 nDNA 不同的是，它的这种修复作用不依赖于 XRCC1，具体机制尚不十分清楚。

人们曾经认为哺乳动物线粒体中没有重组发生或者极少发生，然而一系列证据支持哺乳动物线粒体中存在 DNA 重组的说法。比如顺铂诱导产生的链间的十字交叉在核中可以通过同源重组的途径修复，在线粒体中也可被修复。线粒体转录因子 TFMA 是唯一已知的存在于哺乳动物线粒体中的转录因子。尽管报道人的 TFAM 并不是很丰富，但它足够覆盖 mtDNA 的全部区域。这提示人的 mtDNA 并不裸露，对诸如活性氧之类的反应物的攻击有一定的防护能力。TFAM 优先与十字型结构的 DNA 和顺铂修饰的 DNA 结合，而这样的 DNA 分子往往是重组修复潜在的作用底物。

（四）线粒体 DNA 的传递

mtDNA 是通过母系遗传方式遗传的。大多数学者认为从理论上父系的 mtDNA 不能通过精子进入卵子，因此胚胎中仅有母系 mtDNA 存在。到目前为止，有 1 例报道证实父亲将位于 mtDNA 复合物 I 基因上的一个 2bp 的缺失传递给了下一代。但是，检测通过精子胞内注射的新生儿，其父系 mtDNA 的百分比在 0.001%以下。目前也发现一些关于卵子中可以选择性的降解精子的证据。另外，在散发的线粒体肌病患者中也未发现父系的线粒体。当父亲还存在其他的变异使父系线粒体可以复制，这些父系 mtDNA 就能够保留在合子中，最终在成熟个体中存活下来，这种 mtDNA 遗传方式称父系渗漏(paternal leakage)，但是这是极为少见的。因此，即使父系遗传存在，在遗传咨询中，mtDNA 的母系遗传还是普遍接受的。

（五）mtDNA 的同质性和异质性

每个细胞中可能有上千个 mtDNA 分子，在大多数情况下，他们的序列都是一致的，我们称为同质性（homoplasmy）。但是，当体细胞发生 mtDNA 突变并随着年龄的增长而逐渐累积到一定程度时，可能会对该种组织产生一定的作用。体细胞 mtDNA 突变的最常见的原因就是来源于呼吸链本身的自由基。细胞中野生型 mtDNA 和突变型 mtDNA 以某种比例共存称为异质性（heteroplasmy），这也是最常见的线粒体病的原因。异质性这个概念对于理解突变 mtDNA 和线粒体病患者临床表现多样性的关系非常重要。

线粒体在细胞有丝分裂过程中一随机分离的方式进入子代细胞，母体突变的 mtDNA 随机分离进入子细胞后，突变的 mtDNA 在子细胞的线粒体中所占的百分比会发生改变，这一现象是通过卵母细胞的“遗传瓶颈”实现的。卵母细胞中有 150 000 个 mtDNA，在卵子细胞形成时仅有少量的 mtDNA(大约 100 个)，这个 mtDNA 锐减的过程称为“遗传瓶颈”，是造成不同组织、不同细胞突变 mtDNA 所占比例不同的主要原因。

（六）线粒体的转运

线粒体有一个复杂的系统转运核基因编码的呼吸链相关蛋白，这些蛋白可能有一个 N 端的氨基酸序列，它可被线粒体外膜的受体识别，受体帮助这些蛋白转运至线粒体内并且转运至正确的位置。受体的识别非常重要，它是蛋白转运至正常位置并且发挥作用的基础。当线粒体转运系统发生异常也会引起线粒体病，例如 Mohr-Tranebjaerg 综合征，是由于线粒体内膜转位酶是 DDP/TIMM8A 基因变异所致，患者常有感觉神经性耳聋，儿童期发病，成年后出现影响脑及视神经的进行性神经病变[1-3]。

二、线粒体 DNA 的突变

线粒体 DNA(mtDNA)上的变异非常多， mtDNA 的突变率一般为 nDNA 的 10 倍（表 13-3-1）。其原因主要是：①mtDNA 所处的环境，线粒体不但产生能量同时也生产大量的高超氧化物，这些使得 mtDNA 更易受到损伤。②虽然 mtDNA 存在修复机制，但是非常有限。由于缺乏类似 nDNA 所具有的多种不同的 DNA 损伤修复机制，mtDNA 发生损伤后，突变难以修复。③mtDNA 缺乏像 nDNA 与组蛋白的结合而形成的保护，也使得 mtDNA 易被损伤。

表 13-3-1　线粒体基因组上的常见突变及相关疾病

疾病	突变	突变所在基因
慢性进行性眼外肌麻痹（CPEO）	3243	*tRNALeu（UUR）*
线粒体脑肌病伴高乳酸血症和卒中样发作(MELAS）	3243	*tRNALeu（UUR）*
	11084	*ND4*
	3271	*tRNALeu（UUR）*
	13513	*ND5*
	3460	*ND1*
肌阵挛性癫痫伴破碎红肌纤维病（MERRF）	8344	*tRNALys*
	8356	*tRNALys*
Keams-Sayre 综合征（KSS）	Del/Dup	
	8344	*tRNALys*
	3243	*tRNALeu（UUR）*
亚急性坏死性脑病（Leigh）	8993	*ATPase 6*
	13513	*ND5*
	8344	*tRNALys*
	1624	*RNR1*
	10158	*ND3*
	10191	*ND3*
	10197	*ND3*
	14459	*ND6*
	14487	*ND6*
	11777	*ND4*
Leber 遗传性视神经病（LHON）	11778	*ND4*
	14484	*ND6*
	3460	*ND1*
视网膜色素变性共济失调性周围神经病(NARP)	8993	*ATPase 6*
Pearson 综合征	Del/Dup	
糖尿病伴耳聋	3243	*tRNALeu（UUR）*
心肌病	3243	*tRNALeu（UUR）*
	4269	*tRNAIle*
	4317	*tRNAIle*
	3260	*tRNALeu（UUR）*
耳聋	1555	*RNR1*
	7445	*COI*

mtDNA 上的这些变异一部分是多态位点，一部分是致病的突变。mtDNA 上的多态位点在同种族人群中存在人与人之间的差异，而在不同种族的人群中的差异更大。这些多态位点根据特定的模式可以组成单倍体型（haplotype），单倍体型不但可能影响线粒体的功能，例如衰老的速度、疾病的易感性以及对于 mtDNA 突变的修饰作用；而且 mtDNA 单倍体型可以用于人类群体遗传学的研究，例如研究某个种族的起源和人类全球化的迁徙。因此单倍体型是一个非常重要，也是非常有用的研究工具。

由于线粒体病临床表型多样、突变点种类繁多和突变携带者众多，因此对于线粒体突变发生率和人群携带比例的流行病学研究非常困难，而且由于上述特点，必然导致实际的人群携带线粒体突变比例要高于目前研究得到的结果。例如，研究发现 mtDNA A3243G 突变在芬兰北部的人群发生率是 16.3/10 万；在肥大性心肌病患者中的发生率是 14%；在眼外肌麻痹患者中的发生率是 13%；在母系遗传性耳聋患者中的发生率是 13%；在特发性脑卒中患者中的发生率是 6.9%。mtDNA 上的突变与核基因相似，也可以分为点突变和 mtDNA 重排。

（一）mtDNA 的缺失

mtDNA 缺失是最早发现的线粒体基因组上的突变，也是最早发现与疾病相关的突变。缺失可以发生在 mtDNA 环的任何部位，缺失的大小可以从 1 个碱基到几千个碱基。最常见的缺失是大于 5 kbp 的缺失，跨越细胞色素 b 基因和编码细胞色素氧化酶 II 亚基基因，包括 tRNA 基因和编码蛋白的基因。

mtDNA 缺失可以是单一的缺失，也可以是多个缺失，这些缺失的长度可以不等。单一缺失在人群中的发生率大约为 1.2/10 万。缺失是以异质性的形式存在的，不同组织中缺失的 mtDNA 分子比例不一致，而且会随着时间变化而变化。单一缺失是最常见的 mtDNA 缺失突变，他可以发生于卵子中，从而传递给后代，但是后代中有多个携带 mtDNA 缺失的病例非常少见，携带缺失突变的妇女将突变传递给后代的概率大约为 4%。

在一些患者体内可以发现 mtDNA 的重复，但是这些重复本身是不致病的，它可能是产生 mtDNA 缺失的中间体。大的 mtDNA 缺失可以引起一些特定的综合征，例如慢性进行性眼外肌麻痹(Chronic progressive external ophthalmoplegia，CPEO)、Keams-Sayre 综合征和 Pearson 综合征；而一些小的 mtDNA 缺失，包括发生在细胞色素氧化酶系统和呼吸链复合物 I 上的微小缺失都可以引起一系列的临床症状。值得注意的是这些缺失的造成病理生理学表现可能与临床表现并不相同。

（二）mtDNA 的点突变

1988 年 Wallace 首次报道线粒体 DNA 点突变可以引起线粒体病，目前已经发现了 300 多种与线粒体病相关的 mtDNA 的点突变。根据点突变的性质可以分为同义突变、错义突变和无义突变等；根据突变所在的基因和功能可以分为蛋白编码基因的突变和影响线粒体中蛋白质合成的突变，前者是在线粒体 13 个蛋白质编码基因中的突变，突变大多为错义突变和无义突变；后者是发生在 tRNA 基因和 rRNA 基因上，改变其序列的突变，它们并不直接影响蛋白中氨基酸的构成，但是会影响线粒体内蛋白质的合成效率、降解速率以及蛋白质的修饰和加工，从而使线粒体呼吸链中的酶复合物功能受损，引起临床症状。这些突变可以引起的临床表型非常广泛，例如线粒体脑肌病伴高乳酸血症和卒中样发作（mitochondrial myopathy，encephalopathy，lactic acidosis，and stroke-like episodes，MELAS）、肌阵挛性癫痫伴破碎红肌纤维病（myoclonic epilepsy associated with ragged red fibers，MERRF）、Leber 遗传性视神经病（Leber hereditary optic neuropathy，LHON）和 Leigh 综合征。Leigh 综合征又称亚急性坏死性脑病（sub-acute necrotizing encephalopathy）等。突变也可以引起一些单一的临床症状，例如糖尿病、心肌病、传导性耳聋和肌红蛋白尿等，但是随着疾病的进展和年龄的增长，患者也可能出现其他的临床症状。

（三）mtDNA 突变的致病机制

mtDNA 突变所引起的临床症状十分复杂，同一家系中携带同一突变的患者临床症状也不相同，有的致死，有的却没有任何的临床症状，目前机制尚未完全清楚，据研究主要与下列因素相关：①mtDNA 突变异质性，即突变的 mtDNA 和正常的 mtDNA 共存于细胞。衡量 mtDNA 突变体异质性程度的重要指标之一是突变负荷，突变负荷指发生突变的 mtDNA 占全体 mtDNA 的百分比。突变负荷往往决定 mtDNA 疾病发生及其临床表型。②突变阈值效应，突变型与野生型 mtDNA 的比例以及该种组织对线粒体 ATP 供应的依赖程度决定了其是否发病；突变 mtDNA 需要达到一定比例，才足以引起组织器官功能改变，即阈值效应。当异质性 mtDNA 的突变负荷较低时，突变型 mtDNA 的作用可能被掩盖，由野生型 mtDNA 发挥补偿作用。③遗传背景的影响，遗传背景的影响一直受到关注，核基因的修饰以及 mtDNA 单倍体型和 mtDNA 复合突变的作用使同样的突变在不同个体中的发病与否、病情的轻重有所差别。遗传背景在疾病的发生过程中所起的作用，既有促进疾病的发生作用，也有抑制疾病的发生作用。④环境因素的影响，包括药物、营养条件、感染等都会对临床表型产生影响[4-5]。

三、线粒体病

由于线粒体结构或复制数的改变而引起线粒体功能障碍所引发的疾病统称为线粒体病（mitochondrial disease）。线粒体病患者的主要临床特点就是氧化磷酸化功能缺陷和由此引发的一系列复杂多样的临床表现。线粒体病是一种年轻的疾病，从发现至今仅仅 50 多年的时间，然而人们对它的认识却是突飞猛进。1962 年 Luft 等人首先提出了线粒体病这一概念，发现 1 例非甲状腺功能异常所致的高代谢患者的骨骼肌细胞中线粒体的形态学发生改变，并伴有氧化磷酸化解偶联的现象，明确了线粒体功能异常可以导致疾病的发生。随后线粒体 DNA 的发现和人类线粒体基因组全序列的解读为线粒体医学领域奠定了基础。1988 年 Wallace 等人发现了 mtDNA 点突变可以导致一种母系遗传性视神经病（LHON），从而将人们对线粒体病的认识从生化水平引领到了分子水平。

早在 1977 年 Shapira 等人就提出了线粒体脑肌病的概念并一直沿用至今。但是随着研究的深入，人们也面临着巨大的挑战，其一就是线粒体病患者复杂多变的临床表型。病变既可以同时累及多个组织器官表现为各种综合征，如 MELAS,MERFF 或 Leigh 综合征等。也可仅以累及单一器官为主，表现类似某些常见病，如糖尿病、心肌病或脑卒中等。

因此线粒体病的诊断标准并不统一，多根据患者的临床表型结合实验室检查和影像学资料并排除其他疾病之后综合判定。肌肉组织化学检查和呼吸链酶活性的测定对于线粒体病的诊断也没有足够的敏感性和特异性。有研究显示携带有 mtDNA A3243G 突变的患者肌肉活检和酶活性均可正常。有的患者虽然肝脏或心肌组织中的酶活性缺陷，但是在骨骼肌中却是正常。

线粒体病的发病率远比我们想象的高，流行病学研究显示线粒体病在人群中最小发病风险为 1/5000，是造成儿童神经代谢病和遗传性神经系统疾病的主要原因。线粒体病为进展性病程，目前仍不可治愈。因此早期诊断、早期治疗对于延缓患者病情发展、缓解症状以及相关的遗传咨询都非常重要。

（一）线粒体病的分类

线粒体病有多种分类方法，目前最常用的分类方法有两种，一是根据疾病的临床表型分类；二是根据引起线粒体病的突变基因的不同分类：

1.线粒体病临床表现分类

线粒体病根据其临床表现可以分为三大类：①线粒体肌病（mitochondrial myopathy）：病变以侵犯骨骼肌为主。多在 20 岁时起病，也有儿童及中年起病，男女均受累。临床特征为骨骼肌极度不能耐受疲劳，轻度活动即感疲乏，常伴肌肉酸痛及压痛，肌萎缩少见。②线粒体脑病（mitochondrial encephalopathy）：病变以侵犯中枢神经系统为主,主要包括 Leber 遗传性视神经病（Leber hereditary optic neuropathy, LHON）、Leigh 综合征（又称亚急性坏死性脑病，subacute necrotizing encephalopathy）、Alpers 病（又称为原发性进行性灰质萎缩病，progressive infantile poliodystrophy）等。③线粒体脑肌病（mitochondrial encephalomyopathy）：病变除侵犯骨骼肌外，尚侵犯中枢神经系统，主要包括线粒体脑肌病伴高乳酸血症和卒中样发作（mitochondrial myopathy，encephalopathy，lactic acidosis，and stroke-like episodes，MELAS）、肌阵挛性癫痫伴破碎红肌纤维病（myoclonic epilepsy associated with ragged red fibers，MERRF）、慢性进行性眼外肌麻痹（chronic progressive external ophthalmoplegia，CPEO）和 Keams-Sayre 综合征（KSS）等。

2.根据引起线粒体病的突变基因的不同分类

根据引起线粒体病的突变基因的不同可以分为三大类:①mtDNA 突变引起的线粒体病，包括 mtDNA 上的点突变和缺失。②核 DNA 突变引起的线粒体病。由于呼吸链是由 mtDNA 和核 DNA（nuclear DNA，nDNA）共同编码，因此 mtDNA 和 nDNA 突变均可致病，而且 70%～75%的儿童原发性线粒体病是由于核基因突变所引起的。这些核基因包括参与组成五个复合酶体的结构基因，复合酶体组装过程中的辅助蛋白质、转运这些蛋白质跨越线粒体内外膜的转运蛋白以及和氧化磷酸化耦合相关的蛋白质等。③核基因组与 mtDNA 间信息交流缺陷而造成的线粒体病，二个基因组之间的信息交流对于线粒体的数目和 mtDNA 的复制和修复有直接的调控作用，可以影响 mtDNA 的复制数，从而引起相应的临床症状。目前已经发现大约 170 条核基因的突变与线粒体病相关，尚有许多致病的核基因仍不清楚。

（二）线粒体病的特点与一般临床表现

1.线粒体病的特点

由于线粒体在人体内分布广泛，且 mtDNA 具有其自身的特点，通常线粒体病有以下特点：①累及三个以上的组织器官，而以耗能高的器官表现明显，如肌肉、肝脏、神经系统等。②发病年龄范围广泛，可随年龄的不同而有不同的临床表现。③一般来说，mtDNA 突变比例与发病年龄和表型的严重程度相关，突变比例越高发病年龄越早，病情越严重。④常伴有特征性的组织化学异常和生化指标的异常。

2.线粒体病的临床表现

线粒体病的突出特点为多系统病变，临床表现复杂多样。其临床表现可归为下列几方面：①中枢神经系统的表现：癫痫、认知障碍、共济失调、偏头痛、脑卒中样发作、复视、语言障碍、感觉神经性耳聋等。②肌肉疾病：肌无力、肌病、肌张力低下等。③眼部疾病：眼外肌麻痹、眼球活动受限、眼睑下垂，以及皮层盲、色素性视网膜病、视神经病等导致的视力丧失。④系统性损害：身材矮小、糖尿病、心脏症状、胃肠道症状、肝脏衰竭等。上述临床表现在不同的年龄和不同的疾病类型呈现不同的组合。在不同的年龄段，疾病具有不同的临床特点，在相同的年龄段，各种线粒体基因突变导致的组织病变也各不相同。

（三）mtDNA 缺陷导致的线粒体病

1.线粒体脑肌病伴高乳酸血症和卒中样发作

线粒体脑肌病伴高乳酸血症和卒中样发作（mitochondrial encephalopathy，lactic acidosis，and stroke-like episodes,MELAS）是一种累及多器官系统的疾病。临床表现复杂多样，反复发作。发病年龄平均 10 岁，一般在 2～40 岁，大多数患者早期发育正常。后来出现发作性头痛、呕吐、偏瘫、偏盲、偏身感觉障碍等脑卒中样发作，多伴有身材矮小、智能减退、神经性耳聋。血乳酸增高，CSF 多正常，头颅 CT 或 MRI 显示分布在顶叶、颞叶及枕叶的多发性脑梗死，但是病灶与脑部血供分布不一致，另外还可伴有基底节钙化、脑萎缩、脑室扩大等；氢质子磁共振波谱（magnetic resonance spectroscopy，MRS）可见病灶区典型的乳酸盐峰，N-乙酰天门冬氨酸盐/肌酸值正常或略降低，肌活检可见破碎性红纤维（RRF）。现已报道了 31 个 MELAS 综合征相关的 mtDNA 突变，约 80%的 MELAS 患者携带有 mtDNA A3243G 突变。该突变位于 *MT-TL*1 基因，影响 tRNALeu 的立体构象从而干扰 tRNALeu 的氨酰化、加工、转录后修饰以及蛋白质的合成。其他致病突变还包括 *MT-TL*1 基因 T3271C 突变，*MT-TV* 基因 G1642A 突变，*MT-CO*3 基因 T9957C 和 *MT-ND*5 基因上 A12779G，A13045C，G13513A 和 A13514G 突变等。

2.肌阵挛性癫痫伴破碎红肌纤维病

肌阵挛性癫痫伴破碎红肌纤维病（myoclonic epilepsy associated with ragged red fibers，MERRF）是一种进行性神经退行性疾病，中枢神经系统出现选择性的神经细胞变性、胶质细胞增生和神经传导通路脱髓鞘。多见于儿童，几乎所有病人的首发症状为肌阵挛，肌阵挛、癫痫和肌肉活检有破碎红纤维为本病的三大特征。此外常见症状还包括肌病、中枢神经系统症状、大脑共济失调、视神经萎缩、听力下降。非神经系统症状可出现心动过速和脂肪瘤。血乳酸可增高，CSF 多正常。MRI 主要表现为大脑和小脑萎缩。MERRF 已报道的突变有 8 个位点，包括 611G→A，3255G→A，8296A→G，8344A→G，8356T→C，8361G→A，8363G→A 和 12147G→A，其中最常见的致病突变为 *MT-TK* 基因上的 A8344G。高突变比例的 A8344G 可使线粒体内的蛋白质合成下降，赖氨酸含量高的蛋白质尤为明显，线粒体耗氧量和呼吸链的功能均下降。有时，可能出现 MERRF 与 MELAS 表型并存，形成了 MERRF 和 MELAS 重叠综合征。

3. Leigh 综合征

Leigh 综合征，又称急性坏死性脑病（subacute necrotizing encephalopathy），是一种进行性神经退行

性疾病，病变的主要特征为脑干、间脑或基底节区出现局部双侧对称性海绵样损害，Leigh 综合征的平均发病年龄为 1.5 岁，可分为婴儿型和迟发型，大部分患者为婴儿型。表现为精神运动发育迟缓、肌张力低下、共济失调、不自主运动、呼吸节律异常及惊厥、喂养困难等。病情进展快，多在发病几年内死亡。脑脊液和血乳酸高，脑脊液更明显，肌肉活检正常。MRI 检查表现为对称性的纹状体以及脑干出现长 T1 和 T2 信号的病灶。15% ~ 20%的 Leigh 综合征是由 mtDNA 突变引起，常见的突变点有 T8993C/G，T10158C 和 T10191C；80%左右的 Leigh 综合征的是由核基因突变所致，最常见的基因是 *SURF*1。

4.Leber 遗传性视神经病

Leber 遗传性视神经病（Leber hereditary optic neuropathy,LHON）是最常见 mtDNA 突变导致的线粒体病，发病率大约为 11.82/100 000。突变为器官特异性疾病，主要侵袭视网膜胶质层细胞，临床上呈急性或亚急性起病，患者年龄范围为 5 ~ 80 岁，青中年多发，其中 80% ~ 90%为男性。临床表现为双眼同时或先后相继受累，病变主要累及视盘黄斑束纤维。初期常表现为视盘炎、眼底呈以缺血为主的视神经变性导致视神经退行性变、急性或亚急性中心视力下降等，常伴有色觉障碍并伴发周围神经的退化、心脏传导阻滞和多发性硬化等症状。95%的患者是由 mtDNA 上的 G11778A，G3460A 和 T14484C 引起，这三个突变分别位于 *MTND*4，*MTND*1 和 *MTND*6 基因上。其中 G11778A 最常见，占 56%；其次是 G3460A，占 31%；最后是 T14484，占 6.3%。除了上述的三个主要突变，还有次要突变位点和单倍体型，它们影响主要突变的表达，从而影响疾病的表型， 例如 T14484 突变位点出现于线粒体 J 单倍体型时，LHON 的发病率提高了 8 倍；mtDNA 次级突变 T4216C 和 G13708A 等突变也会增加有 11778 和 14484 突变患者的 LHON 的发病风险。

5.慢性进行性眼外肌麻痹和 KSS 综合征

慢性进行性眼外肌麻痹（chronic progressive external ophthalmoplegia，CPEO）是成人中最为常见的线粒体疾病之一。其特点为进展性眼肌麻痹导致上睑下垂和眼运动障碍。上睑下垂常为首发症状，可以单侧出现继而累及双侧。任何年龄均可发病，多在 20 岁以前。可伴有四肢近端肌无力。在某些患者中检测到了 mtDNA 的点突变（A3243G，G12316A）。

KSS 综合征（Kearns-Sayre syndrome,KSS）是一种散发性的线粒体病，也主要在 20 岁以前发病，当患者具有眼外肌瘫痪、视网膜色素变性和心脏传导阻滞时，称为完全型 KSS；当患者仅有眼外肌瘫痪或伴有其他一项时，称为不全型 KSS。患者也常常表现为其他神经系统症状，如大脑共济失调、认知受损和耳聋；非神经系统症状包括心肌病、完全传导阻滞、身材矮小、内分泌系统疾病和吞咽困难。实验室检查可发现乳酸血症；头 CT 显示基底节钙化(5%)；MRI 检查表现为脑萎缩和双侧皮层下白质广泛的长 T2 信号，脑干、苍白球、丘脑和小脑高信号损害；肌肉病理检查发现 RRF(98%)；眼底检查可见椒盐状改变但视野正常。也有学者将 20 岁前发病、伴视网膜色素变性的 CPEO 称为 KSS，认为 KSS 是 CPEO 较为严重的一型。还有学者认为 KSS 至少具有下列三个特征的一个：①心脏传导阻滞。②脑脊液蛋白超过 1.0g/L。③小脑共济失调。

大部分 KSS 和 CPEO 与 mtDNA 的单一大片段缺失(2 ~ 8kbp)有关，占 80%。常见缺失从 8 482 到 13 459，共 4 977bp，在缺失的两端还有 13bp 的同向重复。其次有些病人在 10 204 ~ 13 761，或 10 208 ~ 13 765 出现 3 558bp 缺失。缺失常常出现在重链或轻链复制的启动子、12S 或 16S rRNA 基因、重链复制的开始部位。部分与点突变有关。目前已报道的点突变超过十余种，常见的突变包括：3254C→T，4274T→C，5703G→A 和 12315G→A。

6.Pearson 综合征

Pearson 综合征（Pearson syndrome）是一种罕见的婴儿期疾病，以铁粒幼细胞性贫血和胰腺外分泌失常为特点，患儿常早期死亡。存活下来的患儿血液系统症状有所改善，但开始表现为 KSS 症状。 这些患儿的所有组织中往往携带有 mtDNA 大片段缺失且突变率较高。

7.视网膜色素变性共济失调性周围神经病

视网膜色素变性共济失调性周围神经病（neuropathy ataxia and retinitis pigmentosa，NARP）,发病年龄从青少年期到成年早期，临床特点为感觉性周围神经病、视网膜色素变性和小脑共济失调，这三大临床表现有时不全部出现，其他症状还包括发育落后、痴呆、惊厥、近端肢体无力。血液乳酸水平正常；肌活检一般无 RRF。该综合征已在多个家系中报道且与 *MT-ATP6* 基因的 T8993G 突变相关。患者的遗传异质性决定了临床症状的严重性：女性携带者或症状较轻的女患者突变率小于 70%；突变率为 70%～90%时，表现为 NARP；突变率超过 90%时，表现为 Leigh 综合征。因此，常可见到 NARP 和 LS 在同一家系中并存。

（四）核 DNA 突变引起的线粒体病

氧化磷酸化系统中 72 个亚基都是由 nDNA 编码的，目前的研究显示与线粒体疾病相关的核基因约有 1 013 条。但是核基因突变的研究相对较少，这从某种程度上也说明了核基因上的这些突变的危害，受影响的胎儿往往在发育早期就流产了。虽然偶有迟发型病例的发现，但已报道的 nDNA 突变通常发生在新生儿期或婴幼儿期。目前已经明确了一些疾病是由于编码线粒体蛋白质的核基因突变所引起的。这些突变所涉及到的蛋白质参与了 Krebs 柠檬酸循环、β 氧化和尿素循环。参与 mtDNA 的复制，维持 mtDNA 稳态或者编码呼吸链蛋白质的核基因发生突变通常会引发与 mtDNA 原发突变相同的临床表型。而其他的突变往往引发不同的临床表型，如进展性神经退行性疾病。

1.细胞色素氧化酶缺陷

细胞色素氧化酶（cytochrome oxidase,COX）缺陷是儿科常见的线粒体病生化和组化上的表型，它可能是最为常见的呼吸链功能缺陷，而且具有遗传异质性。已有一些 mtDNA COX 基因上突变的报道，这些突变可以导致一系列的临床表型，包括单纯性肌病，MELAS，铁粒幼细胞贫血，脑肌病和运动神经元疾病样表型。但是还没有在编码的 COX 亚基的核基因上发现突变。

在参与 COX 组装和维持其稳定的核基因上已发现了多种突变，包括 SCO2,SURF1,COX10,COX15 和 LRPPRC。他们会导致常染色体隐性遗传的 COX 缺乏综合征，通常于出生早期发病，表现为 Leigh 综合征，肌病或脑肌病、乳酸中毒，呈进展性或早期死亡。肌肉活检显示严重的 COX 缺乏后可经酶学分析证实。

BSCIL 基因突变可导致复合体Ⅲ组装缺陷，该基因突变较为罕见，表现为 Leigh 综合征或生长发育停滞-氨基酸尿症-胆汁淤积-铁中毒-乳酸酸中毒-早期死亡综合征（GRACILE）。还有研究报道复合体Ⅴ缺陷的患者是由于 ATP12 组装蛋白基因突变所致。

2.泛癸利酮缺陷

泛癸利酮是呼吸链中必不可少的脂溶性辅酶，它参与线粒体中呼吸链的质子和电子的传递，成为产生 ATP 的关键分子。它从复合物Ⅰ和Ⅱ中接受电子，也是复合物Ⅲ的辅酶。泛癸利酮缺陷患者的临床表型多样，患者可表现为线粒体脑肌病、线粒体肌病、共济失调和反复的肌红蛋白尿，并伴有惊厥、智力发育迟滞和视锥细胞束征。肌活检可以发现 RRF 和肌肉细胞内脂肪贮积，或者没有任何的特异性改变。肌肉泛癸利酮水平检测发现是正常人的 26%～35%。目前该病的机制不清，也未发现核基因上的突变位点。泛癸利酮治疗有效。

（五）核基因组与 mtDNA 间信息交流缺陷而造成的线粒体病

mtDNA 的稳定、复制和修复有赖于 nDNA，因为 nDNA 编码一系列的蛋白质参与 mtDNA 的复制、转录、翻译和修复。如果 mtDNA 的稳定、复制和修复所需蛋白的 nDNA 突变，能够导致线粒体不同长度的片段缺失和不同程度的数量减少，导致多种 mtDNA 的缺失或损耗。mtDNA 这种改变导致多种呼吸链复合物功能缺陷，线粒体动力学受到影响（表 13-3-2）。

1.腺嘌呤易位因子 1（*ANT*1）

ANT 即 ADP/ATP 易位因子是线粒体内膜中含量最为丰富的蛋白质，以同源二聚体的形式存在，是 ADP 与 ATP 出入线粒体基质的通道。因此 *ANT* 可以调控胞质和线粒体中腺嘌呤的浓度。*ANT*1 为 *ANT* 的一个亚型，在骨骼肌、心肌和脑组织中特异性表达。*ANT*1 基因的突变可导致成人型常染色体显性 CPEO 并伴有骨骼肌中破碎红纤维和骨骼肌中多种 mtDNA 的缺失突变。

表 13-3-2　核基因突变影响的线粒体功能以及相关临床表型

核基因	对 mtDNA 的影响	临床表型
腺嘌呤易位因子 1（*ANT*1）	多发缺失（deletion）	慢性进行性眼外肌麻痹（CPEO）
Twinkle 蛋白	多发缺失（deletion）	慢性进行性眼外肌麻痹（CPEO）
线粒体 DNA 聚合酶 γ（POLG）	多发缺失（deletion） 线粒体缺乏（depletion）	慢性进行性眼外肌麻痹（CPEO）
脱氧鸟苷激酶（deoxyguanosine kinase）	线粒体缺乏（depletion）	早发的肝脑综合征
胸腺嘧啶激酶（thymidine kinase　）	线粒体缺乏（depletion）	早发型肌病

2.Twinkle 蛋白

Twinkle 是由 *C10orf2* 基因编码的六聚体 5′-3′的 DNA 解旋酶，可以解开 mtDNA 的复制叉。抑制 Twinkle 蛋白可导致 mtDNA 快速减少，而过度表达则导致 mtDNA 的累积，表明了 Twinkle 在调控 mtDNA 复制数上发挥着重要作用。Twinkle 与线粒体转录因子 A 和线粒体单链 DNA 结合蛋白共定位，他们一起维持 mtDNA 的稳定。导致常染色体显性的进展性眼外肌麻痹的突变定位于或接近于全酶的亚基相互作用位点。

C10orf2 基因突变的典型临床表型包括进行性眼肌麻痹。也有报道它还与肌病、心肌病、轴索神经病、糖尿病、耳聋和骨质疏松相关，肌肉活检显示肌病伴破碎红纤维的改变。有报道称一携带有 Twinkle 突变的病人表现为 SANDO（sensory ataxia，neuropathy，dysarthria，and ophthalmoplegia）。

3.线粒体 DNA 聚合酶 γ 的突变

线粒体 DNA 聚合酶 γ（POLG）是一个异源二聚体，由一个 140ku 的 α 亚基和一个 41ku 的 β 亚基组成。它位于线粒体内膜与 mtDNA 的复制密切相关。α 亚基为催化亚基，具有聚合酶和外切酶活性。β 亚基促进 DNA 的结合以及 DNA 的合成。POLG 的突变与一系列的临床表型相关，如帕金森病、Alper 综合征、SANDO 综合征、眼外肌麻痹、男性不育、性早衰和白内障等。

人类 POLG 基因含有一 10-CAG 重复，编码多聚谷氨酸盐。此处微卫星的改变，比如重复次数少于或多于 10 次的与男性不育相关。POLG 突变还可引发 Alpers 综合征，它是一种临床表型以癫痫、皮质盲、微结节型肝硬化和偶发精神运动倒退为特点的常染色体隐性疾病。虽然也有成人病例的报道但是发病年龄通常在生后的几周或几年内。在常染色体显性或隐性 PEO 病人中都发现了 POLG 基因的突变。许多病例临床表型复杂，可以表现为 PEO 或神经病、共济失调、智力倒退、精神疾病、耳聋和白内障。肌肉活检显示破碎红纤维、COX 阴性纤维、多重呼吸链功能缺陷和 Southern 印迹显示多重 mtDNA 缺失。

4.脱氧鸟苷激酶和胸腺嘧啶激酶的突变

mtDNA 缺乏综合征通常发生于新生儿或婴幼儿期，表现为肌病、肝功能障碍、乳酸中毒和罕见的 Toni Fanconi 综合征。其他报道中描述病人表现为肌病和进展性脑肌病。研究发现患者的呼吸链功能缺陷和存在不同程度的 mtDNA 缺乏。一些患者的组织中仅存有 1%的 mtDNA，这样的患者通常于出生后几周死亡。发病年龄越晚 mtDNA 缺乏的程度越轻。脱氧鸟苷激酶基因的突变通常导致早发的肝脑综合征，而胸腺嘧啶激酶基因突变则导致晚发型肌病。

虽然 mtDNA 缺乏综合征患儿出生后即存在 mtDNA 严重不足，但是他们在出生之前的发育却是正常的。一项培养 mtDNA 缺乏综合征患儿纤维母细胞的研究显示，患儿的线粒体只有在 S 期进行复制，而正常对照细胞中线粒体的复制是独立于细胞周期的。S 期时患儿细胞呈指数性增殖能够维持 mtDNA 的正常水平，但是这种增殖会在静止期下降。对于这种现象的解释归结于 mtDNA 利用胞液中脱氧核苷酸的能力，这些脱氧核苷酸产生于 nDNA 复制过程中，然而原料不足以支持患儿 mtDNA 在其他细胞周期进行复制。胎儿可以正常发育是因为细胞高效率增殖可以维持 mtDNA 的复制，而出生之后，当细胞增殖能力下降到不能维持正常 mtDNA 水平时就会导致随后的生化代谢失调。这也说明了出生后及时补充核苷酸（dGMP 和 dAMP）可以达到预防 mtDNA 缺乏综合征的目的。这种方法的有效性已经体外验证，但尚未应用到患者身上。mtDNA 缺乏综合征是一种遗传异质性疾病，可导致婴幼儿致死性缺乏综合征的其他基因也已被发现。胸腺嘧啶磷酸化酶突变所引发的线粒体神经消化道脑肌病（mitochondrial neurogastrointestinal encephalomyopathy，MNGIE）也可导致 mtDNA 缺乏，但没有婴儿型那样严重。MNGIE 与血液中高胸腺嘧啶相关，这在某种程度上干扰了线粒体核苷酸池。ANT1 和 POLG 基因的突变可以导致 mtDNA 缺乏，但多以中等程度的缺乏综合征形式存在[6-8]。

（六）mtDNA 和肿瘤

近来研究发现肿瘤亦与线粒体的突变相关。肿瘤细胞具有异常快速的分裂增殖能力，因此能量需求很高。多种肿瘤以及肿瘤细胞系中发现了 mtDNA 突变，这些突变可能是通过细胞生成能量的改变和调节凋亡而导致肿瘤。另外，还有研究表明在一些因素的作用下，如细胞内线粒体受损伤崩解时 mtDNA 可游离出线粒体膜外，而细胞内核酸降解酶活性下降，游离于细胞质中的 mtDNA 分子不能有效清除，mtDNA 可能像致癌病毒那样通过核膜，随机整合到核 DNA 中，抑制抗癌基因或激活原癌基因，引起细胞增殖分化失控，导致癌症发生。

在人类的多种肿瘤中发现了多种 mtDNA 的变异，这些异常包括缺失突变、点突变、插入以及复制数的改变。

1.缺失突变

Pang 等人于 1994 年首次报道了在人类皮肤鳞状细胞癌中存在有 mtDNA 的大片段（4 977bp）缺失突变。随后，研究人员在人类的多种肿瘤中都发现了 mtDNA 的大片段缺失，如乳腺癌、子宫内膜癌、食管癌、胃癌、头颈部癌、肝细胞癌、肺癌、口腔癌、肾细胞癌、皮肤癌和甲状腺癌。研究表明其恶性肿瘤组织中 mtDNA 缺失突变的程度明显低于肿瘤与正常组织的交界区，这一现象说明 mtDNA 大片段缺失的发生可能先于细胞转化或于肿瘤形成早期。大片段缺失会促进细胞凋亡，这可能是一种选择机制，只有那些不含或含有少量大片段缺失突变的肿瘤细胞才能继续生长下去。

2.点突变

Polyak 等人于 1998 年在 10 个人类大肠癌细胞系中首先发现了 mtDNA 点突变。此外，研究显示 64%的膀胱癌，46%的头颈部肿瘤和 43%的肺癌都携带有 mtDNA 点突变。大部分 mtDNA 点突变为同质性，好发于 D-loop 区。一些点突变位于 mtDNA 非保守区，且正常人群也可携带。瘤细胞中的这种突变不能引起线粒体功能的改变，往往被认为是瘤细胞对新环境的适应性反应。另一些突变位于 mtDNA 的保守位点或是线粒体 mRNA 基因的错义、无义或移码突变以及与线粒体病相关的 tRNA 基因的点突变（T1659C,A3243G 和 G5650A），这些严重的突变很有可能导致瘤细胞中线粒体功能受损。

3.线粒体复制数的改变

人类多种肿瘤组织中均可检测到 mtDNA 复制数的改变。以相应的非瘤组织作为对照，瘤组织中的 mtDNA 复制数可以增加也可以下降。mtDNA 复制数增加可见于肾嗜酸细胞瘤、涎腺嗜酸细胞瘤、头颈部肿瘤、乳头状甲状腺癌、大肠癌、子宫内膜癌、卵巢癌和前列腺癌。而在大多数肾细胞癌、肝细胞癌、胃癌和乳腺癌中，mtDNA 复制数常常下降。这说明了 mtDNA 复制数的改变与肿瘤的类型相关。

一方面肿瘤的无限制生长需要大量能量，而另一方面肿瘤组织中可能还会含有突变的 mtDNA 导致线粒体功能受损，因此，mtDNA 代偿性扩增用于满足肿瘤组织对能量的需要使得 mtDNA 复制数增加。而另一方面，在肝细胞癌和乳腺癌中，携带的点突变位于 mtDNA 复制起点附近干扰了 mtDNA 的复制使得 mtDNA 复制数下降。此外，某些基因的 mRNA 表达改变影响了线粒体的生成，如过氧化物酶扩增激活受体 γ 共活化因子-1 α（PGC-1 α）和线粒体单链 DNA 结合蛋白（mtSSB）就与肝细胞癌组织中的低 mtDNA 复制数相关。Singh 等人的研究显示，63%的乳腺癌组织中可见 DNA 聚合酶 γ（POLG）基因的突变，该基因的突变可导致 mtDNA 复制数下降。

四、线粒体病的诊断和治疗

（一）线粒体病的诊断

目前线粒体病的诊断标准并不统一，多根据患者的临床表型结合实验室检查和影像学资料并排除其他疾病之后综合判定。肌肉组织化学检查和呼吸链酶活性的测定对于线粒体病的诊断也没有足够的敏感性和特异性。有研究显示携带 mtDNA A3243G 突变的患者肌肉活检和酶活性均可正常，而且有的患者虽然肝脏或心肌组织中的酶活性缺陷，但是在骨骼肌中却是正常。目前主要从下面几个方面进行诊断：

1.临床表现和体征

线粒体病的突出特点为多系统病变，临床表现复杂多样。当患者出现其他疾病不能解释的进展性的神经肌肉和/或非神经肌肉症状，累及了多种器官或组织时，就应该考虑有无线粒体病的可能。

2.一般实验室检查

一般实验室检查主要包括血液乳酸检测、脑脊液检测、神经影像学、神经生理学、听力测定、心脏检查、眼科学检查等，这些检查对临床表型的诊断极为重要。静脉血静态乳酸升高是许多线粒体病的伴随表现，约 80%以上的患者血清乳酸水平均增高。血乳酸/丙酮酸耐量试验(最小运动量试验)对诊断很有帮助：患者蹬脚踏车 15min，功率限制在 15W，在运动前、运动后即刻、5min 后分别取血 2.5mL，测定血液乳酸和丙酮酸的浓度。运动前乳酸、丙酮酸浓度高于正常值，或运动后 5min 仍不能恢复正常水平均为异常。乳酸/丙酮酸比值在运动前小于 7，或大于 17；运动后小于 7，或大于 22，更有诊断意义。影像学检查虽然不是特异的，但对线粒体病的临床诊断具有重要辅助作用。如 MELAS 患者可见颞、顶、枕叶多发的脑梗死样异常信号； Leigh 病等可见对称性双侧基底节、丘脑、脑干部位的异常信号。

3.病理学检查

肌肉病理对帮助诊断线粒体疾病的价值很大。光镜检查的特征性病理改变是破碎性红纤维（RRF），即在改良的 Gomori 三色(MGT)可见肌膜下出现不规则的红色边缘，经电镜证实为堆积的线粒体膜。RRF 多数出现在 I 型纤维，如超过 4%则对诊断本病有重要意义。当出现 RRF 时，提示患者的线粒体蛋白合成受到了影响，如 MERRF；而与 mtDNA 结构基因点突变相关的疾病则不伴有 RRF，如 LHON。其他有帮助的组化染色包括油红 O 染色显示脂肪堆积、PAS 染色显示糖原堆积、琥珀酸脱氢酶及细胞色素 c 氧化酶的特异染色显示其缺陷。电子显微镜检查可见肌膜下或肌原纤维间大量异常线粒体堆积，线粒体内出现嗜锇小体及类结晶样包涵体，对本病的诊断具有重要价值。

4.呼吸链酶活性检测

从新鲜肌肉分离线粒体或培养皮肤的成纤维细胞，测定呼吸链酶复合体活性，对线粒体病的诊断也有重要价值，并对基因检测有重要的指导作用。nDNA 突变引起隐性遗传病的患儿通常能够检测到严重的复合物活性下降。相反，mtDNA 缺陷的患者酶活性可以从正常到复合物Ⅰ,复合物Ⅲ,复合物Ⅳ和复合物Ⅴ中一个或多个复合物联合缺陷等多种情况。但是，酶活性检测会受到受检组织的状态、酶底物和电子受体状态的干扰，而且人群中酶活性受到年龄和环境因素的诸多影响，因此酶活性检测并不是判定线粒体病的金标准。

5.基因诊断

由于线粒体病的表型多样，因此线粒体病的基因诊断非常重要。根据检测目的的不同，需要选择合适的检测方法。

（1）大片段缺失：Southern 杂交是检测 mtDNA 大片段缺失最准确诊断方法，但是杂交需要的标本量大，且操作复杂。利用实时定量 PCR 技术也可以检测缺失，方法简单，但是没有 Southern 杂交的方法准确。

（2）已知的 mtDNA 和 nDNA 点突变：①PCR-限制性内切酶分析法：此方法利用突变位点产生新

的限制性内切酶酶切位点，将包含此突变位点的一段 mtDNA 基因进行扩增，然后酶切所得 PCR 产物，由突变 mtDNA 模板所得 PCR 产物将被切成两个片段。②ARMS-qPCR 系统，即结合能特异检测含已知突变位点的扩增受阻突变系统(amplification refractory mutation system，ARMS)及荧光定量 PCR (real-time quantitative PCR，qPCR)技术。该法通过设计两个 5′端引物，一个与正常 DNA 互补，一个与突变 DNA 互补，分别加入这两种引物及 3′端引物进行两个平行 PCR，需有与突变 DNA 完互补的引物才可延伸并得到 PCR 扩增产物。如果错配位于引物的 3′端则导致 PCR 不能延伸，则称为 ARMS。将 5′端引物用荧光标记，在 Real-time PCR 仪上进行扩增，在每个循环的特定阶段对反应体系的荧光强度进行检测，实时的记录荧光强度的改变，比较内标，从而对样品的浓度进行精确的定量。利用该系统进行基因突变检测时不仅能检出突变的纯合子，而且能检出杂合子个体，方法准确、简便。目前认为该方法是最佳的检测线粒体点突变的方法。

（3）未知的 mtDNA 和 nDNA 点突变。过去对于未发现与已知突变相关，临床又高度怀疑线粒体病的患者我们束手无策。近来各种新测序技术不断诞生，以 Roche 公司的 454 技术、Illumina 公司的 Solexa 技术和 ABI 公司的 SOLiD 技术为主的第二代测序技术，以及最新出品的第三代 Ion Torrent 技术可以同时对上百条基因进行准确的测序，可以同时进行线粒体全基因组序列测定、确定异质性突变的比例和分析影响与线粒体代谢相关的核基因。Vasta 等人应用靶序列捕捉与 Illumina 测序相结合，检测了 2 个线粒体病患者的线粒体基因组和 362 条相关核基因，高通量的测序技术对线粒体病的基因诊断产生了革命性的作用。

值得注意的是不同组织间野生和突变型 mtDNA 的比例相差很悬殊，肌肉、脑、肝、肾所含的突变 mtDNA 比例较高，而外周血中突变型 mtDNA 的比例较少，尿沉淀标本作为非侵入性检查手段，对一些特殊的 mtDNA 突变点的检测及预后的判断具有很好的应用价值。骨骼肌是最常受累的组织且骨骼肌基因突变的杂合程度和其他有丝分裂期后的受累组织如大脑是平行的，因此目前认为骨骼肌是检测 mtDNA 分子诊断的最好标本[9-10]。

（二）线粒体病的治疗

尽管已进行了数年的临床试验，但到目前为止仍无确切的有效治疗，临床上一般采用药物或支持性疗法来缓解症状和减缓疾病的进展。目前的治疗包括代谢治疗，基因治疗和对症治疗。

1.代谢治疗

因为线粒体疾病最根本的缺陷在于 ATP 产生不足，所以改善能量代谢的维生素、药物、ATP 和抗氧化剂都有助于症状的缓解。目前比较推荐的就是“鸡尾酒疗法”，包括大剂量 ATP、泛癸利酮、肉碱、B 族维生素、维生素 C、维生素 E 以及肌酸。另外，生活习惯也需要注意：避免空腹，少吃多餐。铁在一定条件下会产生自由基，因此，过多的铁理论上是有害的。对线粒体病患者来说，没有必要补充铁剂，尽量少吃富含铁的食物，如红色肉类、动物内脏等。另外，酒精、香烟可以加快线粒体疾病的进程。味精也可能会引发线粒体疾病患者出现偏头痛。因此患者在日常生活中应当避免这些有害的物质的摄入。

2.基因治疗

基因治疗也在探索阶段，因为突变的 mtDNA 通过母亲遗传给后代，对卵细胞进行纠正可谓最根本的治疗。将 mtDNA 突变细胞的核 DNA 提取出来，转导进入含有野生型 mtDNA 而没有核 DNA 的另一个细胞中，使它们产生一个新的正常的卵细胞。这特别适用于母亲已确诊患 mtDNA 突变疾病，需要生育时的体外受精操作。对于那些已经获得 mtDNA 突变的基因治疗大致存在三种途径：①降低 mtDNA 突变率，通过各种方法使线粒体内突变 mtDNA 降解或停止复制，同时促使野生型 mtDNA 复制数上调。②异位表达野生型 mtDNA，将野生型 mtDNA 的功能基因导入细胞核内，核内表达的产物进入线粒体替代缺陷的功能。③直接纠正 mtDNA 的突变，将野生型 DNA 转染入线粒体内，弥补或纠正突变型 mtDNA 的缺陷。但这些方法目前尚处于实验研究阶段。

3.对症治疗

由于线粒体病目前尚缺乏非常有效的治疗，所以对症治疗对患者更重要。感染或精神刺激均可导致能量消耗的增加而诱发疾病，所以应当防止感染的发生，有一些药物可以导致线粒体或能量代谢的异常应当防止应用，例如：丙戊酸钠肝脏不良反应明显，线粒体病患者慎用。癫痫的控制、血糖的控制、酸中毒的治疗、心脏损害的处理、胃肠症状的处理、肺部感染的控制等对于患者均可能是挽救生命的治疗。还有一些改善生活质量的治疗，如眼外肌麻痹患者的整形手术，听力丧失患者的助听器配置或耳蜗植入术等。

（三）线粒体病的预防

近几年产前诊断技术和植入前诊断技术发展迅速，当 mtDNA 或 nDNA 基因突变是明确的，临床常用绒毛膜细胞或羊水细胞活检行产前诊断。植入前诊断是指在胚胎 8 细胞阶段进行单个细胞 mtDNA 突变遗传分析，评估突变率的大小。但是植入前诊断应用于线粒体疾病是有局限性的，因为所有卵细胞都可能带有突变的 mtDNA，最理想的结果是选中含 mtDNA 突变率最低的胚胎植入子宫。另外，细胞核移植将携带 mtDNA 突变的卵母细胞的细胞核移植到去除细胞核的捐赠卵细胞内，从而保留了来自双亲的细胞核遗传物质，而突变的线粒体基因被去除。最近的研究认为，卵细胞的细胞核移植时，低于 2% 的供体 mtDNA 被带入受体细胞，证明了这种方法对 mtDNA 突变引起的线粒体病预防有良好的应用前景。使用 M2 期细胞核进行细胞间移植，这个方法已在短尾猴上获得成功，但是该方法还有伦理学上的限制。

五、结语

线粒体一直是人们关注的焦点，随着研究的深入，越来越多的疾病被证实与线粒体有关。人们对线粒体病的研究从生化到分子，从线粒体基因组单个突变到整个线粒体基因组，而目前人们又将目光对准了相关的核基因。历史上每一次技术的变革都会伴随科研领域的巨大进步。随着新一代测序技术的出现，医学研究领域必将发生翻天覆地的改变，而线粒体病的研究也将向着个体化的方向而迈进。

（马祎楠）

参考文献

[1] Kemp J P，Smith P M，Pyle A，et al.Nuclear factors involved in mitochondrial translation cause a subgroup of combind respiratory chain deficiency[J].Brain，2011(134)：183-195.

[2] McFarland R，Taylor R W，Turnbull D M.A neurological perspective on mitochondrial disease[J].Lancet Neurol，2010(9)：829-840.

[3] Haas R H，Parikh S，Falk M J，et al.The in-depth evaluation of suspected mitochondrial disease[J].Mol Genet Metab，2008(94)：16-37.

[4] Stumpf J D，Copeland W C. Mitochondrial DNA replication and disease: insights from DNA polymerase γ mutations[J].Cell Mol Life Sci.，2011(68)：219-233.

[5] Wallace D C. Mitochondrial DNA mutations in disease and aging[J].Environ Mol Mutagen，2010(51)：440-450.

[6] Tuppen H A，Blakely E L，Turnbull D M，et al. Mitochondrial DNA mutations and human disease[J].Biochim Biophys Acta，2010(1797)：113-128.

[7] Kerr D S.Treatment of mitochondrial electron transport chain disorders: a review of clinical trials over the past decade[J].Mol Genet Metab，2010(99)：246-255.

[8] Diaz F，Kotarsky H，Fellman V，et al.Mitochondrial disorders caused by mutations in respiratory chain assembly factors[J].Semin Fetal Neonatal Med. ，2011(16)：197-204.

[9] Wong L J.Diagnostic challenges of mitochondrial DNA disorders[J].Mitochondrion，2007(7)：45-52.

[10] Schapira A H.Mitochondrial diseases[J].Lancet，2012，379(9828)：1825-1834.

第四节 组学技术、第二代测序技术与复杂病研究

一、复杂病的基因研究进展

人类基因组计划开展以来，分子生物学技术和医学遗传学的结合发挥出巨大潜力，数以百计的先天遗传病被基因定位和克隆，越来越多的疾病的分子机制得以阐明。对多基因病的研究也得到了前所未有的重视和投入，各种病因复杂的常见病如糖尿病、原发性高血压、肥胖和哮喘都有希望在未来几年找到它们的相关基因。这些分子遗传学的发展看似离我们临床医师有一定距离，但由于发展极快，正深化着我们对疾病的认识，并将很快进入诊断和治疗实践。因此有必要对这一领域有所了解。

许多疾病的易感性是有家族聚集倾向的，如冠状动脉粥样硬化、原发性高血压、糖尿病、支气管哮喘、癫痫、肿瘤，甚至传染病。这些常见病极少是由单基因缺陷引起的，往往有一系列基因参与和环境因素作用累积所致，因此称之为多因子病或复杂性疾病。该类病发病率高，其遗传及表型异质性大，显示基因分散的特点，是目前遗传学研究的难点和基因组学（genomics）研究的热点。下面对几种常见病的分子遗传学研究进展做一些简单的介绍。

（一）复杂病的遗传特点和研究方法

1.家系特点

复杂病的遗传既不符合孟德尔遗传方式，又有明显的遗传倾向。其一级亲属患病风险率低于常染色体隐性方式的 25%，高于一般人群发病率，通常是群体发病率的平方根。虽然病种之间、家系之间各不相同，但都在 5% ~ 15% (表 13-4-1)。

表 13-4-1 常见复杂病一级亲属患病风险率和双生子发病一致率

病种	一级亲属风险率/%	群体发病率/%	同卵双生一致率/%	双卵双生一致率/%
冠状动脉硬化	8(男)，3(女)			
高血压	10 ~ 15	4.42		
糖尿病	5 ~ 10	5	84	37
哮喘	5 ~ 17	1 ~ 4	67	34
癫痫	5 ~ 10	0.5	72	15
躁狂抑郁症	10 ~ 15	0.76	77	19
精神分裂症	15	1	80	13
牛皮癣	10 ~ 15			
甲状腺病	10			
常隐单基因病	25	< 0.1	100	25
非遗传病	=群体发病率	=群体发病率	=群体发病率	

2.双生子法

双生子法即同卵双生和双卵双生的一致性比较，也称之为发病一致率，说明了多因子病中遗传因素的比重：

发病一致率=(某病一致发病的双生子对) ÷ (某病一致发病的双生子对+某病不一致发病的双生子对) × 100%

同卵双生发病一致率越高，而且与双卵双生一致率差异越大，表明该病遗传因素比重越大。

3.遗传异质性

在复杂病的研究中，经常遇到具有相同或相似的临床表现但遗传基础和遗传方式不同的一组病被当作一种病，这就是遗传异质性问题，要仔细鉴别，详细分类。如长 QT 综合征近来被证实至少有两种遗传方式(常染色体显性和常染色体隐性)，至少有 5 种基因决定。

4.疾病组分分析

复杂病因其病因复杂，涉及多个环节，往往需要找到与发病相关的成分单独进行遗传研究，这称为疾病组分分析，也叫亚临床标记分析。例如动脉硬化可引发心脏病、[脑]卒中和外周血管疾病，共有血浆脂蛋白、凝血系统、血液细胞成分和动脉壁等多个作用环节，至少涉及200个基因，其中血浆脂蛋白受下列物质影响（表13-4-2）。

还有一类伴随表现，常见的有血型和白细胞表面抗原，这些有助于复杂病的遗传研究。如十二指肠溃疡多见于O型血；溃疡性结肠炎与强直性脊柱炎（常显）并发。伴随表现可能是因为基因间的连锁，即两种病，或一种病和一种性状的基因位于同一染色体距离很近的遗传座位而不发生染色体交换，如视网膜母细胞瘤和酯酶D基因同位于13号染色体长臂；也可能是一种相关，两种表现出现在同一个体，可能是因果关系，也可能不是。如十二指肠溃疡多见于O型血，可能是与O型血分泌的H物质保护肠黏膜能力不如A型抗原有关。对伴随现象的机制研究有时能使其中一些成为疾病组分。

表13-4-2　血浆脂蛋白相关影响因子

种类	蛋白	作用
载脂蛋白	ApoAI	HDL结构蛋白，LCAT活化
	ApoAII	HDL结构蛋白
	ApoAIV	不明
	ApoB100	VLDL装配和分泌，LDL受体的配体
	ApoB48	乳糜微粒的装配和分泌
	ApoC1	不明
	ApoCII	脂蛋白酯酶活化
	ApocIII	脂蛋白酯酶灭活
	ApoE	乳糜颗粒残体和LDL受体的配体
酶	依赖AMP的蛋白激酶	抑制HMGCoA还原酶、乙酰CoA羟化酶和激素敏感的酯酶
	胆固醇7α水解酶	胆固醇变胆酸
	胆固醇酯水解酶	胞内胆固醇酯水解酶
	内皮细胞脂蛋白酯酶	富三酰甘油的乳糜微粒和VLDV的酯解
	脂肪酸合成酶	脂肪酸合成
	脂肪酸CoA-胆固醇酰-CoA转移酶	细胞胆固醇酯化
	肝三酰甘油酶	乳糜残体和HDL水解
	激素敏感酯酶	脂肪和肌肉细胞内三酰甘油的水解
	HMGCoA还原酶	胆固醇合成的限速酶
	磷脂酰胆碱胆固醇酰基转移酶	胞浆胆固醇酯化
	磷脂酸磷脂水解酶	磷脂合成
	5-，12-，25-酯氧合酶	花生四烯酸氧合及LDL氧化
转脂蛋白	乙酰CoA羧化酶	脂肪酸合成
	胆固醇酯转化蛋白	HDL向VLDL的胆固醇转移
	肝脂肪酸结合蛋白	胞内脂肪酸转运
	小肠脂肪酸结合蛋白	胞内脂肪酸转运
受体	ApoE	乳糜残余物清除
	低密度脂蛋白	LDL和乳糜残余物清除
	游走细胞受体	巨噬细胞清除被氧化的LDL

5.地区及种族差异性

遗传分析中除了要区别血缘和非血缘亲属（养子女和养父母）外，考虑种族和地区差异也是很重要的。有些差异代表了遗传作用，如北美华人中食管癌发病率为当地其他种族的34倍，而有的是地区差异而非种族关系，如食管癌发病率在我国沿海和内地有显著差异。其他是环境因素作用结果，如我国山东两个相邻的县胃癌发病率的差异与饮食习惯（食用葱蒜）相关。需要指出的是，此时种族不同一般意义上的种族划分，而是指起源相同的高加索人、高加索巴斯克人（西班牙和法国南部）、黑人、亚洲蒙古人、美洲印第安人和澳大利亚人等六个血清种族。

6.统计学特征

此外遗传统计中偏态分布或双峰分布往往表示存在主效作用基因（major gene），而更多见的正态分布多为多基因遗传。

7.复杂病研究方法

分候选基因法和基因组扫描法[1]。

（二）原发性高血压

1.群体和家系调查

原发性高血压是一种常见遗传病，其发病率在种族间有差异。白种人为 5%～7%，黄种人最低，黑人最高，达 20%～30%。我国不同民族间发病率差异很大，从 2%到 15%，由低到高依次为藏、维吾尔、汉、蒙古、朝鲜和哈萨克族。除了个别家系外，高血压属于多基因遗传。一般认为最主要的原因是存在肾素-血管紧张素-醛固酮系统的异常，但不确定是原发还是继发的异常。最初在高血压患者中发现其血浆血管紧张素原(angiotensinogen,AGT)增高，临床用 AGT 直接注射可提高血压，而给予 AGT 抗体会使血压下降。自发性高血压的动物模型(spontaneously hypertensive rat，SHR)更证明肾素、血管紧张素原和血管紧张素转化酶(angiotensin converting enzyme，ACE)与血压升高有关。研究发现，作为肾素唯一的天然底物，血管紧张素原的氨基端被切掉，形成血管紧张素前体 I，在 ACE 作用下，前体 I 进一步被切割转化成为八肽的血管紧张素Ⅱ，作用于肾上腺、血管和交感神经的血管紧张素受体，发挥保持水钠平衡、维持血管弹性和调节血压等细胞效应。

肾素　　ACE

↓　　　↓

AGT → ATⅠ → ATⅡ →受体→细胞

这一系统被称为肾素血管紧张素系统(renin-angiotensin system,RAS)，除了循环系统存在 RAS 外，各种组织如血管壁、心肌、脑、肾、卵巢、肾上腺及颌下腺都存在独立的 RAS。自体分泌又作用在自身组织，同时又受到血循环 RAS 的调节（表 13-4-3），。

表 13-4-3　RAS 对血压调节与突变的影响

环节	染色体	突变	高血压人群结果
肾素	1q21		基因内部 RFLP 相关
AGT	1q42-43	M235T，T174M	某等位基因频率变化
ACE	17q23	插入/缺失多态性	种族间差异大
醛固酮合成酶	8q21-22	11β 羟化酶 5′ 调节区	可抑制性醛固酮增多症
11 β 羟化酶到醛固酮合成酶		重复突变	可抑制性醛固酮增多症

2.动物模型

许多复杂病具有天然的动物模型，如家族性肥胖的小鼠，或自发产生经人工纯化的近交系，如听源性惊厥大鼠。但近年来越来越多的是各种转基因动物，如用重组 DNA 技术结合细胞融合敲除(knock-out)一个或几个基因的全人工“制造”的小鼠等，不仅对单基因病，而且为复杂病的阐明提供了捷径。高血压动物模型:在血浆肾素水平低的小鼠身上转入肾素基因，该基因在肾上腺过表达，使激素水平提高，血压爆发性上升。临床也发现成人多囊肾病人对肾素升高反应最为强烈，并可用 ACE 拮抗剂预防高血压出现。但对人群的大规模分子流行病学调查并未发现 RAS 系统或其中某一环节对高血压发病有显著性意义，说明其机制并不单一。

自发性高血压大鼠作为人的易发休克高血压模型，成为基因定位首选对象。在大鼠 10 号染色体找到一个紧邻大鼠 ACE 基因的位点，以及在大鼠 18 号和 X 染色体发现的位点， 都证明与高血压发病相关。

3.高血压相关基因

除了 *ACE-AGT* 基因外，其他高血压相关基因见（表 13-4-4）。

表 13-4-4　高血压相关基因

基因	染色体	突变	效果
胰岛素	11p15	等位基因频率变化	胰岛素抵抗高血压
胰岛素受体	19p13	等位基因频率变化	胰岛素抵抗高血压
低密度脂蛋白受体	19q13.2	等位基因频率变化	
SA	16p13.1-12.3		与高血压高度相关
ApoB		多态性(4154)→基因型改变(K/E/E，K/E)K，	平均舒张压递减
Na 敏感通道 β 亚基		T6182C 点突变	Liddle 病
非 Na^+-K^+ATP 酶的 Na 锂离子拮抗转运通道			红细胞钠-锂交换异常
结合珠蛋白(heptoglobin)		等位基因频率变化	
脂蛋白脂酶(LDL)	8	表型连锁	
低密度脂蛋白受体(LDLR)			
极低密度脂蛋白受体(VLDLR)			
肾上腺素能受体(ADRs)			
凝血因子 VII353			
内皮素、内皮素修饰酶和内皮素 A 受体			
内皮素释放因子——一氧化氮(NO)和一氧化氮合酶			
激肽释放酶-激肽(KSS)			盐敏感高血压
心钠素(ANP)、心钠素受体及代谢调节因子			盐敏感高血压
T 细胞生长因子(TGF-β)			
神经肽 Y(NPY)			
癌基因 *C-myc*，*C-fos*			平滑肌细胞增殖、心肌肥厚
热休克蛋白-70(HSP-70)			
MNS			
HLA(human leucocyte antigen system)			

注：*SA* 是一种产物未明的基因，主要在肾近曲小管表达，在高血压动物模型肾脏中表达超过正常 10 倍以上，是近年来受到高度重视的高血压相关基因 [2]。

（三）糖尿病

糖尿病是最常见的有环境因子参与的复杂病，其发病率在我国直线上升，在西方国家高达 5%以上。糖尿病有二种主要类型：胰岛素依赖型(insulin-dependent diabetes mellitus,IDDM)即 1 型和非胰岛素依赖型（non-insulin dependent diabetes mellitus,NIDDM）即 2 型。1 型是胰腺分泌胰岛素的 β 细胞免疫损伤所致，症状明显；2 型症状相对较轻，但更常见。

1.IDDM

通过人群相关性分析和受累亲属对这两种遗传调查，已确定 IDDM 致病基因位于染色体 6p21 的 MHC Ⅱ类抗原所在区域，目前发现至少三种基因型 *HLA DQA*1，*DQB*1 和 *DRB*1 与 IDDM 相关。DQ β 链第 57 位氨基酸尤其关键：野生型为天门冬氨酸；如变为不带电荷的中性氨基酸，则易感 IDDM。进一步的三维结构模拟显示，第 57 位氨基酸残基对于 HLA DQ β 链的结构和功能十分关键，它位于一个 α 螺旋的末端，靠近一个蛋白结合区和一个 T-细胞抗原受体区。又因其与 α 链第 79 位的精氨酸残基在空间结构上相距很近，带负电的天门冬氨酸可与之形成一个盐桥。这种结构会因为中性氨基酸的取代而受到完全破坏，从而丧失功能。由此我们得知 T-细胞受体(T cell receptor ,TCR)及与之同源的免疫球蛋白超家族可能成为 IDDM 的又一个候选基因区。其中 *TCRβ* 基因位于 7 号染色体，它的某些多态性位点与 IDDM 发病相关;免疫球蛋白重链恒定区的位点开关区(switch region)也存在类似现象。而 TCR α 链上未发现与 IDDM 相关的位点。

此外，胰岛素基因、胰岛素样生长因子Ⅱ(insulin-like growth factorⅡ,IGF2)也被证明以一种特殊方式与 IDDM 相关。通过对一种自发的非肥胖型糖尿病小鼠模型(NOD 小鼠)的连锁分析，还发现以下候选基因（表 13-4-5）。

表 13-4-5　IDDM 候选基因

基因	小鼠	人
idd-3	3 号染色体	1 或 4 号染色体
idd-4	11 号染色体	17 号染色体
idd-5	5 号染色体	白细胞介素-1 受体基因

2.NIDDM

双生子法等遗传流行病学研究均证实遗传因素在 NIDDM 中的作用比 IDDM 中的更显著，然而 NIDDM 的遗传方式迄今悬而未决，致病基因也未确定。

相关分析方法：围绕着各种与糖尿病相关的基因，许多作者对不同人群得出了不同的结果，都可以作为候选基因（表 13-4-6）。

表 13-4-6　NIDDM 候选基因

基 因	染色体	北美印第安人	墨西哥人	南非某些部落	芬兰人	意大利人	中国人	日本人	欧洲高加索人	美国高加索人
HLA	6p	+	–	+	+	–	–	–	–	–
Rh 因子	1p36-34	–	+	–	–	+	–	–	–	–
结合珠蛋白	16q22	–	+	–	–	+	–	–	–	–
胰岛素受体	19p13	–	+	–	–	+	–	–	–	–
*ApoA*I	11q	–	–	–	–	–	+	–	–	–
ApoB	2p	–	–	–	–	–	+	–	–	–
葡萄糖转运蛋白	1p33	–	–	–	–	–	–	+	+	–

胰岛素和胰岛素受体基因受到普遍重视，已确认一些胰岛素和前体的基因突变影响到胰岛素活性。人群调查表明，这些突变大多是杂和的，可以使发生 NIDDM 的风险率增加。由于频率低，显然不是导致 NIDDM 的主要原因。胰岛素基因转录起点之前存在着一个高度可变区，是以 14 或 15bp 为单位的重复序列。重复次数从 40 至 170 不等，其变化可能与 NIDDM,IDDM,动脉粥样硬化和高三酰甘油血症有关。还有几种表现严重的胰岛素抵抗的综合征，如 leprechaunism 和 Rabson-Mendenhall 综合征可能与胰岛素受体基因上的一些突变有关，并且已证明影响到受体胞外部分的突变，呈隐性遗传，而其胞内酪氨酸激酶部分的突变则呈显性遗传。上述遗传因子有的可能有一定程度的连锁关系，可能影响糖尿病严重程度。如青年发病的成人糖尿病(MODY)是一种常显表现，其激素水平和代谢特点表明有遗传异质性。一般人群发病率为 0.2%，在某些隔离人群可高达 18%，连锁分析表明了 MODY 与葡萄糖激酶的紧密连锁，最近还在 MODY 病人身上发现大量该酶的基因突变。

糖尿病与线粒体基因突变近年来时有报道，见表 13-4-7。

表 13-4-7　mtDNA 突变与糖尿病

突变	表现
$tRNA^{Leu(UUR)}$ $nt3243^{A\to G}$	耳聋、MELAS
$ND1^{Ala\to Val}$ $nt3316^{G\to A}$	NIDDM
$tRNA^{Glu}$ $nt14709^{T\to C}$	成人发生的线粒体肌病
呼吸链大部分缺失 10.4kbp(nt4 398～14 822)	母系遗传的糖尿病、耳聋
缺失 6.1kbp(nt9 438～15 576)	肾小管病、脑萎缩、先天再障
缺失 6.3kbp(nt9 238～15 576)	IDDM 伴 Pearson 综合征
重复 26Kbp=16.6kbp+10kbp(nt8 718～15 239)	近曲小管病，产生 ATPase-Cytb 嵌合蛋白

糖尿病的母系遗传倾向，在排除了妊娠糖尿病对胎儿的损害后，发现线粒体功能在许多糖尿病患者

受到不同程度的损害，推测氧化磷酸化可能在胰腺的β细胞分泌胰岛素的过程中起着十分关键的作用。

目前，运用随机分布在全部人类基因组上的标志基因进行受累亲属对（affected pedigree members，APM）分析，也发现 IDDM 至少有 10 种（IDDM1，IDDM2，IDDM3，IDDM4，IDDM5，IDDM6，IDDM7，IDDM8，IDDM9，IDDM10），涉及 6p,6q,11p,11q,18 和 X 染色体的相关基因，NIDDM 至少有 2～3 种（NIDDM1，NIDDM2，NIDDM3），涉及 2 和 12 号染色体上的相关基因，这也进一步说明糖尿病为多基因遗传。

3.基因组印迹与糖尿病

基因组印迹是 20 世纪 90 年代后发现的一种非孟得尔遗传现象，指分别来自父母的一对染色体或等位基因活性不同，对子代的影响不均等。对疾病表现往往体现在男女患者的后代的患病风险率不同、后代发病年龄和严重程度与传递者性别相关等。糖尿病作为第一个被证实与基因组印迹相关的常见病，受到特别的重视。糖尿病不仅有这些迹象，而且证实某些位点(胰岛素和胰岛素样生长因子Ⅱ，染色体 11p15)等位基因间存在着被认为是基因组印迹机制的脱氧胞苷(mCpG)不等的甲基化[3]。

（四）支气管哮喘（哮喘）

1.哮喘

哮喘是一种以呼吸道高反应性和慢性呼吸道炎症为特征的变应性疾病，以儿童多见，发病率为 1%～5%，近年来有上升趋势。虽然哮喘是由环境和基因共同作用的结果，但遗传因素日益为人们重视。哮喘有明显的家族聚集性，据报道，哮喘患者中有家族史者高达 55%，而一般人群为 2%～4%。此外哮喘发病率有地区差异，如大洋洲较欧洲高，我国北方较南方高，但南方个别地区如福建省诏安县是我国哮喘最高发的地区，占全部人口的 5.6%。哮喘的遗传方式复杂，一般认为是多基因遗传，也有人认为内源性哮喘属常染色体隐性遗传，而支气管的高反应性（包括亚临床状态）是通过常染色体显性方式遗传的。

由于哮喘的反复发作被认为是 T 淋巴细胞及某些基质细胞（如呼吸道上皮细胞）释放细胞因子的调控异常，肥大细胞和嗜酸细胞释放炎性介质，诱发多种细胞浸润进一步释放介质，最终导致上皮损伤和呼吸道重塑的过程，哮喘候选基因的寻找就围绕上述各环节展开。

2.哮喘候选基因

众所周知变应原进入体内首先就会诱导浆细胞产生 IgE（迟发型为 IgG4），而血清总 IgE 水平及其调控与哮喘发生密切相关，首选的哮喘候选基因选择了 IgE 高亲和力受体β链（基因位于染色体 11q13），研究中发现，一些患者中有 181 位异亮氨酸→亮氨酸的改变，使该受体的亲和力有所变化。与此同时更多的研究集中在位于染色体 5q31～q33 的一个基因簇，包含白细胞介素-4（IL-4）,IL-5,IL-3,IL-9,IL-12,IL-13,单核细胞-巨噬细胞集落刺激因子（GM-CSF）和成纤维生长因子（FGFA）等，与血清总免疫球蛋白 E（immunoglobulin E,IgE）的调控有关。在不同种族的哮喘患者中都发现了一些突变，如 IL-4 的 590C→T；IL-3 的 68T→C；IL-9 的 351A→C，都能使 IgE 水平升高，因而提高了呼吸道反应性。迄今为止发现的哮喘的候选基因还有多种，见表 13-4-8。

3.对哮喘患者和家系的全基因组扫描

这种用各个染色体上遗传标记进行哮喘研究的第一个收获就是发现哮喘与人第 5 号染色体长臂（5q）高度连锁。在荷兰、美国、非洲和我国哮喘人群中，均证实两个标记 D5S436 和 D5S568 与呼吸道高反应性有关。第二个与 IgE 反应性及呼吸道高反应性连锁的染色体区是 11q13，多数作者肯定 D11S527 和 D11S533 等标记与哮喘连锁，但对于英国和日本的哮喘人群，结果是否定的。日本人群的资料还证明，哮喘与 7q35 连锁，T 细胞受体β链位于该染色体区。此外，Daniels 等人用全部染色体上的 300 个微卫星标记对 80 个哮喘家系的全基因扫描的结果表明，哮喘还与染色体 11q13,4,6,7,13 和 16 连锁；同时"哮喘遗传学研究合作组"（CSGA）宣布用了 360 个微卫星标记研究了 140 个哮喘家系，发现哮喘与染色体 12q,13q 和 14q 连锁。

以上资料表明哮喘是典型的复杂病，有众多环节参与，而每个环节（基因）在不同家系或个体上的重要性各不相同，也可能以多个微效基因累加的方式构成哮喘的遗传易感性。

表 13-4-8　哮喘的候选基因

基因	在哮喘患者中的改变	染色体定位
HLA DQ	DQB1*0523,QW2	6p21
DP	DPB1*301,DPB1*401	6p21
DP	DRB1/2.2,DRB1/2.12	6p21
肿瘤坏死因子 TNF α	308G→A,L_{Talpla}NcoI*1	6p21
NFκB	激活	11q12、14
β2 肾上腺素能受体	16Arg→Gly,27Glu→Gln	5q31
Ig 重链	G1m,G2m,G3m	14q32
5-脂氧合酶（5-LO）	在翻译起始部位缺失/增加锌指结构连接位点	
α 抗胰蛋白酶	呼吸道高反应性—MS 型 内源性哮喘—MZ,SZ 型	
血小板活化因子乙酸水解酶 PAF	994G→A	
内皮素 1（EDN1）和内皮素受体 A（EDNRA）		4
白三烯		
c-fos		

（五）癫痫综合征

癫痫综合征是一类由先天和后天因素引起的脑细胞反复多次的过度放电而引起的突然而短暂的脑功能紊乱，有某些共同的症状和体征，是一群具有明显遗传异质性的疾病的集合体。按国际抗癫痫联盟 1989 年的分类，共四大类，至少 35 种。

1.家系研究

表明原发性癫痫病亲属患病率较一般人群高 4～5 倍。双生子分析显示，癫痫发生一致率在同卵双生为 60.2%，而双卵双生仅为 13.2%。如果统计临床病儿的脑电图改变，则癫痫患儿同胞的异常比例升高。这都表明癫痫具有显著的遗传倾向。

对单纯性高热惊厥和症状性癫痫亲属的调查也显示，癫痫发作阈值普遍降低，脑电图（electroencephalogram，EEG）异常增多，表明存在遗传易感性（表 13-4-9）。

表 13-4-9　癫痫的双生子分析

病症	同卵双生发病一致率/%	双卵双生发病一致率/%
小儿失神性癫痫	100	
特发性全身强直阵挛性癫痫	100	
EEG 棘慢波	74	27
总计	60.2	13.2

2.癫痫的遗传方式

一般认为有年龄依赖外显率的常染色体显性遗传和多基因遗传等。从性别比例来看男略多于女，不符合任何孟德尔方式。

3.癫痫基因

通过对单一类型的癫痫的家系连锁分析已发现一些癫痫基因（表 13-4-10）。

4.癫痫候选基因

通过对癫痫发生的神经生理基础，即脑内神经元兴奋性改变的研究，发现许多有关神经递质及它们的受体、离子通道、酶和调节因子，甚至原癌基因和核内即刻早期基因，都可能成为影响癫痫发生的基因，都可以称之为癫痫候选基因（表 13-4-11）。

表 13-4-10　部分癫痫综合征致病基因

基因	染色体
少年肌阵挛(JME)　*EJM*1	6p
良性家族性新生儿惊厥(BFNC) *EBN*1	20q
良性家族性新生儿惊厥(BFNC) *EBN*2	8q
Baltic 进行性肌阵挛癫痫(PME) *EPM*1	21q22.3
少年型神经元蜡样脂质沉积症(NCL) *CLN*3	16
儿童失神性癫痫　（CAE）	6p
伴破碎样红纤维的肌阵挛癫痫(MERRF)	mtDNA

表 13-4-11　癫痫候选基因性质和染色体定位

与癫痫发病有关的蛋白质	染色体定位	与癫痫发病有关的蛋白质	染色体定位
Ca^{++}依赖钾通道	8q	β 肾上腺素受体	
Na^{+}-K^{+}-ATP 酶 α1,α2 和 β 亚单位	1	生长素释放抑素	5
α3 亚单位	19	VIP 神经肽	6
α4 亚单位	13	CCK 神经肽(八肽胆囊收缩素)	3
Ecto-ATP 酶	?	原脑啡肽	8
Ca^{++}-ATP 酶	16	与 BFNC 连锁的标志基因 *CMM6,RMR6*	20
Na^{+}通道蛋白	12	热休克蛋白(HSP)	6,14,21
钙调蛋白激酶	6	原癌基因 *c-fos*	14q21～q31
蛋白激酶 α	17	c-jun	?
β	16	N-甲基-D-天门冬氨酸(NMDA)受体 NR1	9q
γ	19	NR2A	16
cAMP 依赖的蛋白激酶	?	NR2B	12p
γ-氨基丁酸(GABA)转氨酶		胆碱乙酰化酶	
GABA-安定受体 A α1	5	酪氨酸羟化酶	
α2	4	芳香族氨基酸脱羧酶	
α3	X	色氨酸羟化酶	
多巴胺羟化酶	9	5-羟色氨酸脱羧酶	
谷氨酸脱羧酶(GAD)　人脑 GAD65	10p11.23	单胺氧化酶	
人脑 GAD67	2q31		

目前寻找癫痫基因的工作正是按上述位点，结合家系连锁分析和相关位点分析，以及偶然发现的染色体异常位点等多种渠道进行。其中大的家系是最关键和最有帮助的，只要有表现单一，发病成员在20～30 个以上的三代以上的家系数个，就可以保证做到基因定位。

（六）精神疾病

精神疾病的遗传研究存在一定困难，原因是这一类病有较大的遗传异质性，一种病有多种亚型，有不同遗传方式，在一个家系内部也有不一致性，如躁狂抑郁症的单相型(仅表现忧郁)和双相型可在一个家系中共存。而且由于种种原因，往往多个作者对一种病的研究结果差异很大。除家系分析、人群相关性研究和双生子法外，精神疾病的遗传研究还常常做寄养子分析。寄养子分析是一种旨在排除环境效应而设计的调查方式，即分析出世后不久就离开亲生父母而寄养在其他家庭的患儿的亲生父母与寄养父母的发病率，并对比正常寄养子的亲生父母和寄养父母的发病率；分别统计寄养在有病家庭的正常儿童和寄养在正常家庭的有病儿童的发病率。如果差异很大，说明遗传因素起主要作用。但有人认为寄养情况往往是因为某家庭中父母有病态心理或行为问题而刻意寻找没有此问题的寄养父母，长期下来会形成强烈的非随机的“环境选择”而干扰研究的客观性。

1.情感性精神病

情感性精神病(affective psychosis)又称为躁狂抑郁症，也就是严重的情感障碍(affective illness)。 表现可从极度忧郁变为躁狂，有认知、判断、睡眠、摄食、精神运动和性障碍，多发于青壮年。国内发病率仅 0.76%，国外 1%，更有报道高达 5%。家系分析、双生子法和寄养子分析都表明与遗传因素密切相关。由于精神疾病的复杂性，至今对其遗传方式不甚了解，也没有证据支持单一主效基因模型。美国有一个自 18 世纪以来一直保持着大家庭结构的 Amish 群体，对该群体的 32 个家系的连锁分析表明，情感性精神病的遗传方式为常染色体显性遗传，而且与染色体 11p15 的 H-ras 癌基因和胰岛素基因连锁(优势对数计分 Lod 值分别大于 3 和 2)。此染色体区域与酪氨酸羟化酶基因接近，该酶是催化儿茶酚胺的合成的限速酶，控制着这一类神经递质的量，因而是重要的候选基因。但这一结论在最近受到了来自美国非 Amish 人群和冰岛人群调查结果的强力挑战。此外，关于与 HLA(6p)、葡萄糖-6-磷酸脱氢酶(G6PD,Xq28)或酯酰辅酶 A 脱氢酶(ACAD,Xq28),Xg 血型(Xp22.3-pter)和与红绿色盲基因(Xq27.3-qter)的连锁都有过报道，说明存在明显的遗传异质性。

2.精神分裂症

精神分裂症的发病率约为 1%。由于没有统一的定义、症状界限和医学生物学测量指标，遗传研究一直仅限于肯定遗传倾向和多基因遗传方式。基于不同人群的连锁研究更是各执一词，共有以下 9 种候选基因(表 13-4-12)。

表 13-4-12　精神分裂症的候选基因

染色体	突变	基因产物	人群
3q13.3	点突变(甘→丝氨酸)外显子 9,39C→G	多巴胺 D3 受体 GABAA 受体 β 亚基	
5q11.2-q13.3　易位、三体			加拿大
11p15		酪氨酸羟化酶	
11q22-q23	结构异常、易位	多巴胺 D2 受体	
12p13	(CA)n 多态性	NT-3(神经营养因子 3)	
21q21	APP713Ala→VaL	APP	
22q13.3	连锁	ARSA	
Xp22	连锁		
YP11	连锁		

还有作者指出，人类基因组内的一些三核苷酸重复序列的数目变化，即所谓动态突变(dynamic mutation)与精神分裂症及情感性精神病的早发有关。

尽管结论不统一，但分子生物学近十年的发展表明，基因手段对于阐明精神疾病病因、建立诊断新指标和预测高危人群将起到越来越重要的作用。随着人类基因组作图计划的接近完成，有望分离到与精神疾病相关的表达序列标签(expressed tagged site,ETS)，找到一些统一的基因指标，以帮助诊断[4]。

总之，复杂病的发病是内因外因共同作用的结果：一部分病人存在一种或几种致病突变(或多态性)，此为内因或遗传易感性；在一定生活条件、饮食和药物等环境外因诱导下发病。事实上遗传易感性是由致病基因位点的普通多态性提供的，如果能找到这些致病基因位点，就可以在人群中开展筛查，从而发现少见的从患者身上传递的等位基因，由这些特殊性找到普遍性。这样就能够发现易感人群或在家系中发现易感个体，做到症状前诊断，从而预防或延缓这些常见病的发生[5]。

二、组学和组学技术

（一）组学是时代的产物

组学 (omics)这一概念的出现是与人类全基因测序，即人类基因组作图计划(human genome mapping project,HGMP)的完成密切相关的。自 1990 年起，美国、英国、法国、德国、日本和我国共六国科学家共同参与了这一预算达 30 亿美元的人类基因组作图计划。按照这个计划的设想，在 2005 年，要把人体内约 10 万个基因的密码全部解开，同时绘制出人类基因的谱图。换句话说，就是要揭开组成人体每个细胞中都包含的 30 亿 bp 对的秘密。人类基因组计划是与曼哈顿原子弹计划和阿波罗计划并称的 20 世纪三大科学计划之一，其意义对于生命科学和遗传学堪称前所未有（表 13-4-13）。

表 13-4-13　基因及基因组研究大事记

时间	完成人	成果
1860 至 1870 年	奥地利学者孟德尔	根据豌豆杂交实验提出遗传因子概念，并总结出孟德尔遗传定律
1909 年	约翰逊	首次提出"基因"代表孟德尔的遗传因子
1944 年	3 位美国科学家	分离出细菌的 DNA，并发现 DNA 是携带生命遗传物质的分子
1953 年	沃森/克里克	提出了 DNA 分子的双螺旋模型
1969 年	美国	成功分离出第一个基因
1990 年	美国	国际人类基因组计划（HGMP）启动
1998 年	文特尔	组建塞莱拉遗传公司，与 HGMP 展开竞争
1998 年	美国	线虫，首次完整绘出多细胞动物的基因组图谱
1999 年	杨焕明	中国获准加入人类基因组计划，1%计划
1999 年 12 月 1 日	HGMP	首次完整破译出人体第 22 对染色体的遗传密码
2000 年	塞莱拉公司	破译出一名实验者的完整遗传密码
2000 年 4 月	中国科学家	完成了 1%人类基因组的工作框架图
2000 年 5 月 8 日	德、日等国	基本完成了人体第 21 对染色体的测序工作
2000 年 6 月 26 日	HGMP	人类基因组工作草图
2000 年 12 月 14 日	日、美、英	首次绘出一种植物，拟南芥基因组的完整图谱
2001 年 2 月 12 日	HGMP&Selera	联合公布人类基因组图谱及初步分析结果，完成 5 名个体序列分析
2003 年 4 月 23 日	HGMP&Selera	将双螺旋结构发表 50 年纪念日作为人全基因组完成日期，历经 13 年，耗 30 亿美元
2007 年 2 月	Elumina/ABI/454	分别推出 Solexa/Solid/454，6h~3d 内可测完 1 人，平均费用 2 万美元

人类基因组计划已在 2003 年宣布完成，确定了人类约 3.5 万个基因序列，远少于 10 万个基因的预估。随后科学家提议启动人类基因组后计划(post-HGMP)，除了研究基因组结构与功能以外，首先以人类致病基因组和药物敏感基因组为研究的重点。研究致病和药物敏感性基因组不仅具有极其重要的理论价值，而且亦有十分重要的实际意义和社会经济效益，可以成为寻找疾病相关基因，进行疾病诊断、预防和药物筛选的基础。此后发现上述计划都有赖于全部基因功能的阐明，随即提出功能基因组(functional genomics)研究。此后一系列与"功能"有关的"组学"计划被提出来，主要包括基因组学(genomics)、蛋白组学(proteinomics)、代谢组学(metabolomics)、转录组学(transcriptomics)、RNA 组学(RNomics)、免疫组学(immunomics)、脂类组学(lipidomics)、糖组学(glycomics)和糖蛋白组学(glycoproteinomics)等，每个词都以 omics 结尾，表示研究涵盖同类所有物质。如基因组学就是研究某一物种的全部基因，即该生物的基因组(genome)的学科分支。

（二）组学分支与概念

1.基因组学(genomics)

基因组学是研究生物体全基因组 DNA 的序列和属性的学科，还包含不同的领域，即研究基因组成结构、复制和表达位点的结构基因组学(structural genomics)、表达产物性质和过程的功能基因组学(functional genomics)和不同物种序列联系和进化的比较基因组学(comparative genomics)。基因组学是人类基因组计划的直接产物，是其他组学的基础和出发点。如果不限于人类基因组，基因组学的诞生之日更早：早在 1977 年，长度只有 5 368bp 的噬菌体 ΦX174 的基因组测序完成；1995 年一年内，号称能自我复制的最小的微生物的生殖支原体(*Mycoplasma Genitalium*）的长度为 580 070bp 和嗜血流感杆菌(*Haemophilus influenzae*)的 1.8Mbp(megabase basepair，兆碱基对)的基因组测序完成。迄今为止至少 1000 个物种的基因组已被测序，而且物种测序正以每年上千种的速度增长着。

结构基因组学重点放在研究生物基因组的组成、组内各基因的精确结构、相互关系及表达调控；而功能基因组学则注重于从各种突变异常出发，研究基因表达什么产物、发挥怎样的生物学作用以及基因组表达调控的过程和机制。采用的手段包括基因表达的系统分析(serial analysis of gene expression，SAGE)、cDNA 微阵列(cDNA microarray)和 DNA 芯片(DNA chip)，等等。

2.蛋白组学

蛋白组学(proteinomics)，也称为蛋白质组学，是研究对象为一个（物种的）基因组所表达的全套蛋白质。研究内容包括蛋白质的表达水平、翻译后的修饰、蛋白与蛋白相互作用等，由此获得蛋白质水平上的关于疾病发生、细胞代谢等过程的整体而全面的认识。蛋白组学主要依靠已经成熟的氨基酸序列分析、色谱质谱等多肽研究方法：先用一个自动系统来提取全部蛋白质，然后用色谱仪进行部分分离，将每区段中的蛋白质裂解，再用质谱仪分析，并在蛋白质数据库中通过特征分析来认识产生的多肽。为了同时研究多个蛋白以及它们之间的相互作用，还新发展了双向电泳 (2D-electrophoreisi) 、蛋白质芯片、抗体芯片和免疫共沉淀等技术。

3.代谢组学

顾名思义，代谢组学(metabolomics)就是研究人体全部代谢产物的学科。其思路和技术全面继承了蛋白组学，只是将小分子代谢产物也纳入其中。基因组学和蛋白质组学分别从基因和蛋白质层面探寻生命的活动，而生命活动是发生在代谢物层面的，如细胞信号释放(cell signaling)、能量传递、细胞间通信等都是受代谢物调控的。代谢组(metabolome)是细胞或组织在某一时间内或某一疾病状态下所有代谢物的集合，更多地反映了细胞所处的环境，与细胞的营养状态，药物和环境污染物的作用，以及其他外界因素的影响密切相关。简单地说，“基因组学和蛋白质组学告诉你什么可能会发生，而代谢组学则告诉你什么确实发生了。”实践中代谢组学主要采用液相色谱-质谱联用技术，分析体液的速度很快，费用也在可接受的范围，对疾病诊断、预后判断有确实可靠的指导意义。需要进一步指出的是，代谢组学与中医学理论和实践有相似性，如果把它们有机地结合起来研究，将可能有力地推动中医理论的现代化进程。

4.转录组学和 RNA 组学

转录组学(transcriptomics)和 RNA 组学(RNomics)都强调在整体水平上研究细胞中基因转录的情况及转录调控规律，是以全部的 RNA 为研究对象，研究它们的基因表达，从整体水平阐明 RNA 的生物学意义。在此意义上两个概念没有区别。主要研究方法也都是核酸表达芯片(RNA expression array，又分 cDNA 芯片和寡聚核苷酸芯片)、SAGE(serial analysis of gene expression，基因表达的系统分析)和昂贵的MPSS(massively parallel signature sequencing，大规模平行信号测序)。只有研究那些遗传物质是RNA的病毒的基因组时，两者才有所区别。研究对象包括 mRNA,tRNA,rRNA 和一系列非编码 RNA，如 snRNA 和 snoRNA（负责核仁的加工和修饰）、各种小 RNA(microRNA,miRNA,shRNA,siRNA)等等。特别是后者，即著名的 RNA 干扰技术(RNA interfere,RNAi)——通过人工合成一段小干扰 RNA(siRNA)并将其转染至细胞，能够诱导 RNA 沉默、调节细胞生长发育、基因转录和蛋白翻译。miRNA 是单链 RNA，通常具有发夹结构(hairpin loop)；而 siRNA 是双链 RNA，能与细胞内特异的 mRNA 靶序列完全互补结合，致其降解，阻断其翻译过程。

5.免疫组学

免疫组学(immunomics)最初的概念是研究所有 Ig 抗体和 TCR 可变区。随着人类基因组计划的完成，其新定义是研究免疫相关的全套分子、靶分子及其功能。免疫相关机制和疾病往往是复杂性疾病，用单一的抗体和抗原难以解释。机体自身的免疫水平、遗传背景、众多病原体等感染因素都要求我们用大规模手段进行从内因到外因的全面综合的分析。免疫基因组学和蛋白质组学以及生物信息学的发展，极大地促进了免疫相关分子的研究。这种将人体免疫系统作为一个整体，运用先进手段和技术的系统免疫学(systematic immunology)将为疾病诊断、治疗和预防带来革命性进展。而各种新药的研发也由此获益，针对性更强，避免了传统筛选方法所存在的大海捞针式的弊病。

6.脂类组学、糖组学和糖蛋白学

越来越多的代谢相关病和自身免疫病证据表明，多种脂类、糖类、糖蛋白分子起着举足轻重的作用，而这种作用往往不是以单一一种脂质分子决定的。因此有必要将一类分子合并研究，并探讨之间的比例分配和相互作用。而这些组学的出现也部分归因于技术手段的成熟，如基质辅助激光解析-飞行时间-质谱(MALDI-TOF-MS)、电喷雾电离-质谱技术(ESI-MS)、磁共振(MRI)和荧光共振能量转移(FRET)等等针对不溶于水，而溶于乙醚、氯仿和丙酮等有机溶剂开发出的质谱技术。

糖组学(glycomics)或糖蛋白学，是从分析一个生物体或细胞全部含寡糖的分子，破解糖链所含信息入手，研究糖链的分子结构、表达调控、功能多样性以及与疾病关系。其中最难对付的是细胞表面携带着的小到几个，大到数千个糖分子的糖蛋白，也叫糖肽。研究表明几乎所有细胞表面都带有这种聚糖，是细胞间信号转导、相互作用的重要组成部分和调节因子，参与病毒感染、肿瘤转移、细胞分化和免疫反应等大部分病理生理过程。近年来发展的化学捕获技术和糖捕获技术结合起来，凝集素(lectin)亲和层析加反向或双向液相色谱等，对糖蛋白有很好的分离效果。而始于研究 DNA 的芯片(chip)，或者说微阵列(micro array)技术也在糖组学研究中得以发展，目前单糖、多糖和寡糖微阵列都已有产品。

类似的组学还有毒素组学、氨基酸有机酸组学等。

三、第二代测序技术简介

如果说人类基因组计划为生物学医学研究带来了革命，使我们全面认识了自己，是一个划时代的发现(discovery)的话，那么，第二代测序技术(next generation sequencing,NGS)则是一项同样伟大的发明。它使得我们能将这些伟大发现加以运用，指导我们的临床实践，使我们能真正迈进个体化医学的时代。

如前所述，人类基因组计划前后花了 13 年时间，共 6 个国家十数万名一流科学家参与，耗资 30 亿美元（还不包括企业和个人投入），只完成了 5 个人类个体的全部基因的测序。当然，每个人含有 30 亿 bp；每人又被测了不止一次。但平均下来，每个 bp 仍要花费 0.1 ~ 0.2 美元。如果当时哪一个富人想出资买自己的“基因全书”，则要掏 3 亿 ~ 6 亿美元的腰包——而这仅仅够“裸”数据(raw data)的钱，还不包括解读基因全书的费用。而解读的花费更高，准确地说，无法衡量。

这一过程所用的 DNA 序列分析技术称为 Sanger 双脱氧末端终止法，20 世纪六七十年代，英国人 Sanger 因此和蛋白质序列测定法两次获得诺贝尔奖，贡献很大。技术原理是先合成再（电泳）测序，而且是逐条 DNA 进行。合成的片段越长越好。当然，片段长，除了难度更大，错误也越多，为纠正错误所付出的花费也越多。到了 21 世纪，这种测序有了商业服务，平均 0.5 美元左右一个 bp。

2005 ~ 2006 年期间，先后几家公司几乎同时发明了第二代测序技术，也称为下一代测序技术(next generation sequencing,NGS)，包括 Illumina 公司的 Solexa,Roche 公司的 454 系列以及 ABI 公司的 SOLiD 系统等，使测序费用大幅降低到 0.6 ~ 1.0 美元/Mbp。它们共同的特点是每条读出的 DNA 序列只有 35 ~ 250，采用的原理都是在基因芯片(array)上完成，对数十万、上百万条 DNA 序列边合成边测序，且同时进行，然后以功能强大的计算机进行序列拼接。随着计算机功能越来越强，实验要求变得比较简单，DNA 样品用量又少，品质要求又低，陈年的 DNA 碎片、血凝块、唾液、发根，甚至尿液、不带细胞成分的血浆和血清都可以用作全基因组的分析。而一台设备完成一个人的全序列分析，多则 3 d，少则 5 ~ 6 h，费用为 2000 ~ 3000 美元/人份。

这使得很多雄心勃勃的研究者们动心了。随即，一种被称为全基因组关联分析(genome-wide association study,GWAS)的研究策略被提出来，是指在数百到数千病人群组（对照人群数目也要相差无几），包含每个人的全基因组范围内找出存在的序列变异，即单核苷酸多态性(single nucleotide polymorphism，SNP)，从中筛再选出与疾病相关的 SNP。这种平均一个课题花费数百万到数千万美元的策略一经推出，果然取得了很大的成效，许多长期难以突破的疾病的致病基因得到明确——特别是为我们前面提到的复杂病，提供了许多研究线索和切入点。有人因此惊呼：常见复杂病、多基因病和肿瘤等顽疾的治疗就要面临全面突破了！

2005 年，第一项 GWAS 研究：具有年龄相关性的黄斑变性——*Science*[6]。

2007 年，冠心病——*N Engl J Med*，*Science*[7]。

2006，2007 年，肥胖——三篇发表在 *Science* 上[8-10]。

2007 年，2 型糖尿病——*Science*[11]。

2007 年，三酰甘油水平——*Science*[12]。

2007 年，精神分裂症——*Science*。

事实真的如预想那么美妙吗？

这期间许多事实证明，由于人群混杂、多重比较造成了不少假阳性。GWAS 策略不仅要求疾病诊断到位(a fine diagnosis)；表现型均一，即不出现单一群体分层和人群混杂(population stratification)；病人和对照组数量够大；专业的生物信息学家和强大的计算能力，而且由于样本数量、关联强度和 OR 值的要求，一般耗资巨大。

但是得益于以纳米孔(nanopore)、离子激流测序仪(ion-torrent)和焦磷酸测序(pyrosequencing)为代表的更新的一代测序技术的迅猛发展，除了测序速度增加和费用降低均按摩尔定律在变化，其更多的优点也逐渐为人们所重视：如其精确的定量能力，让我们能够分析出仅仅占母亲外周血血浆中游离的 DNA 中 1/10 的胎儿 DNA 是否含有三条 21 号染色体？基因除了序列变化，甲基化修饰程度如何？基因的拷贝数变异在发病中是否有意义[13-14]。

由于全基因组测序的费用已经能够为部分人接受，因此大部分遗传病和部分肿瘤患者的症状前和产前诊断、个体化的用药指导，在不远的将来会成为现实。看来，这种技术的发明不仅会改变现行的医疗模式和诊治水平，还有可能造成观念和伦理方面的巨大冲击。我们作为医生，有责任为此做好知识和观念上的准备。

（戚豫）

参考文献

[1] Cox T M，Sinclair J.Molecular Biology in Medicine[J].Blackwell Sci.，1997(1)：129-148.

[2] 梁承宇，黄尚志. 高血压遗传机理研究[J].基础医学与临床，1997，17(6)：411-416.

[3] 张庆，曾瑞萍，杜传书.线粒体 DNA 突变与母系遗传糖尿病[J].国外医学遗传学分册，1997，20(3)：24-8.

[4] 徐鹤定，王祖承，大原健士郎，等.精神分裂症分子生物学遗传的研究现状[J].国外医学精神病学分册，1996，23(2)：65-71.

[5] 吴希如，陈清棠. 神经系统疾病的分子生物学基础[M].北京：北京医科大学中国协和医科大学联合出版社，1995.

[6] Klein R J，Zeiss C，Chew E Y，et al. Complement factor H polymorphism in age-related macular gegeneration[J].Science，2005，308(5720)：385-389.

[7] Samani N J，Erdmann J，Hall A S，et al. Genomewide associationanalysis of coronary artery disease[J].N Engl J Med，2007，357(5)：443-453.

[8] Herbert A，Gerry N P，McQueen M B，et al. A common geneticvariant is associated with adult and childhood obesity[J].Science，2006，312(5771)：279-283.

[9] Rosskopf D，Bornhorst A，Rimmbach C，et al. Comment on “A common genetic variant is associatedwith adult and childhood obesity” [J].Science，2007，315(5809)：187.

[10] Frayling T M，Timpson N J，Weedon M N，et al. A common variant in the FTO gene is associated with body mass index and predisposes to childhood and adult obesity[J]. Science，2007，316(5826)：889-894.

[11] Saxena R，Voight B F，Lyssenko V，et al. Genome-wide association analysis identifies loci for type 2 diabetes and triglyceride levels[J].Science，2007，316(5829)：1331-1336.

[12] Ubeda M，Rukstalis J M，Habener J F. Inhibition of cyclindependent kinase 5 activity protects pancreatic beta cells from glucotoxicity[J].J Biol Chem，2006，281(39)：28858-28864.

[13] Foley A C,Mercola M.Heart induction by Wnt antagonists depends on the homeodomain transcription factor Hex[J].Genes Dev，2005，19(3)：387-396.

[14] Samani N J，Erdmann J，Hall A S， et al.Genomewide association analysis of coronary artery disease[J].N Engl J Med，2007，357(5)：443-453.

第五节　跨越从临床到分子的鸿沟，单基因病基因诊断

自 20 世纪 80 年代中期，由于分子生物学的迅速发展，人们对于遗传病的诊断从传统的表型诊断逐渐步入了基因诊断时代，这可以说是诊断学领域的一次革命。由于基因诊断可以直接检测分子结构水平或表达水平是否异常，从而明确疾病的病因和遗传模式，因此相对于传统的表型诊断，基因诊断具有高特异性、高灵敏性、早期诊断性和应用广泛性等特点，因而逐步得到运用和普及。基因诊断能够帮助我们确切阐明疾病的发病机制，并且产生疾病新的病因学分类方法。例如，目前对于白血病的分类就提出了遗传学分类的方法。另外，基因诊断不仅能够进行疾病诊断，还能进行症状前诊断、携带者诊断和产前诊断，帮助遗传病的预防。目前，基因诊断不仅仅应用于遗传病的诊断，还用于感染性疾病、药物代谢和病理学等领域。本节即阐述基因诊断的技术和应用。

一、基因诊断技术

随着人类基因组计划的完成，越来越多的新基因被克隆出来，同时研究者也需要利用有效基因检测技术检测基因序列、多态、微卫星以及复制数，例如：聚合酶链反应（polymerase chain reaction,PCR）技术、Southern 杂交技术和测序技术等，可以说检测技术的发展促进了基因诊断的发展，同时基因诊断的发展基本反映了分子生物学领域技术的发展。

（一）杂交技术

1976 年，美籍华裔科学家 KAN Y W 采用液相 DNA 分子杂交技术，在世界上首次完成了对 α 地中海贫血的基因诊断。从此，基于分子杂交原理的基因诊断技术迅速发展，先后建立 Southern 印迹杂交法、 Northern 印迹杂交法、原位杂交、斑点杂交及寡核苷酸探针杂交等，该技术灵敏可靠，特异、重复性好，取材不受组织和分化阶段限制，可以取外周血、各种组织以及胎儿羊水、绒毛进行诊断。但是其操作技术较为复杂，需要样本量，而且必须使用放射性核素标记的探针，有放射性标记污染。

1.Southern 印迹杂交法

自 1975 年英国科学家 E.M.Southern 创立 Southern 杂交技术以来，该技术已成为检测特定 DNA 片段的经典杂交方法之一。Southern 印迹杂交法的原理是将基因组 DNA 用限制性酶水解成无数片段，经凝胶电泳后，用碱处理使之变性为单链，将单链 DNA 转移至硝酸纤维素膜或尼龙膜上，经标记的探针与之杂交，可使特异条带显影。此法快速、准确、灵敏，目前已经广泛地应用于医学、病毒学、转基因动植物鉴定以及 DNA 指纹分析等方面的研究。目前，Southern 印迹杂交除传统的使用放射性核素标记标记探针外，还可用非放射性核素标记探针，其中最常用的是使用地高辛标记探针。Southern 杂交技术主要用来检测基因组片段缺失和插入，带谱可表现为 DNA 片段消失和 DNA 片段长度改变。另外还可以通过片段密度进行定量（例如，线粒体大片段缺失的定量）。

2.寡核苷酸探针杂交

寡核苷酸探针杂交(allele-specific oligonucleotide,ASO)是针对突变部位和性质已完全清楚的基因点突变检测方法， 其原理是用等位基因寡核苷酸制成两种探针，并用放射性核素标记。一种探针与正常基因序列完全一致，能与正常基因序列稳定杂交，但不能与突变基因杂交；另一种探针与突变基因序列一致，能与突变基因稳定杂交，但不能与正常基因杂交。根据杂交的结果可以把突变基因检测出来，正常人的 DNA 序列只能与正常序列的 ASO 探针杂交，突变纯合子只能与突变序列的 ASO 探针杂交，而突变杂合子可以与两种 ASO 探针杂交。

ASO 分子杂交只能检测已知的突变，由于一个突变需要一对 ASO 探针，因此对于具有热点突变、突变种类不多的遗传病检测效率较高。而对于没有热点突变、新突变较多的遗传病，就不适用这种方法。

近来还有一种新的与 ASO 分子杂交“相反”的方法，成为反向点杂交（reverse dot blot，RDB）。其原理是将突变序列和正常序列的探针固定在膜上，用 PCR 产物进行杂交，这种方法可以一次检测多种突变，大大增加了检测的效率。但是，该方法仍然是只能检测已知的突变。

（二）PCR 技术

20 世纪 80 年代，PCR 技术（polymerase chain reaction,即聚合酶链式反应）的应用无疑大大加快了基因诊断的进程，它是一种模拟天然 DNA 复制过程的体外扩增法， 应用耐热的聚合酶使位于两个寡核苷酸引物之间的特定 DNA 片段在体外扩增。它使基因突变分析技术有了长足的发展， 另外一些以 PCR 技术为基础的各种检测方法层出不穷，PCR 技术应用于遗传病的诊断主要有以下几个方面：

1.PCR 扩增直接用于基因诊断

PCR 扩增直接用于基因诊断：①主要用于基因缺失或插入的 PCR，这种方法也称为裂口 PCR(GAP-PCR)，可以在缺失或插入片段的两端设计一对 PCR 引物，同时在缺失或插入片段的内部设计一对引物作对照，根据扩增条带的大小判定是否出现缺失或插入。②检测已知的基因点突变，可以用特异位点 PCR，改变上游或者下游引物的 3′端，一条引物的 3′端针对正常的碱基，另一条根据物的 3′端针对突变的碱基，由于只有引物 3′端与模版配对才能够进行 PCR 的延伸，因此可以根据特异性扩增条带是否出现做出诊断。正常人仅在 3′端有正常的碱基的管中扩增，纯合突变的患者仅在 3′端有突变的碱基的管中扩增，而杂合突变的患者在 2 个管中均可扩增。

2.PCR 产物的限制性片段长度多态性分析

PCR 产物的限制性片段长度多态性分析(PCR-RFLPs)也是检测突变的较为简便的方法。用 PCR 方法将包含待测多态性位点的 DNA 片段扩增出来，然后用识别该位点的限制酶来酶解，根据限制酶片段长度多态性分析做出诊断。它比原来 RFLPs 方法更简便，灵敏度高，DNA 用量少。但是，这种方法有两个缺陷，第一当突变点周围的碱基发生变异时，会对内切酶的识别造成影响，造成实验结果错误；第二就是酶切不完全，当酶切不完全时，不能区分突变的杂合状态。

3.RT-PCR 技术

RT-PCR 技术是在逆转录酶作用下，以 RNA 为模板， 合成与 RNA 相互补的 DNA 链(cDNA)， 然后再以 cDNA 为模板，进行 PCR。由于在生物合成中，始终遵循着从 DNA 到 RNA 再到蛋白的法则，因此直接分析 RNA 无疑更接近疾病的遗传学病因。首先在分析遗传病致病基因时，我们一般将注意力放在基因的外显子上，那么在 PCR 扩增时我们要逐一对外显子进行扩增，特别是对于有几十个外显子的基因，无疑比较麻烦。而 RT-PCR 可以将外显子连接起来，仅进行几个 PCR 反应就可以完成。其次，我们对于内含子的突变、启动子的突变以及外显子的同义突变利用 DNA 外显子直接测序的方法没有办法直接分析，而 RT-PCR 可以看到上述突变对于基因的影响。但是，RT-PCR 技术也有它的局限性：①取材的限制，由于基因不是在所有的组织内表达。例如，苯丙酮尿症的致病基因苯丙氨酸羟化酶基因仅在肝脏组织中表达，只有取新鲜的肝脏组织才能利用该方法进行诊断，但是肝活检并不被很多人接受。②DNA 转录后会有很多转录剪接体，只会为后续的测序分析造成困扰，一般我们选择最长的剪接体进行分析。③由于 RNA 分析最重要的就是防止 RNA 酶对 RNA 的降解，但是 RNA 酶广泛存在，不仅存在于外环境中，在组织内部也存在，因此不仅需要无 RNA 酶的容器，还需要-70℃保存标本，防止内源性 RNA 酶的释放，这无疑为临床取材造成了限制。

4.Real-time PCR 技术

20 世纪 90 年代中期出现的 Real-time PCR 技术，即在反应体系中加入荧光分子，通过荧光信号的按比例增加来反映 DNA 量的增加，实现了 PCR 产物的实时检测， 并为核酸定量带来了革命性的飞跃。其基本原理就是在 PCR 反应过程中，通过特异性的 DNA 结合染料或探针，能对 PCR 反应过程进行动态的监测并据此绘制动态变化图，即生长曲线。在 PCR 反应混合液中，靶序列的起始浓度越大，要求获得扩增产物的特定产量的 PCR 循环数就越少。在 real-time PCR 中，模板定量有两种策略：相对定量和绝对定量。相对定量指的是在一定样本中待测样本相对于另一参照样本的量的变化。绝对定量指的是用已知浓度的标准样品来推算待测样本的绝对复制数。Real-time PCR 技术自面世以来，得到了迅速的发展，被广泛应用于诸如细胞生物学、分子生物学的各个领域，如可用于基因的点突变及多态性分析。Real-time PCR 技术一经出现，便被广泛应用于医学领域，并使一些疾病的诊断发生了巨大的变革。在遗传疾病方面，real-time PCR 已被应用于诊断 X 连锁遗传病、地中海贫血、线粒体病等。例如，由于线粒体基因是多复制的，而且突变多以异质性存在，检测突变异质性与临床诊断和预后有一定的关系，因此线粒体病的基因诊断需要给出突变线粒体的比例。目前检测线粒体点突变比例最好的方法就是结合能特异检测含已知突变位点的 ARMS 系统(amplification refractory mutation system,ARMS)及荧光定量 PCR (real-time quantitative PCR,qPCR)技术。该法通过设计两个 5′端引物，一个与正常 DNA 互补，一个与突变 DNA 互补，分别加入这两种引物及 3′端引物进行两个平行 PCR，需有与突变 DNA 完互补的引物才可延伸并得到 PCR 扩增产物。如果错配位于引物的 3′端则导致 PCR 不能延伸，则称为 ARMS。将 5′端引物用荧光标记，在 Real-time PCR 仪上进行扩增，在每个循环的特定阶段对反应体系的荧光强度进行检测，实时的记录荧光强度的改变，比较内标，从而对样品的浓度进行精确的定量。利用该系统进行基因突变检测时不仅能检出突变的纯合子，而且能检出杂合子个体，方法准确、简便。

（三）测序技术

在众多分子诊断技术中，测序技术是分析基因突变最直观、最准确的方法之一。DNA 测序技术自问世以来，就在生命科学的发展中起着至关重要的作用。从早期 Frederick Sanger 的手工测序，以及基于 Sanger 法开发的第一代自动化测序仪，到目前的下一代测序平台，这一领域已经发生了巨大的变化。如今以 Roche 公司 454 GS 系列的焦磷酸测序技术、以 Illumina 公司的 Solexa 的单分子阵列原位扩增测序技术，以及以 ABI 公司的 SOLID 测序仪的支持寡核苷酸链接和检测的测序技术为代表的第二代测序平台，已经成为目前科研的主流；第三代测序技术已成功推向市场，这些测序平台成为遗传学研究研究中最重要的工具。下面介绍目前常用测序技术的原理及应用。

1.第一代测序技术

目前我们应用的第一代测序技术是以 Sanger 原理开发的，利用 DNA 聚合酶 I 的聚合反应，在反应体系中引入一定比列的由不同颜色荧光标记的 2′,3′－双脱氧核苷三磷酸（ddNTP）作为终止剂，由于 DNA 多聚酶不能区分 dNTP 和 ddNTP，因此 ddNTP 可以掺入新生单链中， 而 ddNTP 的核糖基 3′碳原子上连接的是氢原子而不是羟基，因而能与下一个核苷酸聚合延伸，合成的新链在此终止，终止点由反应中相应的双脱氧核苷酸三磷酸而定。即根据核苷酸在某一固定的点起始， 随机在某一特定碱基处终止，形成一系列以某一特定脱氧核糖核苷酸（A,T,C,G）为末端的长度各异的、具有 4 种不同发射波长的荧光染料标记的寡聚脱氧核糖核苷酸混合物，然后通过高分辨率的毛细管电泳分离后，利用激光对分离的 DNA 片段携带的荧光信号进行激发，然后检测并记录不同发射波长的信号，经计算机处理，最后得到 DNA 序列信息读出 DNA 的顺序。目前的第一代测序仪可以在一次运行中分析 16～384 个样本。它在人类基因组计划 DNA 测序的后期阶段起到了关键的作用， 加速了人类基因组计划的完成。这一代测序仪的原始数据的准确率高、读序列长（一般 500～800bp）、使用方便、测序结果容易分析，是目前国内外单基因病诊断最常用的分析手段。但是第一代测序也有一定的局限性：①它依赖于电泳分离技术，很难再进一步提升其分析速度和并行化程度，很难再降低它的测序成本。②前期的 PCR 反应要求的条件比较高，需要 PCR 条带特异性高，没有杂带和拖尾。③对测序序列本身要求也高，例如 GC 含量不能太高，连续的碱基堆积无法测出（例如 polyT）。④第一代测序不能检测基因的微量改变，比如在实体肿瘤中，基因组具有很大的异质性即野生型与突变型基因同时存在。ABI3730XL 就有可能检测不到肿瘤中那些比例低的突变，而这些突变往往在肿瘤的进展和侵袭密切相关。⑤需要对需要测序的序列逐一进行 PCR 扩增，无疑不适合候选基因的遗传病检测。例如耳聋，目前已证实有 40 多条基因与耳聋相关，利用第一代测序技术对这 40 条基因进行外显子测序无疑是一项巨大的工程，而目前出现的新一代测序技术则可以很容易地完成。

2.第二代测序技术

第二代测序技术也称新一代或下一代测序技术（next-generation sequencing,NGS）。目前已经市场化的 NGS 主要包括：Roche 公司的 454 技术、Illumina 公司的 Solexa 技术以及 ABI 公司的 SOLiD 技术。它们都采用了大规模矩阵结构的微阵列分析技术——阵列上的 DNA 样本可以被同时并行分析。此外，测序是利用 DNA 聚合酶或连接酶以及引物对模板进行一系列的延伸，通过显微设备观察并记录连续测序循环中的光学信号实现的。例如，Illumina 公司的 Solexa 技术是以单分子阵列原位扩增为基础，应用边合成边测序的原理获得序列信息的。首先，待测样本 DNA 经超声波随机打断成 200bp 左右大小的片段，在片段的两端连接上接头序列（adapter）通过含有接头序列的引物进行 PCR 富集。然后将样本加到特定的芯片（flow cell）上，该 flow cell 上已经固定有与接头序列相同/互补的序列，那么样本就根据碱基互补的原则找到自己的位置，以 PCR 桥的方式进行扩增反应，经过大约 30 个循环后，在 flow cell 表面就形成了许许多多个 DNA 单分子克隆簇（cluster），然后进行序列分析。

NGS 的优点是：①NGS 在大规模并行模式下应用的是边合成边测序（sequencing-by-synthesis,SBS）的原理。与 Sanger 不同，每种技术提供的数据都来自单一的 DNA 分子，因此可以对 DNA 进行定量。这个特点对于检测那些突变比例低的分子非常重要。②就目前的情况来看，每种 NGS 测序仪运行一次所产生的数据量都远远高于 ABI3730XL，而成本费用较之低。③这些 NGS 技术由不同的层面组成，包括样本制备、测序、成像、基因组比对和数据整合。NGS 最大的优势就是可以很廉价地获得海量的数据。它的出现彻底颠覆了我们以前在基础研究、应用研究和临床研究中利用的科学方法。比如即使我们事先并不了解某一基因的情况，NGS 也可以通过外显子测序而找到突变。目前，NGS 已逐步应用于临床遗传病的诊断，技术人员将与某种疾病相关的所有基因做成一个试剂盒，进行批量检测，例如线粒体病、智力低下、癌症、肌肉病和耳聋等，它可以帮助我们快速地、更全面地分析疾病的基因，找到致病突变。但是 NGS 也增加了基因检测的盲目性，可能检测大量的疾病无关基因；而且有时会出现假阳性结果，阳性结果通常需要其他方法的验证。

3.第三代测序技术

第二代高通量测序技术主要依赖 PCR 对待测模板进行扩增，所以很难避免 PCR 带来的碱基错配、优势片段扩增所造成的扩增不平衡，而第三代高通量测序技术不需要 PCR 扩增，克服了 PCR 对测序的影响，而且可以很好地解决重复片段的测序问题。例如 Ion torrent 测序技术通过检测 DNA 链延伸时产生的氢离子实现边合成边测序，首先通过微乳液 PCR 制备测序模板，然后将制备得到的微球模板置于一种半导体芯片上，加入含有 DNA 聚合酶的测序反应液，并循环加入 4 种脱氧核糖核苷酸（dNTP），通过高灵敏的 pH 敏感电极测定与模板互补的 dNTP 被掺入时释放的 H^+，从而实现对模板序列的测定。Ion torrent 测序反应无需多酶体系，反应过程简单，也无需特殊修饰 dNTP 和昂贵的光学设备，极大地降低了测序成本、提高了测序速度；另外，由于 Ion torrent 测序技术利用了半导体芯片，使其能达到极高的测序通量。但是 Ion torrent 测序的读序长度长度较短，一般在 200bp 左右。目前，基因公司制作了多种疾病的检测芯片，相信不久后就会用于临床。

4.焦磷酸测序

焦磷酸测序技术(pyrosequencing)是由 Nyren 等人于 1987 年发展起来的一种新型的酶联级联测序技术。焦磷酸测序技术的原理是：引物与模板 DNA 退火后，在 DNA 聚合酶(DNA polymerase)、ATP 硫酸化酶(ATPsulfurylase）、荧光素酶（luciferase）和三磷酸腺苷双磷酸酶（apyrase）4 种酶的协同作用下，完成循环测序反应，达到实时测定 DNA 序列的目的。在每一轮测序反应中，当 dNTP 与 DNA 模板的碱基配对，则会在 DNA 聚合酶的作用下，添加到测序引物的 3' 末端，同时释放出一个分子的焦磷酸(PPi）。在 ATP 硫酸化酶的作用下，生成的 PPi 可以和 APS 结合形成 ATP；在荧光素酶的催化下，生成的 ATP 又可以和荧光素结合产生可见光。通过检测装置及软件处理可获得一个特异的检测峰，峰值的高低则和相匹配的碱基数成正比。焦磷酸测序法适于对已知的短序列的测序分析，其可重复性好，速度快，它可以直接测定引物后面的碱基序列，定量性能好，结果准确。焦磷酸测序可以用于分析多态性和人群基因频率等；另外，它可以检测癌组织中的基因突变情况，由于肿瘤中的突变大多是异质性的突变，常用的第一代测序无法检测到20%以下的突变，而焦磷酸测序可以检测到5%以下的突变。

（四）其他技术

近年来涌现出一系列的结合性技术，应用最广的就是将基因分子杂交和 PCR 技术结合，既可以检测突变，又可以起到半定量的作用，其中最具代表性的就是 MLPA 技术和 array CGH 技术。

1.MLPA 技术

多重连接依赖式探针扩增技术（multiplex ligation-dependent probe amplification，MLPA）是荷兰学者 Schoute 等于 2002 年研发的一种高灵敏度的基因序列相对定量技术，由于 MLPA 技术具有污染少、快捷、自动化、结果可靠等优点，迅速用于临床诊断和研究。MLPA 的基本原理包括探针和靶序列 DNA 进行杂交，之后通过连接、PCR 扩增，产物通过毛细管电泳分离及数据收集，分析软件对收集的数据进行分析最后得出结论。每个 MLPA 探针包括两个荧光标记的寡核苷酸片段，一个是化学合成的寡聚核苷酸片段，长 40～50bp；另一个是经 M13 噬菌体衍生法制备而成的寡聚核苷酸链，长 80～440 bp，每个探针都包括一段引物序列和一段特异性序列。在 MLPA 反应中，首先将模板 DNA 高温变性至双链完全解链，然后降至适当温度使探针与靶序列杂交，之后使用连接酶连接两部分探针。在实验中，只有两个寡核苷酸片段与靶序列完全杂交，即靶序列与探针特异性序列完全互补，连接酶才能将两段探针连接成一条完整的核酸单链；反之，若其中一个寡核苷酸片段与靶序列不完全杂交，即不完全互补，甚至只有一个碱基不互补，也会使该探针杂交不完全而使连接反应无法进行。连接反应完成后，由于两个寡核苷酸片段的 5′端都有一个共同序列，因此可用一对通用引物扩增连接好的探针片段。探针在共同序列和与靶序列互补的序列间有不同长度的填充片段，片段长度不同使连接后的 MLPA 探针长度不同，故其扩增片段长度亦不同，这样使每个探针的扩增产物的长度都是唯一的，范围在 130～480bp。最后，通过毛细管电泳分离扩增产物，再经软件分析得出结论。只有当连接反应完成，才能进行随后的 PCR 扩增并收集到相应探针的扩增峰，如果检测的靶序列发生点突变或缺失、扩增突变，那么相应探针的扩增峰便会缺失、降低或增加，因此，根据扩增峰的改变就可判断靶序列是否有复制数的异常或点突变存在。目前，MLPA 技术已经广泛用于临床诊断，主要用于检测缺失和重复突变、基因复制数变化、点突变和基因甲基化的检测，例如 DMD 基因的外显子缺失和重复检测、*SMN*1 基因的外显子的缺失检测以及 *SMN*2 基因复制数对于 SMA 预后的预测、染色体亚端粒的基因重排以及肿瘤基因的甲基化状态检测等。同样 MLPA 技术也有它的局限性：①不能用于单个细胞的检测。②对于模板 DNA 的纯度和浓度要求较高，需要纯化处理。③MLPA 只能用于检测已知的基因缺失、重复和点突变，不能检测未知的突变。④不能检测染色体的平衡易位。⑤受到模板单核苷酸多肽性（SNP）的影响，会出现假阳性结果。例如，与探针 3′端最末位点相互补模板 DNA 的碱基存在 SNP，即使未有片段缺失，连接反应也无法进行，从而造成缺失的假象。

2.Array CGH

微阵列比较基因组杂交技术(array-based comparative genomic hybridization，Array CGHa)是一种将消减杂交和荧光原位杂交(FISH)相结合的分子细胞遗传学技术，可在全部染色体区带上检测基因组 DNA 复制数增减变化并定位。利用 CGH 技术检测基因，不仅可以检测已知的缺失和重复突变，还可以未知和突变以及内含子区域的突变进行深入的分析，但是该方法不能检测点突变和微小的缺失和重复[1-4]。

二、遗传病的分析方法和遗传检测手段选择

目前，从遗传病 DNA 遗传检测的手段方面考虑，主要有两种方法，即直接诊断和间接诊断。从突变的种类方面来考虑，主要有点突变、大片段突变和动态突变，我们通常就是根据突变的类型、遗传病

的性质和致病基因的突变特点选择最佳的检测方法，下面简单概述如何选择遗传病的分析方法和检测手段。

（一）直接诊断

直接诊断是针对致病基因突变本身进行遗传学分析，原来直接诊断的方法主要针对致病基因明确、基因诊断谱相对清楚的遗传病，但是随着新一代测序的出现，直接诊断也可以用于那些致病基因不明确或未知突变信息的遗传病。它的优点是直接检测到突变，结果明确可靠，准确性高；而且不需要家系资料的收集，仅有病人即可进行诊断。目前，遗传病的直接诊断是最可靠、最方便、应用最广的手段。利用目前的诊断技术可以检测多种突变类型。

1.点突变

点突变纸质 DNA 序列中的单个碱基的变换，从点突变对于基因功能的影响来说，可以分为同义突变、错义突变、无义突变、移码突变、启动子突变和剪接位点突变等，这些突变可能对基因的功能造成影响，也可能影响不大。其中那些不引起明显表型变化的突变称为沉默突变（silent mutation），沉默突变一般包括同义突变和错义突变，但是错义突变并未对蛋白的功能造成影响。值得注意的是，有些突变虽然是同义突变，但是可能会对 mRNA 的剪接造成影响，从而致病。例如经典型苯丙酮尿症的致病基因 *PAH*（苯丙氨酸羟化酶）基因中有一个中国人群中常见的致病突变 c.1197C→T，这个突变是一个同义突变 p.V399V，一直以来人们以为这个突变是一个同义突变，不引起氨基酸的变化，不影响蛋白的功能。在 2001 年发现这个突变会导致 *PAH* 基因第 11 外显子的跳跃，从而证实它是一个剪接突变，而不是一个沉默突变。还有的突变，从表面上看它是一个错义突变，但是它实际上却造成剪接错误，同样在 *PAH* 基因上的另一个突变 c.611A→G 最初认为是一个错义突变 p.Y204C，但是后来证实该突变产生了新的剪接位点，影响了 RNA 的剪接，而后被更名为 EX6-96A→G。因此，遗传病的诊断中，不能对新发现的变异盲目下结论，需要广泛的文献阅读，甚至进一步的基因功能研究。

另外，在基因组中还有一类广泛存在的变异，它们不直接影响基因的功能，在患者和正常人群中都存在，称为单核苷酸多态性（single nucleotide polymorphism，SNP），它是体现人群中个体差异的 DNA 序列变化中最常见的形式。SNP 可出现在基因内含子区、外显子区和调控区的任何地方，虽然它们单个可能并不致病，但是会对个体的疾病易感性或某种药物治疗的反应性产生影响，特别是当几个 SNP 组成单倍体型时，会增加这个风险，甚至致病。

目前，多种技术都可以检测点突变，PCR 产物的限制性片段长度多态性分析(PCR restriction fragment length polymorphism, PCR-RFLPs)、ASO 技术、Taqman 探针 real-time PCR 技术和 PCR-测序技术等都是临床检测最常用的技术，它们的优缺点总结如表 13-5-1，其中 PCR-一代测序目前认为是最准确的检测方法。

表 13-5-1　点突变常用检测技术评价

技术名称	功能	耗时	缺点
PCR-RFLPs	单个已知突变；大于 5%的异质性突变	6 h	①突变点周围的碱基发生变异时，无法判定；②会出现酶切不完全，影响结果
ASO	单个已知突变；50%的异质突变	24 h	①步骤多；②影响因素多
real-time PCR	单个已知突变；1%的异质突变	3 h	①PCR 条件严格；(2)受突变点周围 SNP 的影响
一代测序	500～600bp 上已知\未知突变；20%的异质突变	6 h	①PCR 条件比较严格；②对测序序列本身要求较高；③不能检测基因的微量改变
二代、三代测序	所有外显子上已知\未知突变；1%～5%的异质性突变	3 d	①数据量大，分析复杂；②结果需进一步验证；③花费高
焦磷酸测序	80bp 上已知\未知突变；5%的异质性突变	6 h	①条件严格；②花费较高

由于这些方法都有一些缺陷，因此很多机构会选择 2 种以上的方法对结果进行验证，以求准确，特别是对于产前诊断的病人。我们通常根据疾病的特点选择方法，对于仅有几个确切突变位点致病的疾病可以选择 PCR-RFLPs,ASO 技术和 Taqman 探针 real-time PCR 技术；对于致病基因不大，但是致病突变

数量多或者没有热点突变的疾病可以选择 PCR-一代测序技术；对于致病候选基因众多或者致病基因较大可以选择 PCR-二三代测序技术；对于肿瘤或线粒体病的这类异质性突变、需要对突变定量的疾病则可以选择 Taqman 探针 real-time PCR 技术。另外，实验室也可以研发自己的检测方法，经过严格的对照和评价，应用于临床诊断。

2.**大片段突变**

大片段突变包括大片段缺失、插入、重复以及重排等。缺失是指大片段的 DNA 的丢失，缺失范围从十几到数万个碱基对，其原因可能是 DNA 分子重组的结果。缺失可以造成编码基因功能 DNA 序列的丢失，或者造成基因编码序列的重排，从而影响蛋白的功能，引起临床症状。插入是大片段的 DNA 插入到基因组的某些位置，插入的范围从十几到数万个碱基对，如果插入是在编码基因，那么该基因的序列将会发生重排，使基因编码区产生错误，产生新的蛋白或错误蛋白。重复是指染色体某些区段的 DNA 序列重复，重复可以造成基因复制数增加后基因产物计量增加，从而导致细胞功能紊乱。DNA 重排是基因大的排列顺序的改变，会产生新的融合基因，而导致基因功能的异常。

用于检测大片段基因缺失或插入最经典的方法就是 southern blot 技术，它得出的实验结果可靠，但是费时费力，还需要使用放射性核素，很难应用于临床诊断。目前临床应用较多的是直接 PCR 法、多重连接依赖式探针扩增技术（MLPA）和微阵列比较基因组杂交技术(Array CGH)。一般对于致病基因明确、基因片段缺失位置和大小明确的遗传病可以采用直接 PCR 的方法进行检测；对于致病基因明确、基因片段缺失位置和大小不明确或缺失的位置很多的遗传病可以采用多重连接依赖式探针扩增技术（MLPA）和微阵列比较基因组杂交技术(Array CGH)；对于致病基因和基因片段缺失位置、大小都不明确的遗传病可以选择微阵列比较基因组杂交技术。

3.**动态突变**

动态突变是指 DNA 中的重复序列复制数发生不稳定的持续扩增为特征的一类突变。一般正常等位基因的重复复制数较低，而突变等位基因的复制数明显增加。这种突变是不稳定的，可能随着世代的传递而累积，当重复序列的复制数超过某个正常范围时，便会引起疾病。另外，还可以出现正常等位和疾病之间的中间状态，它的重复复制数亦在正常复制数和异常复制数之间。最早发现的动态突变为 CCG/CGG 和 CAG/CTG 三核苷酸重复扩增序列，但随后发现其他类型的三核苷酸序列和 5 ~ 6bp 的微卫星重复，以及 12,33,42bp 对的小卫星重复也可以出现复制数的扩增。动态突变可产生在基因组内不同的位置,位置的不同决定了不同动态突变类型的不同致病机制和表型特征,它可能造成基因功能的丢失、疾病相关基因功能的获得和异常 RNA 的产生。目前已发现许多疾病是由于动态突变所致，其中大多是由于三核苷酸重复扩增引起。其中遗传性神经变性病较多，常见的有 Huntington 舞蹈病(HD) 、Friedreich 共济失调(FRDA)、脊髓小脑性共济失调（SCA)和脆性 X 综合征等。

检测动态突变的分子遗传学方法包括直接 PCR 扩增法和 Southern blot 检测法。常规的 PCR 方法是在基因重复序列的两端设计引物，PCR 扩增后通过凝胶电泳检测片段长度，然后通过 PCR 片段长度计算序列的重复复制数。这种方法简单易行，所需 DNA 量较少，特别适用于大规模的筛查。但是这种方法只适用于较少重复（大约几十个重复）序列扩增导致的遗传病，对于上百个重复序列扩增导致的遗传病 PCR 扩增比较困难，因此常规的 PCR 法就不能扩增。目前，各种改良的 PCR 方法正在探索之中，例如，目前各公司出品的脆性 X 综合征诊断试剂盒，是利用三引物 PCR(TP-PCR)的方法检测 X 综合征诊断的致病基因 *FMR*1 基因的 CGG 重复序列，多个反向引物与 *FMR*1 基因的 CGG 重复序列区杂交，多个反向引物结合多个位置，PCR 扩增后得到大小不同片段的扩增子，然后经毛细管电泳分析，可出现 PCR 产物的梯度图；根据梯度图形的特征判定重复的程度。目前有些单位已经采用该方法进行脆性 X 综合征的诊断。Southern blot 被认为是诊断动态突变重复序列扩增的金标准。该方法既能检测上百个重复序列的扩增，也能区分基因的前突变和全突变，但是 Southern blot 费时费力，需要较多量的 DNA，而且不能明确三核苷酸具体的重复数。

（二）间接诊断

间接诊断是由于不能直接检测致病基因的突变情况，而是通过连锁分析提供遗传病致病信息的一种方法。连锁分析是根据生殖细胞在减数分裂过程中同源染色体间发生交换和重组原理，基于遗传标记与致病基因在染色体上的连锁，在家系中利用同一条染色体上不同位点(或表型)之间的共分离状态来判断位点之间的连锁关系，分析子代获得的某种遗传标记与疾病之间的关系，间接推断受检子代是否获得带有致病基因的染色体，从而对疾病做出诊断。遗传标记是基因组中的DNA多态性标记，目前已经有许多基因的遗传多态性标志物被应用，例如：限制性片段长度多态性(restriction fragment length polymorphism，RFLP)、短串联重复顺序(short tandem repeats,STR)和单核苷酸多态性（single nucleotide polymorphism，SNP）。

在临床基因检测中，连锁分析主要应用于以下情况：①诊断明确，直接检测已知的致病基因未发现突变，可在致病基因周围寻找多态标记，进行连锁分析。②致病基因还未被克隆，目前的研究仅提供了染色体定位信息或一些与致病基因相连锁的多态位点信息。③已明确的致病基因太大，而且突变位点的分布分散、没有热点突变、直接检测困难的遗传病。

在致病基因不明确的时候，可以利用连锁分析来解决某些疾病的诊断问题，但是应用连锁分析也有一些限制和缺陷：①该方法要有足够多的家系成员标本，否则无法得出有效的连锁信息。②用于连锁分析的遗传标志要选择杂合度高的标志，如果遗传标记的遗传信息量不足，连锁分析也无法得到确切结果。③若致病基因与多态位点之间发生了染色体交换，将影响上述连锁相导致诊断错误。因此，用多态连锁分析方法诊断时，常同时采用多个多态位点，其位点与基因连锁越紧密，结果越可靠，因不易出现因染色体交换产生的误诊，所以多态位点的杂合率越高，应用价值越大。④临床诊断错误导致连锁分析无效，造成诊断错误，例如，患者并不是一个Duchenne肌营养不良（Duchenne muscular dystrophy，DMD）患者，而进行DMD基因的连锁分析，那么将会得到错误的结果，这可能是在临床遗传病诊断中，我们最容易忽视的问题[5-9]。

三、遗传病的诊断流程

目前，诊断人类遗传病通常采用下面流程：

（1）临床症状与体征检查: 各类遗传病，不论是染色体病或是基因病，都有自己的一系列特殊的临床表现和发病的经过，通过仔细的询问病史、体格检查以及结合一些一般的实验室检查 (如血常规、尿常规、血液生化、乳酸、丙酮酸、放射线、超声波、心电图、肌电图、脑电图、磁共振、肌肉活检、眼底检查和CT等），可以对疾病做出初步的诊断，甚至确诊。

（2）家系调查:由于家系成员间的遗传关系是遗传病的本质特征之一，因此家系调查是遗传病诊断操作过程中的核心内容。对遗传病患者的亲属进行调查，了解有无同类病患者，以及母亲有无流产史等。应用这种方法，不仅有利于遗传病的诊断，而且对于明确遗传病的遗传方式、发病规律很有帮助。在进行家系调查时，应根据调查结果，绘出详细、准确的家系图，以便进行正确的分析和判断。

（3）特殊的生化检查：一些先天性代谢病，由于基因的突变可造成某种特定酶的缺陷或某些蛋白质缺失或异常，进而引起一些物质在体内大量蓄积，而另一些物质由于不能形成而缺乏。根据这个特点，临床上可利用酶分析的方法或其他生物化学的方法，对一些代谢病进行分析和做出诊断。例如，黏多糖贮积症ⅠH型（OMIM 607014）的病因是α-L-艾杜糖苷酸酶（alpha-L-iduronidase，IDUA）缺乏，检测患者的白细胞或成纤维细胞中的IDUA酶活性可用于本病的确诊和分型。

（4）遗传病信息的获得：当我们在临床工作中高度怀疑患者是某种遗传病的时候，为了对疾病确诊，往往需要进一步的遗传学诊断。那么该如何检测呢？虽然我们在实验室已经建立了常见遗传病的诊断流程，但是由于遗传学的不断快速发展，即使常见遗传病也有许多新的见解；而对于那些少见的遗传病我们更需要获得必要的信息。我们可以从PubMed,OMIM和GeneTests等遗传学专业网站上获得某种遗传病的临床诊断、致病基因、基因突变谱、检测方法和治疗等非常有用的信息。例如 6-丙酮酰四氢蝶呤合成酶(6-pyruvoyl tetrohydropterin synthase,PTS) 缺乏所致四氢生物蝶呤缺乏症(tetrahydrobiopterin deficiency,BH4D)是一种亚洲人群最常见的非经典型苯丙酮尿症，以往我们通常检测 PTS 基因的 6 个外显子及相邻内含子区的突变情况，但是近年来发现，在 PTS 第 2 外显子上游 291 位的突变（c.84-291A→G）也是亚洲人群常见的致病位点。因此，我们需要经常地更新我们的对于遗传病的认识，确定最佳的基因检测方法。

（5）标本的收集：根据所确定的基因检测方法进行标本的采集，注意在标本采集前一定请病患者或患者的监护人签署知情同意书，“知情同意”在遗传诊断的实际操作中是非常重要的。标本主要是为了提取 DNA 或 mRNA，DNA 可以长期保存；而 mRNA 容易降解，则需要从新鲜组织中提取并尽快用于诊断。DNA 或 mRNA 的主要来源是外周血、尿液、唾液、发囊、羊水、绒毛、肌肉、皮肤以及组织蜡片等，要注意不同组织提取 DNA 或 mRNA 的方法不同。

（6）基因检测：根据确定的实验方法，利用上述标本进行基因检测，在检测过程当中应避免实验操作中引起的错误，例如，样品的误标、样品的污染、加样错误、仪器污染等都会给遗传检测带来非常严重的后果；实验需要在经批准的、符合要求的遗传检验实验室完成；实验者要经过一定的考核和训练才能从事基因检测；试验中需要加入阳性对照、阴性对照和空白对照等样品，做好室内质控和室间质评。

（7）实验结果的分析及解释：在基因检测结果的解释中一定要充分地认识到遗传检测的局限性：①几乎所有的遗传检测技术的敏感性都不能达到 100%，另外目前技术的限制和目前我们对于基因的认识使我们不能对整条基因（包括内含子、非翻译区和启动子等）进行全面的检测，因此阴性结果不能完全排除患某种疾病的可能性。②DNA 多态性对于分析结果的影响，在基因检测中可能发现一些不能确定其致病性的变异，另外某些单个 DNA 多态可能不致病，但是几个多态联合就有可能致病。③认识一些其他因素对于结果的影响，例如不完全外显、环境因素、嵌合体、甲基化、X 染色体的失活等。

四、遗传病诊断举例

我们来看一个临床常见遗传病 Duchenne 肌营养不良(Duchenne muscular dystrophy，DMD)的诊断方法，DMD 的基因诊断非常复杂，几乎包含了所有的诊断技术。

DMD 又称假性肥大型肌营养不良，是常见的致死性 X 连锁隐性遗传病之一，活产男婴的发生率为 1/3 500。肢体近端骨骼肌进行性萎缩、无力和腓肠肌假性肥大是典型的临床症状。患者通常于 4～5 岁时表现双下肢运动乏力，出现明显的 Gower 征，且进行性加重，常于 8～12 岁丧失行走能力，20 岁左右因呼吸、心力衰竭死亡。另外，约 2.5%的女性携带者因 X 染色体的“莱昂化”而表现出临床症状(莱昂化是指女性两条 X 染色体中，有一条随机在胚胎早期发生失活)。如果女性杂合子正常基因所在的 X 染色体失活而导致功能异常的细胞占优势，个体就会患病。但是，由于组织中还有一些细胞是正常的，因此相对于男性患者症状较轻。虽然近年来在治疗方法上有所突破，但是本病至今没有有效的治疗方法，因此高效、准确的 DMD 致病基因诊断、携带者检测和产前诊断及正确的遗传咨询是预防本病的关键。

（一）DMD 基因情况

DMD 是由抗肌萎缩蛋白(dystrophin)基因(亦称 DMD 基因)突变所致的肌源性损伤。基因编码的抗肌萎缩蛋白与其他肌浆蛋白形成复合体，与膜蛋白一起形成细胞骨架，并与细胞外蛋白结构连接。DMD 基因定位于 Xp21，是目前已知人类最大的基因，在基因组序列上跨越 2 500 bp，占 X 染色体全长的 1%。该基因 99%的序列由内含子组成，编码区包括 79 个外显子，cDNA 全长 14 kbp。DMD 基因大而复杂，约有 30%的患者是由新发突变所引起的，即非遗传所致。DMD 突变类型多样，主要有缺失型和非缺失型，DMD 基因最常见的突变是一个或多个外显子的大片段缺失，占总突变类型的 65%～75%；重复突变为 5%～10%，25%为点突变或微缺失，通常导致无义突变和移码突变。基因突变的热点区为外显子 44～53，小热点区位于基因 5′ 端，包括外显子 1～20。

（二）DMD 基因检测方法

从 DMD 基因检测目的上考虑，目前的检测方法可分为二类：第一类主要检测 DMD 基因的缺失和重复，主要包括：多重 PCR,Southern 杂交、逆转录 PCR,MLPA 技术和微阵列比较基因组杂交技术等；第二类主要检测 DMD 基因的微小缺失和重复以及点突变。主要包括外显子直接测序法、单链构象多态性分析(single strand conformation polymorphism，SSCP)、连锁分析、蛋白截断分析(protein truncation test，PTT)和芯片等。

1.多重 PCR

多重 PCR（multiple polymerase chain reaction）方法是目前国内各中心最常应用的方法，在缺失的热点区域设计引物，排除 PCR 反应失败的原因后，未成功扩增的区域提示缺失。该方法可使患者 DMD 基因缺失的检测率达到 90%以上，但是未能涵盖整个 DMD 基因，也不能检测出重复突变和缺失的携带者。而且，多重 PCR 体系敏感，容易造成假阳性结果。

2. MLPA 技术

MLPA 是对于缺失和重复突变最有效的检测技术。MLPA 操作方法简单，所需仪器少（仅需 PCR 仪和毛细管电泳），耗时短（仅需 24 h），重复性好，结果可信。MLPA 可以同时进行 DMD 基因 79 个外显子缺失/重复突变的筛查，涉及 DMD 基因所有外显子，不单纯是缺失热点区，这样就避免遗漏新发生缺失或重复突变的区域。而且即使在无先证者或发生新突变时，也能对样品做出产前诊断。另外，由于 MLPA 技术是半定量技术，该方法还可以对女性携带者进行检测。但是 MLPA 无法检测微小缺失、重复以及点突变，MLPA 也是目前国际各中心广泛应用的技术。

3.微阵列比较基因组杂交技术

微阵列比较基因组杂交技术（Array comparative genomic hybridization，Array CGH）是一种将消减杂交和荧光原位杂交(FISH)相结合的分子细胞遗传学技术，可在全部染色体区带上检测基因组 DNA 复制数增减变化并定位。利用 CGH 技术检测 DMD 基因，不仅可以检测缺失和重复突变，还可以对内含子区域的突变进行深入的分析。研究发现可能有 7%的 DMD 患者无法找到致病突变，因此推测可能在内含子区域发生重排，利用 CGH 可以检测，而这一点 MLPA 是无法完成的。但是该方法需要专门的仪器和软件，因此花费较高，尚未普及。

4.连锁分析

DMD 基因两端及基因内部含有短串联重复序列(short tandem repeat，STR)，也称微卫星序列，具有较高的多态性，可以作为遗传标记进行连锁分析。利用多态性连锁分析方法可检测携带 DMD 而未知突变类型的家系，对胎儿进行间接的诊断，而且扩大了基因检测范围，使结果准确可靠。一般通过上述方法在未发现缺失及重复时使用该方法，一般选取 7 个以上的 STR 进行分析，利用多个 STR 组成的单体型在家系内进行分析。但是该方法存在一定的局限性，首先由于 DMD 基因巨大，有发生重组的可能性，所以应该增加用于连锁分析的分子标记密度，特别是使用 DMD 基因内部多态性标记可以大大提高诊断准确度；其次该方法要有先证者和父母的标本资料，否则无法进行连锁分析。

5.外显子直接测序法

对于 DMD 未发现缺失和重复的病例，DNA 外显子及相邻内含子直接测序或以 mRNA 逆转录后的 cDNA 测序是最直接、最可靠的方法。对 79 个外显子和相邻内含子区设计引物后，进行 PCR 扩增，然后进行测序。该方法可以发现错义突变、剪接突变、截短突变、微小缺失和重复等多种小的变异。研究显示：对 106 例未发现缺失和重复的 DMD 患者进行外显子测序，在 93.4%患者中发现致病突变。

目前，各实验室对于 DMD 的检测多采用几种方法互补应用，例如在北京儿童医院一般先利用 MLPA 技术筛查 DMD 79 个外显子的缺失和重复；如未发现缺失和重复，则进行 DMD 外显子测序寻找微小缺失、重复以及点突变；如再无法找到突变，则应患者要求在家系内进行连锁分析。这三种方法的联合应用可以提高诊断率。近来各种新测序技术不断诞生，以 Roche 公司的 454 技术、Illumina 公司的 Solexa

技术和 ABI 公司的 SOLiD 技术为主的第二代测序技术，以及最新出品的第三代 Ion Torrent 测序技术可以同时对上百条基因进行准确的测序，不但节省了时间，也大大降低了测序成本，这也为 DMD 基因检测带来了新的希望。

（三）DMD 基因检测需注意的问题

1.DMD 患儿母亲外周血中未发现 DMD 基因突变

DMD 病例中，新生突变多见，这是 DMD 的一个特点，表现为散发性、无家族史。由于 DMD 基因中存在高度重复结构，因此该基因在减数分裂和有丝分裂过程中易发生差错，突变不仅在两条 X 染色体间发生，也可在一条 X 染色体内发生。因此，临床分析中男、女性都可发生。即使缺失型患儿母亲的外周血分析结果显示为不缺失，也不能排除生殖腺嵌合。当母亲基因为生殖腺嵌合时，再次生育 DMD 病例的风险高，因此在临床实践中对散发病例再次妊娠都应进行产前诊断。

2.DMD 女性携带者的检测

DMD 是 X 连锁隐性遗传病，女性携带者生育男性患儿风险为 50%，如能确定女性携带者身份，在其首次妊娠时就可提供产前诊断。但是，一般的 PCR 方法不能检测女性携带者的情况，可利用 MLPA 技术。另外，对于重复性突变和先证者已故的病例，可用 MLPA 进行基因剂量分析以检测缺失/重复突变型携带者。

结合文献和我们的实际工作，我们制定了 DMD 诊断的流程（图 13-5-1）：①利用 MLPA 技术筛查 DMD 基因的缺失和重复。②PCR 直接扩增外显子验证 MLPA 结果。③未发现缺失和重复的病例，DMD 外显子直接测序确定基因突变情况。④间接诊断，家系调查，收集家系信息及标本，进行连锁分析[10-12]。

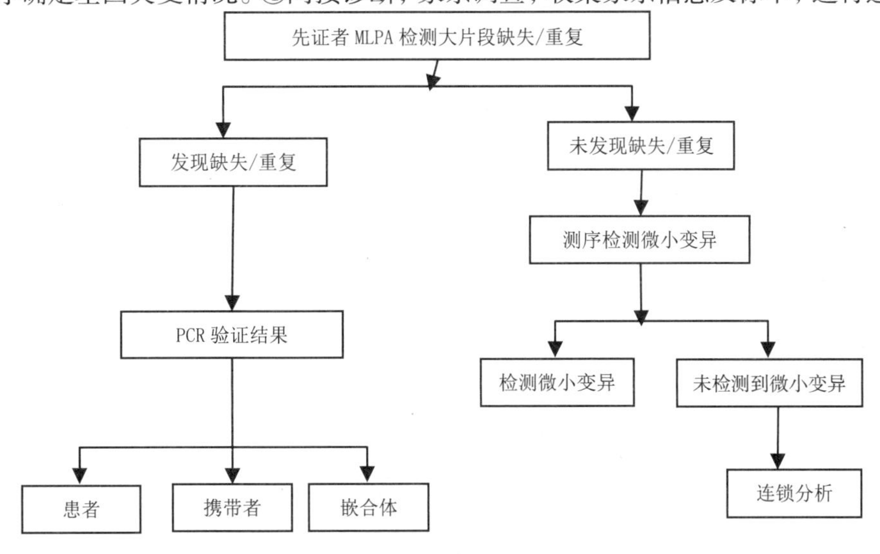

图 13-5-1 DMD 诊断的流程图

参考文献

[1] Strom C M. Mutation detection，interpretation，and applications in the clinical laboratory setting[J].Mutat Res，2005，573(1-2)：160-167.

[2] Bustamante-Aragonés A，de Alba M R，Perlado S，et al.Non-invasive prenatal diagnosis of single-gene disorders from maternal blood[J].Gene，2012，504(1)：144-149.

[3] Wang J，Zhan H，Li F，et al.Targeted array CGH as a valuable molecular diagnostic approach:experience in the diagnosis of mitochondrial and metabolic disorders[J]. Mol Genet Metab，2012，106(2)：221-230.

[4] Bai R K，Wong L J.Detection and quantification of heteroplasmic mutant mitochondrial DNA by real-time amplification

refractory mutation system quantitative PCR analysis: a single-step approach[J].Clin Chem，2004，50(6)：996-1001.
[5] Gullapalli R R，Desai K V，Santana-Santos L，et al.Next generation sequencing in clinical medicine: Challenges and lessons for pathology and biomedical informatics[J].Pathol Inform，2012，(40)：2153-2159.
[6] Merriman B，Ion Torrent R&D Team，Rothberg J M.Progress in Ion Torrent semiconductor chip based sequencing[J].Electrophoresis，2012，33(23):3397-3417.
[7] Marsh S.Pyrosequencing applications[J].Methods Mol Biol，2007(373):15-24.
[8] Chao H K，Hsiao K J，Su T S. A silent mutation induces exon skipping in the phenylalaruine hydroxylase gene in phenylketonuria[J].Hum Genet，2001(108)：14-19.
[9] Chiu Y H，Chang Y C，Chang Y H，et al.Mutation spectrum of and founder effects affecting the PTS gene in East Asian populations[J].J Hum Genet，2012，57(2)：145-152.
[10] Stockley T L，Akber S，Bulgin N，et al. Strategy for comprehensive molecular testing for Duchenne and Becker muscular dystrophies[J].Genet Test，2006(10)：229-243.
[11] Abbs S，Tuffery-Giraud S，Bakker E，et al. Best practice guidelines on molecular diagnostics in Duchenne/Becker muscular dystrophies[J].Neuromuscul Disord，2010(20):422-427.
[12] Gatta V，Scarciolla O，Gaspari A R，et al. Identification of deletions and duplications of the DMD gene in affected males and carrier females by multiple ligation probe amplification (MLPA) [J].Hum Genet，2005(117)：92-98.

第六节　产前诊断和无创取材

产前诊断(prenatal diagnosis)是现代医学科学的重大进步，对减少出生缺陷、提高人口素质具有重要意义。实验室检测技术，特别是细胞、分子遗传学技术的发展使越来越多的胎儿疾病可以进行产前诊断。

产前诊断是指利用各种诊断技术对胎儿疾病做出宫内诊断。胎儿遗传病的诊断是其重要组成部分，包括染色体畸变、单基因病和代谢性疾病等。

产前诊断包含二个层面：产前筛查和产前诊断。筛查针对群体，本身不是诊断，通过群体筛查可以得到高风险病例，就个体而言可能被遗漏。对筛查得到的高风险病例需要进一步进行诊断。在我国开展最广泛的产前筛查是唐氏筛查，此外，有地域特点的单基因遗传病，如广东和广西等地开展了地中海贫血携带者的筛查等。

一、产前筛查

在新生儿出生缺陷疾病中，染色体疾病是较为高发和后果严重的一类，其中发病率最高的为唐氏综合征（21-三体综合征）。由于导致患儿严重智力和身体残疾又终生无法治愈，给家庭和社会造成了严重的精神和经济负担，所以，预防患病胎儿出生是最有效的方法。

传统的唐氏筛查技术是通过在不同的孕周抽取孕妇的外周血，采用多项联合检测母体血清标志物的方法，结合孕妇的预产期、生育时的年龄和取血时的孕周及体重等计算出胎儿患病风险值。通过筛查可以提示胎儿患染色体病的风险，主要是 21 和 18 三体综合征；患神经管缺陷的风险。常使用的母体血清标志物有：①甲型胎儿蛋白(AFP)，是一种糖蛋白，结构与清蛋白相似，功能尚不明确，由孕初卵黄囊到孕后期的胎儿胃肠道和肝产生，分泌入胎儿血清。②绒毛促性腺激素(HCG)，有 α,β 二个亚单位组成，其中 β 亚单位有激素活性，来源于合体滋养细胞的分泌。③游离雌素三醇（uE3），来源于胎肝内硫酸脱氢表雄酮转化为 16α 羟表雄酮，然后在胎盘中转化成 uE3。④抑制素 A（inhibin-A），是一种二聚糖蛋白，早期来源于黄体，随后源于胎盘，有人认为其水平与 HCG 高度相关。⑤妊娠相关蛋白 A(PAPP-A)，是一种大分子糖蛋白，来源于胎盘和蜕膜。将以上 5 种母体血清标志物，根据其时效特点进行不同组合，配合 B 超检查，制定早孕、中孕、早孕联合中孕的筛查方案。在我国由于实验条件和经济承受能力的限制，主要使用孕中期的二联（AFP+HCG）或三联（AFP+HCG+ uE3）筛查，筛查时间在孕中期满 15 周至 22 周止。一些经济发达地区开展了早孕筛查，通过 B 超在孕 12 周测量颈部透明层厚度（nuchal translucency，NT），同时测母血清 HCG +PAPP-A 或加 uE3 来增加检出率。受技术原理的限制，在控制假阳性率在 5%及以下时，检出率为 65%到 90%。这个结果意味着一方面可能漏诊一部分患病的胎儿，同时有一部分正常胎儿的父母要承受不必要的心理压力以及还需进行下一步的诊断[1-2]。

二、产前诊断

1.适应证

产前诊断是一项高风险的临床工作，有严格的临床适应证。最大的群体来自高龄妊娠（分娩时年龄大于等于 35 岁）。女性随年龄增大，卵细胞在成熟过程中容易发生染色体不分离现象，引起遗传性染色体病，主要为三体综合征，包括常染色体的 21,18,13 三体以及性染色体的 XXX 和 XXY 等三体综合征。其中 21-三体综合征（Down syndrome）最多见，发生率随母亲年龄的增大而增加。其他适应证还包括：夫妇一方为染色体“平衡改变”携带者，如易位或倒位；不良孕产史，如有 2 次以上自然流产、早产、死胎史，畸形儿，运动、智力发育迟缓患儿及染色体异常患儿分娩史；孕妇为性连锁遗传病的基因突变携带者，胎儿性别与是否患病有关；有家族遗传病史或遗传病儿分娩史及遗传病基因携带者；妊娠早期接受过较大剂量的物理、化学毒剂如电离辐射、机械压迫、药物、化学试剂、化学物质等；病原微生物感染（病毒、细菌、支原体、弓形虫等）；孕期大量酗酒，吸烟的孕妇和适龄生育孕妇在产前筛查后诊断为胎儿异常高风险的孕妇。

在这一系列的适应证中，通过产前诊断主要能够诊断的遗传性疾病是一部分染色体病和单基因病，相对而言，染色体病在一般人群发病率更高，而单基因病就单一病种相对少见，往往需要提供特殊的家族史及先证者情况

2.取材方法

产前诊断技术的发展依赖取材和实验技术。取材方法分为侵入性和非侵入性二类。侵入性取材方法主要有绒毛取样（chorionic villus sampling，CVS）、羊膜腔穿刺（amniocentesis）和脐带穿刺（cordocentesis）；非侵入性技术主要有超声波检查和抽取母血分离与胎儿相关的成分。

（1）侵入性取材：一直以来，侵入性取材是主要的产前诊断取材方法。①羊膜腔穿：是目前采用的最主要侵入性取材方法，从 1970 后开始广泛应用，历史最长并且安全性最高。穿刺时间一般选在孕 16 周到满 22 周进行。明确诊断后，放弃胎儿需要引产。②绒毛取样：孕 10 ~ 12 周是最佳操作时间段，20 世纪 80 年代中后期开始普及应用，成为孕早期产前诊断的主要取材方法，最大的优点是取样时间早，一旦明确诊断，需要选择性流产而不是引产，对孕妇影响小。③脐带穿刺，在 20 世纪 60 年代，脐带穿刺开始在胎儿镜下进行，20 世纪 80 年代后开始在超声引导下脐带穿刺，由于后者更方便，迅速取代前者。一般在妊娠 18 周后至分娩前均可进行操作，相对羊水穿刺难度较大，手术相关并发症较多，但由于可以直接获取胎儿血液扩大了产前诊断的检测范围并在一定范围内推动了宫内治疗的发展。

利用上述 3 种取材技术所获得的材料，可以进行胎儿染色体核型分析和一些单基因病、代谢病、宫内感染及其他一些胎儿疾病的分子、细胞遗传学分析和代谢物分析，诊断胎儿疾病和判断胎儿预后。

侵入性产前诊断的方法是有创性的操作，可能产生胎儿丢失、羊水溢漏、感染、出血等风险，另外，技术操作要求较高，需要一定的经验和资质（如北京市要求操作人员通过考试持证上岗）。所以，在实施这些操作时，必须正确地向家属解释可能发生的风险，并获得家属知情同意[3-4]。

（2）非侵入性产前诊断包括超声检查和通过母血获取胎儿细胞或核酸等（本节阐述后者）。①胎儿细胞：20 世纪 60 年代末发现了孕妇血液中存在胎儿细胞，包括滋养层细胞、淋巴细胞、粒细胞和胎儿有核红细胞，其中有核红细胞被认为是用于产前诊断最好的材料。其具有以下一些特征：在孕早期胎儿血液循环中比例较高，故推测可能进入母体循环的数量也相对较多；有核红细胞在正常成人外周血中比较罕见（一些临床上有出血的情况除外）；细胞分裂快，在孕妇血液循环中寿命很短，它的存在仅反应本次妊娠胎儿的情况，不受前一次妊娠的影响；含有可以用于分离的特殊标记（如表面抗原）易于识别和富集；含有胎儿全部的核基因组 DNA。胎儿细胞与母血细胞比例约 1∶(105 ~ 107)，由于含量很少，

需要通过分离和富集方法收集这些细胞，有以下一些方法可以选择，如密度梯度离心、荧光激活细胞分离法、磁性激活细胞分类、流式细胞技术、免疫磁珠和抗体结合法、单细胞显微操作法以及细胞培养富集法等。由于细胞量的问题，目前也仅停留于研究水平，没有用于临床。②孕妇外周血中胎儿游离 DNA：1997 年，香港中文大学卢煜明教授等人在著名杂志 *Lancet* 发表“母血浆中存在胎儿游离 DNA”的文章，研究者通过抽取孕母外周静脉血并分离血浆来提取 DNA，用 PCR 扩增法扩增 Y 染色体特异的 DNA 序列，证明孕男性胎儿的母亲的血浆中存在胎儿游离 DNA（cell free fetal DNA，cffDNA）。

在正常的怀孕过程中，cffDNA 几乎全部来源于胎盘的滋养层细胞，孕妇外周血中的 cffDNA 从孕 4 周左右就可以检出，孕 7 周建立胎儿胎盘循环后以一定的比例稳定地存在于母体外周血中。cffDNA 在外周血浆中是以 75～205bp 的小片段形式存在的，有文献指出，绝大部分的 cffDNA 都是包裹在核小体外部，在外周血浆中的性质比较稳定。血浆游离 DNA 含量很低，一般来说，每毫升血浆中含 10ng 左右的游离 DNA，cffDNA 占血浆中全部游离 DNA 的 5%～30%，其比例随着孕周的增大而缓慢上升。半衰期很短，仅为 16.3min，在正常分娩 2 h 后，母体外周血中已检测不到。cffDNA 快速降解的这种特性使其可以作为无创产前诊断的最优检测材料。2010 年卢煜明等人又在 *Science Translational Medicine* 杂志发表文章，第一次证明母外周血浆中存在的胎儿 cffDNA 是全基因组序列，使得人们从理论上可以利用母体外周血浆进行针对胎儿的几乎全部染色体基因组进行分析。③利用母外周血检测常见的胎儿唐氏综合征：正常个体的染色体数目为 2 倍体，即每一条染色体都是 2 体。那么染色体数目正常的胎儿和正常的母亲 21 号染色体均为 2 体，而唐氏综合征的胎儿其 21 号染色体为 3 体。假定母亲外周血中 cffDNA 的含量为 20%，母体自身游离 DNA 为 80%，为了简便计算，设定共有 10 份 DNA。对于怀有正常胎儿的孕妇来说，其外周血浆的 21 号染色体游离 DNA 就是 10 份，2 份来源于胎儿，8 份来源于母亲；对于怀有唐氏综合征胎儿的孕妇来说，其外周血浆的 21 号染色体游离 DNA 就有了 11 份，3 份来源于胎儿，8 份来源于母亲。那么怀有唐氏综合征胎儿和正常胎儿的母体外周血浆 21 号染色体游离 DNA 比例就是 11∶10。以此类推，当 cffDNA 的含量为 5%时，怀有唐氏综合征胎儿和正常胎儿的母体外周血浆 21 号染色体游离 DNA 比例就是 10.25∶10.00。因此，不需要进行胎儿来源和母体来源游离 DNA 的分离，怀有唐氏综合征胎儿的孕妇外周血浆 21 号染色体游离 DNA 的总含量发生了很小比例的升高，为了识别这样细小的差别，需要建立一个灵敏度极高的分子检测技术平台。随着第二代测序技术的发展，目前每张测序芯片可以轻易地同时测定超过 15 亿条 DNA 序列，产出 300Gb 的原始数据，相当于 1 个人类基因组的 100 倍。当我们用新一代测序技术来分析母体外周血浆中的游离 DNA 信息的时候，无创非整倍体产前诊断便可以从理论变成现实。

目前，利用第二代测序技术平台，每个样本可以测定千万条以上的血浆游离 DNA 序列，把这些序列通过生物信息比对的方法准确地定位到标准的人类基因组参考图谱上，每条序列都有唯一的一个包含了染色体、基因、核酸起始点等多种综合信息的对应位置，提取出相对应的染色体信息后，可以计算出在这个样本中测定的每一条序列被分配到每条染色体的比例数值。由于测序量大，使得每个染色体的比例数值都在一个非常固定的范围内，一般来说变异系数小于 1%。

根据文献报道，目前该技术对于胎儿染色体 21,18 和 13 三体检出率达到 98%以上，假阳性率小于 0.5%。是目前最有效的筛查方法。

2012 年 12 月，美国妇产科学会发布了推荐适应这个筛查方法的适应证，包括：分娩年龄 35 岁及以上；超声发现胎儿非整倍体风险增大；曾经生育过三体患儿；双亲之一携带平衡的罗宾逊易位使 13 或 21-三体胎儿风险增加；早期或中期或贯序非整倍体高风险。最终的产前诊断仍然需要侵入性的取材，依靠染色体核型分析的结果。

总之，这是一项全新的高通量检测母体血液中包含胎儿 DNA 信息的方法。随着技术的进一步提高，有望拓展到 DNA 片段性缺失、重复等结构性异常和单基因突变的检测[5]。

（潘虹）

参考文献

[1] 陆国辉，徐湘民.临床遗传咨询[M].北京：北京大学医学出版社，2007.
[2] 郎景和，边旭明，向阳.妇产科遗传学[M].北京：人民卫生出版社，2005.
[3] Greely H T.Get ready for the flood of fetal gene screening[J].Nature,2011，469(7330)：289-291.
[4] Bianchi D W. From prenatal genomic diagnosis to fetal personalized medicine: progress and challenges[J].Nat Med，2012，18(7)：1041-1051.
[5] Committee opinion no.545: noninvasive prenatal testing for fetal aneuploidy[C]. Obstet Gynecol，2012，120(6)：1532-1534.

第十四章　小儿外科疾病的诊治进展

第一节　悬吊腹腔镜治疗胸骨后疝的新进展

胸骨后疝是 1760 年由 Morgangri 首先报告的。腹腔脏器经胸肋三角突入胸腔心膈角区，称为先天性胸骨后膈疝（Morgagni hernia），又称胸骨后疝(retrosternal hernia)、胸骨旁疝(parasternal hernia)、前外侧疝(anterolateral hernia)或 Morgangri 裂孔疝[1]。本病较少见，文献报道占膈疝的 3%[2]。

一、病因及病理生理

由于膈肌起自剑突和第 7 ~ 10 肋骨，内面的两组肌肉在交界处有一潜在的孔隙，称为 Morgagni 孔(又称胸肋三角)[2,3]。乳腺内动脉由此通过，向下演变成腹壁内动脉。在胚胎发育过程中，若形成膈肌的两组肌囊发生障碍，未完全愈合，或形成仅有两层黏膜及少量结缔组织的薄弱区，在日后胸腹腔压力差的作用下，腹腔内部分脏器即可由此突入胸腔形成疝[4]。由于心包膈面的加强作用，左侧胸肋三角较右侧相对强韧，因此右侧胸骨后疝多发，约占 80%，多数情况下胸骨后疝有疝囊，其内容物多为大网膜和结肠，右侧胸骨后疝肝脏疝入亦非常多见，文献报道最常见的依次为结肠、网膜、胃、肝和小肠。

二、临床表现

多数胸骨后疝患者无特异性临床症状，常为体检或某种原因 X 线检查时偶然发现。少数病人有上腹部或胸骨后反复发作性不适感、隐痛，并伴有腹胀或呕吐等症状。小儿通常是因仰卧位、哭闹或腹压增加而发作，严重者出现阵发性呼吸困难、呼吸急促、青紫等表现；当立位、安静、腹腔压力减小时，上述症状消失或减轻。如果疝入胸腔内的肠管发生嵌顿，则出现呕吐、腹胀、停止排气、排便等急性肠梗阻表现。本病缺乏典型的临床特征，常常延误诊断和治疗。

三、实验室检查

X 线平片显示膈上胸骨后心膈角区有半圆形阴影或含有液气平面，钡剂灌肠可见结肠疝入胸腔内，人工气腹 X 线检查对诊断肝脏疝入胸腔有重要意义。

四、疾病治疗

一旦确定诊断，应尽早择期行手术还纳腹腔脏器、修补缺损，若发生疝内容物嵌顿须急诊手术。

1.传统手术

传统手术一般经腹进行，多采用旁正中切口或患侧肋缘下斜切口，进腹后在胸骨后均能清楚地显露疝环及疝内容物，先轻柔地将疝内容还纳、除去多余疝囊，后暴露疝环周围组织，并将疝环边缘与胸骨后组织严密缝合。也有人采用经胸切口[5]。

2.微创手术

1995 年有人报道用胸腔镜方法治疗胸骨后疝[6]。随后有文献开始报道用腹腔镜治疗胸骨后疝，后逐渐应用于儿童的胸骨后疝治疗[7,8]。随着最新的悬吊免气腹腹腔镜开始应用，北京儿童医院从 2007 年开始应用最新的悬吊无气腹腹腔镜治疗胸骨后疝。

悬吊式腹腔镜手术（图 14-1-1），顾名思义就是将腹壁经特殊器械悬吊后进行腹腔镜手术，而不是建立 CO_2 气腹后进行腹腔镜手术。随着医学发展，微创手术不再是新兴学科。近些年腹腔镜已广泛应用于外科、妇科手术，腔镜设备也在不断更新。1961 年两位美国医生最早尝试了低气腹，1991 年日本的永井秀雄医生开创了真正无气腹技术[9]，首先应用于妇产科，1993 年传入中国，现在无气腹腹腔镜技术已日趋成熟，比有气腹时腹腔镜技术显现出更多的优越性[10]。不但避免了气腹建立时盲目穿刺的并发症、CO_2 气腹及腹腔内压力产生的并发症外，还降低了手术操作难度。

手术器械：一种免气腹腹腔镜手术悬吊装置，采用外部提拉的方式提起腹壁，设置一个直角型支架，其立杆活动固定，横杆上设置多个挂钩，设置一根挂链，上端链环悬挂在一个挂钩上，下端链环联接在一门型框横腔镜相梁的平衡点上，门型框的两垂直爪末端活动固定柯氏针。只要将需要吊起的腹壁位置处插入柯氏针并穿出，并将露在腹壁外部的柯氏针两端伸入门型框的两垂直爪末端活动压紧，通过提拉挂链调整提拉腹壁的高度。可免去采用二氧化碳气体充填对腹壁的气密性要求，使得在腹腔镜手术中对手术器械的要求大大降低，同时在不采用二氧化碳作为腹壁充填气体时，对麻醉的要求也有所降低[11]。

手术方法：仰卧位，脐部小切口置入腹腔镜，可见疝环与疝内容物。悬吊上腹壁，于疝孔旁行 2cm 切口，分离粘连，将疝内容拖回腹腔。可清楚地看见疝环，并可用电刀分离粘连。用 7mm × 17mm 涤纶线在胸腔镜的直视下，在小切口中直接缝合疝环（图 14-1-2）。

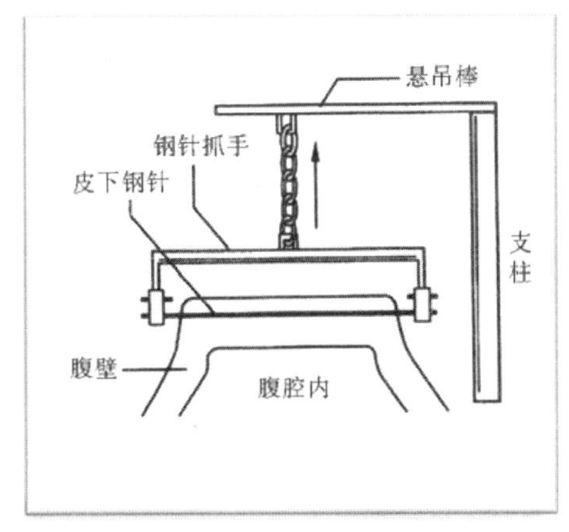

图 14-1-1　悬吊式腹腔镜手术示意图

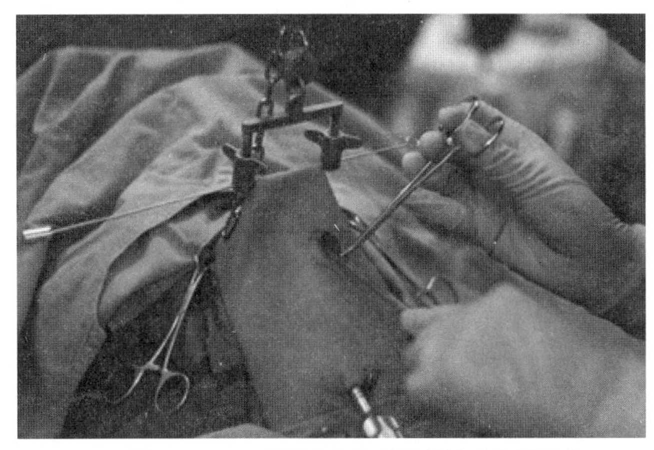

图 14-1-2　悬吊免气腹腹腔镜治疗胸骨后疝

由此可见，悬吊免气腹腹腔镜治疗胸骨后疝，一方面和传统腹腔镜相同，能很清楚地显露疝环及疝内容物，直接缝合疝环，没有加大手术的难度。另一方面与传统的腹腔镜相比，有以下几方面的优越性：

（1）采用经脐单孔切口，术后脐部伤口愈合良好，腹部几乎没有伤口痕迹。

（2）避免了由于气腹造成的皮下气肿的并发症，减少了手术打击，降低了术后疼痛。

（3）幼儿及儿童与成人不同，气腹腹部膨胀过度可影响呼吸，无气腹减少了由于术中气腹对呼吸的影响，利于术中麻醉呼吸的管理。

（4）可随意通过悬吊的高低控制疝环的紧张度，避免了由于气腹不足造成的暴露困难。

总之，免气腹腹腔镜治疗胸骨后疝，用开腹的操作达到微创的效果，简单、安全、可行。

（张娜　曾骐）

参考文献

[1] Thomas T V.Subcostostemal diaphragmatic hernia[J].Thor Cardio Surg，1972(63)：279–283.

[2] Wolloch Y，Grunebaum M，Glanz I，et al.Symptomatic retrostenal (Morgagni) hernia[J].Am J Surg，1974(127)：601-605.

[3] Harris J G，Super T R，Kimura K K. Foramen of Morgagni hernia in identical twins: Is this an inheritable defect? [J].J Fed Surg，1993(28)：177-178.

[4] Comer T P，Clagett O T. Surgical treatment of hernia of the foramen of Morgagni[J]. J Thorac Cardiovasc Surg，1966(52)：461-468.

[5] Lima M，Domini M，Libri M，et al.Laparoscpic repair of Morgagni-Larrey hernia in a child[J].J Pediatr Surg，2000(35)：1266-1268.

[6] Stanley R，de biak P K，Lojszczyk-Szczepaniak A，et al.Diagnostics of canine peritoneal-pericardial diaphragmatic hernia (PPDH) [J].Medycyna Wet，2009 (65)：181-183.

[7] Spattini G，Rossi F，Vignoli M，et al. Use of ultrasound to diagnose diaphragmatic rupture in dogs and cats[J].Vet Rad Ultrasound，2003(44)：226-230.

[8] Choi J, Kim H, Kim M, et al.Imaging diagnosis—Positive contrast peritoneographic features of true diaphragmatic hernia[J]. Vet Rad Ultrasound，2009(50)：185-187.

[9] Dancewicz M，Kowalewski J，Pepilinski J. Przepuklina przeponowa Morgagniego — trudny problem diagnostyczny[J].Pol Merk Lek，2006(121)：90-93.

[10] Koper S, Mucha M, Silmanowicz P, et al.Selective abdominal angiography as a diagnostic method for diaphragmatic hernia in the dog: An experimental study[J].Vet Radiol Ultrasound，1982(23)：50-55.

[11] Lew M，Jalynski M，Kasprowicz A，et al.Leczenie przepuklin brzusznych，zewnetrznych z zastosowaniem siatki chirurgicznej u psow[J].Medycyna Wet，2006(62)：1148-1151.

第二节　微创胸骨沉降治疗鸡胸畸形的进展

鸡胸（pectus carinatum）是指胸骨向前隆起的畸形。发病率排漏斗胸之后，为胸壁畸形中第二常见病。多数学者认为是肋骨和肋软骨过度生长造成的，胸骨的畸形是继发于肋骨畸形的。与漏斗胸畸形一样与遗传相关[1]。影响呼吸、循环的胸壁畸形，如漏斗胸、鸡胸、胸肌裂等，除了畸形造成的精神负担和性格影响以外，畸形本身对呼吸和循环功能的损害也需要手术纠正。

一、发病原因

鸡胸的发病率低于漏斗胸，Shamberger 报道 910 例胸壁畸形，鸡胸占 16.7%。首都医科大学附属北京儿童医院自 1982 年 2 月到 1997 年 2 月收治鸡胸 102 例，男 82 例、女 20 例，男女比 4∶1。28 例有胸壁畸形的家族史，提示和遗传基因有关。21 例伴有其他肌肉、骨骼异常疾病，包括脊柱侧弯、神经纤维瘤病、Marfan’s 综合征、膈膨升、Poland’s 综合征等。与漏斗胸一样病因至今尚不十分清楚。多数学者认为是下部肋软骨发育过快，相对胸骨发育慢而被向下挤压形成漏斗胸，向上挤压形成鸡胸[2]。

二、病理生理

少数小儿的鸡胸是先天性的，而后天性鸡胸多是佝偻病造成的。婴幼儿期的小儿骨骼由软骨构成，如果此时忽视了维生素 D、钙的供给或供给不足，钙磷吸收发生障碍，出现骨软化症，胸部肋骨与胸骨相连处内陷，使胸骨前凸，形成鸡胸。患儿除了鸡胸外，往往还伴有其他畸形，如方颅、“X” 形腿、“O” 形腿等。

鸡胸的患者胸肋骨向前突，使胸廓前后径加大，胸廓容积缩小，肺发育受限；肺组织的弹性减退，导致呼吸幅度减弱，运动耐受力差，抵抗力低下，部分患者出现气促、乏力，易患气管炎或肺炎等，甚至严重影响心肺功能。

三、临床表现

1.症状

大多数鸡胸的患儿出生后及婴幼儿期间因腹大且较胖，不易被发现。随年龄增长，一般在学龄期腹部肌肉加强，腹大消失，而被发现。多数患儿在幼儿期常有不同程度的呼吸道症状，体质较同龄儿差。部分患者出现气促、乏力，甚至影响心肺功能。

2.体征

胸壁前凸畸形形态多样，分类不一。有学者把鸡胸分为三型：①胸骨弓状前凸型、非对称型和胸骨柄前凸型[3]。最常见的是胸骨弓状前凸型：胸骨体呈弓状前凸，两侧肋软骨对称性向后、向下呈沟状塌陷，双肋缘外翻。②非对称型：胸骨和两侧肋软骨前凸程度不平衡，表现为一侧较高、一侧低平，往往同时伴有胸骨向高的一侧旋转。③较少见的胸骨柄前凸型：因胸骨柄与胸骨体畸形愈合而前凸，胸骨体中下部逐渐下陷其远端反转向前，形成上凸下凹的畸形。

四、实验室检查

（1）X线：胸部X线显示胸骨下部和相邻肋软骨明显下陷，脊柱与胸骨间距增加。脊柱X线观察脊柱有无侧弯等。

（2）CT扫描：用CT扫描能更准确地评价鸡胸的突起程度、对称性、心肺功能受影响的情况和并发其他问题。如并发肺囊性腺瘤样畸形、隔离肺畸形、膈膨升等。

（3）心电图：偶见窦性心律不齐，不完全右束支传导阻滞。

（4）心、肺功能检查： 极严重者心肺功能下降。

（5）血生化：部分患者有轻度贫血和血清碱性磷酸酶增高。

五、鉴别诊断

鸡胸和漏斗胸一样可以是某些疾病的表现之一。如马凡氏综合征、神经纤维瘤病、黏多糖病及一些骨骼发育障碍的疾病。要引起外科医生的注意。同时鸡胸也可并发其他先天性疾患，如先天性脊柱侧弯、先天性心脏病、先天肺囊性病、先天膈疝等。手术前也要注意这些疾病的诊断。

六、疾病治疗

鸡胸分为先天和后天性。后天者多为营养障碍所致，多见于幼儿期，系佝偻病的一种表现。鸡胸过早手术由于骨质较软，有复发可能，而且后天性鸡胸在发育过程中偶有自行纠正的能力。因此对于3岁以下的鸡胸患儿，应积极给予抗佝偻病治疗，包括饮食疗法、维生素D治疗法，必要时需同时补钙。一般轻度鸡胸随体格生长会逐渐消失，加强体格锻炼，如扩胸、俯卧撑等运动，可促进畸形的改善。而3岁后的患儿，多为佝偻病后遗症，使用钙剂和维生素D治疗效果不佳，加用特制的支具压迫凸起的胸部并维持一定的时间，同样可达到辅助矫正畸形的目的。

到青少年时期，因骨质逐渐变硬，支具往往达不到矫形的目的。而且大年龄的患者常有自卑感，缺乏自信，影响心理健康，同时在行走、坐立时，为掩盖凸起的胸部，造成驼背，不愿游泳和参加户外活动。异常的姿势及缺乏锻炼反而会加重畸形。因此对大年龄的患者和对心肺有影响者，可以手术治疗。

1.传统手术

由于鸡胸对心肺功能的影响小于漏斗胸，而且小年龄的鸡胸可以通过支具进行矫正，因此鸡胸的手术矫正的发展晚于漏斗胸。过去的几十年间基本采用胸骨沉降术及其改良的方法。胸骨沉降术一般行胸壁凸起处的纵或横行切口8～15cm，游离肌肉，暴露畸形胸骨及肋软骨，切开并游离畸形肋软骨膜，中段切断肋软骨，充分松解、沉降胸肋骨，沉降后切除过长的肋软骨，端端缝合，矫正畸形；若沉降不满意，可对胸骨近端行不全截骨。该术式除了正中较大的切口、游离肌肉、切断肋软骨和胸骨等缺点外，最大的缺点是切除过长的肋软骨后减小了胸腔的容积。

2.微创手术

1998年Nuss首先介绍了无骨切除矫正治疗小儿漏斗胸的方法[1]。Nuss手术除了切口小而隐蔽、手术时间短、出血少、恢复快、不需游离胸壁肌肉皮瓣，不需肋软骨或胸骨切除等优点外，最突出的是能长期保持胸部伸展性，扩张性、柔韧性和弹性。由于Nuss手术是一种微创、易于掌握的技术，从而快速地被各国外科医生所接受，现在已经成为治疗漏斗胸的标准和首选术式。而根据Nuss手术原理改良的微创胸骨沉降术，由于该方法固定架在皮下，固定器固定在肋骨上，几乎没有损伤胸腔脏器和大血管的可能。先游离肋骨骨膜，在骨膜下穿钢丝也有效避免了损伤肋间血管的可能。术后近期效果均优秀，Abramson 报道取出固定架后优良率为 90%，证明该术式是可行的。另外，更重要的是下压胸肋骨后，下压的肋骨部分向两侧伸展，增加了胸腔的容积。同时具有没有大的正中切口、不游离双侧肌肉、不截胸骨和肋软骨等优点。

因此，对于小儿鸡胸的治疗，3～10 岁的可以用支具治疗，10 岁以上可以手术治疗。10～16 岁的青少年胸、肋骨的弹性好，所需要的压力小，手术操作简单、对手术耐受力、术后恢复及效果均较青春后期及成人好。另外，微创胸骨沉降术，操作简单、创伤小，因此支具治疗无效者均应考虑手术纠正[4]。

3.手术指征

手术指征包括以下 2 个或 2 个以上标准：

（1）CT Haller 指数小于 2.30。

（2）肺功能 EKG 和超声心动检查提示限制性或阻塞性呼吸道病变等异常。

（3）畸形进展或并发明显症状。

（4）外观的畸形使患者不能忍受。

4.术前准备

因鸡胸微创胸肋骨沉降手术的微创性，无需特殊加强营养等术前准备。术后亦不需大量补充营养。大年龄患儿可适当做一些心理指导，减轻对手术的恐惧以及自卑的心理。可指导患儿练习有效咳嗽、咳痰和腹式呼吸。术前 8 h 禁食、水，防止因麻醉或手术过程中呕吐引起吸入性肺炎和窒息。保持病室环境清洁安静，保证患儿睡眠。

除了制订完善的术后止痛计划外，术前的心理准备是十分必要的。手术医生应当与患者和患者家属进行充分交流，了解患儿的心理状况。根据不同患儿的年龄和心理特点，讲解手术的必要性、简要过程和术后效果。结合本科室以往病例的情况，借助图片、照片、文字的宣传材料进行。鼓励患者战胜疼痛，做好应对围手术期及取出支撑架前可能出现的各种问题的准备。

5.手术过程

患者仰卧，双上肢外展，暴露前胸及侧胸壁。气管内插管，全身麻醉，标记手术切口，以及预计放置支架位置。选择合适支撑架，将支架弯成期望的胸壁形状。分离侧胸壁肌肉，暴露双侧各两根肋骨，分离骨膜后穿钢丝，将固定器固定于肋骨上。胸壁皮下建立隧道，将支架带过隧道，并将支架两端分别置入固定器中，用钢丝固定。关闭手术切口前充分膨肺，防止肋骨后穿钢丝时穿破胸膜造成气胸。

一般术后 5～7 d 出院，出院前复查胸片。固定架在体内保留 1 年半到 2 年。定期复诊评估胸壁的矫形效果，取固定架前尽量不要进行对抗性运动。

6.手术效果评估

（1）胸部 X 线片胸骨的改变。

（2）胸廓外观的效果。

（3）患儿和家属的满意程度。

（4）胸廓的饱满程度、伸展性和弹性。

7.注意事项

（1）术前注意事项：除血常规、尿常规、心电图等手术前常规检查外，患者可以做心、肺功能的检查来评价鸡胸对心、肺功能的影响，及术前、术后心、肺功能的改变。CT 可以更清楚地表示畸形的严重程度，心脏、肺受压程度等其他问题，并可发现是否并发其他的畸形，如先心病、脊柱侧弯、神经纤维瘤病、马凡综合征、黏多糖病等。判断是否同期手术及术后可能的并发症。全面正确的诊断，有助于判断是否应该手术和选择合适的手术年龄和方法。

（2）术后注意事项。①术后当天禁食，镇静，平卧，心电监测，雾化吸痰。清醒时每小时进行深呼吸锻炼。②术后第一天可以进食，根据引流量拔除胸腔闭式引流并可在搀扶下起床活动，活动时保持上身平直。③加强呼吸道理疗，防治呼吸道感染。必要时可静脉应用抗生素抗感染。可配合祛痰药物。④术后几天内病人需保持镇静，以防撑架移位。保持背部伸直，避免弯腰、扭髋。⑤一周内不屈曲、不转动胸腰、不滚翻，保持平卧。起床时最好有人协助。⑥体温正常，伤口愈合好，一般 5 ~ 7 d 病人不需帮助能行走时，就可以出院。出院前拍胸片复查。⑦术后使用硬膜外阻滞或静脉镇痛泵止痛。Nuss 手术由于肋软骨和胸骨未做处理，术后止痛特别重要，应制订完善的术后止痛计划。⑧如有呕吐，可禁食减压静脉支持；如便秘可使用缓泻剂。便秘的原因可能与使用麻醉剂止痛有关。

（3）出院注意事项。①注意姿势、体位；不滚翻，少屈曲；平时站立、行走要保持胸背挺直。伤口完全愈合后方可沐浴。②睡觉尽量平卧。避免碰撞伤口及周围，以免造成钢板、缝线排斥，早拔钢板影响远期效果。不进行胸及上腹部磁共振。③避免外伤、剧烈运动使支架移动、影响手术效果或损伤血管及周围组织。一般 2 ~ 4 周可以正常上学或工作。④一月内病人保持背部伸直的良好姿势，免持重物（包括较重的书包），经常进行正常行走，不滚翻。一个月复查后可以进行常规的活动。⑤术后两个月内不弯腰搬重物，不滚翻，不猛地扭动上身。⑥术后三个月内尽量不要进行剧烈运动。避免与其他人身体接触性运动。三个月之后可恢复正常运动。⑦支架在体内保留两年以上。定期复诊评估胸壁的矫形效果，取支架前尽量不要进行对抗性运动。⑧如有外伤、呼吸困难，立即复诊，拍胸部正侧位 X 线片。⑨如伤口周围局部突起等，立即复诊，拍胸部正侧位 X 线片。⑩通常在术后一年半左右，患者的胸壁巩固后可在全麻下去除植入物。取出钢板后 2 d 内运动稍加限制，以后完全正常，而后每年随访一次，以评估胸壁的矫正效果。

8.手术并发症

手术并发症与 Nuss 手术的并发症相似，微创胸骨沉降术最可能的并发症是气胸、固定架移位和伤口感染。

（1）气胸：Nuss 术后可发生气胸，文献报道发生率 1.7 %~ 59.6%，一般是缝合切口时肺膨胀不彻底，或因小患者胸壁薄，气体由伤口进入造成。防止的方法是：关闭切口时彻底膨肺；小患者伤口加油纱加压覆盖。

（2）支撑架移位：微创胸骨沉降术最容易发生的是固定架脱出，固定架脱出移位是导致再次手术的最常见原因，文献报道发生率 1.2% ~ 29.9%。术后一周内不屈曲，不猛地转动胸腰，不滚翻，保持平卧，起床时最好有人协助。出院后注意姿势、体位；不滚翻，少屈曲；平时站立、行走要保持胸背挺直，上身不做快速、猛烈地扭动，可以防止固定架脱出移位。

（3）伤口感染：因为固定架位于切口下，尤其在胸壁薄的儿童患者，一旦伤口感染很可能要取出固定架。这就要求术中尽量减少切口处组织的损伤，缝合切口前彻底止血，尽量将肌肉包裹固定器，必要时应用抗生素预防感染。

术后晚上睡觉尽量平卧。取固定架前尽量不要进行对抗性运动，避免碰撞伤口及周围，以防造成钢板、缝线排斥、早拔钢板影响远期效果。鸡胸术后也有可能因卧床或因疼痛不愿意咳痰而导致肺炎、肺不张。

一般仅延长住院时间，并不影响预后。术后第一天，就可以在搀扶下起床活动，加强呼吸道管理，雾化吸痰，清醒后进行深呼吸锻炼。必要时静脉应用抗生素防治呼吸道感染。

9.疾病预后

2008 年 3 月至 2012 年 7 月，首都医科大学附属北京儿童医院胸外科探索用微创 Nuss 手术的原理治疗鸡胸，已成功完成手术 190 余例，术后效果以及随访效果良好[5]。

10.预防

国内外研究表明本病确切病因尚不明确，主要原因是胸肋骨先天发育异常所致，无特别预防方法。

但对于缺钙造成佝偻病并引起前胸壁畸形的患儿，需积极进行正规的抗佝偻病治疗、加强营养、适当的户外活动等治疗，必要时加以支具进行矫正。如胸壁畸形仍继续进展，为了防止胸廓的进一步变形及心肺功能的损害，减少患者心理的影响，可考虑行微创鸡胸胸肋骨沉降手术。

（张娜　曾骐）

参考文献

[1] Nuss D，Kelly R E Jr. Croitoru D P，et al. A 10-year review of a minimally invasive technique for the correction of pectus excavatum[J].J Pediatr Surg，1998(33)：545-552.

[2] Daniel P C，Robert E K，Micheal J，et al.Experience and modification update for the minimally invasive Nuss technique for pectus excavatum repair in 303 patients[J].J Pediatr Surg，2002(37)：437-445.

[3] Abramson H，D'Agostino J，Wuscovi S .A 5-year experience with a minimally invasive technique for pectus carinatum repair[J].J Pediatr Surg ，2009(44)：118-124.

[4] 曾骐，贺延儒，李士惠.小儿鸡胸的分型及外科治疗[J].中华胸心血管外科，1999，15（4）：225-227.

[5] 曾骐，郭卫红，张娜，等.鸡胸的微创外科治疗[J].中华胸心血管外科，2010，26(2)：113-115.

第三节　先天性脊柱侧弯并发胸廓功能不全的诊疗现状及研究进展

胸廓功能不全综合征（thoracic insufficiency syndrome，TIS）系指胸廓由于发育受限导致容量下降，以至不能支持正常的呼吸功能及肺脏的发育所引起的一种病理状态[1]。先天性脊柱侧弯由于脊柱弯曲或并发肋骨融合导致单侧或全胸廓容量下降、发育受限，严重者可引起此病。Boffa 等[2]在 1984 年曾有过描述。本病需对患儿的病史、体征、影像学及实验室检查结果综合分析做出诊断，目前此病的治疗仍存在一定困难。

一、TIS 的发生机制

1.正常胸廓及肺脏的发育

正常的胸廓为进行呼吸运动的一个动态的容器，在结构上它包括了脊柱、肋骨、胸骨及底部的膈。胸廓除支持、保护的功能外，主要功能是参与呼吸运动。一般分为以膈的运动主导的原发呼吸运动和以肋间肌肉运动主导的辅助呼吸运动。胸廓有两个重要的特性：胸廓有着正常的、固定的容积；并可以在一定范围内改变容积。这些都是进行呼吸运动的基础。胸廓正常容积取决于胸椎的高度以及肋骨围笼的宽度和深度。胸廓改变其容量的能力，即胸廓功能，取决于肋骨之间的相对独立从而能够相对活动，肋间肌肉的存在以及胸廓的对称性。此外，胸廓的另一个重要作用是，通过脊椎及肋骨从新生儿期到青春期对称的生长，支持肺脏的生长[3]。

胸椎的纵向生长扩大了胸廓的容积。它的生长速度主要取决于年龄[4]：从出生到 5 岁，胸椎的生长速度为每年 1.4 cm；6 ~ 10 岁为每年 0.6 cm；11 ~ 15 岁为每年 1.2 cm。对胸廓发育不良的病例而言，如脊椎胸廓结构不良综合征（Jarcho-Levin 综合征），胸椎变成了一个单节段、短小的椎体，一般只有正常人胸椎的 1/4 高，这种病人早年就存在较高的呼吸道并发症的致死因素。即使能活到成年，仍然有着严重的症状，如限制性肺部疾病，其平均肺活量只有正常人的 27%[5]。

肋骨围笼的生长扩大了胸廓的宽度和深度。出生时，肋骨基本为水平的，肋骨长度的增长增加了胸廓的直径。此时胸廓容量只相当于成人的 6.7%[4]。到了 2 岁时，肋骨的方向发生了变化，肋骨的外侧逐渐向下倾斜。胸廓此时的容量增长同时取决于肋骨长度的增长和肋骨的倾斜角度[6]。但肋骨过度向下方倾斜会使胸廓平坦，减小了矢状面深度，从而减小胸廓容量。在发育过程中，5 岁儿童的胸廓容量为成人的 30%，10 岁儿童为成人的 50%。进入青春期后，生长加快，胸廓的容积也会在 10 岁的基础上翻倍，胸廓的形状也随之定型。

在肺脏的发育中，85%的肺泡生后就已经成型[7]，剩下的也基本会在 2 岁前发育完成[8]。关于肺泡确切的发育完成时间目前还存在争议，Langston[9]认为 2 岁发育完成，Dunhill 等[10]认为在 8 岁，Emery 等[11]认为发育停止于 10 岁，但以上的分界方式都以年龄为限。由于确切计数肺脏标本的肺泡数量本身就存在困难，所以也很难确切定义肺泡发育完成的时间。肺脏在肺泡发育完成后仍然增大体积。在伸长应力作用下肺脏能够代偿性生长。通过在实验性肺切除的动物实验中[12]，以及随访年龄自 30 个月到 5 岁的行治疗性部分肺切除术的小儿中发现[13,14]，肺泡也存在代偿性生长的现象。

2.TIS 中胸廓的发育及胸廓容量下降分型

TIS 概括了胸廓功能不全的两个特性：

（1）不能维持正常的呼吸运动。脊柱侧弯患者凹侧与凸侧胸廓容量及运动幅度均减小，因此要维持正常的呼吸运动只能由主要呼吸运动即膈的运动来代偿。这也是小年龄患儿出现单侧胸廓容量下降但没有明显临床症状的原因之一。但这种代偿机制是有限的，随患儿的生长，呼吸功能的障碍就会逐渐显现，一般患儿在青春期就会出现运动耐量下降等症状。以后，这种呼吸功能不全的症状会逐渐加重，成人期患者会出现明显缺氧、呼吸困难，甚至需要供氧治疗，患者会出现反复的呼吸系统感染，而呼吸道感染又会造成肺组织的纤维化，从而造成恶性循环。患者的死亡率也随之上升。

（2）胸廓不能维持正常的肺泡发育。由于肺泡的发育主要在两岁以内完成，而在这段时间，由于并肋畸形凹侧胸廓容量下降，限制了肺泡的分化和肺脏的发育。而肺部感染又会使本来有限的肺组织纤维化。从而造成肺活量的下降、肺顺应性下降和呼吸道阻力的上升。使得单侧膈加快呼吸频率的代偿作用的效果逐渐下降[1,3]。McCarthy 等[15]报道一例女性先天性脊柱侧弯患者，在 7 个月时行脊柱后路融合术以减小脊柱侧弯进展，但其胸廓的发育随之受限，患儿儿童期无明显呼吸道症状，至 21 岁时出现呼吸功能不全，25 岁时因肺炎并发症去世。肺活量只能达到预计值的 28%，其胸椎的高度只相当于 1 岁幼儿的高度[16]。

Cambpell 将胸廓容量下降分为以下几类：Ⅰ型为肋骨阙如并发脊柱侧弯，表现为单侧胸腔发育不全，同侧肺塌陷导致肺容量下降。Ⅱ型为并肋并发脊柱侧弯，同样表现为单侧胸廓发育不全。Ⅲa 型为胸腔短缩型，表现为全胸廓发育不良，胸廓高度减小使得肺脏纵向受压，全胸腔容量下降；Ⅲb 型表现为胸腔横向受压，表现为全胸廓发育不良，肋骨畸形使得肺侧方受到压缩，导致全胸廓容量下降。

二、TIS 的诊断及检查方法

TIS 的诊断应该从以下六个方面进行综合分析判断：病史、体格检查、X 光平片、CT 检查、肺功能检查和实验室检查。

1.病史

TIS 患者由于胸廓发育受到限制，导致呼吸运动及肺脏发育受到限制。患儿一般有运动耐量受限的表现，家长常诉患儿玩耍时易疲劳或不能与同龄儿共同玩耍。随着患儿年龄的增长，其病情亦逐渐加重，青春期患儿出现明显的运动受限，并有反复的呼吸道感染史。严重者需要进行吸氧治疗。患儿成年后，症状可加重至出现呼吸功能不全症状，需插管辅助通气呼吸。在这里需要指出的是，小年龄患儿在此病的早期由于可以通过膈的辅助呼吸进行代偿，故没有明显的呼吸系统异常的症状[17]。

2.体格检查

先天性脊柱侧弯并发 TIS 的患者除具有脊柱侧弯的体征外，早期可由于膈代偿呼吸而出现呼吸频率升高。对于双侧胸廓发育受限的患者，可测量其胸围，测得值较正常儿童明显减小。由于并肋畸形的存在，导致单侧胸廓发育受限的患儿，可通过拇指偏移试验[1]来进行衡量。即检查者位于患者背后，以双手置于患者胸廓后方：拇指置于患者背部脊柱两侧，余指置于患者腋前线，手掌靠于患者背部。嘱患者深呼吸，测量双手拇指距脊柱正中线侧向偏移的距离。无偏移记为+0，小于等于 0.5 cm 记为+1；0.5～1 cm 记为+2；大于 1 cm 记为+3。偏移的距离越大，说明辅助呼吸代偿的作用越明显。

3.X 线平片

先天性脊柱侧弯的患者并发单侧并肋畸形，在脊柱的 X 光片上可以明确看出，测量 Cobb′s 角，除了反映脊柱侧弯的程度，也可反映胸廓畸形的程度。随年龄增长，Cobb′s 角进行性增加反映凹侧胸廓的高度不断下降。在脊柱 X 光平片上能测得椎体的旋转，但不如 CT 或 MRI 检查冠状面图像那样能够精确计算出角度数值（椎体的旋转导致脊柱的扭转，扭转的脊柱使得连于脊柱上的肋骨也出现扭转，从而使得双侧胸廓对称性下降）。对于 TIS 的患者容积下降的胸廓评估，Campbell 介绍了一种方法：将全脊柱正位 X 线平片横放于灯箱之上，凹侧向上，从而形成一个“假卧位片”。取凹侧最靠近头侧的肋骨中央至膈的距离作为凹侧半侧胸廓高度，并以相同的方法取凸侧半胸廓高度，以凹侧半胸廓高度除以凸侧半胸廓高度，得出的数值以百分位表示。此值即为凹侧肺脏的可发育空间。正常人此值接近 100%，而在 TIS 的患者，此值都有明显的降低，一般都低于 80%，并随着患儿病情的进展进一步降低(图 14-3-1)[18]。此外，还可以在脊柱的正位 X 光片上，根据脊柱的椎弓根偏移率以判定脊柱的侧弯情况，具体方法是取脊柱侧弯的起始两椎体，连接两椎体同侧的椎弓根画一直线。两直线在侧弯最重的位置之间的距离为 *A*，偏凹侧直线到侧弯最重椎体凸侧椎弓根的距离为 *B*，*B* 除以 *A* 即为椎弓根偏移率。此值对正常人而言，一般在在 1.5 以内，TIS 的患者椎弓根偏移率会明显升高。在脊柱侧位片上，可观察脊柱矢状面改变，胸椎前凸会减少胸廓前后径线长度，从而减小胸廓的容积[19-21]。

4.计算机 X 线断层摄影术检查

TIS 畸形为一种三维结构的畸形，计算机 X 线断层摄影术（computerized tomography，CT）检查中能够更好地反映这种畸形情况，对此病的诊断，以及评价手术效果有着重要作用[22]。

在 TIS 患者的 CT 平扫水平面图像中，我们可以看到右侧的肋骨塌陷，倒向左侧，从而变得扁平，失去正常肋骨的弓形外观；胸骨亦随之偏离中线，偏向左侧胸廓。右侧肺脏的空间受到明显挤压。而椎体转向右侧从而进一步挤压凹侧肺脏，使得其空间进一步减小。整个胸廓如同被来自右侧的风吹倒而偏向左侧，称之为风吹样改变（图 14-3-2）[1]。

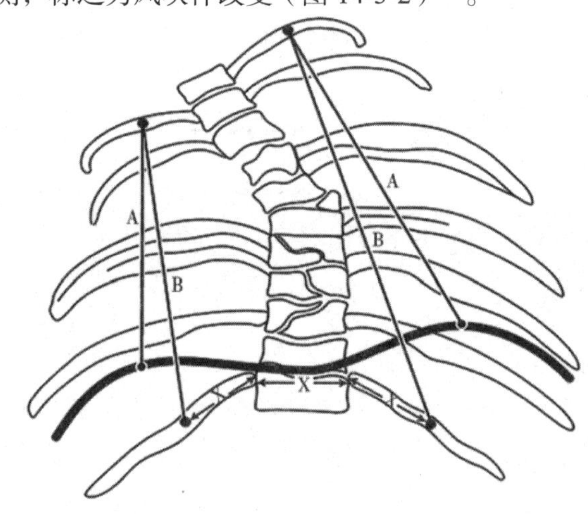

图 14–3–1　肺可容空间示意图

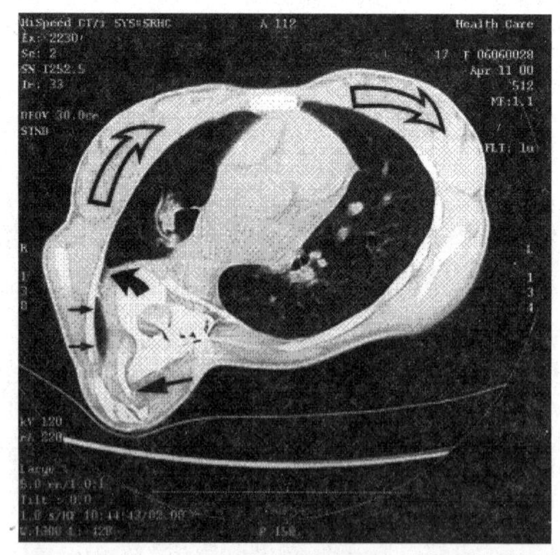

图 14–3–2　TIS 患者 CT 水平面示“吹风样”改变

TIS 患者胸廓发育畸形，失去原有的对称性外观，在 CT 检查的冠状面图像中可以清晰地看到，后位胸廓对称比例能够反映出胸廓非对称性的程度。在 CT 冠状面，取胸椎两侧肋骨头连一直线，直线向两侧交于两侧胸内壁，各衡量两端脊柱到胸廓内壁的距离，较长的一段 *A* 除以较短的一段 *B* 即为后位胸廓对称比例。正常人的这一比例近乎为 1，但随着椎体旋转和肋骨逐渐平坦，此值会逐渐增加。胸骨旋转度，即取椎体通过棘突与椎体前缘平面垂直的直线与胸骨至椎体前缘直线的夹角。此角度的增加也反映了胸廓对称性的下降。椎体旋转度，取椎体通过棘突与椎体前缘平面垂直的直线与胸廓最后方肋骨之间直线的垂线的夹角角度，反映了胸廓对称性下降过程中椎体旋转的情况（图 14-3-3）[3]。

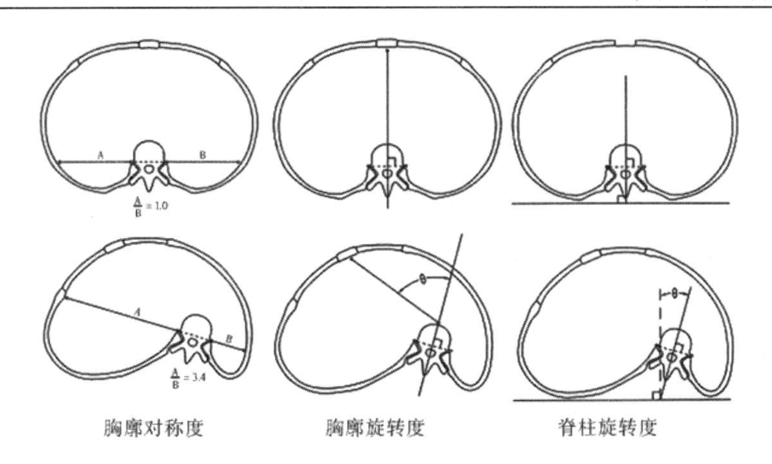

图 14-3-3　胸廓对称性下降过程中椎体旋转示意图

CT 检查除了反映胸廓及椎体等畸形情况外，还能使用相应软件实现肺脏的三维重建并测量肺脏实质容量[16]。由于肺功能检查仅能测得双肺的总容量而不能比较左右两肺容量的差异，而这种基于 CT 数据的肺实质三维重建容量测定的方法能够测得双肺各自的容量大小，并比较两肺的容量比，从而为临床上对 TIS 引起的肺容量下降情况做出参考。更重要的是，常规肺功能检查需要患儿配合，因此在婴幼儿以及大年龄的智力受损患儿的肺功能测定上，肺功能检查并不适用，而 CT 三维重建肺实质容量测定，则可在患儿自主呼吸状态下完成检查。脊柱侧弯的小儿常规要行脊柱 CT 检查，因此行肺实质 CT 三维重建亦不会明显加重就诊费用。但此检查法仍有缺点及局限性：首先，CT 检查时患儿（尤其是小年龄患儿）处于自主呼吸状态，这样测得的肺容量可能存在一些不可知的误差，因此在可重复性和可信性上受到影响。其次，此检查法仅能反映肺实质的容量，并不能像肺功能检查那样全面反映肺脏的容量及功能情况。但是，随着 CT 等各种影像学技术的发展，此种检查法由于无创伤、方便、适用面广泛等优点，能够辅助肺功能检查，为临床评估患者肺脏容量、功能以及手术后肺脏恢复提供较为精确的参考[23-25]。

5.肺功能检查

肺功能检查能从肺脏通气换气等功能的角度上评价肺脏发育受限情况，所以在诊断 TIS 以及评价病情上有着重要意义。

对大年龄的能够合作的儿童（大于 5 岁），可以进行常规肺功能试验[26]。对 TIS 患者，由于胸廓容积受限导致肺的发育受限，故在肺功能检查时表现为限制性改变，肺总量、肺活量、残气量及功能残气量均下降。而最有临床意义的表现为肺活量下降，这是因为肺活量的下降与有功能的肺组织的减少量呈对应比例。一般认为其低于预测值 80%即为下降。此外，TIS 患者除肺脏发育受限导致肺活量下降外，由于反复的感染以及纤维化，导致肺的顺应性降低，故其呼吸道的阻力有所升高。在肺功能检查中可发现 1s 用力呼气量与用力肺活量的百分比的显著下降，低于 70%或较正常预计值减少 8%以上。流速-容量曲线的特征性改变为呼气相降支向容量轴的凹陷，凹陷愈明显者呼吸道阻塞愈重。因此 TIS 患者的肺功能结果还有阻塞性改变的特征，所以大年龄 TIS 患者（进入青春期）肺功能可表现为混合性改变。

对小年龄的婴幼儿（小于 3 岁），由于其不能主动配合治疗，难以配合进行常规肺功能检查。可在药物镇静下利用非配合性婴幼儿肺功能检查，以及脉冲震荡检查测定其肺功能[27]。在婴幼儿肺功能检查时，由于测试技术的限制及婴幼儿的不配合，一般只能测定潮气量和功能残气量，此两项数值与肺活量之间有着对应关系，故可间接评价肺活量的改变。在脊柱侧弯的婴幼儿，由于肺脏的发育没有完成，肺脏也未遭受过多的反复呼吸道感染呼吸道及肺组织纤维化的侵袭，故其呼吸道压力一般无明显变化。在肺功能检查上只表现为单纯的限制性改变，甚至正常。

除常规肺功能检查及婴幼儿肺功能检查以外，肺灌注扫描在区别双侧肺脏的通气换气功能的差异上有着一定作用。由于先天性脊柱侧弯并发 TIS 的患儿，一侧肺脏由于发育受限致功能受限，而肺灌注扫描能够测得单侧肺脏在整个肺通气换气中所占的比例，因此能够定量地评价患侧肺脏功能下降的程度。

肺灌注扫描理论上可以适用于任何年龄患儿，因此可弥补常规肺功能检查和婴幼儿肺功能检查的不足。但此检查需要特殊的仪器，且目前仅能测得双侧肺脏通气换气区别的比例，因此在临床应用上受到了一定的制约[28]。

虽然肺功能的检查可帮助诊断，但检查结果也会受一些因素的影响。首先，患儿的营养状况对肺功能存在一定影响，严重营养不良患儿的肺功能较营养状况正常的儿童下降。TIS 患儿由于生长发育落后，同时也有营养状况不佳的情况，因此，其肺功能下降同时，还受胸廓受限肺发育不良和全身营养不良两方面的因素的影响。因此，营养不良的 TIS 患儿术前改善其营养状况再行手术，对其术后的恢复和肺功能的改善都有着很大的帮助。其次，呼吸系统本身的疾病或呼吸系统畸形等因素也会影响肺功能的结果。一般认为，无先天性呼吸系统畸形的患儿在近期（小于 1 个月）无上呼吸道感染、肺炎等呼吸系统疾病，其测得的肺功能结果才有参考价值。最后，3 ~ 5 岁患儿由于年龄小不能配合行常规肺功能检查，而又不适于做专为婴幼儿设计的婴幼儿肺功能检查，故难以测定其肺功能；大年龄存在智力障碍或患精神疾病的患儿由于不能配合，也不适于常规肺功能检查。因此肺功能检查本身的适应人群也不能覆盖所有患儿。对此类患儿的肺容量测定，肺部 CT 三维重建测量肺容量检查法提供了一种新的有效的途径。

总的来说，肺功能检查对于 TIS 的诊断和病情的评估有着重要作用。但对肺功能的结果不能孤立地分析，仍要结合临床患儿病史及体格检查等多方面因素来综合评判。

6.实验室检查

TIS 患者由于正常的呼吸运动受到限制，当其代偿机制不能满足机体需求时，会出现机体的氧合障碍，表现为血氧下降。血气分析及末梢动脉 Pulse 检查可以提供帮助。

综上所述，TIS 的诊断应从以上几个方面综合考虑。但诊断方法目前没有一个广泛适用的金标准。Campbell 介绍其诊断 TIS 的经验时提及，由分别为小儿矫形骨科、小儿普外科以及小儿呼吸科 3 位医师共同讨论，并从以上六个方面依严重程度每项予 0 ~ 10 分的评分。这样，每一个方面由三位医师评分，评分之和可得到 0 ~ 30 分，将六个方面的得分取平均值。平均分大于 20 分可诊断 TIS，并可随分数的高低，评价 TIS 的严重程度。20 ~ 23 分，轻度；24 ~ 27 分，中度；28 ~ 30 分，重度。Campbell 介绍的诊断方法在诊断 TIS 是比较全面和可靠的。但其方法过于繁琐，并且一些检查难以开展，如常规肺功能在小于 5 岁患儿中无法进行，使得其临床应用受到了一些限制。随着对 TIS 认识的加深，可能设计一种更加简洁方便的诊断体系，从而更好地指导临床诊断和治疗。

三、TIS 的治疗

由于 TIS 的基本病理改变是基于胸廓容积的受限，并发融合肋骨的先天性脊柱侧弯以及其他的早发性脊柱侧弯均可能造成 TIS。一些胸段脊柱侧弯在早期行后路脊柱融合术的患者，由于导致胸椎进一步生长受限，减小了胸廓的高度，也会导致 TIS。肺脏的发育主要在 8 岁以前，肺泡的分化更是在 2 岁以前就会结束。因此 TIS 患儿早期采取治疗措施扩大胸廓容积就能明显改善预后。

基于上述想法，Campbell 等[1]于 1987 年在治疗一例先天性脊柱侧弯连枷胸的婴儿时，使用斯氏针和硅胶板等改善单侧胸廓容积减小的问题。

为进一步治疗这类患儿，Campbell 等在 1989 年发明了一种特制的纵向可撑开钛制肋骨假体（vertical expandable prosthetic titanium rib，VEPTR），通过纵向撑开并固定一侧的肋骨来改善并提高单侧的胸廓容积，从而为肺脏的生长提供了空间，改善了预后。同时头尾两侧肋骨在撑开的作用下将力传导至脊柱，也能在一定程度上间接改善脊柱侧弯的情况（图 14-3-4）[29,30]。

需要补充的是，手术前对病人的一般情况评估也很有意义。TIS 患儿由于长期生长受限，营养状况普遍不佳，皮下组织及脂肪少，肌肉不发达。术后恢复较慢。此外由于皮下组织及皮肤薄，植入物缺少覆盖，易在术后压伤皮肤。因此，在术前先要评估患儿营养状况，检查其心脏功能能否接受手术，适当改善营养状况后再行手术。

Campbell 等[31]报道，在 27 例 TIS 患者，平均年龄 3.2 岁（0.6 ~ 12.5 岁），所有患儿均存在先天性

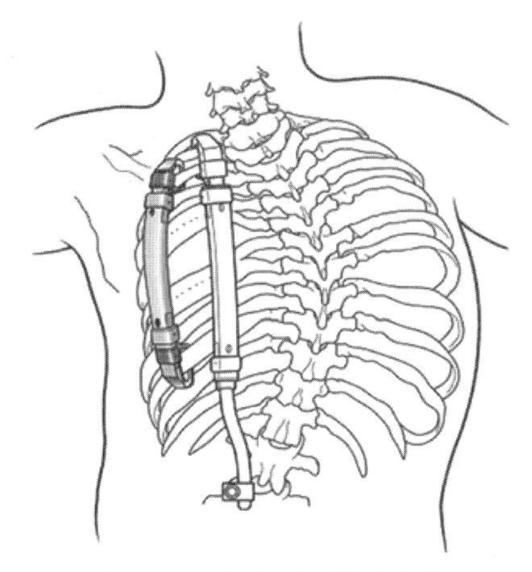

图14-3-4 VEPTR器械示意图

脊柱侧弯进展性加重，Cobb 角在术前每年平均增加 15°。术后平均随访 5.7 年（2～12 年）。Cobb 角从术前平均 74° 降至最后一次随访平均 49°。胸椎高度每年平均增加 0.71cm。肺活量较术前有了明显提高。因此，Campbell 等认为在治疗先天性脊柱侧弯存在并肋的 TIS 病人中，使用 VEPTR 胸廓成型术能够解决患者胸廓容积减小问题，并能间接改善脊柱侧弯问题，是一种有效的治疗方式。

John H.T. Waldhausen 等[32]报告，22 位病人共植入 36 件 VEPTR 器械。其中 2 例为 Jeune 综合征患者，19 例存在脊柱侧弯，1 例存在胸壁肿瘤并予切除。绝大多数存在二氧化碳潴留，限制性肺疾病或呼吸衰竭。11 位病人存在多段并肋，予以手术切除分离。术后大多数病人进行过再撑开术。所有病人都在术中行脊髓检测。7 例患儿术后出现 VEPTR 器械的松动和移位，需要再调整，并有 3 例去除内固定器械；5 例患儿由于随着患儿生长造成器械不匹配而去除；1 例出现感染并予手术调整。3 例二氧化碳潴留的病人中有 2 例在术后恢复正常。因此，John 和他的同事认为，使用 VEPTR 是治疗 TIS 病人的一种新颖安全的方法，在存在二氧化碳潴留的小年龄病人的治疗中很有益处。

Motoyama 等[33]报告，10 名存在进展性脊柱侧弯的 TIS 患者，在行 VEPTR 胸廓成形术前行肺功能检查，测定其肺活量、最大呼气流量曲线、呼吸系统顺应性等指标，并在术后每 6 个月行肺功能检查，随访最长至 33 个月。结果显示：术前患儿的 FVC 基线存在中度至重度下降（69%预计值），提示存在严重限制性缺陷。1 名患儿存在呼吸道梗阻。术前肺顺应性基线显著降低。术后即刻，患儿肺容量及肺功能并没有显著的改善。但随着时间推移，FVC 显著提高，每年约 26.8%。与正常同年龄儿童增长量接近。故他们认为使用 VEPTR 植入胸廓，扩大胸腔的治疗方法有效，为此类病人肺的发育提供了足够的空间，改善了肺功能。

Emans 等[34]报告了 31 例病人，在术前所有病人均存在进展性脊柱、胸廓畸形加重或半侧胸廓受限加重。其中 26 例为存在先天性椎体畸形和并肋，这其中的 2 例为 Jarcho-Levin 综合征患者；4 例为脊柱侧弯并发并肋：3 例为并肋并为食管气管瘘修补术后，1 例为胸壁肿瘤切除术后；1 例为先天性胸廓发育不良。4 例病人曾行脊柱后路融合术，但畸形仍有加重。术前平均年龄 4.2 岁。所有病人行 VEPTR 器械植入胸廓成形术的术后，30 例畸形得到控制。平均随访时间为 2.6 年，CT 检查示术后胸椎平均增长 2.3cm，曾行脊柱后路融合术的 4 例患儿其平均年胸椎生长长度较未融合患儿小（0.49 ± 0.5cm）。Cobb 角由术前 55°（30°～92°）降为术后 39°（12°～65°）。末次随访为 43°（12°～80°）。CT 测量肺容积从术前的 369cm^3（32～1 254 cm^3）增加至术后 394cm^3（76～1 317 cm^3）。末次随访测量肺容量为 736cm^3（266～1 840 cm^3），较术前有显著变化。2 例术前行气管切开器械通气的患儿末次随访时已经可脱离呼吸机。3 例病人术前需间断吸氧，2 例术后不再需要。8 例患儿术前用力肺活量为预测值的 72.9%（34%～107%），第一秒用力肺活量为 71.6%（34%～107%），术后随访中用力肺活量平均增加了 0.6%，第一秒用力肺活量平均增加了 5.7%。他们的结论是：TIS 患儿可以采用 VEPTR 系统植入扩大胸墙来达到治疗目的；在畸形加重以前应早期手术干预。

关于 VEPTR 手术治疗 TIS 的效果，除脊柱平片及 CT 等影像学检查显示出的脊柱和胸廓畸形的改善以及肺功能等检查反映出的呼吸功能的改善以外，患儿以及患儿家长的主观感受也有重要的参考价值。Michael G 等[35]报道，采用儿童健康问卷量表（child Health questionaire，CHQ），在患儿行 VEPTR 胸廓成形手术前后对患儿及其家长进行问卷调查，分别在患儿总体健康程度、身体运动功能、自信心、心理健康、患儿家长抚育负担等多个方面对患儿及其家长进行评估，从而比较患儿生活质量改善的情况。手术前 10 个月有 45 名患儿接收问卷调查，平均年龄 8.2 ± 2.6 岁；手术后 6 个月有 37 名患儿接受问卷调查，平均年龄 10.4 ± 2.4 岁。结果显示 TIS 患儿生活质量明显差于健康儿童，由于疾病的影响，患儿自身情感生活以及患儿家长的日常生活均受到限制；对手术前后患儿而言，除胸廓发育不良亚组的患儿的自尊指标有显著性提高外，其余 CHQ 各项指标无明显变化；手术后发生并发症的患儿与未发生并发症的患儿的 CHQ 结果无显著性差异。Michael G 同时指出，由于样本量小以及随访时间短等因素，今后还需要进一步收集病历及分析。但健康问卷量表评估患儿生活质量的改善，为 VEPTR 胸廓成形术的术后效果提供了一种有意义的途径。

关于此种手术的并发症，各家报道不一。并发症主要为 VEPTR 器械移位甚至脱出，感染及臂丛神经损伤。Campbell 于 2007 年总结其 1989 ~ 2003 年间手术治疗的 201 例患者，在平均 6 年的随访时间内，27%的患者出现了器械的移位，并有 6%的患儿发生装置断裂。每例手术感染的平均发生率为 3.3%。这与非融合手术生长棒系统器械手术的并发症发生率接近[36,37]。John H.T.等报告，22 例病人有 7 例因器械移位而再次调整；1 例出现感染。Emans 报道，31 位病人中 2 例出现深部感染，2 例出现一过性臂丛神经损伤；VEPTR 器械在肋骨的固定钩移位 8 例；无器械断裂发生。

先天性脊柱侧弯患儿的治疗目前在外科学还是一个难题，在并发 TIS 时，治疗存在一定困难。以往的传统观点认为，小年龄脊柱侧弯患者应采用早期性脊柱后路融合术以中止脊柱侧弯的进展的治疗方法，但这可能会导致脊柱生长受限和胸廓生长受限，从而引起 TIS 的出现。采用 VEPTR 行胸廓成型术以改善胸廓发育受限，并间接改善脊柱侧弯的发展是一种新的治疗方法和理念。初步的临床应用证实其在改善 TIS 患儿肺的发育、控制脊柱侧弯方面均有一定效果。但其常见的一些并发症说明，VEPTR 方法还需要继续改进。总的来说，使用 VEPTR 胸廓成型术为治疗 TIS 提供了一种行之有效的方法。

（曾骐　曹隽）

参考文献

[1] Campbell R M，Smith M D，Mayes T C，et al.The characteristics of thoracic insufficiency syndrome associated with fused ribs and congenital scoliosis[J].J Bone Joint Surg (Am)，2003，85：399-408.

[2] Boffa P，Stovin P，Shneerson J.Lung developmental abnormalities in severe scoliosis[J]. Thorax，1984，39：681-682.

[3] Campbell R M Jr，Smith M D.Thoracic insufficiency syndrome and exotic scoliosis[J].J Bone Joint Surg (Am)，2007，89(Suppl 1)：108-122.

[4] Dimeglio A，Bonnel F.Le rachis en croissance [M].Paris:Springer，1990.

[5] Ramirez N.Personal communication.[S.1.]：[s.n.],2005.

[6] Openshaw P，Edwards S，Helms P.Changes in ribs cage geometry during childhood[J].Thorax，1984，39：624-627.

[7] Burri P H. Structural aspects of prenatal and postnatal development and growth of the lung[C]// McDonald J A，editor.Lung growth and development.New York: Dekker，1997：1-36.

[8] Murray J F.The normal lung: the basis for diagnosis and treatment of pulmonary diseases[M].2nd ed. Philadelphia:Saunders，1986.

[9] Langston C，Kida K，Reed M，et al. Human lung growth in late gestation and in the neonate[J].Am Rev Respir Dis，1984，129：607-613.

[10] Dunnill M S. Postnatal growth of the lung[J].Thorax，1962，17：328-333.

[11] Emery J L，Wilcock P E.The postnatal development of the lung[J].Acta Anat，1966，65：10-29.

[12] Cagle P T，Thurlbeck W M. Postpneumonectomy compensatory lung growth[J].Am Rev Respir Dis，1988，257：L179-189.

[13] Laros C D，Westermann C J. Dilation，compensatory growth，or both after pneumonectomy during childhood and adolescence. A thirty-year follow-up study[J].J Thorac Cardiovasc Surg，1987，93：507-605.

[14] Werner H A，Pirie G E，Nadel H R，et al. Lung volumes，mechanics and perfusion after pulmonary resection in infancy[J].J Thorac Cardiovasc Surg，1993，105：737-742.

[15] McCarthy R，Campbell R，Hall J. Infantile and juvenile idiopathic scoliosis[C]// Drummond D，editor.Spine:state-of-the-art reviews.Volume14.Philadelphia:Hanley and Belfus，2000：169.

[16] Gollogly S, Smith J T, White S K, et al. The volume of lung parenchyma as a function of age: a review of 1050 normal CT scans of the chest with three-dimensional volumetric reconstruction of the pulmonary system[C].2008, 8(4): 639-644.

[17] Hurtado A, Fray W W. Studies of total pulmonary capacity and its subdivisions: correlation with physical and radiological measurements[J].J Clin Invest, 1933: 12807-823.

[18] Pierce R J, Brown D J, Holmes M, et al. Estimation of lung volume from chest radiographs using shape information[J].Thorax, 1979, 34: 726-734.

[19] Barrett W A, Clayton P D, Lambson C R, et al.Computerized roentgenographic determination of total lung capicity[J].Am Rev Respir Dis, 1976, 113: 239-244.

[20] Loyd H M, String S T, Dubols A B. Radiographic and plethysmographic determination of total lung capacity[J].Radiology, 1966, 86: 7-14.

[21] Glenn W V, Greene R.Rapid computer-aided radiographic calculation of total lungcapacity (TLC) [J].Radiology, 1975, 117: 269-273.

[22] Kauczor H U, Heussel C P, Fischer B, et al.Assessment of lung volumes using helical CT at inspiration and expiration:comparison with pulmonary function tests[J].AJR Am J Roentgenol, 1998, 171(4): 1091-1095.

[23] Schlesinger A E, Edgar K A, Boxer L A. Volume of the spleen in children as measured on CT scans:normal standards as a function of body weight[J].AJR Am J Roentgenol, 1993, 160: 1107-1109.

[24] Gollogly S, Smith J T, Campbell R M.Determining lung volume with three-dimensional reconstructions of CT scan data: A pilot study to evaluate the effects of expansion thoracoplasty on children with severe spinal deformities[J].J Pediatr Orthop, 2004, 24(3): 323-328.

[25] Adam C J, Cargill S C, Askin G N.Computed Tomographic-Based Volumetric Reconstruction of the Pulmonary System in scoliosis: trends in lung volume and lung volume asymmetry with spinal curve severity[J].J Pediatr Orthop, 2007, 27(6): 677-681.

[26] Ly P D, Lanteri C J, Hayden M J. Pediatric Respiratory Medicine[M].St. Louis, Missouri: Mosby Inc, 1999: 194-205.

[27] Stocks J. Lung function testing in infants[J].Pediatr Pulmonal Suppl, 1999, 18:14-20.

[28] Redding G, Song K, Inscore S, et al. Lung function asymmetry in children with congenital and infantile scoliosis[J].Spine, 2008: 639-644.

[29] Campbell R M Jr, Smith M D, Hell-Vocke A K. Expansion thoracoplasty : the surgical technique of opening-wedge thoracostomy: surgical technique[J].J Bone Joint Surg (Am), 2004, 86(S 1): 51-64.

[30] Campbell R M Jr, Hell-Vocke A K. Growth of the thoracic spine in congenital scoliosis after expansion thoracoplasty[J].J Bone Joint Surg (Am), 2003, 85: 409-420.

[31] Campbell R M Jr, Smith M D, Mayes T C, et al. The effect of opening wedge thoracostomy on thoracic insufficiency syndrome associated with fused ribs and congenital scoliosis[J].J Bone Joint Surg(Am), 2004, 86: 1659-1674.

[32] Waldhausen J H T, Redding G J, Song K M.Vertical expandable prosthetic titanium rib for thoracic insufficiency syndrome A new method to treat an old problem[J].J Pediatr Surg, 2007, 42(1): 76-80.

[33] Motoyama E K, Deeney V F, Fine G F, et al. Effects on lung function of multiple expansion thoracoplasty in children with thoracic insufficiency syndrome: A longitudinal study[J]. Spine, 2006, 31(3): 284-290.

[34] Emans J B, Caubet J F, Ordonez C L, et al. The treatment of spine and chest wall deformities with fused ribs by expansion thoracostomy and insertion of vertical expandable prosthetic titanium rib: growth of thoracic spine and improvement of lung volumes[J].Spine, 2005, 30: 58-68.

[35] Vitale M G, Matsumoto H, Roye D P Jr, et al.Health-Related Quality of Life in Children With Thoracic Insufficieny Syndrome[J].J Pediatr Orthop, 2008 , 28(2): 239-243.

[36] Klemme W R, Denis F, Winter R B, et al. Spinal instrumentation without fusion for progressive scoliosis in young children[J].J Pediatr Orthop, 1997, 17: 734-742.

[37] Tello C A.Harrigton instrumentation without arthrodesis and consective distraction program for young children with severe spinal deformites. Experience and technical details[J].Orthop Clin North Am, 1994, 25: 333-351.

第四节　发育性髋关节脱位的筛查计划与治疗进展

发育性髋关节脱位，最初的名称是先天性髋脱位（congenital dislocation of hip,CDH）。本质上，它是髋关节发育过程中一大类疾病的总称,在不同年龄段有不同的表现。在新生儿中表现为髋关节不稳定，股骨头可发生部分外移（半脱位）或全部外移（脱位），通过手法能够复位，但是，随着年龄增长，脱位的程度将逐渐加重，而且通过改变髋关节的位置也不能实现复位，可见这种髋关节问题随生长有一个发展变化的过程。于是，在 20 世纪 80 年代，越来越多的学者采用“发育性髋关节脱位”“发育性髋关节发育不良”或“发育性髋关节发育异常”来描述本病，特别是出生时正常，以后逐渐发展为髋关节发育不良或脱位的病例。

1992 年，北美小儿矫形外科学会将 CDH 正式更名为 DDH（developmental dysplasia of the hip ，发育性髋关节脱位，发育性髋关节发育不良），它包括以下几种情况：①脱位：关节完全移位，原始关节面无接触。②半脱位：关节有移位，但是保留部分关节面接触。③发育不良：髋臼发育缺陷。

一、DDH 的自然史

1.新生儿髋关节不稳定

不稳定髋有多少可以自发复位,有多少将发展成脱位、半脱位或发育不良仍然是一个有争议的问题。对于不稳定髋的认识，传统概念是 Ortolani 或 Barlow 试验阳性，当今定义为临床检查阴性而超声检查有异常发现者。

Barlow 发现，对于出生时 Barlow 试验阳性者，第 1 周有 60%自发矫正，2 个月内有 88% 自发矫正。但是不稳定髋检出率为每 60 个新生儿中有 1 个，相对于一般人群而言，该比例过高，因此其自发矫正率也很高[1]。

2.新生儿期以后出现的发育不良、半脱位和脱位

发育不良是一种 X 线片上的发现，表现为髋臼倾斜度增大，臼窝变小，Shenton 线连续。半脱位指的是股骨头与髋臼只有部分关节面接触，X 线片上表现为股骨头与泪点距离增宽，CE 角（Wiberg central-edgeangle）减小，Shenton 线中断。脱位则是那些股骨头与髋臼没有接触者。半脱位和脱位者均存在发育不良改变。

单纯髋臼发育不良随时间推移将出现疼痛和退行性改变，随病情进展可变成半脱位。Cooperman 观察了发育不良的病例（无半脱位，Shenton 线连续，CE 角小于 20°），随诊 22 年以后均出现了骨性关节炎。另有 22 例髋原始治疗后复位良好的髋关节（CE 角正常），经过 13 ~ 15 年随访，5 例髋出现骨性关节炎，与继发半脱位或残留髋臼发育不良有关。因此，只有 X 线表现完全正常者，才有可能终生拥有正常的髋关节功能。

3.半脱位者

半脱位者总是发展成有症状的关节退变，表现为单髋或双髋疼痛逐渐加重，一旦疼痛出现，常在几个月内呈几何级数样进展。Wedge 发现严重的半脱位在第二个十年出现症状，中度半脱位在第三、第四个十年出现疼痛，轻度半脱位在第五、第六个十年出现症状。

4.完全脱位的髋关节

完全脱位的髋关节出现症状时间比半脱位者晚得多，而且在有些患者中，可以终生没有疼痛。对 54 个成人未治髋脱位的观察发现，60%有明显的疼痛和功能障碍，40%没有疼痛，但步态异常并有一定程度的功能障碍。形成良好的假臼是导致疼痛和功能障碍的最重要的根源。Crauford 报告了 10 个未治的全脱位病例，2 例在 50 岁左右时仅有下腰痛，3 例 55 岁者仅在行走超过 500m 路程后出现疼痛。

5.未治髋脱位

未治髋脱位其他退变和功能问题有：单侧脱位者，肢体不等长，同侧膝外翻，步态异常，灵活性差，姿势性脊柱侧凸；双侧脱位者，由于腰椎前凸加大出现明显的后背疼痛。

二、流行病学特点

由于对本病认识的差别，所采用的检查手段不同，检查者临床技能的差异以及所研究人群的不同，使所报告的 DDH 发病率各不相同。多数情况下，新生儿髋关节不稳定的发生率在 0.1%～3.4%，真正的髋脱位发生率为 1.0‰～1.5‰。存在着明显的地域和种族差异；臀位产发病率比正常高 5 倍；女性为男性的 4 倍，有家族史的是没有家族史的 7 倍；左髋受累多于右髋。

髋关节脱位的危险因素有：家族史、臀位产、羊水过少、斜颈、跖内收、女性，持续存在的下肢皮纹不对称，伸髋位绑扎者（“蜡烛包”）。

三、病因学

（1）胎位：虽然臀位产的比例仅为 2%～3%，但是 16%的 DDH 为臀位产。可见臀位是 DDH 的一个高危因素。Artz 报告臀位产女婴髋关节不稳定的发生率为 7.1%。

（2）实验发现，将新生幼兔伸膝位捆绑后髋脱位的发生率高，如果切断腘绳肌腱，则不发生髋脱位，说明腘绳肌对屈曲髋关节的牵拉是一种导致脱位的因素。

（3）第一胎产次及孕期羊水过少者，DDH 发生率也较高，提示宫内挤压影响了髋关节的发育。这种情况下，并发其他姿势异常的发生率增加，也是一个佐证。斜颈患儿，同时并发 DDH 的比例在 14%～20%，DDH 与跖内收的并发率在 1.5%～10.0%。

（4）左髋受累多于右侧，因为最常见的宫内体位是：左髋内收抵于骶骨处，这样就增加了左髋发生脱位的风险。

（5）产后体位：将新生儿在伸髋位绑扎者（“蜡烛包”），DDH 发生率比普通人群增高，而屈髋外展位者，DDH 发生率较低。

（6）家族遗传：约 30%的患儿有家族史。

四、临床表现

1.新生儿期

大腿皮肤皱褶增多，虽然是单侧脱位的常见体征，但也可以是一种正常变异，所以仅此征象并不能明确是否存在髋关节脱位。外展受限：是最可靠的脱位征象。将患者仰卧于硬面检查床上，同时外展双髋，单侧脱位者，与健侧相比外展减少。髋关节不稳定时，股骨头进出髋臼可造成关节弹响。如已经发生脱位，则表现双腿不等长或双臀不对称。

（1）新生儿中 DDH 诊断依据是：Ortolani 或 Barlow 征，或髋关节 B 超异常。不稳定髋关节经过几个月之后即可自发稳定，也可变成发育不良或脱位。

进行髋关节检查时首先使患儿放松，将其置于硬面的检查床上，动作要轻柔，逐侧检查。

（2）Barlow 征（弹出征）：患者仰卧，检查者握持双膝部，轻轻内收髋关节并向后推，有股骨头滑出髋臼的感觉时即为阳性。当释放应力后有回弹感。

（3）Ortolani 试验（弹入征）：也称为外展试验。平卧位，屈膝、屈髋呈 90°，检查者两手握膝同时向外展，正常膝可外展触及台面，脱位时外展受限，不能触及台面，称为外展试验阳性。有时外展至 75° 左右，股骨头可弹跳回到髋臼内，称为 Ortolani 弹跳。股骨头进入髋臼时出现弹入感即为 Ortolani 征阳性。应重复几次以证实这种发现，而将髋关节内收时则有股骨头脱出感。

2.婴儿期

当患者 2～3 个月大时，可出现其他体征。需牢记在新生儿期由不稳定进展到脱位是一个逐渐的过程，有些几周内即变得不可复，而有的在 5～6 个月大时仍然可复。如果髋关节不再可复，将出现相应的特殊体征：外展受限，大腿短缩，大粗隆上移，大腿皮纹不对称以及活塞髋。

Galeazzi 征（或 Allis 征）：检查有无大腿短缩，将双侧膝关节屈曲 90°，双侧足尖比齐，然后比较两侧膝部高度，观察有无不对称。双膝不在同一水平即为阳性。

对于双侧脱位，由于双侧无不对称表现，所以检查者要格外小心。Klisic 试验有助于识别。检查者将中指置于大粗隆处，将食指置于髂前上棘处，该两点的连线应指向肚脐，如果存在髋关节脱位，由于大粗隆上移，该连线则指向肚脐下方，位于肚脐与耻骨之间。

由于上述检查常常带有一定的主观性，所以对可疑病例，应进行影像学检查。

3.行走期儿童

单侧脱位者，临床征象明显。患侧肢体短缩、跛行，患侧负重时骨盆下降，身体向患侧倾斜，即外展肌跛行或 Trendelenburg 步态。

Trendelenburg 征：单足站立，抬起另一足时，身体倾斜向患侧，即为阳性。

双侧脱位者呈双侧跛行步态，即“鸭步”，具有特征性。有些患者可以代偿得很好，仅仅表现为静止期骨盆下降。腰椎前凸加大很常见，而且多数是就诊的主诉。双膝在同一水平；外展活动度双侧一致，但受限。通常脱位的髋关节存在着过度内旋和外旋。

五、影像学检查

1.超声

新生儿髋关节主要由软骨构成，X 线片很难显影。而超声则可以很好地显示软组织解剖以及头臼关系。技术进步使显像更清楚，动态技术弥补了静态影像的不足[2]。

（1）静态超声检查法：Graf 首先将超声运用到婴儿髋关节的检查。他通过尸体髋关节进行了 X 线、关节造影及超声的比较研究。玻璃软骨回声弱，关节囊和肌肉回声中等，盂唇及股骨头颈交界区为强回声。提出了外侧影像技术（将探头置于大粗隆处）。

根据髋关节的超声结构定义了三条线：基线，即髂骨线，贯穿髋臼的骨性和软骨部分；斜线，沿髋臼软骨边缘走行；第三条线为顶线，沿骨性髋臼顶走行。顶线和基线相交形成 α 角，斜线和基线相交形成 β 角（见图 14-4-1）。α 角越小提示骨性髋臼越浅，β 角越小提示软骨性髋臼越好。换言之，如果股骨头半脱位的活，则 α 角减小，β 角增加。

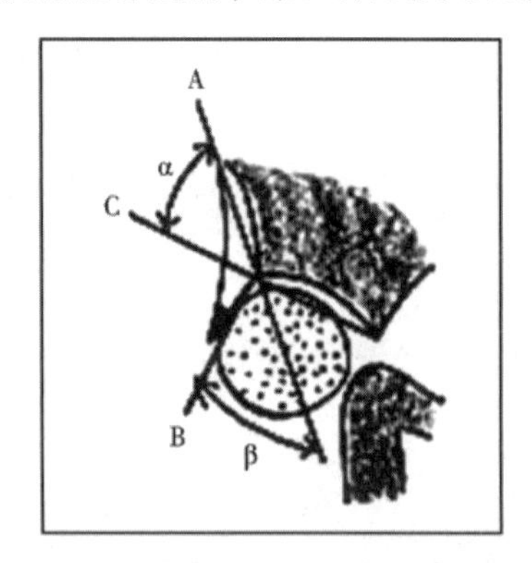

图14-4-1 Graf方法中的 α 角和 β 角

Graf 分类：Ⅰ类髋：正常；Ⅱ类髋：不成熟或轻微异常；Ⅲ类髋：半脱位；Ⅳ类髋：脱位。Ⅰ类髋无需随诊，Ⅲ，Ⅳ类髋通常需要治疗，Ⅱ类髋的异常程度及是否需要治疗尚不清楚。

（2）动态超声检查法：Harcke 动态超声检查技术，又称为多平面测定法、即时超声检查法，可在三维平面评估婴儿的髋关节的稳定性、髋臼的形态学。动态超声检查法为四步法：冠状中立位、冠状屈曲位、横向屈曲位、横向中立位。该技术有待于在 DDH 筛查和诊断中推广。

超声检查只适用于 6 个月以下婴儿。

2.X 线检查

X 线检查常用的方法是拍双髋关节正位片，可直接观察到股骨头和髋臼的关系，缺点是有射线伤害。适用于 6 个月以上的婴儿。

六、治疗

1.新生儿期的治疗

治疗新生儿 DDH 的首选方法是 Pavlik 挽具。指征是存在髋脱位，通过 Ortolani 试验可以复位者。

对于 Barlow 试验阳性者也应进行治疗。对于临床检查正常而超声有异常发现者，应密切观察，6 周后再行超声检查，仍然有异常者应该进行治疗，特别是 Graf Ⅲ或Ⅳ类髋。

Pavlik 挽具的佩戴：首先在患者乳头线下安置胸带，穿戴足套，髋关节置于 120° 屈曲位，以吊带连接，切记不要强力外展。随患者生长应做适当调整，避免过度屈髋。而屈髋不足（小于 90° ）将引起脱位。

对患者家长进行宣教，密切随诊，将使挽具治疗非常收效。每周回访，通常 3～4 周后就需调整或更换挽具。

使用挽具 3 周后对髋关节进行重复超声检查，通常头臼关系得以维持，6 周后去除挽具进行超声检查，如果显示关节位置关系良好，而且临床检查正常，则应停止使用挽具，进行临床随诊。患者 3～4 个月大时，拍照骨盆 X 线片，如果髋关节正常，则 1 岁时拍片复查。由于有迟发性不对称性骺闭合，股骨头外翻，覆盖减少的可能，故应逐年复查直到骨发育成熟。Tucci 报道，在挽具成功治疗的病例中，有 20%在 8～15 岁出现了髋臼发育不良。

如果使用挽具 3～4 周后髋关节仍脱位，则应停用挽具，在麻醉下进行髋关节检查。关节造影会提示不稳定的原因，需采用闭合或切开复位。如果髋关节可复位，则继续使用挽具直到髋关节稳定。

2.婴儿期（1～6 个月）的治疗

（1）Pavlik 挽具：1～6 个月发现者一般表现为髋关节不稳定或脱位。对该年龄段患儿，Pavlik 挽具仍是首选的治疗方法。应将髋关节屈曲超过 90° ，并使股骨头骺指向 Y 形软骨。每周复查，进行临床和超声评价。如果 3～4 周后未达到复位，则停用挽具。如果获得复位并稳定，则应继续使用 6 周，改用外展架，总疗程 6 个月左右。

停用挽具后，应拍片观察复位和髋臼发育情况。复位后臼顶弧度出现标志着髋臼塑形的开始。

（2）Pavlik 挽具存在的问题与并发症：除缺血坏死之外，使用 Pavlik 挽具还有以下问题和并发症：髋关节复位失败，股神经麻痹和所谓 Pavlik 病。Jones 报告了 Pavlik 病，即脱位髋关节长期固定在屈曲，外展位会加重发育不良，而需要切开复位。表现为髋臼后外侧扁平，因此认为如果 3～4 周未达到复位则应停用挽具。

（3）其他夹板和支具：用以治疗 DDH 的夹板和支具多种多样，共同要求是能维持髋关节处利于复位的体位，而且不能严格限制活动，不能采用强力被迫体位，应避免过大外展和强力内旋，否则可引起股骨头缺血坏死。常用的装置有 Ilfeld 夹板和 Von Rosen 夹板。

3. 7 个月至 18 个月的婴幼儿治疗

7 个月至 18 个月的婴幼儿：需要采用闭合复位和石膏或支具固定。

4.18 个月以上患者治疗

18 个月以上患者则需要住院并采用不同的手术治疗，切开复位，石膏固定。年龄越大，手术越大，费用越高，风险越大，效果越差，并发症越多。

所以对于 DDH，早发现、早治疗是改善疗效的关键。新生儿筛查是早发现的重要手段。

七、DDH 筛查方法

不同年龄阶段筛查方法不尽一样[3]。

1.新生儿 DDH 筛查方法

（1）了解孩子是否有患 DDH 的高危因素：有家族史、臀位产、羊水过少、女婴、产后采用“蜡烛包”（“襁褓包”）等。

（2）观察：大腿、腹股沟和臀部的皮纹是否对称，如有不对称（数量、位置和长度）现象，应当注意进一步检查；臀部是否一侧增宽；双侧下肢是否等长；一侧下肢是否总处于外旋位置；一侧肢体是否活动较少。

（3）Ortolani 试验：也称为外展试验，属于弹入试验。

（4）Barlow 征：也称为弹出试验。

2.婴儿期 DDH 筛查方法

（1）观察：大腿、腹股沟和臀部的皮纹是否对称，如有不对称（数量、位置和长度）现象，应当注意进一步检查；臀部是否一侧增宽；双侧下肢是否等长；一侧下肢是否总处于外旋位置；一侧肢体是否活动较少。

（2）Galeazzi 征： 也称为 Allis 征，注意该方法只对单侧脱位病例有效。

（3）Klisic 试验：有助于识别是否存在双侧髋关节脱位。

3.学步期儿童筛查方法

（1）步态异常：单侧脱位为跛行，双侧脱位为鸭步。

（2）Trendelenburg 试验：阳性。

（3）站姿：观察孩子是否有腰椎前突，臀部后翘的现象。

八、北京市 DDH 筛查计划

社区儿童保健医生在儿童健康体检中发现孩子有发育性髋关节发育不良可疑征象时，会为筛查可疑儿童填写“北京市儿童发育性髋关节脱位筛查转诊单”，家长需持转诊单、按相关转诊要求到儿童发育性髋关节发育不良定点医院进行确诊。定点诊断医院的接诊医生会对孩子做进一步检查，并将诊断结果及相关诊疗建议告知家长，同时将“北京市儿童发育性髋关节脱位筛查转诊单（接诊医生填写部分）”填写完整交家长后，再交回社区儿童保健医生。

（孙琳）

参考文献

[1] 孙琳.加强新生儿 DDH 筛查工作的质量控制[J].山东医药，2011，51（24）：3.

[2] Bowen J R.发育性髋关节发育不良[M].潘少川，译.北京：人民卫生出版社，2009.

[3] Woolacott N F.Ultrasonography in screening for developmental dysplasia of the hip in newborns: systematic review[J].BMJ，2005，330(7505)：1413.

第五节　小儿神经性膀胱诊治新进展

膀胱和尿道的功能是以一定的容量储尿并通过合适的形式将尿液有效的排空。这是一个十分复杂的生理过程，有赖于完整的膀胱逼尿肌和尿道括约肌功能、盆底肌的作用以及它们之间的协调活动才能完成正常的贮尿和排尿功能。而上述各部分功能的实现及协调，都是在神经系统的良好控制下达到的。由于神经损害而造成的膀胱和尿道贮尿和排空功能障碍，称为神经性膀胱尿道功能障碍，即神经性膀胱。

小儿神经性膀胱最多见的病因是脊髓发育不良，包括脊膜膨出、脊髓脊膜膨出、脊髓脊膜膨出并发脂肪瘤、腰骶椎发育不全、隐性脊柱裂等。由于膀胱尿道功能障碍常常引起肾及输尿管积水、膀胱输尿管反流、尿路感染、慢性肾功能不全以及肾衰竭，最终导致小儿死亡。

一、神经性膀胱的分类

根据尿动力学检查逼尿肌活动和尿道括约肌功能的关系，提出了神经性膀胱的分类。

逼尿肌的功能分为反射正常、亢进、低下(或无反射)三类。所谓逼尿肌反射正常是指逼尿肌在膀胱充盈期无异常的收缩，因而没有膀胱内压明显增高。而反射亢进则是指在膀胱充盈期内出现神经性的逼尿肌无抑制性收缩，而且这种收缩能使膀胱内压升高到 1.47 kPa 以上。逼尿肌反射低下或无反射则是指在充盈期膀胱充盈到相当大容量(明显超过同年龄组正常儿童的膀胱容量)时，仅有轻微的逼尿肌收缩或根本没有逼尿肌收缩。

尿道括约肌的功能分为协同正常、协同失调及去神经三种情况。协同正常是指在膀胱逼尿肌收缩时，尿道内括约肌和外括约肌都能与之协同松弛，使尿液顺利排出。同时亦表示在逼尿肌舒张时，尿道括约肌能够协同收缩，以关闭膀胱出口和尿道，使尿液得以贮存。协同失调则是指逼尿肌收缩时，尿道内括约肌或外括约肌不能相应松弛，导致排空障碍。在神经性膀胱患儿中，常见到的是逼尿肌尿道外括约肌协同失调。尿道外括约肌去神经是由于下运动神经元损害所致的尿道外括约肌完全或部分性功能丧失，无论在贮尿期还是在排尿期，括约肌呈现既不松弛也不收缩的固定状态。依据尿动力学检查对神经性膀胱进行分类，有利于找出与上尿路损害有关的危险因素，选择制定正确的治疗方案[1-3]。

二、临床表现、体征与实验室检查

1.神经性膀胱的临床症状

神经性膀胱的临床表现主要有尿失禁或尿潴留、脊柱及表面皮肤受损、神经性肛肠功能障碍、下肢畸形及步态异常。

白天尿湿裤子和（或）夜间尿床是大多数神经性膀胱患儿就诊的原因。患儿可表现为各种类型的尿失禁，如充盈性尿失禁、急迫性尿失禁、压力性尿失禁、真性尿失禁，以及上述类型共同作用的混合性尿失禁。

尿潴留也是神经性膀胱患儿的常见症状，与逼尿肌反射低下或无反射、膀胱感觉减退或丧失有关。患儿表现为排尿费力、尿流无力、耻骨上膀胱胀满并有大量残余尿。

神经性膀胱的患儿常伴有神经性肛肠功能障碍，表现为便秘、排便困难和肛门污粪（大便失禁）。可伴有双下肢、足部不对称畸形和步态异常。神经性膀胱的患儿易伴发尿路感染及膀胱输尿管反流，表现为一些非特异性症状，包括发热、嗜睡、无力、厌食、恶心、呕吐及膀胱刺激症状，包括尿频、尿急、尿痛。还可有腰痛、腹痛、腹部包块、生长障碍及高血压等，晚期病例则可出现肾衰竭的各种表现。

2.神经性膀胱的体征

对神经性膀胱的患儿除做系统的全身检查外，要重点检查患儿的会阴部、背部、下肢及腹部体征。常发现患儿有尿湿裤子、会阴部潮湿及肛门污粪；严重者可有会阴部湿疹，全身有刺鼻的尿臊和粪臭味。有排便困难和便秘者常能扪及肛管直肠内积存有较多粪便。尿潴留患儿在腹部检查时可发现耻骨上包块。腰部或腹部包块者可提示患儿有肾积水和膀胱输尿管反流。患儿背部检查可见脊突消失、脊膜膨出或手术瘢痕、局部多毛、色素沉着、皮肤凹陷及窦道等体征。

骶髓反射和会阴部皮肤浅感觉减退或丧失亦是神经性膀胱患儿常见的体征之一。骶髓反射包括球海绵体肌反射、肛门外括约肌张力和肛门皮肤反射。

神经性膀胱的患儿还可表现为双下肢，特别是小腿粗细和长度的不等，部分肌肉萎缩，腱反射亢进、减弱或消失，Babinski 征可能阳性。足部非对称性畸形，如高弓足、仰趾足、马蹄内翻足、爪形足等以及步态异常，如跛行等。

3.神经性膀胱的实验室检查

凡疑有神经性膀胱的患儿，均应行血常规检查、尿液分析、尿细菌培养和药物敏感实验，以便确定患儿是否并发尿路感染、肾脏损害及指导抗生素的应用。除尿液分析外，进行有关的血生化检查，包括血尿素氮、肌酐、内生肌酐清除率及血钾、钠、氯和二氧化碳结合力检查，这些检查有助于发现肾功能损害的程度。

影像学检查包括通过肾脏 B 超、静脉尿路造影了解肾、输尿管有无扩张积水。排尿性膀胱尿道造影常见膀胱壁粗糙增厚、憩室和小梁形成、呈松塔样改变。膀胱输尿管反流，可有明显增加的残余尿量。腰骶髓磁共振成像（magnetic resonance imaging，MRI）检查可为神经性膀胱的诊断提供直接依据。

尿动力学检查主要采用各种仪器和方法再现贮尿和排尿的自然活动，通过对尿流率、膀胱容量、膀胱内压力、尿道压力及尿道括约肌肌电图的测定和膀胱尿道影像观察，来系统了解膀胱和尿道贮尿和排尿活动的全过程，用以评价膀胱和尿道括约肌功能。其用于下尿路梗阻性疾病、神经性膀胱、尿失禁及功能性排尿异常的诊断，为临床提供膀胱、尿道括约肌的功能及排尿方式的有关资料。由于尿动力学在临床诊断治疗方面的重要性，如今已成为神经性膀胱诊断和指导治疗上不可缺少的检查手段之一。

常与神经性膀胱并发存在的神经性肛肠功能障碍、下肢畸形则主要依靠临床表现进行诊断，必要时可进行肛肠动力学检查、肛肠造影及下肢肌电图测定[4,5]。

三、神经性膀胱的诊断

综合上述特点，神经性膀胱的诊断不难确定。但更为重要的是及时发现神经性膀胱患儿与上尿路损害有关的危险因素，这对于神经性膀胱治疗方法的选择和预后都有重要意义。通过尿流动力学检查发现：低膀胱顺应性、膀胱功能性容量减小、高逼尿肌漏尿点压力以及逼尿肌尿道括约肌协同失调是造成上尿路损害的尿动力学危险因素[6]。

四、神经性膀胱的治疗

至今，神经性膀胱的治疗仍无一种简便、统一的方法，常需进行综合治疗。由于尿路感染、梗阻和膀胱输尿管反流引起的肾衰竭是本病患儿死亡的主要原因，故其治疗原则是：①保护肾功能，避免上尿路功能损害。②防止尿路感染。③改善异常的膀胱尿道功能，达到低压、高容量及可控的要求，避免长期留置尿管。根据每个患儿的不同病情选择不同的治疗方案，但其根本的治疗原则是一致的[7]。

（一）导尿术在神经性膀胱治疗中的应用

以导尿管引流尿液是神经性膀胱患儿尿液排空障碍常用的治疗方法之一，优点是操作简便、经济及效果好；缺点是传统的留置导尿常引起尿路感染甚至威胁上尿路的功能。研究证明，留置导尿 24 h 尿路感染率可达 50%，3 d 则近 100%。近年来推荐应用清洁间歇性导尿术解决神经性膀胱患儿的排空问题。

清洁间歇性导尿术(clean intermittent catheterization，CIC)适用于需要长期在家导尿或缺乏无菌性导尿术操作人员和设备的患儿。每次导尿前需用肥皂和清水洗净双手和外阴部，需用少许润滑剂如液状石蜡润滑。导尿可由患儿自己或家长完成。导尿操作先由医护人员示范，教会患儿家长或患儿，反复练习后自行操作。男孩操作很简单，女孩则需借助镜子于坐位自行导尿。导管可使用普通导尿管，每次用后及时洗净，用水煮沸 10min 后晾干，再置于干净容器内以备下次循环使用。一般应用此法的患儿 70% 尿培养无细菌生长，即使有尿路感染者症状亦很轻微。CIC 目前在神经性膀胱的治疗、改善症状（尿失禁和尿潴留）以及避免上尿路损害等方面都有重要的意义，长期乃至终生每天 4 ~ 6 次的导尿也能满足患儿学习和生活、为社会所接受的基本要求。神经性膀胱如有逼尿肌尿道括约肌协同失调和（或）膀胱出口梗阻应尽早开始清洁间歇导尿治疗。有报道新生儿期开始清洁间歇性导尿治疗，随访到 14 岁上尿路仍正常，膀胱壁光滑无增厚，顺应性良好[8-11]。

（二）神经性膀胱的药物治疗

神经性膀胱的药物治疗是以膀胱尿道的神经支配、神经受体分布及药物对膀胱尿道平滑肌或横纹肌的作用为基础的。由于目前对于膀胱尿道的解剖生理知识有了更深入的了解，加上尿动力学仪器及检查方法提高了神经性膀胱的诊断水平，加上新的有效药物的发现，使我们现在有可能更合理、更有效地进行药物治疗，在用药上按照下述几种情况进行选择：

1.逼尿肌反射亢进

逼尿肌反射亢进可选用下列药物：①抗胆碱能制剂，如羟丁宁、托特罗定、普鲁苯辛。②直接松弛平滑肌并有抗胆碱作用的制剂，如得去平。③平滑肌松弛剂，如黄酮哌酯。④多突触抑制剂，如胼双二乙胺三嗪[12]。

2.逼尿肌无反射或反射低下

逼尿肌无反射或反射低下选用拟胆碱药：如氨基甲酰甲基胆碱(氯贝胆碱)以兴奋胆碱能受体，增强逼尿肌收缩力。但需联合应用酚苄明来减低膀胱出口阻力，利于膀胱排空[13]。

3.外括约肌协同失调或痉挛

治疗的目的是降低外括约肌的张力。可使用多突触抑制剂，如安定及胼双二乙胺三嗪。

4.内括约肌协同失调或痉挛

治疗的目的是松弛膀胱颈和后尿道平滑肌，使尿道阻力下降。可选用α-肾上腺素能阻滞剂：酚苄明、哌唑嗪[14,15]。

5. 内括约肌功能不全

治疗的目的是使膀胱颈和后尿道平滑肌收缩力增强，提高尿道阻力。可选用：①α-肾上腺素能药物：麻黄碱、去甲麻黄碱、丙咪嗪。②β-肾上腺素能受体阻滞剂，如心得安。

目前针对小儿神经性膀胱的药物治疗还多以抗胆碱能药物为主[16]。

（三）神经性膀胱的外科治疗

目前，神经性膀胱的外科治疗效果仍不理想。针对神经性膀胱的外科治疗方法很多，基本是以改善膀胱尿道的贮尿和排空功能为主。而每种手术或处理方法通常是针对某一种或数种膀胱尿道功能障碍所设计的，因而均有其适用范围和局限性。必须根据每个患儿的具体病情做出正确选择，方能取得较为满意的疗效。外科治疗的适应证为药物、导尿等保守治疗无效或效果较差者，以及出现了需要手术治疗的并发症等。

1.改善贮尿功能

（1）膀胱扩大+可控性尿流改道术：适用于低膀胱顺应性、膀胱安全容量（充盈期逼尿肌压力小于 3.92 kPa 时的膀胱容量）缩小的患儿。由于间歇性导尿技术的应用及药物和手术疗法的进步，永久性尿流改道在神经性膀胱的患儿目前已较少应用。但为了保护和挽救受损害的上尿路、控制尿路感染和改变药物无法控制的尿动力学危险因素，解决难以克服的尿失禁等，施行永久性的尿流改道和重建仍然是神经性膀胱治疗必要的和最终的手段。

膀胱扩大术包括膀胱自体扩大术（膀胱壁肌层纵形切开术），回肠、回盲肠膀胱扩大术，胃膀胱扩大术及结肠膀胱扩大术。主要机制是扩大膀胱容量，减少逼尿肌无抑制性收缩，降低了膀胱内压力，改善了膀胱顺应性。为便于导尿，还可在膀胱扩大术的同时，利用阑尾或肠管行可控性尿流输出道手术，符合了可控性尿流改道手术的低内压、高容量及可控的要求。

因肠管膀胱扩大术的各种设计中，肠管本身的收缩能力不足导致膀胱不能有效排空，术后需要长期清洁间歇性导尿。同时因有肠黏膜易于引起尿路感染、结石，尿中黏液多，尿路梗阻和水电解质紊乱及酸碱平衡失调，并有黏膜恶变的风险。

（2）增加出口阻力：适用于尿道括约肌功能不全或功能完全丧失的患儿，表现为压力性尿失禁或完全性尿失禁，经药物治疗无效或不能有效地提高尿道阻力维持排尿控制者。如同时有逼尿肌反射亢进、膀胱安全容量小及低顺应性膀胱，则应同时行膀胱扩大术。

此类手术包括：①单纯性膀胱颈悬吊术。②尿道延长、膀胱颈紧缩及膀胱颈悬吊术，如 Young-Dees-Leadbetter 手术。③人工尿道括约肌置入[17]。

2.改善排空功能

旨在增强膀胱逼尿肌的收缩能力，减少膀胱残余尿量，包括电刺激治疗、腹直肌转位术等。但随着操作简便的清洁间歇性导尿越来越被大多数医生和患儿及其家长所接受，复杂而有创伤性的且疗效不确定的手术治疗已逐渐为清洁间歇性导尿取代。

（1）电刺激治疗：是应用一种可以限制电流扩散到电极周围的起搏器植入到膀胱或脊髓圆锥刺激逼尿肌收缩的方法，适用于逼尿肌反射低下或无反射的神经性膀胱的治疗。但应用者较少，有待长期观察。

（2）腹直肌转位术：治疗的主要原理是将腹直肌转位于膀胱侧后方，利用其收缩向前挤压及腹肌牵拉前鞘向后压迫作用来增强排尿能力。同时膀胱位置前移改变了膀胱尿道后角，而有利于排尿。

（四）神经性膀胱的功能再训练

在现代神经性膀胱的治疗中，排尿功能再训练与康复的地位越来越重要了。配合药物治疗，术后利用生物反馈技术进行膀胱功能训练以提高患儿的生活质量，有时亦作为主要的治疗措施[18]。

五、神经性膀胱的长期随访和并发症的处理

神经损害和由此造成的下尿路功能障碍从新生儿到青春期均可以发生或加重，以生长发育迅速的婴幼儿期最明显，其次是青春期。除神经外科随诊内容以外，小儿泌尿外科的随诊非常重要。应每 3 个月测定残余尿量，每年复查超声、静脉尿路造影或肾核素扫描、排尿性膀胱尿道造影和尿动力学检查。

膀胱顺应性低下和出口梗阻可继发膀胱输尿管反流。脊髓发育不良的新生儿约 5%有膀胱输尿管反流，如不进行清洁间歇导尿等适当干预，到 5 岁时膀胱输尿管反流发生率可达 30% ~ 40%。能自主排尿、没有膀胱出口梗阻而且残余尿量正常时，Ⅰ ~ Ⅲ度膀胱输尿管反流，口服预防量抗生素治疗即可。Ⅳ ~ Ⅴ度反流，需清洁间歇性导尿治疗。膀胱不能自行排空的患儿，无论反流程度如何，均需清洁间歇导尿排空膀胱和口服抗生素。逼尿肌张力增高需加服抗胆碱药，以减低膀胱内压。经过上述治疗后，30% ~ 50%反流可以消失。对于严重反流，上述治疗无效或家长经训练仍不能正确进行清洁间歇导尿，可做膀胱造瘘引流。防反流手术指征包括：①恰当的治疗后仍有反复尿路感染。②肾输尿管积水加重。③严重反流并发输尿管口解剖异常，如输尿管开口于憩室内或憩室旁。④持续存在到青春期的反流。⑤施行增加膀胱出口阻力治疗尿失禁的手术同时或之前，需做防反流手术。在清洁间歇导尿等适当治疗的前提下，防反流手术成功率可达 95%[19,20]。

（田军）

参考文献

[1] Bauer S B. Neuropathology of the lower urinary tract// Clinical pediatric urology .Belman A B，King L R，Kramer S A，et al [M].Philadelphia: W.B.Saunders，2002：371-408.

[2] Hayashi Y，Yamataka A，Kaneyama K，et al. Review of 86 patients with myelodysplasia and neurogenic bladder who underwent sigmoidocolocystoplasty and were followed more than 10 years[J].J Urol，2006，176(4 Pt 2)：1806-1809.

[3] Danzer E，Schwarz U，Wehrli S，et al.Retinoic acid induced myelomeningocele in fetal rats: Characterization by histopathological analysis and magnetic resonance imaging[J]. Experimental Neurology，2010(194)：467- 475.

[4] Morrisroe S N，O'Connor R C，Nanigian D K，et al. Vesicostomy revisited: the best treatment for the hostile bladder in myelodysplastic children? [J].BJU Int，2010 ，96(3)：397-400.

[5] Mingin G C，Baskin L S. Surgical management of the neurogenic bladder and bowel[J].Int Braz J Urol，2003，29(1)：53-61.

[6] Nijman R J M.Urodynamic studies of the lower urinary tract[M]// Gearhart J P，Rink R C,Mouriquand P D E.Pediatric urology.Philadelphia: W.B.Saunders，2001：187-197.

[7] Madersbacher H. Neurogenic bladder dysfunction in patients with myelomeningocele[J].Curr Opin Urol，2009，12(6)：469-472.

[8] Danzer E，Kiddoo D A，Redden R A，et al.Structural and functional characterization of bladder smooth muscle in fetal rats with retinoic acid-induced myelomeningocele[J].Am J Physiol Renal Physiol，2009(292)：197-206.

[9] Akbar M，Abel R，Seyler T M，et al.Repeated botulinum—A toxin injections in the treatment of myelodysplastic children and patients with spinal cord injuries with neurogenic bladder dysfunction[J].BJU Int，2007，100(3)：639-645.

[10] Daher P，Zeidan S，Riachy E，et al. Bladder augmentation and/or continent urinary diversion: 10-year experience[J].Eur J Pediatr Surg，2007，17(2)：119-123.

[11] Castellan M，Gosalbez R，Labbie A，et al. Bladder neck sling for treatment of neurogenic incontinence in children with augmentation cystoplasty: long-term followup[J].J Urol，2010，173(6)：2128-2131.
[12] Canon S，Alpert S，Koff S A. Nocturnal bladder emptying for reversing urinary tract deterioration due to neurogenic bladder[J].Curr Urol Rep，2007，8(1)：60-65.
[13] Blok B F，Karsenty G，Corcos J. Urological surveillance and management of patients with neurogenic bladder: Results of a survey among practicing urologists in Canada[J].Can J Urol,2010，13(5)：3239-3243.
[14] Elliott S P，Villar R，Duncan B. Bacteriuria management and urological evaluation of patients with spina bifida and neurogenic bladder: a multicenter survey[J].J Urol，2005，173(1)：217-220.
[15] McGuire E J. Management of the dysfunctional and neurogenic bladder: myths and reality[J]. Curr Urol Rep，2006，7(6)：429-430.
[16] Diokno A，Ingber M.Oxybutynin in detrusor overactivity[J].Urol Clin North Am,2009，33(4)：439-445.
[17] Ku J H.The management of neurogenic bladder and quality of life in spinal cord injury[J].BJU Int，2006，98(4)：739-745.
[18] Ginsberg D A. Management of the neurogenic bladder in the female patient[J].Curr Urol Rep，2008，7(5)：423-428.
[19] Kiddoo D A，Canning D A，Snyder H M Ⅲ，et al. Urethral dilation as treatment for neurogenic bladder[J].J Urol，2006，176(4 Pt 2)：1831-1834.
[20] Tarcan T，Onol F F，Ilker Y，et al. The timing of primary neurosurgical repair significantly affects neurogenic bladder prognosis in children with myelomeningocele[J].J Urol，2006，176(3)：1161-1165.

第六节　小儿排尿异常的研究进展

与尿失禁有关的疾病是儿童生长阶段中最令人厌烦的事。大多数儿童发育成熟时，相应的疾病随之消失，在发现患儿与同龄儿童在排尿上有差别后，经常尿失禁就成为问题了。当发现患儿持续尿湿裤子时，其症状可能已发展成一种特殊的临床综合征。以往对于排尿异常的阐述通常不够系统和全面，这些患儿的下尿路既没有神经性损害，又没有器质性病变。随着对于膀胱尿道生理学认识的深化和尿流动力学等特殊检查方法的应用，一些下尿路功能性疾病逐渐为人们所了解。这类疾病发病原因通常是神经系统成熟的延迟或发育退化，有较高的自愈率和相对良性的发展过程。本节旨在对儿童功能性排尿异常进行分类并给予治疗建议。

一、历史回顾

夜间遗尿在古代医学书籍中就有记载，几百年来在病因和治疗方法上亦有众多阐述。但令人奇怪的是对于白天尿失禁却没得到足够重视。在 20 世纪初，Beer 发表了第一篇有关儿童慢性尿潴留伴白天尿失禁的研究文章。在 20 世纪 70 年代之前，很少有关儿童排尿障碍的研究文章。由于当时儿童尿动力学检查非常繁琐且不易操作，检查结果不易重复，缺乏临床运用价值。直到 1972 年 Hinman 和 Baumann 以及 1977 年 Allen 关于“非神经源性神经性膀胱”的研究发表之后，排尿异常才引起广泛的重视。如今，随着尿动力学检查仪器的完善，为深入研究儿童排尿异常性疾病提供了有力的手段[1]。

二、定义

排尿异常是非神经性疾病，患儿的特殊排尿方式有异于同年龄组正常儿童，并且通常造成一种或一种以上类型的尿失禁。

以前的儿科泌尿外科教材习惯将夜间遗尿与排尿异常当作两种不同的病症来讨论。但是遗尿与排尿异常的症状在相当程度上是相互重叠的，应放在一起加以讨论。临床上常常见到一个夜间遗尿的儿童，白天也可以尿湿裤子或者是白天尿湿裤子的小儿，夜间又有遗尿的现象。两种病症均是不随意尿失禁发生在不适当的场合。对于发病原因的深入理解，有助于制定更为有效的治疗。自从 20 世纪 70 年代以来，各种有关儿童排尿异常的定义和名词使人们对于疾病理解更为混乱。1997 年，国际小儿尿控学会制定出了关于儿童下尿路功能障碍的定义和标准化[2,3]。

三、正常膀胱控制的机制

只有了解了儿童生长发育过程中逐渐成熟的膀胱控制，才能更好地理解异常的膀胱排空。1995 年以前，普遍认为婴儿排尿是一种脊髓反射，和大脑无关。当膀胱达到某一张力阈时，这种原始的脊髓排尿反射就会发生。传入信号到达脊髓，使控制膀胱和尿道的副交感神经传出纤维兴奋，并且抑制了交感和阴部储尿反射通路，使逼尿肌收缩和尿道外括约肌松弛。Goellner 观察到 1 岁以内的正常婴儿 1 d 排尿达 20 次。同样，Holmdahl 也发现婴儿在 1 岁以内平均 1 h 就排尿一次的现象。

目前对膀胱控制的认识为：①婴幼儿在排尿时大脑是会感觉到的。随婴儿发育，脊髓排尿反射逐渐被脑干排尿中枢抑制或调节。②婴幼儿睡眠中很少排尿。③早产儿的逼尿肌与括约肌间协调性成熟较慢。④膀胱输尿管反流的患儿有相当比例存在逼尿肌括约肌的不协调，因此抗反流手术宜等到 2 ~ 3 岁后再进行。而早一点开始做如厕训练，可以帮助改变逼尿肌与括约肌间的不协调，进而来改善膀胱输尿管反流[4,5]。

随着婴儿生长发育，膀胱容量和排尿量增加，排尿次数减少。大约 2 岁时，虽然排尿还未完全控制，但膀胱胀满的意识已经形成，可出现“生理性”急迫性尿失禁。在 2 ~ 4 岁期间，膀胱胀满的随意控制形成。4 岁之后，大多数儿童获得了如成人的排尿方式。Brazelton 对 1 170 个儿童的调查发现，26%的父母说孩子是在生后 24 个月时白天不再尿失禁，而到 27 个月时这一比例达到 52.5%，30 个月时为 85.3%，到了 3 岁时 98%的儿童白天不再尿湿裤子。

当然获得膀胱的控制时间个体是会有差异的。但总的来说，获得排便和排尿控制的先后顺序是：①夜间排便的控制。②白天排便的控制。③白天排尿的控制。④夜间排尿的控制[6]。

四、排尿异常的分类

排尿异常可以根据疾病对上尿路的影响进行分类，以下 12 种类型各自有其特点。

轻度功能异常性疾病：白天尿频综合征、大笑尿失禁、压力性尿失禁、排尿后滴沥和夜间遗尿。

中度功能异常性疾病：懒惰膀胱综合征、膀胱过度活动症和排尿异常综合征。

重度功能异常性疾病：Hinman 综合征、Ochoa 综合征、婴儿暂时性尿动力学异常和逼尿肌肌源性衰竭。

中度和重度疾病均足以引起上尿路损害。膀胱出口功能性梗阻可以引起膀胱输尿管反流或继发的输尿管膀胱连接部梗阻，这在 Hinman 综合征和 Ochoa 综合征、婴儿暂时性尿动力学异常以及某些尿道外括约肌松弛障碍性疾病中似乎是很常见的。前六种疾病很少引起上尿路改变，但它们产生的症状影响了患儿自我和社会形象的健康发展，是引起患儿及家长焦虑的主要原因[6-10]。

五、诊断

排尿异常常见的表现是无解剖和神经性畸形的尿失禁。尿失禁可以发生在白天或夜间，也可同时发生，可以伴/不伴有大便潴留或便秘。医生在尽可能轻松的环境中询问患儿和家长，常常可以获得有价值的信息。尽管许多排尿异常性疾病临床表现有相互重叠的地方，但每一种疾病具有的典型特征足以使其与其他疾病区分开。对患儿与家长进行指导，要有足够的耐心让患儿家长了解孩子产生症状的原因和明白自己在治疗过程中所起的作用，对于治疗的效果很重要。

（一）轻度功能异常性疾病

1.白天尿频综合征

本症的特点是患儿突然出现白天尿急，20 ~ 30min 就排尿一次，无烧灼感、排尿困难或尿失禁。常见于 3 ~ 8 岁的儿童。通常无夜尿或遗尿，无尿路感染。本症的上尿路和膀胱影像学检查无显著改变，尿动力学检查正常。因此除了尿常规化验，可不必行其他侵入性和昂贵的检查。似乎在每年春季和秋季尿频发作频率有增高的趋势，但原因不明，有时患儿的尿频发生可与某一行为或心理因素有联系。抗胆碱能药物治疗一般无效，尿频症状时常会突然消失。即使不治疗，症状将持续 2 天到 16 个月(平均 2.5 个月)自动消失。心理安慰是治疗的主要手段。本症复发率很低，约为 3%[11]。

2.大笑尿失禁

本症是膀胱逼尿肌出现大量无抑制收缩并导致排尿，进而造成急迫性尿失禁。常见于青春期女孩，尿失禁的发生大多由大笑引起，但有时用力时也可产生。诊断主要依靠病史。尿常规化验正常，上尿路无改变，尿动力学检查可显示膀胱无抑制收缩。尽管症状有时可持续至成年，但本症绝大多数可自愈。患儿因令人尴尬的尿失禁产生自卑，不愿与人交往。治疗包括抗胆碱能药物，有时还可加用拟交感药。Reinberg 对有大笑尿失禁的患儿使用哌甲酯 (Ritalin) 治疗取得满意疗效。另一治疗措施是在患儿出现大笑尿失禁时，采用无损伤、无痛的低压电流刺激其手背从而抑制排尿反射的发生。5 例患儿采用电刺激治疗 1 年，尿失禁发生频率平均减少 89%[12-14]。

3.压力性尿失禁

最常见于成年女性，儿童很少见，处于青春发育期的女孩可见到，而且这些女孩通常是运动员。一项对 159 名平均年龄 19.9 岁的大学女运动员的调查显示，在运动中压力性尿失禁的发生率为 28%，40%的女孩在高中当跳跃或奔跑时就出现尿失禁，17%失禁症状可追溯到初中时代。发生尿失禁比例前三位的运动是体操 67%，篮球 66%和网球 50%。研究人员发现尿失禁与足弓柔韧性减低关系密切，足弓柔韧性减低使作用在足底的冲击力传导致盆底的力量发生了改变。

影像学和尿动力学检查显示上尿路和膀胱无异常。在运动时采用便携式尿动力学检查可发现尿道括约肌功能不全的发生率较高。尿失禁程度很轻时，可通过在运动前排空膀胱的办法控制失禁的发生，有时还须加用拟交感药物治疗[15]。

4.排尿后滴沥（阴道排尿）

患儿因尿湿裤子就诊，但症状只发生在女孩排尿后。患儿排尿后站起时，返入阴道内的尿液流出。这种尿返流入阴道的现象在排尿性膀胱尿道造影时也经常见到。患儿常有镜下血尿或白细胞尿，可以引起外阴烧灼感、瘙痒和脱皮等。常见于年龄很小或很胖的女孩，前者是因为患儿瘦小，排尿时团缩在厕所的马桶上，双脚无支撑，这种体位易使尿液倒流入阴道内。本症可被误诊为真菌性阴道炎导致药物治疗无效。让家长理解小儿排尿时正确的体位，对于监督指导孩子应如何排尿是最好的解决办法。

肥胖的女孩尿液倒流入阴道是另一种原因，可能是由于绷紧的外裤或内裤限制了大腿的展开，尿线出尿道口后呈水平状外流。因此，排尿时指导她们将裤子褪得低些，让大腿尽量外展，这种姿势可使尿线垂直排出[16,17]。

5.夜间遗尿（尿床）

遗尿是指在不适当的时间或社会不接受的场合出现的非自主的排尿现象。一般来说，遗尿通常是指夜间遗尿。遗尿症是儿童常见的泌尿系统疾病，是尿失禁的一种特殊类型。现在已逐渐了解遗尿的原因可归为三大类：大脑觉醒中枢迟钝，夜间多尿以及夜间膀胱容积较小。

（1）大脑觉醒中枢迟钝：在夜间膀胱涨尿时，感觉神经信号传至脊髓再上至大脑，大脑若“感觉”到尿意，就会唤醒睡着的儿童起床排尿。若大脑感觉不到尿意，脊髓的反射中枢自行决定排尿反射，则成为夜间遗尿。

（2）夜间多尿：膀胱涨尿的原因也可能是夜间尿液产生过多所致。研究指出尿床儿童的抗利尿激素(AVP)在沉睡时没有显著上升，而造成夜间多尿症。

（3）膀胱功能性容积（functional bladder capacity，FBC）较小：有一些儿童白天的 FBC 正常，但夜间 FBC 却变小。对夜间连续膀胱压力监测可以发现到膀胱容积变小，或逼尿肌不稳定收缩增加的现象。至于白天与夜间 FBC 皆小时，则会出现较为显著的尿频、尿急，甚至有尿流率减低等现象。

多数患儿临床表现为单纯性夜间遗尿，从偶有夜晚尿床到一周数次甚至每晚都尿床不等。少数患儿表现为白天或日夜均遗尿，白天尿频、湿裤、尿急和（或）夜间尿床，可伴有行为异常和污粪。遗尿症有很高的自愈率，特别是单纯夜间遗尿者。B超、IVP(排泄性尿路造影)、VCUG(排尿膀胱尿道造影片)检查泌尿系统无异常发现（但很少有必要做此类检查）。尿流动力学检查部分患儿可有逼尿肌不稳定收缩。尿液分析浓缩能力正常，尿内无菌（伴尿路感染者除外）[18,19]。

（二）中度功能异常性疾病

1.懒惰膀胱综合征

懒惰膀胱综合征（大容量低张膀胱、逼尿肌反射低下）由Deluca于1962年首先报告，表现是患儿间隔8～12 h才想排尿，并在两次排尿之间出现尿失禁。患儿常常在清晨起床时不排尿，仅是在上午或更晚些时候才排尿。常伴有尿路感染和便秘。患儿用力排尿，但尿线细且无力，不能排空膀胱。上尿路有时扩张，膀胱大且壁光滑。尿动力学显示膀胱容积大且张力低，残余尿量多，无流出道梗阻。便秘的治疗对于大多数排尿异常来说都很重要。在治疗排尿障碍之前，先口服几天缓泻剂聚乙二醇(polyethylene glycol，Mizalax)或磷酸钠(Fleet)排空远端结肠坚硬的大便，再给予大便软化剂和30g纤维食物治疗顽固性便秘。训练膀胱排空，一次排尿要尽量多尿几次。清洁间歇性导尿是下一步治疗手段，从每6 h导尿一次开始，几个月后患儿通常可恢复自主排尿且无尿失禁。此时，通过排尿后导尿测量膀胱残余尿量，膀胱残余尿量应该逐渐减少。最近发现α 1-肾上腺受体阻滞剂在治疗包括懒惰膀胱综合征在内的膀胱排空障碍性疾病方面，取得了令人鼓舞的疗效[11-13]。

2.膀胱过度活动症

膀胱过度活动症（不稳定膀胱、尿急综合征、高活动性膀胱、持续性婴儿膀胱和高张性逼尿肌），作为小儿排尿异常最常见的原因之一，多见于5～7岁的儿童。Ruarte和Quesada发现，383名年龄在3～14岁的儿童尿失禁中，本症占57.4%，其中男童占38.9%，女童占60.1%。儿童膀胱过度活动症是由于在膀胱获得成熟的过程中，大脑皮层对于逼尿肌无抑制收缩的抑制作用发育延迟造成的。大脑皮层对于皮层下中枢的控制正常建立在3～5岁，进而协调骶髓排尿中枢达到随意控制排尿。

临床症状包括尿急、急迫性尿失禁以及夜间遗尿，并常伴有便秘。无抑制或过度活动的逼尿肌收缩发生在膀胱灌注的早期，患儿需通过增强盆底反应以对抗可能的排尿，表现为文森特体位（Vincent curtsey）：病儿蹲坐位，屈膝用一足跟抵住会阴部以阻止漏尿，或交叉双腿夹住会阴部以抑制尿失禁的发生。这种对外尿道被动的压迫可以暂时使逼尿肌松弛，从而缓解逼尿肌的无抑制性收缩。另外，由于逼尿肌高张状态，还造成患儿功能性膀胱容量减小。盆底肌肉为对抗尿失禁的发生而长期频繁收缩可导致便秘的发生。小儿如出现逼尿肌尿道括约肌协同失调，即当逼尿肌出现无抑制收缩时，尿道括约肌同时也收缩，造成膀胱内压力增高。异常的排尿动力学改变引起反复泌尿系感染和膀胱输尿管反流。膀胱过度活动症的小儿，33%～50%会出现膀胱输尿管反流和明显的上尿路扩张。

治疗包括行为治疗、电刺激治疗和药物治疗。目前，通过电脑游戏进行盆底肌肉生物反馈训练膀胱功能，可以使患儿提高治疗的积极性和合作性，从而获得满意效果。在骶3平面和耻骨前，经皮肤表面电刺激治疗逼尿肌过度活动的有效性亦有满意报告。药物治疗：长期以来临床上使用普鲁本辛及其他抗胆碱能类药物治疗膀胱过度活动症，作用机制是部分性阻断了副交感传出纤维对逼尿肌的神经支配作用，并可扩大膀胱功能性容积，其他抗胆碱能药物有奥西布宁（oxybutynin，Ditropan）和托特罗定（tolterodine，Detrol）等[8-13]。

3.排尿异常综合征

本综合征包括了肠道和（或）膀胱功能性异常性疾病，如不稳定性膀胱、便秘和懒惰性膀胱。排尿异常对于上尿路的影响不应忽视。一组143例膀胱输尿管反流的小儿中，并发膀胱和肠道功能障碍的有66例（43%），其中排尿异常的小儿82%有泌尿系感染，需要行输尿管再植手术，而排尿正常的小儿仅18%需做抗反流手术。而且反流矫正后，排尿异常的患儿发生尿路感染的机会是排尿正常小儿的4倍。输尿管再植手术失败的病例也仅发生于排尿异常和膀胱高压的小儿。反复尿路感染即使无输尿管反流，还要注意有无排尿异常存在。

（三）重度功能异常性疾病

1.Hinman 综合征

1972 年 Hinman 和 Baumann 观察到，两个年龄分别为 8 岁和 10 岁的男童临床表现为排尿异常伴有上尿路损害，均有心理障碍，但无尿路解剖性梗阻和神经缺陷。为强调无神经病变，将该病称为“非神经性神经性膀胱”。1986 年改为 Hinman 综合征。

（1）病因：Hinman 认为该病“是功能性疾病并且是具有某些特定人格类型的儿童在一个令人不快的家庭环境中发展而来的一种不良习惯，本症是可逆性的。”CT 和 MRI 检查无神经损害依据。表现为无抑制的逼尿肌反射和过度代偿的尿道外括约肌/盆底肌收缩，即患儿必须尽力收缩尿道外括约肌和盆底肌肉以避免尿湿裤子。尽管起先这种努力有效，但最终还是因膀胱高压导致尿失禁、间断尿流、大量残余尿、尿路感染和尿路结构改变。与排尿异常有关的情感因素包括紧张、害怕、压抑、恐惧、与如厕训练有关的创伤（如担心掉下便池等）、来自父母过度的压力以及性虐待等[20]。

（2）诊断：大多数患儿表现为与慢性尿潴留有关的尿失禁。Hinman 综合征的典型特征：①常见于儿童期和青春期男童，但女孩亦不少见。②白天和夜间尿失禁，伴有大便潴留和污粪。③尿路感染。④影像学检查可见膀胱成小梁改变，膀胱输尿管连接部梗阻或反流，上尿路扩张和肾功能损害，可有高血压。⑤无神经系统损害和膀胱出口梗阻。⑥外科手术治疗效果差。⑦可能存在心理障碍，但心理障碍不是诊断的必要条件。⑧膀胱功能训练和药物治疗可以改善病情。

肾脏和膀胱超声检查可见不同程度的单侧或双侧肾积水，可伴有或无输尿管扩张、膀胱壁增厚。肾核素扫描可发现和监测肾瘢痕的发生。膀胱尿道摄影显示膀胱成小梁改变或膀胱扩大、排空障碍，男孩尿道外括约肌过度活动可致后尿道扩张。尿动力学检查视疾病持续的时间以及严重程度可有各种表现，尿流率检查常见间断尿流、低尿流率和排尿时间延长。膀胱测压取决疾病的程度，从早期膀胱无抑制收缩到晚期的逼尿肌肌源性衰竭、无张力膀胱等。起初，逼尿肌尿道括约肌协同失调导致逼尿肌反射亢进，随时间发展逼尿肌失代偿，可出现许多膀胱功能性异常的表现。有些逼尿肌低张或无张力，而尿道括约肌可以有/无过度活动。Griffiths 和 Scholtmeijer 对 143 例儿童的逼尿肌括约肌协同失调的研究发现膀胱和尿道的活动有许多形式，并强调持续尿道括约肌过度活动的小儿更易并发上尿路损害。MRI 无神经损害的表现。疾病早期心理问题可能不明显。病史采集要着重询问患儿家庭的社会心理和经济状况。父母失业、酗酒、离异、性虐待以及过分保护都会对患儿的心理造成不良影响。但与此相反，有些患儿可以表现得很快乐，似乎是希望利用生病来获得大人们的重视。

（3）治疗：治疗强调多种形式和因人而异，目的是恢复平衡排尿和避免上尿路损害。有些患儿心理因素对于发病和治疗的影响很大，而有些则不太明显。Hinman 认为本症是心理因素引起，因此强调心理暗示和催眠术对治疗的重要性。Allen 则强调膀胱重新功能训练，可用或不用清洁间歇性导尿，同时对于那些有显著心理障碍或症状持续到青春期的患儿借助心理治疗。另外，生物反馈疗法目前也取得了良好的疗效。药物治疗依据尿动力学检查结果，包括单独或联合使用抗胆碱能药物和 α-肾上腺受体阻滞剂。最近，临床采用注射肉毒杆菌毒素 A（botulinum-A toxin）的办法试图造成横纹肌麻痹治疗尿道括约肌过度活动。毒素选择性与细胞表面的特异性受体结合，从而抑制了神经肌肉连接处乙酰胆碱的突触前释放，且不引起周围神经损害。该方法早已广泛运用于眼科病人眼肌阵挛和斜视的治疗以及脊髓损伤引起的逼尿肌括约肌协同失调。同时，治疗方案还应强调因人而异的原则。对于某些敏感的患儿，不能耐受清洁间歇性导尿而导致肾功能进一步恶化，而心理治疗也会延误针对尿路的特殊治疗。因此保证患儿得到全面的、合理的治疗至关重要。密切随访、适时评估治疗效果。当发现上尿路持续恶化时，将依据患儿年龄、身体状况行暂时性尿流改道[18-21]。

2.Ochoa（泌尿面部）综合征

1979 年由 Ochoa 首先描述了一组症状类似 Hinman 综合征的排尿异常性疾病。该症为常染色体隐性遗传疾病，发病率很低，至今只有 200 余例报道。临床症状类似 Hinman 综合征的表现，其典型特征是在患儿试图微笑时，面部开始扭曲变为愁眉苦脸，很像哭泣似的表情，因此在患儿很小时（一般在 2 岁左右）就可引起家长注意并就诊。膀胱功能训练是主要治疗措施，并结合抗胆碱能药物和抗菌剂的使用，使用α 1-肾上腺受体阻滞剂可缓解尿道外括约肌痉挛。有些病例需要清洁间歇性导尿或暂时性膀胱造口。如 Hinman 综合征一样，便秘的治疗也不应忽视[22]。

3.婴儿暂时性尿动力学异常

1992 年 Sillén 等发现存在重度输尿管反流的婴儿常伴有非常高的排尿压力。并且膀胱容量小、逼尿肌反射亢进的婴儿重度膀胱输尿管反流的自愈率很高（Ⅴ级反流自愈率为 27%，Ⅲ～Ⅳ级为 40%）。无神经性损害和下尿路解剖性梗阻。研究发现人类尿道外括约肌在妊娠 20～21 周时是由未分化横纹肌形成的环形结构。后来随着分化开始，外括约肌变为成人的马蹄形或Ω形结构。因此在婴儿期膀胱内暂时性高压可能就与外括约肌的环形结构有关。临床观察到膀胱内压力逐渐转变为正常、输尿管反流减轻或自愈，恰好与尿道外括约肌由环形转变为裂隙状和Ω形的时间相吻合，由此推论出尿道外括约肌由环形向裂隙状和Ω形的转变减低了尿流阻力和膀胱内压力。Chandra 等对尿路感染和/或膀胱输尿管反流的 15 例婴儿随访发现，尿动力学检查 14 例逼尿肌反射亢进消失，排尿压力减低。故将这样一组因异常排尿引起的婴儿期暂时性尿路感染和输尿管反流，但又有很高自愈可能的疾病称为婴儿暂时性尿动力学异常。Yeung 等对 42 例存在Ⅲ～Ⅴ级原发输尿管反流的婴儿与正常婴儿比较后发现，24 例（57%）有尿动力学结果异常，包括不稳定性膀胱伴小的排尿量、逼尿肌括约肌协同失调、膀胱出口功能性梗阻以及逼尿肌收缩力减低等[23]。

4.逼尿肌肌源性衰竭

逼尿肌肌源性衰竭发生在膀胱失代偿的终末期。经常见于神经性膀胱，还可见于在婴儿期就开始治疗的后尿道瓣膜，经过长时间逼尿肌状态在青春期时出现肌源性衰竭。在非神经性排尿异常性疾病中多见于 Hinman 综合征和 Ochoa 综合征。部分患儿已能获得平衡排尿，但有较多残余尿，易发生尿路感染。在逼尿肌失代偿之前因反射亢进造成的肾积水通常不再变化。治疗是清洁间歇性导尿或给予α 1-肾上腺受体阻滞剂[24]。

六、尿床的治疗

目前并无药物可以明显改善大脑的觉醒中枢，多数医生也不愿意投药改变大脑的功能。夜间多尿症的治疗比较简单，用抗利尿激素即可，而功能性膀胱容量减小则需要进一步的尿动力学检查，才能对症下药。

1.抗利尿激素

抗利尿激素(desmopressin, DDAVP, minirin)为原发性单一尿床者的首选药物，配合夜间限水 80%～90%的症状可以改善。通常从睡前给予 0.2 mg 开始，然后依照情况可增加至 0.4～0.6 mg。作用时间持续 8～12 h，不会影响白天排尿。通常必须治疗 3 个月后再评估，若是效果不错，则继续使用或逐渐停药。若是效果不佳，则必须考虑增加剂量或是联合使用其他药物或方式来治疗。主要不良反应是轻微的头痛、恶心或腹部疼痛。而治疗时若没有水分的限制，可能会导致水分留在身体内，而产生体重的增加、低钠血症，严重甚至会产生痉挛现象。因此在睡前 2 h 严格限制水分的摄取 。

2.丙米嗪

丙米嗪（imipramine）自从 1960 年代就用于改善尿床。一般认为 imipramine 具有抗胆碱作用，可以减少膀胱的不稳定收缩，进而增加膀胱的容量。也有研究指出 imipramine 可以改善睡眠相关机能或是减少尿液的产生，因而减少夜间遗尿。Imipramine 通常于睡前 1 h 口服，原则上每天最大剂量是每千克体重不超过 1.5mg。6～8 岁使用 25 mg，9～12 岁使用 50mg，大于 12 岁则使用 75mg。Imipramine 可能的不良反应包括焦虑、失眠、口干、便秘、行为改变和心毒性等。

3.抗胆碱能药物

抗胆碱能药物（oxybutynin，tolterodine）可以降低逼尿肌的活性，减少膀胱的不自主收缩，增加膀胱的容量。因此有尿频、尿急者适合使用这类药物 。目前这类药物最常使用的是 oxybutynin，1.25 ~ 2.5mg，每天两次使用。Oxybutynin 可能会引起口干、便秘、头晕和视力模糊等不良反应。由于口干会让患儿不舒服进而喝更多的水，而便秘会让膀胱不自主收缩的机会增加，这两者可能会令排尿控制更加困难。新药 tolterodine 在小儿的效果与 oxybutynin 相当，而不良反应较少。Tolterodine 一般使用剂量为 2 mg，每天早晚各一次口服。

闹铃行为疗法在欧美有相当的疗效，此法对尿床的治愈率很高。此外，心理治疗、膀胱训练及条件反射疗法亦有效[11-14]。

（田军）

参考文献

[1] Homsy Y L，Austin P F.Dysfunctional voiding disorders and nocturnal enuresis[M]//Belman A B，King L R,Kramer S A,et al.Clinical pediatric urology. Philadelphia:Saunders W B，2002：409-424.

[2] Djurhuus J C, Ritlig S. Current trends，diagnosis and treatment of enuresis[J].Eur Urol ，1998，33(S 3)：30-33.

[3] Fan Y, Lin A, Wu H, et al.Psychological profile of female patients with dysfunctional voiding[J].Urology, 2008, 71: 625-629.

[4] Glassberg K I，Combs A J，Horowitz M.Nonneurogenic voiding disorders in children and adolescents: Clinical and videourodynamic findings in 4 specific conditions[J].J Urol，2010，184：2123-2127.

[5] Chase J，Austin P，Hoebeke P，et al.International children's continence society[J]//The management of dysfunctional voiding in children: A report from the standardisation committee of the international children's continence society.J Urol, 2010, 183: 1296-1302.

[6] Yeung C K，Sihoe J D，Bour S B.Voiding dysfunction in children: Non-neurogenic and neurogenic[M]//Campbell-Walsh Urology. Philadelphia: WB Saunders，2007：3604-3655.

[7] Yucel S，Ates M，Erdogru T，et al. Dysfunctional elimination syndrome in three generations of one family: Might it be hereditary? [J].Urology，2004，64：1231.e15-17.

[8] Bael A，Lax H，de Jong T P，et al.European bladder dysfunction study (European union BMH1-CT94-1006). The relevance of urodynamic studies for urge syndrome and dysfunctional voiding: A multicenter controlled trial in children[J].J Urol，2008，180：1486-1493.

[9] Fitzgerald M P，Thom D H，Wassel-Fyr C，et al.Childhood urinary symptoms predict adult overactive bladder symptoms[J].J Urol，2006，175：989-993.

[10] Fowler C J，Christmas T J，Chapple C R，et al.Abnormal electromyographic activity of the urethral sphincter，voiding dysfunction，and polycystic ovaries: A new syndrome? [J].Br Med J，1988，297：1436-1438.

[11] Akbal C，Genc Y，Burgu B，et al. Dysfunctional voiding and incontinence scoring system: Quantitative evaluation of incontinence symptoms in pediatric population[J].J Urol，2005，173：969-973.

[12] Afshar K，Mirbagheri A，Scott H，et al. Development of a symptom score for dysfunctional elimination syndrome[J].J Urol，2009，182(Suppl 4)：939-943.

[13] Nevéus T，von Gontard A，et al. The standardization of terminology of lower urinary tract function in children and adolescents: Report from the Standardisation Committee of the International Children's Continence Society[J].J Urol，2006，176：314-324.

[14] Kibar Y，Demir E，Irkilata C，et al. Effect of biofeedback treatment on spinning top urethra in children with voiding dysfunction[J].Urology，2007，70：781-784.

[15] Kibar Y，Ors O，Demir E，et al. Results of biofeedback treatment on reflux resolution rates in children with dysfunctional voiding and vesicoureteral reflux[J]. Urology，2007，70：563-566.

[16] Kutlu O, Koksal I T, Guntekin E, et al.Role of spinning top urethra in dysfunctional voiding[J].Scand J Urol Nephrol, 2010, 44：32-37.

[17] Allen H A，Austin J C，Boyt M A，et al. Evaluation of constipation by abdominal radiographs correlated with treatment

outcome in children with dysfunctional elimination[J]. Urology，2007，69：966-969.
[18] Kibar Y，Piskin M，Irkilata H C，et al.Management of abnormal postvoid residual urine in children with dysfunctional voiding[J].Urology，2010，75：1472-1475.
[19] Kaye J D，Palmer L S.Animated biofeedback yields more rapid results than nonanimated biofeedback in the treatment of dysfunctional voiding in girls[J].J Urol，2008，180：300-305.
[20] Thom M，Campigotto M，Vemulakonda V，et al.Management of lower urinary tract dysfunction：A stepwise approach[J].J Pediatr Urol，2011.
[21] Killinger K A，Kangas J R，Wolfert C，et al. Secondary changes in bowel function after successful treatment of voiding symptoms with neuromodulation[J]. Neurourol Urodyn，2011，30：133-137.
[22] Khoury A，Bagli D J.Reflux and megaureter. Philadelphia: WB Saunders[J].Campbell-Walsh Urology，2007，4：3423-3481.
[23] Tilanus M，Klijn A，Dik P，et al.Urodynamic findings and functional or anatomical obstructions in children who developed bladder diverticula after reimplantation of the ureter[J].Neurourol Urodyn，2009，28：241-245.
[24] Kaufman M R，DeMarco R T，Pope J C Ⅳ，et al. High yield of urodynamics performed for refractory nonneurogenic dysfunctional voiding in the pediatric population[J].J Urol，2006，176：1835-1837.

第七节　先天性巨结肠的手术进展

先天性巨结肠是常见的胃肠道先天性疾病，其发病率约为 1/5 000。早期表现为新生儿肠梗阻，晚期为慢性便秘。生后胎便排出延迟，伴有腹胀和呕吐，应怀疑此病[1,2]。

Harald Hirschsprung 是哥本哈根路易斯女王儿童医院的一名高级儿科医生，他发现两名儿童结肠扩张明显，死于严重的小肠结肠炎和感染性休克，于 1886 年首次报道了该病，故后人也用他的名字来命名本病[3,4]。先天性巨结肠病因不清，直至 20 世纪 40 年代晚期，Swenson 认识到先天性巨结肠的病因是远端结肠无神经节细胞导致的功能性梗阻，从而建议切除此区域，而不再关注于近端扩张的结肠，并第一次进行了先天性巨结肠纠正手术[3,5]。先天性巨结肠的治疗才真正走上了正轨。

一、先天性巨结肠手术方式的演变

20 世纪 40 年代，对先天性巨结肠认识不足，无法早期诊断，明确诊断时患儿常表现为严重的营养不良或小肠结肠炎，需进行二期或三期手术[2,6]。一般手术分期为：第一期，活检确定无神经节细胞的范围后行肠造瘘；第二期，3 个月或 1 年后，切除无神经节细胞的肠管、结肠肛门吻合，同时关闭造瘘口，亦可延迟到或三期手术关闭[3]。当时的根治手术主要有三种:Swenson,Duhamel,Soave，这三种术式均需经腹、肛门联合手术。1948 年，Swenson 在腹腔内游离结肠和直肠，切除巨结肠后残端缝合，将远端结肠和直肠从肛门翻转拖出，再将近端结肠从直肠前壁切口拖出，于肛门外吻合结肠、直肠[5]。Swenson 手术技术要求非常高，可能损失邻近的神经血管组织，应用不广泛。1956 年，Duhamel 首次描述了他的先天性巨结肠的手术方法，直肠后切除，保留部分无神经节细胞的直肠前壁与有神经节细胞的近端结肠进行吻合。1964 年，Soave 提出了直肠内的手术方式，这个手术要剥除直肠的黏膜和黏膜下层，从无神经节细胞的肌鞘中拖出正常的有神经节细胞的肠管[7]。随后，出现了很多改良术式，但没有一个术式能得到完全的功能恢复。Marty 等[8]报道 32%的患儿仍有便失禁，其中 12.6%有严重的症状（比较 Soave: 21%,Duahmel: 67%）。

20 世纪 80 年代，基于对先天性巨结肠的不断认识和诊断，使一些外科医生在一部分婴儿开始实行一期根治拖出术[6]。另外，随着新生儿护理、麻醉和重症监护的进步，使小儿外科医生可以安全的一期手术来治疗先天性巨结肠[3]。现在许多小儿外科医生倾向于一期手术，其预后优于分期手术[2]。2009 年，Keckler 等[9]做了一份调查，调查 719 名外科医生，收到 270 人回复，其中 85.6%的外科医生选择一期根治手术治疗先天性巨结肠。一期手术安全、花费低，并且避免了肠造瘘，尤其是肠造瘘的并发症，例如造瘘口黏膜脱垂、造瘘口狭窄、伤口感染[10,11]。但是肠造瘘在一些特殊情况下仍然是需要的，例如伴有危及生命的其他畸形、严重的小肠结肠炎、近端肠管严重扩张、慢性小肠梗阻急性发作保守治疗无效时、患儿一般情况差难以耐受大手术的打击等，这些情况也被视为一期根治手术的禁忌证[3,6]。

1964 年，Soave 首先提出了直肠内的手术方式[7]。这种手术保留了无神经节细胞的肌鞘，重要的感觉神经纤维和内括约肌的完整性得以保存，长期预后好。但这种术式需由腹部切口完成腹部操作，不符合微创的理念。微创技术的应用是小儿外科疾病的治疗趋势，已用于儿科手术的许多方面[12]。经肛门直肠内拖出术和腹腔镜协助是先天性巨结肠微创理念的最新发展。Keckler 等[9]做了一份调查，发现微创手术达到了 80%，其中腹腔镜协助 42.3%，仅经肛门手术 37.7%。

1998 年，De la Torre-Mondragon 和 Ortega-Salgado 提出经肛门直肠内拖出术治疗先天性巨结肠[2]。这种术式是先天性巨结肠治疗的主要进展，得到小儿外科医生的广泛应用[13]。这种术式在全世界许多外科中心，迅速取代了传统的手术[6]。这种术式不需开腹或腹腔镜辅助，只通过肛门手术。因仅在肛门操作，腹腔内污染和粘连的风险小，不损伤盆腔结构，并且外观好看[14]。但是，经肛门游离直肠和结肠可能影响肛门括约肌，从而影响肛门长期功能，尤其是导致污粪、便秘和失禁[15]。El-Sawaf 等[14]发现经腹拖出术后的排便控制要优于经肛门直肠内拖出术，但经肛门直肠内拖出术后的排便形式和小肠结肠炎发生率优于经腹拖出术。但 Kim 等[16]进行了多中心研究发现，经肛门直肠内拖出术并发症少，小肠结肠炎发作次数少。与以前的研究相比，经肛门直肠内拖出术并没有较高的大便失禁率。

二、预后

经肛门直肠内拖出术的预后不同，与手术技术有密切的关系。手术成功的关键有几点：①确定手术切口。手术自齿状线上的黏膜切口开始，齿状线上的距离取决于医生，并应视患儿的大小而定，但是切口必须在齿状线上足够高，以保证不损伤移行上皮，以免感觉丢失，导致患儿长期失禁。②保留肌鞘的长度。肌鞘的长度也是影响手术的重要因素，短肌鞘可以降低直肠狭窄和小肠结肠炎的发生率[13,17]。。肌鞘 10 ~ 15cm 与肌鞘小于 2cm 比，肌鞘短，住院时间明显减少，且较少患儿需要术后扩肛[9]。③使用缝线牵引肛门而不使用牵引器，以免损失内括约肌[6]。④切除肠管时需紧贴肠壁，以避免损伤邻近的结构[17]。

不是所有的患儿均可通过经肛门直肠内拖出术完成，术前需确定患儿是否适合经肛门直肠内拖出术。Pratap 等[13]认为小肠结肠炎影响手术，如患儿有小肠结肠炎，应给与抗生素和洗肠治疗，好转后再行手术。我们认为：大年龄组患儿、长段型或全结肠型巨结肠不适合单纯经肛门手术，大年龄组患儿肠管粗、系膜增厚，单纯经肛门拖出手术困难，风险高。长段型巨结肠患儿，游离切除结肠多，剩余结肠短，单纯经肛门拖下易压迫肠系膜血管，大多需结肠翻转后拖下，即升结肠转位拖出吻合术，因此需经腹手术。全结肠型巨结肠游离切除肠管多，切除范围确定困难，单纯经肛门风险大，建议经腹手术。Vu 等[18]认为，术前行钡灌肠检查，如果移行区位于直肠和乙状结肠之间，那么可以仅通过肛门手术。

总之，大多数先天性巨结肠在新生儿期可获得诊断[19]。新生儿期行一期经肛门直肠内拖出术被认为更有益，因为无神经节细胞肠管以上的结肠扩张轻、小肠结肠炎发生少、结肠系膜少，切除肠管容易，手术时间和术中失血明显少于大年龄组。新生儿经肛门直肠内拖出术的禁忌证：新生儿有小肠结肠炎、全结肠型巨结肠或伴有影响长期预后的疾病，例如先天性心脏病等[19]。

经肛门直肠内拖出术仅适合部分先天性巨结肠，不能满足所有先天性巨结肠患儿微创的需求，而腹腔镜此时应运而生。

三、腹腔镜在先天性巨结肠的应用

腹腔镜已经从术中活检进展到完成整个腹部和盆腔的操作[20]。腹腔镜活检提供了微创的方式来确定无神经节细胞的范围，新生儿无神经节细胞有时延伸至脾曲或全结肠无神经节细胞，而术前未明确诊断时，此时更有优势[3]。1994 年，Smith 等首次描述了腹腔镜 Duhamel 拖出术。自此，不同的腹腔镜技术开始广泛应用。其中，Georgeson 提出的技术应用最广泛[17]。1995 年，Georgeson 等首次在腹腔镜辅助下行直肠内结肠拖出术，手术后的12例儿童预后疗效良好[21]。腹腔镜手术相对于传统腹部手术有重要的优势：①手术视野清晰，清晰地显示盆腔结构，减少对其他盆腔结构的损伤。②能在组织学上确定移行区，清晰地确定切除范围。③保持腹腔内结肠的完整性，避免细菌污染腹腔。④确保拖出吻合时结肠系膜无张力以及肠管无扭转、避免肠系膜撕裂和出血。⑤腹腔镜肠管功能损伤小，术后肠蠕动早期恢复、术后疼痛轻，能早期进食，住院时间短。⑥腹腔镜伤口小，外观更美观[3,12,17,20,22]。Shireen 等比较了开腹 Duhamel 拖出术和腹腔镜协助 Duhamel 拖出术，发现两组结果相似。Nguyen 等统计了 200 例腹腔镜辅助直肠内拖出术的患儿，发现术后并发症明显低。长期随访排便功能也非常满意，79%的患儿每天排便 1～4 次。Ishikawa 等也发现腹腔镜辅助手术的并发症较少，长期预后与开腹拖出术相似[23]。腹腔镜手术适合无一期手术禁忌证的患儿，但对年龄大于 5 岁的或诊断较晚的成年人，近端结肠由于慢性梗阻扩张明显，不适合一期腹腔镜辅助下手术[12]。

四、全结肠型巨结肠的手术治疗

全结肠型巨结肠是先天性巨结肠罕见但严重的一类型，占总患儿的 5%～15%。比短段型或常见型先天性巨结肠死亡率高，需要更复杂的手术治疗。由于外科手术的进步、早期诊断以及小肠结肠炎的治疗尤其是术后护理技术的提高，全结肠的死亡率明显降低[24]。Ieiri 等报道自 1978～2002 年，全结肠型巨结肠的死亡率从 40.9%降到了 15.8%[25]。Marquez 等报道全结肠型巨结肠总的死亡率甚至降至 1.9%。全结肠型巨结肠的治疗包括最初降低结肠压力的回肠造瘘术，使患儿能恢复营养状态以及纠正电解质紊乱等，从而二期能耐受根治手术[24]。1953 年，Sandegard 首次成功治疗长段型巨结肠。1955 年，Swenson 和 Fisher 建议全结肠切除、回肠直肠吻合治疗全结肠型巨结肠。半世纪以前，Swenson,Duhamel,Soave 以及其改良术式均曾用于全结肠型巨结肠的治疗。1968 年，Martin 将正常小肠远端从直肠后缘、齿状线上方 1cm 拖出，小肠与直肠间后壁缝合、前壁钳夹，再将小肠与左半结肠做侧侧吻合。近年来，我们多采用 Soave 术式治疗全结肠型巨结肠，拖下的小肠随着时间的推移可能会结肠化，效果可以。Shen 等发现 Soave 手术治疗的全结肠型巨结肠相对于 Martin 手术，手术并发症少。但是，前者需要更长的时间恢复正常的排便。

（陈亚军　彭春辉）

参考文献

[1] Al-Jazaeri A，Al-Shanafey S，Zamakhshary M，et al.The impact of variation in access to care on the management of hirschsprung disease[J].Pediatr Surg，2012，47(5)：952-955.

[2] Hussam S.One-stage transanal endorectal pull- through procedure for hirschsprung’s disease in neonates[J].Annals of Pediatr Surg，2009，5(1)：21-26.

[3] Ramanath N，Keith E.Hirschsprung disease[J].Semi pediatr surg，2008，17：266-275.

[4] Pini-Prato A，Gentilino V，Giunta C，et al.Hirschsprung's disease: 13 years' experience in 112 patients from a single institution[J].Pediatr Surg Int，2008，24(2)：175-182.

[5] Swenson O，Bill A H. Resection of rectum and rectosigmoid with preservation of the sphincter for benign spastic lesions producing megacolon; an experimental study[J].Surg，1948，24(2): 212-220.

[6] Ammar S A，Ibrahim I A.One-stage transanal endorectal pull-through for treatment of hirschsprung's disease in adolescents and adults[J].Gastrointest Surg，2011，15(12)：2246-2250.

[7] Terri L，Takahiko S，Michael E，et al. Gastrointestinal function after surgical correction of hirschsprung's disease: Long-term follow-up in 135 patients[J].Pediatr Surg，1995，30(5)：655–658.

[8] Marty T L，Seo T，Matlak M E，et al. Gastrointestinal function after surgical correction of Hirschsprung's disease: long-term follow-up in 135 patients[J].Pediatr Surg,1995，30(5)：655-658.

[9] Keckler S J，Yang J C，Fraser J D，et al. Contemporary practice patterns in the surgical management of hirschsprung's disease[J].Pediatr Surg，2009，44(6)：1257-1260.

[10] Al-Jazaeri A，Al-Shanafey S，Zamakhshary M，et al. The impact of variation in access to care on the management of hirschsprung disease[J]. Pediatr Surg，2012，47(5)：952-955.

[11] Langer J C，Fitzgerald P G，Winthrop A L，et al. One-stage versus two-stage Soave pull-through for hirschsprung's disease in the first year of life[J].Pediatr Surg，1996，31(1)：33-36.

[12] Ahmad M. Laparoscopic-assisted transanal endorectal pull-through for hirschsprung's disease: experience with 15 cases[J].Annals of Pediatr Surg，2009，5(3)：181-186.

[13] Pratap A，Gupta D K，Shakya V C，et al.Analysis of problems，complications，avoidance and management with transanal pull-through for hirschsprung disease[J].Pediatr Surg，2007，42(11)：1869-1876.

[14] El-Sawaf M I, Drongowski R A, Chamberlain J N, et al.Are the long-term results of the transanal pull-through equal to those of the transabdominal pull-through? A comparison of the 2 approaches for hirschsprung disease[J].Pediatr Surg，2007，42(1)：41-47.

[15] Romero P，Kroiss M，Chmelnik M，et al.Outcome of transanal endorectal vs. transabdominal pull-through in patients with hirschsprung's disease[J]. Langenbecks Arch Surg，2011，396(7)：1027-1033.

[16] Kim A C，Langer J C，Pastor A C，et al. Endorectal pull-through for hirschsprung's disease--a multicenter，long-term comparison of results: transanal vs transabdominal approach[J].Pediatr Surg，2010，45(6)：1213-1220.

[17] Nguyen T，Bui D，Tran A，et al. Early and late outcomes of primary laparoscopic endorectal colon pull-through leaving a short rectal seromuscular sleeve for hirschsprung disease[J]. Pediatr Surg，2009，44：2153–2155.

[18] Phạm-Anh V,Hồ-Hữu T,Phạm-Như H.Transanal one-stage endorectal pull-through for hirschsprung disease: experiences with 51 newborn patients[J].Pediatr Surg Int，2010，26(6)：589-592.

[19] Rouzrokh M，Khaleghnejad A T，Mohejerzadeh L，et al. What is the most common complication after one-stage transanal pull-through in infants with hirschsprung's disease?[J]. Pediatr Surg Int，2010，26(10)：967-970.

[20] Nah SA，de Coppi P，Kiely E M，et al.Duhamel pull-through for hirschsprung disease: a comparison of open and laparoscopic techniques[J].Pediatr Surg，2012，47(2)：308-312.

[21] Keith E，Michael M，William D.Primary laparoscopicpull-through for hirschsprung'sdisease in infants and children[J].Pediatr Surg，1995，30(7)：1017-1022.

[22] Keith E，Roger D，Andre H，et al.Primary laparoscopic-assisted endorectal colon pull-through for hirschsprung's disease[J].Annals of surg，1999，229(5)：678-683.

[23] Ishikawa N，Kubota A，Kawahara H，et al. Transanal mucosectomy for endorectal pull-through in hirschsprung's disease: comparison of abdominal，extraanal and transanal approaches[J]. Pediatr Surg Int，2008，24(10)：1127-1129.

[24] Shen C，Song Z，Zheng S，et al.A comparison of the effectiveness of the Soave and Martin procedures for the treatment of total colonic aganglionosis[J]. Pediatr Surg，2009，44(12)：2355-2358.

[25] Travassos D V，vander Zee D C. Is complete resection of the aganglionic bowel in extensive total aganglionosis up to the middle ileum always necessary?[J].Pediatr Surg，2011，46(11)：2054-2059.

第八节 先天性和感染性肛门直肠疾病治疗进展

一、先天性肛门直肠畸形治疗进展

先天性肛门直肠畸形是小儿最常见的消化道畸形，现确切病因不明，发病率约 1/5 000，男性略高于女性[1]。

先天性肛门直肠畸形常伴发其他系统畸形，发生率 50%～60%。畸形末端位置越高，伴发畸形种类就越多，包括某些致命性畸形，如心血管畸形等。故在治疗肛门直肠畸形之前，需要先判断患儿有无其他系统伴发畸形，特别是致命性畸形。对其他系统畸形的早期判断有助于制定治疗方案、判断预后以及决定是否需要其他专业医师介入[2]。

排除了有潜在致命性的严重伴发畸形后，结合会阴部检查及 X 线片等实验室检查，可判断先天性肛门直肠畸形的类型，根据不同的类型制定手术方案。2005 年提出的 Krinkenbeck 分类法，是根据瘘管位置的不同进行分类，并增加了罕见畸形，此种分类较 Winspread 分类法更加实用，可为临床术式选择提供指导。

（一）会阴部检查可见明确瘘口者

若瘘口位于会阴部，可在新生儿期行会阴肛门成形术或先行瘘口扩张以暂时维持排便，再择期行会阴肛门成形术。若瘘口位于前庭部，瘘口较大能维持排便者，可在 4～6 个月施行手术；不能维持排便者可先行瘘口扩张，再于 4～6 个月行前矢状入路的会阴肛门成形术，但为避免切口感染，建议做好术前肠道准备，术后禁食并应用肠外营养。对于经验不足的外科医生，建议在治疗直肠前庭瘘时先行结肠造瘘术，因为此种瘘管具有潜在的控制排便的功能，故最大限度保留瘘管是非常必要的。如果经验不足，对解剖结构不够熟悉，会增加术后伤口裂开和感染的发生率，导致瘘管结构破坏；而保护性结肠造瘘可大大减少术后伤口裂开和感染的发生，从而保护了瘘管的功能，以获得更好的远期肛门功能[3,4]。

（二）会阴部检查未见瘘口者

可于婴儿出生后 24 h 行倒立侧位 X 线片检查，同时仔细询问有无经尿道或阴道排出胎粪的情况以协助诊断。无论上述情况如何，均建议先行结肠造瘘术，因男性患儿直肠尿道瘘中直肠与尿道之间没有间隙，分离过程容易损伤直肠或尿道，若有保护性结肠造瘘，有利于伤口的愈合，以获得更好的手术效果。女性患儿直肠阴道瘘极少见，处理方式同前。

会阴部检查：女性患儿只有单一开口者，可诊断为一穴肛，应先行结肠造瘘术，后根据共同通道长短及伴发畸形情况决定具体术式。

（三）手术术式和步骤

1.结肠造瘘术

本手术为新生儿期中高位畸形的第一期手术。在结肠造瘘的位置应选在降结肠，而一穴肛的患儿应选择近端结肠或回肠末端造瘘，以保证结肠拖出和阴道重建的顺利进行，否则手术对远端结肠的过度牵拉容易造成张力过高，影响远端结肠的血供。在结肠造瘘的方式上，应选择双口分开结肠造瘘术并将近端瘘口置于外侧，以便于护理。

2.会阴肛门成形术

适用于直肠会阴瘘（皮肤瘘），又称瘘口后切肛门成形术，本术式简单、易行，关键在于正中纵行切断括约肌复合体的前半环，无需移动瘘口前壁，从而避免了损伤尿道或阴道。

3.前矢状入路会阴肛门成形术

适用于直肠前庭瘘，其手术要点如下：①经瘘口向直肠腔内填塞无菌绷带，以阻止肠内容物外溢干扰手术及污染伤口。②瘘口皮肤黏膜交界处缝 4～6 根牵引线，避免钳夹瘘口组织加重组织损伤。③用针形电刀游离瘘口和直肠，可减少出血并保持良好的手术视野。④在电刺激仪引导下于外括约肌收缩中心纵形切开皮肤 1.0 cm，将直肠经括约肌中心穿出。⑤利用两侧的耻尾肌重建会阴体，缝合时勿留死腔。本术式因完整地保留了瘘口，故成形之肛门一般较小，所以术后正规的扩肛尤为重要[4]。

此术式的优点：①可完整地保留瘘口，最大限度地保存内括约肌及齿状线区域分布的高度特化的神经终末组织，为获得最好的排便功能创造了条件。②会阴部瘘口位置常位于括约肌结构的前方，较后矢状入路术野暴露更清晰，操作更方便，更易于做到精细解剖。③较后矢状入路操作更简单，无需切开会阴部皮肤，外形更美观。

4.后矢状入路肛门直肠成形术

后矢状入路肛门直肠成形术常应用于中高位肛门直肠畸形，作为结肠造瘘术后的二期手术。此术式的合理性是基于重要的神经或血管不会横过中线这一理论。故肛门外括约肌群一定要保证从正中线切开，随时用电刺激仪来了解切口有无偏离中线，否则修复后拖出的直肠会偏离括约肌中心，不同程度地影响术后肛门的控制功能。切开肛提肌及外括约肌复合体后，在深部常可见到隆起的直肠盲端。如直肠盲端位于腹膜反折以上时，则切口内难以找到直肠，应果断经腹腔镜或开腹辅助手术。此术式的主要优点是操作在直视下进行并符合生理、解剖关系，组织损伤小[5-7]。

5.腹腔镜辅助肛门直肠成形术

腹腔镜辅助肛门成形术(laproscopically assisted anorectoplasty,LAARP)由Georgeson等在2000年首次报告，可用于中高位肛门直肠畸形和泄殖腔畸形的辅助治疗。腹腔镜下可清楚了解盆腔病变情况，易于游离直肠及瘘管，并可行瘘管结扎。刺激会阴部确定外括约肌位置，沿外括约肌中线将其切开，在腹腔镜的引导下，穿过外括约肌和耻骨直肠肌中心做出一个隧道并扩张，将直肠从隧道中穿出，在会阴部成形新的肛门。

此手术的优点是手术打击小，术后恢复快；有利于处理直肠泌尿系瘘；能将直肠从盆底拖出的隧道准确定位于括约肌复合体中心，减少对周围肌肉的损伤。但是这一术式的开展时间尚短，远期的排便控制功能尚有待于观察。

6.一穴肛的处理

一穴肛主要发生在女婴，其修复手术是小儿外科最具挑战性的手术之一，修复这一畸形的目的有三：控制排便、控制排尿和保持性功能。进行一穴肛修复手术前，需先进行内镜检查以确定共同通道的长度。根据共同通道的长度以3 cm为界分为两组[5]。

共同通道短于3 cm者占大多数，亦建议先行结肠造瘘术，后再采用后矢状入路行尿道、阴道、直肠的分离和重建。目前多采用泌尿生殖道整体游离的手术方法治疗一穴肛，即在后矢状入路将直肠与阴道分离后，整体游离阴道和尿道，切断支持阴道及膀胱的纤维性无血管结构（即尿道膀胱悬韧带），然后游离阴道外侧和背侧。此操作保留了尿道及阴道的良好血供，且将尿道口置于可见位置，以便需要时做清洁间歇性导尿。在共同通道中线劈开，形成二侧瓣，与皮肤缝合形成新的阴唇。再将阴道边缘拉至皮肤，缝合建立良好的入口。此手术可简化手术难度，缩短手术时间，术后效果较好。

共同通道超过3 cm者多伴发其他畸形，如阴道积水、双阴道及泌尿系畸形等，需要开腹或腹腔镜探查，并需要其他专业医生共同做出手术决策。若共同通道过长，无法行泌尿生殖道整体移位法来修复畸形时，需根据患儿伴发其他畸形情况决定具体术式，可能需行阴道转变术或阴道替代术等。

复杂泄殖腔畸形患儿的治疗仍然是一个难点，为减少患儿心理和生理上的痛苦，目前主张早期一次性完成尿道、阴道和肛门成形术。

二、感染性肛门直肠疾病的治疗进展

（一）肛周脓肿及肛瘘

肛周脓肿常见于小婴儿，多于满月前后发病，男性患病率明显高于女性，其可能病因有：①婴儿早期肠道黏膜SIgA分泌不足，导致局部免疫力低下。②肠道生理功能发育不全，易出现腹泻，粪尿浸渍后易引起感染。③婴儿肛管短，括约肌松弛，皮肤黏膜娇嫩，易被擦伤而引起感染。④男性婴儿雄性激素作用下可导致上皮隐窝深，腺体分泌旺盛，易引起肛周脓肿。肛周脓肿大部分为致瘘性肛周脓肿，可自行破溃或因切开引流后伤口不愈而形成肛瘘。小儿肛周脓肿及肛瘘，绝大多数需手术治疗。

1.肛周脓肿的治疗

处于炎症浸润期尚未形成脓肿者，可行非手术治疗，包括坐浴（温水、硼酸、黄连素、高锰酸钾溶液）、局部理疗、局部应用抗生素及积极防治腹泻等可能引起肛周脓肿的因素。若出现全身症状，如发热，可全身应用抗生素。

当脓肿已经形成时，脓肿切开引流是治疗的主要方法。做放射状切口，放置引流条保持引流通畅。经过治疗后肛周脓肿自行破溃或切开引流后伤口愈合不佳者，最终形成肛瘘。

2.肛瘘的治疗

肛瘘的手术治疗方法多样，多建议年龄6个月以上后手术。小儿肛瘘多为简单瘘，多采用挂线术或瘘管切开术即可，基本上不影响肛门括约肌功能，其中女性患儿的感染性直肠前庭瘘是肛瘘的一种特殊类型，切忌挂线或切开手术。

（1）挂线术：为小儿肛瘘最古老也是最常用的术式，具有安全、简便、易行的优点。但本术式伤口愈合较慢，患儿痛苦较大，所以当所需挂线涉及的组织较多时，可只挂可能引起肛门失禁的主要括约肌组织，余组织锐性切开，从而缩短所需的切挂时间，以减轻患者的痛苦，并且不会影响挂线的效果。

（2）瘘管切开术：适用于内口低、瘘管位于外括约肌以下的肛瘘。此术式患儿痛苦小，伤口愈合快，但可能引起肛门功能受损。

（3）瘘管切除术：又称切除缝合术，适用于低位肛瘘，既去除病灶、又一次完成解剖重建，但术前必须明确瘘管与周围组织关系。

（4）直肠黏膜瓣内口闭合术：作为一种保留括约肌的微创手术。其核心技术是切除内口及其周围约1 cm的全层直肠组织，然后游离其上方的直肠瓣，并下移修复内口处缺损。治疗前侧瘘管还可结合括约肌折叠重建。本术式优点是清除了感染灶，闭合了内口，不切断括约肌，伤口小；可重复治疗，从而明显提高肛瘘的治愈率；能显著缩短肛瘘的治疗时间；降低肛门不适和肛门畸形的发生率。但肛门失禁发生率并未降低，且对术者的技术要求较高[8]。

（5）经括约肌间瘘管结扎术：其核心技术是术前对瘘管走行的准确判断及术前对内口的明确，先沿括约肌间找到瘘管，然后缝扎瘘管闭合内口，切除括约肌间段瘘管，最后用刮刀刮除剩余瘘管坏死组织。该术式的主要优点：处理了内口及感染的肛腺组织，未损伤括约肌，不影响肛门功能，切口小，术后愈合时间短[9,10]。

（6）瘘管清创和注射肛瘘填充物：该方法最大的优势在于操作简单，易于学习推广，低侵入性，且没有肛门失禁之虞，失败病例重复治疗亦不会对肛门功能产生太大影响。目前报道的肛瘘填充物有：纤维蛋白胶、猪小肠黏膜制成生物栓、异体脱细胞真皮基质(ADM)、脂肪来源的干细胞填充物等，其中应用最成熟最为广泛的要数纤维蛋白胶[11,12]。

（二）感染性直肠前庭瘘

感染性直肠前庭瘘是女童常见的肛门直肠疾病，亚洲国家较西方国家多见[13]。多数患儿仅在排气或排稀便时前庭部瘘口有气体或极少量稀便漏出，对患儿生长发育无影响。家长及患儿的心理需求常是手术的主要指征。因生活不便要求治疗者非常罕见。主要的手术方式有经直肠和经会阴入路经的瘘管切除修补术。少数患儿因感染严重或前次手术损伤，使得瘘口大并伴有不同程度的会阴体及括约肌的损伤者，需行会阴成形术。手术年龄的选择以6个月以上为宜，2～5岁为最佳手术年龄，因此时患儿会阴部已有一定发育，便于术中解剖和手术操作[14-20]。各术式要点如下。

1.经直肠瘘切除修补术

适用于瘘口比较隐蔽，位于舟状窝，瘘口与阴道口间隔清楚，瘘口直径 2～4 mm，仅偶有稀便和气体排出。要保证手术的成功，需注意以下几点：①向直肠腔内填塞无菌绷带，以防肠内容物在手术操作过程中污染切口。②分离瘘管时，用电刀锐性分离，勿用血管钳钝性分离，这样可减少出血，并保持良好的手术视野。③经直肠切口向上游离直肠壁时，一定要在直肠阴道间隔平面分离，不能仅游离直肠黏膜。④游离直肠壁要充分，以保证直肠切口在无张力条件下缝合。

2.经会阴瘘切除修补术

适用于瘘口较大(直径≥5 mm) 或瘘口在舟状窝外的会阴及大阴唇瘘。手术要点有：①直肠和阴道间隔之间分离一定要充分，才能保证瘘管切除后，直肠缺损在无张力情况下缝合。②直肠壁瘘口组织切除要完全，若瘘口疤痕组织和瘘管上皮残留将影响其伤口愈合。③直肠壁要内翻缝合，因瘘管内口位置靠近肛门口，切除瘘管。直肠壁内翻缝合后，可经肛门口在直肠内打结。④纵行闭合直肠和阴道间腔隙，要从内至外顺序间断缝合，不可残留死腔，以免造成积液引发感染。

3.会阴成形术

适用于瘘口大并伴有不同程度的会阴体及括约肌的损伤者。患儿取截石位，络合碘绷带填塞直肠。在瘘外口 3,6,9,12 点位置各缝一根牵引线，自瘘口下缘向肛门方向纵行切开皮肤，止于肛门口前缘 5 ~ 8 mm 保留皮肤完整。用电刀切开皮下组织并切断部分外括约肌皮下层和浅层，显露直肠前壁，在瘘口和阴道口之间向下弧形切口，游离瘘管，同时分离直肠阴道间隔 3.0 ~ 4.0 cm，充分暴露瘘口上方之直肠前壁，彻底切除瘘管组织，其直肠前壁缺损用 5 ~ 0 号可吸收线间断缝合，用丝线缝合两侧软组织及耻尾肌，逐层对合缝合，要求严密，闭合直肠前壁和阴道后壁间的腔隙，用 5 ~ 0 号可吸收线间断缝合皮肤重建会阴体。保留部分肛门前皮肤及肌层可有效防止会阴体因感染裂开。

（陈亚军　沈秋龙）

参考文献

[1] Risto J.Congenital anorectal malformations: anything new?[J].Pediatr Gastroenterol Nutr，2009，48(2)：79-82.

[2] Holschneider A,Hutson J,Pena A,et al. Preliminary report on the international conference for the development of standards for the treatment of anorectal malformations[J]. Pediatr Surg，2005，40(10)：1521-1526.

[3] 陈亚军，张铁男，张中喜，等.保留肛门内括约肌的无肛前庭及会阴瘘的手术治疗[J].中华小儿外科杂志，2006，27(1)：49-50.

[4] 陈亚军，王燕霞，魏临淇，等.前矢状入路手术治疗无肛前庭瘘[J].中华小儿外科杂志，2003，24：381-382.

[5] Levitt M A，Pena A. Outcomes from the correction of anorectal malformations[J].Curr Opin Pediatr,2005,17(3)：394-401.

[6] Pena A，Levitt M A，Hong A，et al. Surgical management of cloacal malformation: a review of 339 patients[J].Pediatr Surg，2004，39(3)：470-479.

[7] Levitt M A，Pena A.Anorectal malformations[J].Orphanet J Rare Dis，2007，2：33.

[8] Rojanasakul A，Pattanaamn J，Sahakitrungruang C，et al. Total anal sphincter saving technique for fistula-in-ano the ligation of intersphincteric fistula tract[J].Med Assoc Thai，2007，90：581-585.

[9] Shanwani M S，Azmi M N，NilAmri M K.Ligation of the intersphincteric fistula tract(LIFT): A sphincter-saving technique for fistula-in-ano[J].Dis Colon Rectum，2010，53：39-42.

[10] Joshua B，Husein M，Stanley M，et al.Ligation of the intersphincteric fistula tract:An efiective new technique for complex fistulas[J].Dis Colon Rectum，2010，53：43-46.

[11] Johnson E K，Gaw J U，Amrstrong D N. Efficacy of anal fistula plug VS fibrin glue in closure of anorectal fistula[J].Dis Colon Rectum，2006，49：371-376.

[12] Garcia-Olmo D，Herreros D，Pascual I，et al.Expanded adipose—derived stem cells for the treatment of complex perianal fistula:a phase II clinical trial[J].Dis Colon Rectum，2009，52：79-86.

[13] Banu T，Hannan M J，Hoque M，et al.Anovestibular fistula with normal anus[J].Pediatr Surg，2008，43：526-529.

[14] Li L，Zhang T，Zhou C，et al. Rectovestibular fistula with normal anus: a simple resection or an extensive perineal dissection?[J].Pediatr Surg，2010，45：519–524.

[15] Zhang T C，Pang W B，Chen Y J，et al.Recto-vestibular disruption defect resulted from the malpractice in the treatment of the acquired recto-vestibular fistula in infants[J]. World J Gastroenterol，2007，13(13)：1980-1982.

[16] 邱晓红，吴平，张金哲.后天性直肠前庭瘘及会阴裂的手术选择[J].中华小儿外科，2002，23(6)：567-568.

[17] 陈亚军，魏临琪，王永红，等.经直肠手术治疗女童后天性直肠前庭瘘 91 例[J].实用儿科临床杂志，2003，5:393-394.

[18] Chen Y，Zhang T，Zhang J.Transanal approach in repairing acquired rectovestibular fistula in females[J]. World J Gastroenterol，2004，10(15)：2299-2300.

[19] 陈亚军，牛忠英，张金哲.经会阴儿童后天性直肠前庭瘘的手术治疗[J].实用儿科临床杂志，2001，16(4)：242-243.

[20] 李乐，余家康，朱德力，等.肛门正常的直肠前庭瘘病因及治疗方法多中心回顾性分析[J].实用儿科临床杂志，2012，27(16)：1288-1289.

第九节　先天性胆道闭锁研究进展

胆道闭锁（biliary atresia，BA）是一种发生于新生儿的肝外胆道进行性、特发性纤维化闭锁疾病，表现为梗阻性黄疸，活产儿总体发病率 1/10 000 ~ 1/20 000，是最常见的需外科干预的新生儿黄疸及儿童肝移植疾病[1]。20 世纪 50 年代，日本学者 Morio Kasai 发明肝门空肠 Roux-en-Y 吻合术（Kasai 术）治疗 BA。本手术为 BA 保守性手术，将肝门部纤维块及肝外闭锁的胆道切除，在纤维块断面边缘行肝门空肠 Roux-en-Y 吻合术。本术式可重建胆汁引流，其理论根据为切除肝门部纤维块后，肝门残存的与肝内胆道系统相通的胆管得到暴露，从而重新建立胆汁引流，病理结果证实切除纤维块中残存有开放的胆管[2]。

Kasai 术不能治愈 BA，术后仍有 70%患儿疾病过程继续进展，逐渐发生肝纤维化、门脉高压、肝硬化。因 BA 而最终肝移植的儿童，占肝移植儿童的 40% ~ 50%。如未经手术治疗，50% ~ 80%患儿死于 1 岁，90% ~ 100%患儿死于 3 岁[3,4]。

一、分型

以往根据近端胆道梗阻水平，BA 分为以下 3 型：Ⅰ型（5%）闭锁水平在胆总管，闭锁近端常有囊肿结构；Ⅱ型（2%）闭锁水平在肝总管；Ⅲ型（超过 90%）为肝外胆道全部闭锁，肝门部为纤维化实性结构。以往将Ⅰ，Ⅱ型作为可治型，Ⅲ型为不可治型。

现有学者提出新的分型：①BA 不伴其他畸形（围生期型），约占 70%，生后无黄疸，8 周内逐渐出现黄疸、大便变白。②BA 伴偏侧畸形（胚胎型），也叫 BA 脾畸形综合征（biliary atresia splenic malformation，BASM），占 10% ~ 15%，畸形包括内脏转位、无或多脾、旋转不良、腹腔血管畸形等，预后较差[5]。③BA 伴其他畸形，占 10% ~ 15%，包括胆总管囊肿、肾脏和/或心脏畸形。

二、病因

BA 病因目前尚未完全明确，可能是多因素的，遗传因素可能是发病的先决条件，而参与发病的因素可能包括感染、中毒[6]、免疫反应[7,8]等多方面因素。

1.病毒感染

许多学者赞同病毒感染作为始动因素激发免疫反应，广泛得到关注的病毒有呼肠孤病毒、轮状病毒、巨细胞病毒、人类疱疹病毒、人类乳头瘤病毒等。这一假说提出围生期肝胆系统受到嗜胆道病毒感染，造成胆道上皮损伤、凋亡、坏死，即使病毒清除，胆道上皮的炎症和免疫损伤将持续；受损的胆道上皮会表达“自身”抗原，造成 T 细胞介导的自身免疫反应；另外，病毒蛋白与胆道上皮蛋白有分子相似性，导致 T 细胞介导交叉免疫反应；以上结果造成病毒感染引发持续的炎症和自身免疫损伤。然而至今未能有确切病毒感染引起 BA 的明确结论。

2.中毒

某种毒素介导的免疫反应可能是发病机制之一，但迄今为止未能查明任何一种毒素与 BA 的发生有明确关联。

3.免疫反应

BA 患儿肝脏病理可见门管区单个核细胞浸润，这提示原发免疫反应在胆道发生闭锁过程中的重要作用。免疫反应介导的胆道炎症损伤具体机制目前仍未明确，而免疫反应的始动因素也存在争议。目前认为，某种始动因素如病毒感染、毒素等，造成胆道上皮损伤，胆道上皮细胞表达出某种新抗原或改变的抗原，经由抗原提呈细胞或胆道上皮自身提呈给初始 T 淋巴细胞 Th0，Th0 接受抗原刺激后分化途径有两条：①由 Th1 引起破坏性免疫炎症反应，释放白细胞介素（interleukin，IL）-2,干扰素（inerferon，

INF）- γ，募集细胞毒 T 细胞（cytotoxic T lymphocyte，CTL），INF- γ 可激活肝巨噬细胞分泌 TNF- α (肿瘤坏死因子- α),IL-1 等细胞因子，造成胆道上皮损伤、纤维化，以致最终闭塞。②Th2 细胞则释放 IL-4,IL-10,IL-13 激活 B 淋巴细胞产生抗体，经体液免疫反应损伤胆道上皮细胞。此外，母体微嵌合状态可能是 BA 发病机制之一。有研究显示，在男性 BA 患儿肝脏内证实有含 XX 染色体的母体细胞的存在，这种含 XX 染色体的细胞同时表达 $CD8^+$或者细胞角蛋白，提示母体细胞可能是具有免疫功能的细胞，也可能参与了胆道上皮的发育，故移植物抗宿主反应（graft versus-host reaction；GVHR）或宿主抗移植物反应（host versus graft reaction, HVGR）可能是发病机制，提出了同种免疫反应的假说。

4.遗传因素

基因异常可能是一小部分 BASM 患儿的病因，如研究显示 *CFC*1 基因变异，Inversin 基因变异可能和 BASM 的发生有关。此外，在 BASM 以外的 BA 患儿，基因可能不是直接致病因素，但作为疾病易感性因素存在[5]。

三、临床表现

大多数 BA 患儿为足月产，出生体重正常，生后健康，生长发育良好。生后 8 周内逐渐出现角膜、全身皮肤黄染，大便变白，尿色加深并可染尿布，肝脏增大质地变硬，脾肿大。实验室检查发现血清结合胆红素升高（超过 20mg/L），血清转氨酶轻中度升高，GGT 以不成比例的高度升高。如果出生后不久就进行实验室检查，可能发现结合胆红素轻度升高，总胆红素不高，结合胆红素占总胆红素比例不超过 20%，这时需要密切随访观察以排除 BA。

四、诊断

BA 的诊断基于一系列影像、实验室检查及肝活检，以排除其他原因引起的胆汁淤积。对婴儿应尽快尽早进行评估（3 ~ 4 d 评估完成），因手术介入治疗的成功率随着手术时年龄的增长逐渐下降[9]。因时间的紧迫，部分超过 8 周高度怀疑 BA 的患儿无需完善每一项检查，可积极手术探查。

1.腹部超声

超声的主要用途是除外其他解剖原因引起的胆汁淤积，如胆总管囊肿等。超声的一些征象常常可以支持 BA 的诊断，包括胆囊大小和形状的异常、三角征、胆囊收缩、胆总管不可见等。其中三角征指紧贴肝门区三角形高回声，高度提示 BA。BA 确诊需行胆道造影，多于术中进行，如术中确诊 BA 则行 Kasai 手术[10,11]。

2.肝胆核素显像

不提倡先用 3 ~ 5 d 苯巴比妥后再行此检查，这样会导致延迟诊断。核素示踪剂不分泌入肠道提示 BA，但不除外其他诊断。但如果核素示踪剂明确从肝脏分泌进入肠道，说明胆道通畅，BA 可能性很小。如果患儿年龄小于 6 周而核素示踪剂在肠道内显影，应该在 1 ~ 2 周内复查，因为 BA 在新生儿期可能迅速进展[12]。

3.肝脏活检

可明确病理改变。BA 肝脏病理改变包括门管区增宽伴小胆管增生，门管区水肿，纤维化和炎症，毛细胆管和小胆管内胆栓形成。过早行肝脏活检可能造成非特异的假阴性结果，必要时 2 ~ 3 周后可重复。肝脏活检不能区分 BA 和其他一些原因引起的胆道梗阻，如胆总管囊肿或腔外压迫等，因此任何提示胆道梗阻证据都需要进行胆道影像成像或确切胆道造影。有时候胆道影像成像可不显影，因胆道树已经闭锁[13]。

4.胆道造影

如果以上检查支持 BA，则应手术探查。术中胆道造影是诊断 BA 的金标准，应同时观察远端和近端的通畅情况，如果远端或近端不显影，则应行 Kasai 手术[14]。其他造影方式还有经皮胆囊穿刺造影或 ERCP，但前者要求患儿必须有可识别的胆囊，两者均操作难度大。

五、BA 肝纤维化的机制

（1）在肝纤维化过程中，起主要纤维化作用的是肌成纤维细胞，而肌成纤维细胞主要由肝星状细胞（hepatic stellate cell，HSC）激活后转变而成。此外肌成纤维细胞还有多个来源[15]：①门管区成纤维细胞，也可转变为肌成纤维细胞，对胆道纤维化起重要作用。② HSC 来源的肌成纤维细胞与门管区成纤维细胞来源的肌成纤维细胞表答不同的分子标志，前者为层粘连蛋白，而后者为 Fibulin-2，Thy-1；有学者提出前者可能在早期纤维化过程中起更重要的作用，而后者主要参与晚期纤维化；在急性和慢性胆汁淤积过程中纤维化过程可能不同。③骨髓细胞也可称为肝脏肌成纤维细胞的来源而参与肝纤维化过程。④胆道上皮细胞、肝细胞通过上皮间质转化转变为肌成纤维细胞，在胆道纤维化过程中起到的作用已越来越被重视。

（2）淤胆损伤可能是 BA 病变的共同通路。在 BA 病变过程中，任何可能的病因最终将导致胆汁淤积，结合先天易感因素，胆汁酸产生肝细胞毒性作用，直接或间接激活 HSC，HSC 表型转变为肌成纤维细胞，成为肝内纤维组织的最重要来源[16]。胆汁酸的毒性即清洁剂作用，毒性大小取决于分子极性，疏水性越强则细胞毒性越强。胆汁酸的细胞膜清洁剂毒性可引起肝细胞的凋亡、坏死，细胞碎片可被 HSC，肝巨噬细胞吞噬，HSC,肝巨噬细胞被激活后，进一步引起氧化应激反应，释放可溶性细胞因子如肿瘤坏死因子-α（Tumor Necrosis Factor-α，TNF-α）等，以上因素也可激活 HSC 转变为肌成纤维细胞，获得增值、产生/溶解纤维、收缩、移动等能力，最终导致肝纤维化。

（3）多种可溶性细胞因子被认为是促纤维化因子，其中转化生长因子-β(transforming growth factor-β,TGF-β）是公认强力致纤维化的细胞因子[17]，TGF-β是 HSC 激活最重要的细胞因子；BA 肝脏的 TGF-β大部分由胆道上皮产生，尤其是胆管反应的胆道上皮细胞，此外还可由 HSC,肝细胞产生。TGF-β以非活化形式广泛存在于肝脏基质中，可被纤溶酶、氧化应激条件激活；纤溶酶受纤溶酶原激活剂(tissue-/urine plasminogen activator，t-PA/u-PA)激活，纤溶酶原激活剂则受 HSC 分泌的纤溶酶原激活剂抑制物-1(plasminogen activator inhibitor-1,PAI-1)抑制，被胰岛素样生长因子结合蛋白-5(insulin-like growth factor binding protein-5,IGFBP-5)激活。在肝脏 TGF-β通过调节 HSC 表达基质金属蛋白酶(matrix metalloproteinase,MMP)，PAI-1,金属蛋白酶组织抑制剂(tissue inhibitor of metalloproteinase,TIMP)等，使细胞外基质成分表达增多，产生纤维化。MMPs 是一类依赖金属锌离子蛋白水解酶，在细胞外基质转换中起关键作用；研究显示在 BA 患儿肝脏 MMP-2,血清 MMP-1,MMP-3 水平显著提高，并与纤维化的程度正相关，提示 MMP 在 BA 患儿肝纤维化进程中起促进作用。HSC 对多种趋化因子有反应，其中趋化反应最强的是巨噬细胞趋化蛋白-1（macrophage chemoattractant protein-1,MCP-1）；研究表明牛磺酸胆汁酸盐可引起肝细胞上调 MCP-1 表达，主要是位于瘢痕组织边缘的肝细胞，部分 MCP-1 还可来自反应性增生的胆道上皮细胞，MCP-1 将激活、募集 HSC，引起纤维化过程[18]。现已有证据表明在 BA 肝脏瘢痕组织边缘和增生的胆道上皮细胞内 MCP-1 表达增加，血清 MCP-1 水平升高，且与纤维化程度正相关。

六、手术

推荐所有的 BA 患儿均进行一次 Kasai 手术（1B 级证据），手术应在 BA 诊断建立后尽快施行，最好在患儿年龄 60 d 之前施行[19-21]。Kasai 手术年龄越小，则手术的效果越好（黄疸消退及长期自肝生存的可能性更高）。手术方式为 Kasai 手术，手术成功后肝门残存小胆管将引流胆汁，失败则无法引流胆汁，患儿不退黄。如术后 3 个月仍有持续黄疸，应考虑肝移植。一般不推荐重做 Kasai 手术，因为第一次引流失败后很难再次引流成功。但如果患儿第一次 Kasai 手术引流成功，突然再次出现梗阻或反复胆管炎，但无慢性肝病证据，则可尝试重做 Kasai 手术。Kasai 术后即使胆汁引流通畅、黄疸消退，许多病人肝脏病变仍然持续进展[22]，至少 50% Kasai 术后的患儿因原发引流失败和/或生长发育受限而需要肝移植。即便如此，仍推荐首先进行 Kasai 手术，术后患儿可能保留自肝存活，或可推迟肝移植的时间，以降低肝移植手术的难度。

1.Kasai 术后管理

（1）主要包括利胆、抗炎、营养支持、脂溶性维生素补充、预防胆管炎、控制门脉高压及其并发症等[23]。

（2）推荐对 BA 的婴儿和儿童 Kasai 术后口服熊去氧胆酸（UCDA）治疗（2C 级证据）。为避免潜在的毒性，如果总胆红素水平升高至 150 mg/L 以上则暂停 UCDA 治疗。

（3）糖皮质激素是否可改善 BA 患儿预后尚无最终结论，激素应用方案及应用效果尚未统一。等待前瞻性随机安慰剂对照试验的结论。

（4）胆汁淤积导致吸收不良、肝脏慢性炎症、缺乏胆囊可能是造成患儿营养不良的几个因素，为维持正常生长发育，应给予 BA 患儿高热量饮食及其他营养素补充。患儿补充热量应为正常儿童 150%，可在饮食中添加多聚糖或中链三酰甘油，后者利于胆汁淤积患儿吸收且富含能量。如果体重增长在正常水平之下，除以上措施外还应予以鼻饲以维持生长发育。蛋白质需求在婴儿期为 3 ~ 4 g/(kg・d)，儿童期为 2 ~ 3 g/(kg・d)。对 BA 患儿应该进行积极的营养管理，因为无论进行肝移植与否，营养不良将使预后不良[24]。

（5）BA 黄疸的患儿存在脂溶性维生素缺乏的风险，应予以补充治疗并监测有无脂溶性维生素缺乏发生。所有黄疸的 BA 患儿均应加强补充，黄疸消退后可常规补充。研究显示无论 Kasai 手术后引流是否通畅，是否进行常规补充脂溶性维生素，患儿都会发生脂溶性维生素缺乏，因此应从术后 1 月开始对脂溶性维生素水平经常监测以调整补充方案[25]。

（6）Kasai 手术后的逆行性胆管炎是术后常见并发症，发生率 40% ~ 90%，术后 2 年内约有 50% 患儿发生胆管炎，其中超过半数发生于术后 6 个月内，约 90%发生于术后 1 年内。发生原因可能是术后解剖结构改变，细菌在 Roux 支定殖。反复多次发生胆管炎将加速肝脏病变，促进肝脏纤维化。为降低胆管炎发生的风险，推荐给所有患儿预防性口服抗生素至 1 岁（2B 级证据）。研究显示预防应用抗生素可使胆管炎风险减低一半。甲氧苄氨嘧啶 4 mg/(kg・d)或磺胺甲恶唑 20 mg/(kg・d)分 2 次口服、新霉素 25 mg/(kg・d)分 4 次口服等效。

（7）慢性肝胆炎症性病变将导致肝纤维化，最终将引起门脉高压。门脉高压并发症主要为静脉曲张破裂出血及腹水。静脉曲张破裂出血可进行硬化剂注射或套扎，最终将曲张的血管全部处理。静脉曲张的监测方案有两种，一种为对于临床体征或超声下表现出静脉曲张的病人行定期胃镜检查，另一种在第一次出血后才对病人进行定期胃镜检查。顽固的静脉曲张破裂出血是肝移植的指征。腹水影响呼吸功能时，可穿刺放液、利尿、应用 β 受体阻断剂、限水、限盐或以上方式联合应用。一少部分患儿在 Kasai 手术后自肝生存超过 20 年，但他们大多有慢性肝病伴肝硬化、门脉高压[26]。

2.肝移植

Kasai 手术后患儿黄疸持续 3 个月不褪则应做肝移植评估。其他早期肝移植的指征还包括强力营养支持治疗下仍然生长发育迟缓。目前至少 60% ~ 80%的 BA 患儿最终将需要肝移植治疗。肝移植的具体指征如下[27]：

（1）原发 Kasai 手术引流失败。

（2）经鼻饲喂养后仍不能控制的生长发育受限（小于 2 岁患儿的常见指征）。

（3）门脉高压并发症（反复静脉曲张破裂出血，难治性腹水影响呼吸，肝肺综合征，门脉高压性肺动脉高压）。

（4）进行性肝功能障碍。

（5）进行性黄疸。

（6）难治性凝血功能障碍。

七、预后

根据目前文献资料，总体来说，经过 Kasai 手术和/或肝移植，90% BA 患儿可生存至成年，5 年自肝生存率 30% ~ 55%，10 年自肝生存率 30% ~ 40%，20 年自肝生存率 20% ~ 40%[1-3]。

Kasai 手术的两个最重要的预后影响因素为手术时年龄和手术者的技巧。许多研究报道手术年龄小于 60 d 效果较好，而大于 90 d 效果较差。应用大便比色卡筛查可提早发现 BA，及时进行手术，改善患儿预后。在所有变量中，Kasai 手术后胆红素水平的变化是提示预后最有效的生物指标，术后 3 个月胆红素水平可以提示自肝生存率。术后 3 个月胆红素水平 < 20 mg/L，2 年自肝生存率可达 84%；术后 3 个月胆红素水平 ≥60 mg/L，2 年自肝生存率仅 16%。

（陈亚军　王增萌）

参考文献

[1] Hartley J L，Davenport M，Kelly D A.Biliary atresia[J].Lancet，2009，374：1704-1713.

[2] Bassett M D，Murray K F.Biliary atresia[J].J Clin Gastroenterol，2008，42(6)：720-729.

[3] Mieli-Vergani G，Vergani.Biliary atresia[J].Semin Immunopathol，2009，31：371-381.

[4] Hsiao C H，Chang M H，Chen H L，et al. Universal screening forbiliary atresia using an infant stool color card in Taiwan[J].Hepatology，2008，47：1233-1240.

[5] Davenport M，Tizzard S A，Underhill J，et al.The biliary atresia splenic malformationsyndrome: a 28-year single-center retrospective study[J].J Pediatr，2006，149：393-400.

[6] Haber B A，Erlichman J，Loomes K M.Recent advances in biliary atresia: prospects for novel therapies[J].Expert Opin Investig Drugs，2008，17(12)：1911-1924.

[7] Ohi R.Surgery for biliary atresia[J].Liver，2001，21(3)：175-182.

[8] Roy P，Chatterjee U，Ganguli M，et al. A histopathological study of liver and biliary remnants with clinical outcome in cases of extrahepatic biliary atresia[J].India J Patho Micro，2010，53(1)：101-105.

[9] Baerg J，Zuppan C，Klooster M.Biliary Atresia-A Fifteen-Year Review of Clinical and Pathologic Factors Associated With Liver Transplantation[J].J Pediatr Surg，2004，39(6)：800-803.

[10] Ogasawara Y，Yamataka A，Tsukamoto K，et al.The intussusception antireflux valve is ineffective for preventing cholangitis in biliary atresia: a prospective study[J].J Pediatr Surg，2003，38：1826-1829.

[11] Sokol R J，Mack C，Narkewicz M R，et al. Pathogenesis and outcome of biliary atresia: current concepts[J].J Pediatr Gastroenterol Nutr，2003，37(1)：4-21.

[12] Sokol R J.Biliary atresia screening: why，when，and how?[J].Pediatri，2009: 123：e951-952.

[13] Chardot C，Carton M，Spire-Bendelac N，et al.Is the Kasai operation still indicated in children older than 3 months diagnosed with biliary atresia? [J].J Pediatr，2001，138：224-228.

[14] Sokol R J，Shepherd R W，Superina R，et al. Screening and outcomes in biliary atresia:summary of a national institutes of health workshop[J].Hepatol，2007，46(2): 566-581.

[15] Muraji T，Suskind D L，Irie N.Biliary atresia: A new immunological insight into etiopathogenesis[J].Expert Rev Gastroenterol Hepatol，2009，3：599–606.

[16] Fabris L，Cadamuro M，Guido M，et al.Analysis of liver repair mechanisms in alagille syndrome and biliary atresia reveals a role for Notch signaling[J].Am J Pathol，2007，171(2)：641-653.

[17] Muraji T.Biliary atresia: new lessons learned from the past[J].J Pediatr Gastroenterol Nutr，2011，53(6)：586-587.

[18] Edom P T，Meurer L，da Silveira T R，et al. Immunolocalization of VEGF A and its receptors，VEGFR1 and VEGFR2，in the liver from patients with biliary atresia[J].Appl Immunohistochem Mol Morphol，2011，19(4)：360-368.

[19] Serinet M O，Wildhaber B E，Broué P，et al.Impact of age at Kasai operation on its results in late childhood and adolescence: a rational basis for biliary atresia screening[J]. Pediatr，2009，123：1280.

[20] Humphrey T M，Stringer M D.Biliary atresia: US diagnosis[J].Radiol，2007，244:845.

[21] Lee M S，Kim M J，Lee M J，et al. Biliary atresia: color doppler US findings in neonates and infants[J].Radiol，2009，252：282.

[22] Takamizawa S，Zaima A，Muraji T，et al. Can biliary atresia be diagnosed by ultrasonography alone?[J].J Pediatr Surg，2007，42：2093.
[23] Mittal V，Saxena A K，Sodhi K S，et al. Role of abdominal sonography in the preoperative diagnosis of extrahepatic biliary atresia in infants younger than 90 days[J].AJR Am J Roentgenol，2011，196：W438.
[24] Shinkai M，Ohhama Y，Take H，et al.Long-term outcome of children with biliary atresia who were not transplanted after the Kasai operation: >20-year experience at a children's hospital[J].J Pediatr Gastroenterol Nutr，2009，48：443.
[25] Lien T H,Chang M，Wu J，et al.Effects of the infant stool color card screening program on 5-year outcome of biliary atresia in Taiwan[J].Hepatol，2011，53：202.
[26] Wong K K，Chung P H，Chan I H，et al.Performing Kasai portoenterostomy beyond 60 days of life is not necessarily associated with a worse outcome[J].J Pediatr Gastroenterol Nutr，2010，51：631.
[27] Superina R，Magee J C，Brandt M L，et al. The anatomic pattern of biliary atresia identified at time of Kasai hepatoportoenterostomy and early postoperative clearance of jaundice are significant predictors of transplant-free survival[J].Ann Surg，2011，254：577.

第十节　小肠移植研究与应用新进展

一、引言

小肠是维持人体营养、生存的重要器官，由于创伤、血管病变、肠管病变或是先天性畸形导致某些患者丧失该器官或是小肠的功能，造成不可逆转的肠功能障碍，而不能维持机体所需的最低营养量及水电解质的平衡。

小肠衰竭(intestinal failure)是指丧失正常营养支持能力并需要全胃肠外营养(total parenteral nutrition，TPN)支持的病人。

导致小肠功能衰竭的疾病多种多样，在婴儿主要包括腹裂畸形、肠扭转、坏死性小肠结肠炎、假性肠梗阻、肠道闭锁、神经节细胞缺失症及先天性巨结肠等；在成人， 以血管性疾病常见，如缺血性或出血性肠系膜梗死，此外还包括克罗恩病、创伤、肠扭转及手术并发症等。长期肠外营养的患者中，有15%～20%的患者因严重并发症，即出现静脉通路的缺乏、致命的感染和 TPN 诱发的胆汁郁积性肝病等。肠外营养不能继续，最终需要选择进行小肠移植[1]。

目前，国际先进的小肠移植中心移植术后病人的 1 年和 2 年生存率可分别达 90%和 80%[2]。小肠衰竭的病人在 1 年内有接近 70%的死亡率，唯一的生存希望是进行同种异体小肠移植[3]。

最早的小肠移植的临床尝试是与肝移植、肾移植同时展开的，然而小肠移植的效果却很差。小肠富含大量的淋巴组织，是人体最大的淋巴库，含有大量的免疫活性细胞，而且肠腔内存在大量微生物，移植后造成排斥反应发生率很高[4]。

急慢性免疫排斥反应是引起移植小肠功能丧失的主要原因，移植后病人长期免疫抑制剂的使用也会导致多种并发症和不良反应的发生[5]。同其他实体器官移植一样，小肠移植的发展也是建筑在反复的基础实验和临床尝试基础之上的，其中包括外科技术的改进、免疫学机理的研究，免疫抑制剂使用的改良、感染的防治、移植术后肠功能恢复。

目前全世界共有 73 个中心在进行小肠移植的临床实践，每年有超过 200 例小肠移植手术。全球的小肠移植登记中心(intestinal transplant registry,ITR）资料显示，截至 2009 年 5 月 31 日，全球共完成 2 291 例次小肠移植，5 年存活率接近 60%，最长生存时间超过 15 年[6]。

现代小肠移植的概念已不仅仅局限于传统意义上的单独小肠移植，而是包括 3 类：①单独小肠移。②肝小肠联合移植。③腹腔多器官簇移植（见图 14-10-1[7]）。

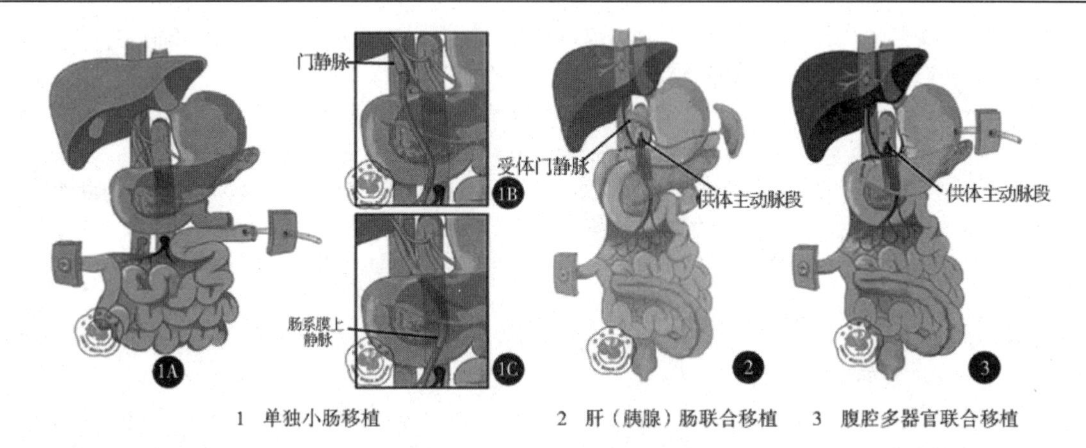

图 14-10-1 小肠移植类型

包括腹腔多器官簇移植在内的小肠移植命名和分类一直比较混乱，为避免命名上的混乱，2009 年 9 月在意大利 Bologna 举行的第 11 届国际小肠移植大会上，ITR 首先将小肠移植的分类进行了明确定义：①单独小肠移植：移植物中必须包含小肠，但不包含肝脏和胃。②肝小肠联合移植：移植物中包含小肠和肝脏，但不包含胃。③腹腔多器官簇移植：移植物中包含小肠和胃，可以包含肝脏，称为全腹腔多器官簇移植（移植器官包括肝、胃、十二指肠、胰腺和小肠）；也可以不包含肝脏，称为改良腹腔多器官簇移植（移植器官包括胃、十二指肠、胰腺和小肠）。根据这一新的分类，小肠、胰腺和十二指肠（有时甚至包括肾脏）的整块器官簇移植亦可被定义在单独小肠移植中，肝脏、胰腺、十二指肠及小肠的整块器官簇移植则亦可被定义在肝小肠联合移植中事实上，包含肾移植物的腹腔多器官簇移植不并少见。此外，还有少数中心的腹腔多器官簇移植包括脾脏。

图 14-10-2 显示以 1990 年和 2000 年为界的 3 个时期，单纯小肠移植、肝肠联合移植、多器官移植三者构成比变化。1990 年以前单纯小肠移植占多数；1990 ~ 2000 年之间，肝肠联合移植升为主要地位；到 2000 年后，单纯小肠移植又重新占据主导地位。

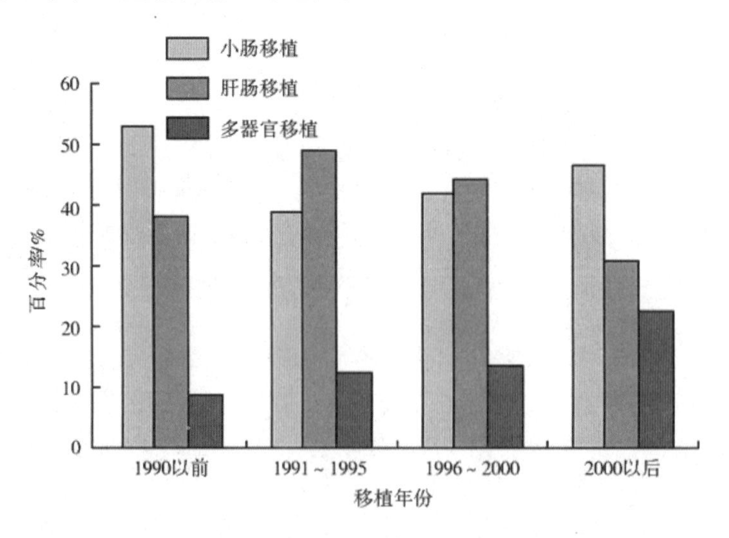

图 14-10-2 各时期小肠移植类型构成比变化

二、小肠移植的适应证和手术时机

目前国际认可的小肠移植的指证是：“不能耐受 TPN 或同时并有 TPN 严重并发症的不可逆转的肠衰竭病人，小肠移植是最理想的治疗选择。”临床上出现以下情况应考虑实施小肠移植：中心静脉通路的丧失、感染引起的致命性的多系统器官衰竭、持续且进行性加重的黄疸。其中 TPN 诱发的胆汁郁积性肝病是最为严重的并发症，持续性黄疸会很快发展为终末期肝病，并会相继出现肾脏和胰腺功能衰竭的“多米诺”效应[8,9]。

第11届国际小肠移植大会对肠衰竭的肠康复药物的内科治疗和非移植外科手术治疗（残存小肠的延长，系列横断成型手术）、肠外营养导致肝脏病变风险评估进行充分讨论。

目前，一方面根据美国的小肠移植适应证标准进入器官资源共享网络，等待小肠移植的病人在等待期间的病死率远高于肾、心、肝、肺其他大器官移植；另一方面，小肠移植疗效显著提高，小肠移植术后生活质量和价效比优于家庭肠外营养，术前病情状态稳定的病人移植疗效显著好于病情不稳定的病人。因此，小肠移植的适应证应放宽，肠衰竭治疗的天平开始由家庭肠外营养向小肠移植倾斜，一旦病人不能摆脱全肠外营养维持生存，应尽早进行小肠移植[10]。小肠移植也将最终从挽救生命的治疗措施发展为显著提高病人生活质量的治疗措施。

三、小肠移植的关键外科技术改进

小肠移植的供体小肠多来自于血流动力稳定，ABO 血型相符的脑死亡的供者。排除条件包括严重的腹腔脏器缺血、肝功能明显升高（ALT,AST 指标 > 500），血清乳酸盐及乳酸明显升高（超过 5）或者需要大剂量血管加压药支持。

供体可应用全身或肠内抗生素，同时可应用单克隆抗淋巴细胞抗体或体外供体肠管放射性照射预防 GVHD 的发生，然而这些预处理对防止 GVHD 和免疫排斥反应发生的作用尚不明确[11,12]。

手术方式由手术医师根据患者个体情况，如既往疾病的类型、手术史、供体的类型、体积大小及腹腔脏器空间大小等，设计合适的手术方案。

单纯小肠移植用于没有终末期肝病的小肠衰竭的病人；肝肠联合移植用于有 TPN 诱导的终末期肝病的小肠衰竭的病人；多器官联合移植用于病变侵犯多个脏器的病人[13]。由 Grant 首先提出的肝肠联合移植方案已经调整为连同十二指肠一起移植以保证肝门的完整性，同时以便于供体的获取和移植时结合受体大小的供体剪裁[14]。对于先天性巨结肠或假性肠梗阻的患儿移植肠管还应包括部分结肠，可以增加移植后肠管的吸收能力[15]。

小肠移植的技术难点是多方面的，主要决定于小肠衰竭综合征的严重程度。终末期肝病的病人常常表现出严重的门静脉高压、凝血障碍、消化道出血和感染，而且常由于以往的腹部手术使得移植手术难度加大。单纯的小肠移植需要暴露下腹部的肠系膜上动脉或肾上腹主动脉作为动脉入口，同时暴露肠系膜上静脉、上腔静脉或门静脉作为静脉出口。间置一段供体的髂血管特别是髂静脉可以提高手术的可操作性，改善静脉的回流。但是上述各种方法在术后肠功能以及临床结果方面并没有显著性的差异。对于联合移植的病人则还需要切除受体的原始肝脏并暴露下腹部。供体的胸主动脉与受体的肾上动脉或髂上动脉吻合作为动脉引流，而供体的肝静脉则与肝上腔静脉吻合作为静脉引流。肠道的吻合如常规进行，只是留下远端的肠造瘘口以便术后内镜监测和取活检[16]。以往大部分文献建议采用门静脉引流，因其符合解剖和生理需要且可降低菌血症的发生率，体静脉引流则会导致代谢和免疫的损害。但最近有研究表明，门静脉系统引流并无明显优势[17]，而且因受体腹腔粘连严重、门静脉系统暴露不佳等情况下多选择体静脉引流。

外科并发症在小肠移植术后很常见，发生率约占 50%。主要包括切口感染或裂开、移植血管血栓、出血、移植肠扭转、肠梗阻、小肠穿孔、吻合口瘘、肠造口脱垂以及乳糜性腹水等。由于移植肠的缺血再灌注损伤，导致肠屏障功能障碍、细菌易位，甚至腹膜炎，60%~77%患者需要再次手术治疗[18]。随着移植肠血管吻合、消化道重建、腹腔关闭等关键技术的进步，移植后的外科并发症发生率明显下降，一旦发生外科并发症需要严密观察并积极手术治疗[19]。

四、小肠移植免疫抑制方案的进展

回顾小肠移植的发展历史，每次重大的免疫抑制方案改进都成为小肠移植发展史上划时代的里程碑。早在 1959 年，来自美国明尼苏达大学的 Lillehei 施行了首例犬自体全小肠移植，开创了小肠移植的先河。由于当时缺乏强有效的免疫抑制剂，人体小肠移植结果令人沮丧。随着环孢素的应用，1988 年德国 Deltz 成功进行了世界上首例人体单独小肠移植[20]，但在环孢素时代，受者的存活率仅 0 ~ 28%，移植物存活率 0 ~ 11%[21]。20 世纪 90 年代早期、中期，他克莫司 FK506 的引入开创了临床小肠移植的新纪元。这个时期术后早期需要达到 2.0 ~ 2.5 g/L 药物浓度的大剂量 FK506 控制排斥反应的发生，而这个剂量具有较强的肾毒性[22,23]。尽管早期的病人及移植物的存活率都很高，但在移植后 5 ~ 10 年间的晚期排斥反应、感染和药物毒性会导致病人死亡或移植物的丧失。在其他器官移植长期免疫移植剂最小化治疗后出现的稳定的生存平台似乎不可能在小肠移植中获得，因此药物的联合治疗，包括硫唑嘌呤、环胞素(CsA)、霉酚酸酯（MMF）、雷帕霉素（Rapamycin）以及 IL-2 拮抗剂，也被尝试用于获得免疫耐受、药物毒性最小化和感染的控制，但却收效甚微。近来对受体术前应用抗淋巴细胞单克隆抗体的无类固醇治疗方案较好地控制了排斥反应、感染和药物毒性的发生，提高了移植肠管的存活率，同时也可早期应用 FK506 最小化治疗，术后早期的 FK506 血药浓度仅要求 10 ~ 15 ng/mL。不过这种治疗方案的稳定性还有待于进一步观察[24,25]。

目前约有 60%患儿会出现移植后急性排斥反应，其中 1/3 排斥反应比较严重。小肠高免疫源性来自于大量的肠道相关淋巴组织，其中供体的树突状细胞（DC）引起受体相关免疫排斥反应，而巨噬细胞也起到关键作用，因为清除供体和受体的巨噬细胞可以明显缓解实验动物的排斥反应，因此多克隆抗淋巴细胞球蛋白（OKT3）供体预处理被多个中心采用，但是由抗药的细胞毒性 T 细胞介导的免疫反应仍会反复发生。近来，使用兔抗人胸腺细胞球蛋白（rATG）进行受体多克隆淋巴细胞清除被广为接受，这种处理可以加速供体特异性 T 细胞的凋亡，并减少对高剂量免疫抑制剂的依赖。最新研究表明，rATG 诱导后的无排斥反应期与供体特异性炎性 CD154 阳性 T 细胞减少有关[26]。一般来说，FK506 可以作为单一维持用药，只当出现活检证实的排斥反应时才使用类固醇激素。不过，由于慢性排斥反应逐渐成为晚期供体丢失的原因，低剂量激素维持又被重新应用于治疗方案。

移植小肠评价的金标准有赖于一系列的内镜监测和移植物活检[27,28]。移植肠管病理学的临床症状和体征都是非特异性的。腹泻、肠梗阻、血便等症状都是内镜检查的指征，同时机会性感染（*EBV*，*CMV*）、肠道细菌的感染以及吸收功能的研究也是必要的。小肠急性排斥反应表现为小肠黏膜隐窝上皮细胞的破坏并伴有混合的淋巴细胞浸润。内镜检查常常发现散在的黏膜红斑、肠上皮脆性增加和溃疡，严重时可有肠上皮的脱落。慢性排斥反应表现为移植肠管全层增厚，同时伴有血管病变和黏膜缺血。一些学者也对小肠移植排斥反应的标记物进行了探索性研究，同时对其发生机理也做了深入探讨[29,30]。

在受体的外周血中存在供体的淋巴细胞的“嵌合现象”存在于一些病人中，而这些病人从不发生 GVHD 反应[31]。这说明供体和受体淋巴细胞的接触是移植肠管产生免疫耐受的重要机制，这也促使在进行器官移植时同时注入供体的骨髓的方法。在小肠移植中此方法并不能减少排斥反应的发生，但却使 GVHD 反应的发生率从 5%降为 0%。近来有研究表明抗淋巴细胞抗体治疗可以促使形成稳定的“嵌合现象”，并可较早实施有效的免疫移植剂最小化治疗[32]。

五、感染的防治

小肠移植术后最为常见的感染是细菌感染。Fujimoto 等[33]报道小肠移植术后细菌感染的发生率高达 90%，主要发生在呼吸道、尿道以及各类管道周围。细菌的大量繁殖、肠屏障功能的变化、缺血再灌注损伤、急性排斥反应以及免疫抑制剂的应用使受体免疫防御机能受损均可发生细菌易位[34]。最常发生易位的细菌有大肠杆菌、凝固酶阴性葡萄球菌、肺炎克雷伯菌、粪肠球菌、屎肠球菌、阴沟肠杆菌[35]。Kusne 等报道小肠移植术后真菌感染的发生率高达 40%~59%，主要致病菌为白假丝酵母菌[36]。应用免疫抑制剂引起的感染常常是病毒性的， 其中巨细胞病毒（*CMV*）与 EB 病毒（EB virus，*EBV*）是移植术后导致感染的常见病毒[37-41]。

小肠移植后感染率高的原因有：①免疫抑制剂降低了机体的免疫功能。②可能存在着隐匿的供肠对宿主的反应。③肠黏膜屏障被破坏而有细菌移位。④移植的小肠本身即含有大量的细菌，有别于其他移植器官。

降低感染发生率的措施有：①适当控制免疫抑制剂用量[42]。②术后应用抗病毒药物 3 ~ 6 个月，预防巨细胞病毒感染。③及早给予肠内营养及对肠黏膜有特殊营养作用的营养物质。④有条件时，对供肠进行选择性肠道去污。

另外，提高供肠质量也是不容忽视的问题。小肠移植对供肠有非常严格的时间限制，小肠移植物极不耐受缺血性损伤，冷缺血时间越短越好，最好控制在 9h 以内，缺血时间长，可导致小肠移植物缺血-再灌注损伤加重，进而影响移植小肠黏膜屏障功能的恢复，易导致细菌易位的发生，感染风险加大。

六、围手术期营养支持和促进移植肠功能恢复

在小肠移植围手术期，病人需经历术前肠功能衰竭、术后移植肠功能恢复、手术创伤对全身和重要器官功能影响、手术并发症、感染、排斥反应以及抗排斥和抗感染药物对生理功能的影响等复杂的病理生理变化。病人在移植术后，移植小肠经历了缺血、再灌注损伤、去神经、淋巴回流中断，以及肠蠕动功能、激素分泌功能、免疫功能、营养素和水电解质的吸收功能、黏膜屏障功能等的变化，其功能恢复是一个漫长和渐进的过程。因此，在此期间的营养支持目的首先是维持病人术前和术后的营养状态，以帮助病人平稳地度过机体受到严重影响的围手术期;其次是促进移植肠的功能恢复，维护移植肠黏膜屏障功能，减少细菌移位的发生，尽快摆脱 TPN 支持，并通过移植肠摄取营养物质以维持生存，最终口服正常饮食，实现小肠移植的最终目标。移植术前的准备阶段，应避免给予过高的能量和氮量，以免发生肝功能障碍。防止发生水、电解质、酸碱失衡和糖代谢异常。在移植肠功能恢复前，TPN 支持是维持病人营养需求的主要手段。随着移植肠功能的恢复，在病人肠道能耐受(无严重腹胀、腹泻)、营养状态维持良好的前提下，逐渐增加 EN 液的量，相应减少 PN 液的量，并由短肽类预消化的 EN 制剂转换成含膳食纤维的完整蛋白 EN 制剂。一旦术后肠蠕动功能恢复，并确信无吻合口漏的发生，便可开始经口进食。在营养状态维持良好的前提下，逐渐增加口服饮食量，减少 EN 量。术后早期给予前列腺素 E，以改善移植物的微循环。肠道内给予 Gln,PN 液中添加甘氨酰谷氨酰二肽，以促进移植肠功能的恢复。在移植术后早期可给予生长激素，促进移植肠黏膜绒毛的增生和功能恢复。移植术后早期，由于移植肠去神经，蠕动较快，再加上吸收功能尚未完全恢复，移植肠的肠液量较多，液体丢失量大，可口服膳食纤维和盐酸地芬诺酯和洛哌丁胺，以减少经移植肠丢失的液体量，并增加肠液的稠度。

七、我国小肠移植的现状

我国临床小肠移植较国际上起步略晚，南京军区总医院于 1994 年成功完成了国内首例成人单独小肠移植，开创了我国小肠移植的新纪元。中国于 2005 年成为国际小肠移植登记中心之一。根据第 11 届国际小肠移植大会上，李元新会议发言提到至 2009 年为止，我国共有 8 个中心完成 25 例单独小肠移植，其中南京军区南京总医院完成 14 例（包括 1994 年完成的国内首例单独小肠移植），第四军医大学西京医院完成 4 例（包括 1999 年完成的国内首例亲体小肠移植），天津医科大学总医院完成 2 例以及中山大学附属第一医院、哈尔滨医科大学第一临床医学院、西安交通大学第一附属医院、杭州市第一人民医院、内蒙古医学院附属医院各完成 1 例。

我国单独小肠移植技术的进步还包括外科技术、排斥反应的监测、感染的防治和移植术后营养支持等关键技术的改进。目前，南京军区南京总医院采用的免疫诱导策略是 ATG 加 Campath1H，免疫抑制方案采用免疫抑制剂加雷公藤，降低了移植后半年内急性排斥反应的发生率。

小肠移植在我国尚处于起步阶段，远未成为临床常规治疗措施，小肠移植的发展与我国器官移植第二大国地位很不相称。我国小肠移植的广泛开展不仅有赖于国内一大批有志之士的投入，而且应直接采用目前国际上最先进的技术和理念，以尽快缩短我国与世界小肠移植先进国家间的差距。

（李小松　桂佳育）

参考文献

[1] Braun F, Platz K P, Faendrich F, et al. Management ofvenous access ：problems before and after intestinal transplantation：case reports[J].Transplant Proc，2004，36（2）：392-393.

[2] Abu-Elmagd K, Costa G, Bond G J, et al. Five hundred intestinal transplantations at a singlecenter：major advance with new challenges[J].Ann Surg，2009，250（4）：567-581.

[3] 李小松，邱晓虹，王大勇，等.小肠移植的现状与展望[J].实用儿科临床杂志，2008，23（11）：871-873.

[4] 林正卿，余结霞，何球.移植免疫医学基础免疫学[M].上海：上海医科大学出版社，1992.

[5] 李元新. 小肠移植免疫抑制方案的发展历史、现状和展望[J/CD].中华移植杂志，2011，5（4）：271-276.

[6] 李元新.小肠移植的现状和进展——来自第 11 届国际小肠移植大会的报告[J].器官移植，2010，1（1）：58-60.

[7] 李亭，贺志军. 腹部多器官联合移植[J/CD].中华临床医师杂志（电子版），2013，7（1）：27-29.

[8] Kato T，Tzakis A G，Selvaggi G，et al. Intestinal and multivisceral transplantation in children[J].Ann Surg，2006，243：756-766.

[9] Middleton S J，Jamieson N V.The current status of small bowel transplantation in the UK and internationally[J].Gut，2005，54：1650-1657.

[10] Berg C L，Steffick D E，Edwards E B，et al.Liver and intestine transplantation in the United States 1998-2007[J]. Am J Transplant，2009，9（Part 2）：907-931.

[11] 李元新.小肠移植的关键外科技术[J].器官移植，2012，5（3）：121-126.

[12] Abu-Elmagd K，Reyes J，Bond G，et al.Clinical intestinal transplantation：a decade of experience at a single center[J].Ann Surg，2001，234（3）：404-417.

[13] 沈璟，李幼生.小肠移植手术方式及免疫抑制方案的进展[J].器官移植，2011，7（2）：237-239.

[14] Loinaz C, Rodriguez M M, Kato T, et al. Intestinal and multivisceral transplantation in children with severe gastrointestinal dysmotility[J].J Pediatr Surg，2005，40：1598-1604.

[15] Kato T，Selvaggi G，Gaynor J，et al.Inclusion of donor colon and ileocecal valve in intestinal transplantation [J].Transplantation，2008，86（2）：293-297.

[16] Liu J，Fishbein T M，Bromberg J S，et al.Orthotopic small bowel transplantation in mice[J].Transplantation，2005，79：973-976.

[17] Berney T，Kato T，Nishida S，et al.Portalversussystemic drainage of small bowel allografts：comparative assessment of survival function，rejection，and bacterial translocation[J]. Am Coll Surg，2002，195（6）：804-813.

[18] Hansen K，Horslen S.Liver andintestinal transplantationinchildren[J].Paediatr Child Health，20（1）：13-19.

[19] 李元新，李宁，李幼生，等.小肠移植外科技术的改进[J].中华消化外科杂志，2008，7（1）：69-70.

[20] Deltz E，Schroeder P，Gundlach M，et al.Successful clinical small bowel transplantation [J].Transplant Proc，1990，22（6）：2501.

[21] Asfar S，Atkinson P，Ghent C，et al.Small bowel transplantation: a life-saving option for selected patients with intestinal failure[J]. Dig Dis Sci，1996，41（5）：875-883.

[22] Li X，Chen Y，Tian L，et al.Increased iNOS-expressing macrophage in long-term surviving rat small-bowel grafts[J].Am J Surg,2007,194：248-254.

[23] Chen Y，Li X，Tian L，et al.Inhibition of sonic hedgehog signaling reduces chronic rejection and prolongs allograft survival in a rat orthotopic small bowel transplantation model[J].Transplantation，2007，83：1351-1357.

[24] Mannon R B.Therapeutic targets in the treatment of allgraft fibrosis[J].Am J Transplant，2006（6）：867-875.

[25] Csencsits K，Wood S C，Lu G，et al.Transforming growth factor beta-induced connective tissue growth factor and chronic allograft rejection[J].Am J Transplant，2006，6：959-966.

[26] 王小平，刘子栋，方玉松，等. RATG 对 CD4^{+}细胞和 CD8^{+}细胞共刺激分子基因表达和细胞因子分泌的影响[J].中华器官移植杂志,2008，9：526-530.

[27] Agarwal A，Pescovitz M D. Immunosuppression in pediatric solid organ transplantation[J]. Semin Pediatri Surg，2006，15：142-152.

[28] 李元新，李宁，李幼生，等.小肠移植术后内镜引导下移植肠黏膜活检的时机及诊断价值[J].中华器官移植杂志，2010，31(10)：584-588.
[29] 李小松，朱伟伟，邱晓虹，等. 序贯疗法改善大鼠小肠移植慢性排斥反应的实验研究[J].首都医科大学学报，2010，31(2)：201-205.
[30] Wu T，Abu-Elmagd K，Bond G，et al.A schema for histologic grading of small intestine allograft acute rejection[J].Transplantation，2003，75：1241-1248.
[31] Gaynor J J, Kato T, Selvaggi G, et al. The importance of analyzing graft and patient survival by cause of failure：A example using pediatric small intestine transplantation[J]. Transplantation，2006，81：1133-1140.
[32] O'keefe S J，Emerling M，Koritsky D，et al.Nutrition and quality of life following small intestinal transplantation[J].Am J Gastroenterol，2007，102：1093-1100.
[33] Fujimoto Y，Uemoto S，Inomata Y，et al.Living-relatedsmall bowel transplant：management of rejection and in-fection[J].TransplantProc，1998，30（1）：149.
[34] Cicalese L，Sileri P，Green M，et al. Bacterial translo-cation inclinical intestinal transplantation[J].Transplantation，2001，71(10)：1414-1417.
[35] Cucchetti A，Siniscalchi A，Bagni A，et al.Bacterialtranslocation in adult small bowel [J].transplantation，[s.n.].
[36] Kusne S，Furukawa H，Abu-Elmagd K，et al.Infectious complications after small bowel transplantation in adults:anupdate[J].Transplant Proc，1996，28(5)：2761-2762.
[37] Foster P F，Sankary H N，McChesney L，et al.Cytomeg-alovirus infection inthe composite liver/intestinal/pancre-as allograft[J].TransplantProc，1996，28(5)：2742-2743.
[38] Fryer J P. Intestinal transplantation： current status[J].Gastroenterol Clin North Am，2007，36（1）：145-159.
[39] LaRoccoM T，Burgert S J.Infection in the bonemarrowtransplant recipient androle of themicrobiology laboratoryinclinical transplantation[J].ClinMicrobiolRev，1997，10（2）：277-297.
[40] Abu-Elmagd K，Reyes J，Bond G，et al. Clinical intes-tinal transplantation：a decade of experience at a singlecenter[J].AnnSurg，2001，234（3）：404-416.
[41] Bueno J，Green M，Kocoshis S，et al.Cytomegalovirusinfection after intestinal transplanttation in children[J].Clin InfectDis，1997，25（5）：1078-1083.
[42] Fryer J P.Intestinal transplantation：anupdate[J].CurrOpinGastroentero，2005，21（2）：162-168.

第十一节　小儿脑积水的治疗进展

脑积水是由脑脊液的形成、流动和吸收障碍引起的脑室系统或蛛网膜下腔扩大以及颅内脑脊液的过量聚积。先天性脑积水发生率为 0.9‰～1.8‰。由于脑积水的病因较为复杂多样，传统的外科治疗方法因其适用范围小且存在较多的术后并发症，而且有些并发症对于患者还是灾难性的。所以随着时代的发展，治疗方法逐步更新。对待不同病因造成的脑积水，其治疗方案也是不同的。但总体上仍以外科手术治疗为主。本文对小儿脑积水的治疗历史和现状进行回顾和探讨，同时对不同病因造成的脑积水的治疗结果进行归纳，并对其今后的发展趋势予以展望。

一、小儿脑积水的概述

脑积水是由脑脊液的形成、流动和吸收障碍引起的脑室系统或蛛网膜下腔扩大以及颅内脑脊液的过量聚积。目前尚无一种理想的分类方法能完整而又系统地显示脑积水的病因、发病机制、病理生理等特点。就临床应用较多的分类方法如下：根据发病机制：①分为梗阻性脑积水和交通性脑积水。梗阻性脑积水：因脑脊液循环通路上的脑室系统某一通道发生完全性或部分性狭窄或闭锁所致，使脑脊液全部或部分不能流至脑池或蛛网膜下腔，出现梗阻部位以上的脑室系统扩大。例如先天性畸形、颅内占位性病变、炎症粘连等因素所致。②交通性脑积水：一般指脑脊液循环通路在脑室系统无梗阻，脑室与蛛网膜下腔相互沟通，或脑脊液仅能流向脊髓蛛网膜下腔而不能到达脑表面蛛网膜下腔或脑蛛网膜颗粒。可由脑脊液分泌过多、脑脊液吸收障碍、脑池发育不良或静脉闭塞所致。

二、病因

引起脑积水的病因多种多样，且有些病因尚未完全查明。目前大致可分为先天性脑积水和后天获得性脑积水。

1.先天性脑积水病因

（1）Chiari 畸形Ⅱ型伴或脊髓脊膜膨出（多数情况下同时并发）。

（2）Chiari 畸形Ⅰ型：因第四脑室出口梗阻所致脑积水。

（3）原发性中脑导水管狭窄（常发生于婴幼儿，极少出现在青少年）。

（4）Dandy-Walker 畸形：其在脑积水中发生率为 2.4%。

（5）罕见的 X 染色体相关性疾病。

2.后天获得性脑积水病因

（1）感染后脑积水。

（2）颅内出血后脑积水。

（3）肿物继发性脑积水。

（4）术后继发脑积水。

（5）神经类肉瘤病。

（6）脊髓肿瘤相关的脑积水。

三、脑积水治疗的历史回顾

内科治疗对于脑积水起到了暂时缓解的作用。乙酰唑胺可有缓解作用。据报道一例 1 岁内的小儿，诊断为先天性脑积水，其生命体征平稳，肾功能正常，无颅内高压症状（窒息、嗜睡、呕吐）。认为使用乙酰唑胺及速尿，间断监测电解质及头颅 CT 或超声检查，约有 50%的患儿脑积水将得到满意的控制。如监测过程中脑室进行性扩大则需外科手术治疗。

脑积水的治疗主要是手术治疗。除少数病例因肿瘤阻塞脑脊液通路需行肿瘤切除术，脑积水手术方法都是针对脑脊液的循环而设计。脑室大小恢复正常不是治疗的最终目的，治疗目的在于神经功能恢复。自 20 世纪以来，脑积水的手术方法已相继提出有 20 多种。治疗方法主要包括：

1.减少脑脊液分泌的手术

1918 年由 Dandy 首次施行脉络丛切除术用于治疗交通性脑积水。可减少但不能完全停止脑脊液分泌。开颅手术死亡率较高。1922 年 Dandy 改用内镜行脉络丛电灼术，由于手术损伤小，且能减少脑脊液形成，至今仍有应用。

2.去除阻塞病因的手术

这类手术有切除颅内占位病变、切除局限于第四脑室中孔处的粘连膜、切开中脑导水管的瓣膜等。与简单的分流术相比，死亡率高而且成功率较低。仅在存在肿瘤的脑积水病人中使用。

3.第三脑室造瘘术

经脑室内窥镜第三脑室造瘘术是目前广泛被采用的治疗方法。

4.分流术

分流术即另建脑脊液循环通路，使脑脊液流向可被吸收处。分流术又可分为颅内分流术和颅外分流术两种。颅内分流术有 1920 年 Dandy 的中脑导水管内置管术；1939 年 Torkildsen 的侧脑室-枕大池分流术等。由于这些手术方法仅适用于脑室系统阻塞的病例，手术指征受到一定的限制。目前广泛应用于临床的是属于颅外分流术这一类的手术。此类手术方法较多，分流部位各不相同包括：①脑室-头皮下 Omaya 囊置入术：主要对新生儿，需定期抽吸脑脊液（cerebrospinal fluid,CSF） 待日后行脑室-腹腔分流术，但只能起到暂时作用。还有部分因血液疾病需要经常性脑室内注射的病人也会使用此种方法。②

脑室-颅内静脉窦分流术：1907 年 Payr 用颞浅静脉或大隐静脉将侧脑室与矢状窦相连接，使脑脊液引流到矢状窦。术后患儿于数月内死亡，但尸检未见血液逆流。③脑室-颈静脉分流术：1949 年 Nulson 和 Spitz 用单流向导管为婴儿做侧脑室-颈内静脉分流，取得良好效果。④脑室-心房分流术：1955 年 Rober 和 Pudenz 进行了一系列的动物实验，确定将脑脊液分流到血液循环系统的可行性，并研制出带活瓣的分流导管，用于脑室-心房分流术，取得了良好效果，并被广泛采用。⑤脑室-腹腔分流术：1898 年 Ferguson 首次将腰段蛛网膜下腔的脑脊液分流到腹部，以后又改为脑室-腹腔分流术，取得较好效果且被广泛采用。⑥脊髓蛛网膜下腔-输尿管分流术：由 Heile 于 1925 年行首例手术，但损伤了一侧肾脏且有可能发生逆行性感染，未被采用。

四、小儿脑积水的治疗现状

（1）对于脑积水的外科治疗，除治疗原发病外，目前广泛被采用的治疗方法是分流术和经脑室内窥镜第三脑室造瘘术（endoscopic third ventriculostomy,ETV）。然而对于婴幼儿脑积水，特别是年龄小于 2 岁或存在中脑导水管狭窄的患儿，应用脑室镜行三脑室造瘘术是有一定限制的。因此对于这些脑积水患儿的外科治疗措施大多数应用分流术，其中以脑室腹腔分流术为主。然而脑积水分流术后产生并发症屡见不鲜。有报道显示分流术后第一年失败率为 30%，每个治疗过程发生感染的概率为 5% ~ 8%，但是术后随着时间的推移，对于每个病人累计感染发生率高达 20% 。而且分流术失败后再次分流手术的失败率会更高[1-7]。

（2）CSF 分流手术因其手术技术成熟且手术打击小使用范围广，是目前治疗脑积水外科手术当中最常用的手术方法。而且随着新材料和新技术的发展，在分流装置上出现多种改进技术。如：肿瘤过滤器、抗虹吸装置、水平-垂直阀门、可在体外编程调控压力的可调压阀及开关装置。为减少分流装置置入体内增加感染概率，目前还出现了带有亲水涂层分流管和可缓慢释放抗生素的分流管材料。即便如此，分流手术仍有许多缺点和并发症。分流手术的失败分为无菌性的和感染性的。无菌性的包括梗阻、过度引流、引流不足和隐性分流失败（包括随生长发育延长分流管），这是一种时间依赖性事件，分流功能失常经常被解释为意外事件。外科医生虽然倾向于再次手术，但如何正确定义功能异常目前存在着不同的观点和分歧，需要进一步的分析。然而有些分流功能异常的病例是不需要进行外科手术的干预。比如过度分流就能通过调整压力阀来解决。另一方面，隐性分流失败（例如分流管损坏但无临床症状的病人）是可以被接受的，因为这些病人有可能已经不需要依赖分流管了。但这需要一些更严谨的方法判断。

（3）分流感染因研究的目的不同而有不同的定义：肯定的标准是细菌学的证据；存在临床表现同时伴有阳性培养结果或存在脑脊液细胞数增多经常是临床研究中判断感染的标准。然而细菌培养存在假阳性或假阴性的可能。简单地排除细菌培养阴性的病例则低估了问题的存在性。研究临床资料应遵循临床的诊断标准，这决定了进一步手术及预后。再次手术的前提是这种感染不能被药物治愈，一般手术需要拆除分流管，这就需要考虑多重因素在术前进行认真分析。根据感染的不同部位如切口（皮肤和真皮层）、切口下层（皮下组织）及组织器官。对感染性脑积水病人进行不同的分类治疗。CSF 分流手术感染是否存在，依然强调了临床判断的重要性。诊断手术部位组织器官感染需要外科医生或上级主治医师来判断。虽然再次手术后一个月内发生多认为是与手术相关，但是此后感染仍然可以在相当长的一段周期中发生，因为有极少数病例在手术后几年内仍可发生感染。生存分析法中就将加入迟发感染的因素。不同类型分流手术的感染发生的概率应该分别计算出来并分类说明，如：手术（手术后感染的例数）、病人（病人数及感染病人的例数）、手术医生（特定医生所做手术例数及发生感染的例数）及医院内感染并计算出准确的发生率。但有时对于由医生和医院两因素计算感染的发生率有一定的困难，因为病人可能是被不同的医生和在不同的医院进行治疗[8-11]。

（4）CSF 分流术后出现的非分流依赖被认为是拆除或结扎分流管后患者无临床症状，但这不表示脑积水被治愈了。这包括病人在分流手术后接受了成功的 ETV 手术治疗，尽管如此还有一部分病人仍需要分流装置，除此以外的病人就不再需要分流装置了。对于那些需要更新可调压分流泵的病人或者计划拆除分流管的病人需要格外小心谨慎。病人是否真正不再需要分流并不容易判断，因为即使移除分流装置几年后仍有一些迟发性损伤的不良报道出现。有人报道分流失败后未采取进一步的治疗，然而 18 年患者无症状，这就证明该病人已经不依赖分流管了[12]。

ETV 手术使用逐渐增多，与分流手术相比，因其无需终身携带分流管，且感染概率相对较低，所以逐渐受到重视。其手术总的成功率约为 56%（非肿瘤性导水管狭窄为 60%～94%）。婴儿中成功率较低，原因是婴儿的蛛网膜下腔尚未发育成熟。如有以下病情时将严重影响 ETV 手术的成功率，这些情况包括：①颅内肿瘤。②分流术后。③曾经存在蛛网膜下腔出血。④曾进行全脑放疗以及在 ETV 手术中发现三脑室底有明显粘连时。以上这些因素都是 ETV 手术的禁忌证。当然，存在交通性脑积水也是 ETV 手术的禁忌证。适应证为：可用于治疗梗阻性脑积水，也是处理分流管感染的方法之一。ETV 也可用于分流术后发生硬膜下血肿以及裂隙脑室综合征的治疗。

（5）内窥镜治疗脑积水的并发症包括术后造瘘口梗阻、颅内感染和手术相关并发症。内窥镜下第三脑室底造瘘术后造瘘口梗阻被分为原发性的梗阻（术中未能形成有效造瘘口）和继发性（原始造瘘口被阻塞）两种可能。分流手术与内窥镜手术对照研究，如果内窥镜手术失败后依然需要分流手术治疗，但这种内窥镜手术失败并不包括再次行内窥镜手术治疗的病例。虽然有越来越多的相关文献报道，但是对于 ETV 手术治疗的长时间大样本的研究资料尚很少。对于内窥镜下第三脑室底造瘘术与脑积水分流手术的对比研究，重要的影响因子如年龄、脑积水的病因尚需要应用先进的统计学方法加以分析[13-18]。

（张建　张迪）

参考文献

[1] Beems T，Grotenhuis J A.Is the success rate of endoscopic third ventriculostomy age-dependent? An analysis of the results of endoscopic third ventriculostomy in young children[J].Childs Nerv Syst，2002，18：605–608.

[2] Koch D，Wagner W.Endoscopic third ventriculostomy in infants of less than 1 year of age:which factors influence the outcome[J].Childs Nerv Syst，2004，20：405–411.

[3] Siomin V，Cinalli G，Grotenhuis A，et al.Endoscopic third ventriculostomy in patients with cerebrospinal fluid infection and/or hemorrhage[J].J Neurosurg，2002，97：519–524.

[4] Di Rocco C，Marchese E，Velardi F.A survey of the first complication of newly implanted CSF shunt devices for the treatment of nontumoral hydrocephalus[J].Childs Nerv Syst，1994，10：321-327.

[5] Drake J M，Kestle J.Rationale and methodology of the multicenter pediatric cerebrospinal fluid shunt design trial: Pediatric Hydrocephalus Treatment Evaluation Group[J].Childs Nerv Syst，1996，2：434-447.

[6] Epstein F.How to keep shunts functioning，or “the impossible dream”[J].Clin Neurosurg，1985，32：608–631.

[7] McGirt M J，Leveque J C，Wellons J C，et al. Cerebrospinal fluid shunt survival and etiology of failures:a seven-year institutional experience[J].Pediatr Neurosurg，2002，36：248-255.

[8] Kulkarni A V,Drake J M,Lamberti-Pasculli M.Cerebrospinal fluid shunt infection:a prospective study of risk factors[J].J Neurosurg，2001，94：195-201.

[9] Vinchon M，Dhellemmes P.Cerebrospinal fluid shunt infection:risk factors and longterm follow-up[J].Childs Nerv Syst，2006，22：692-697.

[10] Managram A J，Horna I P，Silver L C，et al.Hospital Infection Control Practices Advisory Committee:Guidelines for prevention of surgical infection[J].Infect Control Hosp Epidemiol，1999，20：247-280.

[11] Smith E R，Butler W E，Barker F G Ⅱ.In-hospital mortality rates after ventriculoperitoneal shunt procedures in the United States，1998 to 2000:relation to hospital and surgeon volume of care[J].J Neurosurg，2004，100(Suppl 2)：90-97.

[12] Talamonti G，D'Aliberti G，Collice M.Myelomeningocele:long-term neurosurgical treatment and follow-up in 202 patients[J].J Neurosurg，2007，107(Suppl 5)：368-386.

[13] Di Rocco C，Massimi L，Tamburrini G.Shunts vs endoscopic third ventriculostomy in infants:are there different types and/or rates of complication? A review[J].Childs Nerv Syst，2006，22：1572-1589.
[14] O'Brien D F，Javadpour M，Collins D R，et al.Endoscopic third ventriculostomy:an outcome analysis of primary cases and procedures performed after ventriculoperitoneal shunt malfunction[J].J Neurosurg，2005，103(Suppl 5)：393-400.
[15] Ogiwara H，Dipatri A J Jr，Alden T D，et al. Endoscopic third ventriculostomy for obstructive hydrocephalus in children younger than 6 months of age[J].Childs Nerv Syst,2010，26：343-347.
[16] Fukuhara T，Vorster S J，Luciano M G.Risk factors for failure of endoscopic third ventriculostomy for obstructive hydrocephalus[J].Neurosurgery，2000，46：1100-1111.
[17] Nftel R P，Reed G T，Kulkarni A V，et al.Ebaluating the Children's Hospital of Alabama endoscopic third ventriiculostomy experience using the Endoscopic Third Ventrculostomy Success Score:an external validation study[J].J Neurosurg Pediatr，2011，8：494-501.
[18] Kulkarni A V，Drake J M，Kestle J R，et al.Canadian Pediatric Neurosurgery Study Group:Endoscopic third ventriculostomy vs cerebrospinal fluid shunt in the treatment of hydrocephalus in children: a propensity score-adjusted analysis[J].Neurosurgery，2010，67：588-593.

第十二节　小儿肝母细胞瘤诊治新进展

一、病因和流行病学

肝母细胞瘤是小儿最常见的肝脏原发性恶性肿瘤，发病原因尚不明了。美国的统计资料表明[1]，20岁以下人群中每年仅发生 100 ~ 150 例。年发病率每百万儿童 1.6 例，其中约 60%为肝母细胞瘤，33%是肝细胞癌，其他为各种少见的肉瘤。另外，肝脏是其他肿瘤转移的常见部位。肝母细胞瘤是一种胚胎性肿瘤，理论上主要发生在 3 岁以内儿童。分析北京儿童医院 1956 ~ 1992 年收治的 116 例肝母细胞瘤[2]。发病年龄多在 3 岁以下，1 岁以内的婴幼儿占全部病例的 70% ~ 75%；男性患者约是女性患者 2 倍，绝大多数病例肿瘤发生于肝右叶。肝母细胞瘤可并发 Beckwith-Wedemann 综合征、Gardner 综合征、半身肥大以及家族性腺瘤样息肉综合征。最近又有发现与极低出生体重有关。原因不明。在一些肝母细胞瘤发现染色体 11p15.5 和 lp36 的杂合性丢失，拥有 20,2 和 18　三倍体。家族性腺瘤样息肉病家族中肝母细胞瘤发生危险增高。该瘤基因位于 5 号染包体长臂。该基因突变在无此综合征的肝母细胞瘤病人中也常见，提示它可能在肿瘤形成中起重要作用[3]。

二、病理

肝母细胞瘤大多表现为单个较大的团块状肿瘤。少数为大结节状，肿瘤表面往往可见血管扩张。肿瘤切面的颜色依胆汁或脂肪的出现而不同。出血和坏死的区域呈棕黑色、黄褐色。可有液化性囊状区，也可见灰白色钙化灶。经过化疗的肿瘤往往质地变硬、坏死和钙化增多。化疗时间长者甚至大部分发生钙化——切面很多呈灰白色沙砾样，肿瘤中等硬。多数肿瘤有由纤维组织构成的假包膜，镜下见肿瘤主要由胚胎性肝上皮组织，间或有软骨、骨样和胚胎性间叶组织构成，髓外造血是肝母细胞瘤的典型特征。并可有钙化。根据细胞形态学特点，病理学上一般将肝母细胞瘤分为未分化型、胚胎型、胎儿型及混合型 4 种类型，其中胎儿型最为多见。预后较好，未分化型往往有间变，预后较差。肿瘤可直接浸润邻近的间质组织，并可浸润周围的脏器如大网膜、横结肠，甚至右侧肾上腺。肿瘤首先在肝内转移，表现为肿瘤周围或较远处肝组织内有时可见散在的肿瘤结节，肝外转移最多见于肝门淋巴结或经肝静脉转移至肺。中枢神经及骨骼转移少见。

三、临床表现

肝母细胞瘤早期症状不明显，故早期发现有一定困难。多数病例（北京儿童医院资料占 90%以上）以右上腹或右侧腹部肿物就诊，一般是在家长为孩子洗澡或换衣服时偶然发现。也有因其他原因就诊时经过医生检查或 B 超发现。早期症状除有时轻度贫血外。一般情况均良好。肿物可在短时期内生长迅速，很快达脐下或超越过中线。不少病例肿物几乎占据全腹，常伴有面色苍白、食欲缺乏、消瘦及贫血等症状。多为晚期表现。少数患儿以腹痛为主要表现，偶有上消化道大量出血者。黄疸者罕见，一旦出现黄疸，往往伴有严重的肝功能异常，肿瘤范围大，或是已经发生肝内转移。小婴儿可伴有腹泻。晚期病人常有发热、明显消瘦、贫血、腹水、腹壁静脉怒张、下肢水肿等。一些患儿因肿物巨大压迫胸腔而呼吸困难。体格检查多数病例于右侧肋缘下触及体积较大的肿物，表面较光滑，边界清楚，少数病例肿物表面凹凸不平，为大结节团块状，肿物中等硬度，随呼吸可略上下移动。个别患儿由于肿瘤源于肝边缘或发生于肝左叶，移动度略大些。晚期病例由于肿物巨大则固定不活动。另一重要特点是以手指触诊时于肿物与肋缘之间触及不到肝脏。

肝母细胞瘤临床可表现明显的骨质疏松，受轻微外力即可发生病理性骨折，少数患儿因骨折而就诊。另外，肝母细胞瘤还可产生并释放促性腺激素，引起睾丸间质细胞的增生并分泌雄性激素，个别病例因性早熟而就诊，这部分病人绒毛膜促性腺激素（human chorionic gonadotrophin，HCG）多升高。偶见肿瘤自发性破溃出血，少量出血仅有腹痛、恶心或呕吐。大量出血时发病急骤，除有剧烈腹痛、恶心或呕吐外，一般情况危重，面色苍白，呼吸急促，脉速，全腹压痛伴有肌紧张，严重者可休克。曾有报告肝母细胞瘤因创伤导致肿瘤发生破裂而就诊，可能在诊断时发生误诊。此时有一个方法鉴别，就是肝损伤的程度常常与创伤程度不符。

四、诊断和鉴别诊断

早期症状隐匿，故早期诊断有一定的困难。当出现典型体征时，根据患儿年龄、临床表现及腹部肿物的特点，诊断一般多无困难。腹部 X 线透视可见右侧膈肌升高，膈肌活动受限，部分病例腹部 X 线平片可见肿瘤内有钙化，但这可能并没有什么特别价值。关于肿瘤的诊断、鉴别诊断以及有关肿瘤切除危险因素的评估，还需要精细的影像学和实验室检查。

1.影像学检查

（1）首选方便实用的 B 型超声检查。B 超显示肝脏增大，肿物区常呈低回声或回声不均，可确定肿瘤在肝内的位置、大小，以及其与重要血管的关系、肝门血管的侵犯情况等，有利于指导制定手术方案。肿物内有液化区，则提示为肿瘤内坏死或出血的表现。超声检查可以根据医生诊断的需要改变扫描方向、推挤或按压肿瘤，从而得到声像学以外的信息，这在肿瘤的鉴别诊断时尤其重要。超声检查简单方便，无射线辐射，可多次重复。

（2）CT 扫描。CT 机的功能已经十分先进，尤其通过增强（对比）扫描和三维重建技术。可以十分逼真地显示肿瘤的范围、内部质地（密度）、周围比邻关系、肝门侵犯情况等，可以给手术医生提供直观的图像做参考。如果仅为诊断目的，现在已经很少需要肝动脉造影。肝肿瘤的 CT 诊断详见其他的相关资料。

（3）PET 技术。PET 技术可以显示肿瘤活性，因此，主要用于肝肿瘤的鉴别诊断、肝内占位病变性质的判断以及肝肿瘤治疗以后可疑复发灶的诊断等。

2.实验室检查

测定血清甲胎蛋白水平对肝母细胞瘤的诊断有十分重要的意义。90%以上的肝母细胞瘤血清甲胎蛋白升高，多为数十倍、数百倍升高，且很少假阳性。测定血清甲胎蛋白是肝母细胞瘤的常规检查，用于手术前诊断、手术后随访和疗效评价。对肝母细胞瘤早期做出诊断，越来越受到医师们的重视。对于肝大、腹痛、腹胀不适，甚至需要排除恶性肿瘤的婴幼儿筛查性测定甲胎蛋白水平，可能较早发现早期肝母细胞瘤患儿。血清甲胎蛋白的数值与肿瘤的病情有正关系，进展的肿瘤甲胎蛋白数值很高，完全切除肿瘤后，甲胎蛋白水平转为阴性，复发或转移的病人甲胎蛋白又复升高。因此，血清甲胎蛋白水平测定也作为判断肿瘤是否彻底切除以及完整切除后肿瘤有无复发和转移的可靠依据。值得注意的是，对小婴儿甲胎蛋白的判读要慎重。正常情况下，出生时甲胎蛋白的水平是增高的，一个月后逐渐降低，但降低到正常范围以内的时间（月龄）并不一致，有早有晚。但一个规律就是逐步降低。所以，有时需要动态观察。

恶性肿瘤病人贫血常见，血小板增多（超过 $100 \times 10^9/L$）常见于肝母细胞瘤。多数病例各项肝功能检查正常，唯血清碱性磷酸酶值增高，在肝母细胞瘤比较常见。血清铁蛋白也多见升高。

3.活体组织检查

对儿童肝脏恶性肿瘤，临床诊断并不困难。结合临床表现、影像学资料和甲胎蛋白，临床诊断的正确率至少 90%，但无法明确病理组织学分型。国外对一些肿瘤细胞组织需常规进行活检诊断，其优点是可得到明确的病理诊断，不会误诊，并且可以根据病理进行治疗和判断预后，但毕竟多做一次手术。从我们的经验看，肝母细胞瘤临床诊断率高，手术前化疗可能造成肿瘤坏死和钙化，但一般还可以做出病理分型。所以，现阶段我们很少进行诊断性活检。

活检的方法包括开腹活检、腹腔镜下活检以及穿刺针活检。肝脏血液供应十分丰富，容易出血，各种方法的活检均应注意确切止血。可根据肿瘤部位、大小以及可否手术进行选择。

4.肝母细胞瘤的鉴别诊断

（1）肝细胞性肝癌：与肝母细胞瘤在临床症状上很相似，在鉴别诊断上，年龄是非常重要的因素，肝母细胞瘤常见于 3 岁以下小婴儿，肝细胞性肝癌则较常见于 12 ~ 15 岁较大儿童。不过有些病例也不完全是这样，确切诊断需靠病理切片。

（2）肝间质错构瘤：与肝母细胞瘤一样，多见于 3 岁以下小婴儿，但右季肋部包块多为囊实相间，较光滑，有时即使肿物很大，但患儿营养及发育状态良好，血清甲胎蛋白阴性。

（3）肝脏转移瘤：由于肝脏有全身动脉系统和门静脉双重血供给，许多恶性肿瘤可经血运转移至肝脏。神经母细胞瘤常转移至肝脏，有时原发瘤很小，甚至各种检查手段也未查找到原发瘤，但是转移瘤已很明显，检测尿 3-甲氧-4-羟苦杏仁酸（VMA）水平及血清甲胎蛋白往往可以鉴别，神经母细胞瘤的甲胎蛋白不增高。特别是新生儿的肝脏巨大肿瘤，但首先必须除外神经母细胞瘤肝转移。许多其他部位的恶性肿瘤也可经血行转移至肝脏，但在转移至肝脏以前，其他部位的肿瘤常已做出明确的诊断。转移瘤的影像学特点是一般呈弥漫、散在、多发、小圆结节，这一点可与肝脏原发恶性肿瘤鉴别。

（4）肝血管瘤：主要是海绵状血管瘤及婴儿型血管内皮瘤[4]。多发生于 2 岁以下婴幼儿，常为单发性，两叶均可累及。主要体征是上腹部包块，约半数病例伴随有皮肤血管瘤。由于血管瘤中有多数动静脉瘘，常导致高排量充血性心力衰竭。因此，肝肿大、皮肤血管瘤、充血性心力衰竭是本病的特点。部分病人并发有血小板减少。

（5）胆总管囊肿：虽为右侧腹部肿物并伴有腹痛，但多有黄疸、发热等，常常有反复发作的病史，患儿一般情况较好。B 超可见囊性肿物，可与肝母细胞瘤相鉴别。

（6）右侧肾母细胞瘤：检查腹部有右侧腹肿物，质地偏硬、光滑、活动差。B 型超声、CT 及静脉肾盂造影可明确显示为右肾肿物。一般诊断不难，但有时也要综合其他指标分析。我们曾遇一病人，很大体积的肿瘤发自右肾上极，只侵犯肾脏很小部分，很大一部分瘤体侵入肝脏右后叶，术中很难判断是肝肿瘤侵犯肾脏，还是肾肿瘤侵犯肝脏。唯一的判断指标是甲胎蛋白在正常范围内。

（7）肝炎：多为 5 岁以上小儿。肝脏肿大，但无局限性占位。血清甲胎蛋白测定及甲胎蛋白和丙氨酸转氨酶(alanine aminotransferase,ALT）双项对比也可与肝炎相鉴别。

五、综合治疗

1.外科手术

对于小儿原发性肝脏恶性肿瘤，迄今为止，手术完整切除肿瘤仍是最重要的治疗手段[5]。

（1）术前准备：对于小儿特别是婴幼儿，肝叶切除手术是大手术。首先，术前必须全面了解患儿的全身情况及肝脏的储备能力。应该详细检查心、肺、肝、肾功能及水、电解质情况，凝血功能五项；做心电图；准备足够的血液以备术中大出血时输血。其次，要评价患儿营养状况。积极纠治蛋白质能量营养不良。每日应给予高蛋白、高糖类、高维生素饮食。必要时要经口输注营养液或经胃肠道外营养补充剂纠正蛋白质和能量。促使机体达到正氮平衡。有利于手术后恢复。血浆蛋白过低者还可以输注血浆或清蛋白。贫血患儿应适量成分输血（悬浮红细胞），一般要求血红蛋白升至 100g/L。方可进行手术。可手术前一周始每日口服维生素 B_1,维生素 C 及维生素 K,小婴儿可于手术前注射维生素 K,时间为 3 d。必要时手术开始前预防性使用抗生素。

（2）手术方式：根据肿瘤所在位置、大小。通常实施的手术方式为有半肝切除、右三叶切除、左半肝切除、左三叶切除以及不规则肝叶（肿瘤）切除术等术式。儿童肝肿瘤的特点是相对体积大，侵犯肝段多。对肝门及肝内血管和胆管的影响较大. 但剩余肝组织一般无硬化、条件好。儿童肝肿瘤切除手术在参照规则性肝叶切除的基础上尽量保留未被肿瘤侵犯的肝组织，以保存正常的肝功能。

（3）术后处理：肝叶部分切除后，依肝切除量、失血量及手术损伤程度，患儿都有不同程度的代谢紊乱。对患儿各脏器的生理功能有不同程度的影响。术后应密切观察病情，根据病情的变化随时给予恰当的处置，尽快使患儿度过危险期。有条件的医院，患儿术后应在外科监护室进行监测及治疗。术后应密切监测患儿的呼吸、脉搏、血压及尿量。严格掌握出入量，保证水、电解质平衡。术后应给予足够的氨基酸、葡萄糖、维生素、微量元素等，合理使用抗生素，并给予止血药物及保肝药物。腹腔引流管要保证通畅，注意观察引流物性状和量的变化，防止出血和胆瘘。

（4）术后并发症：肝脏是人体主要的解毒器官，血供丰富。同时也是最大的消化器官，分泌并输送胆汁。手术后最严重的并发症有出血、急性肝昏迷、胆道损伤。出血是肝肿瘤手术中的主要危险，但手术后出血并不多见。如果手术中肝切除面处理确切和牢固，一般不会在发生出血。偶尔发生的出血往往是因为手术中血压低。出血点不明显，手术后血压升高，出血点开始出血加剧。表现为腹腔引流管内出血逐渐增加，如果使用止血剂无效，需要再开腹止血。肝叶切除术发生大出血、无法止血而只能以干纱布压迫止血的病例，特别是在术后 5 ~ 7 d 逐渐缓缓撤出纱布时，要警惕血凝块随纱布一起撤出而发生大出血。肝叶切除后 2 ~ 4 d 患儿出现精神不振，巩膜、皮肤黄染，皮肤出现出血斑点或胃肠道出血等症状，这是急性肝昏迷的表现。肝肿瘤切除手术后检查肝功能各项指标会有不同程度的异常。在肝昏迷时，这些指标往往迅速地不断恶化。发生肝昏迷的患儿，常伴有尿量减少，血压趋向降低，呼吸加深、加快；对急性肝昏迷的患儿虽经积极抢救，但多属转归不良。胆道损伤是比较复杂的并发症，主要的病因包括肿瘤侵犯肝门、手术中损伤肝外胆道、肿瘤侵犯肝内胆管等造成手术中损伤。另外，也有在肝脏切除断面时小胆管处理不全、结扎脱落、坏死等。手术后早期出现黄疸、发热、白色粪便等要警惕胆道损伤的可能。如果症状明显，宜早处理。由于肿瘤侵犯造成解剖结构变化，亦可表现手术后局部粘连、充血等。胆道损伤的修复往往比较困难，死亡率较高。

2.化疗

手术前化疗可以使肿瘤有不同程度的缩小。有资料显示手术前化疗可使 75%原本不能切除的肿瘤转变为可以切除，从而提高手术切除率[6]。而且，肿瘤的缩小也减少了手术的危险性。若能最后手术的话，治愈率现在可达到 60%以上。即使已经发生肺转移者，化疗也可以治愈相当一部分病人。当然有时还要结合切除术。肝母细胞瘤对化疗的反应因人因瘤而异，敏感者肿瘤很快缩小，血清甲胎球蛋白（alpha-fetoprotein,AFP）降低。根据肿瘤大小、肝门侵犯情况以及有无转移等制定手术前化疗方案，肿瘤巨大者及肝门受侵犯、有远方转移者需要充分的手术前化疗。根据我们的经验，绝大部分肝母细胞瘤对化疗敏感。一般手术前化疗 3 ~ 6 个月即应该进行手术。手术前化疗时间不能太长。否则容易产生耐药，一旦产生耐药，肿瘤就会快速生长，从而失去手术机会。发生肺转移者，争取能在手术前消灭转移灶。

目前，肝母细胞瘤在手术后常规化疗。早期病例，手术后化疗使生存率超过 90% 。现在还不清楚，哪一种早期肿瘤，也许是单纯胎儿组织型，可以只做手术而不化疗。没有转移的肝母细胞瘤完全切除后化疗 6 ~ 1 2 个月，有转移者在肝肿瘤完全切除后化疗 12 ~ 24 个月。肿瘤未能完全切除者，化疗后还有再次手术切除的机会。肝母细胞瘤手术后化疗有一个重要的参考指标就是 AFP。理论上，对于 AFP 升高的肝母细胞瘤，手术及化疗后 AFP 正常就说明已经没有肿瘤存活。如果 AFP 高出正常范围，就说明仍有肿瘤残留。

肝母细胞瘤的化疗主要使用含顺铂和多柔比星的药物组合。一般常以 2～3 种药物联合使用。目前常用的化疗药物有氟尿嘧啶、长春新碱、环磷酰胺、多柔比星、顺铂等。多柔比星的毒性作用较大，主要是能引起不可逆的心肌损害，导致充血性心力衰竭，有的发生在用药当时，有的则发生在用药后很长时间。多柔比星的毒性作用具有累积效应，一般认为，多柔比星的累积中毒剂量为 450～550mg/m²。表柔比星毒性低于多柔比星，对于年龄较小患儿建议使用。顺铂和氟尿嘧啶不良反应稍小。

化疗期间定期检查腹部 B 超、胸透和甲胎蛋白，以监测肿瘤有无复发及转移。

3.放射治疗

由于肝母细胞瘤对化疗敏感，手术切除预后较好。加之放射性肝损伤之虞，普通放射治疗不作为肝母细胞瘤治疗的手段。但无法切除、化疗耐药或无法化疗的病例，或可选放疗为姑息治疗。如部位危险、无法切除、瘤灶很小的病例，也可尝试伽马刀治疗。

4.其他治疗

可提高机体免疫功能，用以消灭体内残留肿瘤细胞。常用的制剂有淋巴转移因子、短小棒状杆菌菌苗、卡介苗、白细胞介素-2 等。

5.肝移植

肝肿瘤对机体功能的影响较大，肿瘤不能切除，化疗就容易耐药，最后进展至死亡。如果目前的常规治疗无法切除的病例，只能进行肝移植[7]。成人肝肿瘤的肝移植逐渐增多，并取得了一定经验。但其适应证、复发、远期预后、花费等方面仍有很多争论。儿童肝肿瘤的肝移植经验尚少。

六、切除术技术要点

1.可切除性评估

肝脏肿瘤是否可以切除，实施手术前首先要进行准确的评估。这其中也包括对手术危险性的评估。不同历史时期、不同条件的医院、不同的医生可能有不同的评价。例如，在未开展手术前化疗的时期认为不能切除的肿瘤。在实施术前化疗后，肿瘤缩小，就可能变为可以切除。当然，实施手术所具有的设备条件、开展肝肿瘤切除的经验等都对评估有重要影响，随着技术的进步，不可切除的肝肿瘤越来越少。近几年，相继采用了超声吸引器（cavitron ultrasonic surgical aspirator,CUSA）、微波手术刀等开展不阻断肝门的肝肿瘤切除手术，已经很少有不可切除的病例。理论上，肿瘤不可切除的唯一指标是残留肝组织不足以维持正常生命的需要。

肿瘤是否可以切除，需要反复研究影像学资料，三维重建 CT 增强扫描十分有帮助。施术者应该能够根据这些图像在自己脑海中再现肿瘤及周围比邻的关系，并依此判断具体的危险所在，以设计手术方案。主要考虑的因素包括病人一般情况和肝脏功能储备，肿瘤的位置和大小，是否侵犯肝门大血管，剩余肝脏组织是否可以维持生命，手术出现危险的风险大小，有无相应的对策等。肝肿瘤手术的最大危险是肝门大血管的损伤，一旦损伤无法及时修补，就会造成术中死亡。事实上，肝肿瘤手术病例的死亡主要是发生在手术中。第一肝门的损伤相对比较容易处理，第二肝门和第三肝门的损伤往往来势凶猛，短时间内大量出血可以造成心跳骤停和不可逆休克。有时出血虽然控制，在中心血管破裂的刹那间，由于中心血管的负压吸引作用，造成气体进入，发生循环系统气体栓塞，也可致命。

2.手术前化疗的选择

近年来的经验证明，手术前化疗的确可以使肿瘤缩小，增加了手术切除率。然而，并不是所有的肝肿瘤都必须进行术前化疗。有人认为，大约 50%的肝母细胞瘤在诊断时可以切除。由于各国家和地区的卫生条件不同，病人就诊时间也有差别，对于肝肿瘤可切除性的判断标准不客观、不统一，所以，这个比例尚没有普遍意义。我国的普遍情况是就诊较晚，肿瘤往往较大。可以直接手术切除的病例不多。

手术前化疗的优点是化疗使肿瘤缩小，使得手术切除更容易、更安全，并且减少了原本要切除的肝组织。但反对延迟手术的理由是术前化疗造成了对机体的不良反应，降低了机体的免疫力，化疗推迟了将要进行的手术，并对手术后肝组织的再生可能产生不良影响，治疗期间也有发生转移的危险。有报告认为，手术前化疗和不化疗直接手术两种治疗方法的治愈率相当，术前化疗者的手术死亡率并未见减少，甚至更高。这些结果都是小样本的经验，还需要根据具体情况制定尽可能合理的方案。

3.手术步骤和方法

肝肿瘤切除手术一般患者取平卧位，为便于充分暴露肝脏，可于肝水平背部垫高。切口依肿瘤部位和大小决定，肿瘤位置较低者，可做上腹部的大横切口；肿瘤位置较高者，做过中线的肋缘下弧形切口，必要时可延长手术切口至两侧腋前线。第二肝门侵犯严重者，必要时加做胸骨劈开或胸腹联合切口。开腹后首先探查肿瘤的部位、大小，与周围脏器的关系，有无浸润周围脏器及浸润的程度，以判断肿瘤是否有可能切除。如肿瘤有可能切除，分离、切断镰状韧带、冠状韧带、三角韧带，游离肝脏。右半肝切除尚需切断、结扎肝肾韧带，左半肝切除还需切断、结扎肝胃韧带。此时，整个肝脏即可托出腹腔外，肝上、膈下间隙可以填塞纱垫以利托起肝脏。在实施肝叶切除手术的整个过程中，需十分仔细、小心，动作要轻柔、稳定，切勿用力牵拉、撕扯，以免伤及周围大血管和脏器等。

无论实施何种手术方式，必须解剖分离第一肝门。在肝门处，先剪开 Glisson 包膜，可以分辨、解剖左、右肝动脉和肝管、门静脉。若不易显露，可先切除胆囊，沿胆囊颈管分离寻找胆总管和总肝管。剪开 Glisson 包膜后，将所切除侧的肝动脉、肝管及门静脉属支一一分离、结扎、切断。然后，将肝脏轻轻向上翻转，显露下腔静脉远端的右侧壁，将肝短静脉逐个钳夹、切断、结扎。然后，将肝脏轻轻往下牵拉，显露第二肝门，即显露出肝静脉，沿肝中静脉走向切开肝被膜 1 ~ 2cm，钝性分离肝实质，再将所要切除侧的肝静脉分离、切断、结扎。在解剖、分离肝静脉时，要注意肝静脉的畸形，有时肝中静脉往往与肝左静脉合为一支，分离中要特别注意。分离中为了避免肝静脉被撕裂，发生无法控制的大出血或空气栓塞，常常是在肝实质内显露并缝合、结扎切除侧的肝静脉。最后，阻断肝门处血流切肝。一般以橡皮条束扎第一肝门，即可暂时阻断肝脏血流，通常常温下可阻断 30min。在 30min 之内多可完成切肝手术。若切肝手术未实施完毕，应松解阻断，使肝脏得到血流灌注，灌注血流 10min 左右可再次阻断肝脏血流，至肝叶切除手术完成。笔者等曾用自制的无损伤血管阻断钳，常温下在腹主动脉裂孔处钳夹腹主动脉达 40min，切除常规操作下难以切除的肝肿瘤，术中失血明显减少，术后恢复顺利，肝、肾功能检查结果均正常。

切肝时，沿切除线切开肝被膜及少许肝实质后。最好以刀柄或手指由前向后钝性分离，将手指所触及的肝内血管、胆管一一给予钳夹、切断、结扎。如行肿瘤切除，可以手指伸入假包膜与肝实质之间，以手指钝性分离，将手指触及的肝内血管、胆管一一钳夹、切断、结扎。肝叶切除或肿瘤切除后，残面以干纱布或温生理盐水纱布压迫止血。断面所有的出血点及小胆管均须结扎。无出血后，将创面沿边缘间断褥式缝合。如能以网膜覆盖，再加用网膜覆盖创面，残肝下方置胶管，另自腹部做切口引出腹腔外。

通常情况下，肝肿瘤切除手术需要阻断第一肝门。比较公认的肝脏安全热缺血时间为 15 ~ 20min，由于儿童的肝脏储备功能较好，热缺血时间不超过 30min 一般不会出现明显的肝脏损伤。如果肿瘤侵犯第二肝门，甚至第三肝门，有时需要全肝血流阻断。近年来，由于无血切肝技术的发展，已经越来越多地采用不阻断肝门的肝叶切除手术。

近年来，手术前化疗使肝母细胞瘤的切除率提高，各种切肝技术使手术切除率上升、手术死亡率降低。目前，北京儿童医院肝母细胞瘤的手术切除率达 90%以上，在很大程度上是由于小儿的条件优于成人：①与成人不同，小儿一般无心血管系统疾病，心脏功能良好，耐受打击能力强。即使术中因翻转或牵拉肝脏使心跳骤停，此时立即将肝脏还纳入腹腔，在膈下直接给予心脏按压，已停搏的心脏多可复苏。这种情况现在已少见。②肝母细胞瘤患儿不像患肝癌的成人，多伴有肝硬化，增加了治疗的困难。③小儿腹腔相对较成人腹腔浅，肝脏易于托出腹腔外。有利于手术操作。④多数肿瘤具有一较清晰的假包膜，易于剥离。

但是，肝叶切除手术对小儿，特别是小婴儿患者，手术死亡率通常在 10% ~ 25%，统计北京儿童医院 1980 ~ 1991 年肝叶切除手术死亡率为 13.2%（9/68）。1995 ~ 2000 年统计的肝肿瘤切除术手术死亡率仅为 5% 。手术死亡病例均为有三叶切除或右半肝切除者，与文献报道肝右叶切除手术死亡率显著高于肝左叶切除相一致。手术死亡原因主要是：①术中大出血，且均为切肝时大出血。由于肿瘤广泛浸润血管壁，肿瘤切除后，血管壁上大小不等之筛状小孔出血凶猛，无法结扎止血，只能以干纱布压迫创面止血。在切肝时常温下阻断第一肝门，甚至全肝血流阻断，能明显减少出血。其次为分离组织时的渗血、出血。为减少渗血．每次分离、切断组织中血管均要结扎牢固。在切断、结扎肝短静脉及分离、结扎相应的肝静脉时。为避免撕破静脉造成大出血．须尽可能切开肝组织。在肝实质内切断、结扎。②手术操作过程中过度牵拉肝脏可使下腔静脉成锐角，回心血量骤减。导致心跳骤停。术中除应注意操作轻柔外，在分离肿瘤过程中还应注意勿过度牵拉肝脏。特别是 1 岁以下小婴儿，心脏充盈量很小。当术中发现患儿呼吸变浅急促、心率减慢、心音低钝时，应立即停止手术操作，将肝脏还纳入腹腔，并经颈静脉快速输血或输液，待心音有力，呼吸恢复正常，血压升至正常再进行手术操作。固少见的情况是下腔静脉受浸润，分离肿瘤时下腔静脉撕裂，造成空气栓塞死亡。

为了减少手术死亡率，提高手术切除率，对于肿瘤过大及或对周围组织、脏器浸润严重者，术前经静脉或经股动脉插管至肝固有动脉给予化疗，待肿瘤明显缩小后，及时实施外科手术，切除肿瘤。因瘤体缩小后，增加了手术切除的可能性。北京儿童医院曾接收 1 例经股动脉插管至肝固有动脉化疗，同时行栓塞治疗，肿瘤明显缩小，但未及时手术，肝内又出现新的转移病灶的病例。

4.肝门阻断

前面介绍了传统的规则性肝叶切除手术步骤，儿童肝肿瘤体积较大，往往超过半肝的范围，而病变一侧往往还残存一部分正常肝组织，因此，手术常常是超过半肝范围的不规则切除。近几年的主要改进是小阻断肝门进行肝肿瘤切除。由于不阻断肝门，肝脏可以避免缺血性损伤以及缺血再灌注损伤，从而保全肝脏功能。在不阻断肝门情况下，手术者可以不受肝脏热缺血安全时间的限制，手术操作可以更加细致、更加有条不紊地进行。从而减少肝脏损伤和危险。不阻断肝门的肝肿瘤切除手术，前提条件是无血切割技术。最先应用的是超声刀或称超声吸引器（CUSA），之后我们又使用微波刀。对于较大肿瘤往往结合使用 CUSA 和微波刀。LUSA 的原理是利用超声波将含水量较高的肝组织击碎，而将含水量较少、纤维含量较多的血管和胆管组织保留下来。对 CUSA 分离出的血管和胆管组织，可以结扎后切断，为节省时间，多用钛夹夹闭后切断。CUSA 的使用有效地控制了肝切割而的出血，但对于极细小的毛细血管和胆管，仍然可能被击碎而出血，所以，CUSA 切割面上总是有一些渗血。如果 CUSA 的功率大，切割速度就快，但击碎的血管直径就大，渗血就多。同理，如果 CUSA 的功率小，切割速度就慢，击碎的血管直径就小，渗血就少。近几年使用较多的另一个肝脏切割工具是微波刀，它的原理是利用微波同化作用将肝切割面的肝组织、毛细血管和胆管、细小的血管和胆管组织凝固，从而达到止血的目的。使用微波刀的切割面，就像电烙铁烧灼一样，形成一层焦痂，没有渗血。

不阻断肝门进行肝肿瘤切除手术，发生大血管出血的危险并没有减少，甚至更大。任何肝肿瘤切除手术都要时刻准备好大出血的应对措施。因此，在切肝前一定首先分离出第一肝门血管（肝十二指肠韧带），并预置血管阻断带。然后，于肝下、肾静脉上水平分离出下腔静脉，预置血管阻断带。最后，于膈下、肝静脉水平上分离出膈下下腔静脉，并预置血管阻断带。这样。一旦有急性大出血，就可以收紧血管阻断带、阻断三个入肝血流，从而使肝脏和相连血管处于“无血”状态，避免大出血并给修补创造条件。

5.手术中大出血的预防及处理

大出血是肝切除手术中最大的危险。强调“预防为主”的原则，时刻做好控制大出血的准备。手术前做好危险性评估，手术中对可能出血部位的入肝血流做好阻断准备，预置血管阻断带。较大的手术，做好全肝血流阻断的准备，预置三个血管阻断带。儿童肝脏相对比较游离，肿瘤体积比较大，所以手术中翻动、牵拉幅度较大。一旦损伤，伤口往往容易造成撕扯发生大出血。一旦出现急性大出血，要保持镇定、不可忙乱。先试用手指压迫出血部位（手指柔软、感觉灵敏），切勿匆忙钳夹、胡乱填塞压迫，以免造成更大的损伤。然后，迅速拉紧预置的血管阻断带，阻断血流，吸净出血，仔细察看出血部位情况，设法予以修补。

七、预后

手术死亡率各家报告的数字不一。然而，肝母细胞瘤若完整切除并经化疗、生物疗法等综合治疗措施，2 年生存率可达 65%以上。统计北京儿童医院治疗的病例，2 年生存率可达 85%以上，尤以 1 岁以下婴幼儿 2 年生存率更高，特别是胎儿型肝母细胞瘤，预后很好。在北京儿童医院随访病例中有很多长期生存者，其中有些在读大学，也不乏结婚生子者。因此，肝母细胞瘤是预后相对较好的一个肿瘤。对于未能完整切除或复发的病例，经数个疗程化疗后肿瘤缩小后及时行第 2 次手术切除残余肿瘤或复发瘤，有获长期生存的报道。随着小儿麻醉及外科手术操作技术的不断改善及治疗技术的日益革新，该肿瘤的疗效将会有很大提高。

AFP 水平在肝母细胞瘤的预后价值：AFP 水平与肝母细胞瘤直接相关，理论上，如果没有肿瘤细胞，AFP 就正常，有肿瘤细胞生长，AFP 就升高。所以，手术后一个多月，AFP 逐渐恢复正常。如手术后 AFP 不能降低至正常、AFP 降低后又复升高，往往预示肿瘤残留、复发，预后不良。我们曾遇到几例手术后 AFP 又逐渐升高的病例，但一直找不到复发灶，遂停止化疗，最后于胃大弯胃结肠韧带内发现肿瘤。

（韩炜　王焕民）

参考文献

[1] Bhattacharya S，Lobo F D，Pai P K，et al. Hepatic neoplasms in childhood - a clinic pathologic study[J]. Pediatr Surg Int，1998，14(1-2)：51-54.

[2] 林进汉，李家驹.小儿肝母细胞瘤的诊治回顾分析[J].肝胆胰外科，1999(04)：179-180.

[3] Tomlinson G E，Kappler R.Genetics and epigenetics of hepatoblastoma[J].Pediatr Blood Cancer，2012，59(5)：785-792.

[4] Daller J A，Bueno J，Gutierrez J，et al. Hepatic hemangioendothelioma:clinical experience and management strategy[J].J Pediatr Surg，1999，34(1)：98-105.

[5] Meyers R L，Czauderna P，Otte J B.Surgical treatment of hepatoblastoma[J].Pediatr Blood Cancer，2012，59(5)：800-808.

[6] Von Schweinitz　D.Hepatoblastoma: recent developments in research and treatment[J].Semin Pediatr Surg，2012，21(1)：21-30.

[7] Kim T，Kim D Y，Kim K M，et al.Pediatric liver transplantation for hepatoblastoma: a single center experience[J].Transplant Proc，2012 ，44(2)：523-525.

第十三节　神经母细胞瘤的研究进展

神经母细胞瘤（neuroblastoma,NB）是起源于节后交感神经系统的胚胎性恶性肿瘤，是最常见的外周神经系统恶性肿瘤，沿交感神经节链从颈部一直到盆腔及肾上腺髓质均可发生，绝大多数来源于肾上腺。本肿瘤具有高度恶性，在小儿恶性肿瘤中居第三位，占小儿肿瘤的 8%～10%，占所有小儿恶性肿瘤病死率的 15 %。据估计我国每年新发病例 3 000 人，96%的患儿发病年龄在 10 岁以前，男性略多于女性。

一、诊断

1.NB 诊断标准

根据中国抗癌协会小儿专业委员会制定。

（1）确诊相关检查：①肿块活检（单项可确诊）。②单侧髂后骨髓涂片检测到 NB 细胞。③24 h 尿 VMA 或 HVA 定量超过 2 倍正常值（必要时留置导尿）。④NB 影像学依据。以上检查②～④三项中两项阳性即可确诊 NB，但尽量不根据③④两项诊断。

（2）分期相关检查：①胸部 CT 增强，正侧位胸片。②腹部及盆腔 CT 增强，B 超。③眼球 B 超（有条件时），眼底检查。④全身骨扫描。⑤单侧髂后骨髓涂片（有条件可行多耐药基因检测）。⑥3 期、4 期病人头颅 MRI 增强检查。

（3）危险因素检查（有条件时）：①DNA 指数。②染色体 1p 缺失检查。③N-myc 基因扩增倍数检测。④病理分型（shimada 分型-FH,UFH）

2.病理及分型

（1）病理表现：NB 是由胚胎时期交感神经嵴细胞（neural crest cell）异常发育而形成的，因此具有母细胞的特点，可以表现胚胎发育不同分化阶段的特征，重现胚胎组织的发育过程。因此，临床上可以看到分化差或未分化的 NB,分化程度相对较高的节细胞 NB 以及分化成熟的神经节细胞瘤。

在大体病理上，位于肾上腺或后纵隔的 NB 多表现为边界比较清楚的实性肿块，呈多叶状、无完整的包膜、血运丰富，可有坏死液化区和黄白色钙化区域，尤其是化疗后病例。其他腹腔或盆腔腹膜后的肿瘤则常为多个连续的肿块或无明显界限的浸润性包块。剖面观察，肿瘤呈多结节结构，深红色至灰褐色，可有片状出血，有时出现坏死液化形成的囊腔，典型的钙化灶表现为黄白色颗粒状或斑点状结节。分化较好的节细胞 NB 和良性的节细胞神经瘤总是边界清楚，有光滑而致密的包膜，质地较硬，剖面较一致，为灰白色。

在微观病理上，神经母细胞源性肿瘤具有三种基本的组织成分：①NB 成分（the neuroblastomatous component），主要由不同分化程度的神经母细胞组成，表现为小圆形细胞，核染色深，胞浆少，核分裂多见。神经母细胞可由神经纤维包绕（不伴有雪旺氏细胞的神经纤维），瘤细胞由纤维组织分隔，排列成团巢状，形成菊花形团或玫瑰花环样结构（homer wright rosettes）。②神经节细胞瘤成分(the ganglioneuroblastomatous component)，可见束状排列的伴有雪旺氏细胞的神经纤维，成熟的神经节细胞以及纤维组织。伴有雪旺氏细胞的神经纤维提示分化的成熟，是必不可少的成分。③过渡型成分 (the intermediate component)，可见不同数量的神经母细胞，成熟或不典型的神经节细胞，平行排列的神经纤维以及向雪旺氏细胞分化的细胞。NB 中神经母细胞留样细胞成分占 50%以上，节细胞性 NB 由局灶性分布的 NB 样细胞成分和占主要部分的神经节细胞瘤成分组成。而神经节细胞瘤则由单一的神经节细胞成分构成。过渡性成分仅见于 NB 和节细胞 NB 中[1]。

（2）NB 病理分型：目前国内广泛采用的是 Joshi 修正方案[2]，将神经母细胞源性肿瘤分为：①神经母细胞瘤(neuroblastoma)。第一，未分化型神经母细胞瘤（undifferentiated neuroblastoma），肿瘤细胞均为未分化的小圆形细胞，核深染，胞浆少，核分裂多见。肿瘤内几乎没有或很少见神经纤维。瘤细胞弥漫密集排列，很难找到菊形团。免疫组化 NSE 染色阳性，电镜下若观察到神经内分泌颗粒可协助诊断。第二，分化差的神经母细胞瘤（poorly differentiated neublastoma），肿瘤细胞比未分化型略大，核染色质丰富，染色深，可见小的不清楚的核仁，含极少量的胞浆，肿瘤细胞弥漫或成团排列，可见菊形团，HE 染色可见含量不等的神经纤维。第三，分化型神经母细胞瘤（differentiated neuroblastoma），至少有 5%的肿瘤细胞具有向神经节细胞分化的特征，细胞核增大，核仁出现，胞浆含量增大，细胞出现突起。分化型细胞弥漫或灶状分布。②节细胞神经母细胞瘤 (ganglioneuroblastoma)。肿瘤组织中神经节细胞瘤成分超过 50%，又可分为：第一，结节型节细胞性神经母细胞瘤（ganglioneuroblastoma nodular），剖面上可见到由 NB 成分组成的一个或多个大小不等的结节，可由假包膜包绕。镜下可见分化程度不同的神经母细胞簇状或巢状排列，周围是神经节细胞瘤的成分。一般情况下，NB 成分结节总面积小于整个肿瘤组织的 50%。第二，混杂型节细胞性神经母细胞瘤（ganglioneuroblastoma intermixed），镜下可见 NB 的成分呈大小不等的巢状分布，边界清晰，但无假包膜分隔，与神经节细胞瘤的成分混杂在一起。肿瘤细胞分化程度不同。第三，边界型节细胞性神经母细胞瘤（ganglioneuroblastoma boderline），NB 的成分散在，肿瘤细胞分化程度中等。③神经节细胞瘤（ganglioneuroma）。肿瘤组织均为分化成熟的细胞成分，包括成熟的神经节细胞，成熟的雪旺氏细胞以及纤维组织，未见核分裂像。少数不成熟成分存在不影响预后。由于 NB 的细胞形态与其他的儿童实体瘤如横纹肌肉瘤、外周性原始神经外胚层瘤和骨外尤文氏瘤并无二致，都是由小圆形蓝染细胞组成，因此常常需要免疫组织化学、细胞遗传学、分子生物学等方法以协助明确诊断。免疫组化常用的细胞标志有神经元特异性烯醇化酶（neuron-specific enolase,NSE）、突触素（synatophysin）、神经节苷脂 GD2、神经细胞黏附分子（neural cell adhesion molecule,NCAM）、神经纤维蛋白（neurofilament protein）、嗜铬素（chromogranin A）、外周素（peripherin）、微管相关蛋白（microtubule-associated protein,MAP）等。其中 NSE 最常用，肿瘤细胞及神经纤维对其成阳性反应。但 NSE 数值的意义并不严格，有些神经母细胞瘤 NSE 的数值并不升高；有些卵巢肿瘤等非 NB 患儿 NSE 也可有轻度升高；因此术后随诊中 NSE 轻度升高不能简单地判断为复发前兆，还需要结合其他资料综合判断。S-100 蛋白抗体用以标记雪旺氏细胞及其前体细胞。外周素是一种中间纤维蛋白，神经细胞源性肿瘤的胞浆呈阳性反应，而其他小细胞性恶性肿瘤中呈阴性反应。

由 Shimada 及同事设计的 NB 病理组织学分类系统[3]综合运用分化程度、纺锤体-核碎裂指数及有无雪旺氏基质来决定预后良好还是不良（表 14-13-1）。

表 14-13-1 Shimada 病理及预后分类法

	预后良好组织类型	预后不良组织类型
基质缺乏		
基质丰富	分化好，混合性	结节状
<18 月	MKI 值 < 200/5000	MKI 值 < 100/5000
18～60 月	MKI 值 > 100/5000，分化	MKI 值 > 100/5000，未分化
>5 岁	无	都是

根据间质的分化程度将神经母细胞瘤分为间质丰富型和少量间质型。间质丰富型又可分为结节型、混杂型和分化型，其中混杂型和分化型属于预后好的组织学类型，少量间质型再根据病人年龄、分化型肿瘤细胞所占比例以及 MKI（随机选取视野计数 5000 个肿瘤细胞中核分裂核碎裂细胞数）进行分类。预后好的组织学类型和预后差的组织学类型其生存率有显著差别。这种预后判断的分类方法适用于任何未经治疗的原发性肿瘤，但需要有足够的组织学材料，因此需在强烈的可疑诊断后立即手术，明确病理类型，又可协助指导制定治疗计划。对大多数病例，第一次手术并不能完全切除肿瘤，而只能是一个活检手术。当然，若肿瘤局限可以切除，仍提倡一次完全切除。

3.儿茶酚胺代谢产物

儿茶酚胺分解的主要程序为：酪氨酸在酪氨酸羟化酶作用下形成多巴，后者可以在多巴脱羧酶作用下形成多巴胺，多巴和多巴胺在单胺氧化酶及儿茶酚-O-甲基转移酶作用下形成高香草酸（homovanillicacid,HVA），多巴胺在多巴胺β-羟化酶作用下形成去甲肾上腺素，后者在苯基乙醇胺 N-甲基转移酶基础下形成肾上腺素，去甲肾上腺素和肾上腺素在单胺氧化酶和儿茶酚-O-甲基转移酶作用下形成香草扁桃酸（vanillylmandelic,VMA）。NB 细胞可合成去甲肾上腺素，但后者往往在肿瘤细胞中被分解，并以“甲氧基-羟基-苯基-乙二醇（methyl-hydroxy-phenyl-glycol,MHPG）”的形式释放到循环系统中，MHPG 无升压作用，最终转化为 VMA 由尿排出；5%肿瘤 NB 细胞只合成儿茶酚乙胺（Dopamine），最终可以高香草酸形式从尿中排出，少量以儿茶酚乙胺形式排出[4]。实验室检查时可采用 24 h 尿双相色谱法做定性检验 VMA 和 HVA 的定量；鉴于收集尿液的误差，可随机采尿测定肌酐、VMA 和 HVA 的相对量，此法简单可靠，但须增加检查项目和额外计算，以每毫克肌酐含有 VMA 或 HVA 多少微克表示（μg/mg）。目前普遍认为 24 h 尿 VMA 或 HVA 定量超过 2 倍正常值即为阳性，支持诊断 NB，但有学者认为只要 VMA 高于正常值即可支持 NB 诊断。

4.神经特异性烯醇化酶（NSE）

NSE 是由中枢及周围神经系统内分泌细胞产生的糖酵解酶类，也是中枢神经系统损伤的敏感性和特异性生化标志，在患有神经内分泌分化的恶性肿瘤的病人中其水平增高。目前 NSE 被公认为 NB 最好的肿瘤标志物之一[5]，对于 NB 的诊断、治疗及肿瘤复发的监测都有很高的临床价值。有文献报道[6]NSE 与肿瘤分期、疗效和复发有关，有可能反映肿瘤负荷，提示其可作为监测 NB 的疗效与复发的辅助性指标。1983 年 Ishiguro 等[7]通过连续监测血清 NSE，认为 NSE 与 NB 的疾病进程相关。Zeltzer 于 1983 年及 1986 年测定转移性 NB 各期患者的血清 NSE，发现 NSE 超过 100μg/L 者预后不佳。另外，国外报道 NSE 与分期有一定程度的相关[8]，多在 1～2 期与 3～4 期之间比较，3，4 期之间多无统计学差异。血液成分血小板和红细胞中也有一定量的烯醇化酶同工酶，因与 NSE 有部分交叉反应免疫活性，故在测定血清时应避免溶血。NSE 正常值为 0～13μg/L。

5.转移

早期转移是本病的特征之一，75%的病人诊断 NB 时已有转移瘤灶。早期血行转移最常见的部位是骨髓、椎骨、肝和皮肤，晚期可转移至脑和肺。发生转移的早晚与原发肿瘤的大小无关，甚至有少数病例以转移表现为首发症状，但无法找到原发灶。

早期文献曾根据临床病理特点将转移分为两型：①右侧肾上腺的 NB 大多经淋巴转移至肝，称为 Pepper 型。②左侧肾上腺的 NB 多经血行转移至骨或颅内，称为 Hutchinson 型。其实，这种分型并不完全准确，两型可以同时出现或混淆在一起。

（1）骨髓是 NB 最常见的转移部位，且发生较早，初诊的病人大约 50%发生骨髓转移。临床表现有贫血、发热、肢体痛等，常常与白血病混淆。

（2）骨转移多见于 1 岁以上，尤其多见较大年龄儿童，常见骨转移部位为骨盆、四肢长骨和颅骨，表现为腰腿痛、关节痛、跛行，少数病例甚至出现病理性骨折。颅骨转移较晚，表现为局部骨性隆起，伴有骨质破坏。眶骨转移时出现眼球突起、眼内出血、眼周肿胀和大片青紫瘀斑，称为“熊猫眼”或“浣熊眼”征。

（3）淋巴结转移表现为淋巴结肿大、融合、生长成包块，以锁骨上淋巴结转移为多。

（4）肝转移多见于 1 岁以下婴儿，尤其特殊 4 期病人。50%新生儿病例发现时已有转移灶， 其中 65%有肝转移，原因究于胎儿的血循环特点，瘤栓可随血流迁至肝脏，容易形成转移灶。

（5）皮肤转移大多发生于新生儿和小婴儿，表现为特征性的“蓝莓饼”外观。

（6）脑转移多出现在病程的终末期，可表现为头晕头痛、恶心呕吐、四肢无力、嗜睡、昏迷、抽搐等。椎管转移和肺转移极为少见。

神经母细胞瘤分期如表 14-13-2 所示。

表 14-13-2　神经母细胞瘤国际分期

分期	特征
1	肿瘤局限，肉眼下完全切除，伴有或不伴显微镜下残留，代表性的同侧淋巴结阴性（连带于瘤体上被一并切除的淋巴结可以阳性）
2A	肿瘤局限，肉眼下未完全切除，同侧非连带性代表性淋巴结阴性
2B	肿瘤局限，肉眼下完全/不完全切除，同侧非连带性淋巴结阳性，对侧肿大淋巴结阴性
3	不能切除的单侧肿瘤且浸润过中线，伴有/不伴区域淋巴结受累，或单侧局限性肿瘤伴有对侧区域淋巴结受累，或中线肿瘤向两侧浸润不能切除或有淋巴结受累
4	任何原发肿瘤扩散至远方淋巴结、骨、骨髓、肝、皮肤和/或其他脏器
4S	局限性肿瘤（即 1 期、2A/2B 期），只扩散至皮肤、肝和/或骨髓，年龄小于 1 岁

（一）危险度分级

美国的儿童肿瘤组织总结了 20 余年的经验，根据国际分期和年龄以及肿瘤生物学指标进行危险度评价，以此为基础制定治疗计划。表 14-13-3 为危险度评价方法。

表 14-13-3 神经母细胞瘤危险度评价

INSS 分期	年龄/月	*N-myc*	Shimada 分类	DNA 倍体	危险度
1	0～21	任何	任何	任何	低
2A/2B	小于 1	任何	任何	任何	低
	1～21	无扩增	任何	—	低
	1～21	扩增	良好	—	低
	1～21	扩增	不良	—	高
3	小于 1	无扩增	任何	任何	中
	小于 1	扩增	任何	任何	高
	1～21	无扩增	良好	—	中
	1～21	无扩增	不良	—	高
	1～21	扩增	任何	—	高
4	小于 1	无扩增	任何	任何	中
	小于 1	扩增	任何	任何	高
	1～21	任何	任何	—	高
4S	小于 1	无扩增	良好	大于 1	低
	小于 1	无扩增	任何	等于 1	中
	小于 1	无扩增	不良	任何	中
	小于 1	扩增	任何	任何	高

但对于无 N-myc 资料者，可以参照以下标准划分危险度分级：低危组为小于或等于 18 月的 1 期患者；中危组为大于 18 月 1 期、2 期，所有 4S 期，年龄小于或等于 8 月的 3 期、4 期；高危组为年龄大于 18 月的所有 3 期；极高危组：年龄大于 18 月的所有 4 期。

（二）特殊类型神经母细胞瘤

1.中枢神经系统 NB (central neuroblastoma)

颅内的 NB 少见。国外文献报告，原发大脑半球内的 NB 26%发生在 2 岁前，见诸报告的原发大脑 NB 已超过 80 例。北京宣武医院资料中包括嗅神经母细胞瘤在内的大脑神经母细胞瘤已有 17 例。有报告病人的尿液和脑脊液中儿茶酚胺数量增加。中枢神经系统 NB 预后不良，约 40%的病例术后复发，可经脑脊液转移或发生颅外转移。嗅神经母细胞瘤（olfactory neuroblastoma），又称嗅感觉神经上皮瘤（olfactory esthesioneuroepithelioma），比较少见，多为青壮年发病，肿瘤位于鼻腔顶部或上鼻甲，瘤体根部附着在筛板或是筛窦的黏膜上，部分肿瘤位于颅前窝底，组织学分为两型，即嗅神经上皮瘤和嗅神经母细胞瘤。生物学表现恶性程度较高，约 12%的病例术后在邻近组织内侵袭生长或破坏颅底侵入颅内，部分病例还可经血行或淋巴转移，侵犯颈部淋巴结、肺和骨甚至腹部内脏。

2.多部位神经母细胞瘤 (multifocal neuroblastoma)

同时发生多部位 NB 十分少见，但随着诊断手段的不断改善以及筛查的开展，其发生率逐渐升高。截至 2000 年，英文文献的病例报告超过 60 例。由于 NB 可以出现早期转移，所以多部位 NB 的诊断首先要排除原发肿瘤伴有转移灶的可能。多部位 NB 发病涉及颈、胸和腹部的中线两侧，肿瘤数量在 2 个以上，组织类型多为节细胞 NB 或分化型 NB。有学者通过研究多部位 NB 的增殖指数、端粒酶活性、N-MYC,NTRK1,Ha-ras p21 和 DNA 含量等证实，大多数多部位 NB 具有良好的生物学特性。

3.原位神经母细胞瘤 (neuroblastoma in situ)

Beckwith 和 Perrin 于 1963 年报道了 13 例原位 NB，均为死于其他疾病且年龄小于 3 个月的患儿。肿瘤最大直径为 0.7～9.9 mm，组织学表现为成片的神经母细胞。在形态学和细胞学上与典型 NB 相同，只是体积微小且无转移。这种原位 NB 的检出率比临床发现的新生儿 NB 高出约 40 倍，且在 3 个月以上婴儿未见原位 NB。该研究提示大多数原位 NB 在婴幼儿早期自行消退，极少发展成为真正的 NB。但也有人认为原位 NB 不是真正的肿瘤，而只是不成熟神经母细胞异常聚集。然而，对胚胎肾上腺的观察发现，在 14 ~ 18 孕周，神经母细胞结节聚集极似原位 NB，之后分散为小的结节并分化成为嗜铬细胞。而且，发育各阶段神经母细胞的胞核直径小于新生儿原位 NB 的细胞核。因此支持原位 NB 为肿瘤，而不仅是胚胎残留。少数 NB 能自然分化成神经节细胞瘤(ganglioneuroma)，这一自然退化过程是 NB 的另一个特征。自然退化多发生在新生儿及婴儿期，对于国际分期中的特殊四期病人，据推测不用化疗时可有 50%自然退化[9]。

4.先天性神经母细胞瘤（congenital neuroblastoma)

小儿自母体娩出即已存在的肿瘤，即为先天性 NB，往往在产前检查时发现。Fenart 等 1983 年首先用超声波发现胎儿 NB，到 1997 年 Acharya 等统计文献报告共约 55 例，一般均在 32 孕周后发现。先天性 NB 均表现为良好的预后倾向。但学者 Kerbl 通过观察先天性 NB 不断增大且预后不良的研究，提出在缺乏预示性指标的情况下，对不断增长的肿瘤简单观望以等待可能的自然退化是不合理的。

5.家族性神经母细胞瘤（familial neuroblastoma)

家族性神经母细胞瘤是一种罕见的病例[10]，可涉及双胞胎、父母子女等，遗传方式为常染色体显性遗传。Kushner 总结了来自 23 个家庭的 55 例病人，其特点是多发，发病年龄小于 18 个月，与同胞患者相距 12 个月之内发病。

6.带有色素的神经母细胞瘤（pigmented neuroblastoma)

带有色素或黑色素细胞的 NB 十分罕见。肉眼可以见不到色素沉着，但镜下神经母细胞或神经节细胞内可见到色素，超微结构显示其为神经黑色素，是儿茶酚胺的代谢产物。

7.眼震挛、肌震挛型神经母细胞瘤

眼震挛、肌震挛型神经母细胞瘤实际上是一种伴癌综合征（paraneoplastic syndrome）。该种类型又称“眼舞蹈、足舞蹈”综合征。有小脑共济失调、不自主运动和眼球震颤是眼阵挛-肌阵挛综合征的典型表现，该症被认为是由肿瘤与中枢神经系统髓鞘之间免疫学交叉反应引起。有人认为眼阵挛-肌阵挛综合征并发 NB 的机会比 NB 并发眼阵挛-肌阵挛综合征的机会大。所以肿瘤切除后，神经系统症状能否减轻或缓解也存在不同意见。

8.腹泻型神经母细胞瘤

NB 组织中可以合成并分泌过量的血管活性肠肽(vasoactive intestinal peptide,VIP)，从而引起难以控制的水样泻、水电解质失衡等内环境紊乱。临床上会表现为顽固的脱水和电解质紊乱，出现严重的低钾和酸中毒，无力、食欲低下，甚至心律紊乱。更为严重的是，由于腹泻对常规止泻药物无效，水电解质紊乱不易纠正，往往需要经中心静脉大量连续补充高浓度含钾溶液，但纠正后的血钾浓度又较难维持，所以治疗中需随时监测，及时调节治疗方案。有些病例经过化疗或手术，随肿瘤负荷的减小，腹泻和水电解质紊乱可以减轻或缓解。但部分病例症状可持续到术后，难以控制。

9.囊性神经母细胞瘤

在一些新生儿以及小婴儿有时会发现原发于肾上腺部位的囊肿性 NB。该类肿瘤体积一般不大，界限清楚，张力较高，呈球形，多为暗红色。剖开后发现其内容为黏稠的血性液体样物，白色纤维性囊壁较厚韧，与化疗后肿瘤组织内坏死和液化形成的大小不一的囊腔不同。显微镜下主要是大量的出血和坏死，但所见 NB 细胞形态多为分化较差。绝大部分肿瘤可以一期切除，周围侵犯和远方转移罕见。一般预后较好。

10.神经母细胞瘤重复癌

NB 可以伴发一些先天性畸形，这可能与其胚胎分化发育过程中调控紊乱的发病机制有关。但 NB 同时出现肾母细胞瘤，虽然也可以同样的理论诠释其可能的机制，但却是十分罕见的现象。北京儿童医院曾收治 NB 并发肾母细胞瘤的患者，另外，外文文献也有本病的个案报道[11]。

（三）病因

胚胎早期，原始神经嵴产生交感神经原细胞（sympathogonia），后者移行至各部位分化为神经母细胞和肾上腺的嗜铬细胞，以后成熟为正常的交感神经节和肾上腺髓质，如若分化不完全，则有可能形成肿瘤。大多数NB病因不明确，有报道婴儿期NB发病与其父母长期或怀孕期间接触特殊药物和化学物质相关，如苯巴比妥、乙内酰脲和乙醇等，还有报道长期服用安定镇静、抗精神病和消炎止痛类药物的父母生于NB患儿发生率较高。其他认为与NB发病相关的化学物质包括：金属、电离辐射、染发剂等，但上述物质致瘤作用尚未被肯定。家族型NB遗传倾向的典型表现为双侧或多个原发肿瘤，Kushner等人回顾性分析提示：家族型NB平均发病年龄为出生后9个月，明显较NB平均发病年龄低。但家族型NB临床上很少表现为染色体显性遗传，孪生子发病的罕见病例也并非同时起病，提示除了遗传因素外，尚有其他因素影响NB发生。NB细胞基因研究曾证实， 80%病例表现异常，最常见的是染色体短臂缺失或再排列，其中有特征性的为1号染色体短臂远端部分的杂合子丢失（LOH），Brodeur于1977年曾报道近二倍体伴有有丝分裂相得NB中的LOH发生率高达70%~80%，推测其可能为NB发病原因之一。1号染色体短臂LOH主要定位于1p32~1p36，以1p36.1和1p36.2的LOH发生概率最高，该区基因编码区的杂合子丢失被认为是NB抑癌基因发生基因序列或基因编码变化，甚至完全丢失，导致细胞异常增殖而发生肿瘤。近年来亦有有关NB瘤细胞11号染色体长臂（11q）和14号染色体长臂（14q）杂合子丢失的报道，发生率可达30%，提示除了1p36抑癌基因外，尚有其他染色体异常与NB发生密切相关。另外，染色体外双粒染色质小体（extrachromosomal double minute chromatin bodies,DM）多次被报道于NB瘤细胞17号染色体发现。NB并发畸形考虑与NB的胚胎发育异常相关，但报道所涉及先天性巨结肠、肾母细胞瘤、尤文氏瘤及尿道下裂等，其发生概率和遗传倾向均不确定。随着分子生物学、神经生物学、胚胎发育学的研究深入和技术发展，NB发生机制将逐渐揭示，相关学说及理论对于NB临床表现的解释和治疗随访的指导意义也十分重大。

（四）其他

铁蛋白SF是一种贮存铁的蛋白，与铁代谢和储存密切相关，许多恶性肿瘤可合成和分泌铁蛋白，因此SF可作为一种恶性肿瘤标志物，但其特异性不强，升高可见于炎症、肝脏疾病、各种贫血、血色病及恶性疾病，包括白血病、恶性淋巴瘤等。恶性肿瘤SF增高往往预示预后不良，可能由于肿瘤铁蛋白对淋巴细胞及中性粒细胞功能的毒性作用所致。LDH 是糖酵解途径中一种重要的酶，肿瘤组织的糖酵解高于正常组织，因而参与糖酵解的重要酶类——LDH 也增高。由于肿瘤细胞坏死、代谢转换率加速、细胞膜通透性改变等原因，致使癌组织的酶释放至血液，因此血清LDH活性增高，可作为代表全身肿瘤细胞负荷的一项重要指标。但LDH分布于肾、心肌、肝、肺等多种组织、器官中，当这些组织发生病变时血清LDH均可升高，因此其特异性不高。包括NSE,VMA在内的上述几种瘤标志物特异性均不强，若在NB早期诊断仅依靠各项单项标志物，必然会引起部分患者漏诊，故为避免单一检测的局限性，联合检测的敏感性和特异性较高，但仍应结合影像学、病理检查方能进一步提高确诊率，指导治疗。

二、治疗

1.综合治疗

根据危险度分级制定不同的综合治疗计划。①低危组：手术及术后密切随访（每月1次）。②中危组：化疗前或化疗中（第4、第5疗程左右）进行择期手术，术后化疗至非常良好的部分缓解（Very Good Partial Remision,VGPR）后4疗程（总疗程不超过12个疗程），必要时进行第二次手术。化疗结束后给予全顺维甲酸160 mg/m^2，每月15 d，共6月。③高危组级极高危组：化疗四五个疗程后择期手术，术后化疗至VGPR后4疗程（总疗程不超过12个疗程），化疗结束后给予ABMT 1次。停化疗后给予全顺维甲酸160 mg/m^2，每月14 d，共6月。其中大于2岁的患儿在治疗全部结束后可予瘤窝放射治疗，剂量为扩大野放疗21.6 Gy，缩小放疗野14.4 Gy。

2.治疗趋势

对于预后良好类患者：①对于无症状的4S期仅作密切观察或低强度治疗。②治疗方案可以以非常良好的部分缓解（VGPR）为治疗终点。③减弱治疗总强度。

对于预后不良类患者：①局部放疗以减少局部复发率。②化疗结束后全顺维甲酸160 mg/m^2，每月14 d，共6月。③造血干细胞支持下超剂量化疗。④抗GD2抗体靶向治疗。⑤化疗强度的增加和新药的使用（如羟基喜树碱等）。

（1）手术。神经母细胞瘤的外科切除一般为大型手术，所以术前应充分准备，掌握详尽的影像学资料并制定切实可行的手术方案，充分考虑手术的危险及对策，包括大血管损伤急性失血、主要脏器的损失或衰竭等等，故应充分考察患儿耐受情况及病历资料，反复权衡手术利弊，慎重决定。NB外科手术的目标是将肿瘤完全或接近完全切除[12]。对局限的低危险肿瘤，应争取完整切除瘤体和彻底清除周围淋巴脂肪组织。对肿瘤较大或已有转移者，可通过手术减轻肿瘤负荷、了解肿瘤的具体状态并获取组织标本，明确病理分型。一般经化疗后再进行二次探查手术，肿瘤多可完全切除。手术操作的指导原则：争取完整、完全地切除肿瘤，同时尽力保护重要的脏器和结构不受损伤。化疗和手术后仍有的残留病灶可以通过放疗进一步消除。术中保守操作为暴露并保护重要的结构后切除肿瘤，可有效的避免损伤。有研究显示[13]，完整切除晚期肿瘤原发灶可以有效控制局部肿瘤和改善总体生存率，但是切除的边缘可能是瘤体的假包膜，显微镜下仍可能有肿瘤残余。所以目前对于晚期NB的手术治疗尚有争议。

（2）化疗。标准化疗方案如下[14]：①中危组。药物用量：VCR 1.5 mg/m^2，第1天；CTX 1.2 g/m^2，第1天；CDDP 90 mg/m^2，第2天；VP-16:160 mg/m^2，第3天；Adr 30mg/m^2，第4天；Cis-维甲酸5.33 mg/(kg·d)（体重超过12 kg时予160 mg/m^2），第1天到第14天。标准化疗方案：VCR加CDDP加CTX加ADR与VCR加CDDP加CTX加VP-16交替，达VGPR后4疗程，给予全顺维甲酸治疗。每结束2疗程化疗应进行疗效评估，每结束4疗程应行听力检查了解化疗副损伤。其中有骨髓转移的患儿需每两个疗程行骨髓涂片和/或MRD检查直至转阴性，所有治疗结束后定期2月随访一次。②高危组。药物用量：VCR 1.5 mg/m^2，第1天到第8天；CTX 1.0 g/m^2，第1天到第2天；CDDP 25 mg/m^2，第1天到第5天；VP-16：100 mg/m^2，第1天到第5天；ADR 30 mg/m^2，第1天；异环磷酰胺IFOS 1.5 g/m^2，第1天到第5天；卡铂550 mg/m^2，第2天；Cis-维甲酸5.33 mg/(kg·d)（体重超过12kg时予160mg/m^2），第1天到第14天。标准化疗方案：VCR加CDDP加VP-16加CTX与IFOS加卡铂加ADR交替，于第4疗程完成后提前采集干细胞，达VGPR后4疗程行ABMT，完成后予放疗和全顺维甲酸治疗。每结束2疗程化疗应进行疗效评估，每结束4疗程应行听力检查了解化疗副损伤。所有治疗结束后定期2月随访一次。其中有骨髓转移的患儿需每两个疗程行骨髓涂片和/或MRD检查直至转阴性，但采集干细胞时，应确保骨髓检查已转为阴性。③极高危组。药物用量：CTX1：400 mg/m^2，第1天到第5天（体重低于12 kg，给予13.3 mg/kg）；CTX2：每6 h 1 800 mg/m^2，第1天到第2天（体重低于12 kg，给予60 mg/kg）；TOPO 1.2 mg/m^2，第1天到第5天，25～50 mL DW/NS，30s静脉注射；CDDP 50 mg/m^2，第1天到第4天（体重低于12 kg，给予1.66 mg/kg）；VP-16：200 mg/m^2，第1天到第3天（体重低于12 kg，给予6.67 mg/kg）；Mesna 420 mg/m^2，间隔4 h，每日3次，第1天到第2天；DOXO 25 mg/m^2，第1天到第3天（体重低于12 kg，给予0.83 mg/kg）；VCR：不到12月，每日3次，每次0.017 mg/kg；满12月且体重超过12 kg，每次0.67 mg/m^2；满12月且体重低于12kg，每日3次，每次0.022 mg/kg；总剂量不超过2 mg/72h或0.67 mg/d；Cis-维甲酸每日5.33 mg/kg（体重超过12 kg时予160 mg/m^2），第1天到第14天。标准化疗方案：CTX1加TOPO两次，CDDP加VP-16与CTX2加DOXO加VCR加MESNA交替两次，CTX1加TOPO，CDDP加VP-16与CTX2加DOXO加VCR加MESNA依次重复两次，于第4疗程完成后提前采集干细胞，达VGPR后4疗程行ABMT，完成后予放疗和全顺维甲酸治疗。每结束2疗程化疗应进行疗效评估，每结束4疗程应行听力检查了解化疗副损伤。所有治疗结束后定期2月随访一次。其中有骨髓转移的患儿需每两个疗程行骨髓涂片和/或MRD检查直至转阴性，但采集干细胞时，应确保骨髓检查已转为阴性。

（3）放疗。NB 对放射线辐射中度敏感。放射治疗作为一种局部性治疗方法，在 NB 使用较少，原因为 NB 早期时常常已发生转移，无法全面放射治疗，一般应用于超过 2 岁的患儿，在治疗全部结束后可予瘤窝放疗，剂量为扩大野放疗 21.6 Gy，缩小放疗野 14.4 Gy。另外对于手术无法切除的局部性肿瘤，采用放射治疗较为常见。例如术中可于局部残留边缘放置银夹作指示，术后进行放射治疗。另外有局限肿瘤侵犯主要器官和结构而无法切除的、对化疗不敏感或化疗过程中出现耐药的、已有远方转移但因局部症状需要进行姑息性治疗的 NB 均可考虑采用放射治疗。有研究发现 4S 期病例接受亚治疗量（400 ~ 800cGy）放射即可产生疗效。3 期以上病例对化疗反应率高达 70%以上，但生存率只有 20%，如果化疗再辅助放疗可使生存率提高 20%。放疗照射野一般应该包括原发灶和紧邻的淋巴结组，同时注意保护肝、肾、脊柱等脏器，努力避免或减轻晚期损伤。近年来放射治疗领域有很多改进，例如随螺旋 CT 和 MR 以及立体图像重建技术日益完善，三维适形放射治疗 (3 dimensional conformal radiation therapy) 技术取得显著效果。它是将放射线最大限度地集中在病变区域(靶区)，而尽量减少对周围正常的组织和器官的放射。此技术不但要求放射野的形状与病变(靶区) 的投影形状一致，而且要求调节放射野的输出剂量使之在靶区内诸点的剂量强度一致，还可同时结合近距离照射和高能重粒子治疗等方法以提高治疗效果。

（4）自体干细胞移植。自体外周血干细胞移植是预先从患者外周血中采集造血干细胞，在体外冷冻保存；然后对肿瘤患儿进行超大剂量化疗，后者可以大量杀灭体内肿瘤细胞，然后回输冷冻的自体外周血干细胞，恢复由于骨髓干细胞被严重杀伤而出现的造血及免疫功能，达到治疗肿瘤的目的[15]。由于 NB 为实体瘤，不同于白血病，其骨髓本身没有病变，转移的肿瘤细胞往往很少到外周血，因此在 NB 即使骨髓有转移在大剂量化疗后也可进行外周血造血干细胞的移植。美国儿童癌症研究组(Children's Cancer Group,CCG)资料显示在 NB 自体骨髓移植与异基因骨髓移植其远期疗效是一致的[16]。其原因是自体移植复发率高但移植相关并发症少，异基因移植复发率低但移植相关并发症多。目前采用以马法兰为主的以单纯化疗为主的预处理方案，不采用放疗，移植的不良反应可以控制在一定程度。自体外周血造血干细胞移植由于移植相关并发症少、不受造血干细胞来源限制、采集方便、移植后免疫重建早、肿瘤细胞污染的机会少等优点，近年来在实体瘤的治疗中被采用。研究证实[17]，自体外周血造血干细胞移植改善了晚期 NB 患者预后。

（5）其他。①肿瘤休眠疗法：肿瘤休眠这一概念的提出使人们对肿瘤的生物学行为有了更深入的认识，也是治疗肿瘤的新切入点，从而使肿瘤治疗模式发生改变，即从以往的杀伤模式向生物学控制模式的转变。肿瘤休眠疗法是最近提出的一种治疗恶性肿瘤的新方法，其宗旨在于保证肿瘤患者生活质量的同时尽力延长其生存时间[18]。当前，肿瘤休眠疗法包括以下数种：血管生成抑制剂、基因疗法、诱导分化剂、信号传导抑制剂、生物反应调节剂、环氧化酶- 2(COX - 2) 抑制剂。②导向治疗：导向治疗是借助高度特异的亲肿瘤物质作为载体，以放射性核素、化疗药物、霉素等作为弹头，集中对肿瘤进行攻击而起到杀死肿瘤的作用。目前应用 MIBG 方法对 NB 进行治疗的方法得到较为广泛的认可，即用 ^{123}I 或 ^{131}I 作为载体附着 MIBG，因其与去甲肾上腺素结构相似，可被 NB 所摄取，从而对肿瘤细胞定向攻击，达到减灭肿瘤细胞的作用。另外还有“化疗弹头”疗法，即借助细胞毒性药物分子上的特殊功能基团，如氨基、羟基、巯基等与单克隆抗体相连，以达到高选择性减灭肿瘤细胞的作用，不良反应较小。常用药物包括放线菌素 D，表柔比星，长春新碱等。③诱导分化治疗：利用全顺式-维甲酸、神经生长因子、环单磷酸腺苷等药物可能诱导 NB 细胞分化为成熟细胞的特点，临床上选择性对于某些病例给予诱导分化治疗，可使肿瘤细胞负荷明显减少，主要应用于 4S 期、强烈化疗或者骨髓移植后的患儿。④免疫治疗：儿童 NB 免疫治疗是通过调动机体免疫机制加强肿瘤对于抗肿瘤药物的敏感性，同时刺激造血功能，促进骨髓恢复，增强机体对于化疗和放疗的耐受，稳定内环境。曾经有报道麻疹病毒株感染 NBC1300 株，克隆 NS207 株，引起细胞毒性 T 淋巴细胞活性增强，从而识别溶解被感染株和未感染株，另有两种 IFN 诱导酶被激活，从而大大阻止 NB 生长，提示病毒的感染可激活有效的抗瘤免疫。近期还有用细胞因子 IL-2,IL-12,IFN-γ 及 IFN-α 激发体内特异性和非特异性抗肿瘤免疫反应的研究。⑤基因治疗：在 DNA 和 RNA 水平上将外源性基因导入至肿瘤细胞，从而使其获得表达，产生特定生物学效应，达到治疗目的。如将编码某一敏感性的基因导入 NB 内，使 NB 细胞对于某种原本无毒或低毒的药物产生高度特异敏感性，从而导致肿瘤细胞死亡。

三、预后

NB 具有异质性（heterogeneity），大多数表现为高度恶性，转移早、死亡率高，绝大多数病人就诊时已有局部侵袭或远方转移，相应地预后大多不良，高危险组病例如果没有大剂量治疗的话，3 年无病生存率少于 20%。NB 总体 5 年生存率在 1960 ~ 1963 年是 24%，到 1985 ~ 1994 是 55%，这个改善可能与发现了较多的早期病例有关。因为婴儿时期发病的 5 年生存率为 83%，1 ~ 5 岁发病的为 55%，而 5 岁后发病的仅为 40%。而且，诊断较晚的高危险性病人即使经过手术、化疗和放疗，其 3 年生存率也不超过 20%，但随治疗水平的提高，通过干细胞移植和移植后使用维甲酸，3 年生存率可上升至 38%。在过去的 20 余年里，随分子生物学发展，研究发现 NB 存在很多染色体和基因异常。有些生物学指标可以用于预测后果，有些用于评价病变的危险程度从而指导治疗，这对于 NB 的治疗和预后都有指示作用。NB 治疗疗效评估参照表 14-13-4。

1.预后影响因素

目前明确的 NB 预后不良的因素：大于 1 岁，4 期，N-myc 扩增。新近研究证明：①无 N-myc 扩增、年龄在 365 ~ 547 d 的 4 期患儿可获得与少于 365 d 组相同的预后。②N-myc 扩增在 4S 期、2 期、3 期中同样具有重要的预后影响作用，N-myc 扩增者预后明显差。③手术后是否有小于 10%的残留病灶对预后影响不明确。④1p 缺失是预后不良因素。根据预后因素将预后简单归纳为两大类：预后不良类和预后良好类，前者包括 4 期和伴有不良生物学特征（N-myc 扩增和/或 1p 缺失）的任何分期，后者包括不伴有不良生物学特征的非 4 期。

表 14-13-4　修订的国际标准神经母细胞瘤疗效评估标准

疗效	原发肿瘤	转移灶
CR，完全缓解	无	无，且儿茶酚胺水平正常
VGPR，非常良好的部分缓解	缩小 90% ~ 99%	无，儿茶酚胺水平正常，骨扫描见残留灶
PR，部分缓解	缩小比例 > 50%	转移灶缩小比例 > 50%，骨及骨髓受累减少比例 > 50%
MR，混合缓解		无新病灶，原发和转移病灶缩小比例 < 50%，或现存病灶增大比例≤25%
SD，稳定		无新病灶，现存病灶增大比例≤25%
PD，恶化		出现新病灶，任何病灶增大比例 > 25%，骨髓检查转阳

（1）*N-myc* 基因扩增：近年来，NB 最重要的分子生物学发现是 *N-myc* 基因。*N-myc* 基因是位于 2 号染色体长臂 2p23 和 2p24 的一个原癌基因，在多数 NB 中有明显的扩增，尤其在晚期病例更常见，但 1 期、2 期和 4-s 期 NB 也可由 5% ~ 10%有该基因扩增，且往往进展迅速，预后不良。大量报道证实，*N-myc* 基因扩增的 NB 往往预后差。日本学者提出 10 倍以上 *N-myc* 基因扩增为临床预后不良和积极治疗的参考指标。在细胞内出现的染色体外双粒染色质小体(extrachromosomal double minute chromatin bodies，DM) 、染色体同源染色区(choromosomally integrated homogeneously staining regions，HSR)均与 *N-myc* 基因的扩增有关，以上染色体异常与肿瘤生长密切相关，被视为预后不良的遗传学标记。

（2）DNA 倍数：DNA 指数是非常有用的预后评估指标，在婴儿 NB 治疗中与治疗反应有关。有研究发现具有超倍体(hyperdiploidy，即 DNA 指数大于 1)的婴儿 NB 对环磷酰胺和阿霉素的治疗反应较好。相反，DNA 指数是 1 的婴儿 NB 则对其反应不好，需要更强的治疗。在年龄较大的儿童，DNA 指数则没有这种预示作用。超倍体与其他的染色体和分子异常在预示不良后果时往往是相互影响的。

（3）其他：1 号染色体短臂的缺失是 NB 中最常见的染色体异常，提示预后不良。该区域内很可能存在肿瘤抑制基因(抑癌基因) 或者控制神经母细胞分化的基因。1 号染色体短臂的缺失多见于近似二倍体肿瘤和晚期肿瘤，缺失大多发生在染色体的 1p36 区。也有研究认为 1 号染色体短臂的杂合性丢失(loss of heterozygosity)与 *N-myc* 的扩增有关。另外，已经有报告 11 和 14 号染色体的等位基因丢失，说明在这些染色体上存在着其他的肿瘤抑制基因。NB 还有一个特征性的变化是经常有 1 号染色体俘获。

神经营养因子受体基因产物，*TrkA*，*TrkB* 和 *TrkC*，是编码神经生长因子(nerve growth factor，NGF)受体的络氨酸激酶(tyrosine kinases)。值得注意的是，*TrkA* 的表达与 *N-myc* 基因的扩增有反向的相关关系，*TrkC* 基因的表达与 *TrkA* 有正向的相关。大多 1 岁以上的病人，*TrkA* 高表达与良好预后有关，尤其那些 1 期、2 期和 4S 期病例。相反，*TrkB* 的表达更多见于有 *N-myc* 扩增的肿瘤。

不良预后有关的生物学指标还有端粒酶 RNA 水平增高和肿瘤细胞表面糖蛋白 CD44 的缺乏，多药耐药(MDR，multidrug-resistant)蛋白 P-gp 和 MRP 在 NB 中表达的意义还有争议。而原癌基因是 *H-ras*，往往在分期较低的肿瘤表达，提示预后较好。

治疗过程中间断复查肿瘤学指标可提示肿瘤的发展情况及预后，近期文献提出，播散型 NB 患儿尿中 VMA/HVA 与肿瘤预后相关，比值越高，预后越好。

2.自然消退

尸检及因其他原因对于新生儿肾上腺进行检查时检出的原位NB患者数量为临床诊断NB数量的40倍，暗示这种未分化的肿瘤可能大多数在出生后几月内自然消失，而不发展为临床肿瘤。极少数病例却可以发生肿瘤休眠乃至自然退化（spontaneous regression）。NB 的自然退化率在人类肿瘤中是最高的[19-21]，这种复杂的临床表型背后一定存在着极其复杂的分子学背景，其实质是肿瘤细胞凋亡速率大于增殖速率，若增殖速率大于凋亡速率是表现恶性增生。

3.休眠

肿瘤休眠(tumor dormancy)期即无病期，为肿瘤细胞在宿主体内持续存在而又没有明显生长的一种状态，此概念最早由 Hadfield 于 1954 年提出，转移灶可在几个月到几年内保持临床无症状和不被发现也是肿瘤休眠的一种表现。

通过免疫组化的方法发现[22]，休眠的肿瘤结节内同时存在增殖细胞和凋亡细胞，提示肿瘤休眠并不是肿瘤细胞失去了增殖能力，而是其增殖与凋亡处于动态平衡，凋亡速率等于增殖速率，癌细胞团与机体免疫系统互相制约达平衡。

实验研究尚未揭示休眠的本质，但随着现代分子生物学的发展，已明确肿瘤的休眠可能与肿瘤血管生成受阻、癌基因与抑癌基因、宿主免疫状态、肿瘤细胞增殖周期及信号传导有重大关系，而人类基因组计划的实施也会逐渐将在分子水平上揭示肿瘤休眠的本质变为可能。

目前发现的肿瘤休眠可能的相关因素为：①温度。②年龄。③组织器官。④组织分化程度。⑤供血因素。⑥精神因素。⑦早期肿瘤比晚期肿瘤休眠率高。⑧良性肿瘤比恶性肿瘤休眠率高。⑨基因。⑩人体的免疫系统。

随着“癌症休眠理论”研究的逐渐深入，目前“长期带瘤生存”的观点已被广泛接受。“癌症休眠理论”为“长期带瘤生存”的临床应用提供了理论依据，促进了“饿死肿瘤疗法”的产生，使癌症永久休眠不再复苏的理论研究可能是攻克癌症的好方法。

（韩炜　王焕民）

参考文献

[1] 张金哲，王焕民，白继武.现代小儿肿瘤外科学[M].2 版.北京：科学出版社，2009.

[2] Joshi V V，Cantor A B，Alt-shuler G，et al.Age linked prognostic categorization based on a new histologic grading system of neuroblastomas[J].Cancer，1992，69：2197-2211.

[3] Shimada H，Ambros I M，Dehner L P，et al.The international neuroblastoma pathology classification（the shimada

system)[J].Cancer，1999，86：364-372.
[4] 佘亚雄，应大明.小儿肿瘤学[M].上海:上海科学技术出版社出版，1997.
[5] Cooper E H, Pricthard J, Bailey C C, et al. Serum neuron-specific lase in children's cancer[J].Br J Cancer, 1987, 56: 65-67.
[6] 郭广宏，王建柱，丁慧，等.ELISA 法检测肿瘤相关抗原神经元特异性烯醇化酶的方法学评价[J].标记免疫分析与临床，2009，16(4)：247-249.
[7] Bonner J A, Sloan J A, Rowland K M, et al.Significance of neuron-specific enolase levels before and during therapy for small cell lung cancer[J]. Clin Cancer Res，2000，6：597-601.
[8] 郑磊，孙晓非，甄子俊，等.神经母细胞瘤患者血清神经元特异性烯醇化酶水平变化的临床意义[J].新医学，2008，39（10）：644-646.
[9] 高静，刘亚平，郝玲.新生儿神经母细胞瘤自然消退 1 例[J].实用儿科临床，2007，22(23)：1816-1817.
[10] 施诚仁，王俊，王秋艳，等.儿童肿瘤外科学[M].北京：[出版者不详]，2006.
[11] 杨光，唐锁勤，王建文，等.肿瘤标志物联合检测在神经母细胞瘤诊治中的应用[J]. 实用儿科临床杂志，2007，22(3)：93-194.
[12] La Quaglia M P，Kushner B H，Su W，et al.The impact of gross total resection on local control and survival in highrisk neuroblastoma[J]. J Pediatr Surg，2004，39 (3)：412-417.
[13] Von Schweinitz D，Hero B，Berthold F.The impact of surgical radicality on outcome in childhood neuroblastoma[J].Eur J Pediatr Surg，2002，12 (6)：402-409.
[14] Stram D O，Matthay K K，O'Leary M，et al.Consolidation chemoradiotherapy and autologous bone marrow transplantation versus continued chemotherapy for metastatic neuroblastoma：a report of two concurrent Children's Cancer Group studies[J].J Clin Oncol，1996，14（9）：2417-2426.
[15] 冯晨，唐锁勤，黄东生，等.CEM 为预处理方案的自体外周血造血干细胞移植治疗晚期神经母细胞瘤相关毒性及疗效观察[J].中国当代儿科杂志，2004，6(6)：489-491.
[16] Berthold F，Boos J，Burdach S，et al.Myeloablative megatherapy with autologous stemcell rescue versus oral maintenance chemotherapy as consolidation treatment in patients with highrisk neuroblastoma: a randomised controlled trial[J].Lancet Oncol，2005，6 (9)：649-658.
[17] 唐锁勤，黄东生，王建文，等.大剂量化疗造血干细胞移植治疗Ⅳ期神经母细胞瘤的长期疗效研究[J].中国当代儿科杂志，2006,8(2):93-96.
[18] 宋长城，李柏，凌昌.全肿瘤休眠机制研究进展[J].现代肿瘤医学，2007，15(1):126-129.
[19] 毕红梅，何延兴，毕迅.神经母细胞瘤增殖、凋亡与休眠消退的相关性研究[J].河南肿瘤学杂志，2001，14（6）：397-398.
[20] Karrison T G.Dormancy of mammary carcinoma after mastectomy[J].J Nati Cancer Inst，1999，91(1)：80-85.
[21] Holmgren L，Jackson G，Arbiser J.P53 induces angiogenesis-restricted dormancy in a mouse fibrosarcoma[J].Oncogene，1998，17(7)：819-824.
[22] 毕讯，宋杏丽，张金哲.恶性肿瘤休眠的相关因素的研究[J].现代肿瘤医学，2008，16(5)：875-878.

第十四节　腹腔镜技术在小儿外科中的应用

腹腔镜技术应用于小儿外科已有 40 余年的历史，美国小儿外科医生 Steven Gans 首次利用腹腔镜技术诊断胆道闭锁及性腺发育异常标志着小儿腹腔镜技术的起步。随着腹腔镜光学技术的进步，腹腔镜这一微创外科学领域的先进技术得到越来越广泛的应用。尤其是 20 世纪 90 年代至今，腹腔镜手术逐渐体现出能够取代传统开腹手术的潜力。

一、腹腔镜技术在肝脏疾病中的应用

（1）新生儿及小年龄婴儿的先天性肝脏疾病的发病率呈逐年上升的趋势，梗阻性黄疸在其中占有很大的比例，如胆道闭锁、胆汁黏稠等疾病。与非器质性病变的新生儿肝炎的鉴别一直是临床医生工作中的难题。目前尚缺乏有效的非创伤性诊断手段，而且受限于治疗的顺应性及器械规格，成人外科中常用的磁共振检查和消化内镜逆行胰胆管造影技术在该年龄段患儿中的应用受到很大的局限。由于梗阻性黄疸病种的特殊性，需要在较短时间内做出准确诊断，争取肝功能受到不可逆性损伤之前疏通胆道。因此经胆囊的胆道造影检查就显得尤为重要，相较于传统的开腹经胆囊的胆道造影，腹腔镜胆囊造影具有切口小、手术操作简单、术后恢复快等优点，而且对于胆汁黏稠还可在手术中留置胆囊造瘘管，规律冲洗胆道。Hay 等[1]报道 33 例腹腔镜婴幼儿胆道造影，均获得成功，术后仅 1 例患儿并发肠粘连。Schier 等[2]报道单纯胆道冲洗常可使大部分患儿得到治愈。对于这部分病人腹腔镜手术更具优越性。

（2）先天性胆总管囊肿是小儿常见的胆道系统畸形，亚洲的发病率较高。肝门空肠 Roux-Y 吻合术是目前治疗该病的标准术式。目前腹腔镜手术已被认为是完成该术式较好的选择，这不仅因为相较于传统手术腹腔镜手术切口小，并且由于腹腔镜的放大作用，使术者能够更加清晰、准确地完成肝门部的解剖，李龙等[3]报道腹腔镜治疗 45 例胆总管囊肿的患儿，取得较好的手术效果。理论上讲腹腔镜手术同样适用于胆道闭锁，传统 Kasai 手术的要点是对于肝门区纤维块的解剖，由于胆道闭锁患儿肝门区的血管大多畸形，因此腹腔镜的放大作用可辅助术者对肝门区纤维块的解剖及重要血管的保护。但目前未见有腹腔镜治疗胆道闭锁大宗病例的报道，究其原因是由于腹腔镜手术操作较为复杂，中转开腹的风险较高，且传统手术对于胆道闭锁治疗的效果目前尚不满意，因此很难评价腹腔镜治疗胆道闭锁的效果，因此该项技术仍未得到广泛推广。

二、腹腔镜手术在肛门直肠畸形及先天性巨结肠中的应用

（1）肛门直肠畸形是小儿常见的消化道畸形，针对中高位无肛目前较为统一的观点是分期手术，即一期行肠造瘘，待患儿营养条件改善后二期行肛门成形术，然后择期行关瘘术。其中肛门成形术是分期手术治疗成功与否的关键，肛门成形术需完成三个重要步骤：①游离直肠末端，使之能无张力的置于肛穴处。②术中仔细辨认肛门外括约肌环，确保直肠末端穿过外括约肌环的中心。③确切地消除直肠与其相邻器官之间的异常窦道，如直肠尿道瘘、直肠膀胱瘘等。Pena 术即后矢状入路肛门成形术是治疗中高位肛门直肠畸形的经典术式，手术原则是在肛穴与尾骨间的矢状线上完成直肠末端的游离、肛门外括约肌的解剖及直肠瘘管的处理，该术式在国内外的一线儿科医疗中心均得到较为成熟的推广，术后效果较为满意。但该术式在处理中高位的直肠瘘管如直肠膀胱颈瘘等情况时较为局限，往往需在腹部取剖腹探查口，从腹腔端寻找直肠瘘管，手术打击较大。2000 年 Georgeson 等[4]提出腹腔镜辅助肛门直肠成形术，即利用腹腔镜完成直肠末端的游离、瘘管的处理，并在不切开外括约肌的情况下利用腹腔镜的放大作用和体外肛门电刺激仪配合找到外括约肌的中心位置，从而使游离的直肠通过外括约肌环的中心，完成肛门成形术。随着腹腔镜技术的不断进步，该术式得到广泛推广，明安晓等[5]对 34 例中高位无肛的患儿实施了该术式，术后取得了较为满意的效果。需注意的是腹腔镜辅助下处理中间位的直肠瘘管，如位于盆底肌肉内的直肠尿道瘘时较为困难，往往需要术者有丰富的临床经验及良好的腹腔镜操作技术。

（2）腹腔镜辅助下改良 Soave 术式是目前治疗先天性巨结肠长段型的较好选择。由于病变肠管长度较长，单纯经肛门操作难以完整切除病变肠管，因此传统手术在治疗长段型巨结肠时需开腹，松解病变的肠段。除手术切口较为难看以外，该术式对腹腔及盆腔脏器的打击较大。目前国内外多个儿童医疗中心均选择利用腹腔镜松解病变肠段，联合经典的 Soave 术治疗长段型先天性巨结肠，不仅节约了手术时间，而且术后伤口外观满意，受到家长的欢迎。手术过程中对肠系膜大血管的处理是手术成功与否的关键，如术中重要血管结扎不确切造成出血，不仅影响手术视野，而且由于肠系膜血管的回缩现象，使术者难以找到血管断端，是中转开腹的主要原因。

三、腹腔镜在小儿腹部创伤及急腹症中的应用

（1）在儿童创伤中有 10%～15%的患儿会伤及腹部脏器，常见的腹部脏器损伤包括肝、脾、肾、肠管及膈肌，临床医生需要在最短的时间内对这部分儿童做出准确的诊断并尽可能地评估腹部脏器的损伤程度。实质性脏器如肝、脾的损伤通常表现为出血，而空腔脏器如肠管的损伤除出血之外还有感染的

表现。由于儿童及监护人往往不能提供准确的病史，且儿童查体多不配合，因此实验室检查尤其是影像学的检查就显得尤为重要。虽然目前随着影像学技术的不断进步，CT,磁共振等检查的显像效果得到很大提高，但仍有临床症状及体征与影像学检查不符合的情况存在。有学者提出将微创的腹腔镜检查列入诊断手段，Barbara 等认为针对血流动力学不稳定及确定有空腔脏器破裂的患儿，在纠正休克的同时应首选腹腔镜检查，这样能够较直观地了解腹腔内脏器损伤的情况，并可对需要手术干预的创伤部分进行腹腔内的修补与缝合；对血流动力学稳定的患儿首选 CT 检查。若患儿病情稳定则进行常规监测，若患儿病情始终不见好转并出现典型的外科体征，如腹腔大量积液、循环始终未见好转，应及时行腹腔镜探查以了解病因。虽然整体上讲真正需要外科手术干预的腹部创伤患儿所占比例较小，但儿童腹部创伤的危险性及隐蔽性仍决定了腹腔镜在检查与治疗上的重要作用[6]。

（2）阑尾炎是儿童最常见的急腹症。不同于成人阑尾炎，儿童阑尾炎的临床表现多样，且儿童不能准确表达症状，而且目前尚无诊断阑尾炎的标准化的实验室检查手段，这给临床医生在诊断时造成了较大的困难。儿童阑尾壁较成人薄，静脉回流亦差，不利于炎症的吸收，再加上诊断过程的延误，因此无论在国内还是国际上儿童阑尾炎的穿孔率均较高。近几年来，越来越多的临床医生选择腹腔镜手术作为治疗阑尾的首选术式，这不仅因为与传统手术相比腹腔镜手术创伤小、外观满意，而且在腹腔镜直视下能够更好地评估阑尾炎的严重程度，对于大多数单纯或穿孔时间不长的阑尾可做到一期切除；对于炎症已局限、阑尾脓肿形成的患儿，临床医生可根据自身临床经验，必要时冲洗腹腔脓液，右下腹阑尾脓肿处放置引流加速腹腔感染的吸收，待腹腔感染完全控制 3 ~ 6 个月后再行阑尾切除术。李龙等报道与传统开腹手术相比，腹腔镜阑尾手术后发生伤口感染、肠粘连的概率明显减低。

四、腹腔镜手术在梅克尔憩室和肠重复畸形中的应用

梅克尔憩室和肠重复畸形是临床上较难诊断的小儿肠道畸形。二者均可表现为症状不典型的腹痛、便血。无论是 B 超,CT,放射线核素等检查在诊断方面均不能达到满意的特异性及阳性率。既往临床医生多采用剖腹探查术完成疾病的诊断及治疗，目前越来越多的医生选择腹腔镜探查术，避免了开腹、关腹的繁琐且创伤较大的操作。术中将发现的病变肠管经脐部切口拖出腹腔外，必要时可扩大脐部切口，在腹腔外完成肠切除吻合，不仅切口美观，而且极大地避免了对正常肠管的损伤，术后发生肠粘连的概率明显降低。

五、腹腔镜手术在新生儿外科中的应用

新生儿腹腔镜技术目前已发展较为成熟。与大年龄的儿童相比，新生儿腹腔镜技术有其特殊性：①新生儿腹腔空间较小，术前需通过胃肠减压、留置导尿甚至结肠灌洗等手段尽量扩大腹腔空间，为腹腔镜手术提供便利。②新生儿以腹式呼吸为主，腹腔压力过高会影响呼吸运动，因此 CO_2 分压多控制在 1.33 ~ 1.60 kPa。③由于部分新生儿脐静脉尚未完全闭合，因此术中多采用脐下切口。④新生儿有单独专用的腹腔镜器械，规格多为 3 ~ 5 mm，且多为塑料材质，以防止由于重量过重在手术过程中出现脱落或移位等情况。新生儿常见的消化系统畸形如先天性肥厚性幽门梗阻、环形胰腺、十二指肠瓣膜、肠旋转不良等疾病，均可在腹腔镜辅助下完成。前提是要求术者对解剖结构有扎实的理解，并熟练掌握在腹腔镜下结扎、分离、缝合等技术。新生儿腹腔镜手术时间不宜过长，以免由于腹腔高压引起的呼吸抑制及循环系统障碍。由于新生儿腹壁肌肉薄、肌张力小，腹腔脏器对腹壁的压力相对较大，因此传统开腹手术后发生伤口裂开、切口疝的可能性均较大年龄儿童要高，而腹腔镜手术切口多为 3 ~ 5mm，术后伤口甚至可以仅用医用胶黏合而不需缝合，不仅有效避免了上述并发症，而且亦免除了术后患者体表终身留有明显手术瘢痕的遗憾。

六、腹腔镜手术治疗腹股沟斜疝及鞘膜积液

腹股沟斜疝和鞘膜积液是小儿最常见的外科疾病，1 岁以下患儿有自愈可能，随着年龄的增加自愈的可能性降低，而且有肠管嵌顿坏死的危险，1 岁以上的患儿多需手术治疗。腹腔镜手术是可供选择的

治疗手段之一。腹腔镜手术有以下优点：①能够在直视下找到腹股沟管的内环口，确切缝扎疝囊，真正做到高位阻断腹腔与腹股沟的通路。②在治疗患侧的同时亦能够探查对侧，必要时缝扎对侧内环口，减少了二次手术的发生。③术后阴囊血肿、水肿的发生率明显降低。目前对于该术式尚存争议，争议的中心在于传统手术并不需进入腹腔而仅在腹壁外腹股沟管区操作，虽然有损伤输精管及周围血管的可能，但不涉及腹腔脏器，而腹腔镜须通过腹腔通路，在理论上有损伤腹腔脏器的危险。尽管如此，随着腹腔镜技术的不断提高，在临床医生技术完善的基础上，对于该病尤其是传统手术失败复发的病例，腹腔镜手术仍然不失为理想的选择。

七、腹腔镜手术在小儿泌尿外科中的应用

（1）精索静脉曲张在男性患儿中并不少见，发病率为10%左右，大多数患儿症状较轻，部分患儿随年龄增长症状逐渐加重。其主要危害是影响睾丸的发育，乃至影响成年后的生育功能。传统手术多取腹股沟外上方横切口，于腹膜外结扎精索血管主干。目前腹腔镜精索血管高位结扎术是治疗小儿精索静脉曲张的标准术式，与传统手术相比腹腔镜手术的优点在于术后伤口直径约为 3mm，手术痕迹极不明显；由于腹腔镜在体内仅作简单的组织分离及血管结扎，避免了逐层缝合腹壁的操作，因此手术时间明显缩短；术中利用腹腔镜的放大作用能够清晰地辨认精索血管，减少了血管漏扎及误扎的发生；结扎近端后能够观察远端的精索血管，如果静脉仍然扩张，则同时结扎输精管周围的静脉或腹壁下静脉，有效地减少了术后复发或手术效果不满意的发生。由于该手术操作较为简单，因此通常作为小儿外科医生训练腹腔镜的入门级手术。

（2）隐睾是小儿泌尿外科的常见病种，发病率约为 1%，对于睾丸位置位于腹股沟管内环口以下，可在腹股沟管外环口附近触及的患儿，腹股沟区的手术仍是首选。但对于异位睾丸位置较高，位于内环口以上的患儿，或术前检查不确定是否有正常睾丸的患儿，腹腔镜手术则可以体现出优势。腹腔镜手术可在腹腔端游离精索、睾丸周围的粘连，然后在阴囊表面建立与腹腔的通道，将睾丸置于阴囊内。若一期手术不能完全将睾丸置于正常位置，可选择分期手术，如 Fowler-Stephens 术。

（3）肾盂输尿管梗阻是小儿常见的泌尿系统畸形，是引起肾积水的主要原因。传统手术是在患侧肋下取横切口，经腹膜后入路完成离断式肾盂成形。现代腹腔镜技术提供了腹腔通路和腹膜后通路两种途径完成肾盂成形术，根据术者的经验及技术，肾盂与输尿管的吻合可在腹腔镜直视下完成或提出体表外完成。与传统手术相比腹腔镜手术创伤小，不切断腹壁肌肉，防止了切口疝的发生。除此之外对于双侧肾积水的患儿既往的治疗原则是：总肾功能正常时先治疗梗阻严重侧，总肾功能不全时先治疗功能相对好的一侧，双侧条件相近时先治疗易治疗侧。腹腔镜技术提供了双侧同时治疗的选择。

小儿腹部外科手术技术经历了传统大切口手术、小切口手术、多孔腹腔镜手术、少孔腹腔镜手术，随着光学技术及操作器械的不断进步，单孔腹腔镜手术逐渐成为流行。单孔腹腔镜手术多选择体表的天然瘢痕部位（多为脐部），取 10 ~ 20 mm 切口，置入整套腹腔镜器械。单孔腹腔镜手术完成的前提是为术者提供良好的操作空间及手术视野，传统腹腔镜器械单一平行的操作活动自然不能达到要求，目前较为统一的观点是改良单孔腹腔镜的配套器械使之具有多关节、多自由度。已有大量国外文献报道单孔腹腔镜手术完成阑尾切除、胆囊切除、幽门环肌切开及小肠切除吻合，由于单孔腹腔镜成本较高、临床医师训练时间长，在我国尚未得到广泛开展。随着单孔腹腔镜技术的不断完善、器械改良的进步，这一代表现代微创手术的技术会得到更好、更广泛的应用。

（刘婷婷）

参考文献

[1] Hay S A, Soliman H E, Sherif H M, et a1. Neonatal jaundiee: the role of laparoscopy[J].J Pediatr Surg, 2000, 35: 1706-1709.

[2] Schier F，Waldschmidt J.Experience with laparoscopy for the evaluation of cholestasis in newborns[J].Surg Endosc，1990，4：13-14.

[3] 李龙，余奇志，刘钢，等. 经腹腔镜行先天性胆总管囊肿切除肝管空肠 ROUX-Y 吻合术的探讨[J]. 临床小儿外科杂志，2002，l(1)：54-61.

[4] Georgeson K E，Inge T H，A1banese C T.LaparoscopicalIy assisted anorectal pull-through for high imperforate anus-a new technique[J].J Pediatr surg，2000，35(6)：927-931.

[5] 明安晓，李龙，刘树立，等. 腹腔镜辅助治疗中高位肛门直肠畸形疗效评价[J].中华小儿外科杂志，2011，32(7)：504-508.

[6] Gaines B A，Rutkoski J D.The role of laparoscopy in pediatric trauma[J].Seminars in Pediatric Surgery，2010，19：300-303.

第十五章　基础医学与临床

第一节　儿科影像学新进展

一、小儿影像学当前发展状况

不断进步的计算机技术和高级软件运算方法极大地促进了小儿影像学的图像收集、显示、解读、通讯、保存及检索等各方面的发展。当今数字时代下引领了小儿影像学发展的最前沿信息，可以更好地在临床应用中运用这些技术。我们简洁地回顾历史和讲述影像学的技术原理，之后就儿科影像学在呼吸系统和中枢神经系统的临床应用进行总结和展望。

（一）历史回顾

Wilhelm Konrad Roentgen 在 1895 年底获得了第一张实验性人类胸片并于 1896 年 1 月向世界宣布了他的发明。1896 年 2 月 Dartmouth 学院首次利用这项新技术投照出一位 14 岁男孩的尺骨与桡骨，这代表儿科放射学发展史的开始。几个月之后，加拿大多伦多儿童医院引进了一台 X 线设备。到 1899 年，波斯顿儿童医院已经可以应用这项技术获得射线照片。这项技术早期主要应用于骨骼系统，随着放射影像学设备的发明和快速进展，儿科学研究的应用与范围也在不断扩大。

在第一个 100 年中，儿科影像学图像绝大部分都是二维的，重点在于结构形态学。在最近的 20 年内，图像形态学和电脑硬软件的创新大大改革了儿科影像学，三维或四维图像开始应用于评估生理功能。

（二）新技术进展及其临床应用

1.磁共振成像（magnetic resonance imaging,MRI）

MRI 可在二维平面的冠状、失状、轴向、倾斜面成像并且无射线辐射，目前的三维立体磁共振成像和磁共振血管造影（magnetic resonance angiography,MRA）的结构和功能序列显著提高了儿童成像的需求。并行成像，超高速 3D 兼容可以实现各向同性亚毫米分辨率[1]。针对多参数成像，尤其是结构、血流灌注和功能等多模态 MRI 技术的联合运用，是中枢神经系统 MRI 的临床与基础应用研究的重要发展方向，将为我们今后对中枢神经系统疾病的早期诊断和鉴别诊断以及预后评估提供更为全面、准确的信息[2,3]。

MRI 新技术的快速发展以及日益成熟，功能磁共振成像（functional magnetic resonance imaging,fMRI）、扩散张量成像（diffusion tensor imaging, DTI）、氢质子核共振波谱（magnetic resonance spectroscopy, MRS）、磁敏感加权成像（susceptibility weighted imaging, SWI）、扩散加权成像（diffusion weighted imaging,DWI）、灌注加权成像（perfusion weighted imaging,PWI）等新技术不仅用于基础科研，也越来越多地用于临床精神性、神经性等疾病，而且已经能够更为敏感地发现在常规 MRI 中没有器质性改变的异常，为其病因、病理生理的改变提供全新的视角以及客观的影像学证据。脑功能磁共振成像、扩散张量成像、3D 全和分段的大脑融合图都是当前及未来需要的先进的可视化的脑磁共振成像技术。这些技术有助于脑肿瘤、癫痫症、先天性脑畸形、皮质发育不良、神经营养障碍的治疗计划和了解这些疾病的进程。纤维跟踪技术和 3D 核磁的纤维融合成像、脑部病变的容量分析、海马，以及内部听觉运河，耳蜗和半规管的 VR 分割等都是近年的新技术。

心脏 MR(magnetic resonance)成像技术越来越受到广泛应用，由于其操作复杂，时间长，受呼吸心跳运动影响大，如何优化和简化扫描序列和缩短成像时间一直备受关注。高空间分辨率前瞻性心脏呼吸门控(CRSG) 三维 MRI 可以确定左心室（LV）容积、质量及右心室（RV）容积。前瞻性 CRSG 是一种替代心脏心电触发、多层、多屏气电影成像的有价值的方法，可以简化心脏功能成像，特别是对于不能长时间屏气及受心电图信号干扰的病人，例如儿童。快速实时二维和节段三维电影技术与标准的临床方案在评价左室整体和局部参数方面具有可比性，显著缩短了成像时间[4]。电影三维平衡稳态自由进动序列 MRI 协议可用于评估心脏室壁运动，量化心室容量、射血分数和质量[5]。相位差成像可解决 3D 因推移梯度技术带来的缺点。目前增强 3D MRI 灌注序列可应用于评估心脏功能[6]。3D SSFP 和 3D 钆 MRA 是用 MRI 进行结构评估的中心序列。 对于心血管系统磁共振成像(CVMRI) 和心血管 CT (CVCT)，多平面和容积重建可作为补充方式使用。近年来关于儿童心脏 MRI 研究主要集中于先心病的研究。三维速率编码 MR 成像能准确评价肺动脉瓣血流，对于三尖瓣血流，其比二维速率编码 MR 成像更准确。采用三维速率编码评价右室舒张功能，有助于了解法洛四联症矫正术后病人的右室舒张功能情况。采用心血管 MRI 测量室间隔偏移程度，量化法洛四联症修补术后标志心室间相互作用的室间隔偏移，评估其与左心室射血分数、左室间隔增厚及左室纤维化的相关性；对于各种先心病，采用螺旋的加 SENSE 的相位对比 MR 序列能在一个短的屏气中获得高时间和空间分辨率的图像，测出来的每搏体积是准确可靠的[7]。

MRI 新技术的消化系统临床应用包括 MR 胰胆管造影，MR 肠道造影，MR 结肠照影。MRCP 在描述胰导管的解剖方面是安全和准确的，因此被应用于评估胰腺炎、胆总管的囊肿、 胆总管结石、原发性硬化性胆管炎、包块、创伤乃至肝移植前后的评估同样等。MRE 和 MRC 在对炎症性肠病患者，特别是年轻及儿童患者的长期随访过程中显示出较好的应用前景。新技术的应用不仅使其获得的影像信息更丰富，而且使更客观地评估病情活动性成为可能，这些对炎症性肠病诊治中临床决策的制定、药物疗效的观察都具有重要意义。新技术的应用使磁共振肠造影能多参数、多序列、多平面成像，提供肠壁厚度、信号强度、血管束直径等多种参数。

MRU 和 CTU 均是分辨率高、综合性的泌尿道成像方法，其中 MRU 具有没有辐射或碘化对比过敏等优势。分肾功能灌注检查也是研究的重点。MRU 表现出优越的形态学评价，同时可以测定分肾功能。

肌肉骨骼 MRI 检查，三维的 GRE 成像与脂肪抑制偶回波双翻转角扰相梯度回波稳态采集可以评价关节软骨形态，评估生长板和测量软骨和骨骺的体积和厚度的敏感性、特异性和准确性。偶回波稳态自由运动和平衡 SSFP 是评价软骨的 3D 序列。

2.多探测器计算机断层扫描（multi-detector row CT,MDCT）

最近，MDCT 的技术创新都集中在加强组织特性，提高时间分辨率，双能，双源和 128-320 通道系统，减少辐射剂量照射上[8,9]。目前的发展状况是最先进的多排螺旋 CT 扫描仪产生了前所未有的 3D 和 4D 数据集，扩大了儿科临床应用范畴。1s 扫描时间将有可能少或避免了儿科影像检查中镇静和麻醉的需要。3D 和 4D 成像也能与正电子发射断层扫描和电脑断层扫描（positron emission computed tomography,PET-CT）和锥束 CT（cone beam computerized tomography,CBCT）相结合运用。第二代双源 CT（SOMATOM definition flash），已达到 0.25 s/圈，0.25 s 心脏、0.6 s 全胸扫描，4D 动态扫描覆盖范围达 48cm。实现了快速扫描、微量辐射，以及灌注分析。第二代双能量成像，利用选择性能谱纯化技术（selective photon shield,SPS），使组织鉴别能力增强，辐射剂量降低，可多达十余种双能量临床应用。能谱 CT 利用单源系统瞬时同向双能采集和数据空间能谱解析技术，通过快速能量切换（在 0.5 ms 内实现 80 kVp 和 140 kVp 的高速切换）获得衰减数据，并通过对原始数据的分析，实现 40 ~ 140 kVp 范围内任意能量点单能谱图像提取，还可同时提供水、碘、钙基物质的分析工具[10]。从而引出了能量分辨率和化学分辨率的新概念，使能量成像进入一个崭新的领域，成为新 CT 研究的热点。但是，双能 CT 和能谱研究在儿科方面国内外均为空白，尚无详细报道。

CT 扫描的剂量问题一直是制约其发展的主要因素之一，同样也是儿科 CT 影像关注的中心。采用有效的降低患者辐射剂量的优化技术，是 MDCT 技术得到良好应用所必须解决的问题。目前采用的优化技术有：ECG 自动毫安技术、心脏滤线器、3D 自动毫安技术、短几何设计和电子收集器、四维实时剂量调节技术等。剂量和图像质量是一个有机体，必须达到和谐和统一。CT 诸新成像技术均很重视剂量优化，实现了前瞻性心电门控采集技术，甚至加入图像后处理来增加低剂量效果（ASiR）[11]。

儿童 CT 低剂量研究一直是热点。保持管电压不变，降低管电流是目前降低 CT 辐射剂量最常用的方法。CT 低剂量扫描在肺部的应用最为成熟，可用于诊断儿童肺内感染、气管异物、支气管窄以及先天性气管病变等疾病。

3.CT 图像后处理新进展

小儿影像有 5 个主要的重建技术：多平面重建、曲线平面重建、3D 容积再现、最大密度投影、最小密度投影。3DUS,MRI 和 CT 的图像资料可以用所有的技术来进行显示。依据操作者对结构概观或者结构分析的需要，以及特殊视图技术的优点，来选择不同的技术。

儿童 3D CT 重建的诊断价值得到广泛认可，主要用于治疗计划，如儿童颅面、颅底、先天性和后天性脊柱畸形等。现在已发展和报道了创伤性脑损伤的计算机辅助诊断 CAD 算法，实现了对评估是否存在硬膜下或硬膜外血肿、蛛网膜下腔出血、脑实质血肿、显著中线偏移（±5 mm）的 98%的灵敏度和 99%的阴性预测值[12]。使用自动化软件（Buitrago 颅面骨折自动分类）分类颌面部创伤并协助制定治疗方案和规划手术操作。

就目前 MDCT 技术的性质来说，CTA 检查已经成为儿童心血管成像方面的主要选择之一。主要在探讨低剂量前瞻性心电触发双源 CT（DSCT）血管成像在患有复杂先天性心脏病的婴儿及儿童具有一定的临床应用价值，并与经胸超声心动图比较。能够从心脏的形态学以及功能学两方面获得心脏的信息，提高了对病变诊断的正确性[13,14]。

CT 肠道造影检查在儿科学中最常应用于炎性肠病和消化道出血。它也可以运用于评价小肠包块。

CTU 可通过低剂量扫描模式和对比介质策略安全地应用于儿童患者。快速 CTU 检查时间使它成为儿童创伤和高镇静或高麻醉风险时主要的选择方法，并且测定整体和局部肾脏大小和皮质厚度也可以作为评估肾单位功能方法[15]。

MPR 和 3D 容积 CT 检查用于评估骨骼肌肉创伤的术前术后，发育不良，脊柱侧凸，胸壁畸形的、腿的长度差异等方面。先进的 CT 成像对肌腱异常评价也很有用。双源 128,256 和 320 的 MDCT 由于大范围扫描和更快速的扫描模式提供了潜在的在骨骼肌肉系统的 CT 应用范围，并减少辐射，并可以进行骨骼肌肉 CT 灌注和动态的运动成像。

二、儿科呼吸影像学新进展

儿童胸部解剖结构异常中各种诊断成像模式中，X 线平片由于低射线辐射，价格便宜和操作便捷等优点，是首选和最常用的检查方法。20 世纪 70 年代发展起来的 CT 成像技术，给医学影像学带来深刻的影响和革命性的进展。其临床应用范围及诊断效果明显提高。多探测器计算机断层扫描（MDCT），应用低辐射剂量扫描模式以获得最佳的儿童胸部影像，目前被认为是最有价值的诊断工具，可以准确地评估中央气道、心血管、纵隔和肺实质的异常。使用薄层扫描获取固有各向同性分辨率的图像数据可以进行调整及进行两维和三维（3D）的重建，可以获得与轴向图像具有相同的空间分辨率的图像，从而提高了诊断的准确性并为制定手术计划及病人管理提供更可信的数据[16,17]。

MDCT 的其他优点包括更广泛的覆盖面，更快的管旋转速度，降低了整体的成像时间，减少了年幼孩子的镇静需要；通过减少运动及呼吸伪影提高了图像质量；通过造影剂使用，改善了强化对比，可获得小血管成像的高质量诊断信息[18]。MDCT 使儿科 CT 检查得到改进和完善，降低了检查的难度，提高了图像的质量，为临床提供了更多的诊断信息。

其他非电离辐射成像技术，如超声和磁共振（MRI）成像，尤其是 MRI 对于胸壁、脊柱和脊柱旁区域、纵隔和心血管结构、区别肺门淋巴结和血管结构，显示膈肌、胸壁异常等方面具有一定优势，对碘过敏小儿尤为适宜。尽管存在固有的磁化率、运动伪影、低 PD 和空间分辨率低等问题，MRI 技术的进步有可能实现高清晰度儿童肺部和胸部磁共振成像，例如，导航 3D GRE 已被用于自由呼吸的肺成像。可以用 cine-MRI 动态观察中央气道，而屏气及自由呼吸 2D SSFP 和 2D 或 3D T1 快速 GRE 的序列可用于动态评估胸壁和膈肌肌力和肺容量。极化氦[^{3}He]或氙[^{129}Xe]3D MRI 检查可直接计算通气量。MRI 也越来越多地应用到评价肺部疾病[19]，如有研究报道 MRI 在评价非囊性纤维化儿童肺部疾病的严重程度上与高分辨 CT 扫描（high resolution CT,HRCT）是等效的，而 MRI 没有辐射，可以替代 HRCT 来诊断儿童慢性肺部疾病。MRI 在功能评估方面更体现出比 CT 更显著的优势。

（一）多排 CT 扫描方法的选择及适应证

多排 CT 的出现，建立和扩展了 CT 的应用，尤其是在小儿胸部影像学方面的临床应用，它可以在一定程度上消除呼吸气运动的影响而获取更多的诊断信息，尤其是微小病变的显示，如弥漫性间质性肺病的诊断。并在检测某些胸部病变时被视为“金标准”。

通过可供选择的后处理重建工具的应用，CT 图像可以被调整以利于进行审阅和解释，提高病变的显示率和诊断的准确性，尤其是在先天性病变，如肺动静脉畸形和肺隔离征，区分结节病变和胸膜或横膈的关系等有重要价值。

但是，电离辐射始终被认为是儿童 CT 成像最大的关注点[20]，应在 CT 检查前做仔细的风险效益分析。为了尽量减少辐射剂量和随之而来的对儿童的潜在风险，要严格掌握 CT 检查的适应证，并且进一步优化扫描参数和定制 CT 扫描标准以适应每个病人的个性化需求仍然是放射科医生的责任。

常规肺部 CT 检查的适应证包括：①复杂肺部感染性病变及其并发症。 ②肺部局限性包块的特点、位置和范围。③转移病变。④弥漫性肺部病变。⑤移植后肺部并发症。CT 增强扫描是经血管注入水溶性有机碘剂后再行扫描的方法。目的是增加体内不同体素之间对射线的吸收的差别，提高病变组织与正常组织间的密度差，以显示平扫上未被显示或显示不清的病变。适用于显示肺部炎症，尤其是并发症和复杂性感染性病变、先天发育异常、肺血管病变、纵隔占位和纵隔肺门淋巴结，以及大血管和心脏心包病变。

高分辨 CT 扫描（high resolution CT，HRCT）：是指在较短的时间内，取得良好空间分辨力 CT 图像的扫描技术。基本内容为薄层扫描、高分辨率骨算法重建和较小的 FOV。这种技术可提高 CT 图像的空间分辨率，是常规 CT 检查的一种补充。主要作用于显示肺内细微结构，如肺小叶气道、血管、小叶间隔、肺间质，并能观察到小病灶，病灶内和周围的轻微变化。高分辨 CT 扫描提供了一个非侵袭性检查手段，可以确定病变的特征和分布。主要包括两种扫描模式：①常规高分辨 CT：在保证低剂量扫描的前提下（80 ~ 100kVp，50mA，0.75s/0.5s），HRCT 采用高空间分辨骨算法，1mm 层厚，10 ~ 20mm 层间距，1500 HU 窗宽、-500HU 窗位，必要时在呼气相时选择相应层面扫描。如果不能进行呼吸控制扫描，可以采用体位变化的模式来进行呼吸气的扫描识别。②容积算法，采用高分辨的骨或肺算法进行 1mm 以内层厚的全肺容积的扫描，可以在一次屏气的状态下完成全扫描过程，但是射线剂量需要严格控制。

当前快速发展的多排螺旋 CT 可以进行气道、肺、胸壁病理解剖和功能的评估，包括吸气和呼气算法，评估结构形态，胸壁力学和呼吸灌注通气、体积的定量分析和空气滞留与可逆性肺的评估等。临床应用体现在气管支气管软化，主动脉弓异常，异物吸入，气管息肉，哮喘，囊性纤维化，先天性肺病变，肺移植前和后，胸腺发育不全综合征，先天性膈疝修补术后，和有或无肺动脉高血压的慢性肺部疾病等各方面[21]。

64 排螺旋 CT 可以获得新生儿、婴儿、幼儿自由呼吸，年龄较大的儿童和青少年屏气的同向性和高分辨率数据。16 排或以上的多排螺旋 CT 扫描仪的肺功能 4D 成像技术已有报告。256 排和 320 排 MDCT 有更大的覆盖范围，使该技术适用于小儿气道的实时评估的同时减少辐射照射。计算机辅助诊断技术在儿科的肺结节检测，3D 呼吸道分割，识别异常通气道中将作为新兴可行的方法。

（二）MDCT 在儿科呼吸系统疾病中的临床应用

1.CT 图像显示及后处理

轴位 CT 图像包含所有用于诊断的必要信息。然而，在复杂的病例中，进一步的数据处理有助于对诊断的进一步明确，提高病变在解剖结构上的辨识。

多重二维重建。多平面重建（multi-planar reconstruction,MPR）是最基础、最广泛使用的处理工具。是在常规轴扫基础上对某些或全部扫描层面进行各方向的图像重建（冠状，轴位、矢状或任意的成角度的面）或沿轴线的感兴趣结构（图 15-1-1）。利用多层面重建，特别是曲面重建可将兴趣气管、血管完整展现，有利于区别腔内外改变，从而明确诊断。在进行低剂量扫描时，可以通过提高 MPR 层厚来提高图像质量或信噪比。

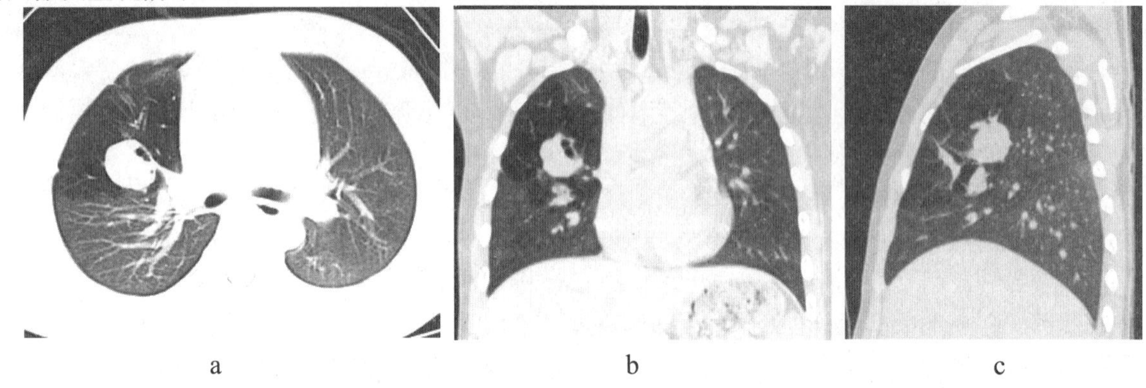

a　　b　　c

图 15-1-1　支气管闭锁

图 15-1-1，男，6 岁，支气管闭锁。多平面重建（MPR）分别在观察轴位（a）、冠状位（b）和矢状位（c）多个平面图像上观察病变。

多层面容积重建。①最大密度投影（maximum intensity projection,MaxIP）是一个绘制工具，可以提取，然后将其显示为一个血管造影图像。MaxIP 是在原始容积数据采集的基础上，选择其中的对比度增强的解剖结构的最高强度像素成像，这在突出周围血管、结节和血管及区分分散的实质结节与血管分支结构中非常有用（图 15-1-2）。②最小强度投影（minimum intensity projection,MinIP）与 MaxIP 相反，是通过提取信号最低强度像素成像，来显示中央气道结构及支气管树的分枝结构（图 15-1-3）。这种技术在评估（定量）肺部的空气潴留方面也有益（图 15-1-4）。③三维容积重建（volume rendering，VR）是一种表面重建技术，是将轴位容积数据通过色彩赋值标记数据中不同的组织类型后转换为三维显示。三维 VR 成像被广泛用于显示结构和血管解剖结构，特别是其相邻结构的空间关系（图 15-1-5）,也可以将整个气管支气管树作为一个 3D CT 支气管像显示（图 15-1-6）。

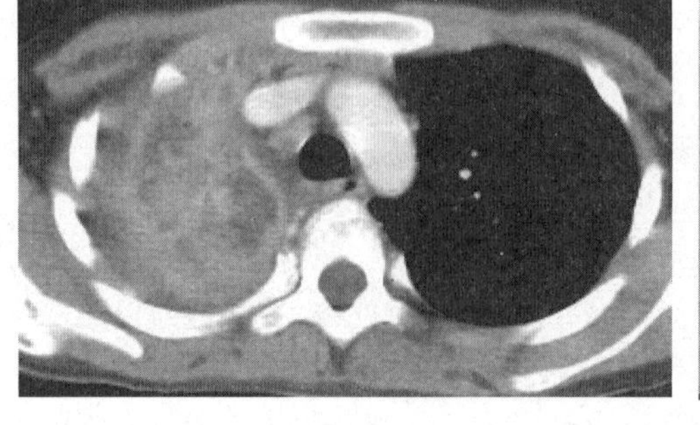

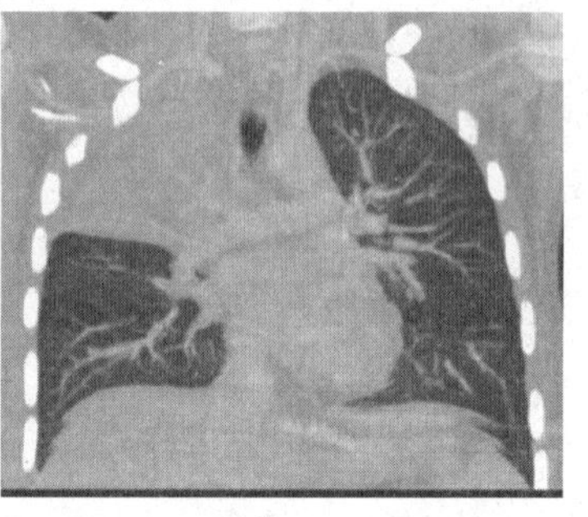

a　　b

a.右上叶大片实变伴坏死；b.冠状位 MaxIP

图 15-1-2　女，10 岁坏死性支原体肺叶，CT 轴位图像显示

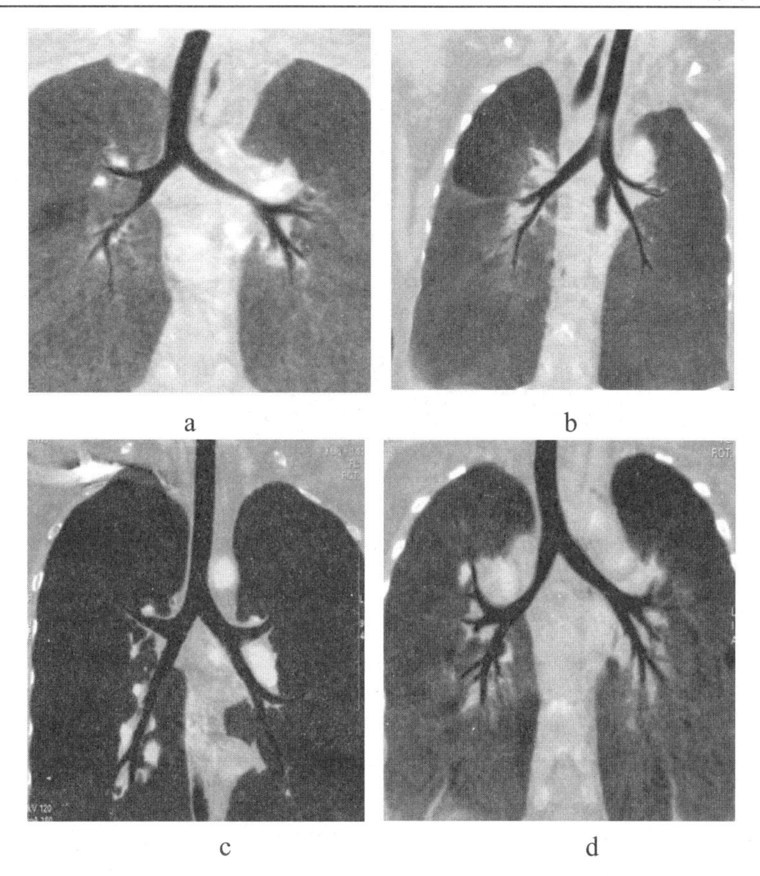

图 15-1-3　四个病人的最小强度投影（MinIP）冠状位图像

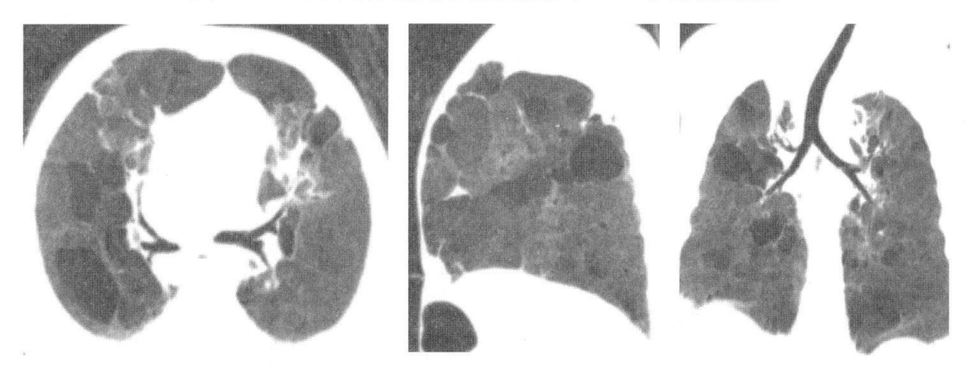

图 15-1-4　3 月男孩支气管肺发育不良，轴位、矢状位和冠状位 MinIP 图像

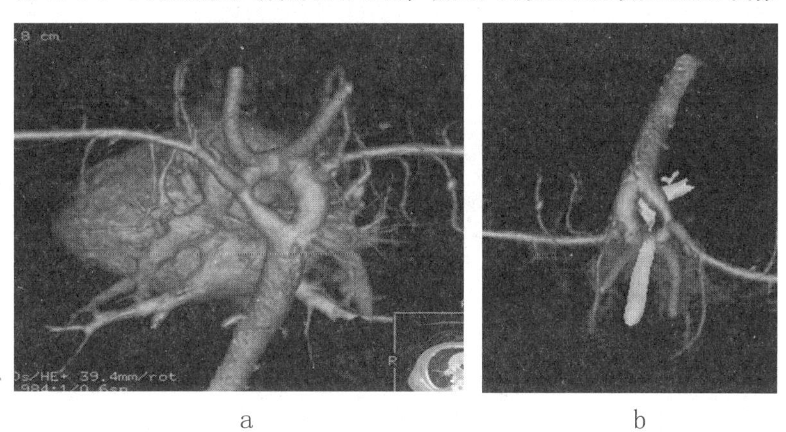

图 15-1-5　1 岁男孩双主动脉弓畸形

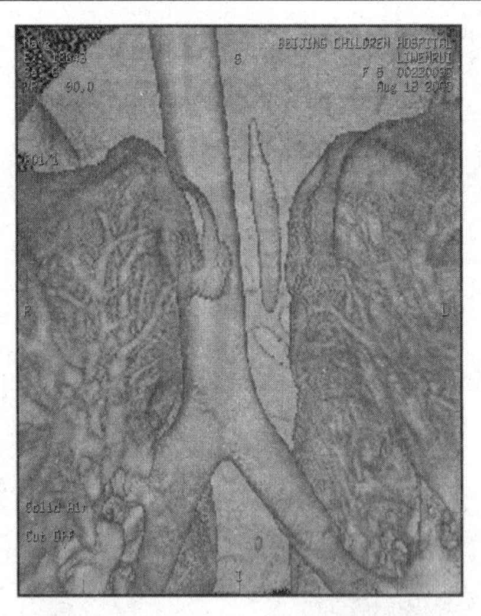

图 15-1-6　5 岁女孩气管黏液腺癌

2.MDCT 在儿科呼吸系统疾病中的临床应用

先天肺部异常。①先天性大叶性肺气肿（congenital lobar emphysema,CLO）是指肺叶的过度充气和过度膨胀，并并发内在/外在的支气管梗阻或支气管壁解剖和结构发育不良或阙如。本病多累及一叶，以左上叶最多见，其次分别为右中叶及右上叶，少数多叶受累或呈双侧分布。患儿由于肿块占位效应/对残余肺的压迫及由于肺叶过度通气造成的纵隔移位而出现持续性的呼吸窘迫。CLO 最初由于肺内残留的液体 X 线胸片可显示为一过性的不透光软组织密度影。影像学表现为过度充气的肺段并病变区内纤细、拉长、稀疏分布肺血管影及纵隔移位（图 15-1-7）。②先天性肺隔离症（congenital pulmonal sequestration）是发育不全无呼吸功能肺组织，与支气管及其分支无正常交通，接受体循环异常动脉供血，体或肺静脉引流。根据与正常肺有无共同脏层胸膜覆盖分为叶内型及叶外型。叶内型 60%发生在左下叶后基底段，常位于下叶内脊柱旁沟水平。叶外型部位多与膈关系密切，可紧贴膈的上下面或位于膈肌内。CT 及三维重建可以帮助定位异常的血管和区别肺内型及和肺外型隔离肺。肺隔离症的 CT 表现取决于其内是否含气，当隔离的肺组织与邻近的肺组织相通气或发生感染后，多呈囊性改变。当隔离的肺组织未与支气管和邻近的肺通气时，表现为一个密度基本均匀的软组织密度块，增强 CT 结合重组技术可显示异常体循环供血动脉起自降主动脉及其分支。同时可显示回流静脉，叶内型多为肺静脉回流，而叶外型则通过体循环静脉[22]。

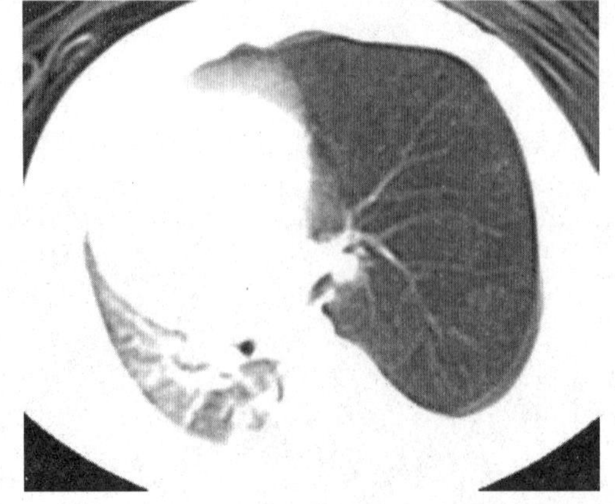

图 15-1-7　25 d 男孩先天性大叶性肺气肿

气管支气管异常。①气管支气管（tracheal bronchus）是一种较常见的气管支气管分支异常，是指段支气管由气管直接发出的先天异常（图 15-1-8），分为异位型及额外型。影像学表现：异位型指段支气管由气管直接发出，多见于右上叶尖支或尖后支，右主支气管发出的右上叶分支仅供右上叶其他段的通气。额外型指自气管发出一额外的段支气管，而右主支气管发出的右上叶支气管分支无异常。②先天性支气管闭锁(congenital bronchial atresia,CBA)是由于段或亚段水平支气管的局部闭锁引起的一种少见先天性畸形。左上叶尖后段为最常见好发部位。在受累肺段狭窄的远端可见空气滞留或过度膨胀。CT检查方法优于普通的胸片，可以观察受阻处及相邻肺段的低密度区、血管减少等征象[23,24]。先天性血管异常。①肺动脉吊带(pulmonary artery sling)是左肺动脉异常起源于右肺动脉，走行经气管和食管之间到达左肺门。因此，左肺动脉形成一个围绕远端气管和近端右主支气管的吊带，引起气道受压从而导致左肺过度膨胀。患儿常表现为喘鸣和窒息。CT 增强及其后处理图像可以清晰显示主肺动脉及其分支的解剖结构以及气道狭窄或受压等(图 15-1-9)。②单侧肺动脉中断：单侧肺动脉中断(Interruption of the pulmonary artery)或阙如为先天单侧肺动脉未发育所致，通常表现为肺动脉在肺门处形成盲端，多出现在右侧(图 15-1-10)。受累的肺体积变小或发育不全但支气管解剖结构正常。相反，未受累的肺通常表现为过度膨胀。在 MDCT 重建图像上结果显示更明显，随患儿年龄增长病情逐渐加重[25]。

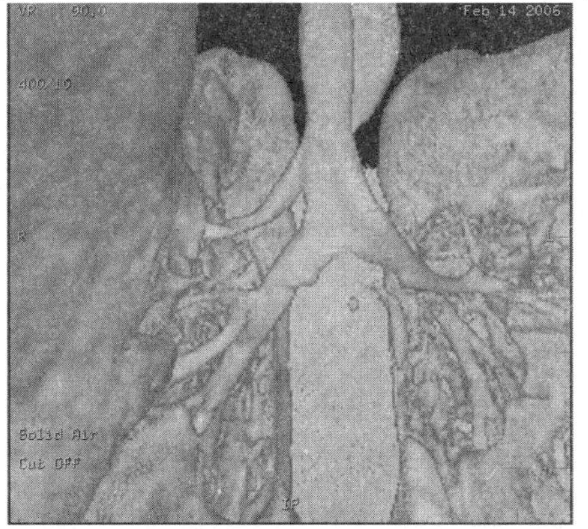

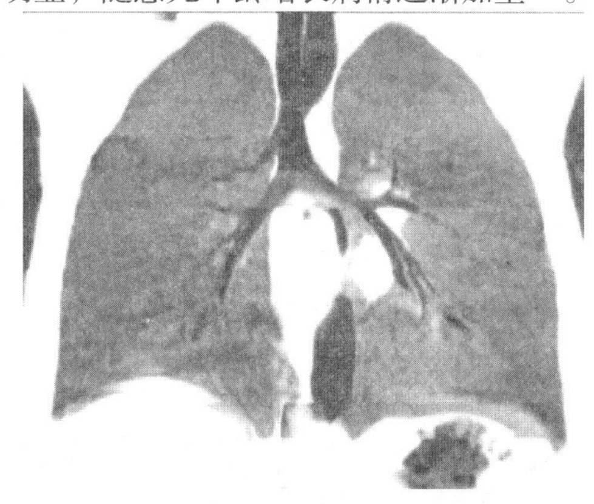

图 15-1-8　气管支气管，右主支气管发出的右上叶分支仅供右上叶其他段的通气

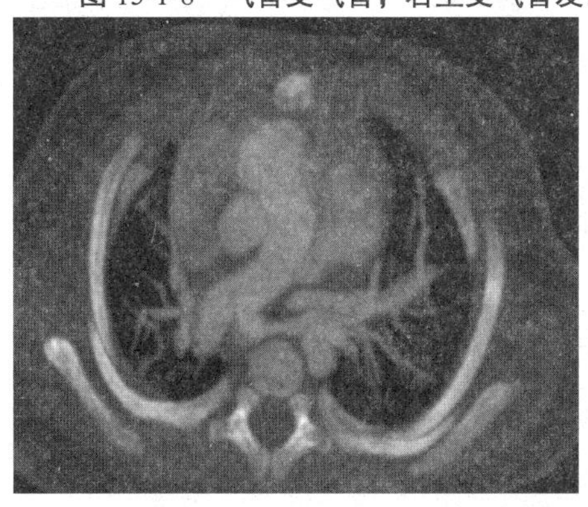
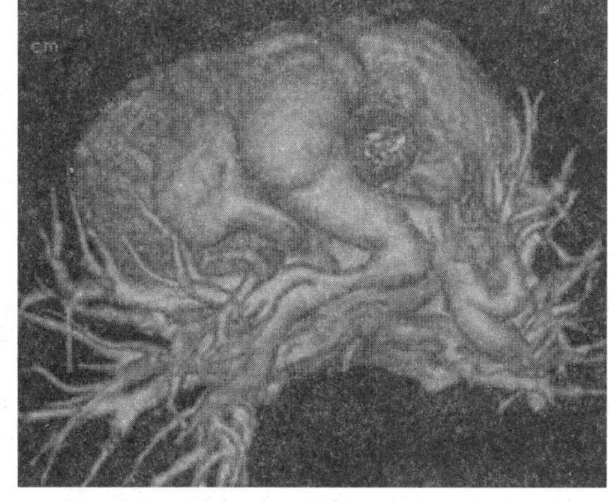

图 15-1-9　3 个月男孩生后气促，肺动脉吊带

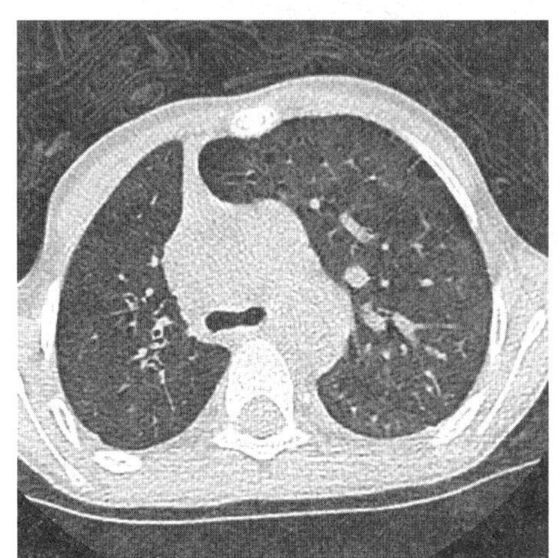
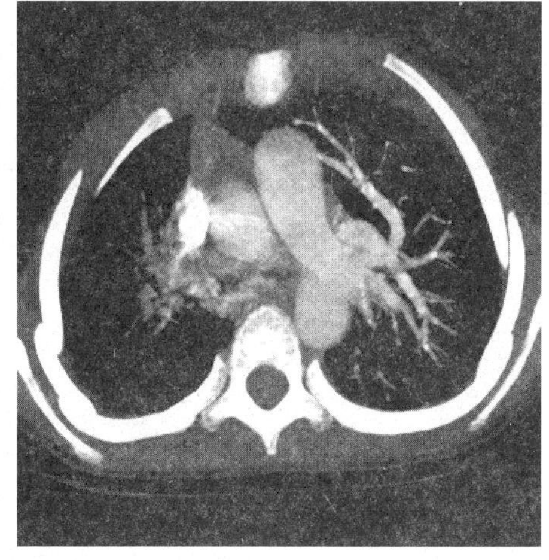

图 15-1-10　右侧肺动脉阙如，右肺小

弥漫性肺间质病变。①闭塞性毛细支气管炎（bronchiolitis obliterans,BO）是由黏膜下肉芽组织或纤维化组织造成的部分或完全的小于 3mm 以下的细支气管或肺泡小管的狭窄或闭塞，是气道上皮损伤继发的上皮再生和疤痕的结果。通常并发大气道的扩张和炎性管腔狭窄，肉芽增生，和/或纤维化。儿童感染后的 BO 通常为缩窄性毛细支气管炎。X 线胸片可表现为正常或单侧透明肺。HRCT 表现为由于灌注和磨玻璃样改变不均匀分布引起的马赛克征；支气管扩张和管壁增厚；以及吸气图像上血管减少和呼气图像上空气滞留征（图 15-1-11，女，3 岁，重症肺炎后喘息 5 月，肺功能：小气道阻塞性障碍。CT 显示片状分布马赛克灌注征）。②郎格罕氏细胞组织细胞增生症（Langerhan's cell histiocytosis，LCH）病因不明，多认为是一种免疫性疾病，是以 Langerhans 细胞（LC）异常增生为特点。肺部浸润可以孤立发生在肺部（原发）或在多器官累及肺部。在儿童，原发在肺部的 LCH 更为常见。HRCT 主要表现为肺小结节和薄壁囊肿，双侧累及，上肺野较下肺野多见并病变较重，广泛薄/厚壁的囊泡病变，部分融合，不规则，结节呈小叶中心型和细支气管周围结节，一半病例可见大的囊肿和大庖(直径大于 1cm)。结节和气囊形态奇特（图 15-1-12，男，7 岁，肺部活检证实郎格罕氏组织细胞增生症 LCH，胸部 CT 显示双侧气胸，双肺多发形态怪异的薄壁的囊泡病变，部分融合，小叶中心和细支气管周围结节和小叶间隔增厚）。其他征象还有小叶间隔增厚，磨玻璃样和纵隔淋巴结肿大。胸腺可见钙化和囊性变。③肺泡蛋白沉积症 (pulmonary alveolar proteinosis,PAP) 又称肺泡磷脂沉着症（pulmonary alveolar phospholipidosis）是一种原因不明的弥漫性病变，以肺泡和细支气管腔内充满大量不定形的非可溶性富磷脂蛋白物质为特征。致使肺的通气和换气功能受到严重影响导致呼吸困难。先天性肺泡蛋白沉积症是婴儿期特有的疾病，是常染色体隐性遗传的表面活性蛋白 A,B 或 C 及其他亚型的缺乏引起的。胸片显示双侧弥漫气腔病变，HRCT 表现为蛋白样物质填充引起的双肺弥漫分布斑片状毛玻璃样模糊影以及小叶间隔增厚，形成特征性的“铺路石征”（图 15-1-13）。

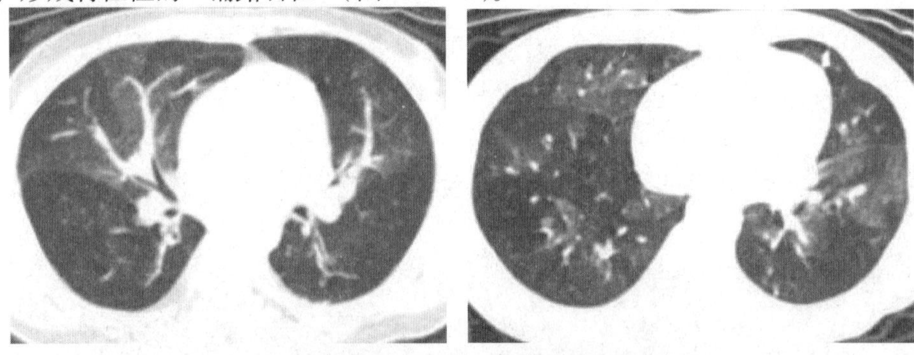

图 15-1-11　3 岁女孩重症肺炎后喘息小气道阻塞性障碍

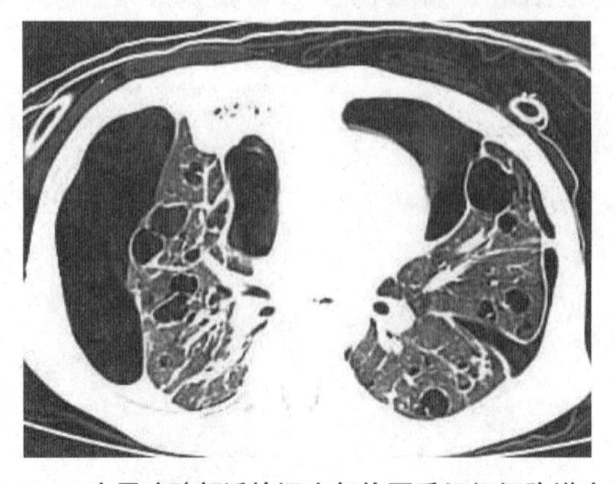

图 15-1-12　7 岁男孩肺部活检证实郎格罕氏组织细胞增生症 LCH

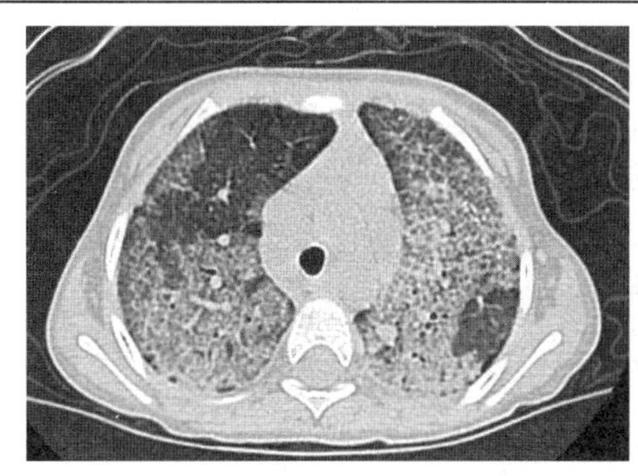
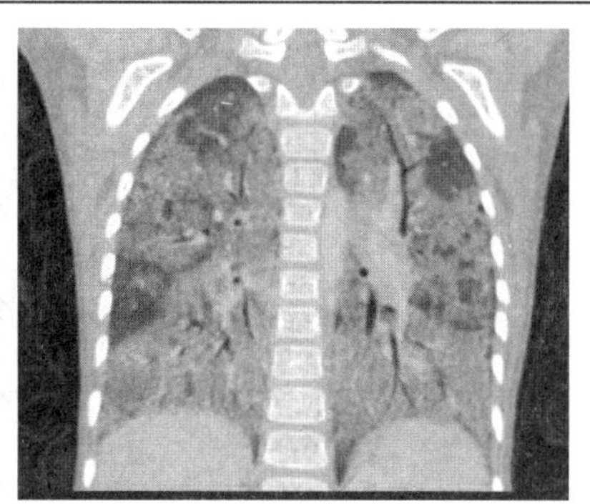

图 15-1-13　肺泡蛋白沉积症

三、HRCT 在儿童小气道疾病诊断中的应用

小气道疾病是指病理改变以累及肺小气道为主或同时伴有肺泡或间质改变的一组呼吸道疾病，也是慢性阻塞性肺部疾病的早期病理阶段，在儿童常见。在临床中由于这类疾病不具有特异性的临床或功能征象，疾病的临床严重程度和影像表现之间也没有真正的相关性，故小气道疾病的诊断是一个难点[26]。随着影像技术的飞速发展，HRCT 可以明确显示小气道疾病的形态学改变，基于影像改变的小气道功能评估也有了一些的进展，可用来评价气道结构改变与肺功能的相关性，观察治疗效果[27]。

（一）小气道疾病的常用检查方法

1.支气管灌洗

通过纤维支气管镜或气管插管对肺段进行灌洗并回收灌洗液，对灌洗液进行的研究，可以发现气道炎症性疾病、喘息性疾病、先天性疾病等不同肺部疾病的病原学、免疫病理学特点，进行诊断。支气管灌洗虽然有一定的价值，但操作复杂，有创，临床应用有一定的局限性。

2.肺功能检测（PFT）

可以根据小气道功能变化来判断小气道有无病变，在小气道疾病的诊断中有重要价值。但 PFT 是对整个肺及气道功能的测量，不能发现某一区域的潜在变化和气流阻塞，不能很好地评估气道损伤的程度。

3.胸片和 CT 等影像学检查

胸片空间分辨率高，可以整体反映肺部的情况，但由于前后重叠的关系对肺部细小病变的分辨率有一定的限制。应用螺旋 CT 可以从形态学上观察小气道的形态改变，为这组疾病的诊断提供有力的依据。HRCT 是 1～2mm 薄层扫描加高空间分辨率算法和靶扫描，减少了由于容积效应产生的重叠，显示肺部的解剖学细节。能观察到细小的不能被肺功能检查检出的小气道的形态学改变。HRCT 是一种无创的、精确的和具有可重复性的影像学检查方法，所以是目前观察肺间质病变、小气道病变的最佳方法。

（二）小气道 HRCT 解剖学基础

小气道通常指细支气管。细支气管壁含有 3 层：内膜层、平滑肌层及外膜，不含软骨和腺体。在解剖上细支气管可分成终末细支气管(其功能是气体传导)和呼吸性细支气管(包括肺泡管、肺泡囊，具有气体交换功能)。由 Miller 描述的次级肺小叶是肺的最小结构单位，由结缔组织间隔所包绕，其供气的小叶细支气管伴随同级肺动脉进入小叶核心，细支气管继续分成 3～12 支终末细支气管。按照小叶的大小，终末细支气管之间大约间隔 2 mm。终末细支气管一般位于支气管的第 16～23 级，内经约 0.6 mm，壁厚 0.05～0.10 mm。正常气道直径约为 1.5 mm，低于 HRCT 的显示能力，故不能在 CT 上显示。终末细支气管、伴行的同级小叶中心肺动脉和淋巴管合称为小叶核心结构，聚集成束位于次级肺小叶的中心。在小叶核心结构与小叶间隔之间，存在大量的肺泡、毛细血管和呼吸性细支气管。这就解释了 HRCT 上显示的细支气管异常呈小叶中心分布的特征[28]。

（三）小气道疾病的HRCT基本征象及病理基础

小气道疾病 HRCT 扫描即可直接显示。如细支气管的病变比较轻微而不能被直接显示时，有些间接征象可以提示存在小气道病变[29,30]。

1.直接征象

直接显示细支气管的病变，主要由细支气管炎的渗出性改变、细支气管壁增厚和扩张造成。

树芽征：由局限性或弥漫性分布的小叶中心结节和分支性细管状阴影组成，反映了细支气管壁异常增厚和细支气管扩张，腔内充满液体、黏液或脓液，同时伴有细支气管周围的炎症，其形态恰似春天树发芽时的表现（图 15-1-14）。当扫描层与细支气管长轴垂直时，扩张并充满液体的细支气管表现为边界清晰的小叶中心结节（图 15-1-15）。直径多为几毫米，距胸膜应大于 3 mm。树芽征是急性或慢性细支气管感染的特征性表现，也见于弥漫性泛细支气管炎、弥漫性吸入性肺炎和以细支气管腔充满肉芽组织为特征的闭塞性细支气管炎伴腔内息肉（BOOP）。树芽征在儿童最常见于各种病原造成的感染性细支气管炎、支气管播散性结核，囊性纤维化、过敏性曲霉菌性支气管肺炎、纤毛运动障碍综合征，偶见于闭塞性细支气管炎。树芽征需与小叶中心血管周围间质异常增厚相鉴别。树芽征伴随的气道疾病的其他征象如细支气管扩张充气、细支气管壁增厚和边缘不清的小叶中心结节有助于小气道疾病的诊断。

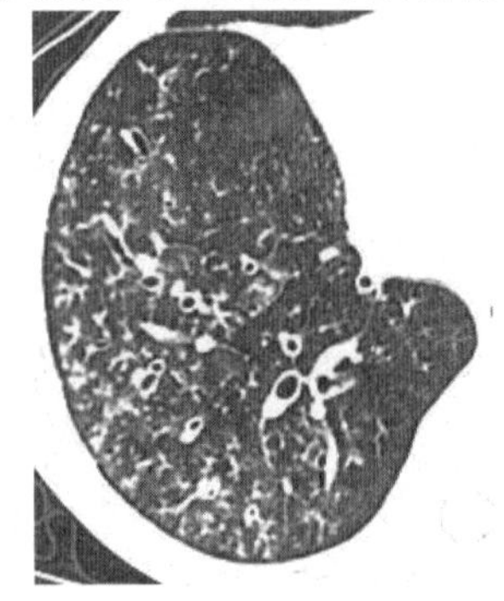

图 15-1-14　树芽征

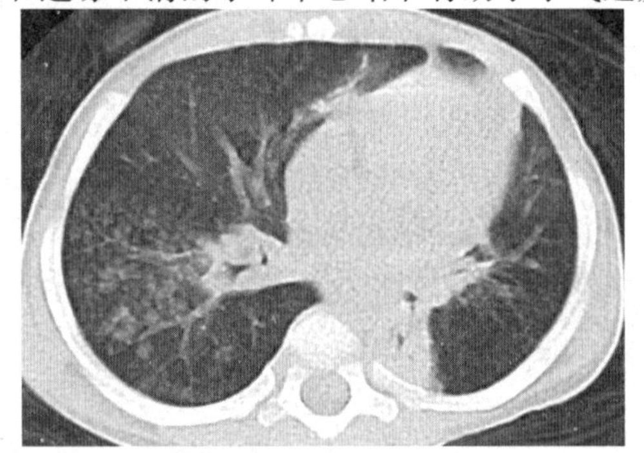

图 15-1-15　边界较清楚的小叶中心结节

边缘不清的小叶中心结节：细支气管疾病中的边缘不清的小叶中心结节反映了细支气管周围炎症，而细支气管腔内无分泌物充填（图 15-1-16）。该征象是非特异性的，有时也见于间质性疾病和血管性疾病。小叶中心结节呈散在斑片样分布时可见于许多疾病，如细支气管炎症，感染，尘肺，LCH，血管炎，肺动脉高压及结节病。当小叶中心结节分布呈弥漫性和不均匀分布时，常提示细支气管疾病和血管性疾病，如肺出血、肺水肿等。其鉴别主要靠其他征象，如肺水肿时会有胸膜渗出和中心动脉扩张。在儿童多见于囊性纤维化、支气管扩张、感染性细支气管炎、支气管播散性结核，也可以见于纤毛不动综合征，变应性肺炎，哮喘（继发感染时），LCH,LIP（免疫抑制时），BO。诊断关键在于结合临床表现。

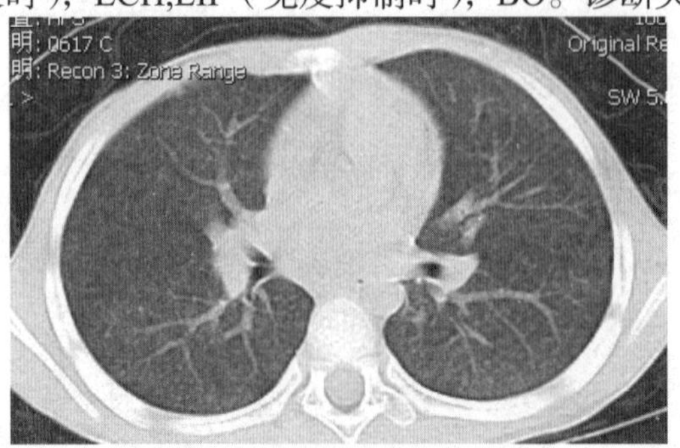

图 15-1-16　边缘模糊的小叶中心结节

局限磨玻璃密度影、气腔样实变：磨玻璃影是指肺密度增高，其内可见到细支气管和血管影，多因气腔的部分充盈、间质增厚、肺泡部分萎陷、正常呼气或毛细血管容量增加（图 15-1-17）。气腔实变是指肺密度增高，掩盖了细支气管和血管影。在小气道疾病时见于呼吸性细支气管炎伴间质性肺病和闭塞性细支气管炎伴机化性肺炎（BOOP）。呼吸性细支气管炎时磨玻璃影成双肺分布，弥漫性或斑片样分布，上肺为主或仅见于上肺。双肺广泛分布的磨玻璃影伴有边缘不清的小叶中心结节，常见于急性或亚急性变应性肺炎。双侧和（或）单侧斑片样分布的含支气管充气征的气腔实变是一个非特异性征象。结合小气道疾病的临床表现，该征象提示 BOOP，反映远端气腔为肉芽组织所充填。实变主要位于胸膜下区。如伴有小的小叶中心结节影，提示在细支气管腔内肉芽组织或细支气管周围实变。在感染性细支气管炎时，局限性实变反映了支气管肺炎的存在。

2.间接征象

（1）肺密度减低和马赛克灌注：肺密度减低伴有血管变细在细支气管炎时，反映了细支气管阻塞，局部气体潴留及局部缺氧引起的血管收缩、灌注减低（图 15-1-18）。因灌注减低导致的肺密度减低区域呈斑片样分布或广泛分布，边界不清或边界清晰锐利，呈地图样轮廓，代表次级肺小叶受累，相邻肺通气正常区域因血流再分配导致肺实质密度增高。异常的密度减低区和密度升高的正常区域混杂存在形成“马赛克”密度表现。异常低密度区中血管变细，而正常密度增高区域血管增粗，就形成了“马赛克”灌注。高密度区和低密度区的血管管径不同是鉴别马赛克密度与马赛克灌注的证据之一。马赛克密度是由于肺浸润性病变呈斑片样高密度改变，其高密度区与低密度区血管管径相同。马赛克灌注不仅见于细支气管病变，也见于血管阻塞性病变。肺动脉阻塞的低灌注形成肺低密度区，周围正常肺区的血流再分布可导致密度增高。能引起马赛克灌注的血管性疾病主要包括慢性血栓栓塞性疾病，少见于原发性肺动脉高压、肺静脉阻塞性疾病、多发性肺动脉炎。鉴别的关键在于呼气相 CT 是否存在空气潴留。在 HRCT 上显示的马赛克灌注伴呼气相空气潴留见于任何原因引起的闭塞性细支气管炎、变应性肺炎、支气管肺发育不良和哮喘。

（2）小叶性呼气相空气潴留。空气潴留是一个病理生理学概念，它是指过多的气体(空气)在呼气时仍在部分或全肺组织内存留。在 HRCT 上，空气潴留是指肺实质的异常低密度区，特别是在呼气相 HRCT 上，反映了部分小气道阻塞或局限性的肺顺应性异常。可见于哮喘、闭塞性息支气管炎、细支气管炎伴变应性肺炎和结节病。肺小叶空气潴留的诊断价值在于其范围和部位。如空气潴留累及超过肺下垂区域 25%、肺容积增大和空气潴留不限于下叶背段时为异常。呼气末 HRCT 的空气潴留可直观地显示气道病变的不均匀分布及病变的严重程度。空气潴留征比肺功能检查异常改变出现早，其敏感性明显高于肺功能检查，可用于评价肺功能正常的哮喘儿童的气道病变，评价儿童的小气道功能。

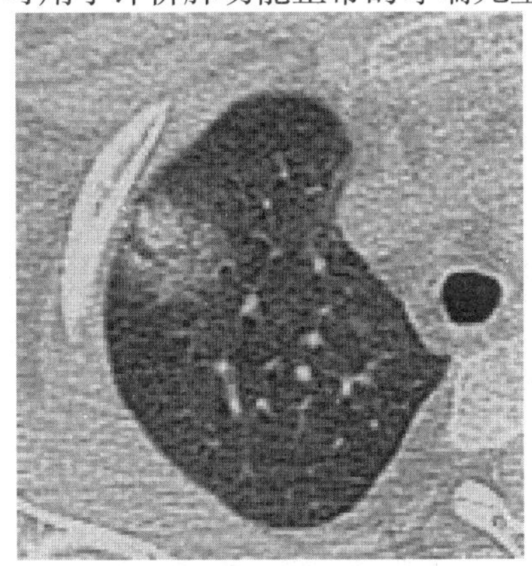

图 15-1-17　磨玻璃影

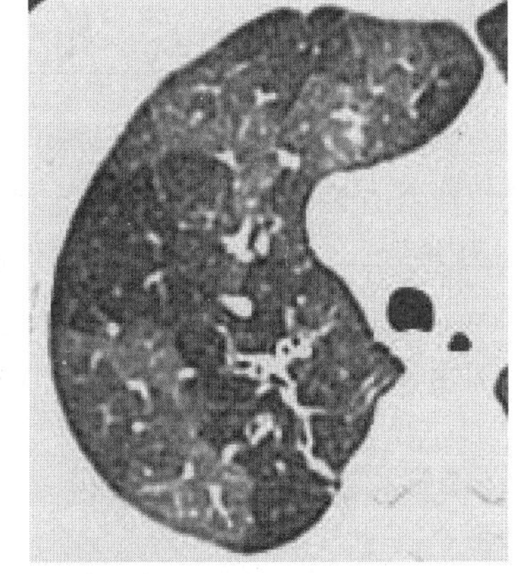

图 15-1-18　马赛克灌注

（四）与小气道疾病相关的 CT 扫描技术

1.通气控制 CT 扫描

目前对儿童、尤其是婴幼儿患者，CT 扫描仍面临很大挑战。由于婴幼儿体型小，呼吸频率快且不能配合呼吸，扫描过程极易出现运动伪影，且扫描时呼吸气相不同也会遗漏某些征象。针对这一现象，Long 等发明了无创且安全可靠的通气控制 CT 扫描方法。即应用简单的外界干预手段，诱导镇静患儿出现短暂的生理性呼吸暂停，在加压持续给氧下扫描得到吸气术图像，撤去压力扫描得到呼气末图像。由于扫描过程中患儿始终保持“屏气”状态，因此不会出现运动伪影，并且由于呼气末、吸气末肺组织的膨胀与回缩充分，显示小气道阻塞性病变更加清晰。具体方法是：予患儿口服水合氯醛(75～100 mg/kg)镇静后，用可控制流量的氧气面罩将患儿口鼻完全覆盖，并按压甲状软骨，以防止气体进入食管。持续给予 2.45 kPa 压力的氧气，此时正压通气可保证患儿 95%的肺组织膨胀，每次施压持续 4 s，暂停 3 s，连续 5 次即可诱发患儿出现生理性呼吸暂停。在施压过程中进行扫描，即可获得无运动伪影的吸气末图像；撤去氧气(即 0 kPa 压力)时扫描，即可获得无运动伪影的呼气末图像。

2.呼气相 CT

在 CT 上评价空气潴留最常使用的方法是用呼气末屏气扫描而得到的肺呼气末图像，较吸气末 CT 对空气潴留的检出率高出近一倍。6 岁以上儿童经过训练，多能配合控制呼吸，获得呼气末的 CT 图像。已证实呼气相 CT 上的空气潴留与肺功能 PFT 的结果有很好的相关性，提示其阻塞性生理改变。呼气相 CT 还可用来研究小气道的反应性。哮喘患者于呼气时扫描可显示由乙烯甲胆碱激发的空气潴留，于吸入羟甲异丁肾上腺素后表现扫描可显示部分可逆性，由此反映哮喘患者乙烯甲胆碱激发的支气管收缩主要发生在小气道。

3.CT 肺容积测量

CT 肺容积测量是根据在肺呼吸量监测下对某一特定的肺膨胀状态进行全肺扫描所得到的图像，用专用的肺提取软件，通过自动分割功能来进行准确的、可重复的肺容积测定。与传统的 PFT 不同，能对一侧肺甚至局部肺进行容积测定。

4.空气潴留的定量评估

空气潴留的范围可以根据 HRCT 异常表现占同层图像的百分比、进行半定量的评价。Stern 将空气潴留的范围分为四级：0 级，无空气潴留；1 级，1%～25%；2 级，26%～50%；3 级，5%～75%；4 级，76%～100%。已有作者利用哮喘儿童的呼吸末 CT 图像，来评估空气潴留的程度[31]。首先以视觉评估空气潴留的存在与否，再对上中下三个肺野分别选取 2 个可以清晰显示空气潴留的层面，用一张规格为 2 mm×2 mm 的方格纸覆盖于 CT 图像上，分别计数空气潴留及该层面肺所占格子数，计算出二者的比值。将其病变程度分为三级：1 级病变不到 5%，2 级病变 5%～25%，3 级病变超过 25%。通过对空气潴留面积进行半定量评估并与同期 PFT 进行对照发现，呼气末 HRCT 空气潴留评价哮喘患者小气道功能很有意义。该资料显示，大部分(76%)研究对象的肺功能检查正常，但肺 HRCT 空气潴留出现率为 87.5%。肺功能正常的哮喘儿童在肺呼气末 HRCT 上可观察到明显的空气潴留征，其空气潴留级别可达到Ⅱ到Ⅲ级。这说明在肺功能检查出现异常以前，已有相当数量的气道存在病变。空气潴留比肺功能的异常改变出现早，通过对其存在及程度的分析，能够在肺功能检查结果尚正常时，评价小气道病变的存在与否及严重程度，为进一步治疗及疗效观察提供帮助。

临床诊断儿童小气道病变比较困难。通过 HRCT 既可以显示反映细支气管壁增厚及周围炎症小气道病变的直接征象，如树芽征、边缘模糊不清的小叶中心结节；又可以显示由于小气道阻塞所产生的间接征象如肺密度减低，马赛克灌注和空气潴留。呼气相 CT 是检出小气道阻塞的最敏感的方法。通气控制 CT 扫描方法，可以获得婴幼儿无运动伪影的吸气末和呼气末图像[32]。可以协助临床医生有效的评估儿童小气道病变。

四、磁共振新技术在儿科中枢神经系统疾病诊断中的应用

磁共振成像设备由磁体系统、射频系统 、梯度系统、信号采集及图像处理系统、控制系统及其附属设备构成。磁体的作用是产生均匀的静磁场，分为永磁型磁体、电磁型磁体及超导磁体。根据磁感应强度（单位 Tesla,T），将磁共振扫描仪分为低场机（0.5T 以下）、中场机（0.5～1.0T）和高场机（1.0～2.0T）。由于超导型磁体容易产生高磁场且磁场的稳定性和均匀性都较高，目前 1.5T 和 3.0T 以上的高场及超高场强的磁共振仪一般都采用超导磁体。

磁共振检查由于具有无射线损伤，任意角度、多方向、多参数成像等特点，广泛应用于儿科各系统检查，包括中枢神经系统、心血管系统、四肢关节、软组织、软骨、五官、腹部、盆腔等，成为临床不可或缺的一种重要影像检查手段，为临床提供丰富的影像诊断信息。

MRI 在儿科中枢神经系统应用最早而且最广泛，不仅可用于评估脑和脊髓的发育，而且因其软组织分辨率高，结合不断涌现的磁共振新技术的应用，使儿科中枢神经系统疾病的评估不再仅仅停留在形态学诊断上，部分已经进入到分子水平[33]。

中枢神经系统常规磁共振成像序列包括 T1WI（T1-weighted image）,T2WI（T2- weighted image），水抑制成像（FLAIR），磁共振血管成像（magnetic resonance angiography，MRA）和造影剂对比增强 T1WI，作为中枢神经系统解剖结构及疾病诊断的基本成像序列，T1WI,T2WI,FLAIR 序列以其软组织分辨率高、可以从多角度成像的优势，对中枢神经系统进行解剖细节的显示和疾病的基本诊断并可评估脑白质髓鞘化的成熟程度，MRA 无需造影剂即可以显示脑动脉及脑静脉，增强扫描 T1WI 可以通过造影剂对比增强可良好显示脑膜病变、炎性、肿瘤性病变等对血脑屏障的破坏情况。常规 T1WI,T2WI,FLAIR 序列结合 MRA 及（或）增强扫描序列，能够良好显示并评估中枢神经系统各种发育畸形、肿瘤、脑血管病、代谢病等，几乎可用于中枢神经系统各种疾病的形态学的诊断，成为神经系统基本疾病的最佳影像学检查方法[34]。

随着临床对疾病认识水平的提高，对影像诊断的需求也随之提高，影像学不再满足于仅仅进行形态学的诊断，而对疾病的分子和代谢水平成像提出了新要求。高场磁共振的广泛应用于临床为此提供可能，不仅缩短了磁共振成像时间、提高了图像分辨率，还使得许多磁共振成像新技术得以应用于临床。本文将对几种常用的磁共振新技术的成像基本原理和临床应用进行总结，包括以及扩散加权成像（diffusion weighted imaging,DWI）、灌注加权成像（perfusion weighted imaging,PWI）、氢质子磁共振波谱（magnetic resonance spectroscopy,MRS）磁敏感加权成像（susceptibility weighted imaging,SWI）及脑功能磁共振成像（functional magnetic resonance imaging,fMRI）。这些成像方法使一些此前在常规 MRI 检查序列不易显示或者无法显示的病变得以显示，并可以在分子和代谢水平反映疾病的发生机制及进程，为临床诊断提供更多有价值的信息。

（一）扩散加权成像（DWI）及扩散张量成像

1.DWI 成像方法及图像特点

纯水中水分子在不停地随机扩散运动着，运动方向不确定。在人体中，水分子受到如细胞膜、大分子蛋白等许多天然屏障的阻碍，不能完全自由扩散，而表现为在各个空间方向上扩散运动的不一致，即各向异性。此外，扩散具有温度依赖性，随温度升高扩散增强。MR 可通过 DWI 序列研究体内水分子扩散运动情况，从而反映出一定的生理病理信息。在 DWI 上，扩散强的区域表现为低信号，扩散受限的区域表现为高信号。DWI 的信号强度不仅与受检组织的扩散程度有关，而且还与组织的 T2 值及质子密度相关。表观扩散系数（apparent diffusion coefficient,ADC）可用来定量评价扩散的情况，它不受质子密度及 T2 因素的影响。ADC 值增大，即 ADC 图上呈高信号，代表水分子扩散增强；反之，ADC 值降低，ADC 图则为低信号，代表水分子扩散受限。

2.扩散张量成像（DTI）

DTI 是一种描述水分子扩散方向特征的成像技术，是在 DWI 的基础上施加 6 个以上的非线性方向的梯度场来获得扩散张量图像，显示水分子弥散的各向异性特征，现在临床常用 16 个方向和 32 个方向。白质纤维束成像：使用 DTI 数据，利用专用软件建立扩散示踪图，来描述白质纤维束的走行形态。结合 DTI 儿童常用于脑发育情况、灰质异位、脑室旁白质软化症（periventricular leuko-malacia,PVL）、脑肿瘤等疾病的研究。

3.临床应用

（1）DWI 及 DTI 在正常发育中的作用：中枢神经系统的水分子弥散是一个正常的生理过程，反应脑结构的完整性。脑成熟的正常过程中，随着白质纤维的发育和髓鞘化，脑内水分子的弥散程度减少，而弥散的各向异性程度增加。新生儿和婴儿与成人相比，弥散系数高，而各向异性低。ADC 值对水含量更为敏感，而 FA 值早期与组织的微观结构有关，后期与髓鞘化程度和轴索方向有关。在脑白质髓鞘化开始前，各向异性指数有一个迅速的提升，弥散值下降，明显早于 T1WI 和 T2WI 的变化，随后出现各向异性指数渐进性的增加，反应脑白质髓鞘化过程。此外 ADC 和各向异性指数对不同脑区的脑成熟度变化敏感，持续至青少年时期。

（2）DWI 对疾病的诊断。DWI 可反映疾病的病理过程，其对细胞毒性水肿敏感，由于发生细胞毒性水肿的区域，细胞肿胀，细胞外间隙变小，细胞外间隙的水分子弥散受限，DWI 表现为高信号，ADC 图上表现为低信号（图 15-1-19）。许多病因都可以引起细胞毒性水肿，包括脑梗死、感染性病变、炎性脱髓鞘病变、外伤及遗传代谢病等[35]。

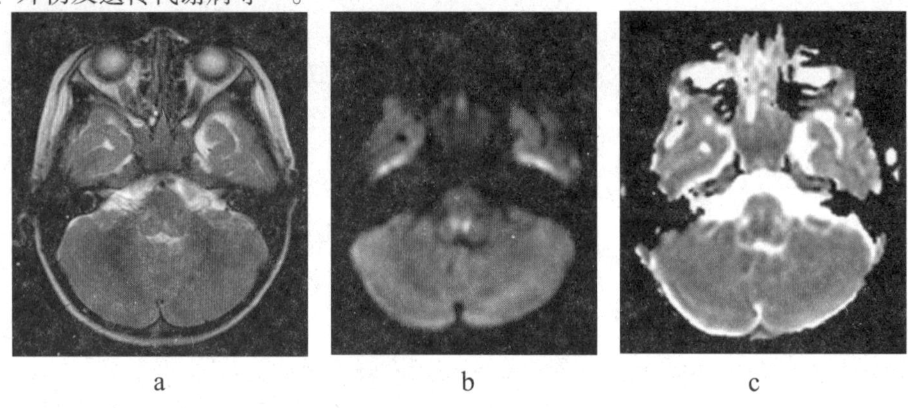

a　　b　　c

图 15-1-19　脑干脑炎

图 15-1-19 中，a，b，c 分别为横轴位 T2WI，DWI 及 ADC 图。男，19 月 发热、抽搐、昏迷，有手足口病接触史。延髓背侧可见对称性点状 T2WI 稍高信号，DWI 呈高信号，ADC 图呈低信号，细胞毒性水肿，水分子弥散受限。

常规 MRI 可用于诊断和鉴别多种脑内疾病，如血脑屏障破坏、炎性反应、水肿、出血。但常规 MRI 也有其不足。脑外伤时常规 MRI 往往低估弥漫性轴索损伤（diffuse axonal injury,DAI）的损伤范围，ADC 图和 FA 图可发现脑损伤区的弥散受限和各向异性下降，尤其对于显示脑白质病变更具优势，还有研究显示外周脑组织灰白质的 ADC 值与患儿的远期预后呈负相关（图 15-1-20）。

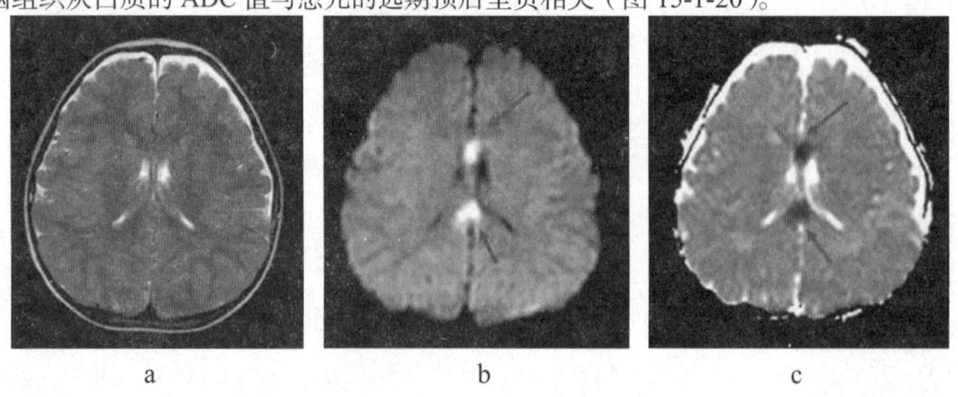

a　　b　　c

图 15-1-20　弥漫性轴索损伤

代谢病的诊断中，有些代谢病可表现为弥散受限，包括肾上腺脑白质营养不良（adrenoleukodystrophy，ALD）、Leigh 病、枫糖尿症、戊二酸尿症 I 型等，需结合每种病变的发病机制和影像学的特点并结合临床表现及实验室检查综合判断。如在 ALD 的评估当中病变为不同时期的脱髓鞘，多由双侧侧脑室三角区和后角周围颞、顶、枕脑白质区开始，可累及胼胝体压部，病变成蝶形分布，并逐渐向前部进展，累及顶、颞及额叶[36]。ADC 图和 FA 图可用于评估微观和宏观的脑白质结构损伤

（即脱髓鞘），中央区病变为陈旧性脱髓鞘，无弥散受限，ADC 图呈高信号，周围区为新鲜脱髓鞘病变，有弥散受限，ADC 图呈低信号。DTI 在评价白质内带状病理改变的分子弥散性和弥散的各向异性上具有很大优势。而 Leigh 病属于线粒体脑肌病的一种类型，为丙酮酸酶、细胞色素 C 氧化酶的缺陷[37]。病变主要侵犯基底核及大脑脚、导水管周围，以丘脑和壳核最为严重，多对称分布，可表现为弥散受限，此病变为细胞毒性水肿。

图 15-1-20 中，a，b，c 分别为横轴位 T2WI,DWI 及 ADC 图。男，2 岁，车祸伤 5 h。胼胝体膝部及压部 T2WI 见模糊稍高信号，DWI 呈明显高信号，ADC 图呈低信号，弥散明显受限。

DWI 是诊断炎性和感染性病变的重要手段。炎性脱髓鞘病变，如多发性硬化，新鲜脱髓鞘表现为弥散受限区，而陈旧性脱髓鞘病变则无弥散受限，ADEM 急性期病灶也可表现为弥散受限区，因此 DWI 能够反应疾病的病理过程。DWI 和 DTI 在鉴别脑脓肿、脑肿瘤和脑囊性病变的应用，脓液是一种含有很多炎性细胞、细菌、坏死组织以及蛋白分泌物的黏稠液体。黏稠度高使脓液的大体运动速度和其内水分子的弥散速度都减慢，而脑肿瘤坏死、囊变腔内的液体通常包含坏死肿瘤细胞的碎屑，少量的炎性细胞以及较为清亮的浆液成分，因此脑脓肿脓腔表现为弥散受限，DWI 呈高信号，ADC 图为低信号，而脑肿瘤囊性病变区及脑囊性病变则表现为 DWI 低信号，ADC 图高信号。但这也不是绝对的，如肿瘤内并发出血腔内也可表现为 DWI 高信号，因此 DWI 进行鉴别诊断时必须结合常规 MRI 图像。

DWI 在脑肿瘤和癫痫等儿科重要脑部疾病中的作用也备受关注，恶性肿瘤 ADC 值较良性肿瘤低，胶质瘤的级别和 ADC 值呈反比，可能是高级别肿瘤的细胞密度大、细胞构成比高，限制了水分子运动有关。此外有学者多 b 值 DWI 进行研究[38]，当 b 值在较大范围取值时，采用双指数衰减模型计算的高级别脑肿瘤的 ADCfast 和 ADCslow 显著低于低级别脑肿瘤，且组间差异具有统计学意义。

DWI 和 ADC 图已成功应用于成人超急性和急性脑梗死的诊断和评估中，可用于对儿童脑梗死时按血管供血区分布的病变的诊断，也可应用于新生儿脑缺氧缺血性脑损伤的诊断中，由于缺氧缺血性脑病是引起新生儿死亡和儿童残疾中的重要原因之一，早期准确诊断对于治疗方法的选择和预后有重要作用。根据不同的胎龄和低灌注的轻重损伤部位可明显不同，早产儿轻到中度缺氧表现为侧脑室旁白质软化，重度低灌注表现为深部核团受累；足月儿轻到中度低灌注表现为大脑前中、中后动脉分水岭区的弥散受限；重度低灌注表现为深部核团的损伤及弥散受限。新生儿急性缺氧缺血性脑病（HIE）时 DWI 可见表现为轻度异常，但在损伤的最初 24 h 和随后的第 3 ~ 10 d，可表现为 DWI 假阴性，可能会低估脑内病变。研究显示，最初的细胞毒性水肿的范围是缺血的核心病变，与迟发的继发性损伤区域具有一致性[39]。

（二）灌注加权成像(PWI)

1.PWI 的成像方法及基本原理

能够描述血流通过组织血管网的情况，通过测量血流动力学参数，来对组织的血流灌注状态进行评价。主要采用对比剂首次通过法和不使用外源性对比剂的动脉自旋标记法（arterial spin labeling,ASL）。脑 T2* 灌注技术，利用了顺磁性 Gd 对比剂会影响组织局部磁场并减少周围组织的 T2*。使用对 T2* 变化较敏感的序列进行快速扫描。使用后处理软件对图像进行兴趣区选取后，可以得到时间信号强度曲线，计算出局部脑血流 (regional cerebral bloodflow,rCBF)、局部脑血容量 (regional cerebral blood volume, rCBV)、平均通过时间(mean transit time, MTT)、到达时间 (arrive time,AT)、时间峰值 (time to peak, TTP) 等结果。

2.PWI 的临床应用

PWI 在儿科的应用与成人基本相同，最常应用于脑缺血和颅内肿瘤，还可应用于低氧缺血性脑病、溺水、中毒、代谢病、外伤、偏头疼和癫痫等可引起脑血流动力学改变或由脑血流动力学改变所致的疾病。在急性脑缺血的诊断中，与 DWI 相结合，PWI 可显示脑组织的低灌注区，可以发现濒死脑组织，DWI 信号异常范围显示的是梗死区，为不可恢复脑损伤，而 PWI 一般范围大于 DWI，PWI 与 DWI 之间的区域称为“半暗带”指还没有进展为不可逆脑损伤的区域，有利于抓住有效的治疗时间窗，尽可能挽救濒死期脑组织。PWI 可以弥补常规 MRI 不能显示的病理过程，以及对病变范围的低估。PWI 还可显示再灌注范围，再灌注一方面可以挽救低灌注尚未梗死的脑组织，另一方面也可造成继发性损伤。PWI 也可用于对 Moyamoya 病的诊断和随访，早期表现为基底节区血流增加，皮质灌注不足；晚期则可显示由颈内动脉远端梗阻所致的慢性低灌注。

PWI 可用于脑肿瘤的良恶性分级，一些成人脑肿瘤的研究显示 CBF 与肿瘤分级相关。但有研究显示毛细胞星形细胞瘤和髓母细胞瘤的脑血流在 PWI 上相近。此外，还用于无创性评估肿瘤血管发生，血管发生指肿瘤诱发新生血管的能力，与肿瘤的生长和播散有关。PWI 可通过肿瘤血流动力学改变来评估肿瘤血管发生情况，从而更好的了解肿瘤的生长、播散和血管化的进程。

（三）磁共振波谱技术（MRS）

1.磁共振波谱的成像方法及基本原理

磁共振波谱表现形式是将按时间域分布的函数转变成按频率域分布的谱线。自旋在外加强磁场中的共振频率主要由磁场强度和原子核的种类决定，但也受原子核所在环境的影响。因此，在外磁场不变的情况下，相同原子核在不同分子中，具有不同的共振频率，这就是“化学位移”现象，它是磁共振波谱学研究的基础。

MRS 的原理在接收 MR 信号以前的过程与 MRI 相同，与 MRI 不同的是 MRS 接收自由感应衰减（free induction decay,FID）信号，而非自旋回波或梯度回波信号。MRI 是将一定时域内采集到的信号用于产生一个断面解剖图像；而 MRS 不测量 FID 信号变化的快慢，而是将其通过快速傅里叶变换（fast Fourier transform,FFD）产生一个质子成分按照频率分布的函数，即磁共振波谱图，该波谱图显示了被测组织内的各个组成成分。具体横轴表示拉莫尔频率或者化学位移，纵轴代表信号强度或代谢物的浓度。

在波谱中，由化学位移产生的共振峰，反映特定的代谢改变，波谱峰下面积与特定频率原子核的共振数目成正比，并受组织 T1 和 T2 值的影响。因此，从确定部位组织中得出的波谱峰面积，反映在组织中特定代谢物的相对浓度。儿童临床最常应用的是脑部 1H-MRS，按照采样容积不同，可分为单体素、二维多体素或化学位移成像和三维 MRS 等三种。

2.MRS 的临床应用

MRS 是无创性评估脑内物质代谢的影像学方法。MRS 与 MRI 结合使影像学检查从形态学深入到组织代谢的水平，可以无创性地检测正常与病变脑组织中各代谢物的浓度变化，对脑内病变进行定性和定量分析，反映脑组织的病理生理状态，目前已广泛应用于临床疾病的诊断及鉴别诊断。

1H MRS 由 N-乙酰天门冬氨酸(N－acetyl－aspartate,NAA)、肌酸（creatine,Cr）、胆碱（choline，Cho）、肌醇(myo-inositol,mI)、乳酸(lactate,Lac)、脂质(lipid,Lip)、谷氨酸和谷氨酰胺（glutamate/glutamine,Glu/Gln）及丙氨酸（alanine,Ala）峰组成。能检测脂肪、氨基酸、酮体等生物重要代谢物质。

（1）NAA 是神经元生存与否和生存密度的标志物，仅仅存在于神经元内，不存在于胶质细胞中，其含量多少反映神经元的功能状态。因此在脑组织受到疾病损害时，其浓度下降，波峰降低，中枢神经系统肿瘤、炎症、脱髓鞘、脑梗死、大多数脑遗传代谢病等均可导致 NAA 峰下降。但也有疾病可以引起脑组织中 NAA 峰升高，如 Canavan 病中，由于天门冬氨酰酶缺乏，导致 NAA 在脑组织内积聚，进入血循环，通过尿液排出，发生 NAA 酸血症和 NAA 酸尿症，影响到中枢神经系统和骨骼肌，从而产生一系列病理改变及临床表现，组织病理学上表现为脑体积与重量明显增加，以两侧大脑半球为著。本病典型的发病年龄为婴儿早期，即出生后几个月内，偶见于新生儿和青少年，MRI 显示病变可累及全部大脑白质，呈两侧对称性、向心性进展。早期病变主要位于皮层下白质，弓状纤维受累，进展期累及深部白质，病变还可累及灰质结构。1H MRS 表现为 NAA 相对或绝对升高，伴随 Cho 和 Cr 的下降，常出现异常的乳酸峰。NAA 峰值升高对 Canavan 病诊断具有特异性。

（2）Cr 作为高能磷酸化合物的储备以及 ATP 和 ADP 的缓冲剂，对维持脑组织的能量代谢发挥着重要的作用。作为脑组织能量代谢的提示物，Cr 在低代谢状态下增加，而在高代谢状态下降低。Cr 峰在疾病状态下也相对比较稳定，因此常作为其他代谢物含量测定的参照物。

（3）Cho 峰反映脑内总胆碱的贮藏量，Cho 是细胞膜磷脂代谢的一个组成成分，参与细胞膜的合成与代谢，反映细胞膜的更新，而且还是乙酰胆碱和磷脂酰胆碱的前体。因此 Cho 的增加可能是细胞合成加快和/或细胞量增加的反映。Cho 峰是评价脑肿瘤的重要共振峰之一，在原发性和继发性脑肿瘤中几乎均升高，而且在恶性程度较高的肿瘤中常常显示明显增高的 Cho/Cr 比值。正常人脑内代谢物浓度随年龄、部位不同而有较大的差异。健康新生儿脑内 NAA 峰比 Cho 峰低，可能是神经元发育不成熟的表现，随着神经元的逐渐成熟，NAA 峰逐渐升高。

（4）Lac 的出现通常提示正常细胞内氧化呼吸抑制而糖酵解过程加强。无氧糖酵解过程加速被认为是肿瘤性病变生物学行为向恶性方向发展的特征。脑缺血梗死时，Lac 峰也会升高。线粒体广泛存在于生物体细胞内，它通过呼吸链酶系统、氧化磷酸化酶系统及三羧酸循环酶系统进行生物氧化，以脂肪酸、丙酮酸为底物，经呼吸链传导系统产生 ATP，是人体能量的主要来源，当线粒体基因或细胞核基因突变导致线粒体结构和功能异常所致的疾病，称线粒体病。病变以侵犯骨骼肌为主时，称为线粒体肌病，如同时累及中枢神经系统，则称为线粒体脑肌病，最常见的线粒体脑肌病为 MELAS 和 Leigh’s 病。当发生线粒体脑肌病时，由于线粒体结构和功能异常，有氧代谢受损，机体通过无氧代谢产生能量，因此体内乳酸增多。Lac 峰出现可以作为线粒体脑肌病的一个特征性表现，用于评价患者脑缺氧的严重程度，但 Lac 峰不出现也不能否认线粒体脑肌病的存在。

（5）Lip 峰多见于含有坏死的脑肿瘤中，因此它的出现提示坏死性改变的存在，也是高度恶性脑肿瘤的指示物。在新生儿缺氧缺血性脑病 1H MRS 中，Lac 峰增高、Lac/Cr 之比对该病的诊断及预后判定方面有重要的价值，HIE，损伤区出现 Lac 峰的患儿预后较没有出现 Lac 峰的要差。

MRS 对脑肿瘤与非肿瘤性病变、脑内肿瘤与脑外肿瘤、脑肿瘤良恶性程度、肿瘤术后复发与坏死以及原发与转移瘤的鉴别等均有很大的临床应用价值，并可用于对肿瘤病灶活检的定位。对于感染性脑病、缺血性病变、脑白质病变以及遗传代谢性脑病等，MRS 均能提供补充的和有价值的诊断信息[40]。

（四）磁敏感加权成像（SWI）

1.磁敏感加权成像（SWI）

磁敏感加权成像（SWI）基于梯度回波序列，采用薄层、高分辨的 3D 采集方式加完全流动补偿，分别采集信号强度数据和相位数据，进行后处理，再将两者相叠加，而形成磁敏感加权像。物质的磁敏感性是物质的基本特性之一，可用磁化率表示，物质的磁化率越大，磁敏感性越大。某种物质的磁化率是指该物质进入外磁场后的磁化强度与外磁场的比率。反磁性物质的磁化率为负值，顺磁性物质的磁化率为正值，但一般较低，铁磁性物质的磁化率为正值，比较高。SWI 更着重强调组织间的磁敏感性差异，也就是说无论是顺磁性还是反磁性的物质，只要能改变局部磁场，导致周围空间相位的改变，就能产生信号的去相位，造成 T2 减小，即信号减低[41]。

2.磁敏感加权成像的临床应用

SWI 对小灶性出血检出十分敏感，表现为低信号，对静脉尤其是小静脉显示有明显优势（图 15-1-21）。可用于显示脑血管病、脑外伤、脑血管畸形、脑肿瘤、颅脑出血等病变区的出血，可发现常规 MRI 不容易显示的弥漫性轴索损伤时小血管撕裂造成小灶性出血，在 SWI 图上呈极低信号，且病变范围较常规 MRI 图像范围大；可显示脑血管畸形的供血及引流血管，对于海绵状血管瘤、发育性静脉异常以及 Sturge-Weber 综合征的病变检出上优于常规 MRI 序列。SWI 的缺点在于很难将小静脉与小出血灶及血栓进行区分，进行相位分析及增强扫描有助于鉴别。钙化及铁质沉积也表现为低信号，如神经退行性变有铁质沉积时亦可表现为低信号。铁质沉积主要为顺磁性的铁蛋白及转铁蛋白，相位图上表现为高信号，而钙盐为反磁性物质，在相位图上表现为低信号，可对二者进行鉴别。

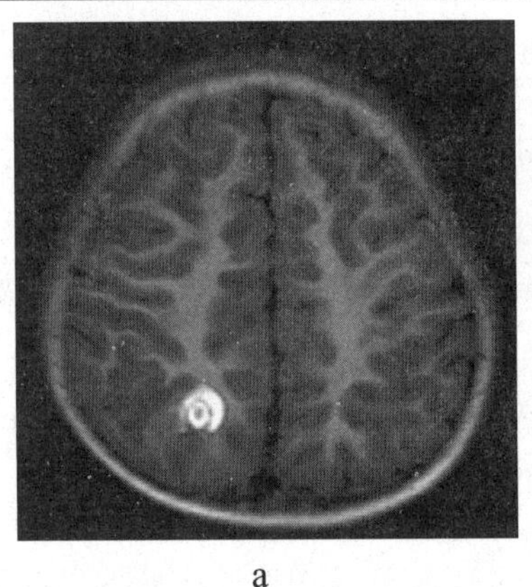
a

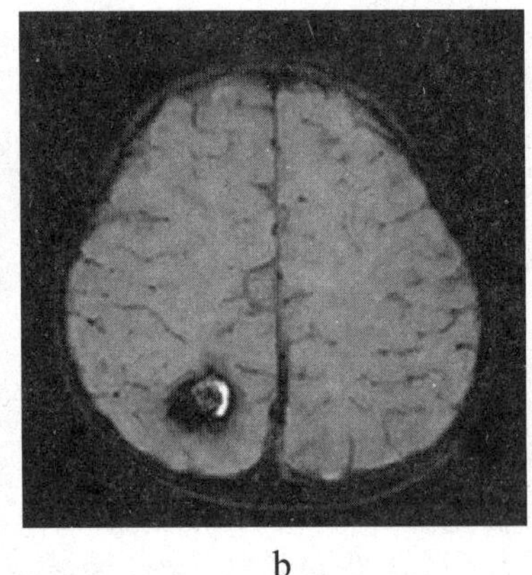
b

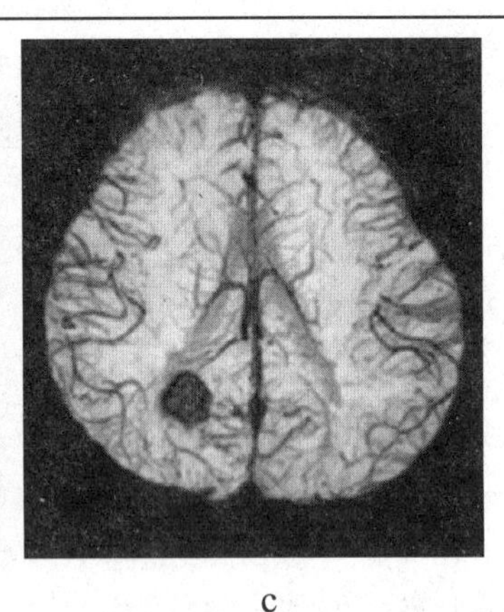
c

图 15-1-21　海绵状血管瘤

图 15-1-21 中，分图 a，b，c 分别为横轴位 T1WI,SWI 原始图像及 SWI 重建图。右顶叶可见团块状 T1WI 高信号影，为亚急性期为主的出血灶，周围未见明确水肿带。图 b 显示病变内部及周围可见片状极低信号影，提示为含铁血黄素沉着，图 c 显示多数细小血管，病变区未见明确异常血管团形成。

（五）脑功能成像（fMRI）

1.血氧水平依赖（blood oxygenation level dependent,BOLD）成像的原理

脑功能成像的最常使用的方法是基于 BOLD 技术的脑功能成像。这是通过脑血流中脱氧血红蛋白含量变化，对脑皮质局部功能活动进行 MR 成像的一种脑功能影像检查手段，即所谓的 BOLD 成像。BOLD 效应是基于神经元活动对局部氧耗量和脑血流影响程度不匹配而导致局部磁场性质变化的。

当神经元兴奋时，电活动引起局部脑血流量增加，同时氧的消耗量也增加，但后者增加幅度较低，其效应是局部引流静脉血液氧含量增加，脱氧血红蛋白的比例减低，脱氧血红蛋白属顺磁性物质，可产生横向磁化弛豫时间（T2）缩短效应，使神经元活动区的 T 2*信号增强。

神经元活动引起的局部脑血流增加是短暂的，常规 MRI 扫描速度慢，难以用来研究神经电活动引起的血流变化，BOLD 需应用快速成像技术，主要包括快速小角度激发(fast low angle shot,FLASH)成像和回波平面成像(echo planar imaging,EPI)。通过 BOLD 技术得到功能成像的原始图像，再经过噪声抑止、图像配准、脑功能区的提取和标识等后处理步骤，识别大脑受到生理性功能刺激前后皮层相关区域的活动信息。

2.BOLD 脑功能成像的应用

由于 BOLD 的无创性以及技术的迅速发展，这一领域的研究已经从最初单纯研究单刺激或任务的大脑皮层功能定位，发展到目前的多刺激和（或）任务在脑内功能区或不同功能区之间的相互影响；从对感觉和运动等低级脑功能的研究，发展到对高级思维和心理活动等高级脑功能的研究。

BOLD 的临床应用是目前一个研究热点，如神经外科手术中，术前脑功能的定位对手术方案的制定具有重要参考价值；多种疾病如脑卒中、阿尔茨海默症、癫痫、药物成瘾等的 BOLD 研究对于疾病的预测及治疗均有很大意义。

其他如针灸的中枢神经系统机制、特殊人群（盲人和聋哑人等）大脑皮层功能区的功能重建等。近年来，BOLD 与 DTI 纤维束示踪成像相结合，是一个新的研究热点，对于神经外科手术计划的制定及术中监测意义重大。两者走向交叉，最终可无创地在活体、对人脑进行皮质功能和皮质下纤维结构相结合的研究，从而更好地解释神经系统疾病发病机制以及正常人脑功能和结构基础。

（彭芸　曾津津　程华）

参考文献

[1] Sorensen T S，Beerbaum P，Korperich H，et al.Three-dimensional，isotropic MRI: A unified approach to quantification and visualization in congenital heart disease[J].Int J Cardiovasc Imaging，2005，21：283-292.

[2] Manka C，Traber F，Gieske J，et al.Three-dimensional dynamic susceptibility-weighted perfusion MR imaging at 3.0 T: Feasibility and contrast agent dose[J].Radiology，2005，234：869-877.

[3] Yun T J，Cheon J E，Na D G，et al.Childhood moyamoya disease: Quantitative evaluation of perfusion MR imaging-correlation with clinical outcome after revascularization surgery[J].Radiology，2009，251：216-223.

[4] Greil G F，Germann S，Kozerke S，et al. Assessment of left ventricular volumes and mass with fast 3D cine steady-state free precession k-space broad-use linear acquisition speed-up technique (k-t BLAST) [J].JMagn Reson Imaging，2008，27：510-515.

[5] Mascarenhas N B，Muthupillai R，Cheong B，et al.Fast 3D cine steadystate free precession imaging with sensitivity encoding for assessment of left ventricular function in a single breath-hold[J].AJR Am J Roentgenol，2006，187：1235-1239.

[6] Pedersen H，Kelle S，Ringgard S，et al.Quantification of myocardial perfusion using free-breathing MRI and prospective slice tracking[J].Magn Reson Med，2009，61：734-738.

[7] Weigang E，Kari F A，Beyersdorf F，et al.Flow-sensitive four-dimensional magnetic resonance imaging: Flow patterns in ascending aortic aneurysms[J].Eur J Cardiothorac Surg，2008，34：11-16.

[8] Tabibian B，Roach C J，Hanson E H，et al. Clinical indications and utilization of 320-detector row CT in 2500 outpatients[J]. Comput Med Imaging Graph，2011，35(4)：266-274.

[9] Nakazono T，Jeudy J，White C S.Left and Right Ventricular Diverticula: Incidence and Imaging Findings on 256-Slice Multidetector Computed Tomography[J].Thorac Imaging，2011 ，21.

[10] Reid J，Gamberoni J，Dong F，et al.Optimization of kVp and mAs for pediatric low-dose simulated abdominal CT：is it best to base parameter selection on object circumference?[J]. JR Am J Roentgenol，2010，195(4)：1015-1020.

[11] Young C，Taylor A M，Owens C M.Paediatric cardiac computed tomography: a review of imaging techniques and radiation dose consideration[J].Eur Radiol，2011，21(3)：518-529.

[12] Evangelopoulos D S，Von Tobel M，Cholewa D，et al.Impact of Lodox Statscan on radiation dose and screening time in paediatric trauma patients[J].Eur J Pediatr Surg，2010，20(6)：382-386.

[13] Paul J F，Rohnean A，Sigal-Cinquaibre A.Multidetector CT for congenital heart patients: what a paediatric radiologist should know[J]. Pediatr Radiol，2010，40(6)：869-875.

[14] Siegel M J.Computed tomography of pediatric cardiovascular disease[J].Thorac Imaging，2010，25(3)：256-266.

[15] Nishimaru E，Ichikawa K，Okita I，et al. Tomoshige Y Development of a noise reduction filter algorithm for pediatric body images in multidetector CT[J].Digit Imaging，2010，23(6)：806-818.

[16] Lee E Y，Boiselle P M，Shamberger R C . Multidetector CT and 3D imaging: preoperative evaluation of thoracic vascular and tracheobronchial anomalies and abnormalities in pediatric patients[J].J Pediatr Surg，2010，45：811-821.

[17] Aziz Z A，Padley S P，Hansell D M.CT techniques for imaging the lung: recommendations for multislice and single slice computed tomography[J].Eur J Radiol，2004，52：119-136.

[18] Sundaram B，Chughtai A R，Kazerooni E A .Multi-detector high resolution computed tomography of the lungs[J].J Thorac Imaging，2010，25：125-141.

[19] Kauczor H U，Ley-Zaporozhan J，Ley S.Imaging of pulmonary pathologies: Focus on magnetic resonance imaging[J]. Proc Am Thorac Soc，2009，6:458-463.

[20] Kim J E，Newman B.Evaluation of a radiation dose reduction strategy for pediatric chest CT[J].AJR Am J Roentgenol，2010，194：1188-1193.

[21] Loeve M，Lequin M H，de Bruijne M.Cystic fibrosis: are volumetric ultra-low-dose CT scans sufficient for monitoring related lung disease? [J].Radiology，2009，253(1)：223-229.

[22] Toma P，Rizzo F，Stagnaro N.Multislice CT in congenital bronchopulmonary malformations in children[J].Radiol Med，2010，116：133-151.

[23] Papaioannou G，Young C，Owens C. Mulitdetector row CT for imaging the paediatric tracheobronchial tree[J].Pediatr Radiol，2007，37(6)：515-529.
[24] Boiselle P M，Lee K S，Ernst A.Multidetector CT of the central airway[J].J Thorac Imaging，2005，20:186-195.
[25] Siegel M J.Multiplanar and 3D multi-detector row CT of thoracic vessels and airways in the pediatric population[J].Radiology，2003，229：641-650.
[26] Bronchiolar disease: spectrum and radiological findings Masashi Takahashi,Kiyoshi Murata[D].European Journal of Radiology，2000，35：15–29.
[27] Franksa T J，Jeffrey R.The use and impact of HRCT in diffuse lung disease[J].Current Diagnostic Pathology，2004，10：279-290.
[28] 武宜，薛雁山.小气道疾病的 HRCT 影像特点.[J].国外医学临床放射学分册，2005，28(6)：397 ~ 401.
[29] Lucaya J，Strife J L.Pediatric Chest Imaging[M].Berlin,Heideberg: Spriger-Verlag，2008：77-121.
[30] DAVID P，NAIDICH W，RICHARD W，et al.气道影像学[M].王振光,梁宇霆,译.北京：人民军医出版社，2009.
[31] 张岩，张伟.儿童哮喘肺 HRCT 空气潴留与肺功能的相关性研究[J].中国医学影像学杂志，2010，l28(3)：242-247.
[32] 白凤森，袁新宇.通气控制高分辨率 CT 诊断婴幼小气道病变[J].中国医学影像技术，2012，l28(3)：405-408.
[33] Tortori-Donati P，Rossi A.Pediatric Neuroradiology[M].Berlin：Springer-Verlag，2005.
[34] 孙国强，曾津津，彭芸，等. 实用儿科放射诊断学[M].2 版.北京：人民军医出版社，2011.
[35] Babikian T，Tong K A，Galloway N R，et al.Diffusion-weighted imaging predicts cognition in pediatric brain injury[J].Pediatr Neurol，2009，41(6)：406-412.
[36] 陶晓娟，彭芸，曾津津，等.常规 MRI 和 DWI 对肾上腺脑白质营养不良演变过程的探讨[J].放射学实践，2008，23（12）：1301-1304.
[37] 邱峰，钱海蓉，姚生，等.MELAS 综合征和 Leigh 病患者的影像学观察[J].脑与神经杂志，2010，18(5)：373-377.
[38] 李玉华，陆建平，段秀杰，等.多 b 值 DWI 在儿童脑肿瘤中的初步研究[J].放射学实践，2012，27(2)：159-163.
[39] Christine P C，Christopher G Z，Alice C P.Neonatal hypoxic-ischemic encephalopathy：Multimodality imaging findings[J].Radiographics，2006：S159-161.
[40] Cakmakci H，Pekcevik Y，Yis U，et al.Diagnostic value of proton MR spectroscopy and diffusion-weighted MR imaging in childhood inherited neurometabolic brain diseases and review of the literature[J].Eur J Radiol，2010 ，74(3)：e161-171.PMID：19540689.
[41] Jaykumar R N，Wim V H，Frank D B，et al.High-resolution susceptibility-weighted imaging at 3 T with a 32-channel head coil: Technique and clinical applications[J].AJR，1995：1007-1014.

第二节　耐甲氧西林金黄色葡萄球菌的感染

一、概述

金黄色葡萄球菌（*Staphylococcus aureus,SA*，金葡菌）是定植在人皮肤表面的革兰阳性菌，是适应能力最强的人类病原体之一，存在于 25% ~ 30%健康人群的鼻前庭。金葡菌是一种条件致病菌，也是引起皮肤、软组织及骨感染的主要致病菌。它可以引起广泛的感染，从轻微的皮肤感染到术后伤口感染、中枢神经系统感染、呼吸道感染、尿路感染甚至败血症等[1]。

1961 年英国学者 Jevons 发现耐甲氧西林金黄色葡萄球菌（*Methicillin-resistant staphylococcus aureus,MRSA*），发现之初，*MRSA* 仅在医院内传播，是造成院内感染的重要病原菌之一，因此被称为医院获得性 *MRSA*(（hospital-associated *MRSA*,HA-*MRSA*)。近年来，*MRSA* 感染的流行病学发生了明显变化，社区获得性 *MRSA*（community-associated *MRSA*,CA-*MRSA*)的发病增多，使得 *MRSA* 逐渐成为一个全球范围内严重的公共卫生问题[2]。*MRSA* 进化迅速并广泛流行，但是由于 *MRSA* 表现出极强的耐药性，针对 *MRSA* 的抗生素发展受到了许多因素的综合制约，给相关的临床治疗带来困难。

二、病原学

（一）生物学特征

葡萄球菌（*Staphylococcus*）呈球形或稍呈椭圆形，属于微球菌科，常常呈葡萄串状排列。细胞直径 0.5 ~ 1.7 μm。无鞭毛，无芽胞，一般不形成荚膜，革兰染色呈阳性，在自然界中分布广泛。温度 6 ~ 40℃，pH 值 4.5 ~ 9.8 均能生长，最适生长温度 37℃，最适 pH 值 7.4，耐酸、耐盐、耐干燥，是对外界抵御能力最强的无荚膜菌之一。菌落可因种的不同产生不同颜色色素，如金黄色、白色等。

葡萄球菌在普通琼脂培养基上生长良好，在有氧和 CO_2，温度 22℃时以及培养基中含有牛奶、奶油等情况下生长最好，在血琼脂平板上产生菌落大，且绝大多数在菌落周围有明显的全透明的溶血环（β 溶血）。金黄色葡萄球菌为凝固酶阳性菌株，能分解甘露醇，致病能力最强。

（二）致病性

1.毒素

（1）溶血素（staphyolysin）：按抗原性不同，至少有α，β，γ，δ，ε 5 种，对人类在致病过程中作用的主要是金葡菌产生的α溶血素，化学成分为蛋白质。α溶血能使小血管收缩，导致局部缺血和坏死，并能引起平滑肌痉挛。α溶血素还是一种外毒素，具有良好的抗原性，经甲醛处理可制成类毒素。

（2）杀白细胞素（leukocidin）：是金葡菌产生的细胞外毒素，对人或兔的多形核细胞和巨噬细胞有高度的特异性，可诱导坏死和凋亡使细胞死亡。此毒素有抗原性，产生的抗体能阻止葡萄球菌感染的复发。

（3）肠毒素（enterotoxin）：从临床分离的金葡菌，约 1/3 产生肠毒素，分 A,B,C1, C2, C3,D ,E 和 F 共 8 个血清型。肠毒素可引起急性胃肠炎即食物中毒，与产毒菌株污染了食品有关。肠毒素耐热，也不受胰蛋白酶的影响。

（4）表皮剥脱素（exfoliatin）：也称为表皮溶解毒素（epidermolytic toxin），主要是由噬菌体 II 群金葡菌产生的一种蛋白质，具有抗原性，引起人类的表皮剥脱性病变，主要发生在新生儿和婴幼儿，引起烫伤样皮肤综合征。

（5）中毒性休克综合征毒素 I（toxic shock syndrome toxin I，TSST- I）：由噬菌体 I 群金葡菌产生的一种蛋白质，可引起发热。感染产毒菌株后可引起机体多个器官系统的功能紊乱或毒性休克综合征（TSS）。

（6）红疹毒素：临床上可引起猩红热样皮疹。

2.酶

（1）血浆凝固酶（coagulase）：由致病菌株产生的，凝固酶具有耐高温的特性，但易被蛋白分解酶破坏。可使血液或血浆中的纤维蛋白沉积于菌体的表面，阻碍吞噬细胞和血清中杀菌物质的作用，同时使感染局限化和形成血栓。凝固酶具有免疫原性，刺激机体产生的抗体对凝固酶阳性的细菌感染有一定的保护作用。

（2）透明质酸酶：可溶解人体组织间质中的透明质酸，易于感染的扩散。

（3）其他：某些菌株还产生过氧化氢酶、耐热核酸酶、溶纤维蛋白酶、溶脂酶、磷酸酶等，能溶解纤维蛋白、脂肪及油脂等，易于病菌蔓延。

3.表面结合蛋白

（1）纤维连接蛋白结合蛋白：可与纤维连接蛋白结合，使金葡菌黏附于创伤组织。

（2）胶原结合蛋白：可与机体组织的胶原结合，使金葡菌黏附于创伤组织。

（3）层黏素受体：与内皮细胞、上皮细胞的基底膜内的层黏素结合，使金葡菌能够穿越组织屏障。

（4）骨涎蛋白受体：可与关节中的糖蛋白结合，产生软骨细胞蛋白酶，水解滑膜组织，产生骨与关节感染。

4.细胞抗原

（1）荚膜抗原：金葡菌的某些菌株有明显的荚膜，荚膜抗原能促进抗荚膜抗体的产生，还可使金葡菌的毒力增强。荚膜多糖具有调理吞噬作用及免疫调节作用。它可以使细菌免受多形核白细胞的调理吞噬、吸收和杀伤。

（2）细胞壁磷壁酸：葡萄球菌胞壁的基础成分是黏肽，并含有大量磷壁酸，构成菌体的表面抗原，能引起特异性抗体的形成。

（3）葡萄球菌蛋白 A：是存在于细菌胞壁的一种表面蛋白，与胞壁的黏肽相结合。它可与人及多种哺乳动物血清中 IgG 的 Fc 片段(fragment crystaliz-able)结合，是完全抗原。SPA 具有多种生物学作用，如吞噬反应中抑制 IgG 调理素的吞噬和杀菌作用，降低补体的调理作用。

（三）相关的定义

1.耐甲氧西林金黄色葡萄球菌

耐甲氧西林金黄色葡萄球菌指含有 *mecA* 基因或者耐苯唑西林 MIC 值≥2mg/L 的金黄色葡萄球菌的菌株，*MRSA* 目前对已经上市的所有 β -内酰胺类抗生素耐药，并可对氨基糖苷、氯霉素、林可霉素、四环素类、大环内酯类及喹诺酮类等常用抗生素产生多重耐药。

2.医院获得性 *MRSA*（HA-*MRSA*)

HA-*MRSA* 指在接触过医疗机构的个体间相互传播的 *MRSA* 菌株。HA-*MRSA* 感染可以在医院内发病，也可在社区内发病。社区发病（community-onset）需具备下列至少一项医疗机构相关性感染的危险因素：入院时存在侵入性检查或治疗；有 *MRSA* 定植或感染病史；在 1 年内有住院、手术、透析，或住在长期护理机构。医院发病（hospital-onset）是指患者入院 48 h 后，从正常无菌部位分离出 *MRSA*，不论这些患者是否有医院获得性感染的危险因素。

3.社区获得性 *MRSA*（CA-*MRSA*)

美国疾病控制与预防中心（CDC）定义为:从门诊、住院 48 h 内的患者中分离到的 *MRSA* 菌株。这些患者既往无 *MRSA* 感染和定植病史，无留置导管或经皮肤的医疗装置，无手术、血液透析病史，1 年内未曾住入医院、医疗保健机构及护理院等。

CA-*MRSA* 和 HA-*MRSA* 在微生物学、耐药及临床特点等方面有较大差异（见表 15-2-1），根据这些特点可将两者进行初步的区分，但是由于人员在医院和社区之间不断流动，CA-*MRSA* 和 HA-*MRSA* 的差异日渐缩小。

表 15-2-1　CA-*MRSA* 和 HA-*MRSA* 的区别

	HA-*MRSA*	CA-*MRSA*
感染人群	体弱、慢性病或重病患者	多为学生、运动员等健康年轻人
感染部位	无明显感染灶的菌血症、外科感染或侵入性导管相关感染、呼吸机相关肺炎	蜂窝织炎、皮肤脓肿，也有坏死性社区获得性肺炎、骨关节感染/感染性休克
传播	医疗机构内传播，家庭内很少传播	社区获得性，可以在家庭或运动队内传播
既往史	*MRSA* 感染、定植或近期外科手术、住院、使用抗菌药物及血液透析史，留置导管	无明显既往病史及接触医疗机构
感染菌株的毒力	很少社区传播，通常没有 *PVL* 基因	常发生社区传播，常有 *PVL* 基因，引起坏死性皮肤或肺部感染
药物敏感性	多重耐药	对多种非 β -内酰胺类抗生素敏感

三、流行病学

（一）发病率

目前在世界范围内，*MRSA* 的感染率呈上升趋势。据美国疾病控制与预防中心（Centers for Disease Control and Prevention,CDC)统计，世界每年约 10 万人感染 *MRSA*。最近的一项研究显示，在北美，44.6% 的皮肤和软组织感染是由金黄色葡萄球菌引起的，而其中 35.9%是 *MRSA* 所致。美国每年有近 40 万例金葡菌感染住院患者，其中 *MRSA* 感染导致约 1.9 万例死亡，相当于艾滋病、结核病和病毒性肝炎死亡的总数[3]。目前我国尚缺乏长期、大型的关于 *MRSA* 的研究，但 *MRSA* 分离率及多重耐药均有增加趋。2009 年中国 CHINET 细菌耐药性监测显示[4]：金黄色葡萄球菌和肠球菌占临床分离革兰阳性菌的 62%，其中 *MRSA* 仍然是目前临床上的严重问题，金黄色葡萄球菌中 *MRSA* 的检出率为 52.7%。HA-*MRSA* 主要分布于医院，院内金葡菌感染的病人中有 80%为金黄色葡萄球菌的带菌者。2008 年 Mohnarin 监测资料显示[5,6]，综合医院 *MRSA* 分离株占金葡菌的 67.6%,ICU 高达 84.8%。金黄色葡萄球菌居肺部感染革兰阳性球菌的首位[6]，其中 *MRSA* 分离率 26.3%。血液感染的细菌中金黄色葡萄球菌占 9%，其中 *MRSA* 的分离率为 66.2%。

（二）流行环节

1.传染源

病人和带菌者为主要传染源。近年来发现不少带菌者鼻咽部携带金葡菌与自身感染部位的金葡菌一致，说明带菌者可由自身携带的金葡菌引起感染。急性 *MSSA*,HA-*MRSA* 感染患者鼻前庭几乎都可检出金黄色葡萄球菌，但急性 CA-*MRSA* 感染者鼻前庭往往不带金黄色葡萄球菌。医护人员带菌率可达 50%～90%，免疫缺陷疾病患者中带菌率也高。

2.传播途径

金葡菌的主要入侵途径为损伤的皮肤和黏膜，人也可因摄入含有肠毒素的食物或吸入染菌尘埃而致病。医务人员和医疗机构传播是金葡菌感染的主要途径。染菌手直接接触易感者为传播的重要途径，空气传播等其他途径较为少见。

3.易感人群

（1）HA-*MRSA* 感染：发生于医疗机构中，特别常见于危重患者和长期住院患者。HA-*MRSA* 感染在儿科的危险因素包括：危重症、经过手术打击、多脏器功能不全的患者；免疫系统反应差；恶性肿瘤患者；实施侵袭性治疗（例如静脉导管、尿路导管、气管插管、胃造口术插管等）；近期使用广谱抗菌药物等。魏全珍等[7]调查显示，医护人员、陪护、患者之间可以通过接触互相传播 *MRSA*，如触碰毛巾、床单、康复设备等，这是造成病区 *MRSA* 感染散发或局部流行暴发的潜在危险因素。

（2）CA-*MRSA* 感染：多见于没有已知易感因素的年轻人，小学生、新生儿是 CA-*MRSA* 感染的高危人群。感染高危因素有：环境拥挤、个人卫生差；年龄 2 岁以下；罹患流感后 CA-*MRSA* 寄殖者或与之有密切接触者；近期使用抗菌药物等。此外，CA-*MRSA* 更易分离于患有皮肤病或糖尿病等基础疾病患者的皮肤感染[8]。

（三）流行克隆

利用基因技术进行的分子流行病学分型方法成为研究细菌遗传背景和传播流行的重要手段。最常用的分型方法有：脉冲场凝胶电泳分型（pulsed-field gel electrophoresis,PFGE），多位点序列分型（multilocus sequence typing,MLST），葡萄球菌蛋白 A(staphylococcal protein A,SPA)基因分型和葡萄球菌染色体 mec 基因盒(staphylococcal cassette chromosome mec,SCCmec)分型等。应根据现实情况的需要，选择两种或更多的有效方法来鉴别菌株，以提高分型率及结果的可靠性，为控制金葡菌感染提供翔实的流行病学资料。HA-*MRSA* 和 CA-*MRSA* 有着不同的流行克隆。HA-*MRSA* 常仅限于几个主要克隆在全球流行，而 CA-*MRSA* 流行的遗传背景呈多样性。

HA-*MRSA* 流行克隆 SCCmec 分型多为Ⅰ，Ⅱ或Ⅲ型，PVL 基因多数阴性，流行克隆在北美是 ST5 克隆，南美是 ST239 克隆，欧洲是 ST36,ST45 和 ST22 克隆，南亚、澳大利亚 ST22 克隆，中东和东亚洲地区是 ST239 克隆。CA-*MRSA* 多为 SCC mecⅣ或Ⅴ型(有报道尚有Ⅵ型)，PVL 基因多数阳性，每一克隆与其国家或地区特异性的遗传背景相关[9]，如在美国是 ST1 和 ST8 克隆，在欧洲是 ST80 和 ST8 克隆，在南亚、澳大利亚是 ST30 克隆，中东地区为 ST80，在东亚是 ST59 和 ST1 克隆。然而，随着世界各地人员的流动，这种情形目前已变得模糊。当今，主要的 PVL-阳性的 CA-*MRSA* 克隆已经散布全世界。 在刘颖超[10]等人对中国 7 个城市 134 例 16 岁以下儿童 *MRSA* 感染病例的调查中，共检测到 16 个 MLST 分型，其中最主要的是 ST59(44.8%)，ST239(16.4%)。

四、临床表现

金黄色葡萄球菌是人类化脓性感染中最常见的病原菌，可引起轻重不一的感染。从本质上讲，*MRSA* 和金葡菌应该引起相同类型的感染。HA-*MRSA* 是当今医院院内感染的重要菌群，一些 *MRSA* 特别是 CA-*MRSA* 菌株则会导致非常严重的、侵袭性的感染或综合征，这些都表明它们比金葡菌具有更强的致病力。

（一）皮肤及软组织感染

1.毛囊炎

毛囊炎可发生于全身各个部位，最常见于须区、头皮、胸部等部位，金葡菌感染引起的毛囊炎有 3%～25%为 CA-*MRSA* 所致。初起表现为红色丘疹，顶端迅速化脓形成白色小脓疱，继而溃破，脓液流出，干燥结痂，常伴瘙痒和疼痛，但全身症状极少出现。

2.疖病

疖病通常由毛囊炎进展而来，可发生于任何有毛囊的皮肤部位，好发于皮脂腺丰富的区域，如面部、颈背部等。主要致病菌为凝固酶阳性的金黄色葡萄球菌，尤其是 CA-*MRSA*。局部表现为红、肿、热、痛，继而在中央出现组织坏死形成黄白色小脓栓，经数日逐渐愈合。痈由 2 个或 2 个以上疖融合而成，易向周围和深部进展。CA-*MRSA* 引起的疖病常多发，病灶中心坏死，可进展为脓肿及蜂窝织炎，且可暴发流行，需引起警惕。

3.脓疱病

脓疱病主要见于儿童，特别是皮肤的暴露部位，如面部和四肢等，具有接触性传染和自体接种的特性。特征是薄壁小水疱，迅速转为脓疱，继而破裂，遗留金黄色皮痂。搔抓可造成感染的播散。

4.蜂窝织炎

蜂窝织炎主要为急性发病，是皮下、筋膜下等蜂窝组织的一种急性弥漫性化脓性感染。临床表现为感染部位红、肿、热、痛，进展迅速，此外，还可表现为水疱，出血致瘀点、瘀斑等，常伴淋巴管炎及淋巴结肿大。如迅速扩散，剧烈疼痛并伴有全身中毒症状，应警惕深部感染吐坏死性筋膜炎的发生。

5.其他

另外，也可引起甲沟炎、外耳炎、睑腺炎、伤口感染、褥疮感染及肛周脓肿等。

（二）坏死性筋膜炎

坏死性筋膜炎罕见，为病情迅速进展的潜在致命性感染，死亡率很高。可发生于全身各部位，最常见的部位是四肢。患者常表现为初起即伴全身中毒症状，数小时后出现剧烈疼痛、局部皮下出血、溃疡形成、严重脓毒血症或全身性炎症反应综合征。

（三）手术部位感染

手术部位感染（surgical site infections,SSIs）是医院获得性感染的主要形式。金葡菌为最常见的致病菌，且常为 *MRSA*。表现为发热、手术部位及周围疼痛或触痛、肿胀等，常伴全身疾病而无其他感染灶。

（四）中毒性休克综合征

中毒性休克综合征（toxic shock syndrome,TSS）是一组以高热、脱屑性皮疹及休克为特征的多系统损害性皮肤综合征。主要表现为高热、低血压或直立性晕厥，皮肤出现猩红热样弥漫性红色点状丘疹，恢复期皮肤脱屑，伴有呕吐、腹泻等，常有多系统损害。此病儿童发病少见。

（五）烫伤样皮肤综合征

烫伤样皮肤综合征（staphylococcal scalded skin syndrome,SSSS）以新生儿及婴儿多见。本病是由在远隔部位的感染病灶中产生的可扩散的表皮剥脱性病变。主要致病菌为噬菌体Ⅱ型 71 型金葡菌。表现为突起发热、皮肤变软出现红斑，迅速蔓延全身，出现广泛性红斑，有触痛，形成水疱，伴渗液，呈烫伤样外观，Nikolsky 征阳性，继而出现大片表皮脱落，口周、鼻周出现放射状皲裂，表皮剥脱后暴露浅红色皮肤表面，恢复期出现脱屑。

（六）败血症

金葡菌是败血症的常见致病菌。医院外感染的金葡菌败血症主要通过皮肤入侵，发病前多有各种皮肤病灶，少数患者的原发病灶为肺炎、骨髓炎等。临床起病急骤，寒战高热、严重毒血症症状，肝脾大、多形性皮疹。迁徙性损害是金葡菌败血症的重要特点，约在半数患者病程中出现，常见为多发性肺部浸润，甚至可形成脓肿，其次为皮下脓肿、化脓性脑膜炎等。

（七）肺炎及脓胸

儿童金黄色葡萄球菌肺炎多继发于呼吸道病毒感染后，发病以冬春季较多。起病急骤，寒战、高热、胸痛、呼吸困难，常伴有显著的全身毒血症状，体查时肺部可闻及呼吸音降低、两肺散在细湿啰音。X 线显示片状阴影伴有空洞和液平，阴影的易变性是金葡菌肺炎的重要特征。新生儿、早产儿及营养低下的婴幼儿，症状不典型。发生脓胸时患者高热不退、气促、发绀加重，病变侧叩诊浊音，呼吸音减弱及语颤增强，纵隔向健侧移位，很快发生呼吸衰竭，甚至引起猝死。Francis[13]等报道了 4 例社区获得性坏死性肺炎，均由 *PVL* 基因阳性 *MRSA* 感染所致。坏死性肺炎早期可表现为流感样症状，CT 可见渗出及空洞形成，亦可出现弥漫性肺出血、感染性休克和急性呼吸窘迫综合征，甚至死亡。血培养多阳性，尸检可呈双侧弥漫性坏死出血性肺炎。

（八）消化系统疾病

1.金黄色葡萄球菌食物中毒

金黄色葡萄球菌食物中毒起病急骤，常在进食含毒素食物后发病，表现为恶心、呕吐、上腹部疼痛和腹泻。体查可发现上腹部及脐周压痛，肠鸣音活跃。本病虽临床症状重，但呈自限性，预后好。

2.金黄色葡萄球菌性肠炎

金黄色葡萄球菌可见于部分健康人的大便中。一般经口进入肠道，或因长期应用大量抗生素致肠道菌群失调，二重感染。耐药的金黄色葡萄球菌在肠道中大量繁殖，侵袭肠壁引起炎性病变。腹泻为突出症状，伴腹痛和不同程度的全身中毒症状，甚至出现神经系统功能障碍和休克等。

（九）心内膜炎

金葡菌心内膜炎多继发于金葡菌败血症，或人工心脏瓣膜置换术等。常为急性起病，表现为急骤高热，全身中毒症状明显。病程进展可出现心脏杂音、心率失常及脑、肠系膜和四肢及肺等处栓塞。

（十）脑膜炎

金葡菌引起的脑膜炎在各种化脓性脑膜炎中较少见，但可引起严重后果。多见于 2 岁以下小儿。金葡菌脑膜炎常由败血症或心内膜炎引起，也可自远处病灶通过血行播散侵入，或由原发病灶直接蔓延。起病较缓，发热伴持续而剧烈的头痛、脑膜刺激症和脑功能障碍。病初常可见到瘀点或多型性皮疹，病情进展，可出现昏迷、颅内压升高的体征。新生儿常没有脑膜刺激表现，患儿出现情感变化或警觉状态是脑膜炎的重要提示之一。

（十一）尿路感染

肾脏常常是葡萄球菌菌血症或/和心内膜炎患者发生脓肿的部位，血源传播到肾可引起肾内或肾周围脓肿。

（十二）骨及关节感染

金葡菌可致急性化脓性骨髓炎，儿童较多见，男多于女。一般继发于外伤感染后，常累及股骨下端及胫骨上端。起病急骤，有寒战，继而高热，有明显的毒血症症状，局部疼痛、活动受限，继而出现局部红、肿、热。重者有昏迷与感染性休克。金葡菌是造成 2 岁以上儿童细菌性关节炎的最常见病原菌，金葡菌所致的关节炎一般起病急，有寒战高热等症状，病变关节迅速出现疼痛与功能障碍，关节腔内积液在膝部最为明显，可见髌上囊明显隆起，浮髌试验可为阳性。

（十三）其他

金葡菌尚可导致肝、脾脓肿及心包炎等。

五、实验室检查

根据感染者病情严重程度不同，需根据不同的感染类型和原发病进行病原学、血细胞、生化指标及影像学等的实验室检查。对于 *MRSA* 感染患者，对局限的脓性分泌物可直接做涂片镜检，根据细菌形态、排列和染色兴致做出初步判断。进一步的微生物学分析有助于提高合理利用抗生素的水平，提高治疗效果。

（一）培养基药物敏感试验

培养基药敏试验的标本可来自血液、脓液或组织。脓液和组织标本对病原学诊断敏感性最高。脓性引流液应立即送检，进行革兰氏染色后镜检、培养及药敏试验。对可疑的 *MRSA* 感染，标本最好来自组织或脓液，这些标本的培养更可能获得病原菌。

（二）免疫学检测

采用免疫学方法检测血清特异性抗原、抗体及细菌毒素，如酶联免疫吸附测定(enzyme-linked immuno sorbent assay,ELISA)、放射免疫法等。可做血清磷壁酸抗体、抗 α 溶血素抗体及抗杀白细胞素抗体等检测。磷壁酸抗体检测具有相当特异性，临床应用意义较大，不仅可以帮助诊断而且还可判断抗菌药物的疗效。

（三）耐药基因检测

1.纸片扩散法、苯唑西林盐平板筛选法和 E-test 法

临床与实验室标准学会（Clinical and laboratory standards institute,CLSI）推荐用于金黄色葡萄球菌甲氧西林耐药的标准检测方法有：纸片扩散法和琼脂筛选法、肉汤和琼脂稀释法[14,15]。头孢西丁纸片检测 *MRSA* 的敏感性和特异性高，终点容易判读，是首选的初筛方法。筛选琼脂平板筛选法是很好的检测 *MRSA* 的方法，可以作为其他试验的确诊试验。

2.分子生物学方法检测

核酸分子杂交技术，运用从 *MRSA* 菌株中克隆出来的抗药基因作为探针进行分析，能够比传统方法更快速准确地得到结果。

3.PCR 方法

通过直接检测细菌染色体上的 *mec* 基因来确定被检测细菌是否为耐甲氧西林菌株，不受药敏试验条件的制约，并且编码 PBP2a 的 *mec* 基因只存在于 *MRSA* 中，因而特异性很高。

4.其他

如质粒的限制性内切酶图谱法、染色体 DNA 限制性内切酶指纹分析的限制性片段长度多态性方法、对大分子质量的 DNA 片段的分离采用脉冲电场凝胶电泳方法等，也是对细菌基因进行检测，目前不作为临床常规检查方法。

目前推荐选择头孢西丁筛查试验进行 *MRSA* 的初筛试验，初筛阳性菌株可以选择以 PBP2a 乳胶凝

集试验或含 6mg/L 苯唑西林的琼脂平板进行确诊试验。

六、诊断及鉴别诊断

金黄色葡萄球菌感染相关疾病的诊断主要依靠各种不同部位感染的临床症状、体征、好发部位及结合流行病史，必要的实验室实验室检查和影像学检查、详细的询问病史有助于诊断。机体的年龄、免疫状况，有无原发病及诱因等对诊断具有参考价值。确诊有赖于从有关标本（血、脑脊液、痰液、尿、分泌物等）的涂片及培养中找到病原菌。

（1）在皮肤与软组织感染中，毛囊炎需与疖、痤疮相鉴别；脓疱病需与水痘、天疱疮相鉴别；蜂窝织炎注意与丹毒、脓肿、气性坏疽相鉴别。

（2）中毒性休克综合征，需与血压过低有关的所有严重的出疹疾病，以及中暑、蜂窝织炎、川崎病、猩红热、烫伤样皮肤综合征相鉴别。

（3）烫伤样皮肤综合征，需与药物引起的中毒性表皮坏死松解症、病毒疹、猩红热等相鉴别。

（4）在消化道疾病中，食物中毒根据特殊食物食入史、典型症状及呕吐物病原学检测诊断，一般易于诊断。金葡菌引起的感染性肠炎应与肠道外感染引起的腹泻及一些全身性疾病鉴别。

（5）金葡菌肺炎 X 线是诊断的重要依据。但 X 线征象常与某些疾病重合，需注意鉴别，如肺气囊。虽然肺气囊对金葡菌性肺炎有诊断意义，但也常见于其他细菌如肺炎克雷伯杆菌、流感嗜血杆菌引起的肺炎；原发性肺结核进展期有空洞形成时临床表现与金葡菌肺炎类似，但前者有密切结核接触史 PPD 阳性，X 线胸片示肺门淋巴结阴影增大，肺内大片浸润，其中有透光区。

（6）感染性心内膜炎的临床表现涉及全身多脏器，呈多样化，且多无特异性，易与风湿热、系统性红斑狼疮、败血症心力衰竭混淆，需注意鉴别。

（7）金葡菌脑膜炎脑脊液的实验室检查可与乙型脑炎及结核性脑膜炎类似，需注意鉴别。

（8）尿路感染中，需与全身感染性疾病及肾结核相鉴别。

（9）骨髓炎及关节炎需与急性类风湿关节炎、关节结核等相鉴别。

七、治疗

（一）常用 *MRSA* 治疗药物

1.万古霉素

万古霉素是三环糖肽类抗生素，目前仍是治疗 *MRSA* 感染的首选抗生素和金标准。可与细菌的细胞壁肽聚糖前体的肽链部分——D-丙氨酰-D-丙氨酸肽，通过精确的分子间相互作用形成复合体，阻止转肽作用和聚糖骨架的延伸，从而抑制细胞壁的生物合成起到杀菌作用。近年来已经出现了抗万古霉素金黄葡萄球菌(*Vancomycin-resistant staphylococcus aureus,VRSA*)和敏感株的 MIC 值逐渐升高现象，部分治疗效果差与万古霉素剂量不足有关，因此需要根据药敏试验和血药浓度监测来指导万古霉素的使用[16]。预测万古霉素疗效最好的药代动力学参数是 AUG 与 MIC 的比值，目标是 AUG 与 MIC 比值≥400。金黄色葡萄球菌对万古霉素的耐药机制尚有争议，有“细胞壁成分改变和糖肽链交联程度降低”“青霉素结合蛋白(penicillin-binding proteins，PBPs)的改变”等。通过质粒转移获得 *vanA* 基因簇，细胞壁增厚，肽聚糖交联减少，青霉素结合蛋白 PBP2 产量增加，PBP4 含量降低等，阻碍万古霉素与肽聚糖前体上的靶位结合，降低了万古霉素对细菌的作用，从而对万古霉素产生耐药。根据 CLSI 折点，如果万古霉素对 *MRSA* 的 MIC 值≤2mg/L，应根据患者对万古霉素的临床反应而非 MIC 值决定是否继续使用；如果临床分离菌株的 MIC 超过 2mg/L，应采用替代治疗。

2.去甲万古霉素

去甲万古霉素是 20 世纪我国自行研制的糖肽类抗菌药物，分子结构、作用与万古霉素相似，未发现对去甲万古霉素耐药的 *MRSA*[16,17]。抗菌作用机制主要为抑制细胞壁的合成、改变细胞膜的通透性、阻碍细菌 RNA 的合成。因其结构特殊，与其他类抗生素无交叉耐药性，使细菌不易产生耐药。

3.替考拉宁

替考拉宁是从放线菌中提取的糖肽类抗生素，分子结构、抗菌谱及抗菌活性与万古霉素相似，体外试验对金葡菌和肠球菌的活性与万古霉素相当或稍优，临床研究显示其与万古霉素疗效无差异，不良反应的发生率低于万古霉素[18]。替考拉宁组织穿透性能好，尤其是在皮肤和骨，可用于 *MRSA* 引起的皮肤软组织感染、脓毒症、肺炎、骨关节感染、心内膜炎和腹膜炎。

4.特拉万星

特拉万星是一种糖肽类抗菌药物，通过与肽聚糖链的前体结合从而抑制细胞壁合成，对 *MRSA*，*VISA* 和 *VRSA* 具有杀菌作用，我国尚未批准上市。美国 FDA 批准其用于成人的皮肤软组织感染。其肾毒性较万古霉素更为常见，需要监测肌酐水平，并根据肌酐清除率来调整药物的剂量[16]。

5.复方磺胺甲噁唑（SMZ-TMP）

复方磺胺甲噁唑对 95%～100%的 CA-*MRSA* 株敏感，是门诊治疗皮肤软组织感染的主要选择药物之一。此外，SMZ-TMP 在治疗 MSSA 的骨关节感染、深部葡萄球菌感染也有一定疗效。其主要不良反应是变态反应、溶血性贫血和中性粒细胞减少，禁用于 2 月以下儿童。

6.克林霉素

克林霉素是林可霉素的衍生物，可与核糖体 30S 和 50S 亚基结合，抑制肽链延长干扰细菌蛋白质的合成。之前常用来治疗包括 *MRSA* 感染在内的金黄色葡萄球菌感染，但是由于诱导型耐药的出现，克林霉素的效果越来越差。一般认为对克林霉素的耐药机制为：在没有红霉素存在的情况下，与核糖体结合的克林霉素耐药性 mRNA 序列被 mRNA 的二级结构掩盖，克林霉素耐药性 mRNA 序列不能翻译，而当红霉素作为诱导剂出现时，mRNA 的二级结构发生断裂，导致克林霉素耐药性 mRNA 翻译成功，导致耐药产生。王丽娟[19]等对中国地区 435 例儿童患者来源的金葡菌进行研究，CA-*MRSA* 对克林霉素耐药率达 92%，耐药基因以 *ermB* 为主。

7.达托霉素

达托霉素是环脂肽类抗生素，是一种快速杀菌剂，通过与细胞膜结合从而干扰细胞膜功能，使细菌生物系统受损，属于剂量依赖型的杀菌剂，仅对革兰阳性细菌有作用[20]。由于其与肺表面活性物质结合而被灭活，不能用于 *MRSA* 所致的肺炎。可用于金黄色葡萄球菌菌血症、右侧心内膜炎和皮肤软组织感染的治疗[21]。

8.利奈唑胺

利奈唑胺为化学合成的新一类噁唑烷酮类抗菌药物，作用机制主要为与细菌 50S 亚基的 23S 核糖体 RNA 上的位点结合，阻止形成功能性 70S 始动复合物，从而抑制细菌蛋白质的合成，发挥抗菌效应[22]，我国批准可用于治疗 *MRSA* 引起的成人及儿童的社区及非社区获得性肺炎、皮肤软组织感染、菌血症。在体外对 *VISA* 和 *VRSA* 敏感。其抗菌位点与其他抗菌药物不同，故不易产生耐药性或交叉耐药性，虽然已出现利奈唑胺耐药的 *MRSA*，但仍很少见，耐药主要与 23S 核糖体 RNA 突变或 *cfr* 基因介导的腺嘌呤甲基化有关。

9.奎奴普丁/达福普汀

奎奴普丁是 A 组链阳菌素衍生物奎奴普丁与 B 组链阳菌素衍生物达福普汀构成的复合制剂，两者组分比为 3∶7。其与 70S 核糖体的 50S 亚基不可逆的结合抑制细菌蛋白质合成，达福普汀与细菌核糖体结合后引起核糖体构象改变，使奎奴普汀与细菌核糖体的亲和力提高。我国尚未批准该药用于临床，欧美国家批准用于成人及 16 岁以上儿童的皮肤软组织感染、医院获得性感染和 *MRSA* 感染等，也可作为万古霉素治疗失败的深部 *MRSA* 感染的补救治疗。

10.利福平

利福平是利福霉素 SV 的衍生物，利福平与依赖 DNA 的 RNA 多聚酶的 β 亚基结合，抑制细菌 mRNA 的合成，从而阻止蛋白质的合成。目前，已经在肺结核患者中分离出来对利福平耐药的 *MRSA* 菌株。

对利福平的耐药是由位于细菌聚合酶的 RNA 聚合酶β亚单位（rpoB）处的利福平耐药决定簇Ⅰ和Ⅱ突变引起。

11.替加环素

替加环素是一种新型 9-叔丁基甘氨酰氨基米诺环素衍生物，为首个被批准临床应用的静脉内给药的甘氨酰环素类抗生素。其作用机制为与细菌 30S 核糖体结合，阻断转移 RNA 的进入，终止氨基酸进入肽链最终阻止蛋白质合成，且能够克服或限制细菌的外排泵和核糖体保护两种耐药机制产生的作用，我国尚未批准上市。

12.夫西地酸

夫西地酸由 Fusidium coccineum 的培养滤液中得到，通过干扰延长因子 G 抑制 mRNA 核糖体异位，阻碍细菌蛋白质的合成而产生杀菌作用。夫西地酸对多数 *MRSA* 菌株敏感，但由于其产生耐药的基因屏障较低，一般不用于严重的 *MRSA* 感染。对夫西地酸的高水平耐药（MICs 值≥12mg/L）是由位于染色体上的 fusA 基因变异导致的，使夫西地酸与细菌靶位点结合的亲和力减少，从而产生耐药。另一种耐药机制为获得耐药基因 *fusB*，它编码一种诱导蛋白，在体外研究中显示它能保护 EF-G 因子，并阻止夫西地酸的抑制活性。最近已经在金黄色葡萄球菌和腐生葡萄球菌的染色体上分别发现 *fusB* 的两个同组体——*fusC* 和 *fusD*。刘颖超对 186 例中国儿童 SSTI 来源菌株研究发现，其中 4 例（2.2%）对夫西地酸耐药，耐药菌株分别携带 *fusB* 和 *fusC*[23]。

13.其他

包括对 DNA 疫苗、金葡菌荚膜多糖疫苗及葡萄球菌肠毒素 C 突变体(mSEC)疫苗的研究正在进行中；也有研究 siRNA 治疗 *MRSA* 的感染，利用这种 RNAi 技术封闭目的基因，阻止相应蛋白的表达[24]。此外，高浓度的静脉免疫球蛋白制品能压制一部分葡萄球菌超抗原毒素，从而减轻感染症状。

（二）几种主要感染的治疗[25,26]

1.CA-*MRSA* 皮肤及软组织感染治疗

单纯脓肿或疖一般无须抗菌药物治疗，可采用切开引流术的治疗方式即可；对严重或广泛感染、病变进展迅速、患者年幼、难以引流部位的脓肿等，患者可以采用抗菌药物治疗。对于具化脓性表现的门诊感染者，需要考虑 CA-*MRSA* 感染可能，而对非化脓性感染者，β-溶血性链球菌感染可能性大。一般 SSTI 感染治疗时间为 5～10 d。

对于复杂性 CA-*MRSA* 皮肤及软组织感染（skin and soft tissue infections,SSTI）住院患者，除手术外，应进行 *MRSA* 经验性治疗，推荐药物包括：万古霉素、利奈唑胺、达托霉素、特拉万星、克林霉素。疗程一般为 7～14 d。儿童轻微的皮肤感染或继发于皮损的感染，局部外用 2%的莫匹罗星软膏。住院儿童患者，推荐万古霉素、利奈唑胺或克林霉素（耐药率低的地区）（表 15-2-2）。8 岁以下儿童不建议用四环素类药物。

2.*MRSA* 败血症及心内膜炎治疗

儿童败血症或感染性心内膜炎治疗，推荐万古霉素静脉给药（每次 15 mg/kg，每 6 h 1 次），疗程 2～6 周。达托霉素的安全性和有效性尚不确定；克林霉素或利奈唑胺只适合于菌血症能快速清除者，有感染性心内膜炎或血管内感染者不宜使用。对伴先天性心脏病、菌血症持续超过 2～3 d，出现感染性心内膜炎临床迹象者，建议进行超声心动图检查。

3.*MRSA* 肺炎治疗

儿童患者建议采用万古霉素治疗。如果患儿病情稳定，没有败血症或血管内感染迹象，且细菌对克林霉素耐药率低，可经验性选择克林霉素静脉治疗。12 岁以上儿童可选择利奈唑胺。

4.*MRSA* 骨关节感染治疗

儿童急性出血性 *MRSA* 骨髓炎和化脓性关节炎，推荐静脉用万古霉素。如果患儿病情稳定，且细菌对克林霉素耐药率低，可经验性选择克林霉素静脉治疗，后续口服治疗。化脓性关节炎的治疗疗程至少为 3～4 周，骨髓炎至少 4～6 周。12 岁以上儿童，可选择达托霉素或利奈唑胺治疗。

5.*MRSA* 中枢神经系统感染治疗

儿童患者只推荐万古霉素静脉给药。化脓性脑膜炎推荐万古霉素静脉治疗 2 周。对有引流管感染者，建议拔出引流管，至脑脊液反复培养阴性后可再置引流管。脑脓肿、硬脑膜下积脓、硬脊膜外脓肿以及血栓性海绵窦或硬脑膜静脉窦炎需要及时切开引流。抗菌药物推荐万古霉素静脉治疗 4～6 周。

6.新生儿 *MRSA* 感染治疗

对足月新生儿或婴幼儿脓疱病，如感染轻而局限，可局部使用莫匹罗星。但早产儿或低体重新生儿的局部感染，或者感染病灶广泛的足月儿，应以万古霉素或克林霉素治疗。新生儿脓毒血症推荐万古霉素治疗，克林霉素和利奈唑胺备选。万古霉素具有一定的耳、肾毒性，应尽可能进行药物及听力监测。替考拉宁更易渗透组织和细胞，可用于 2 个月以上的婴儿。

表 15-2-2　儿童常用抗 *MRSA* 药物的用法与用量

临床表现	治疗	儿童剂量
SSTI，脓肿，疖，痈	切开引流	局部 2%莫匹罗星
复杂性 SSTI	万古霉素	每 6 h,15 mg/kg 静脉注射（推荐）
	去甲万古	万古霉素剂量，减量按 80%应用
	利奈唑胺	每 8 h，10 mg/kg，口服/静脉注射，每剂不超过 600mg（备选）
菌血症	万古霉素	每 6 h,15 mg/kg，静脉注射（推荐）
	达托霉素	每天 6～10 mg/kg，静脉注射(备选)
肺炎	万古霉素	每 6 h,15 mg/kg，静脉注射(推荐)
	利奈唑胺	每 8 h,10 mg/kg，口服/静脉注射，每剂不超过 600 mg(推荐)
骨髓炎	万古霉素	每 6 h,15 mg/kg，静脉注射(推荐)
	达托霉素	每天 6～10 mg/kg，静脉注射(备选)
	利奈唑胺	每 8 h,10 mg/kg，口服/静脉注射，每剂不超过 600 mg (备选)
	克林霉素	每 8 h,每次 10～13 mg/kg，口服/静脉注射，一日量不超过 40 mg/kg
脑膜炎	万古霉素	每 6 h，15 mg/kg，静脉注射(推荐)
	利奈唑胺	每 8 h,10 mg/kg，口服/静脉注射，每剂不超过 600 mg

八、预防及控制

对金葡菌的感染和发展的预防目前尚无完全有效的方法，应采取综合性措施。具体实施起来可包括以下几个方面。

（一）预防

1.严格的手卫生

医护人员在处理 *MRSA* 感染者时（包括将要接受清创缝合、静脉介入、经皮置管的病人等），都应洗手、穿隔离服、带一次性手套、口罩及眼罩，并在操作前后使用含有乙醇的消毒液洗手。

2.评估感染

在护理病人伤口时，要保持伤口清洁并用不透性敷料覆盖；脐带护理时可用消毒药、碘软膏、酒精消毒，保持环境清洁并进行感染评估；加强留置经皮导管的护理，一旦创口出现感染时及时移除或者更换并及时给予相应的对症治疗。

3.抗菌药物的合理使用

在对感染者使用抗感染药物治疗时，要选择合理的抗生素、合理的剂量及疗程，以防止新的耐药菌株的出现或耐药谱的扩大。无菌手术一般不主张常规应用共抗生素预防感染；如果手术的创面为污染型创口，可以酌情预防性应用抗生素；对容易并发细菌定植，或发生皮肤感染患者，可定期鼻腔外用莫匹罗星。

4.控制传播

MRSA 定植和感染者是最重要的宿主，因此要进行接触隔离、消除带菌状态（对与 *MRSA* 感染患者

的家庭成员或其他与其接触者可用莫匹罗星软膏消除带菌状态治疗；同时对患者接触过的物品及患者的分泌物进行充分的消毒杀菌）。

5.宣传教育

要及时向患者及家属解释感染的症状及体征，避免各种危险因素（皮肤损伤、有创检查和治疗等），提高机体的抵抗力，保持良好的环境及个人卫生，治疗基础疾病（如原发的皮肤病等），出现皮肤创口或其他感染时及时处理，不滥用抗生素。

（二）控制

防控体系是控制 *MRSA* 流行的有效方法。有条件和必要的地区最好进行积极的筛查及监控，定期检查医院的环境卫生，监督相关的管理制度及操作程序的规范和执行。

1.筛查

筛查具有高危因素的病人或医护人员，对可能污染的物品进行采样培养。筛查培养的标本来源的部位包括鼻咽部、皮损、阴道周围、血、脑脊液、尿、关节液及污染物等。

2.控制

（1）隔离：对于筛查出的 *MRSA*，应立即采取隔离措施。*MRSA* 感染者应使用专用的医疗器械，可能的污染物品需消毒处理。对 *MRSA* 携带者，行消菌治疗，经检测 *MRSA* 阴性后，可转出隔离室。

（2）监测公共设施：对社区的公共设施及医院的各种医疗器材定期消毒。

（3）对检测到的 *MRSA* 进一步检测：进行细菌的分型等检测，了解 *MRSA* 感染的流行病学特点及克隆增殖能力，对控制 *MRSA* 的暴发流行和应对具有重要意义[27]。

（宁雪　沈叙庄）

参考文献

[1] Deurenberg R H，Stobberingh E E.The molecular evolution of hospital and community associated methicillin-resistant Staphylococcus aureus[J].Curr Mol Med，2009，9(2)：100-115.

[2] Stephanie A F，Garbutt J，Elward A，et al.Prevalence of and risk factors for community-acquired methicillin-resistant and methicillin-sensitive Staphylococcus aureus colonization in children seen in a practice-based research network[J].Pediatrics，2008，121(6)：1090-1098.

[3] Boucher H W，Corey G R.Epidemiology of methicillin-resisitant Staphylococcus aureus[J]. Clin Infect Dis，2008，46(5)：344-349

[4] 汪复，艾效曼，魏莲花，等.2009 年中国 CHINET 细菌耐药性监测[J].中国感染与化疗杂志，2010，10(5)：325-335.

[5] 肖永红，王进，朱燕，等. Mohnarin 2008 年度全国细菌耐药监测[J].中华医院感染学杂志，2010，20(16)：2377-2383.

[6] 王进，梁军，肖永红.2008 年 Mohnarin 血流感染病原菌构成及耐药性[J].中华医院感染学杂志，2010，20(16)：2399-2404.

[7] 魏全珍，刘丽华，张惠珍，等.医务人员患者及陪护、环境 MRSA 带菌状况调查研究[J].中国实用医药，2008,3(9)：15-16.

[8] Lloyd K M，Schammel L M. Clinical progression of CA-MRSA skin and soft tissue infections：A new look at an increasingly prevalent disease[J]. Arch Dermatol，2008，144(7)：952-954.

[9] Vandenesch F，Naimi T，Enright M C，et al.Community-acquired methicillin-resistant Staphylococcus aureus carrying Panton-Valentine leukocidin genes: Worldwide emergence[J]. Emerging Infectious Diseases，2003，9(8)：978-984.

[10] 刘颖超，耿文静，吴德静，等.中国七城市儿童耐甲氧西林金黄色葡萄球菌感染分离株分子学特征的研究[J]中华儿科杂志，2012，50(1)：38-44.

[11] Tatsuo Yamamoto，Akihito Nishiyama，Tomomi Takano ，et al.Community-acquired methicillin-resistant Staphylococcus aureus: community transmission，pathogenesis，and drug resistance[J].Infect Chemother，2010，16：225-254.

[12] Frank R D，Michael O，Barry N K，et al.Community-associated meticillin-resistant Staphylococcus aureus[J].The Lancet，2010，375(9725)：1557-1568.

[13] Francis J S，Doherty M C，Lopatin U，et a1. Severe community-onset pneumonia in healthy adults caused by methieillin-resistant Staphylococcus aureus carrying the panton-vdentine lenkocidin genes[J].Clin Infect Dis，2005，40(9)：100-107.

[14] Matouskova I，Janout V.Current knowledge of methicillin-resistant Staphylococcus aureus and community-associated methicillin-resisitant Staphylococcus aureus[J].Biomed Pap Med Fac Univ Palacky Olomouc Czech Repub，2008，152(2)：191-202.

[15] Stuenburg E.Rapid detection of methicillin-resistant Staphylococcus aureus directly from clinical samples: methods，effectiveness and cost considerations[J].Ger Med Sci，2009，7：Doc06.

[16] Liu C，Bayer A，Cosgrove S E，et al. Clinical Practice Guidelines by the Infectious Diseases Society of America for the treatment of methicillin-resistant Staphylococcus Aureus infection in adults and children[J].Clinical Infectious Disease，2011，52(3)：18-55.

[17] 于兰.万古霉素与去甲万古霉素耳毒性的研究[J].现代中西医结合杂志，2008，1(34):5407-5408.

[18] Svetitsky S，Leibovici L，Paul M. Comparative efficacy and safety of vancomycin versus teicoplanin: systemtic review and meta-analysis[J].Antimicrob Agents Chemothe，2009，53(10)：4069-4079.

[19] Wang L，Liu Y，Yang Y，et al.Multidrug-resistant clones of community-associated meticillin-resistant Staphylococcus aureus isolated from Chinese children and the resistance genes to clindamycin and mupirocin[J]. Med Microbiology，2012，61(9)：1240-1247.

[20] Carpenter C F，Chamber H F.Daptomycin: another novel agent for treating infections due to drug-resistant gram-positive pathogens[J].Clin Infect Dis，2004，38(7)：994-1000.

[21] Rybak M J，Bailey E M，Lamp K C，et al. Pharmacokinetics and bactericidal rates of daptomycin and vancomycin in intravenous drug abuses being treated for gram-positive endocarditis and bacteremia[J]. Antimicrob Agents Chemother，1992，36(5)：1109-1114.

[22] Arnold S R，Elias D，Buckingham S C，et al.Changing patterns of acute hematogenous osteomyelitis and septic arthritis:emergence of community-associated methicillin- resistant Staphylococcus aureus[J].J Pediatr Orthop，2006，26(6)：703-708.

[23] Li Y，Geng W，Yang Y，et al. Susceptibility to and resistance determinants of fusidic acid in Staphylococcus aureus isolated from Chinese children with skin and soft tissue infections[J]. FEMS Immunol Med Microbiol，2012，64(2)：212-218.

[24] Yanagihara K，Tashiro M，Fukuda Y，et a1.Effects of short interfering RNA against methicillin-resistant Staphylococcus aureus coagulase vitro and vivo[J].J Antimierob Chemother，2006，57(5)：122-126.

[25] Catherine L，Bayer A，Sara E C，et al.Clinical practice guidelines by the infectious diseases society of America for the treatment of methicillin-resistant Staphylococcus aureus infections in adults and children[J]. Clinical Infectious Diseases，2011，23(3)：1-38.

[26] Patel M.Community-Associated Meticillin-Resistant Staphylococcus aureus infections epidemiology，recognition and management[J]. Drugs，2009，69 (6)：693-716.

[27] 吴本权，张天托等.耐甲氧西林金黄色葡萄球菌的基础与临床[M].北京：科学出版社，2011.

第三节　肺炎链球菌疾病及其免疫预防策略

一、前言

肺炎链球菌（*Streptococcus pneumoniae*）是威胁人类，尤其是儿童健康的重要致病菌，常导致中耳炎、肺炎、菌血症和脑膜炎等疾病。肺炎链球菌感染是全球范围内一个重要的公共卫生问题。世界卫生组织（WHO）估计，全球每年有 160 万人死于肺炎链球菌感染，5 岁以下儿童就有 70 万 ~ 100 万人，其中多数生活在发展中国家[1]。近些年来，该菌对临床常用抗生素的耐药状况也日益恶化，对人类健康更具威胁。因此，有效的预防肺炎链球菌感染显得更为迫切和重要。我国儿科等卫生工作者对肺炎链球菌感染及其预防非常重视，2009 年，中华医学会儿科分会呼吸学组公布“预防儿童肺炎链球菌疾病专家共识”[2]；2010 年，中华医学会儿科学分会和中华预防医学会又联合发表“儿童肺炎链球菌性疾病防治技术指南(2009 年版)”[3]，为推广疫苗接种，预防肺炎链球菌疾病起到了积极作用。

二、肺炎链球菌毒力因子

荚膜（capsule）是肺炎链球菌毒力的主要决定因素，有荚膜肺炎链球菌的毒力比无荚膜的至少要强 10^5 倍，其成分主要为多糖。荚膜多糖保护肺炎链球菌不受中性粒细胞的吞噬，并降低体液免疫中补体激活能力而发挥毒力。

根据荚膜多糖抗原性的不同可将肺炎链球菌分为 90 多个血清型。丹麦分型系统被广泛采用，现分为 46 群，编号 1～48（无 26 和 30 群）。数字后加大写英文字母表示型；有的群只有一个型，仅用数字表示。各型的抗原式（antisera formula）不同，抗原式是基于全菌体抗原免疫血清和菌体抗原交叉吸附试验基础上确定的抗原组成，每种抗原对应的分型血清称为因子抗血清（factor antisera），用阿拉伯数字加小写英文字母表示。所以，抗原式就是能与相应型发生荚膜肿胀反应的所有因子抗血清的组合，同时反应了不同型之间具有共同抗原的状况，及某型免疫血清与其他型菌体抗原交叉反应的状况。丹麦分型名称及其抗原式见表 15-3-1。值得一提的是，采用基于单克隆抗体的 multi-beads assay 方法和分子生物学方法，美国 Nahm 教授的研究组近年在传统 6A,6B 型中发现 6C,6D，北京儿童医院和其他研究组又相继证明其具有新的抗原式，可以分为新型[4-6]。Nahm 研究组又报道了 11E,20A 和 20B 等新型，但没有相应的抗原式信息[7,8]。最近的研究提示，同一血清型荚膜位点基因的序列还存在变异，有的血清型的基因序列还存在较大变异[9]。

目前可用的肺炎链球菌疫苗所含抗原成分为荚膜多糖，感染后或疫苗接种后产生型特异的保护性抗体，交叉保护作用因为群/型的不同存在差异，如 19B 型免疫后，机体对 19A 型产生交叉保护很有限；6B 型免疫后，机体对 6A 型能产生较好的交叉保护。除了荚膜多糖，肺炎链球菌的细胞壁也含有多糖，即细胞壁多糖（cell wall polysaceharides，CWPS），CWPS 的结构比荚膜多糖更加保守。有荚膜的肺炎链球菌，CWPS 共价连接到荚膜多糖上，在肺炎链球菌的黏附过程中以及炎症反应中起着重要作用，但 CWPS 刺激机体产生的抗体是否具有保护性还无定论。此外，肺炎链球菌还有多种蛋白质毒力因子，包括肺炎链球菌表面蛋白 A（*Pneumococcal surface protein* A,PspA）、肺炎链球菌表面黏附素 A（*Pneumococcal surface adhesion* A,PsaA）、肺炎链球菌溶血素（*Pneumolysin*,Ply）、自溶酶(autolysin,Lyt)和神经氨酸酶（neuraminidase）等[10]，其中很多蛋白质毒力因子被分离纯化，制备为蛋白质疫苗，以克服荚膜多糖疫苗必须制备多价的缺点。但这些疫苗都还处于临床应用前研究阶段。

三、肺炎链球菌的流行病学

1.健康携带者

肺炎链球菌经常定植于健康人的咽喉和鼻咽部，由于检测方法和观察的人群的差异，报告的携带率在 5%～75%，儿童携带率高于成人。国内报道呼吸道感染儿童鼻咽部肺炎链球菌分离率在 5.1%～40.5%[11]。

2.肺炎链球菌疾病类型及其流行情况

肺炎链球菌常引起一组非侵袭性疾病，主要包括中耳炎、鼻窦炎、肺炎，还可以导致更为严重的侵袭性肺炎链球菌疾病（invasive pneumococcal disease,IPD），包括脓胸、菌血症、败血症和脑膜炎，以及骨髓炎、心包炎、心内膜炎、腹膜炎、化脓性关节炎和坏死性筋膜炎等少见感染[1,12]。

世界卫生组织（WHO）2005 年估计，每年 70 万～100 万 5 岁以下儿童死于肺炎链球菌感染，在 5 岁以下儿童疫苗可预防疾病死亡的原因中，肺炎链球菌居第一位，占 28%[1]。流行病学调查显示，2 岁以下儿童是肺炎链球菌感染发病率最高的人群，美国的报道显示，IPD 在 12 个月龄以下和 12～23 个月龄婴幼儿的发病率分别为 165/10 万和 203/10 万，而整体人群的发病率只有 24/10 万[13]。肺炎链球菌还是儿童社区获得性肺炎的首位病原菌。在严重肺炎感染中，肺炎链球菌的比例约为 50%，在致死性肺炎中比例可能更高[14]。肺炎链球菌还可导致急性中耳炎（acute otitis media,AOM），AOM 也是发病率非常高的一种疾病，国外资料统计约 83%的 3 岁以下儿童和 62%的 1 岁以下儿童至少患过 1 次 AOM，有文献报道 28%～55%的中耳负压吸引中可分离出肺炎链球菌[15]。

表 15-3-1　已知 92 个肺炎链球菌血清型及其抗原式

血清型	抗原式	血清型	抗原式
1	1a	19B	19a，19c，19e，7h
2	2a	19C	19a，19c，19f，7h
3	3a	20	20a，20b，7g
4	4a	21	21a
5	5a	22F	22a，22b
6A	6a，6b，6e，6f	22A	22a，22c
6B	6a，6c，6e	23F	23a，23b，18b
6C	6a，6b，6d	23A	23a，23c，15a
6D	6a，6c，6d	23B	23a，23b，23d
7F	7a，7b	24F	24a，24b，24d，7h
7A	7a，7b，7c	24A	24a，24c，24d
7B	7a，7d，7e，7h	24B	24a，24b，24e，7h
7C	7a，7d，7f，7g，7h	25F	25a，25b
8	8a	25A	25a，25c，38a
9A	9a，9c，9d	27	27a，27b
9L	9a，9b，9c，9f	28F	28a，28b，16b，23d
9N	9a，9b，9e	28A	28a，28c，23d
9V	9a，9c，9d，9g	29	29a，29b，13b
10F	10a，10b	31	31a，20b
10A	10a，10c，10d	32F	32a，27b
10B	10a，10b，10c，10d，10e	32A	32a，32b，27b
10C	10a，10b，10c，10f	33F	33a，33b，33d
11F	11a，11b，11e，11g	33A	33a，33b，33d，20b
11A	11a，11c，11d，11e	33B	33a，33c，33d，33f
11B	11a，11b，11f，11g	33C	33a，33c，33e
11C	11a，11b，11c，11d，11f	33D	33a，33c，33d，33f，6a
11D	11a，11b，11c，11e	34	34a，34b
12F	12a，12b，12d	35F	35a，35b，34b
12A	12a，12c，12d	35A	35a，35c，20b
12B	12a，12b，12c，12e	35B	35a，35c，29b
13	13a，13b	35C	35a，35c，20b，42a
14	14a	36	36a，9e
15F	15a，15b，15c，15f	37	37a
15A	15a，15c，15d，15g	38	38a，25b
15B	15a，15b，15d，15e，15h	39	39a，10d
15C	15a，15d，15e	40	40a，7g，7h
16F	16a，16b，11d	41F	41a，41b
16A	16a，16c	41A	41a
17F	17a，17b	42	42a，20b，35c
17A	17a，17c	43	43a，43b
18F	18a，18b，18c，18f	44	44a，44b，12b，12d
18A	18a，18b，18d	45	45a
18B	18a，18b，18e，18g	46	46a，12c，44b
18C	18a，18b，18c，18e	47F	47a，35a，35b
19F	19a，19b，19d	47A	47a，43b
19A	19a，19c，19d	48	48a

我国儿童人群中，肺炎链球菌疾病的流行病学数据较少。WHO 认为发展中国家 5 岁以下儿童 IPD 疾病的发病率比工业化国家高几倍[1]。20 世纪 90 年代初，在合肥的调查研究表明 5 岁以下儿童肺炎链球菌脑膜炎的发生率为 1.5/10 万；21 世纪初，南宁市 5 岁以下儿童肺炎链球菌脑膜炎发病率 1.3/10 万[11]。上述结果显著低于国外报告的数据，可能与我国抗生素的广泛使用导致细菌分离率过低等因素有关。回顾我国 1980 年以后含有儿童化脓性脑膜炎病原学检测结果的报告显示，诊断为化脓性脑膜炎的患儿中，肺炎链球菌检出率多在 10%～30%[11]。1996～2000 年全国 5 岁以下儿童死亡监测结果分析，肺炎是我国 5 岁以下儿童死亡的首位原因（773/10 万），占全部死亡数的 19%[16]。肺炎病原学检测中，呼吸道标本的细菌培养也会受到抗生素应用的影响；同时，培养结果阳性的呼吸道标本，由于采集标本部位和方法固有的缺陷，其临床意义常常受到质疑（尤其对于下呼吸道感染）；另外，对下呼吸道感染、肺炎的诊断也常常存在分歧。尽管如此，肺炎链球菌是儿童社区获得性肺炎的首位病原菌是普遍的共识[11]。俞桑洁等[17]报告 57 例 2 月龄至 13 岁儿童，中耳炎病原学研究显示分离肺炎链球菌和流感嗜血杆菌各 19 株（31.7%），是最常见的病原。

肺炎链球菌的疾病谱非常广泛。Taylor 等[12]回顾文献，肺炎链球菌可以导致 95 种其他少见的感染，包括骨髓炎、心包炎、心内膜炎、腹膜炎、化脓性关节炎、胰腺脓肿、肝脓肿、牙龈感染、腹股沟淋巴结炎、卵巢脓肿、睾丸脓肿、坏死性筋膜炎，等等。华-佛氏综合征（Waterhouse-Friederichsen syndrome）也可由肺炎链球菌感染引起。近年来，由肺炎链球菌导致的儿童坏死性肺炎（necrotizing pnedumoniae）病例有增多现象[18]，临床医生应予以重视。

3.血清型分布

肺炎链球菌血清型分布随调查的时间、地点、人群年龄不同而变化。经常引起人类感染的有 20 余种血清型，国外资料显示最重要的致病血清型为 6B,9V,14,19A,19F 和 23F。美国疾病控制与预防中心（CDC）对 1978～1994 年从 3 884 例 6 岁以下儿童中分离出的肺炎链球菌进行血清学分型，常见的 7 种血清型是 14,6B,19F,18C,23F,4 和 9V 型，占所有菌株的 78%[1]。

1981 年 WHO 组织的我国 18 省市肺炎链球菌血清型调查，共有 27 家医院和科研单位参加，历时 4 年（1982～1985），临床分离出 712 株菌[11]。其中 251 株为侵袭性菌株，血和脑脊液分别分离出 71 和 180 株；712 株菌中至少从小于 14 岁儿童中分离 407 株，包括从血和脑脊液中分离出 46 和 146 株。712 株共分 42 个型/群，以 5 型最多。最常见的 8 个血清型（5,6,1,19,2,14,23 和 3 型）占 63.6%。

20 世纪 90 年代后期，北京、上海、广州等地区儿童鼻咽部标本的研究结果，提示健康儿童中分离的肺炎链球菌常见的血清型与呼吸道感染儿童分离出的菌株分布有所不同，各地区及不同年份的研究结果存在差异[11]。总的说来，6A，19F，23F，6B，15B 和 14 型是常见血清型，7 价结合疫苗的覆盖率 33.9%～81.0%[11]。近期对住院肺炎患儿的调查显示，常见的血清型为 19F(55.6%)，19A(13.9%)，23F(10.1%)，6B(4.7%)和 14(3.6%)[19]。我国多中心 171 株 IPD 分离株的血清型分布显示，常见的血清型为 19F(19.9%)，14（19.3%），19A（18.1%），6B（9.4%）和 23F（6.4%），这 5 种血清型占所有菌株的 73.1%[20]。这些血清型研究结果与 20 世纪 80 年代的临床分离菌株的血清型分布存在很大不同，具体原因尚不明确。不论是何种原因，对我国开发或推广肺炎链球菌疫苗预防相关疾病提出了一个课题，也表明连续监测肺炎链球菌血清型分布的必要性和重要性。

4.抗生素耐药性

目前，肺炎链球菌对常用抗生素的耐药性已经成为世界性的问题，比较而言，我国状况更加不容乐观。北京 20 世纪 80 年代肺炎链球菌对青霉素不敏感菌株（PNSP）的检出率仅为 6%，且均为中度耐药，1997～1999 年增加至 13%～14%，2001 年进一步上升至 21%～51%[21]。由于 2008 年美国临床临床和实验室标准委员会（CLSI）修订了肺炎链球菌青霉素敏感性判定标准，对呼吸道标本分离菌株来说，从"敏感≤0.06mg/L，耐药≥2mg/L"修改为："敏感≤2mg/L，耐药≥8mg/L"，使得我国儿童肺炎链球菌青霉素敏感率大幅度提高到 90%以上。但不能忽视肺炎链球菌对抗生素的耐药性持续增加的动态变化。

从2006年到2008年，11家儿童医院或医院儿科分离的IPD菌株，共171株，按CLSI 2007标准，青霉素中介率/耐药率为42.1%/26.3%，按CLSI 2008年标准，非脑膜炎菌株对青霉素中介率0.8%，无耐药株；脑膜炎菌株中 76.6%为耐药株。分离菌株对阿莫西林敏感率高(94.7%)，对头孢呋辛敏感率仅为 35.1%。非脑膜炎菌株对头孢曲松的中介率为 19.4%，无耐药株，脑膜炎菌株中介率/耐药率高，为34.0%/29.8%。除7株(4.1%)外，其余164株株对红霉素呈高度耐药，MIC值超过256mg/L。29.2%的菌株对亚胺培南不敏感。超过 70%的菌株对四环素和磺胺甲基异恶唑-甲基苄啶耐药。所有的菌株均对万古霉素和左旋氧氟沙星敏感。按照CLSI2007年和2008年标准分析耐药模式，多重耐药率分别为89.5%和91.8%[20]。

抗生素耐药菌株的血清型分布更为集中，PNSP血清型以23F,19A,19F和14型较为常见[2]。

四、肺炎链球菌疫苗及其使用

1.可获得的肺炎链球菌疫苗种类

目前，可以获得的接种疫苗抗原成分均为荚膜多糖。1977 年美国上市了第一个肺炎链球菌多糖疫苗（pneuococcal polysaccharide vaccine，PPV），第一个肺炎链球菌荚膜多糖-蛋白质结合疫苗（pneumococcal conjugate vaccine，PCV）在2000年上市。多糖疫苗只含荚膜多糖抗原，不含蛋白载体，由于多糖为T细胞非依赖性抗原，因此，2岁以下儿童对此疫苗缺乏有效的免疫应答。结合疫苗由多糖抗原与白喉类毒素载体蛋白CRM197结合构成，能够有效刺激小儿免疫系统，产生足够的保护性抗体，并具有免疫记忆。PPV和PCV后通常跟一个阿拉伯数字表明该疫苗所含血清型抗原的种类数，如PPV23表示含有23种血清型肺炎链球菌荚膜多糖抗原的疫苗，常称为23价多糖疫苗；PCV7表示含有7种血清型肺炎链球菌荚膜多糖抗原分别与蛋白质结合组成的疫苗，常称为7价结合疫苗。

迄今为止，有几种不同血清型组成的肺炎链球菌疫苗可以使用或开展过临床研究，它们的血清型组成及相关信息见表15-3-2。

表15-3-2　含荚膜多糖抗原的肺炎链球菌疫苗的血清型组成及相关信息

	PCV7	PCV9	PCV10	PCV11	PCV13	PCV15	PPV23
血清型组成	4,6B,9V,14,18C,19F和23F型	PCV7+1,5型	PCV9+7F型	PCV10+3型	PCV11+6A,19A型	PCV13+22F,33F型	PCV15基础上还有2,8,9N,10A,11A,12F,15B,17F,20型
研发公司	美国惠氏(现辉瑞)	美国惠氏(现辉瑞)	英国葛兰素史克	法国赛诺菲巴斯德	美国惠氏(现辉瑞)	美国默克	美国默克等
最早上市时间	2000	2000～2005临床研究	2009	2001～2004临床研究	2010	临床前研究	1983
国内可获得	2008年9月以后	无	无	无	无	无	有国产和进口产品

2.疫苗覆盖率

疫苗覆盖率指的是属于疫苗包含血清型的菌株在所有调查菌株中所占比率，是评估疫苗推广接种效果的一个重要指标，因此在肺炎链球菌血清型分布研究报告中常常出现。欧美等发达国家在免疫接种PCV7前，PCV7的疫苗覆盖率为65%～80%[1]。我国2000年前后，北京、上海、广州等地报道PCV7的覆盖率33.9%～81.0%[11]。比较不同地区的数据发现，肺炎链球菌血清型分布在北京较为分散，疫苗覆盖率相对也低，PCV7覆盖率在40%左右；上海、广州等地区血清型分布较为集中，疫苗覆盖率高，PCV7覆盖率可达80%以上。多中心的研究结果则受到纳入地区、各地区分离菌株数比例等的影响。北京、天津、上海、广州和深圳肺炎住院患儿分离株的监测显示，PCV7，PCV10 和 PCV13 的覆盖率分别为76.3%，76.9%和92.3%。由于1,5和7F型在我国非常少见，PCV10的覆盖率与PCV7的覆盖率没有明显差别；但因6A型，尤其是19A型在北京、天津等地区流行，PCV13覆盖率显著提高，且地区之间差异也明显缩小[19]。我国多中心IPD分离株的研究也显示，PCV7，PCV10和PCV13覆盖率分别为60.3%，66.7%和87.8%[20]。

北京儿童医院的监测结果显示，PCV7覆盖的菌株对头孢克洛、头孢呋辛和头孢曲松的不敏感率高于非 PCV7 血清型菌株。对 IPD 分离株研究也表明，PCV7 血清型分离株对头孢呋辛和头孢曲松的不敏感率明显高于非疫苗血清型菌株。上述研究提示耐药菌株血清分布较集中于 PCV7 覆盖血清型中，这有利于通过免疫接种阻止耐药肺炎链球菌的播散，减少耐药[11,19,20]。值得注意的是，当前在沈阳、北京、天津、上海等地区流行的耐药肺炎链球菌菌株中，19A 型占有相当比例，19A 型不包括在 PCV7 中，但 PCV13 覆盖此型[19,20]。

3.肺炎链球菌多糖疫苗

肺炎链球菌多糖疫苗由提纯的细菌荚膜多糖制备。1977 年，美国上市了第一个 14 价（型）肺炎链球菌荚膜多糖疫苗，1983 年，23 价疫苗上市，替代了 14 价疫苗。23 价疫苗包括的 23 个血清型覆盖了 88%肺炎链球菌疾病的分离株，具有交叉反应的几个其他型还额外覆盖了 8%的分离株。在美国，23 价疫苗至少包括了 85%～90%引起儿童及成人肺炎链球菌感染的血清型。接种疫苗后，80%以上的健康年轻人在 2～3 周内血清中血清型特异性抗体升高 2 倍或 2 倍以上，并可维持 5～10 年。疫苗的安全性是较好的。注射后局部疼痛和红肿，48 h 内可消失；个别出现发热和肌痛的全身反应和局部硬结；全身严重反应，如变态反应很罕见。因为多糖是非 T 细胞依赖性半抗原，对 2 岁以下的婴幼儿无免疫原性，注射后对该疫苗的抗体反应较低或不一致。同时，该疫苗不能降低呼吸道黏膜的带菌率，对免疫缺陷和血液恶性肿瘤提供的保护作用也是有限的[21]。

儿童人群接种 PPV23 的有效性研究很少。大于 2 岁已接种过 PCV7 的健康儿童不推荐接种 PPV23。大于 2 岁，并存在肺炎链球菌易感因素的儿童在接种 PCV7 的基础上（最后一剂 8 周以后），或在不能获得 PCV7 时可接种 PPV23，以增加保护范围：①2 岁以上患镰状红细胞病、解剖或功能性脾切除、免疫缺陷（包括先天性免疫缺陷、肾衰竭、肾病综合征，以及长期应用免疫抑制治疗或放射性治疗）或 HIV 感染的儿童。2 岁后或最后一剂 PCV7 接种 2 个月后接种 PPV23。如果患儿超过 10 岁，PPV23 接种 5 年后应再次接种；患儿不超过 10 岁，接种 3～5 年后应再次接种。②2 岁以上患慢性疾病的儿童，如心脏病（尤其紫绀型先天性心脏病和心衰患儿）、肺疾病（除外哮喘，但包括使用大剂量皮质激素治疗的患儿）、脑脊液漏、糖尿病等。接种方法同上，但不推荐再次接种。另外，植入耳蜗的患儿也应考虑接种 PPV23。

4.肺炎链球菌结合疫苗

在多糖上加上蛋白载体后，由非 T 细胞依赖性抗原变为 T 细胞依赖性抗原，免疫原性增强。结合疫苗不仅能诱导产生足够量的特异性抗体，还能诱导免疫回忆反应，因此可以抗侵袭性感染和急性中耳炎，还能降低在鼻咽部的带菌率。

（1）免疫预防效果（免疫原性、有效性和安全性）：在美国进行的随机、双盲、对照研究中，共入选 37 830 名健康儿童，结果显示 PCV7 对疫苗血清型 IPD 的有效性为 97.4%[22]。另有研究证实 PCV7 使用后，5 岁以下儿童所有血清型导致的 IPD 减少了 77%。并且由于接种疫苗阻止了肺炎链球菌由儿童向成人的传播，使得 50 岁以上的成人疫苗血清型 IPD 的发病率下降了 55%，产生了群体免疫效果[23]。在加拿大、澳大利亚和西班牙等国家的人群监测结果也显示出类似的有效性。PCV7 对儿童肺炎和中耳炎的有效性也得到证实。临床研究显示，PCV7 使 1 岁以内全部新发临床和放射学确诊的肺炎下降 32%[24]，2 岁以下儿童因肺炎住院的病例也减少了 39%；疫苗血清型急性中耳炎下降 57%[25]，2 岁以内儿童中耳炎就诊率下降 20%[26]。

对 1918 年流感死亡病例的研究证实，出现流感症状到死亡的平均时间为 10 d，这与 20 世纪 20 年代肺炎链球菌肺炎死亡的平均时间一致，说明肺炎链球菌在流感相关性死亡中可能有重要作用。有研究表明肺炎链球菌在病毒相关性肺炎发生过程中有重要作用。在一项包括 37 107 例儿童的双盲随机对照试验中，全程接种结合疫苗的儿童罹患儿种呼吸道病毒相关性肺炎发生减少了 31%[27]。结合疫苗减少流感相关性疾病的作用已经得到证实。接种过疫苗，并实验室确诊流感的儿童因为流感相关性肺炎住院的危险较没有接种疫苗的儿童减少 45%[27]。

研究显示 PCV7 还表现出控制肺炎链球菌耐药的作用，这主要与常见的耐药血清型（6A,6B,9V,14,19A,19F 和 23F）多属于 PCV7 覆盖或其相关血清型有关。同时，疫苗的使用可以减少抗生素的使用，也可通过群体免疫效应减少非免疫人群中耐药肺炎链球菌的流行[28]。美国监测数据显示，PCV7 纳入计划免疫前后肺炎链球菌青霉素耐药率从 2000 年的 17.6%下降到 2005 年的 9.9%。

PCV7 疫苗已在世界各地进行过不同试验，结果证明其具有良好的安全性和耐受性，常见的接种后反应与其他儿童期使用的疫苗类似，包括注射部位的轻度肿胀、疼痛和发热[28]。美国已经有 200 多万儿童接种过这种疫苗，上市后监测也未发现说明书之外的不良反应。我国学者对 PCV7 在健康婴儿的免疫原性和安全性也进行了研究[29]。受试者在 3,4,5 月龄与无细胞百白破疫苗（DTaP）同时或分开接种 3 剂基础免疫 PCV7，12～15 月龄接种第 4 剂加强针。基础免疫后与 DTaP 同时或分开接种的受试者各血清型抗体浓度都明显升高。两组达到保护性抗体水平（0.35mg/L）的受试者比例为 82%～100%；加强免疫后各血清型抗体浓度比免疫前明显升高，接近 100%的受试者达到保护性抗体水平，表现出免疫记忆反应。与国外的安全性监测结果类似，也没有发现说明书之外的不良反应，多数反应为弱反应，直径为 2.6～5.0 cm 的注射部位肿胀发生率为 1%左右，体温超过 38.0℃的发热率在 6%～12%，而体温超过 39.0℃只有 2 例（0.79%）。与 DTaP 同时接种组和分开接种组相比，安全性结果没有显著差异。结果显示，PCV7 单独接种以及与 DTaP 同时接种，在健康中国婴儿中具有很好的免疫原性和安全性。

WHO 在 2007 年 3 月针对 PCV7 用于儿童免疫接种的意见书[1]指出：鉴于在儿童中肺炎链球菌性疾病的沉重疾病负担和 PCV7 在这些儿童中的安全性和有效性，应当优先将 PCV7 纳入国家计划免疫中。2006 年 WHO 的疫苗安全全球顾问委员会认为 PCV7 是安全可靠的。目前，在 193 个 WHO 成员国中，90 多个国家开始使用 PCV7，42 个国家或地区将其纳入儿童计划免疫。

PCV13 的临床实验结果表明，其接种不良反应种类、严重度都与 PCV7 相似。PCV 疫苗的禁忌证是对前一次接种或任何疫苗成分有变态反应，对含有白喉类毒素疫苗有变态反应史也应列为禁忌，因为 PCV 含有 CRM197，它是白喉类毒素的突变体。8 个欧美等国家批准 PCV7 可以和儿童其他计划免疫疫苗同时接种，需使用单独的注射器，在不同部位注射。在我国的临床研究中，PCV7 与 DTaP 同时接种，仍显示良好的免疫原性和安全性[29]。但目前在国内暂不推荐 PCV7 与其他疫苗同时接种。

（2）接种程序：根据我国临床研究的结果和美国等发达国家的接种程序，目前国内上市产品说明书推荐的接种方法如下：

3～6 月龄婴儿接种 3 剂，每剂 0.5 mL，3,4,5 月龄各接种 1 剂，两剂间至少间隔 1 个月。在 12～15 月龄接种第 4 剂。未接种过本疫苗的大龄婴儿及儿童：① 7～11 月龄婴儿接种 2 剂，每剂 0.5 mL，每次接种至少间隔 1 个月。12 月龄后接种第 3 剂，与第二次接种至少间隔 2 个月。②12～23 月龄儿童接种 2 剂，每剂 0.5 mL，每次接种至少间隔 2 个月。③24 月龄至 5 岁儿童：接种 1 剂。

完成 PCV7 基础免疫接种后，对疫苗血清型导致的 IPD 的保护时间至少是 2～3 年。WHO 认为该疫苗的免疫原性资料以及使用结合疫苗的经验提示，免疫保护作用可能会持续更长时间[1]。

（3）如何向更多价疫苗过渡：PCV13 具有更高的覆盖率，覆盖率在各地之间的差异也缩小，期望在不久的将来也能在我国上市。PCV13 在美国注册上市后，替代 PCV7 用于儿童免疫程序，推荐接种过 PCV7 的儿童接种 PCV13 的过渡方案见表 15-3-3 [30]。这种过渡方案可供国内同行将来借鉴。

表 15-3-3 PCV7 向 PCV13 的过渡方案

婴儿期基础免疫			加强	补充接种
2 月龄	4 月龄	6 月龄	≥12 月龄	14～59 月龄
PCV7	PCV13	PCV13	PCV13	—
PCV7	PCV7	PCV13	PCV13	—
PCV7	PCV7	PCV7	PCV13	—
PCV7	PCV7	PCV7	PCV7	PCV13
				针对 14～71 月龄具有肺炎链球菌感染危险因素的儿童，即使已接种 PPV23，也应接种 PCV13；与 PPV23 接种至少间隔 8 周

（4）具有肺炎链球菌感染危险因素者的疫苗接种：一些基础疾病状态常常影响接种疫苗的决策，导致疫苗接种延迟和遗漏。对于肺炎链球菌疫苗，尤其强调某些危险因素存在时，及时完成疫苗接种[30]。儿童和成人患 IPD 的危险性增加的因素有：慢性心脏疾病（包括青紫型先天性心脏病、充血性心力衰竭和心肌病），慢性肺疾病（包括囊性纤维化），糖尿病，嗜酒，肝硬化，脑脊液漏，植入人工耳蜗，无症状 HIV 感染，哮喘（成人，以及需要长期口服大剂量激素治疗的儿童），吸烟（成人）。患 IPD 危险性最高的情况包括：慢性肾衰竭，肾病综合征，功能性、先天性无脾或外科切除（包括镰状红细胞病和其他血红蛋白病），有症状的 HIV 感染，免疫抑制状态（包括何杰金氏病、白血病、淋巴瘤、多发性骨髓瘤、恶性肿瘤、实体器官或骨髓移植、长期大剂量皮质激素治疗、化疗和放疗），先天性免疫功能缺陷（包括体液和细胞免疫功能缺陷、补体，尤其 C1,C2,C3 和 C4 缺陷，排除慢性肉芽肿病的巨噬细胞失调）。

在上述可选择性的状况出现时，如脾切除、植入人工耳蜗、化疗、放疗、激素治疗等，应该尽可能在 2 周前完成免疫接种。具有危险因素的妇女应该在怀孕前接种疫苗，在孕期如果有必要也可考虑接种疫苗。

（5）结合疫苗的局限性：肺炎链球菌结合疫苗的安全性和预防侵袭性感染的有效性都得到了肯定，同时，它也有几点局限性。相对于 90 多个血清型来说，结合疫苗覆盖血清型仍有限。结合疫苗的生产过程颇为复杂，目前只有少数几家公司能够生产结合疫苗。这也可以为什么该疫苗的价格通常高于其他疫苗，非常昂贵。这限制了其在发展中国家的推广应用，政府财政也难以支撑其列入计划免疫程序所带来的负担。

PCV7 广泛使用后，另一个受到关注的问题是血清型替换（serotype replacement）。接种 PCV7 能防止疫苗血清型肺炎链球菌在鼻咽部定植，但由于非疫苗血清型还可以定植，因此人群肺炎链球菌总携带率可能并不下降。在广泛使用疫苗后的监测研究表明，某些非疫苗血清型 IPD 的发病率持续升高，由非疫苗血清型导致的疾病增多可能削弱接种所带来的总体获益。

总的说来肺炎链球菌血清型替换还是非常有限的，但某些单个非疫苗血清型导致的 IPD 发病率已经呈现明显上升，如 3,19A,22F 和 33F 型。非疫苗血清型中 19A 型尤其令人关注。美国从 2000 到 2005 年，19A 型导致的 IPD 增加超过 330%（不分年龄），1998 ~ 1999 年，19A 型仅占 IPD 的 2.5%，2005 年达到 36%[31]。美国 PROTEKT US 监测[32]表明，2000 ~ 2004 年在 14 岁以下儿童临床分离株中 19A 型所占比率由 4.7%升高到 18.9%，PCV7 覆盖百分率由 65.5%下降到 27.0%。Messina 等[33]报道 2002 到 2005 年在 5 岁以下儿童侵入性感染菌株中 19A 型所占比率逐渐升高，分别为 11.5%,16%,36%和 44%。

WHO 认为与疫苗血清型 IPD 发病率下降相比，非疫苗血清型 IPD 发病率的升高幅度相对较小，不会导致总的发病率明显增加，预计这种血清型替换不会导致肺炎链球菌疾病的总体发病负担升高，只是可能削弱 PCV7 的总体接种受益[1]。新近的报告显示在局部地区血清型替换可能大幅度削弱疫苗接种受益。Messina 等[33]研究发现，在美国达拉斯，应用 PCV7 后，1999 ~ 2004 年 IPD 发病率明显下降，但 2005 年与 2004 年比较又有明显回升，在 2 岁以下组也有所升高（从 45/10 万升高至 89/10 万，差异无统计学意义）；疫苗血清型 IPD 发病率明显下降，但非疫苗血清型 IPD 发病率上升明显；其中尤其是 19A 型 IPD 发病率从 3.7/10 万（1999 年）升高到 25.2/10 万（2005 年）。

长期的监测结果显示，伴随血清型替换，某些菌株的抗生素耐药性也增强，尤其是 19A 型。有报告显示，美国从 1998 到 2005 年，19A 型增多的同时，19A 型青霉素耐药率也从 6.4%猛涨到 34.5%[31]。Pelton 等[34]研究表明马萨诸塞州 2002 ~ 2005 年 19A 型所致 IPD 比例增加，从 11.5%升高到 44%，且 19A 型对青霉素和头孢曲松等更加耐药，发现这与多重耐药克隆 ST320 的传播有关。总的看来，PCV7 应用后，非疫苗血清型所致疾病增多的同时，其耐药性也有所增强。

2008 年 9 月，PCV7 在我国注册上市，但 2006 年 2 月到 2007 年 2 月北京、天津、上海、广州和深圳 5 家儿童医院对住院肺炎患儿的肺炎链球菌分离株的研究显示，19A 型为第二位常见血清型，且其具有较强耐药性[19]。对 IPD 菌株的研究结果，也提示 19A 型已经非常常见[20]。19A 型菌株的强耐药性提示 19A 型增多可能与某些抗生素药物选择压力下强耐药株传播流行有关。上述结果提示 19A 型的增多可能不只是推广 PCV7 的结果，同时与抗生素药物选择压力有关。抗生素选择性压力在血清型替换中的作用和地位还需要进一步深入研究。我们对 6 群中各型在 PCV7 上市前的流行病学进行了研究，提示抗生素的选择作用使其型别的构成比在 1997～2008 年间发生了明显变化。当前就全球而言，抗生素普遍使用和疫苗推广对肺炎链球菌血清型分布影响的集合效应更应该受到重视[35]。

五、结语

肺炎链球菌是威胁儿童健康的常见致病菌，接种疫苗是预防其感染的有效措施。PCV 具有很好的安全性和免疫效果，在纳入计划免疫程序的国家和地区，PCV7,PCV10 和/或 PCV13 取得了卓越的成绩，有效的预防了肺炎链球菌感染，降低了 IPD 等疾病的发病率。我国也在逐步推广 PCV7 的接种，其效果还有待评估。不同的国家和地区，因根据血清型的差异选择应用 PCV7 或者 PCV13，以获得最佳的预防效应。我国不同地区分离的肺炎链球菌血清型分布差异明显，更需对此进行慎重考量。更为重要的是开展长期的和更大范围的监测工作，及时发现血清型分布变化，制定相应的疫苗免疫对策。当前部分地区，19A 型比其他血清型肺炎链球菌的更为普遍，这些地区儿童选择接种 PCV13 才是明智之举。在接种免疫效果肯定的结合疫苗基础上，对于有易感因素的儿童，及时接种 PPV23，扩大免疫预防范围也是保障儿童健康的重要措施。

当前，针对可获得的肺炎链球菌疫苗存在的局限性，正在尝试增加覆盖血清型、使用新的佐剂等方法以获得更优秀的疫苗。其他类型的疫苗，包括全菌体疫苗、DNA 疫苗和蛋白质疫苗也正在研发过程中，有些疫苗在动物试验中获得了很好的结果，有望成为新的预防肺炎链球菌感染的武器。除了研发新型疫苗，结合疫苗国产化和根据我国情况调整疫苗覆盖血清型是我国疫苗研发和生产机构急需努力的一个方向，以使我国儿童能更早获得经济适用的疫苗，有效控制肺炎链球菌感染性疾病，保障儿童健康。

（姚开虎）

参考文献

[1] World Health Orgnization.Pneumococcal conjugated vaccine for childhood immunization-WHO position paper[J].Wkly Epidemiol Rec，2007，82(12)：93-104.

[2] 中华医学会儿科分会呼吸学组. 预防儿童肺炎链球菌疾病专家共识[J].中国实用儿科杂志，2009，24(8)：602-605.

[3] 中华医学会儿科分会，中华预防医学会. 儿童肺炎链球菌性疾病防治技术指南(2009 年版)[J].中华儿科杂志，2010，48(2)：104-111.

[4] Park I H，Pritchard D G，Cartee R，et al.Discovery of a new capsular serotype (6C) within serogroup 6 of Streptococcus pneumoniae[J].J Clin Microbiol，2007，45(4)：1225-1233.

[5] Yao K，Liu Z，Yang Y. How many factor antisera can be found for serogroup 6 Streptococcus pneumoniae? [J].J Clin Microbiol，2010，48(8)：3046.

[6] Song J H，Baek J Y，Ko K S.Comparison of capsular genes of Streptococcus pneumoniae serotype 6A，6B，6C，and 6D isolates[J].J Clin Microbiol，2011，49(5)：1758-1764.

[7]Calix J J，Porambo R J，Brady A M，et al.Biochemical，Genetic，and Serological Characterization of Two Capsule Subtypes among Streptococcus pneumoniae Serotype 20 Strains: DISCOVERY OF A NEW PNEUMOCOCCAL SEROTYPE[J].J Biol Chem，2012，287(33)：27885-27894.

[8] Calix J J，Nahm M H.A new pneumococcal serotype，11E，has a variably inactivated wcjE gene[J].J Infect Dis，2010，202(1)：29-38.

[9] Elberse K，Witteveen S，van der Heide H,et al. Sequence Diversity within the Capsular Genes of Streptococcus pneumoniae Serogroup 6 and 19[J].PLoS ONE，2011，6(9)：e25018.

[10] Kadioglu A，Weiser J N，Paton J C，et al.The role of Streptococcus pneumoniae virulence factors in host respiratory colonization and disease[J].Nat Rev Microbiol，2008，6(4)：288-301.

[11] Yao K，Yang Y.Streptococcus pneumoniae diseases in Chinese children: past，present and future[J].Vaccine，2008，26(35)：4425-4433.

[12] Taylor S N，Sandors C V. Unusual manifestations of invasive pneumococcal infection[J]. Am J Med，1999，107(1A)：S 12–S 27.

[13] Centers for Disease Control and Prevention (CDC). Progress in introduction of pneumococcal conjugate vaccine-worldwide，2000-2008[J].MMWR Morb Mortal Wkly Rep，2008，57(42)：1148-1151.

[14] UNICEF/WHO,Pneumonia: The forgotten killer of children[C],2006.

[15] Heikkinen T，Thint M，Chonmaitree T. Prevalence of various respiratory viruses in the middle ear during acute otitis media[J].N Engl J Med，1999，340(4)：260-264.

[16] 王艳萍，缪蕾，钱幼琼，等.1996 年至 2000 年全国 5 岁以下儿童死亡监测主要结果分析[J].中华预防医学杂志，2005,，39 (4)：260-264.

[17] 俞桑洁，傅曙光，高薇，等.化脓性中耳炎病原学研究[J].中华儿科杂志，1997，35：94-96.

[18] 姚开虎，赵顺英，杨永弘.儿童肺炎链球菌坏死性肺炎[J].中国循证儿科杂志，2007，2(6)：449-454.

[19] Yao K，Wang L，Zhao G，et al.Pneumococcal serotype distribution and antimicrobial resistance in Chinese children hospitalized for pneumonia[J]. Vaccine，2011，29(12)：2296-2301.

[20] Xue L，Yao K，Xie G，et al. Serotype distribution and antimicrobial resistance of Streptococcus pneumoniae isolates that cause invasive disease among Chinese children[J]. Clin Infect Dis，2010，50(5)：741-744.

[21] 姚开虎，张敬仁. 国内耐药肺炎链球菌的流行现状[J].传染病信息，2011，24(2)：120-124.

[22] Lexau C A，Lynfield R，Danila R，et al.Changing epidemiology of invasive pneumococcal disease among older adults in the era of pediatric pneumococcal conjugate vaccine[J].JAMA，2005，294(16)：2043-2051.

[23] Black S B，Shinefield H R，Ling S，et al. Effectiveness of heptavalent pneumococcal conjugate vaccine in children younger than five years of age for prevention of pneumonia[J].Pediatr Infect Dis J，2002，21(9)：810-815.

[24] Eskola J，Kilpi T，Palmu A，et al. Efficacy of a pneumococcal conjugate vaccine against acute otitis media[J].N Engl J Med，2001，344(6)：403-409.

[25] Grijalva C G，Poehling K A，Nuorti J P，et al.National impact of universal childhood immunization with pneumococcal conjugate vaccine on outpatient medical care visits in the United States[J].Pediatrics，2006，118(3)：865-873.

[26] Klugman K P，Astley C M，Lipsitch M. Time from illness onset to death，1918 influenza and pneumococcal pneumonia[J].Emerg Infect Dis，2009，15(2):346-347.

[27] 姚开虎，杨永弘. 流感继发肺炎链球菌感染[J].中国实用儿科杂志，2009，24(12):964-967.

[28] Arguedas A，Soley C，Abdelnour A. Prevenar experience[J].Vaccine. 2011，29(Suppl 3)：C26-C34.

[29] Li R，Li F，Li Y，et al.Safety and immunogenicity of a 7-valent pneumococcal conjugate vaccine (PrevenarTM): Primary dosing series in healthy Chinese infants[J]. Vaccine，2008，26：2260-2269.

[30] Marshall G S. The vaccine handbook: a practical guide for clinicians[M].3red ed.New York：Professional Communications,Inc，2010：439-452.

[31] Beall B.Vaccination with the pneumococcal 7-valent conjugate: a successful experiment but the species is adapting[J].Expert Rev Vaccines，2007，6(3)：297-300.

[32] Farrell D J，Klugman K P，Pichichero M.Increased antimicrobial resistance among nonvaccine serotypes of Streptococcus pneumoniae in the pediatric population after the introduction of 7-valent pneumococcal vaccine in the United States[J].Pediatr Infect Dis J，2007，26(2)：123-128.

[33] Messina A F，Katz-Gaynor K，Barton T，et al. Impact of the pneumococcal conjugate vaccine on serotype distribution and antimicrobial resistance of invasive Streptococcus pneumoniae isolates in Dallas，TX，children from 1999 through 2005[J].Pediatr Infect Dis J，2007，26(6)：461-467.

[34] Pelton S I，Huot H，Finkelstein J A，et al. Emergence of 19A as virulent and multidrug resistant Pneumococcus in Massachusetts following universal immunization of infants with pneumococcal conjugate vaccine[J].Pediatr Infect Dis J，2007，26(6)：468-472.

[35] Yao K，Liu Z，Yu J，et al.Type distribution of serogroup 6 Streptococcus pneumoniae and molecular epidemiology of newly identified serotypes 6C and 6D in China[J].Diagn Microbiol Infect Dis，2011，70(3)：291-298.

第四节　结核病免疫相关宿主易感基因研究进展

结核病（tuberculosis,TB）是由结核分支杆菌（*Mycobacterium tuberculosis,MTB*）感染引起的全世界范围内的高感染率、高致死率的传染病。虽然结核病的诊断和治疗在不断发展，但是结核病仍然严重威胁着人类的健康并给全球带来沉重的经济负担。

结核病的发病是一个多因素综合作用的结果，它的发生、发展和临床结局，不仅受病原体的毒力和环境因素的控制，而且受到机体遗传基因及其多态性的影响。既往结核病的研究主要集中在致病菌及环境因素对发病的影响，随着人类基因组流行病学的发展以及对于结核病相关免疫反应研究的不断深入，宿主免疫应答相关的免疫基因在疾病的发生发展中的作用越来越受到人们的重视。宿主针对结核分支杆菌感染的免疫应答比较复杂，主要包括固有性免疫应答和适应性免疫应答两个方面[1]。本文主要就以上两个方面进行综述。

一、结核病相关免疫应答简介

宿主针对结核分支杆菌感染的免疫应答主要包括固有性免疫应答和适应性免疫应答两个方面。

固有性免疫应答是宿主抵抗结核分枝杆菌感染的第一道屏障，有多种免疫细胞参与了固有性免疫应答，其中最重要的固有免疫细胞为巨噬细胞和树突细胞（dendritic cell,DC）。巨噬细胞不仅可以杀死吸入的 *MTB*[2]，而且还是重要的抗原提呈细胞（antigen-presenting cells,APC）。巨噬细胞和 DC 可以对胞内的结核分枝杆菌的抗原进行加工提呈，通过主要组织相容性复合体（major histocompatibility complex,MHC）Ⅰ和Ⅱ分子分别提呈给 $CD8^{+}$T 细胞和 $CD4^{+}$T 细胞，为 T 细胞活化提供第一信号。除此之外，由 APC 分泌的白介素-12（interleukin,IL-12）对于 $CD4^{+}$T 细胞增殖和干扰素-γ（interferon-γ,IFN-γ）分泌具有重要作用。固有免疫应答除了有免疫细胞参与以外，还有防御素和抗菌肽等抗菌物质参与。

适应性免疫应答在结核病的免疫反应中起到了重要作用，其中 Th1 细胞的作用最为显著。Th1 细胞可以产生 IFN-γ 等多种细胞因子，而 IFN-γ 可以激活巨噬细胞，促进巨噬细胞的杀菌作用，活化的巨噬细胞还可以进一步通过分泌 IL-12 增强 Th1 细胞的效应。

在下文中，我们将会对结核病固有性免疫应答和适应性免疫应答相关的宿主易感基因研究进展进行简单介绍。

二、固有性免疫应答相关易感基因与结核病的相关性研究

在这一部分中，我们主要介绍的是固有性免疫相关的宿主易感基因研究，主要包括 Toll 样受体（toll-like receptor,TLR）受体家族以及维生素 D 受体（vitamin D receptor,VDR）。

1.TLR 家族与结核病的相关性研究

在固有性免疫应答中，巨噬细胞和 DC 等固有免疫细胞主要依靠细胞表面或者胞内器室膜上的模式识别受体（pattern recognition receptor,PRR）来识别病原体某些共有特定分子结构，即病原相关模式分子（pathogen associated molecular patterns,PAMP）。

TLR 家族是一类重要的 PRR，共有 11 个成员，而且家族成员具有不同的信号通路：TLR2,TLR5，TLR7,TLR8,TLR9,TLR10 为髓样分化因子 88(medullary differentiation factor 88,MyD88)依赖途径，TLR4 包括 MyD88 依赖途径与 MyD88 非依赖途径，并且 TLR2 和 TLR4 的 MyD88 依赖途径需要 MyD88 和 TIR 功能区的接头蛋白（TIR domain-containing adapter protein，TIRAP）的协同作用。TLR 识别并结合 *MTB* 抗原，募集接头蛋白经不同信号转导途径进行信号转导，最终 NF-κB 被激活，游离并移位到细胞核中，结合到靶向的 DNA，与其他转录因子一起协同诱导促炎性因子 IL-1,IL-12,IFN-γ 的表

达[3]。

（1）TLR2 与结核病的相关性研究：TLR2 可识别多种 PAMP，对于巨噬细胞的激活和细胞因子的分泌具有重要影响。Dulfary S ά nchez 等人通过体外研究发现了 TLR2 和 TLR4 介导的信号在 *MTB* 诱导的巨噬细胞的凋亡中发挥了重要作用[4]。Pierre-Yves Bochud 等人将 TLR2 的 *Arg*677*Trp*（*rs*6265786）突变体转入 HEK293 细胞中，结果显示 *MTB* 通过 TLR2 通路引起的 NF- κ B 的活化明显下降，提示该突变可能会引起宿主细胞免疫应答的下调[5]。

对土耳其人群、几内亚比绍人群、突尼斯人群以及中国人群，都有关于 TLR2 基因的多态性与结核病的相关性研究，其中 *Arg*753*Gln*（*rs*5743708）和 *Arg*677*Trp*（*rs*6265786）是研究的热点。在对土耳其人群的研究中，研究者不仅发现 *rs*5743708 与成年土耳其人群肺结核易感相关[6]，而且发现该位点的杂合型以及 Gln 等位基因在土耳其儿童结核病组明显高于结核潜伏感染组（latent TB infection,LTBI）[7]，但是研究者在几内亚比绍人群中没有发现 *rs*5743708 与肺结核的易感相关[8]。在对突尼斯人群中的研究中，Meriem Ben-Ali 等人发现 *rs*6265786 的突变在结核病患者组明显高于对照组[9]。在对中国人群的研究中，研究者的结论并不一致。薛云等人在对浙江汉族人群的研究中发现 *rs*5743708 的 G/A 基因型与结核病易感相关，G/G 基因型在中国人群中与肺结核易感性反向相关，还发现在第二个内含子有一个（GT）n 微卫星的多态性与结核病相关[9]，然而研究者在中国东南部人群中并没有发现 *rs*5743708 和 *rs*6265786 与结核病易感相关[10]。同一单核苷酸多态性（single nucleotide polymorphism,SNP）的位点，不同国家、地区及种族基因多态性研究结论不尽相同，这可能主要是各个种族的遗传差异性以及研究样本和方法的局限性造成的。

（2）TLR4 与结核病的相关性研究：TLR4 是介导 LPS 识别的最主要受体，TLR4 可以调节细胞因子的分泌、激活巨噬细胞并杀死 *MTB*，并且可以诱导巨噬细胞的凋亡。最广泛研究的 TLR4 的 SNP 位点为 *Asp*299*Gly*（*rs*49867900）和 *Thr*399*Ile*（*rs*4986791），这两个位点可以影响 TLR4 的细胞外结构域，进而影响 TLR4 的功能和表达[11,12]。

在坦桑尼亚人群、高加索人群以及印度人群的研究中，研究者分别发现了 *rs*49867900 和 *rs*4986791 的多态性与结核病易感性相关。Ferwerda 等人[13]与 Pulido 等人[14]分别在坦桑尼亚和高加索的结核与 HIV 共感染人群中发现 *rs*49867900 的突变可增加结核病的发病风险；Najmi 等人发现 *rs*49867900 和 *rs*4986791 的多态性在印度人群与结核病（特别是严重的结核病）易感密切相关[15]。除此之外，Digna Rosa Velez 等人通过研究发现了 TLR4 的 *rs*123445353 位点的多态性与在非洲裔美国人群结核易感相关[16]。

（3）TLR9 与结核病的相关性研究：TLR9 是识别细菌 DNA 中 CpG 基序的主要受体，在 *MTB* 感染时，TLR9 基因敲除鼠的 IL-12p40 和 IFN- γ 的表达明显低于野生型小鼠[17]。

研究人员在高加索人群、非洲裔美国人群以及印度尼西亚人群中的研究中，分别发现了多个 TLR9 位点与结核病易感相关。Digna Rosa Velez 等人在对非洲裔美国人群中的研究中发现 TLR9 有 5 个位点的多态性与结核病易感相关（*rs*164637,*rs*352143,*rs*5743836,*rs*352139 和 *rs*352162），而在高加索人群中只发现 rs5743836 与结核病易感相关[16]，在印度尼西亚女性人群中，只发现 *rs*352139 与结核病易感相关[18]。

除了 TLR2,TLR4 和 TLR9 以外，TLR 家族中的 TLR1 和 TLR8 也有关于结核易感的相关报道，但是数量较少，在此就不一一例举了。

（4）TLR 家族信号通路相关基因与结核病的相关性研究：现有的文献主要报道了 TIRAP 多态性与结核易感的相关性研究。研究者分别发现 *Ser*180*Leu*（*C*539*T*，*rs*8177374）和 *C*558*T*（*rs*7932766）与多个不同国家和地区人群的结核病易感相关，但在中国人群中没有发现这一现象。Khor 等人通过体外研究发现错义突变 *rs*8177374 可以使得 TLR2 介导的 NF- κ B 通路信号减弱，并且发现该位点与几内亚比绍人群的结核易感相关[19]，而且研究者在哥伦比亚人群也发现了该位点与结核病易感相关[20]。此外，Arentz 等人还发现 *rs*7932766 可以降低 *MTB* 感染诱导的 IL-6 的下调，从而降低对 *MTB* 的抵抗力[21]，

Thomas R. Hawn 等人也发现这一位点与越南人群结核病的易感相关[22]。然而，在对于中国人群的研究中，Zhang 等人没有发现 *rs*8177374 和 *rs*7932766 与结核病易感的相关性，但是发现了 *G286A*（*rs*8177400）与中国人结核病易感相关[23]。

2.VDR **与结核病的相关性研究**

维生素 D 可以通过影响巨噬细胞 VDR 和 25-羟维生素 D1a-羟化酶（CYP27B1）mRNA 水平来影响机体固有免疫反应。CYP27B1 可催化 25-$(OH)_2D_3$ 转化成 1，25-$(OH)_2D_3$。TLR 的激活可引起单核细胞和巨噬细胞中 VDR 和 CYP27B1 的 mRNA 水平上调，并促使更多 25-$(OH)_2D_3$ 向 1,25-$(OH)_2D_3$ 转变，后者进而促进抗菌肽基因 *hCAP*18 表达 LL-37，而抗菌肽 LL-37 可介导 *MTB* 死亡[24,25]。

对于 VDR 的多态性与结核病易感的相关性研究主要集中在 *FokI*（*rs*10735810），*BsmI*（*rs*154410），*ApaI* 和 *TaqI* 等四个位点。Gao 等人对 VDR 的多态性与亚洲、非洲和南美洲人群结核病易感的相关性进行了 meta 分析，他们发现：在亚洲人群中，*rs*10735810 位点 ff 基因型是结核感染或发病的危险因素；*rs*154410 位点 bb 基因型为保护因素，而其他两个位点与结核易感无显著相关性；研究者在对非洲和南美地区的研究中均未发现 VDR 基因多态性与结核易感性相关[26]。

在对中国人群的研究中，Liu 等以汉族人群为对象发现：VDR 的 *rs*10735810 位点 ff 基因型在病例组中的频率显著高于对照组，ff 基因型可能是汉族人群结核病的易感基因型[27]；Chen 等人以藏族人群为研究对象发现了结核病患者 VDR 的 *rs*10735810 位点 ff 基因型的频率明显高于对照组的频率，推测 *rs*10735810 的多态性与藏族人群结核易感相关[28]；苏倩等人以重庆人群为研究对象也发现 *rs*10735810 的 ff 基因型与结核病易感性相关[29]。

除了以上这些基因，还有 *CTSZ*，*NOS2A* 和 *MC3R* 等基因在抗结核感染的固有免疫应答中发挥作用，它们的多态性与结核病易感也有一定的相关性，此处由于篇幅所限不再一一叙述。

三、适应性免疫应答相关易感基因与结核病的相关性研究

在这部分中，我们主要介绍的是 IL-12 和 IFN-γ 的配体、受体及其信号通路。这两个细胞因子对于适应性免疫应答控制 *MTB* 的感染起到了关键作用。

1. IL-12,IL-12 **受体以及信号通路相关分子与结核病的相关性研究**

巨噬细胞在吞噬病原微生物以后可以产生 IL-12。IL-12 是分子质量为 70ku 的异源二聚体细胞因子，由 40ku（p40）和 35ku（p35）两个亚基组成，编码这两条链的基因分别为：*IL-12B* 和 *IL-12A*。IL-12 刺激 T 细胞和 NK 细胞的活化，需要通过 IL-12 的受体（IL-12 receptor，IL-12R）。IL-12R 是一个异源二聚体受体，由 IL-12Rβ1 和 IL-12Rβ2 两个亚基组成，分别由 IL12RB1 和 IL12RB2 编码，这两个亚基又分别与 TYK2 和 JAK2 结合。这个复合体活化以后，可以使 STAT4 磷酸化、形成二聚体以及进行核转位，然后诱导 IFN-γ 的产生。

（1）IL-12 与结核病的相关性研究：研究者在对于印度人群，几内亚比绍人群和非洲裔美国人群的研究中发现了 *IL-12B* 多个位点与结核病发病有关。P. Selvaraj 等人在对印度人群中发现+1188 位点的多态性可以影响 IL-12p40 的产生，进而影响适应性免疫应答[30]。Xin Ma 等人在非洲裔美国人群和白种人群中，没有发现 *IL-12B* 的 3’UTR 区的多态性与结核病易感相关[31]。但是，Gerard A. J. Morris 等人发现 *IL-12B*3’UTR 区的 *rs*3212227 与几内亚比绍人群和非洲裔美国人群的结核病易感相关，而 *rs*11574790 与冈比亚人群的结核病相关[32]。

除此之外，在对中国人群的研究中，J. Wang 等人发现 *IL-12A* *rs*2243115 的 TG/GG 基因型携带者的结核病患病风险下降[33]。

（2）IL-12 受体与结核病的相关性研究：研究者分别在摩洛哥人群和日本人群发现 IL12RB1 的多态性与结核病易感相关，在印度人群发现了 IL12RB2 的多态性与结核病易感相关。在对 IL12RB1 的研究中，Natascha Remus 等人对于摩洛哥人群的测序以及家族分析，发现了在 IL12RB1 的启动子区域的 -111A/T 和-2C/T[34]与肺结核易感相关；K.Kusuhara 等人在对日本人群的研究中发现了内含子区 *rs*383483

和 *rs*2305739 的等位基因频率在结核病人组和正常对照组存在明显差别，而且他们在对 4 个编码区的非同义 SNP 位点的连锁不平衡分析中发现了 641A/G（*rs*11575934）,1094T/C（*rs*375947）和 1132C/G（*rs*401502）与结核病易感明显相关[35]。

在对 IL12RB2 的研究中，Vikas Kumar Verma 等人在印度人群中发现-237C/T（*rs*11810249）的 T 等位基因在结核病人组选择性高表达，并且在体外实验中证明在该位点由 T 突变为 C 后，启动子转录活性下降[36]。

对于 IL12 信号通路相关基因如 *TYK*2,*JAK*2 和 *STAT*4 的基因多态性与结核病易感相关的研究暂未见报道。

2.IFN-γ,IFN-γ受体以及信号通路相关分子与结核病的相关性研究

IFN-γ为重要的 Th1 型细胞因子，可以激活巨噬细胞，并促进其杀菌作用，活化的巨噬细胞还可以进一步通过分泌 IL-12 增强 Th1 细胞的效应。IFN-γ的受体由两个亚单位组成，编码基因分别为：*IFNGR*1 和 *IFNGR*2。*IFNGR*1 的胞内部分具有 JAK1 结合以及 STAT4 磷酸化后接入的结构域，*IFNGR*2 的胞内部分则 JAK2 的结合位点。只有 IFN-γ只有与其受体结合，才能够活化信号通路，发挥活化巨噬细胞的作用。

（1）IFN-γ与结核病的相关性研究：IFN-γ表达下调的小鼠在受到 *MTB* 感染后，不能产生 RNI，也不能够限制细菌的生长[37]。

研究者分别发现 IFN-γ多个位点的多态性与印度人群、西非人群以及中国人群的结核病易感相关。在对印度人群的研究中，Abhimanyu 等人发现 *rs*1861493 和 *rs*1861494 突变可以影响 IFN-γ的表达，从而增加了肺结核的患病风险[38]。在对西非人群的研究中，Graham S. Cooke 等人发现-1616GG(*rs*2069705）和+3234TT（*rs*2069718）与肺结核易感相关，而+874 AA（*rs*2430561）与肺结核易感不相关[39]。在对中国人群的研究中，HW Tso 等人发现在中国香港人群中 *rs*2430561 的 AA 基因型在结核病患者组的表达显著高于对照组[40]；王建明等人发现在江苏省人群中 *rs*2430561 的(AT/TT)携带者预后较好，治疗失败的风险降低约 82%[41]。

（2）IFN-γ受体与结核病的相关性研究：据文献报道，当遗传有部分或者全部 IFN-γ的受体缺陷时，人们对于非典型结核分枝杆菌的抵抗力下降，更容易患病[42]。

研究者分别在西非人群和越南人群中发现了 IFN-γ受体与结核病易感相关的位点。在对西非人群的研究中，Graham S. Cooke 等人发现 *IFNGR*1-56（*rs*2234711）CC 基因型与该人群的结核病易感相关[39]。在对越南人群的研究中，MinakoHijikata 等人发现 *IFNGR*2 的 *rs*2834213 和 *rs*1059293 与该人群结核病易感相关[43]。

（3）IFN-γ信号通路相关基因与结核病的相关性研究：IFN-γ信号通路涉及到的分子很多，下文中主要介绍的为通路上的 *STAT*1 基因多态性与结核病易感的关系。

研究者在对于欧洲人群和日本人群的研究中发现了 *STAT*1 的多个位点可以增加结核病发病的危险。在欧洲人群的研究中，ArianeChapgier 等人在两个家系中发现了 3 个位点（*Q*463*H*, *E*320*Q* 和 *L*706*S*）与结核病易感相关，并且它们对 *STAT*1 的作用各不相同，L706S 可以影响 STAT1 的磷酸化，*Q*463*H* 和 *E*320*Q* 可以影响 *STAT*1 的 DNA 结合活性，此外，这些位点杂合型的患者的 IFN-γ相关抗 *MTB* 感染免疫也出现下调[44]。在对日本人群的研究中，K. Kusuhara 等人发现 *STAT*1 的 *rs*2280234 等位基因频率在结核患者组与对照组差异显著，提示与结核病易感相关[35]。

除了以上这些基因以外，还有 IL-4,IL-10,ALOX5 以及 NFKBIL1 等适应性免疫应答相关基因的多态性与结核病易感相关，这里由于篇幅所限，也不一一介绍了。

四、结语

结核病在全世界范围内严重威胁着人类的健康，该疾病的患病及转归均与宿主免疫相关的易感基因密切相关，对于结核病感染的预防给药以及结核病的治疗都需要有遗传学和免疫学的理论支持才能够实施真正的个体化方案。现阶段，对于结核病基因多态性与患病相关性研究具有一定的局限性，对于中国人群，特别是中国儿童人群的研究较少，并且多局限于遗传学的范畴，对于免疫功能方面的研究较少。为了今后实际应用临床，我们还需要对基因的多态性完成进一步的功能研究。

（申阿东　綦辉）

参考文献

[1] Basu R R，Whittaker E, Kampmann B.Current understanding of the immune response to tuberculosis in children[J]. Curr Opin Infect Dis，2012，25(3)：250-257.

[2] Kaufmann S H.How can immunology contribute to the control of tuberculosis? [J].Nat Rev Immunol，2001，1(1)：20-30.

[3] 周燕，郑瑞娟，胡忠义.Toll 样受体基因多态性与结核病易感性的研究进展[J].中华预防医学杂志，2011，45(1)：73-76.

[4] Sanchez D，et al.Role of TLR2- and TLR4-mediated signaling in Mycobacterium tuberculosis-induced macrophage death[J]. Cell Immunol，2010，260(2)：128-136.

[5] Bochud P Y，Hawn T R，Aderem A.Cutting edge: a Toll-like receptor 2 polymorphism that is associated with lepromatous leprosy is unable to mediate mycobacterial signaling[J].J Immunol，2003，170(7)：13451-3454.

[6] Ogus A C，et al. The Arg753GLn polymorphism of the human toll-like receptor 2 gene in tuberculosis disease[J]. Eur Respir J，2004，23(2)：219-223.

[7] Dalgic N，et al. Arg753Gln polymorphism of the human Toll-like receptor 2 gene from infection to disease in pediatric tuberculosis[J]. Hum Immunol，2011，72(5)：440-445.

[8] Olesen R，et al. DC-SIGN (CD209)，pentraxin 3 and vitamin D receptor gene variants associate with pulmonary tuberculosis risk in West Africans[J].Genes Immun，2007，8(6)：456-467.

[9] Ben-Ali M，et al.Toll-like receptor 2 Arg677Trp polymorphism is associated with susceptibility to tuberculosis in Tunisian patients[J]. Clin Diagn Lab Immunol，2004，11(3)：625-626.

[10] Xue Y，et al.Toll-like receptors 2 and 4 gene polymorphisms in a southeastern Chinese population with tuberculosis[J]. Int J Immunogenet,2010,37(2)：135-138.

[11] Lorenz E，Frees K L，Schwartz D A. Determination of the TLR4 genotype using allele-specific PCR[J]. Biotechniques，2001，31(1)：22-24.

[12] DeFranco A L，et al.The role of tyrosine kinases and map kinases in LPS-induced signaling[J]. Prog Clin Biol Res，1998，397：119-136.

[13] Ferwerda B，et al.The toll-like receptor 4 Asp299Gly variant and tuberculosis susceptibility in HIV-infected patients in Tanzania[J]. AIDS，2007，21(10)：1375-1377.

[14] Pulido I，et al. The TLR4 ASP299GLY polymorphism is a risk factor for active tuberculosis in Caucasian HIV-infected patients[J]. Curr HIV Res，2010，8(3)：253-258.

[15] Najmi N，et al.Human toll-like receptor 4 polymorphisms TLR4 Asp299Gly and Thr399Ile influence susceptibility and severity of pulmonary tuberculosis in the Asian Indian population[J]. Tissue Antigens，2010，76(2)：102-109.

[16] Velez D R，et al.Variants in toll-like receptors 2 and 9 influence susceptibility to pulmonary tuberculosis in Caucasians，African-Americans，and West Africans[J].Hum Genet，2010，127(1)：65-73.

[17] Bafica A，et al. TLR9 regulates Th1 responses and cooperates with TLR2 in mediating optimal resistance to Mycobacterium tuberculosis[J]. J Exp Med,2005,202(12)：1715-1724.

[18] Kobayashi K，et al. Association of TLR polymorphisms with development of tuberculosis in Indonesian females[J]. Tissue Antigens，2012，79(3)：190-197.

[19] Khor C C，et al.A Mal functional variant is associated with protection against invasive pneumococcal disease，bacteremia，malaria and tuberculosis[J]. Nat Genet，2007：523-528.

[20] Castiblanco J，et al.TIRAP (MAL) S180L polymorphism is a common protective factor against developing tuberculosis and systemic lupus erythematosus[J].Infect Genet Evol，2008，8(5)：541-544.

[21] Arentz M，Hawn T R.Tuberculosis Infection: Insight from Immunogenomics[J].Drug Discov Today Dis Mech，2007，4(4)：231-236.

[22] Hawn T R，et al. A polymorphism in toll-interleukin 1 receptor domain containing adaptor protein is associated with susceptibility to meningeal tuberculosis[J]. J Infect Dis，2006，194(8)：1127-1134.

[23] Zhang Y，et al. Association of TIRAP (MAL) gene polymorhisms with susceptibility to tuberculosis in a Chinese population[J]. Genet Mol Res，2011，10(1)：7-15.

[24] Liu P，et al.Toll-like receptor triggering of a vitamin D-mediated human antimicrobial response[J]. Science，2006，311(5768)：1770-1773.

[25] 牟金金, 杨敏, 徐珽. 维生素 D 受体基因多态性与结核易感性和治疗反应的关系[J].世界临床药物, 2012，33(1)：50-53.

[26] Gao L，et al. Vitamin D receptor genetic polymorphisms and tuberculosis: updated systematic review and meta-analysis[J]. Int J Tuberc Lung Dis，2010，14(1)：15-23.

[27] Liu W，et al.VDR and NRAMP1 gene polymorphisms in susceptibility to pulmonary tuberculosis among the Chinese Han population: a case-control study[J].Int J Tuberc Lung Dis，2004，8(4)：428-434.

[28] Chen X，et al. Study on the association of two polymorphisms of the vitamin D receptor (VDR) gene with the susceptibility to pulmonary tuberculosis (PTB) in Chinese Tibetans[J]. Sichuan Daxue Xuebao Yixue Ban，2006，37(6)：847-851.

[29] 苏倩, 向颖, 胡代玉, 等. VDR 基因多态性、环境因素与重庆地区肺结核病的联系及交互作用研究[J]. 局解手术学杂志，2012，21(4)：361-364.

[30] Selvaraj P，et al.Cytokine gene polymorphisms and cytokine levels in pulmonary tuberculosis[J]. Cytokine，2008，43(1)：26-33.

[31] Ma X，et al.No evidence for association between the polymorphism in the 3' untranslated region of interleukin-12B and human susceptibility to tuberculosis[J]. J Infect Dis，2003，188(8)：1116-1118.

[32] Morris G A，et al.Interleukin 12B (IL12B) genetic variation and pulmonary tuberculosis: a study of cohorts from The Gambia，Guinea-Bissau，United States and Argentina[J]. PLoS One，2011，6(2)：e16656.

[33] Wang J，Tang S，Shen H.Association of genetic polymorphisms in the IL12-IFNG pathway with susceptibility to and prognosis of pulmonary tuberculosis in a Chinese population[J].Eur J Clin Microbiol Infect Dis，2010，29(10)：1291-1295.

[34] Remus N，et al.Association of IL12RB1 polymorphisms with pulmonary tuberculosis in adults in Morocco[J]. J Infect Dis，2004，190(3)：580-587.

[35] Kusuhara K，et al.Association of IL12RB1 polymorphisms with susceptibility to and severity of tuberculosis in Japanese: a gene-based association analysis of 21 candidate genes[J].Int J Immunogenet，2007，34(1)：35-44.

[36] Verma V K，et al.Prevalence，distribution and functional significance of the -237 C to T polymorphism in the IL-12Rbeta2 promoter in Indian tuberculosis patients[J]. PLoS One，2012，7(4)：e34355.

[37] Cooper A M，et al.Disseminated tuberculosis in interferon gamma gene-disrupted mice[J]. J Exp Med，1993，178(6)：2243-2247.

[38] Bose M，Jha P. Footprints of genetic susceptibility to pulmonary tuberculosis: cytokine gene variants in north Indians[J]. Indian J Med Res，2012，135(5)：763-770.

[39] Cooke G S，et al.Polymorphism within the interferon-gamma/receptor complex is associated with pulmonary tuberculosis[J]. Am J Respir Crit Care Med，2006，174(3)：339-343.

[40] Tso H W，et al. Association of interferon gamma and interleukin 10 genes with tuberculosis in Hong Kong Chinese[J]. Genes Immun，2005，6(4)：358-63.

[41] 王建明, 唐少文, 沈洪兵.IL12-IFNG 基因多态与结核病遗传易感性和预后的关联研究[C]//华东地区第十次流行病学学术会议，合肥：[出版者不详]，2010.

[42] Casanova J L，Abel L.The human model: a genetic dissection of immunity to infection in natural conditions[J]. Nat Rev Immunol，2004，4(1)：55-66.

[43] Hijikata M，et al.Association of IFNGR2 gene polymorphisms with pulmonary tuberculosis among the Vietnamese[J]. Hum Genet，2012，131(5)： 675-682.

[44] Chapgier A，et al.Novel STAT1 alleles in otherwise healthy patients with mycobacterial disease[J]. PLoS Genet，2006，2(8)：e131.

第五节 儿童 EB 病毒感染及其相关疾病

在儿童，常见的 EB 病毒（*Epstein-Barr virus,EBV*）感染疾病主要包括传染性单核细胞增多症（infectious mononucleosis,IM）、慢性活动性 *EBV* 感染（chronic active *Epstein-Barr virus* infection,CAEBV）,*EBV* 相关噬血细胞性淋巴组织细胞增生症（*Epstein-Barr virus*-related hemophagocytic lymphohistiocytosis syndrome,*EBV*-HLH）,IM 是一良性自限性疾病，CAEBV 和 *EBV*-HLH 是较为严重的 *EBV* 感染相关疾病，预后不良。

一、*EBV* 病毒学特点和流行病学

EBV 在 1964 年由 Epstein,Barr 等首次在非洲儿童的恶性淋巴瘤组织培养中发现，是一双链 DNA 病毒，属于疱疹病毒科，亚科，人感染 *EBV* 后建立终身潜伏感染，人群感染率超过 90%。*EBV* 是一种重要的肿瘤相关病毒，与鼻咽癌、淋巴瘤、胃癌、移植后淋巴增殖症等多种肿瘤的发生密切相关，研究显示全世界受 *EBV* 相关肿瘤影响的人口达到 1%[1]。*EBV* 在正常人群中感染非常普遍，约 90%以上的成人血清 *EBV* 抗体阳性。我国儿童 *EBV* 原发感染年龄较早，20 世纪 80 年代的流行病学研究显示，3 ~ 5 岁时，80.7% ~ 100%儿童血清 *EBV* 阳性转化；在 10 岁时，100%的儿童血清 *EBV* 阳性转化[2]。虽然现有证据显示，随着社会经济的发展，我国儿童 *EBV* 血清阳性转化年龄已经延迟，但至学龄期，90%的儿童也已经血清 *EBV* 抗体阳性转化。

EBV 主要通过唾液传播，也可经输血传染。原发 *EBV* 感染时，*EBV* 先是在口咽部上皮细胞内增殖，然后感染附近的 B 淋巴细胞，受到感染的 B 淋巴细胞进入血液循环可以造成全身性感染。*EBV* 原发感染后，大多数无临床症状，尤其是 6 岁以下幼儿大多表现为隐性或轻型发病，但在儿童期、青春期和青年期，约 50%的原发性感染均表现为 IM。一旦感染，*EBV* 在人体 B 细胞建立潜伏感染，*EBV* 只表达潜伏抗原（包括 EBNA-1,EBNA-2,EBNA-3A,EBNA-3B,EBNA-3C,EBNA-LP,LMP-1,LMP-2 及 EBER），受感染者将成为终生带毒者；在机体免疫功能下降和某些因素触发下，潜伏的 *EBV* 可以被再激活，引起病毒复制及临床疾病。

二、*EBV* 感染的实验室诊断方法

1.*EBV* 特异性抗体检测

原发性 *EBV* 感染过程中首先产生针对衣壳抗原（capsid antigen,CA）IgG 和 IgM（抗 CA-IgG/IgM）；在急性感染的晚期，抗早期抗原（early antigen,EA）抗体出现；在恢复期晚期，抗核抗原（nuclear antigen，NA）抗体产生。抗 CA-IgG 和抗 NA-IgG 可持续终身[3]。抗 *EBV*-CA-IgM 抗体阳性一直是 *EBV* 相关性 IM 的诊断依据。但是，*EBV* 感染的血清学反应复杂多样，有的病例抗 *EBV*-CA-IgM 产生延迟、有的持续缺失或长时间存在，这给 *EBV*-IM 的确诊带来一定难度。

机体在受到病原体入侵时首先产生低亲合力抗体，随着感染的继续和进展，抗体亲合力升高。因此，低亲合力抗体的检出提示原发性急性感染。有研究报道，90%以上的原发性急性 *EBV* 感染病人在临床症状出现 10 d 的内可检测到抗 *EBV*-CA-IgG 低亲合力抗体；在病程 30 d 后，仍有 50%的病人可以检测到抗 *EBV*-CA-IgG 低亲合力抗体。结合抗 *EBV*-NA-IgG 阴性和抗 *EBV*-CA-IgG 抗体为低亲合力抗体，其诊断原发性 *EBV* 感染的敏感性和特异性为 100%[4]。

在 CAEBV 患者中，血清 *EBV* 抗体反应异常。1988 年 Straus[5]提出的 CAEBV 诊断标准中，抗 VCA-IgG 值≥1∶5120，抗 EA-IgG 值≥1∶640 或 EBNA-IgG 值＜1∶2（阴性）。现有研究显示，许多 CAEBV 病例，血清 *EBV* 抗体不能达到上述标准。2005 年 Okano[6]等提出的 CAEBV 诊断指南中，抗 *EBV* 抗体滴度为：抗 VCA-IgG 值≥1∶640 和抗 EA-IgG 值≥1∶160，同时抗 VCA-IgA 和（或）EA-IgA 阳性。

EBV-HLH 可以发生在原发性 *EBV* 感染时期和既往 *EBV* 感染再激活时期，因此，*EBV*-HLH 患者血清中 *EBV* 抗体反应呈多种反应类型，要结合病史具体分析。Imashuku[7]报道 94 例 *EBV*-HLH 患者，60 例患者血清 *EBV* 抗体呈 VCA-IgM 阴性的既往 *EBV* 感染，34 例患者为 VCA-IgM/EADR-IgG 阳性的原发感染和既往 *EBV* 感染再激活。

2.嗜异性凝集抗体试验

嗜异性凝集抗体试验也称“Monospot”试验。在 *EBV* 还未确定为 IM 的病因之前，1932 年引入临床实践诊断 IM。当时发现 IM 患者的血清或血浆可以凝集马或绵羊的红细胞。该抗体在病程第 1 ~ 2 周出现，持续约 6 个月。在青少年原发性 *EBV* 感染中其阳性率可达 80% ~ 90%，约 10%的青少年缺乏对嗜异性抗体的阳性反应。小于 5 岁者，很可能阴性。有报道称 50%的 4 岁以下 *EBV* 感染 IM 患者该试验可为阴性。

3.*EBV* 病毒载量检测

EBV 载量检测可以鉴别 *EBV* 健康携带者的低水平复制与 *EBV* 相关疾病患者高水平活动性感染。活动性 *EBV* 感染或 *EBV* 相关肿瘤患者血清或血浆中常有高水平的 *EBV*-DNA 载量，而 *EBV* 健康携带者血淋巴细胞内可能存在低水平的 *EBV*-DNA 载量，其血清或血浆中检测不到 *EBV*-DNA。

EBV 载量检测有多种方法，Real-time PCR 是目前最主要的监测 *EBV* 载量的方法，有较强的敏感性和特异性。不同的 *EBV* 疾病进行 Real-time PCR 检测时，需要的标本不同。

IM 患者不推荐进行 *EBV* 载量检测。IM 患者外周血中 *EBV* 载量在 2 周内达到峰值，随后很快下降，病程 22 d 后，所有 *EBV*-IM 血清中均检测不到 *EBV* 核酸[8]。

CAEBV 患者外周血中 *EBV* 载量较潜伏感染个体明显升高。外周血单个核细胞（PBMC）和血浆/血清均可用来检测 *EBV* 载量，但 PBMC 中 *EBV*-DNA 水平有助于 CAEBV 的诊断。绝大多数 CAEBV 患者 PBMC 中 *EBV*-DNA 水平高[9]，而部分 CAEBV 患者血浆/血清中 *EBV*-DNA 检测阴性。CAEBV 患者血浆/血清中 *EBV*-DNA 水平与病情严重程度和预后有关。

EBV-HLH 患者 PBMC 和血浆/血清均含有很高的 *EBV*-DNA 载量，而且监测 *EBV*-HLH 患者血清中 *EBV*-DNA 载量有助于评估治疗效果。

4.EBERS 原位杂交试验

EBV 潜伏感染的细胞含有大量的 EBER1/EBER2（EBERs）转录子，其主要功能是抑制干扰素介导的抗病毒效应和凋亡。该转录子不翻译成蛋白质，每个 *EBV* 潜伏感染的细胞含有转录子(EBER)大约 10^6 个，被认为 *EBV* 潜伏感染的最好标志物，因此，原位杂交检测肿瘤细胞中 EBERs 是诊断肿瘤是否 *EBV* 相关的金标准。

三、儿童 *EBV* 感染相关疾病的诊断和治疗原则

1.传染性单核细胞增多症（IM）

IM 是原发性 *EBV* 感染所致，典型临床三联征为发热、咽峡炎和颈淋巴结肿大，可并发肝脾肿大，外周血异型淋巴细胞增高。IM 是一良性自限性疾病，多数预后良好。少数可出现噬血综合征等严重并发症[10]。

（1）临床特点。①发热。约 1 周，重者 2 周或更久，幼儿可不明显。②咽峡炎。50%有灰白色渗出物，25%上腭有瘀点，部分病例并发链球菌感染。③淋巴结肿大。任何淋巴结均可受累，颈部淋巴结肿大最常见。④脾脏肿大。50%的病例可伴脾大，持续 2 ~ 3 周。⑤肝脏肿大。发生率 10% ~ 15%。⑥眼睑浮肿。50%病例可有眼睑浮肿。⑦皮疹。可出现多样性皮疹，如红斑、斑丘疹或麻疹。

（2）诊断指南。见表 15-5-1。

（3）鉴别诊断。要注意鉴别巨细胞病毒、腺病毒、鼠弓形虫、肝炎病毒、HIV 或者风疹病毒引起的类传染性单核细胞增多症，以及链球菌引起的咽峡炎。根据病原学检查和外周血常规检测，不难鉴别。

表 15-5-1 IM 的诊断标准

临床症状	实验室检查
1.发热；2.咽峡炎；	1.抗 *EBV*-CA-IgM 和抗 *EBV*-CA-IgG 抗体阳性，且抗 *EBV*-NA-IgG 阴性
3.颈淋巴结肿大；4.肝脏肿大；	2.抗 *EBV*-CA-IgM 阴性，但抗 *EBV*-CA-IgG 抗体阳性，且为低亲合力抗体
5.脾脏肿大；6.眼睑浮肿	3.外周血异型淋巴细胞比例≥10%

Ⅰ.临床诊断病例：满足以上临床症状中任意 3 项及实验室检查中第 3 条

Ⅱ.实验室确诊病例：满足以上临床症状中任意 3 项及实验室检查中第 1 条或第 2 条

（4）治疗原则。*EBV*-IM 多数预后良好，以对症治疗为主。①休息。急性期应注意休息，如肝功能损害明显应卧床休息，并按病毒性肝炎治疗。②在疾病早期，可以考虑使用如下抗病毒药物：第一，阿昔洛韦、伐昔洛韦。此类药物通过抑制病毒 DNA 多聚酶，终止 DNA 链的延伸，但抗病毒治疗并不能缩短病程和降低并发症的发生率[11]。第二，干扰素。在细胞表面与特殊的受体结合，诱导细胞产生一种抗病毒蛋白（AVP），选择性地阻断宿主细胞 mRNA 的传递和蛋白合成，使病毒不能复制。③抗生素的使用：如合并细菌感染，可使用敏感抗生素，但忌用氨苄西林和阿莫西林，以免引起超敏反应，加重病情。④肾上腺糖皮质激素的应用：重症患者发生咽喉严重病变或水肿者、有神经系统并发症及心肌炎、溶血性贫血、血小板减少性紫癜等并发症时，短疗程应用糖皮质激素可明显减轻症状。⑤防治脾破裂：避免任何可能挤压或撞击脾脏的动作。第一，限制或避免剧烈运动，由于 IM 脾脏的病理改变恢复很慢，因此，IM 患儿尤其青少年应在症状改善后 2 ~ 3 个月甚至 6 个月才能剧烈运动。第二，进行腹部体格检查时动作要轻柔。第三，注意处理便秘。第四，IM 患儿应尽量少用阿司匹林降温，因其可能诱发脾破裂及血小板减少。

2.慢性活动性 *EBV* 感染

慢性活动性 *EBV* 感染(chronic active EBV infection,CAEBV)。原发感染后，*EBV* 进入潜伏感染状态，机体保持健康或亚临床状态。少数无明显免疫缺陷的个体，*EBV* 感染的 T 细胞、NK 细胞或 B 细胞克隆性增生，可以是寡克隆、单克隆和多克隆性增生，伴有 *EBV* 持续活动性感染，但主要是顿挫性感染(abortive infection)，即表达有限的裂解感染抗原和潜伏感染抗原，较少病毒体（virion）的产生。临床表现为发热、肝功能异常、脾肿大和淋巴结病等 IM 症状持续存在或退而复现，伴发多脏器损害或间质性肺炎、视网膜眼炎等严重并发症，称为 CAEBV。根据克隆性增生的感染 *EBV* 的细胞类型，CAEBV 可分为 T 细胞型，NK 细胞型和 B 细胞型，其中 T 细胞型预后更差。CAEBV 的发病机制尚不清楚，部分 CAEBV 病例存在穿孔素基因突变。CAEBV 预后较差，可最后并发淋巴瘤。日本 Kimura 等报道，82 例 CAEBV 患者中，43%(35/82)的患者在诊断后 5 个月至 12 年内死亡[12]。北京儿童医院曾报道 53 例儿童 CAEBV 病例的临床特征，随访的 42 例患者中，26.2%（11/42）在发病后 7 个月至 3 年内死亡[13]。

（1）临床特点：CAEBV 的临床表现多种多样，主要有发热、肝脏肿大、脾脏肿大、肝功能异常、血小板减少症、贫血、淋巴结病、蚊虫过敏、皮疹、皮肤牛痘样水疱、腹泻及视网膜炎。病程中可出现严重的合并症，包括：HLH，恶性淋巴瘤，DIC，肝功能衰竭，消化道溃疡或穿孔，冠状动脉瘤，中枢神经系统症状，心肌炎，间质性肺炎及白血病。

（2）诊断指南。诊断 CAEBV 可参考如下标准[6,14]（见表 15-5-2）。

（3）鉴别诊断。由于 CAEBV 的临床症状是非特异性的，要注意排除自身免疫性疾病、肿瘤性疾病以及免疫缺陷疾病引起的相似的临床表现。

（4）治疗原则。造血干细胞移植是 CAEBV 的最终的治愈性方法[15]。在造血干细胞移植前，可应用联合化疗方案，控制病情[16]。在化疗过程中根据临床特征和 *EBV* 载量对疾病状态进行评估，分为活动性疾病和非活动性疾病。如果在化疗期间，疾病持续处于活动状态，应尽快进行造血干细胞移植。活动性疾病的定义：存在发热、持续性肝炎、明显的淋巴结肿大、肝脾肿大、全血细胞减少和/或进行性皮肤损害等症状和体征，伴有外周血 *EBV* 载量升高。

表 15-5-2 CAEBV 的诊断标准

临床表现	*EBV* 病感染证据
1.发热	1.血清 *EBV* 抗体滴度异常增高，包括抗 VCA-IgG≥1∶640 或抗 EA-IgG≥1∶160，VCA/EA-IgA 阳性
2.持续性肝功能损害	2.外周血 PBMC 中 *EBV*-DNA 水平高于 $10^{2.5}$ /μg DNA
3.多发性淋巴结病	3.受累组织中 *EBV*-$EBER_S$ 原位杂交或 *EBV*-LMP1 免疫组化染色阳性
4.肝脾肿大	4.Southern 杂交在组织或外周血中检测出 *EBV*-DNA
5.全血细胞减少	
6.视网膜炎	
7.间质性肺炎	
8.牛痘样水疱及蚊虫过敏	
Ⅰ.以上临床表现之一的传染性单核细胞增多症类似症状和体征持续或反复发作 3 个月以上	
Ⅱ.*EBV* 病感染及引起组织病理损害的证据，满足以上条件之一	
Ⅲ.排除目前已知自身免疫性疾病、肿瘤性疾病以及免疫缺陷疾病所致的上述临床表现	
同时满足以上Ⅰ，Ⅱ和Ⅲ条者，可以诊断 CAEBV	

可参考下列方案进行化疗[16]：第一步：抑制被激活的 T 细胞,NK 细胞和巨噬细胞。泼尼松龙（prednisolone），每天 1～2 mg/kg；VP-16，每周 150 mg/m^2；环孢素（cyclosporin），每天 3 mg/kg。共 4～8 周。第二步：清除 *EBV* 感染的 T 细胞和 NK 细胞。如果 *EBV* 载量下降小于 1 log 数量级，可重复化疗或用新的化疗方案。联合化疗方案：(A) 改良的 CHOP 方案 (环磷酰胺 750 mg/m^2，第一天；吡柔比星 25 mg/m^2，第一、第二天；长春新碱 2 mg/m^2，第一天；强的松龙 50 mg/m^2，第一至第五天)；(B) Capizzi 方案(阿糖胞苷 3 g/m^2，每 12 h 一次，共 4 次；L-天门冬酰胺酶 10 000 IU/m^2，阿糖胞苷输注 4 h 后一次静脉输注；强的松龙 30 mg/m^2，第一、第二天)；(C) 高剂量阿糖胞苷方案 (阿糖胞苷 1.5 g/m^2，每 12 h 一次，共 12 次；强的松龙 30 mg/m^2，第一至第六天)；(D) VPL 方案 (依泊托苷 150 mg/m^2，第一天；强的松龙 30 mg/m^2，第一至七天； L-天门冬酰胺酶 6 000 IU/m^2，第一至七天)。第三步：经过上述治疗或治疗期间，患者疾病持续处于活动状态，应进行干细胞移植。

3.*EBV* 相关噬血细胞性淋巴组织细胞增多症（*EBV*-HLH）

噬血细胞性淋巴组织细胞增生症（hemophagocytic lymphohistiocytosis,HLH）是以发热、肝脾肿大、血细胞减低、高三酰甘油及低纤维蛋白原血症为特点的一组临床综合征，是一种严重威胁患儿生命的过度炎症反应性疾病。HLH 分为两种类型：原发性（或遗传性）HLH 和继发 HLH。原发性 HLH 又包括：①家族性 HLH（familial hemophagocytic lymphohistiocytosis，FHL），通常发生在婴幼儿。②免疫缺陷病相关的 HLH，包括 X 连锁淋巴组织增殖综合征、Ch é diak–Higashi 综合征、格里塞利综合征 2 型等。继发性 HLH 是指继发于感染、肿瘤、结缔组织疾病等多种疾病[17]。

EBV-HLH 是继发性 HLH 中最重要的类型，多见于我国、日本等亚洲人群，其发病机制为 *EBV* 感染的 CTL 细胞和 NK 细胞(natural killer cell)去功能化，变成大颗粒淋巴细胞（large granular lymphocyte,LGL）并异常增生，产生高细胞因子血症及巨噬细胞活化，从而造成广泛的组织损伤。

（1）临床特点：*EBV*-HLH 的主要临床表现有持续性发热，以高热为主，有肝脾淋巴结肿大、黄疸、肝功异常、水肿、胸腔积液、腹水、血细胞减少、凝血病及中枢神经系统症状，包括惊厥，昏迷及脑病的表现，严重者可出现颅内出血。NK 细胞淋巴瘤并发 *EBV*-HLH 时有对蚊虫变态反应史，表现为被蚊子叮咬后持续数天的发热，皮肤红斑及随后的水痘和溃疡形成，鼻腔淋巴瘤则表现为鼻塞、眶下肿胀等。

（2）诊断指南：*EBV*-HLH 的诊断包括 HLH 的诊断和 *EBV* 感染两个方面（见表 15-5-3）。

（3）鉴别诊断。①原发性 HLH。部分原发性 HLH 也可由 *EBV* 诱发，通过临床症状和常规实验室检查很难区分原发性 HLH 和 *EBV*-HLH，主要依靠家族史和基因筛查进行鉴别。②淋巴瘤。其临床表现和某些实验室特征和 *EBV*-HLH 相似，临床上要根据病人的临床表现以及淋巴结活检和骨髓穿刺检查仔细鉴别。

表 15-5-3　*EBV*-HLH 的诊断标准

Ⅰ.HLH 诊断标准	Ⅱ.*EBV* 感染的证据
1.发热 2.脾脏肿大 3.外周血至少两系减少，血红蛋白＜90g/L，血小板＜100×10^9/L，中性粒细胞＜1.0×10^9/L 4.高三酰甘油血症(≥3.0 mmol/L)和/或低纤维蛋白原血症(≤1.5 g/L) 5.骨髓、脾脏或淋巴结中有噬血现象 6.NK 细胞活性降低或缺乏 7.血清铁蛋白≥500μg/L 8.可溶性 CD25(SIL-2R)≥2 400 IU/mL	1.血清学检测提示原发性急性 *EBV* 感染或活动性 *EBV* 感染 2.分子生物学方法包括 PCR,原位杂交和 Southern 杂交，从患者血清、骨髓、淋巴结等受累组织检测 *EBV* 阳性
以上 8 条中有 5 条符合即可诊断 HLH	满足以上两条之一的有 *EBV*
同时满足以上Ⅰ和Ⅱ条者，可以诊断 *EBV*-HLH	

（4）治疗原则。阿昔洛韦等抗 *EBV* 治疗无效。除常规的对症支持治疗外，主要有化学免疫治疗和骨髓移植治疗。①化学免疫疗法。自 HLH-94 治疗方案应用以来，病人的预后获得很大改善。最新的化学免疫治疗方案是国际组织细胞病协会在 HLH-94 方案基础上修订而成的 HLH-04 方案[17]。该方案包括足叶乙苷（etoposide,VP-16）、地塞米松、氨甲喋呤环孢霉素 A 等，分为初始治疗及巩固治疗两个阶段，总治疗时间为 40 周。②骨髓移植治疗。对于家族性 HLH,继发于 X 性连锁淋巴组织增生症和 CAEBV 的 *EBV*-HLH，以及难治性病例，需要进行骨髓移植治疗[18,19]。

（谢正德）

参考文献

[1] Kimura H，Ito Y，Suzuki R，et al.Measuring Epstein–Barr virus (EBV) load:the significance and application for each EBV-associated disease[J].Rev Med Virol，2008，18：305-319.

[2] Wang P S，Evans A S.Prevalence of antibodies to Epstein-Barr virus and cytomegalovirus in sera from a group of children in the People's Republic of China[J].J Infect Dis，1986，153：150-152.

[3] Gulley M L，Tang W.Laboratory Assays for Epstein-Barr Virus-Related Disease[J]. JMD，2008，(10)4：279-292

[4] Robertson P，Beynon S，Whybin R，et al.Measurement of EBV-IgG anti-VCA avidity aids the early and reliable diagnosis of primary EBV infection [J].J Med Virol，2003，70(4)：617-623.

[5] Straus S E.The chronic mononucleosis syndrome[J].J Infect Dis，1988，157：405-412.

[6] Okano M，Kawa K，Kimura H，et al. Proposed Guidelines for Diagnosing Chronic Active Epstein-Barr Virus Infection[J].Americ J Hematol，2005，80：64–69.

[7] Shinsaka Imashuku.Clinical features and treatment strategies of Epstein_/Barr virus-associated hemophagocytic lymphohistiocytosis[J].Critic Rev Oncol/Hematol，2002，44：259-272.

[8] Robertson P，Beynon S，Whybin R，et al.Measurement of EBV- IgG anti-VCA avidity aids the early and reliable diagnosis of primary EBV infection[J].J Med Virol,2003，70(4)：617-623.

[9] Kimura H，Yoshino Y，Kanegane H，et al.Clinical and virologic characteristics of chronic active Epsterin-Barr virus infection [J].Blood，2001，98：280-286.

[10] Tsai Ming-Han，Hsu Chih-Yi.Epstein-Barr virus associated infectious mononucleosis and factor analysis for complications in hospitalized children[J].J Microbiol Immunol Infect，2005，38：255-261.

[11] Torre D，Tambini R.Acyclovir for treatment of infectious mononucleosis: a meta-analysis[J].Scand J Infect Dis，1999，31(6)：543-547.

[12] Kimura H，Morishima T，Kanegane H，et al.Prognostic factors for chronic active Epstein-Barr virus infection[J].J Infect Dis，2003，187：527-533.

[13] LU Gen，XIE Zheng-de，ZHAO Shun-ying，et al.Clinical analysis and follow-up study of chronic active Epstein-Barr virus infection in 53 pediatric cases[J].Chin Med J，2009，122(3):262-266.
[14] 申昆玲，段红梅.重症 EB 病毒感染相关疾病的现状和诊治进展[J].小儿急救医学，2005，12(5)：342.
[15] Cohen J I，Jaffe E S，Dale J K，et al.Characterization and treatment of chronic active Epstein-Barr virus disease: a 28 year experience in the United States[J]. Blood，2011，117(22)：5835-5849.
[16] Kawa K，Sawada A，Sato M，et al. Excellent outcome of allogeneic hematopoietic SCT with reduced-intensity conditioning for the treatment of chronic active EBV infection[J].Bone Marrow Transplant，2011，46：77-83.
[17] Henter J I，Horne A，Aricó M，et al.HLH-2004: Diagnostic and therapeutic guidelines for hemophagocytic lymphohistiocytosis[J]. Pediatr Blood Cancer，2007，48(2)：124-31.
[18] Ouachée-Chardin M，Elie C，de Saint B G，et al.Hemophagocytic stem cell transp lantation in hemophagocytic lymphohistiocytosis: A single-center report of 48 patients[J].Pediatrics，2006，117 (4)：743-750
[19] Rouphael N G，Talati N J，Vaughan C，et al.Infections associated with haemophagocytic syndrome[J].Lancet Infect Dis，2007，7(12)：814-822.

第六节　人博卡病毒研究进展

人博卡病毒（*Human bocavirus,HBoV*）是 2005 年由瑞典的 Allander 等[1]在呼吸道感染病人的鼻咽吸取物标本中发现的一种新的病毒。这是首次采用“分子病毒筛选”方法即在 DNA 酶处理呼吸道标本后，进行随机核酸扩增，然后采用大规模测序和分子信息学分析，排除人类基因组、细菌以及已知病毒基因序列后发现的一种新的细小病毒。由于该病毒的氨基酸序列与牛细小病毒（*Bovine parvovirus*）及犬微小病毒（*Canine minute virus*）亲缘关系最近，因此被命名为 *HBoV*。到目前为止，世界各地已相继报道从呼吸道标本、粪便、血清、扁桃体、唾液、尿液以及支气管灌洗液等标本中采用 PCR 方法检测到 *HBoV*[2-7]。

一、*HBoV* 的病毒结构特点

HBoV 属于细小病毒科（family Parvoviridae），细小病毒亚科（subfamily Parvoviridae），博卡病毒属（genus Bocavirus）。*HBoV* 是细小病毒科中继细小病毒 B19 后又一可以感染人类的病毒。*HBoV* 目前共有 4 种（species），*HBoV*1-4，其中 *HBoV*2 又分为 A 和 B 两个基因型[8-10]。

在电镜下，*HBoV* 呈典型的细小病毒的结构特点，为无包膜，正二十面体的小颗粒，直径 20 ~ 26nm。*HBoV* 基因组为线状单链 DNA，其复制高度依赖宿主细胞的功能包括 DNA 酶。*HBoV* 基因组全长不到 5 kbp，含有 3 个开放读码框架（open reading frames,ORF），分别编码非结构蛋白 NS1 和 NP1，以及两个主要的结构蛋白即衣壳蛋白 VP1 和 VP2。衣壳蛋白 VP1 和 VP2 羧基末端结构相同，仅在氨基末端 VP1 含有一个磷脂酶 A 的基序，称为 VP1 独特区域（VP1–unique region,VP1u）。VP1u 具有磷脂酶 A2-样活性，这种活性与病毒的感染性有关，它可能介导病毒基因从宿主细胞的内吞小泡到细胞核的转运[11]。*HBoV* 基因结构见图 15-6-1。

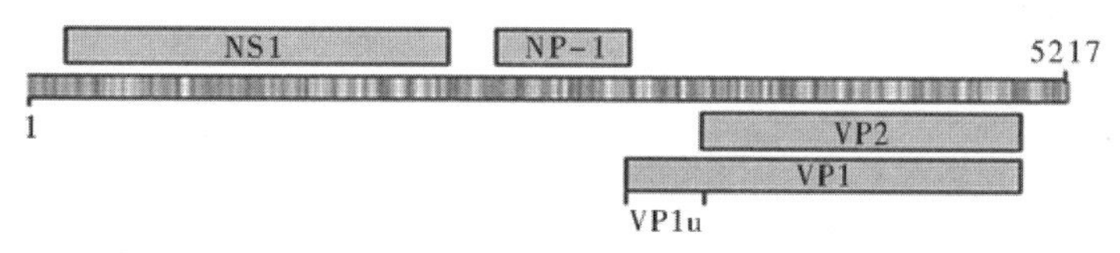

图 15–6–1　*HBoV* 基因结构示意图

二、*HBoV* 的流行病学

自从 *HBoV* 被发现以后，世界各地均已有 *HBoV*1 感染的报道。急性呼吸道感染儿童的呼吸道分泌物中，*HBoV*1 DNA 的阳性率为 2.3% ~ 19%[1,5,7,12-18]。这种阳性率的不同可能是由于不同的研究选取的研究对象、研究时间以及检测方法的敏感性存在差异造成。*HBoV*1 感染主要集中在儿童，尤其是小年龄儿童，年龄最小的仅 18 d[13-18]。成人 *HBoV*1 的检出率较低，老年人 *HBoV* 感染的数据较少，文献报道中年龄最大的为 86 岁[18,19]。*HBoV*1 全年均有检出，多数研究认为 *HBoV*1 感染的高峰季节为秋季和冬季两个季节[5,13-15,17,18]。但是也有研究显示春夏季节 *HBoV*1 感染比较多见[20]。而有的报道中，*HBoV*1 感染则缺乏明显的季节特征[16]。*HBoV*1 与其他呼吸道病毒或细菌混合感染非常普遍，如呼吸道合胞病毒、腺病毒、鼻病毒、流感病毒、副流感病毒、肺炎链球菌、流感嗜血杆菌等[15-17]。*HBoV*1 DNA 阳性的患儿标本中，与其他病毒或细菌等的混合感染率可以高达 76%[7]。

*HBoV*2,*HBoV*3,*HBoV*4 主要在急性胃肠炎患者的粪便标本中检出，*HBoV*2 检出率较高，阳性率可达 26%，而 *HBoV*3 和 *HBoV*4 则较为少见[8-10,21,22]。也有报道在 235 例急性呼吸道感染儿童的呼吸道吸取物标本中，10 例检测出 *HBoV*2[23]。日本的 Koseki 等[24]对急性呼吸道感染儿童的呼吸道标本中 *HBoV* 的检测分析结果也显示，*HBoV*1,*HBoV*2,*HBoV*3 和 *HBoV*4 的阳性率分别为 15.5%,0.6%,0.4%和 0.6%。

血清流行病学研究结果显示，由于母传抗体的存在，小于 3 个月小婴儿 *HBoV*1 IgG 抗体阳性率较高，随后抗体阳性率下降，6 ~ 12 个月时最低，此后 *HBoV*1 抗体阳性率开始增加，6 ~ 7 岁时，几乎所有儿童已经感染 *HBoV*1[25-27]。这与上述 PCR 检测结果一致，均提示 *HBoV*1 感染在小年龄儿童很普遍。

Kantola 等[28]对 *HBoV*1,*HBoV*2,*HBoV*3,*HBoV*4 血清流行情况进行了研究，结果显示成人 *HBoV*1 ~ *HBoV*4 的抗体阳性率分别为 59%,34%,15%和 2%，儿童的抗体阳性率分别为 45%,25%,10%和 5%。我国北京地区的研究也显示，成人 *HBoV*1- *HBoV*4 的抗体阳性率分别为 66.9%,49.3%,38.7%,1.4%，而 0 ~ 14 岁儿童中抗体阳性率分别为 50%,36.9%,28.7%,0.8%[29]。血清流行病学的研究与前述 PCR 的结果一致，均提示 *HBoV*1 的流行更加普遍。其次是 *HBoV*2,*HBoV*3 和 *HBoV*4。同时 Kantola 等也提出，由于 *HBoV*1 与 *HBoV*2 ~ *HBoV*4 的 IgG 抗体存在一定的交叉反应，因此以往对于 HBoV1 血清流行情况的研究结果可能部分受到了 *HBoV*2 ~ *HBoV*4 的抗体的影响。

三、*HBoV* 感染的临床表现

目前文献报道中，*HBoV*1 多数是从急性呼吸道感染（包括上呼吸道感染和下呼吸道感染）儿童的呼吸道分泌物标本中检出。*HBoV*1 感染常见临床表现有发热、咳嗽、流涕、呼吸急促、喘息、呼吸困难等呼吸道症状，另外还可能有呕吐、腹痛、腹泻等消化道症状，少数病例出现结膜炎和皮疹。

已报道的 *HBoV*1 感染可能相关的疾病有普通感冒、毛细支气管炎、细支气管炎、肺炎、中耳炎、鼻窦炎等[12,13,15,20,27]。瑞典的 Edner 等[30]报道，一名 4 岁 *HBoV*1 感染相关的毛细支气管炎患儿出现了严重呼吸衰竭，最终经过体外膜肺的支持治疗才得以好转。提示 *HBoV*1 感染可以引起严重甚至是威胁生命的下呼吸道感染。

*HBoV*2 ~ *HBoV*4 主要是从急性胃肠炎病人的粪便标本中检出，但是其与腹泻的关系还有待进一步的研究[8-10,21,22]。

最近 Mitui 等[31]在孟加拉进行的一项研究中，从 4 例脑炎患儿的脑脊液标本中检测到 *HBoV* DNA（2 例为 *HBoV*1，2 例为 *HBoV*2），并且未检测到其他病原。1 例患儿的血清和脑脊液中同时检测到了 *HBoV*2，提示 *HBoV* 可能与脑炎有关。

四、*HBoV* 的检测方法

2007 年，Brieu 等[32]首先报道在电镜下从 *HBoV* DNA 阳性的呼吸道分泌物标本中观察到 *HBoV* 病毒颗粒，虽然电镜技术在研究新发病毒中仍然是一项非常有用工具，但是由于其敏感性差，费时费力，设备和技术的要求均较高，并不能被用于常规的 *HBoV* 感染的诊断。

2009 年，我国的林峰等[33]报道成功采用人支气管上皮细胞从呼吸道标本中分离培养出 *HBoV*。同年荷兰的 Dijkman 等[34]也报道，采用假复层人气道上皮细胞成功地从呼吸道标本中分离培养了 *HBoV*。但是与电镜技术一样，病毒分离并不能用于 *HBoV* 的常规检测和大规模的流行病学研究。

自 *HBoV* 被发现以来，目前的文献报道中 *HBoV* 感染的诊断主要依普通 PCR 或者荧光定量 PCR 方法检测患者的呼吸道分泌物、粪便、血清、尿液等标本中的 *HBoV* 的基因片段，PCR 扩增可以针对病毒基因组的不同部位，包括 NS1[17]，NP1[15,16]，VP1/VP2[35]。

目前已有报道使用重组 VP1 蛋白或者 VP2 病毒样颗粒作为抗原，采用免疫荧光、免疫印迹或 ELISA 方法检测 *HBoV* 特异性 IgG 和 IgM 抗体的血清学方法用于 *HBoV* 感染的诊断[25,27,36,37]。此外最近 Hedman 等报道建立了 *HBoV* IgG 抗体亲和力检测方法，该方法的建立使得可以采用单份血清标本即可鉴别 *HBoV* 原发感染和既往感染[38]。由于在无症状的健康对照组 *HBoV* DNA 的也存在较高检出率，临床标本中 HBoV DNA 可以持续时间较长，*HBoV* 与其他病原的混合感染率较高，因此单纯使用 PCR 方法用于 *HBoV* 感染的诊断可能并非最佳[39-41]。

Söderlund-Venermo 等[27]报道，96%呼吸道吸取物标本中检测出高载量（超过 10^4/mL）*HBoV* DNA 的喘息患儿血清 *HBoV* IgM 抗体阳性或有 IgG 抗体滴度的升高。而挪威的一项研究也显示，呼吸道吸取物标本中高复制的 *HBoV* DNA（超过 10^8/mL）与急性呼吸道感染有关[40]。韩国的 Kim 等[42]报道，单纯 *HBoV* 感染患者的呼吸道标本中，*HBoV* DNA 载量通常要明显高于那些存在混合感染的患者标本中的病毒载量。法国的研究也有同样的发现，单纯感染病人标本中的 *HBoV* DNA 载量明显高于混合感染病人（4×10^8 /mL 对 2×10^3/mL）[43]。但是也有研究结果显示，在有呼吸道感染症状和无症状的儿童中，呼吸道标本的 *HBoV* DNA 载量并无明显差别[41]。因此 DNA 载量在 *HBoV* 感染诊断中的作用还有待进一步的研究。

有报道采用血清学方法证实 *HBoV* 原发感染（IgM 抗体阳性或者恢复期比急性期 IgG 抗体滴度有 4 倍以上升高）或者 PCR 方法在血清标本中检测到 *HBoV* DNA（*HBoV* 病毒血症）与呼吸道疾病相关[7,27,40]。如芬兰[27]的研究显示，258 名喘息患儿中，48 名被血清学方法证实为 *HBoV* 原发感染，其中有 45 名患儿血清中 *HBoV* DNA 阳性；115 名健康对照组中 96%为 *HBoV* 既往感染而无原发感染，且血清中 *HBoV* DNA 均阴性。Christensen[40]等的研究也显示，*HBoV* 病毒血症仅见于急性呼吸道感染患儿，而健康对照组儿童则无 *HBoV* 病毒血症的发现。但是最近也有报道从 5.5%健康献血者的血清标本中检测到了 *HBoV* DNA（平均 7.8×10^2/mL），提示血清中检测到 *HBoV* DNA 可能并不一定与疾病相关[44]。

由于目前各实验室采用的各种方法并不统一，缺乏标准化的检测试剂，因此结果可比性差。结合 PCR 方法与血清学证据对 *HBoV* 感染的诊断以及评估其在疾病中的作用将更加准确。

五、*HBoV* 感染的治疗

支持治疗仍然是目前治疗 *HBoV* 感染的主要方法。一项针对血清学证实 *HBoV* 感染引起的儿童急性喘息患者的随机对照研究显示，强的松的治疗效果不佳[45]。抗病毒药物治疗 *HBoV* 感染的研究尚缺乏。目前针对 *HBoV* 还没有特异性的预防措施。

HBoV 作为一种新发现的病毒病原体，世界各地均已有 *HBoV* 感染的报道。由于 *HBoV* DNA 在无症状的健康人群中也有较高的检出，临床标本中 *HBoV* DNA 可以持续时间较长，与其他病原的混合感染率又比较高，因此 *HBoV* 的病原学作用一直受到质疑。但是随着血清学等新的检测方法的建立，结合分子生物学方法和血清学方法，对 *HBoV* 研究逐步深入，目前已有越来越多的证据支持 *HBoV* 与呼吸道感染疾病有关。

（刘春艳）

参考文献

[1] Allander T，Tammi M T，Eriksson M，et al.Cloning of a human parvovirus by molecular screening of respiratory tract samples[J]. Proc Natl Acad Sci USA，2005，102(36)：12891-12896.

[2] Lau S K, Yip C C, Que T L, et al.Clinical and molecular epidemiology of Human bocavirus in respiratory and fecal samples from children in Hong Kong[J].J Infect Dis, 2007, 196(7): 986-993.

[3] Costa C, Bergallo M, Cavallo R. Detection of Human Bocavirus in bronchoalveolar lavage from Italian adult patients[J]. J Clin Virol, 2009, 45(1): 81-82.

[4] Martin E T, Taylor J, Kuypers J, et al.Detection of bocavirus in saliva of children with and without respiratory illness[J]. J Clin Microbiol, 2009, 47(12): 4131-4132.

[5] Pozo F, Garcia-Garcia M L, Calvo C, et al.High incidence of Human bocavirus infection in children in Spain[J]. J Clin Virol, 2007, 40(3): 224-228.

[6] Lu X, Gooding L R, Erdman D D.Human bocavirus in tonsillar lymphocytes[J].Emerg Infect Dis, 2008, 14(8): 1332-1334.

[7] Allander T, Jartti T, Gupta S, et al.Human bocavirus and acute wheezing in children[J].Clin Infect Dis, 2007, 44(7): 904-910.

[8] Arthur J L, Higgins G D, Davidson G P, et al.A novel bocavirus associated with acute gastroenteritis in Australian children[J].PLoS Pathog, 2009, 5(4): e1000391.

[9] Kapoor A, Slikas E, Simmonds P, et al.A newly identified bocavirus species in human stool[J].J Infect Dis, 2009, 199(2): 196-200.

[10]Kapoor A, Simmonds P, Slikas E, et al.Human bocaviruses are highly diverse,dispersed, recombination prone,and prevalent in enteric infections[J].J Infect Dis, 2010, 201(11): 1633-1643.

[11]Lindner J, Modrow S.Human bocavirus -- a novel parvovirus to infect humans[J]. Intervirology, 2008, 51(2): 116-122.

[12] Kesebir D, Vazquez M, Weibel C, et al.Human bocavirus infection in young children in the United States: molecular epidemiological profile and clinical characteristics of a newly emerging respiratory virus[J].J Infect Dis, 2006, 194(9): 1276-1282.

[13] I P M, Nelson E A, Cheuk E S, et al.Pediatric hospitalization of acute respiratory tract infections with Human Bocavirus in Hong Kong[J].J Clin Virol, 2008, 42(1): 72-74.

[14] Naghipour M, Cuevas L E, Bakhshinejad T, et al.Human bocavirus in Iranian children with acute respiratory infections[J].J Med Virol, 2007, 79(5):539-543.

[15] Weissbrich B, Neske F, Schubert J, et al.Frequent detection of bocavirus DNA in German children with respiratory tract infections[J].BMC Infect Dis, 2006, 6: 109.

[16] Zheng L, Yuan X, Xie Z, et al.Human bocavirus infection in young children with acute respiratory tract infection in Lanzhou,China[J].J Med Virol, 2010, 82(2): 282-288.

[17] Sloots T P, Mcerlean P, Speicher D J, et al.Evidence of human coronavirus HKU1 and human bocavirus in Australian children[J].J Clin Virol, 2006, 35(1): 99-102.

[18] Chow B D, Huang Y, Esper F P.Evidence of Human bocavirus circulating in children and adults,Cleveland,Ohio[J].J Clin Virol, 2008, 43(3): 302-306.

[19] Longtin J, Bastien M, Gilca R, et al.Human bocavirus infections in hospitalized children and adults[J].Emerg Infect Dis, 2008, 14(2): 217-221.

[20] Choi E H, Lee H J, Kim S J, et al.The association of newly identified respiratory viruses with lower respiratory tract infections in Korean children,2000-2005[J].Clin Infect Dis, 2006, 43(5): 585-592.

[21] Khamrin P, Malasao R, Chaimongkol N, et al.Circulating of Human bocavirus 1,2,3,and 4 in pediatric patients with acute gastroenteritis in Thailand[J].Infect Genet Evol, 2012, 12(3): 565-569.

[22] Wang Y, Gonzalez R, Zhou H, et al.Detection of Human bocavirus 3 in China[J].Eur J Clin Microbiol Infect Dis, 2011, 30(6): 799-805.

[23] Song J R, Jin Y, Xie Z P, et al.Novel Human bocavirus in children with acute respiratory tract infection[J].Emerg Infect Dis, 2010, 16(2): 324-327.

[24] Koseki N, Teramoto S, Kaiho M, et al.Detection of Human bocavirus 1 to 4 from nasopharyngeal swab samples collected from patients with respiratory tract infections[J].J Clin Microbiol, 2012, 50(6): 2118-2121.

[25] Endo R, Ishiguro N, Kikuta H, et al.Seroepidemiology of Human bocavirus in Hokkaido prefecture,Japan[J].J Clin Microbiol, 2007, 45(10): 3218-3223.

[26] Karalar L, Lindner J, Schimanski S, et al.Prevalence and clinical aspects of Human bocavirus infection in children[J].Clin Microbiol Infect, 2010, 16(6): 633-639.

[27] Soderlund-Venermo M，Lahtinen A，Jartti T，et al.Clinical assessment and improved diagnosis of bocavirus-induced wheezing in children,Finland[J].Emerg Infect Dis，2009，15(9)：1423-1430.
[28] Kantola K，Hedman L，Arthur J，et al.Seroepidemiology of human bocaviruses 1-4[J].J Infect Dis，2011，204(9)：1403-1412.
[29] Guo L，Wang Y，Zhou H，et al.Differential seroprevalence of Human bocavirus species 1-4 in Beijing,China[J].PLoS One，2012，7(6)：e39644.
[30] Edner N，Castillo-Rodas P，Falk L，et al.Life-threatening respiratory tract disease with Human bocavirus-1 infection in a 4-year-old child[J].J Clin Microbiol，2012，50(2)：531-532.
[31] Mitui M T，Tabib S M，Matsumoto T，et al.Detection of Human bocavirus in the cerebrospinal fluid of children with encephalitis[J].Clin Infect Dis，2012，54(7)：964-967.
[32] Brieu N，Gay B，Segondy M，et al.Electron microscopy observation of Human bocavirus (HBoV) in nasopharyngeal samples from HBoV-infected children[J].J Clin Microbiol，2007，45(10)：3419-3420.
[33] 林峰，滕灵方，郑美云，等.利用人支气管上皮细胞系分离和培养人博卡病毒[J].中华实验和临床病毒学杂志，2009，23(6)：437-439.
[34] Dijkman R，Koekkoek S M，Molenkamp R，et al.Human bocavirus can be cultured in differentiated human airway epithelial cells[J].J Virol，2009，83(15)：7739-7748.
[35] Bastien N，Brandt K，Dust K，et al.Human Bocavirus infection,Canada[J].Emerg Infect Dis，2006，12(5)：848-850.
[36] Don M，Soderlund-Venermo M，Valent F，et al.Serologically verified Human bocavirus pneumonia in children[J].Pediatr Pulmonol，2010，45(2)：120-126.
[37] Lin F，Guan W，Cheng F，et al.ELISAs using Human bocavirus VP2 virus-like particles for detection of antibodies against HBoV[J].J Virol Methods，2008，149(1)：110-117.
[38] Hedman L，Soderlund-Venermo M，Jartti T，et al.Dating of Human bocavirus infection with protein-denaturing IgG-avidity assays-Secondary immune activations are ubiquitous in immunocompetent adults[J].J Clin Virol，2010，48(1)：44-48.
[39] Blessing K，Neske F，Herre U，et al.Prolonged detection of Human bocavirus DNA in nasopharyngeal aspirates of children with respiratory tract disease[J].Pediatr Infect Dis J，2009，28(11)：1018-1019.
[40] Christensen A，Nordbo S A，Krokstad S，et al.Human bocavirus in children: mono-detection,high viral load and viraemia are associated with respiratory tract infection[J].J Clin Virol，2010，49(3)：158-162.
[41] Martin E T，Fairchok M P，Kuypers J，et al.Frequent and prolonged shedding of bocavirus in young children attending daycare[J].J Infect Dis，2010，201(11)：1625-1632.
[42] Kim J S，Lim C S，Kim Y K，et al.Human bocavirus in patients with respiratory tract infection[J].Korean J Lab Med，2011，31(3)：179-184.
[43] Jacques J，Moret H，Renois F，et al.Human Bocavirus quantitative DNA detection in French children hospitalized for acute bronchiolitis[J].J Clin Virol，2008，43(2)：142-147.
[44] Bonvicini F，Manaresi E，Gentilomi G A，et al.Evidence of Human bocavirus viremia in healthy blood donors[J].Diagn Microbiol Infect Dis，2011，71(4)：460-462.
[45] Jartti T，Soderlund-Venermo M，Allander T，et al.No efficacy of prednisolone in acute wheezing associated with Human bocavirus infection[J].Pediatr Infect Dis J，2011，30(6)：521-523.

第七节　儿童肥胖症的评估与干预及几种少见的脂肪代谢疾病

一、儿童单纯性肥胖症

由于现代生活方式的改变，肥胖问题成为全球各国日趋严重的公共卫生问题之一。1/3 的美国儿童青少年超重或肥胖[1]。在中国，随着社会经济的发展，1985 ~ 2000 年期间，国内经济最发达地区城市学龄儿童超重和肥胖的发生率男、女性分别从 3.6%,3.1%上升至 23.3%,14.8%[2]，儿童肥胖症已经成为儿童身心健康的一个大的社会问题。2004 年 2 ~ 18 岁儿童青少年调查结果：北京市有 1/5 的儿童青少年超重或肥胖，居国内之首[3]。由于我国儿童肥胖症的发生，特别是腹部肥胖型（这也是我国肥胖人群的特征），逐渐引发机体出现代谢综合征（metabolic syndrome，MS）[4]。如：糖耐量异常(impaired glucose tolerance,IGT)、血脂异常、脂肪肝、高血压以至Ⅱ型糖尿病（diabetes mellitus,DM）等。首都医科大学附属北京儿童医院对153名4～16岁肥胖儿童临床诊治研究中发现，MS发生率为19.4%，其中高水平胆固醇(total cholesterol,TC)的发生率是3.3%、高水平低密度脂蛋白(low density lipoprotein cholesterol,LDL-C)的发生率是6.0%、高水平三酰甘油(triglyceride,TG)的发生率是24.7%、低水平高密度脂蛋白(high density lipoprotein cholesterol,HDL-C)的发生率是31.3%。提示肥胖儿童存在动脉硬化的危险因素[5]。肥胖的发病机制复杂，目前的研究虽取得一些进展，但是还未完全清楚。根本上讲是由于遗传因素和不良生活方式长期相互作用导致食物相对摄入量与能量消耗间平衡的失调而产生肥胖。人体正常体重的维持有赖于中枢体重负反馈调节体系，中枢体重调节体系与摄食和组织代谢的环路中，任何一个环节出现问题，都将导致肥胖。

（一）儿童肥胖症的原因

儿童肥胖症的影响因素混合掺杂，遗传因素、环境因素、家庭饮食因素和运动因素均起着一定的影响作用。

1.遗传因素

儿童肥胖症与家庭成员的肥胖有密切的关系，其中遗传因素起到了决定性作用。国内学者通过大量研究证实，父母双方肥胖或一方肥胖的儿童，肥胖者可达57.6%。肥胖儿童父母平均体重均明显高于正常儿童父母体重，进一步证实了遗传与儿童肥胖密切相关。孕妇妊娠期营养：作为孕妇，在妊娠早期由于妊娠反应导致饮食上的比例失调，妊娠反应终止后加强营养，因缺乏孕期保健知识，过度强调营养，加之活动量减少，孕妇孕期体重过度增加，致使胎儿脂肪细胞的数量和体重的增加，在相当程度上导致有的胎儿出生时体重超过4 kg。有学者认为肥胖孕妇对子代出生后第一年的体重有明显的影响。

2.家庭因素

对于条件好的家庭，家庭成员对儿童过度的保护代劳，过度的喂养、诱食、劝食，儿童摄入的营养超过肌体代谢需要，多余的能量仍转化为脂肪贮存体内，导致肥胖。

3.西方饮食模式的效仿

西方高脂快餐、软饮料、甜食、冷饮、巧克力等各式西式快餐迎合了儿童的饮食口味与心理，已成为儿童的家常便饭。再加上各种营养品的促销和宣传，诱使家长、儿童过度消费，导致营养过剩，体重增加。

4.不良饮食习惯

个别肥胖儿童有暴饮暴食，大吃大喝，重肉鱼、轻菜果的不良饮食习惯，有的家长受传统模式的影响，以胖为美、贪吃为荣，采取逼迫式、填鸭式喂养，唯恐孩子吃不饱。尤其是儿童入托后，家长担心孩子吃不饱，晚餐大量喂食，养成吃夜食的不良习惯，久而久之使之营养过剩，肥胖加剧。

5.行为因素

有的儿童过于懒惰，能量消耗下降。活动空间小，体育运动量小，运动方式少，体育设施少或担心运动受伤，以及目前教育体制的特殊影响之下，一切为了学习，学习负担过重，一切运动全部取消。又由于肥胖所引起的运动能力与社会适应能力差，被动退缩等体力、心理因素的恶性循环，能量消耗少，加重肥胖。

6.生活行为方式

由于家长营养知识欠缺，食物选择、搭配不科学，喂养方式、营养搭配不合理。加之进食习惯不良，导致儿童肥胖。

中枢神经调节因素：由于某些原因导致的调节饱食感和饥饿感的中枢失去平衡，以致多食。精神创伤以及心理异常，亦可导致肥胖增加。

（二）儿童肥胖症的诊断

儿童肥胖的判定标准有许多不同角度的判定尺度，各有优缺点。通过肥胖度判定的比较简单，但是忽略了儿童身高差异的因素，容易出现假阳性和假阴性。目前比较常用的是体重指数，比如：按照WHO/NCHS(National Center for Health Statistics,NCHS)制定的体重指数(body mass index,BMI)分布曲线的百分位数超过95诊断为肥胖，也可以通过腰围、臀围、大腿围、腰/臀比（waist to hip ratio,WHR）、体脂肪（身体组成）的体格检查进行儿童肥胖和治疗疗效的判定。腰围：同一测量者使用同一皮尺，被测儿童站立位，适度松紧绕脐部水平一周，以cm为单位。臀围：同一测量者使用同一皮尺，被测儿童站立位，在臀部最高峰、前面耻骨联合处适度松紧水平绕一周，以cm为单位。大腿围：同一测量者使用同一皮尺，被测儿童站立位，在右侧大腿臀沟处，适度松紧水平绕一周，以cm为单位。WHR：WHR=腰围/臀围。中国人群中不少BMI正常，但存在WHR偏高的向心性脂肪蓄积者，WHR是判断肥胖者腹部脂肪积聚的良好指标。

身体组成成分：相对体质量中的标准体质量，参考2002年我国中小学生体格调查数据。根据公式：相对体质量=（身体体质量/标准体质量）×100%，计算得出相对体质量，是客观反映全身脂肪含量的可靠方法。

（三）儿童肥胖症的治疗

国内外在对儿童期单纯肥胖症的预防及治疗方法的选择上仍处于探索阶段，10年前国外很多学者基于单纯肥胖症的发生是由于热量摄入过多、能量消耗过少的理论，做了大量的单项研究，如控制饮食、选用低热量食物、加强运动等手段以达到降低体质量的目的，但部分研究结果显示，单纯用饮食控制体质量，维持效果短。来自美国伯明翰的报道提示，低热饮食的儿童有生长速率降低的现象发生。这些结果迫使我们对原有的儿童期单纯肥胖症的治疗目的和原则应有所更新。

日本学者指出：对儿童来说，减重不是治疗目的，保持持续生长和降低增重速率，增加有氧能力和耐力才是目标。这种观点已被越来越多的学者所认同。根据单纯肥胖症的产生的原因和影响因素不同，儿童单纯肥胖症的干预方法主要包括膳食干预、运动干预、行为干预和心理干预。

1.膳食干预

膳食干预即饮食调整，通过控制摄入的总能量和调整饮食结构来干预。在膳食干预中首先是控制摄入的总能量，因为大多数肥胖儿童能量摄入过多是他们的共同特点。总能量的控制应循序渐进，以减少肥胖儿童主食的摄入量为主，增加膳食中蔬菜、水果的比例；同时，要保证蛋白质、维生素、矿物质和微量元素的充足供应。先在原有总摄入量的基础上减少1/4，逐渐使总摄入量减少2/3，最终减至理想体质量的生理需要量，三餐热量分配比为25%,40%和35%。在儿童期禁忌饥饿和半饥饿疗法，严格的饮食控制往往只能在治疗期间实现，很难长期融入儿童的日常生活。万燕萍等研究治疗和随访6～13岁肥胖儿46例，随访5～9个月，平均肥胖度由51%降至29%，平均身高增加3.1 cm，提示适量减少摄入总热量能使肥胖儿身高增长不受影响。钟宁等[1]研究采用热量控制和运动指导结合的方法，对27名6～12岁肥胖儿童进行干预。3个月后儿童平均体质量减少3.36 kg，BMI（体质指数）平均减少3.54，干预效果明显，但3个月中儿童的平均身高仅增加了0.37 cm，增长速度缓慢，且不能排除热量摄入不足对儿童生长发育产生的影响。调整饮食结构，使膳食结构趋于合理是改善肥胖行之有效的措施。调整饮食结构的目的是通过饮食量化和种类的调整，使膳食结构趋于合理。蒋竞雄等认为饮食调整的重点是晚餐，通过改变晚餐进食顺序起到了调整饮食结构和减少能量摄入的作用。

2.运动干预

体育锻炼最有益于生长发育，几乎无不良反应，在儿童群体中也容易实施管理。有研究表明，体力活动过少比摄食过多更易引起肥胖。有氧运动可以通过增加能量消耗，促进脂肪分解，减少体内脂肪的积蓄。但只有超过20 min的低强度运动才能激活脂肪水解酶，促进脂肪的分解，因此，肥胖儿童的运动应为中、低强度有氧运动，持续时间应达到 20 min 以上，应着重有体质量移动的运动，在运动中距离比速度更重要。针对儿童，所选择的运动项目应有趣味性，易于实施，以便于长期坚持，如快走、慢跑、游泳、踢毽子、跳橡皮筋、爬楼梯、跳绳等运动方式。运动强度一般为儿童运动时心率达到最大心率（最大心率=220 – 年龄值）的 60% ~ 45%，运动时间不少于 30 min/次，运动前应有 10 ~ 15 min 的准备活动，运动后有 5 ~ 10 min 的整理活动，每天运动 1 ~ 2 h；运动频率每周为 3 ~ 5 d。初期运动时间可为 10 min，以肥胖儿不感到过度疲劳，每天能坚持运动为原则，逐步达到理想的运动时间。谭晖等对 76 名 7 ~ 11 岁超重及肥胖儿童进行了为期 2.5 年的中等强度的运动干预，提示体育锻炼可有效控制儿童的体质量，但效果的巩固，还需要教师的监督、家长的积极配合及儿童的长期坚持。

3.行为干预

儿童单纯肥胖症与生活方式密切相关，改变不良的生活行为方式有利于防止肥胖。多项研究发现，肥胖儿童多具有共同的饮食和运动等行为特点，如进食速度快，非饥饿状态下进食，临睡前进食，喜吃高脂、高糖食品，较少进行户外活动，长期静坐行为等。行为干预过程包括以下 4 个方面。①基线行为分析：通过调查问卷、座谈和观察等，了解基线行为，找出主要相关危险因素。②制定行为矫正方案：根据肥胖儿童行为模式中的主要危险因素确定行为矫正的靶行为，设立中介行为。制定行为矫正的速度，奖励/惩罚，正/负诱导等具体内容。③实施行为治疗方案：可采取订约、自我监督、奖励或惩罚等方法。由肥胖儿童记录每日行为改变情况，如饮食入量、进食速度、看电视时间、参加体力活动的方式和时间等，以及在行为矫正过程中的困难、感想和经验。④举办讲座和座谈会等：包括肥胖儿童、家长、教师等有关人员，以深入了解肥胖儿童的生活、学习环境、个人特点。行为干预的内容涉及饮食行为和运动行为两个方面。饮食行为干预主要包括减慢进食速度、减少非饥饿状态下进食，避免边看电视或边做作业边吃东西，控制零食、减少吃快餐的次数、晚餐后不加点心等（如甜点、甜饮料、油炸食品）。此外，还包括食物烹调方式的调整（多用蒸、煮、烤、凉拌方式，避免油炸方式）。运动行为干预包括减少静坐时间（如看电视、玩电脑等），增加室内活动时间，多进行户外运动。有学者对 24 例单纯肥胖儿童进行了为期 3 年的行为治疗研究，在医师指导下肥胖儿童写行为分析和行为矫正方案，儿童有氧能力明显进步。

4.儿童针灸减肥

北京儿童医院的营养科和针灸科对 2 组 10 名 10 ~ 15 岁生活在北京的肥胖儿童进行了干预生活方式和针灸减肥的研究。结果针灸组身高明显增加($P < 0.01$)，体重、腰围、臀围、大腿围、肱三头肌皮褶厚、肩胛骨下皮褶厚、体脂肪率、体脂肪量明显减少($P < 0.01$)。针灸后腹部皮下脂肪体积、腹腔内脂肪体积、腹部总脂肪体积明显减少($P < 0.01$)。说明针灸和生活方式的干预方式可以减轻肥胖儿童的体重和体脂肪。

二、如何评价儿童营养是正常还是不足、超重

（一）营养筛查

营养筛查也叫营养风险筛查，定义：基于本身的营养状态，结合临床疾病导致应激性代谢增加等因素造成的营养功能障碍的风险。通过营养风险筛查发现需要营养治疗的患儿。营养筛查通过填写营养筛查表格来完成，营养筛查的表格制定非常重要，营养筛查的表格也叫营养筛查工具，制定营养筛查工具应具备：①敏感性，能发现所有风险。②特异性，确实存在风险。③有效性，准确发现营养问题。④可靠性，可重复得到相同结果。⑤诠释性，可正面、负面预测结果。儿科营养风险筛查工具国际上有：SGNA,STAMP,PYMS 和 STRCNG 等公认常用的几种。北京儿童临床营养科目前通过 STAMP 改良制定了目前的营养筛查工具，正在试用中。

（二）营养评估

一般儿童营养评估是建立在营养筛查的基础上，根据门诊医师和病房护士、医师的营养筛查结果，

将有营养问题或有可能发生营养问题的儿童进一步进行营养评估。儿童营养涉及生长发育和各个系统的功能。机体营养状态反映了营养素摄入量和需要量之间的平衡，营养失衡后儿童的生长发育会在临床上出现一些表现和特征，因此营养评估对于儿童临床营养非常重要[6]。在准备进行营养治疗前，必须了解造成喂养困难的原因和目前的营养状态。具体措施包括膳食调查、体格检查、体格生长测量（体重、身高、头围），并且将结果与生长发育标准进行比对[7]，如果可能，还应该进行实验室的检测。此外，皮肤皱褶厚度测量和中上臂围、腰围、臀围和腰/臀比的测量为一种估量体内脂肪含量的简易方法[8]。条件好的情况下还可以进行身体组成成分和基础代谢率的检测，喂养方面还可以通过食物的营养分析和母乳成分分析评估儿童的营养以便具体地制定营养治疗。

普通的膳食调查包括进食时间、食物种类和数量、是否进食困难等问题，据此可以及时做出性质上的判断。如果需要进行质量上的进一步判断，则需要采用膳食调查表和食物称重调查，此项工作常需要儿童营养学家共同参与，应用食物成分表或者计算机软件对摄入食物成分进行分析计算，从而得出热量和各种营养素的实际摄入量。然后通过对照相应年龄组的营养需要量参考值(DRV)，判断摄入的营养素是否足够[9]。许多国家有各自的营养需要量的标准，FAO/WHO/UNU 共同发布了国际标准。上述 DRV 的制订是基于对 95%正常人群中各种营养素需要量的均数加 2 个标准差。就个体而言，摄入量达到需要量参考值，表明营养充分（除非有些疾病状态下某些营养素的需要量增加），摄入量低于需要量参考值则表明营养不充分。

（三）询问饮食史

饮食史是营养评价的重要步骤，包括如下调查内容。

1.婴儿

应该首先明确喂养方式是母乳喂养还是人工喂养。母乳喂养儿：每天哺乳几次，每次哺乳多长时间（了解哺乳姿势和方式）？是否已经给予其他乳制品或者辅助食品？人工喂养儿：配方奶的类型及其成分是什么（例如每 100 mL 中的最终能量含量）？每次喂养的乳制品是否都是新鲜配制？每天的喂养次数是多少？喂养的时间间隔是多久（每隔 2，3 h 或者 4 h）？每次摄入的奶量是多少？每天给予的食物总量是多少？每次进食所需的时间是多久？奶瓶中是否加入了其他食物？

2.学龄儿童

每天进餐和零食的次数是多少？每次进餐或者零食的具体食物内容（收集 1 ~ 2 d 膳食记录）是什么？家长对儿童食欲的描述？儿童进食的场所在哪里？家庭进餐时间是否规律？进餐环境是否舒适和谐？每天摄入多少乳类？每天摄入多少果汁？零食的次数是多少？

（四）体格生长测量

准确测量体重和身高并且据此绘制生长曲线是诊断营养不良的必要前提。实践证明，临床上通过目测估计的方法是不适宜的，对于早产儿 2 岁以内的体格生长测量结果，应该按实际年龄减去早产的周数作为年龄坐标来绘制生长曲线图。测量头围应该成为 2 岁以下儿童的常规检查项目。

1.身高

测量时被测儿童脱去鞋、袜、帽子和衣服，仅穿背心和短裤衩，立于木板台上，取立正姿势，两眼直视正前方，胸部稍挺起，腹部微微后收，两臂自然下垂，手指并拢，脚跟靠拢，脚尖分开约 60° ，脚跟、臀部和两肩胛角间几个点同时靠着立柱，头部保持正直位置。测量者手扶滑测板，使之轻轻向下滑动，直到板底与颅顶点恰相接触，此时再观察被测儿童姿势是否正确，待校正符合要求后读取滑测板底面立柱上所示数字，以 cm 为单位，记录至小数点后一位，测量者的双眼要与滑测板在一个水平面上。

2.体重

使用医用杠杆式体重计测量，最大载重 100 kg，将体重计平稳地放在地上，查看底踏板下的挂钩是否联系好，再检查零点，被测儿童先排大小便，衣着与测身高时相同，双脚站在踏板适中位置，双手自然下垂，不可摇摆或接触其他物体，以 kg 为单位，记录小数点后两位。

3.头围

使用没有弹性的软尺，测量围绕额中部经枕骨粗隆的最大径围。

4.中上臂围

以肩胛骨的肩峰和肘关节的鹰嘴为标记，取二者之间的中点为测量位置，然后使用无弹性的软尺测量这个中上臂位置的径围 3 次，以 3 次测量的均值为测定值。

5.腰围

同一测量者使用同一皮尺，被测儿童站立位，适度松紧绕脐部水平一周，以 cm 为单位。

6.臀围

同一测量者使用同一皮尺，被测儿童站立位，在臀部最高峰、前面耻骨联合处适度松紧水平绕一周，以 cm 为单位。

7.大腿围

同一测量者使用同一皮尺，被测儿童站立位，在右侧大腿臀沟处，适度松紧水平绕一周，以 cm 为单位。

8.皮肤皱褶厚度测量

（1）肱三头肌皮褶厚：自然站立，被测部位充分裸露，测试人员站在被测人员的背面，找到肩峰、尺骨鹰嘴部位，右臂后面从肩峰到尺骨鹰嘴连线中点处，垂直方向用左手拇指和食指、中指将皮肤和皮下组织夹提起来，右手握皮褶计，在该皮褶提起点的下方 1 cm 处用皮褶计测量其厚度，测量时皮褶计应与上臂垂直，把右拇指松开皮褶计卡钳钳柄 ，使钳尖部充分夹住皮褶，在皮褶计指针快速回落后立即读数。记录以 mm 为单位，精确到 0.1 mm，要连续测量三次，求平均值。

（2）肩胛骨下皮褶厚：肩胛下角皮褶厚度的测量方法受试者自然站立，被测部位充分裸露。测试人员站在被测人员的背面，在右肩胛骨下角下方 1 cm 处，顺自然皮褶方向，用左手拇指、食指、中指将被测部位皮肤和皮下组织夹提起来，右手握皮褶计，在该皮褶提起点的下方 1 cm 处用皮褶计测量其厚度，测量时皮褶计应与上臂垂直，把右拇指松开皮褶计卡钳钳柄，使钳尖部充分夹住皮褶，在皮褶计指针快速回落后立即读数。记录以 mm 为单位，精确到 0.1 mm，连续测量 3 次，求平均值。

身体组成成分测定、基础代谢率测量、母乳成分分析以及膳食营养分析均有赖于不同厂家的仪器和研发的软件来完成。

三、儿童发育过程中与脂肪代谢有关的少见疾病

（一）儿童腹部离心性脂肪营养不良症

腹部离心性脂肪营养不良(lipodystrophia centrifugalis abdominalis infantilis,LCAI)是一种少见的脂肪萎缩性疾病，主要累及腹部甚至会阴部皮下脂肪。目前时有来就诊的儿童，表现为腹部出现皮肤暗红色凹陷，初始约花生样大小，逐渐累及整个腹壁至外阴，自觉无不适。患儿有偏食习惯。体检：发育迟缓，营养不良，体形消瘦。右腹股沟整个腹壁皮肤颜色凹陷性萎缩斑，边界清。边缘有淡红斑疹，皮下血管清晰可见，有时会阴也有同样的皮损。LCAI 在 1971 年 lmamura 等报道，是一种主要发生在亚洲人尤其是日本人的少见病，以红色斑疹发病，随后离心性扩大，留下中央凹陷性萎缩斑片。1983 年后国内外有学者相继报道幼儿及成人病例。皮疹的典型特点为初发在下腹部、腹股沟、腋下、面颈等部位离心性扩大的萎缩性凹陷，皮疹边界清，有淡红斑疹及脱屑，可见皮下血管。组织病理显示在凹陷区有明显皮下脂肪的减少或者缺失，而在边缘皮下脂肪有中等程度的炎性细胞浸润。该病初发阶段仅表现为持续性红斑，临床易误诊为其他疾病，如鲜红斑痣。目前，LCAI 尚未有效的治疗方法。有作者应用维生素 E,多维钙,复方丹参片，并短期应用抗生素，局部应用糖皮质激素[10]。

（二）家族性高胆固醇血症

家族性高胆固醇血症(faI 血 lial hypercholest 耐 erllia，FH)有 3 大特征：

（ 1 ）高胆固醇血症。

（ 2 ）黄色瘤和肌腱黄色肿。

（ 3 ）冠状动脉疾患。

纯合子 FH 0.01%，婴幼儿期就可表现出上述 3 大特征；杂合子 FH 发生率 1／500，生后可表现出高胆固醇血症，但黄色瘤一般在近 10 岁时出现。北京儿童医院营养门诊曾诊治 1 例，该病例特点：①发病较早，1 岁多时即已出现黄色瘤，9 岁来院就诊时肘部可见多处条索状和片状、质地坚硬、突出皮肤的黄色瘤，双手指诸关节变形。②实验室检查胆固醇增高超过正常值上限的 2 倍以上，最高时为正常值的 5 倍。③患儿 10 岁时出现阵发性运动后心前区疼痛，心脏听诊主动脉瓣区可闻收缩期Ⅲ级杂音。心脏彩超检查提示主动脉瓣和二尖瓣轻度返流。心电图检查为窦性心动过速、左心室肥厚和 S T 段改变。心电图运动试验结果呈阳性。说明患儿已有心血管病理改变和心肌供血不足。根据临床表现和各项检查该患儿符合纯合子 FH 诊断。FH 是 LDL 受体基因异常的常染色体显性遗传代谢性疾病，发病机制是肝脏 LDL 受体缺失[11,12]，目前世界上发现约 400 多种 LDL 受体变异的基因。2001 年北京大学医学部首次报道了 1 例， Thr 纯合子 FH，且应用基因诊断方法证实其父母是携带同一突变的杂合子。该患儿已进行初步基因诊断，目前在进一步核实中。日本正在研究开发使用末梢血淋巴细胞进行 Dil 标识，测定 LDL 受体活性的方法[10]。当父母没有检查出高胆固醇血症时，应与假性 FH 鉴别。该症是常染色体突变引起的遗传性高胆固醇血症，不存在 LDL 受体基因变异的问题，但预后与 FH 相同。还需与家族性复合型高脂血症鉴别，该症除 TC 和 LDL 增高外，还有 TG 和极低密度脂蛋白和乳糜颗粒增高[11]。2000 年山东医科大学通过血脂和蛋白电泳检查的方法对 1 例纯合子 FH 患儿进行了 3 代共 22 人家系谱的研究，发现杂合子携带者 11 人。目前我国还没有用基因诊断方法研究。营养治疗方面，临床观察指导摄入低胆固醇饮食，可以达到缓解和治疗的效果[13-15]。

（李时莲）

参考文献

[1] Hedley A A，Ogden C L，Johnson C L，et al.Flegal KM.Prevalence of overweight and obesity among US children, adolescents, and adults, 1999-2002[J].JAMA，2004，291：2847-2851.

[2] 季成叶，孙军玲，陈天娇.中国学龄儿童青少年 1985-2000 年超重、肥胖流行趋势动态分析[J].中华流行病学杂志，2004，25：103-108.

[3] 米杰，程红，侯冬青，等.北京市 2004 年 2-18 岁儿童青少年超重和肥胖流行现状[J].中华流行病学杂志，2006，27(6)：469-474.

[4] Firek-Pedras M，Małecka-Tendera E，Klimek K，et al.Influence of fat tissue distribution on metabolic complications in children and adolescents with simple obesity[J].Endokrynol Diabetol Chor Przemiany Materii Wieku Rozw，2006，12(1)：19-24. Polish.

[5] Li S，Liu X，Okada T，et al.Serum lipid profile in obese children in China[J].Pediatrics Int，2004，46：425-428.

[6] Clsen I E，Mascarenhas M R，Stallings V A.Clinical assessment of nutritional status[M]// Walker W A，Watkins J B，Duggan C (eds): Nutrition in Pediatrics.London: Decker，2005：6-16.

[7] Wright C M.The use and interpretation of growth charts[J].Curr Paediatr，2002，12：279-282.

[8] Parker L，Reillu J J，Slater C，et al.Validity of six field and laboratory methods for measurement of body composition in boys[J].Obes Res，2003，11：852-858.

[9] Cross J H，Holfen C，MecDonald A，et al.Clinical examination compared with anthropometry in evaluating nutritional status[EB/OL]. Arch Dis Child，1995，72：60-61. www. Britishnutrition. Org.uk.

[10] 杨国良，杨先旭.幼儿腹部离心性脂肪营养不良 1 例[J].临床皮肤科杂志，2005(8)：537.

[11] 王冬青，王家锦，穆莹，等.家族性高胆固醇血症低密度脂蛋白受体基因突变的研究[J].中华儿科杂志，2001，39(03)：134-137.

[12] 罔田知雄.家族性高胆固醇血症[J].日.小儿内科，2003,35：424-430.

[13] 刘军，胡维诚，刘玉梅，等.一例纯合子型家族性高胆固醇血症及其系谱分析[J].中华内分泌代谢杂志，2000，16(1)：15-17.

[14] Hattori H.A new cytometric procedure to measure functional LDL receptor for diagnosis of fami1ial hypercholester01enlia[M]//Kostner G M.Atherosclerosis:Risk factors Monduzzi Edltore 5.P.A.-Medimond. Italy：Diagnosis and Treatment，2002.

[15] Garcia C K.Autosomal recesive hypercholesterolermia caused by mutations in aputative LDL receptor adaptor protein[J].Science，2001，292：1394-1398.

后　记

经过一年多的奋战，这本反映临床儿科医学新进展的书终于完稿了。参与编写的一百几十名儿科医务工作者，为了本书的出版可谓是呕心沥血。大家在总结本领域的研究成果和临床实践经验的基础上，又读了很多书，参考了不少医学文献，结合自己的理解、思考，力图把自己掌握到的最新最先进的医学知识奉献给全国儿科界的同道，与他们一同共享。

在整个编辑过程中，我们经历了艰辛，也经历了快乐，更经历了感动。想起了胡亚美院士对本书出版的嘱托，看到 92 岁高龄的张金哲院士亲自帮我们审稿和撰写序言，老院士们一生严谨的治学态度深深教育了我们，鼓舞了大家；同时，也看到了许多中青年医师面临着繁忙的医疗任务和严峻的医疗环境，仍挤出时间，一遍遍地认真准备、编写和修改书稿，让人由衷地感动。虽然面临浩如烟海的资料、瞬息万变的网络时代，但我们仍然把读书、思考和记录下自己的心得和体会，看作是人生最大的享受，这也算是儿科医师的心怀吧。

最后我们向每一位作者，特别是参与本书编写工作的北京儿童医院院外专家表示衷心的感谢！也顺此向许巍医生及张洁、郭珊两位志愿者表示感谢！她们帮助完成了本书书稿的录入、修改和编排工作。希望大家对此都有一个美好的回忆。

编　者

2018 年 7 月